AF609827

TRAITÉ PRATIQUE

DES

MALADIES DE LA PEAU

4221. — PARIS, IMPRIMERIE A. LAHURE
9, Rue de Fleurus, 9

TRAITÉ PRATIQUE

DES

MALADIES DE LA PEAU

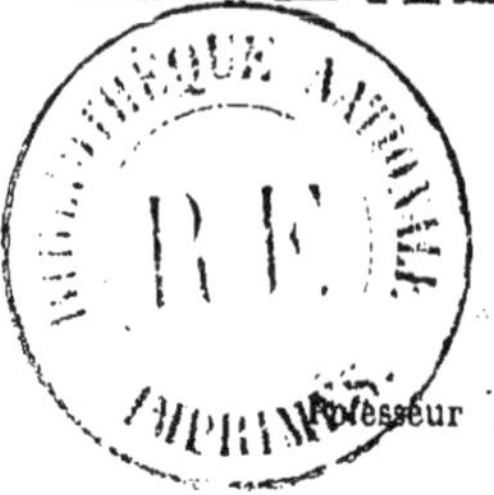

PAR

LOUIS A. DUHRING, M. D.

Professeur de Dermatologie à l'Hôpital de l'Université de Pensylvanie

TRADUIT ET ANNOTÉ SUR LA DEUXIÈME ÉDITION

PAR

Le Dr Toussaint BARTHÉLEMY	Le Dr Adolphe COLSON
Ancien Interne des Hôpitaux de Paris	Ancien Interne des Hôpitaux de Paris
Chef de Clinique de la faculté à l'Hôpital Saint-Louis, etc.	Membre de la Société clinique de Paris

AVEC UNE PRÉFACE

PAR

ALFRED FOURNIER

Professeur à la faculté de médecine de Paris
Médecin de l'Hôpital Saint-Louis

AVEC 70 FIGURES DANS LE TEXTE

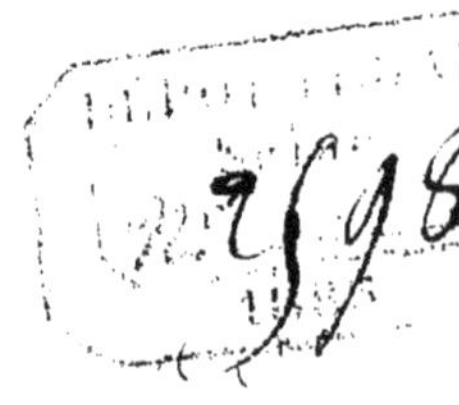

PARIS

G. MASSON, ÉDITEUR

LIBRAIRE DE L'ACADÉMIE DE MÉDECINE

120, BOULEVARD SAINT-GERMAIN, 120

MDCCCLXXXIII

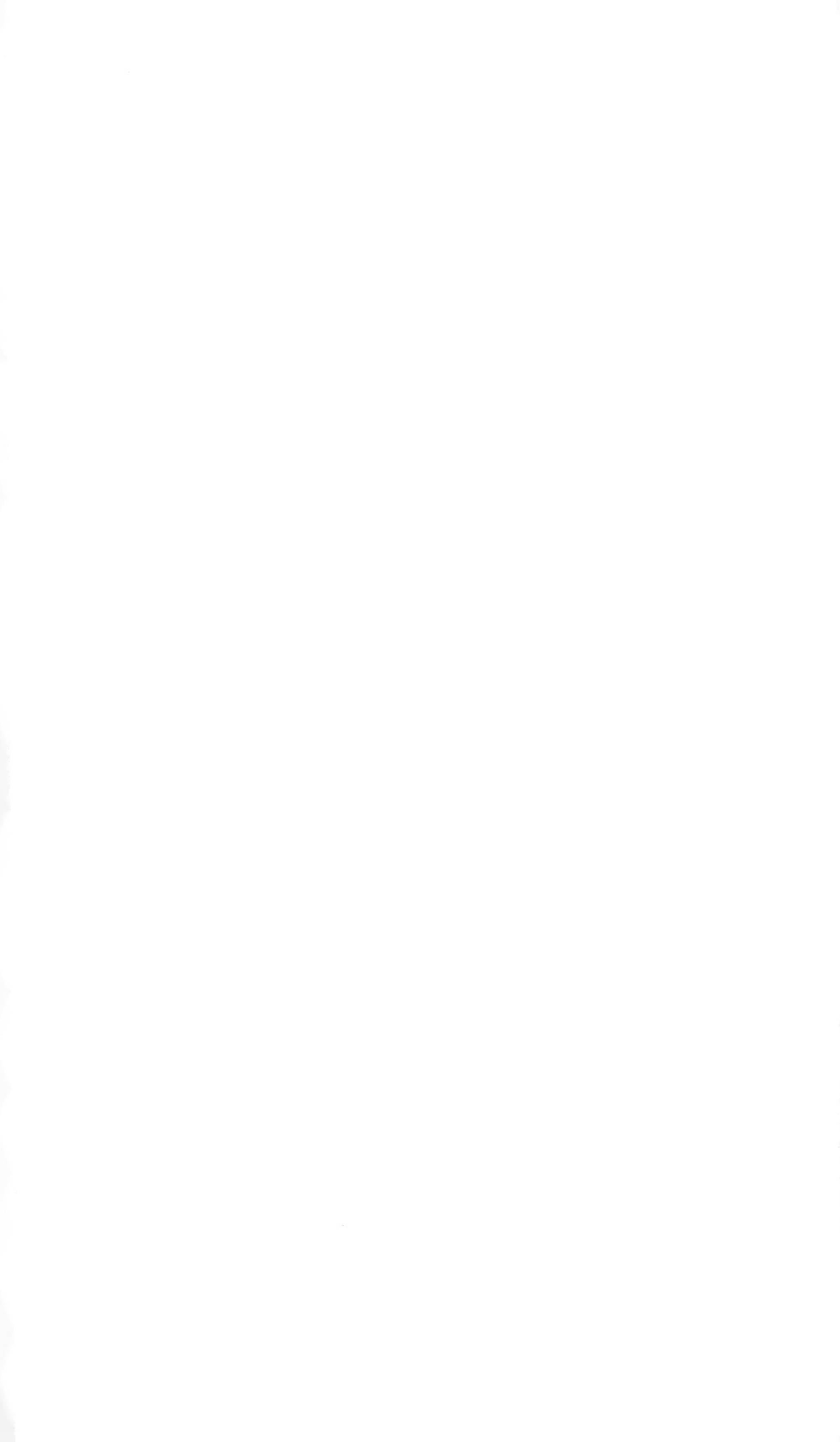

PRÉFACE

Les médecins de l'hôpital Saint-Louis, ce grand centre des affections cutanées, s'entendent journellement adresser la question suivante, soit par leurs élèves, soit même quelquefois par certains de leurs confrères :

« Où donc apprendre les maladies de la peau; quel livre choisir pour en aborder l'étude? »

Et, presque invariablement aussi, à la question qu'il a posée de la sorte l'interlocuteur ajoute le petit commentaire que voici :

« Je ne voudrais pas d'un traité trop complet, trop savant, car je n'aspire pas à devenir un dermatologiste. Je désirerais tout au contraire, pour commencer mon éducation en la matière, *pour me débrouiller*, un ouvrage à la fois général et succinct, qui m'aplanît les difficultés premières, qui me donnât une idée première des grands types dermatologiques, quitte à parfaire plus tard mes connaissances par la lecture de quelque ouvrage plus approfondi ou de monographies spéciales ».

Or, à cette question nous étions forcés jusqu'ici de répondre qu'un livre élémentaire de dermatologie, qu'un véritable et bon *manuel des maladies de la peau* n'existait pas encore. Et, de fait, quel ouvrage aurions-nous pu citer à ce titre jusqu'à ces dernières années? Ce n'est pas assurément que les traités de dermatologie aient jamais fait défaut. Nous en avons toujours eu bon nombre, anciens ou nouveaux, et nous en avons même aujourd'hui d'excellents, de parfaits, qu'il serait superflu de citer. Mais, si nombreux et si parfaits qu'ils soient, ces traités ne répondent pas à l'indication particulière que je spécifiais à l'instant. Ils sont trop complets, trop volumineux, « trop savants », trop spéciaux, si je puis ainsi dire. Ils effraient par leur masse ; ils rebutent par la longueur démesurée de leurs descriptions techniques, hérissées de détails, surchargées de variétés. Aussi bien semblent-ils faits — ce qui est parfaitement vrai d'ailleurs — plutôt pour des dermatologistes déjà compétents et experts que pour des étudiants ou des médecins encore novices en dermatologie.

Très positivement, donc, il nous manquait jusqu'à ce jour un livre — j'entends un bon livre — que nous pussions recommander à nos élèves pour diriger leurs premiers pas dans l'étude des maladies de la peau.

Eh bien, ce desideratum, dont je me rappelle pour ma part avoir grandement souffert au début de ma carrière, peut-être sera-t-il comblé par le livre que j'ai l'honneur de présenter actuellement au public.

Ce livre, en effet, est conçu et composé dans un esprit essentiellement didactique. Il est fait pour les élèves, non moins d'ailleurs que pour les praticiens. Il répond ou du moins il me semble répondre — on en jugera — aux exigences spéciales dont il vient d'être question.

D'une part, c'est un livre élémentaire ; c'est un compendium à l'usage des étudiants, et non un livre de science transcendante, de polémique doctrinale, au seul usage des dermatologistes de profession. Par sa simplicité, par sa clarté, par son esprit général, il réalise le type de ce qu'on appelle un *traité classique*, c'est-à-dire un de ces ouvrages que tout bon étudiant a sur les rayons de sa bibliothèque et où il puise les éléments de son éducation médicale.

D'autre part, c'est un livre *complet*, comprenant tout l'ensemble de ce qui compose la dermatologie, depuis les grands types de fréquence journalière jusqu'aux types moins communs, voire jusqu'aux raretés, aux curiosités, aux exceptions, sur lesquelles un bon renseignement n'est pas indifférent à l'occasion.

Enfin et surtout, c'est un livre absolument et parfaitement *clinique*, qui, élaguant toute question de science pure ou de doctrine, ne poursuit qu'une double visée : décrire les maladies cutanées dans leurs lésions et leurs symptômes, de façon à en laisser une caractéristique précise dans l'esprit du lecteur ; — et spécifier les méthodes thérapeutiques le mieux appropriées à leur guérison.

Incidemment, qu'il me soit permis d'ajouter une remarque. On sait combien, en toutes circonstances, sont difficiles les descriptions cliniques, et combien plus difficiles encore elles deviennent alors qu'il s'agit de dermatoses, c'est-à-dire de simples aspects objectifs qui, ne parlant qu'aux yeux, relèvent plus du pinceau que de la plume. Eh bien, les descriptions cliniques sont, dans le livre de M. Duhring, particulièrement remarquables. Il est manifeste que l'auteur y a apporté tous ses soins, toutes ses ressources d'observation; et ce n'est que justice de dire qu'on y reconnaît le coup d'œil précis, l'analyse exacte, le coloris d'un maître.

L'estime en laquelle je tenais ce livre et la conscience des services qu'il pouvait rendre à nos élèves m'avaient fait désirer depuis longtemps qu'un texte français en fût offert à nos compatriotes. Sur mon instigation, M. le docteur Barthélemy, chef de clinique dans le service de la Faculté à l'hôpital Saint Louis, s'est chargé de ce labeur, en s'associant un autre élève du même hôpital, M. le docteur Colson. De la collaboration de ces deux jeunes médecins est issu le livre qu'on va lire.

Ce livre toutefois, je dois le dire, n'est pas uniquement une reproduction en notre langue du texte américain. M. Barthélemy n'a pas pensé — et je n'ai pas pensé plus que lui — qu'il dût borner son travail à celui d'une simple version. Élève de l'école de Saint-Louis, initié depuis longtemps à l'étude de la dermatologie, il avait le devoir — et, avec l'assentiment gracieux de M. Duhring, il avait le droit — de faire plus et mieux, c'est-à-dire d'ajouter au texte original le fruit de son expérience personnelle ; et à cela il n'a pas failli. De nombreuses additions, sous forme de figures, de notes, de commentaires, d'indications bibliographiques ou autres, etc., sont venues étendre et compléter l'œuvre première, notamment à deux points de vue principaux.

A deux points de vue, ai-je dit; je m'explique.

Il y avait d'abord le chapitre de ce que j'appellerai les *additions nécessaires*, ne serait-ce que celles, par exemple, qui ont trait aux nouveautés du jour. C'était une obligation indispensable pour le traducteur que de tenir le livre actuel au niveau de la science et de faire bénéficier le lecteur des derniers progrès accomplis. Toutes les sciences marchent vite de notre temps, et la dermatologie ne se tient pas à la remorque des autres à cet égard. On sait quelle activité de production a marqué tout particulièrement ces dernières années en ce qui concerne les maladies de la peau ; on sait — à ne citer que deux points particuliers — quelle révolution s'est récemment introduite soit dans la doctrine pathogénique de diverses maladies, soit dans les procédés thérapeutiques applicables à quelques autres. Tout cela était « de l'actualité, du nouveau », comme on dit vulgairement, et tout cela devait nécessairement trouver place, sous forme d'additions personnelles au traducteur, dans une œuvre de dermatologie contemporaine.

En second lieu — et ceci était entreprise plus délicate — M. Barthélemy s'est efforcé, sans altérer en rien l'œuvre originale, d'introduire cependant un *élément français* dans l'édition de ce même livre destinée à des lecteurs français. Une série d'annotations, de commentaires, d'additions de divers genres, est consacrée à rappeler discrètement, mais légitimement, les travaux de l'école française et la part prise par cette école aux progrès anciens ou modernes de la dermatologie.

Enfin, une heureuse inspiration a été de signaler, à propos de chaque type morbide, les spécimens correspondants du Musée dermatologique de Saint-Louis (autre création toute française, comme chacun sait). Grâce à ces renvois, l'élève pourra, le livre en main, comparer la description écrite *à la nature*, car c'est la nature même qui vit et parle aux yeux dans les vitrines de cette merveilleuse collection.

Ces divers efforts du traducteur pour compléter une œuvre déjà si recommandable et l'accommoder aux besoins de l'étudiant ne laisseront pas, j'en ai l'espérance, de recevoir un accueil favorable.

A. Fournier.

N. B. Les notes qui sont marquées par des lettres sont de M. le Dr Duhring.

Celles qui sont marquées par des chiffres sont de M. le Dr Barthélemy.

TRAITÉ PRATIQUE

DES

MALADIES DE LA PEAU

PREMIÈRE PARTIE

CONSIDÉRATIONS GÉNÉRALES

ANATOMIE ET PHYSIOLOGIE

La peau est une membrane, *protectrice et limitante*, qui recouvre toute la surface du corps; elle est flexible et possède la propriété d'être à la fois élastique et extensible. A sa surface, il y a de nombreuses lignes ou sillons dont la profondeur et la forme sont variables, et qui sont particulièrement bien marqués aux mains et aux pieds; au pourtour des jointures et à la face, les sillons sont plus profonds et les plis plus prononcés. On rencontre également à la surface de la peau des dépressions petites et nombreuses, ce sont les orifices des conduits glandulaires et des follicules pileux. Les poils, les uns épais, les autres ténus, existent dans presque toutes les régions, mais ils sont plus nombreux dans certaines d'entre elles que dans d'autres.

Au toucher la peau est douce, lisse, et a quelque chose de moelleux. Sa coloration varie à l'infini et peut avoir toutes les variétés de nuances qu'on rencontre entre le blanc et le noir, selon les races[1].

Son épaisseur varie également selon les régions; elle est très

1. Il est évident que l'auteur ici ne vise que la race blanche et la race noire et qu'il n'a pas l'intention de comprendre parmi les nuances intermédiaires au blanc et au noir les colorations qui caractérisent la peau des races rouge et jaune.

épaisse au dos, aux fesses, à la paume des mains, à la plante des pieds; elle est au contraire très mince aux paupières.

La peau est l'organe du tact, c'est par elle que nous apprenons à connaître les objets que nous touchons. Elle est extrêmement sensible, elle sait discerner le simple contact de la douleur, et nous permet de distinguer le chaud du froid, les choses qui sont dures de celles qui sont molles, ainsi que les qualités opposées des objets avec leurs différents caractères. Cette sensibilité, variable selon les régions, est particulièrement développée à l'extrémité des doigts.

Au point de vue physiologique, il faut d'abord mentionner son pouvoir absorbant; dans des circonstances favorables, les gaz sont rapidement absorbés par la peau sèche ou humide. Rœhrig (A) a démontré qu'un lapin, dont le corps était enfermé dans un ballon d'hydrogène sulfuré, de telle façon que ce gaz pénètre dans l'organisme seulement à travers la peau, meurt avec des symptômes d'empoisonnement sulfureux; un résultat analogue fut obtenu avec l'acide carbonique. C'est un fait bien connu que les bains sulfureux agissent favorablement par l'absorption des gaz qu'ils contiennent. Certains liquides comme le chloroforme, la teinture d'iode, l'acide phénique, sont absorbés de la même façon.

On a beaucoup discuté la question de savoir si l'eau et les solutions aqueuses pouvaient être absorbées par la peau; jusqu'à présent on ne peut regarder la question comme résolue; cependant, en faveur de cette opinion on pourrait invoquer ce fait que les bains au sublimé corrosif ont une action efficace contre la syphilis, car le mercure est évidemment absorbé[1]. Certaines frictions, telles

A. Archiv. für Heilkunde, XIII, p. 341-348.

1. L'exemple ne nous semble pas concluant, car, si les syphilides sont modifiées par les bains de sublimé, elles le sont, croyons-nous, bien plus par l'action directe d'un topique que par le fait de l'absorption. D'autre part, après les bains de sublimé, le mercure a été recherché dans les urines au moyen de la pile de Smithson, et il n'y a pas été retrouvé, à moins que des solutions concentrées n'aient auparavant fait des brèches à l'épiderme. Un fait plus significatif en faveur de l'opinion de Duhring est celui qui est signalé par les médecins des stations minérales : après des bains alcalins, les urines sont alcalines. Et encore faut-il tenir compte de l'eau que boivent presque tous les baigneurs.

Si l'on se met à l'abri de toute cause d'erreur, si l'on tient compte des actions mécaniques et chimiques, si l'on évite les traumatismes, on verra que l'eau n'est pas absorbable par la peau, mais que celle-ci est perméable aux gaz (Expériences de Vienne, où les sujets sont restés dans l'eau, le *lit d'eau*, pendant des mois entiers).

que les frictions mercurielles, favorisent l'absorption rapide du mercure par la peau et constituent un moyen (sinon le meilleur) d'action contre certaines maladies constitutionnelles, la syphilis par exemple (A). Ces substances sont-elles absorbées par la peau en totalité, ou passent-elles seulement par les orifices glandulaires? On l'ignore encore actuellement. En tout cas, nous pouvons considérer la peau comme étant douée de véritables propriétés absorbantes, quoique restreintes, il est vrai, et variables selon les sujets et les substances.

Les sécrétions cutanées sont de deux sortes : la matière sébacée et la sueur; elles donnent à la peau sa douceur et sa souplesse. Certaines régions sécrètent en plus grande quantité que d'autres; le cuir chevelu, par exemple, est abondamment pourvu de glandes sébacées, le creux axillaire, de glandes sudoripares.

La fonction de la transpiration est une des plus importantes, elle joue un rôle considérable dans l'économie; quand la sueur est sécrétée en petite quantité, elle passe inaperçue; en grande quantité au contraire elle est très appréciable. La quantité normale de sueur sécrétée dans les vingt-quatre heures chez l'adulte a été évaluée par Roehrig (B); elle est d'environ une livre et neuf onces (689 grammes). Dans certaines circonstances, cette sécrétion peut augmenter considérablement : pendant un bain d'air chaud, par exemple, la quantité sécrétée en moins d'une demi-heure peut dépasser une livre et demie (680 grammes)[1].

Certains gaz, tels que l'acide carbonique, peut-être l'azote et d'autres, sont éliminés par les glandes sudoripares. La quantité d'acide carbonique éliminée par la peau varie proportionnellement à celle qui est éliminée par les poumons, et cela dans une proportion de 1/25 à 1/92. Cette élimination augmente sous l'influence de l'alimentation, d'une élévation de température, aussi bien que sous celle d'agents irritants appliqués sur la peau. Elle

A. Voir Auspitz, Ueber die Resorption ungelöster Stoffe bei Saugethieren. Wien. Med. Jahrb. 1871. Analysé par Duhring dans Phila-Med-Times, vol. 1, n° 24. Voir aussi : Neumann, Ueber die Aufnahme des Quecksilbers durch die unverletzte Haut. Wien. Med. Wochensch. 1871, et Roehring, loc. cit.

B. Die Physiologie der Haut. Berlin, 1876.

1. Et surtout si l'air est chaud et sec.

2. Outre les sueurs morbides, il y a lieu ici de tenir compte, dans l'étude de la production de la sueur, de l'influence du système nerveux et de la diathèse arthritique.

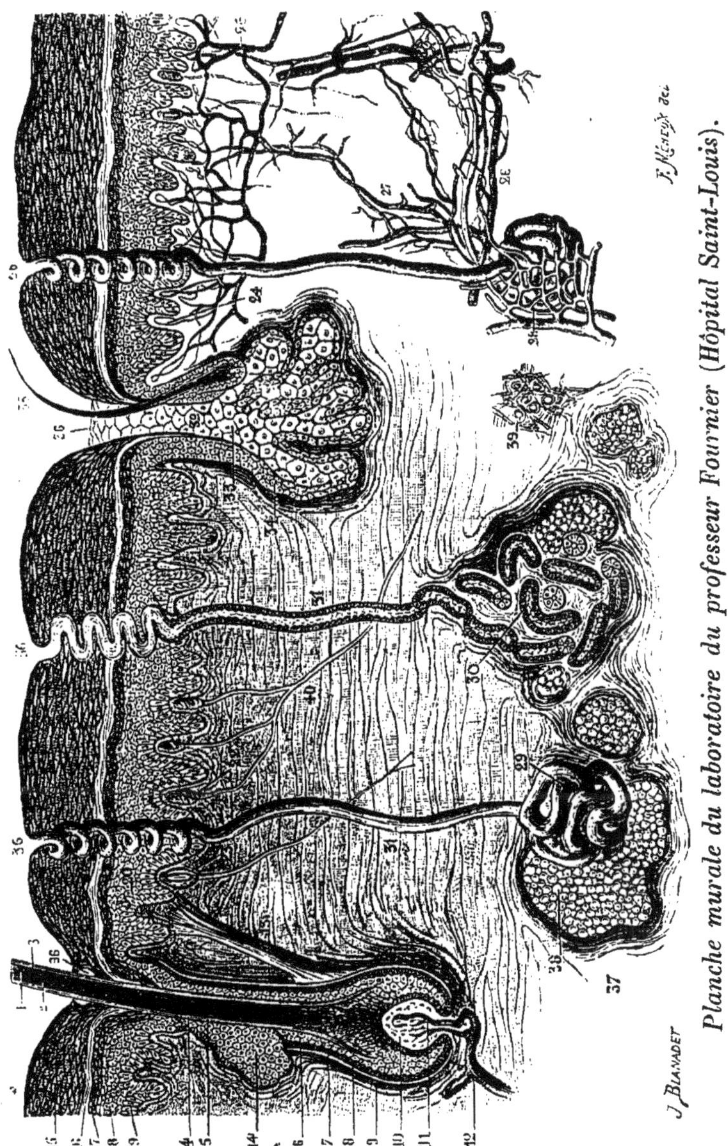

Fig. 1. — Schéma d'une coupe générale de la peau.

1. Substance médullaire; — 2. Substance corticale; 3. Cuticule; — 4. Gaine interne, couche de Huxley; — 5. Gaine interne, couche de Henlé; — 6. Gaine externe, couche interne; 7. Gaine externe, couche externe; — 8. Couche périphérique de la gaine, couche moyenne et externe du follicule; — 9. Enveloppe conjonctive; — 10. Bulbe pileux; — 11. Papille du poil; — 12 Vaisseaux nutritifs des poils; — 13. Muscle érecteur du poil; — 14. Glande sébacée annexe; — 15. Couche cornée, cellules plates; — 16. Stratum lucidum; — 17. Stratum granulosum; — 18. Corps muqueux ou papillaire, cellules transversales; — 19. Couches pyramidales, grosses cellules verticales; — 20. Corps muqueux interpapillaire; — 21. Papilles du derme; — 22. Corpuscule nerveux de Water; — 23. Corpuscule nerveux de Krause ou de Meissner; — 24. Papilles vasculaires; — 25. Plexus sous papillaire; — 26. Plexus sous-dermique; — 27. Rameaux communicants; — 28. Vaisseaux sous-cutanés et vaisseaux de la glande sudoripare (panier vasculaire de Renaut); — 29. Glande sudoripare; — 30. Coupe de la glande sudoripare laissant voir les cellules cylindriques; — 31. Canal excréteur laissant voir les cellules pavimenteuses qui le tapissent; — 32. Glande sébacée; — 33. Cellules internes se continuant avec les couches externes de l'épiderme; — 34. Cellules cylindriques se continuant avec les cellules profondes ou malpighiennes; — 35. Poil follet; — 36. Pores de la peau; — 37. Hypoderme; — 38. Cellules adipeuses; — 39. Faisceaux du tissu conjonctif; — 40. Nerfs de la peau.

est remarquablement augmentée dans certaines affections pulmonaires.

On a dit que la peau remplissait un véritable rôle respiratoire; cela n'est nullement prouvé, pas plus que l'absorption de l'oxygène par la peau, proclamée par certains auteurs.

Au point de vue anatomique, la structure de la peau est com-

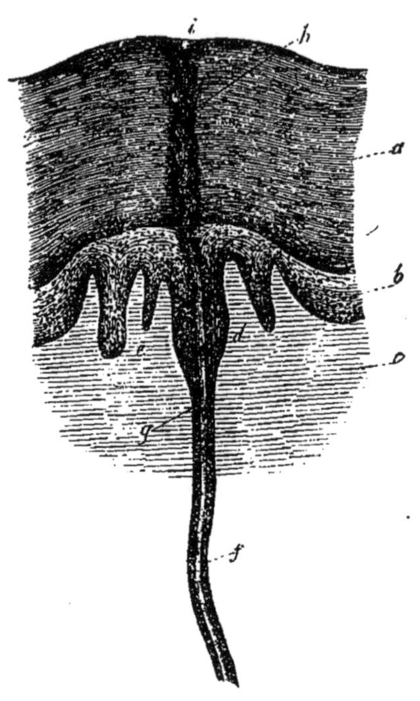

Fig. 2. — Coupe verticale à travers l'épiderme et la face externe du derme de la pulpe du pouce, et intéressant deux crêtes (grossie 50 fois et traitée par l'acide acétique). — *a*, couche cornée de l'épiderme; *b*, couche muqueuse; *c*, derme; *d*, papille simple; *e*, papille composée ; *f*, épithélium d'un corps muqueux ; *g*, sa lumière dans le derme *h*, dans la couche cornée; *i*, orifice sudoral. (*Kölliker.*)

plexe. De ses éléments constituants, quelques-uns sont essentiels et se retrouvent en tous les points de sa surface; d'autres, au contraire, n'existent que dans certaines régions. Des premiers sont l'épiderme, le derme ou chorion (fig. 2), le tissu cellulaire sous cutané ou l'hypoderme; aux derniers, que l'on appelle accessoires, appartiennent les glandes sébacées et sudoripares, les poils, les ongles. En outre, la peau contient des vaisseaux sanguins, des lymphatiques et des nerfs; pour l'intelligence du sujet, il est nécessaire d'étudier séparément chacun de ses éléments constitutifs.

ÉPIDERME.

L'épiderme ou cuticule, organe de protection, est une membrane imperméable exclusivement composée de cellules qui recouvrent

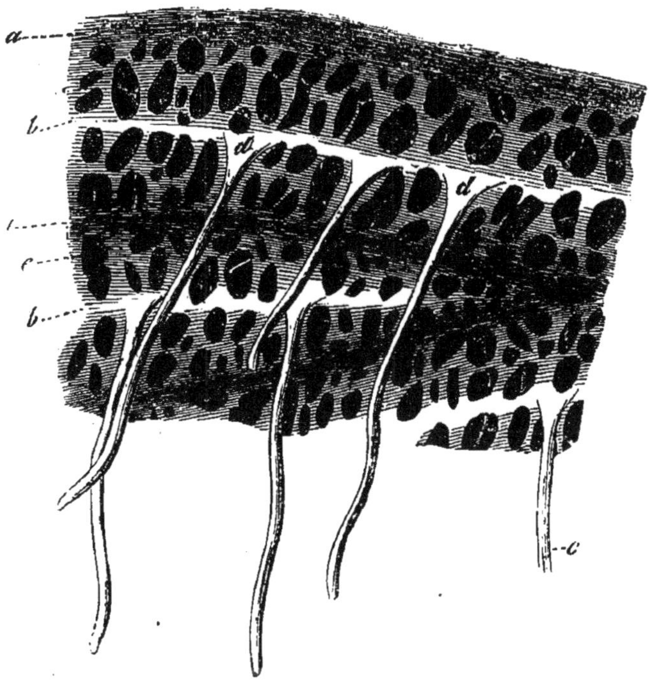

Fig. 3. — Épiderme de la paume de la main, vu par sa face interne. — *a*, crêtes correspondant aux sillons qui existent entre les crêtes du derme ; *b*, crêtes semblables répondant aux sillons qui séparent les séries de papilles ; *c*, conduits sudorifères ; *d*, parties dilatées par lesquelles ils se fixent sur l'épiderme ; *s*, dépressions destinées à recevoir les papilles simples ou composées. (*Kölliker.*)

le derme entièrement, et qui s'adaptent exactement à ses diverses élévations ou dépressions (fig. 3). Il est constitué, selon Klein et Smith (A) dont les idées confirment celles de Langerhans (B) et Unna (C), des couches suivantes : A, couche cornée ; B, couche transparente : C, couche granuleuse ; D, couche muqueuse[1].

Couche cornée (*Stratum corneum* ou *cuticula*). — C'est la couche

A. Atlas d'histologie. Philo. 1879, p. 15.
B Arch. f. Mik. ant. Bd. IX, 1873.
C. Arch. f. Mik. ant. Bd. XII, 1876.

1. Tout ce qui suit est exact, mais n'est au courant que des travaux publiés jusqu'en 1879. Depuis ce temps la science a marché et a rendu ces descriptions incomplètes. Il est impossible de ne pas signaler à des lecteurs français les travaux de nos compatriotes Ranvier et Renaut. On trouvera dans les notes qui vont suivre les notions indispensables pour se rendre compte, à peu près, des divers problèmes qu'a résolus ou soulevés dans ces derniers temps l'étude microscopique de la peau.

externe ou superficielle, elle est constituée par un grand nombre de cellules de structure uniforme, et si intimement unies les unes aux autres qu'elles ont l'apparence d'une masse solide. Détachée de la peau et vue dans son ensemble, cette couche paraît blanchâtre, opaque; son épaisseur et sa densité varient avec le lieu où elle a été enlevée. Pour déterminer sa structure intime, il faut isoler ses éléments constituants; alors on peut voir qu'ils consistent en nombreuses cellules ou plaques polygonales, très adhérentes et aplaties; elles n'ont pas de noyau. Plus les couches sont superficielles, plus les cellules sont désséchées, plates et polygonales, et, tout à fait à la surface de la peau, elles ressemblent à des écailles ridées et ratatinées, ou à de petites lamelles de corne. Elles mesurent environ $0^{mm},252$.

Couche transparente (*Stratum lucidum de Oehl*). — La couche transparente de Schrön (Schroen), est une membrane transparente, homogène ou très finement striée, composée de cellules intimement unies; dans quelques-unes d'entre elles, selon Klein et Smith, on peut accidentellement rencontrer des traces de noyaux en forme de bâtonnets. Elles sont polyédriques ou aplaties; les plus profondes seules ont quelquefois un noyau atrophié (Ranvier).

Couche granuleuse (*Stratum granulosum*). — La couche granuleuse de Langerhans, appelée aussi la couche des cellules granuleuses, est une couche de cellules aplaties, qui, sur une section verticale, ont la forme d'un fuseau; chacune d'elles, selon Klein et Smith, a un noyau[1] transparent plus ou moins distinct, des pôles duquel s'étendent des granulations[2] en forme de fuseau ou de disques qui diminuent graduellement de grosseur à mesure qu'elles s'éloignent du noyau.

1. D'après Ranvier, qui émet une opinion contraire à celle de Langerhans, ces noyaux ont toujours une tendance à l'atrophie.

2. Ces granulations sont sphériques et se colorent très fortement en rouge par le carmin. On voit encore sortir du stratum granulosum des masses d'aspect oléagineux qui gagnent les couches épidermiques susjacentes et qui contiennent des gouttelettes d'un liquide peu réfringent.

Ces granulations ne sont pas des noyaux de nouvelle formation, ni des matières grasses. Ranvier les regarde comme formées d'une substance liquide à laquelle il donne le nom d'*éléidine*. La formation de cette substance dans le stratum granulosum, sa diffusion dans le stratum lucidum et sa disposition dans la couche cornée indiquent qu'elle joue un rôle important dans le processus de kératinisation de l'épiderme. (*Communicat. Ac. des sciences*, 30 juin 1879.)

Couche muqueuse. — Réseau muqueux. Réseau de Malpighi. — Cette couche est située au-dessous de la couche granuleuse, elle est directement en contact avec la face supérieure et amorphe du derme. Elle est constituée par une épaisse couche de cellules plus ou moins en forme de colonnes, chacune avec un noyau; puis viennent plusieurs couches de cellules polyédriques, chacune avec un noyau plus ou moins sphérique[1].

Les cellules polyédriques sont unies les unes aux autres par de fins filaments appelés prolongements élastiques ou ponts protoplasmiques qui se terminent par les dentelures de Henle. La constitution de ces cellules, selon Heitzmann (A), n'est pas simplement granuleuse, elle forme un réseau très dense; leurs prolongements ou *dentelures* les unissent aux cellules voisines, par emboîtement réciproque, mais elles sont séparées les unes des autres par une substance transparente[2]. A mesure qu'on se rapproche de la superficie, les cellules et leurs noyaux sont de plus en plus aplatis[3]. La surface profonde du réseau de Malpighi n'est pas unie, mais elle s'adapte aux intervalles des papilles du chorion par des prolongements ou *cônes* correspondants.

Il faut se servir de réactions chimiques pour séparer les cellules de ce réseau, de même que pour isoler l'épiderme tout entier du chorion.

On croyait autrefois que la couche cornée de l'épiderme dérivait de la couche muqueuse, ou, en d'autres termes, que les cellules de la couche cornée avaient été antérieurement des cellules de la couche de Malpighi; il n'en n'est rien. Les recherches de Langerhans (B), confirmées par celles de Piffard (C) et d'autres, montrent

1. Dans les rangées les plus élevées, les cellules peuvent avoir deux noyaux distincts récemment divisés et riches en protoplasma, par conséquent très vivaces (Kaposi); ce qui montre bien que la première rangée des cellules malpighiennes est le point de départ de toutes les autres. (Kaposi et Besnier, d'après Ranvier.)

A. Transact. of the American Dermatological Assoc., 1878.

2. Cet espace clair qui sépare les cellules à demi engrenées a, en effet, été décrit par Bizzozéro (*Annal. in Centralblatt.*, 1871); mais Ranvier a montré depuis que les cellules malpighiennes étaient des masses protoplasmiques réunies par des ponts de même nature au milieu desquels existe un renflement élastique d'où le tissu tire son extensibilité. (Ranvier, *Acad. des sciences*, 20 oct. 1879.)

3. Dans la constitution même de la cellule de Malpighi, il faut noter surtout la zone claire qui entoure le noyau, zone s'altérant, se creusant pour former les vacuoles, que l'on a décrites dans certaines affections cutanées.

B. Loc. cit.

C. Traité des maladies de la peau, New-York, 1876, p. 7.

que c'est là une erreur. Comme Piffard le prouve : « les cellules du réseau restent toujours les mêmes et ne deviennent jamais cornées, et les cellules de la couche cornée n'ont jamais été des cellules de la couche muqueuse; chaque couche se régénère indépendamment des autres ». La ligne évidente de démarcation entre les cellules du réseau et celles de la couche cornée, ainsi que le contraste entre les cellules fusiformes de la couche cornée et les cellules polygonales à prolongements de la couche muqueuse, sont des raisons à l'appui de cette manière de voir. D'ailleurs, les cellules du réseau de Malpighi ont des noyaux, des prolongements, du pigment, celles de la couche cornée n'en ont pas[1]. Les premières absorbent rapidement le carmin et l'acide picrique; elles sont hygrométriques et sont facilement perméables aux liquides; les cellules de la couche cornée ne sont pas hygrométriques et ne sont perméables aux liquides sous aucune pression.

L'épiderme a une épaisseur très variable; il est mince aux lèvres et aux autres parties de la face, il est épais au contraire à la plante des pieds et à la paume des mains; son épaisseur varie entre $0^{mm},282$ et $2^{mm},116$ ou davantage. Sa surface présente des sillons et des dépressions qui sont de deux sortes : les unes, larges et profondes, sont en connexion avec les points de flexion du corps; les autres plus petites, plus superficielles, sillonnent le corps dans toutes les directions, et dépendent de l'arrangement des papilles du chorion. Ces dernières existent dans toutes les régions, elles ont la forme de mosaïques, de petites surfaces polygonales ou oblongues. Ces sillons, quelle que soit leur forme, aident aux mouvements du corps et de la peau elle-même. Ils ont fait le sujet d'études sérieuses de la part de C. Langer (B) et plus récemment d'Oscar Simon (C).

CHORION OU DERME.

Le chorion, appelé aussi derme, constitue à proprement parler

1. Les noyaux disparaissent dans le stratum lucidum et dans la couche cornée; la disparition de ces noyaux paraît liée à un phénomène d'autodigestion cellulaire qui est lui-même en rapport avec l'évolution de l'épiderme (Ranvier, *Acad. des sciences*, 30 juin, 1879). (Kaposi, Besnier et Doyon, p. 30.)

B. Sitrungs-Berichte der Kais. Akad. d. Wiss. Wienn, 1861, Bd XLIV, XLV.

C. Die localisation der Hautkr. Histologisch und klin. Learbeitet. Berlin, 1873.

la peau; il est la partie la plus importante de la membrane d'enveloppe du corps.

C'est une membrane résistante formée surtout par des fibres de tissu conjonctif et des fibres élastiques; elle contient également des vaisseaux sanguins et lymphatiques, des nerfs, des muscles lisses, des poils, des glandes et des cellules graisseuses. On la divise en deux couches, l'une superficielle, l'autre profonde, appelées l'une couche papillaire, l'autre couche réticulaire.

1° *Couche papillaire.* Cette couche tire son nom de sa forme particulière; c'est un tissu dense avec de petits prolongements ou

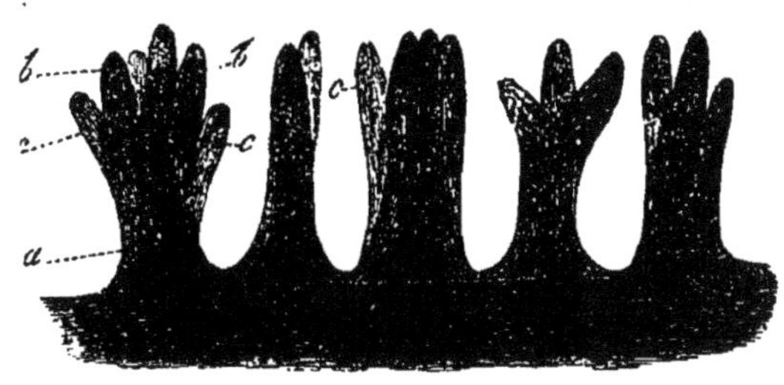

Fig. 4. — Papilles composées de la paume de la main, avec deux, trois ou quatre dentelures (grossies 60 fois). — *a*, base d'une papille; *b*, *b*, sommets distincts de cette dernière; *c*, *c*, sommets de papilles dont la base n'est pas visible. (*Kölliker*.)

proéminences en forme de doigts qui sont désignés sous le nom de papilles; leur taille et leur forme varient selon les régions qu'elles occupent. Elles sont petites, résistantes, mamelonnées, en forme de corne ou de massue, et sont ou solitaires ou réunies sur une base commune; dans ce dernier cas, elles sont appelées *papilles composées* (fig. 4). Leur grandeur est très variable, elles mesurent en moyenne $0^{mm},705$. Elles possèdent un développement plus complet à la face antérieure des doigts de la main et des orteils, où elles ont une forme allongée et conique avec une base circulaire. A la face elles sont plus courtes et ressemblent à des élevures mousses et verruqueuses. Leur distribution est sujette à des variations analogues; la plus grande quantité, cependant, est disposée en lignes droites ou demi-circulaires; à l'extrémité des doigts, elles sont

A. Beitræge zur Anat. und Physi. der Haut. Leipsig, 1853.

placées les unes à côté des autres et longitudinalement, de telle

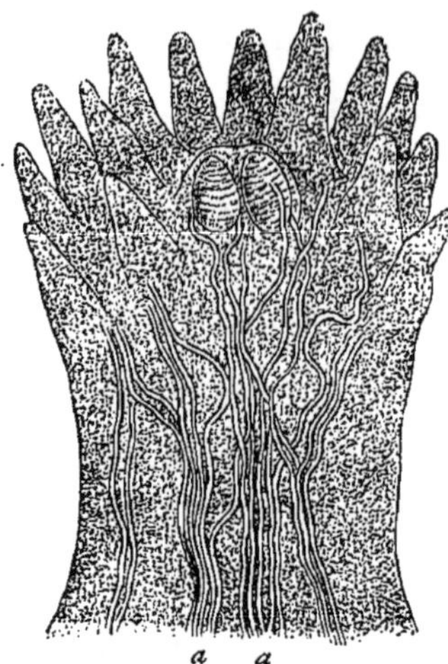

Fig. 5. — Papille fungiforme de l'homme, traitée par l'acide acétique (grossissement de 350 diamètres). Dans la portion moyenne de la pointe, entre les papilles simples, sont deux corpuscules de Krause — *a*, *a* nerfs de la papille. (*Kölliker.*)

sorte que deux ou trois rangées sont comprises entre les sillons épidermiques visibles à l'œil nu.

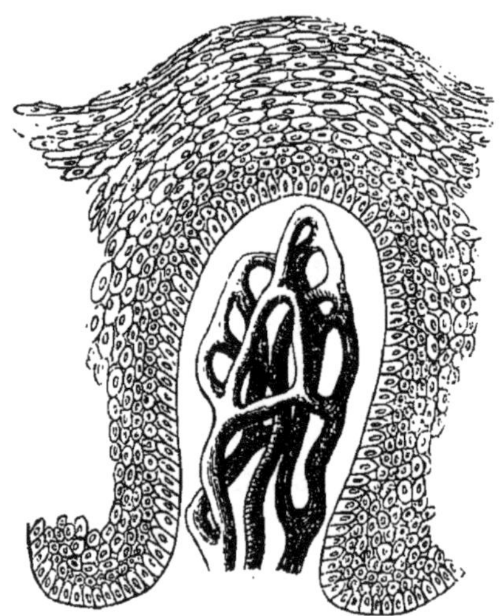

Fig. 6. — Papille simple, avec plusieurs vaisseaux, recouverte d'épithélium ; elle provient de la gencive d'un enfant. — Grossissement de 350 diamètres. (*Kölliker.*)

Elles sont très nombreuses à la paume des mains, à la plante des pieds, autour de la matrice des ongles ; Meissner (A) en a compté

A. Traité d'anatomie, t. III, Paris 1872.

quatre cents dans une ligne carrée ($2^{mm},116$) à l'extrémité des doigts; selon Sappey (A) leur nombre total à la surface du corps est d'environ 150 000 000.

Elles sont de deux sortes, les unes vasculaires, les autres nerveuses ou sensitives. Les premières, les plus nombreuses, sont abondamment pourvues de vaisseaux sanguins, tandis que les dernières sont constituées en grande partie d'un tissu spécial contenant les éléments nerveux, et ne possèdent que peu de vaisseaux.

Selon Auspitz (A), ce développement de la couche papillaire chez l'embryon est consécutif à celui de l'épiderme. Vers la fin du troisième mois de la vie intra-utérine, ce dernier envoie dans l'intérieur du tissu chorial des prolongements allongés à la façon de doigts s'enfonçant dans de la cire molle, et donne naissance en même temps aux glandes et aux follicules pileux.

2° *Couche réticulée.* La couche des papilles se confond avec la couche réticulée sans ligne de démarcation distincte, la différence de ces couches consiste dans l'agencement des fibres de tissu connectif. La texture de cette dernière est plus lâche que celle de la couche papillaire, elle consiste en faisceaux de fibres de tissus connectifs qui s'éloignent les uns des autres à angles aigus et qui donnent à cette portion du derme une apparence *plexiforme.* En s'avançant vers la surface, ces faisceaux se divisent en faisceaux de plus en plus petits jusqu'à ce qu'ils atteignent la couche papillaire où il y a seulement quelques fibres entrelacées. C'est cette couche qui constitue la plus grande partie du derme.

L'épaisseur du chorion varie avec les régions. Kölliker (B) estime qu'elle varie de $2^{mm},64$ à $5^{mm},174$; dans la plupart des régions elle est d'environ $3^{mm},29$. Très épais aux pieds, aux mains, aux fesses, au dos, le chorion est très mince aux paupières, au prépuce, aux grandes lèvres. Sa limite extérieure est la couche muqueuse de l'épiderme; profondément, il se confond insensiblement avec le tissu connectif sous-cutané.

TISSU CONJONCTIF SOUS-CUTANÉ OU HYPODERME.

Cette portion du tégument est faite de faisceaux de tissu connectif

A. Ueber das Verhaltiness der Oberhaut zur Papillarschicht. Arch. für Derm. und Syph. 1870, p. 31.

B. Manual of human microscopic Anatomy. Londres, 1760.

ordinaire qui s'entre-croisent les uns avec les autres, et forment un grossier réseau. Elle est d'une structure plus lâche que le chorion et renferme habituellement une grande quantité de graisse, qui est surtout abondante autour des mamelles, à la paume des mains, à la plante des pieds; dans certaines régions cependant, le tissu cel-

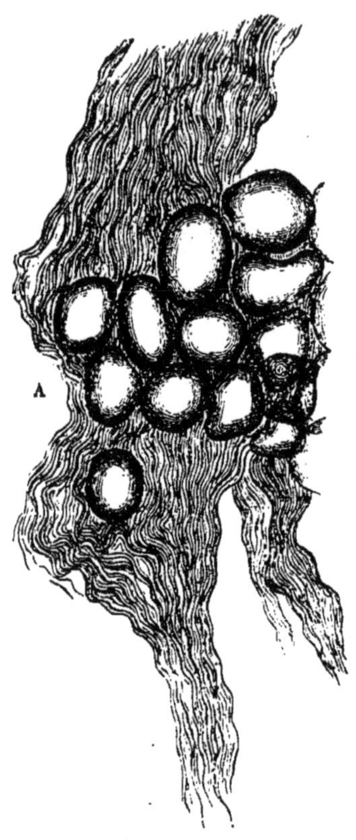

Fig. 7. — Tissu conjonctif lâche de l'homme, renfermant des cellules adipeuses. — Grossissement de 350 diamètres. (*Kölliker.*)

lulaire sous-cutané ne contient pas de graisse, aux oreilles, aux paupières, par exemple.

Là où il y a beaucoup de graisse, cette couche est appelée *couche adipeuse*, *pannicule adipeux*. J. Collins Warren (A) décrit des prolongements cylindriques de ce tissu; ce sont des colonnes de graisse, qui, de la couche adipeuse, s'étendent à peu près verticalement vers la base des follicules pileux et particulièrement des poils fol-

A. Boston Med. and. Surg. Journ., 19 avril 1877.

lets. Les axes de ces colonnes sont parallèles à ceux des muscles qui s'insèrent aux follicules pileux.

En plus de la graisse, les prolongements cylindriques contiennent des glandes sudoripares, ils protègent les vaisseaux sanguins et lympathiques; en traversant la couche adipeuse de distance en distance, ces cônes des tissus connectifs lui donnent une apparence lobulée ou fasciculée.

D'après les auteurs français, ces faisceaux de fibres seraient des cônes fibreux qui unissent la peau aux parties sous jacentes. Pour le Dr Warren, ces colonnes adipeuses donnent de la flexibilité à la peau,

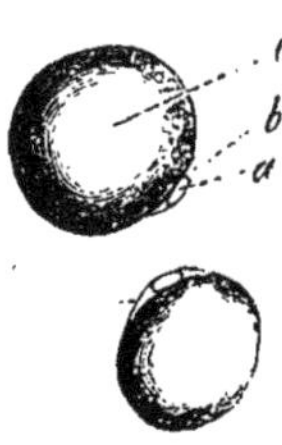

Fig. 8. — Deux cellules adipeuses tirées de la moelle du fémur de l'homme. — *a*, noyau; *b*, membrane de cellule; *c*, goutte de graisse. — Grossissement de 350 diamètres. (*Kölliker.*)

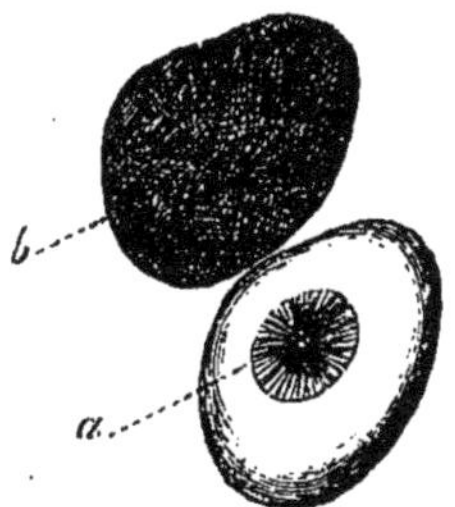

Fig. 9. — Cellules graisseuses renfermant des cristaux de margarine (grossies 350 fois). — *a*, cellule qui contient une étoile formée d'aiguilles cristallisées, comme on en trouve quelquefois dans la graisse normale; *b*, cellule entièrement remplie de cristaux, prise dans un lobule graisseux blanc d'un individu émacié. (*Kölliker.*)

facilitent l'action des muscles érecteurs des poils, et jouent probablement aussi un rôle dans la nutrition des parties superficielles de la peau et des glandes. Dans les maladies, elles servent de passage aux éléments morbides venant des parties profondes. Les agglomérations ou lobules de graisse sont constituées de cellules rondes ou ovales intimement unies entre elles, et enfermées dans un réseau.

Selon Biesiadecki (A), les cellules graisseuses ont une membrane propre [1], très mince, et contenant une petite gouttelette huileuse qui, pendant la vie, distend cette membrane d'une façon telle qu'il

A. Stricker's Human and comparative Histology. Londres, 1872. Vol. II

1. Cette membrane d'enveloppe est à double contour et tapissée intérieurement d'une couche de protoplasma également fort mince. On trouve de plus un noyau vésiculaire placé dans le protoplasma de la cellule et, à la périphérie, un ou deux nucléoles.

est impossible de la distinguer ; pour la voir, ainsi que le noyau rond central, il faut traiter la graisse par l'éther. Chaque lobule grais-

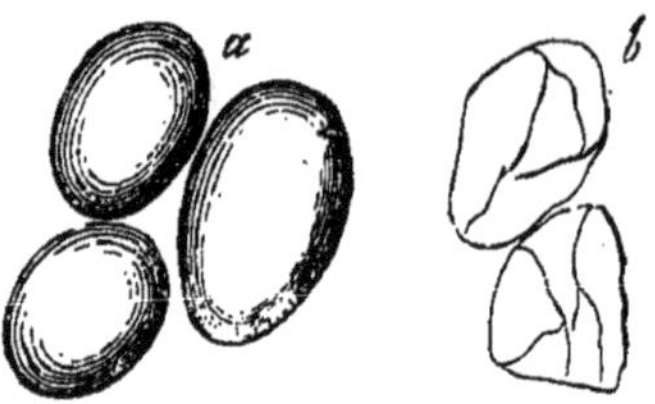

Fig. 10. — Cellules adipeuses normales de la mamelle (grossies 350 fois). — *a*, sans réactifs ; *b*, traitées par l'éther, qui a enlevé la graisse et laissé seulement l'enveloppe mince et plissée. (*Kölliker*.)

seux est entouré d'un fin plexus vasculaire, et, de plus, chaque cellule est enveloppée d'un capillaire.

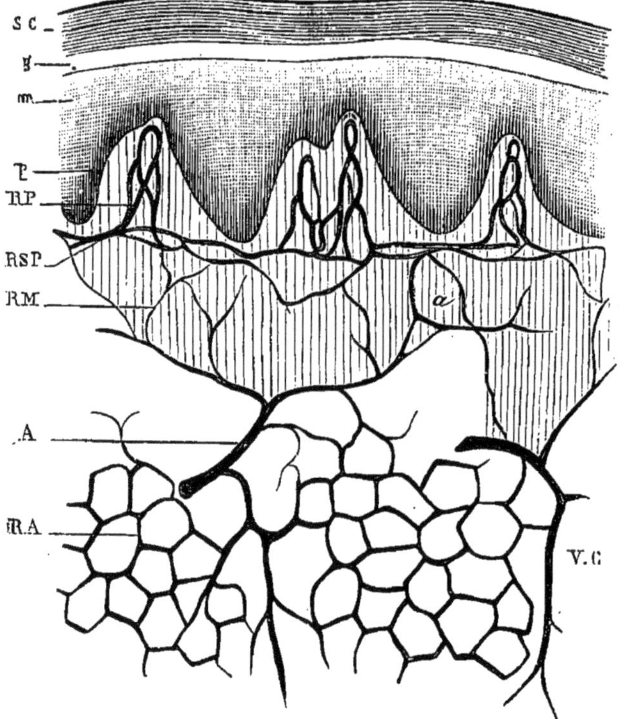

Fig. 11. — Schéma des vaisseaux de la peau (les troncs nerveux n'ont pas été figurés). — SC, couche cornée; *g*, couche granuleuse; *m*, corps de Malpighi ; P, papilles, RC, réseau papillaire ; RSP, réseau sous-papillaire ; RM, réseau moyen ; A, artères afférentes ; VC, vaisseaux suivant les tractus fibreux qui séparent les cônes fibreux de la peau ; RA, réseau vasculaire des pelotons adipeux. (Les hachures indiquent les aires de distribution vasculaire ; en *a* on voit la limite de deux aires voisines réunies par des anastomoses.) (*Renaut*.)

Les vaisseaux sanguins de gros calibre traversent le tissu connec tif sous-cutané, émettant des branches pour le chorion et les éléments qui le constituent. On y rencontre aussi des corpuscules de Paccini et des lymphatiques.

Le tissu conjonctif est en rapport intime avec le chorion par sa face superficielle, tandis que par la partie profonde il est en connexion avec les aponévroses musculaires. La présence ou l'absence de graisse dans cette couche donne quelques variantes à la forme extérieure du corps.

VAISSEAUX SANGUINS.

Le chorion est très vasculaire, il contient une grande quantité d'artérioles, de veinules et de capillaires [1]. Les vaisseaux principaux viennent de la couche connective (réseau intradermique), ils émettent latéralement des branches dans toutes les directions, fournissant aux glandes et aux follicules pileux aussi bien qu'au chorion. Au niveau des papilles il y a un fin réseau (réseau sous-papillaire) de capillaires qui se distribuent à cette couche. Les papilles reçoivent des rameaux capillaires qui, situés au centre ou à la périphérie, marchent parallèlement à leur axe. Les papilles nerveuses sont alimentées par de plus fins rameaux vasculaires (A).

LYMPHATIQUES.

La peau contient de nombreux vaisseaux lymphatiques. Neumann (B) les a décrits dans les papilles, dans la couche profonde du chorion, dans la couche adipeuse sous-cutanée, et il a montré leur connexion avec les follicules pileux, les glandes sébacées et sudoripares. Cet observateur les a décrits sous forme de réseau avec des rameaux indépendants, dont l'intérieur est tapissé d'un épithélium *graisseux* [2]. Ces rameaux présentent çà et là des ouvertures qui ne sont pas, pour cette raison, en communication avec les espaces lymphatiques. L'anatomie de ces espaces et des origines lymphatiques

1. Renaut a fait en 1878 des injections bleues de ces réseaux et a vu que la peau est divisée en une infinité de *territoires vasculaires, de forme circulaire*, indépendants les uns des autres dans une certaine mesure, puisqu'ils s'injectent d'abord séparément Voir Kaposi Besnier, p. 43, *An. de dermat. française*, t. IX et X. Paris, 1878 et 1879.

A. Thin-Jour. of anat. and phys., vol. VIII, 1874, p. 37.

B. Zur Kenntniss der Lymphgefässe der Haut des Menschen und der Saugethiere. Vienne, 1873.

2. Les auteurs français n'admettent pas cet épithélium graisseux; pour eux il est composé de cellules endothéliales.

n'est pas encore prouvée d'une façon satisfaisante[1]. Les recherches de Biesiadecki et de Neumann démontrent qu'il y a quelque relation particulière entre les vaisseaux sanguins et lymphatiques de la peau; ils cheminent presque toujours parallèlement. Cependant des vaisseaux lymphatiques assez importants sont souvent indépendants des vaisseaux sanguins. Dans le chorion, les lymphatiques forment deux réseaux indépendants, le plus profond, celui du tissu cellulaire sous-cutané étant plus important que le réseau sous-papillaire.

Les lymphatiques de gros calibre ont des valvules qu'on n'a pas pu découvrir dans ceux qui sont plus petits [2]. Les follicules pileux et les glandes possèdent chacun un système de lymphatiques particulier.

Ces vaisseaux sont très nombreux au scrotum, au prépuce et aux grandes lèvres.

NERFS.

Jusqu'à ces derniers temps, la disposition des nerfs de la peau était presque inconnue. Aujourd'hui on sait qu'ils sont de deux sortes; ce sont les nerfs à myéline et les nerfs ssan myéline, c'est-à-dire ceux qui contiennent des fibres à moelle et des fibres sans moelle. Les premiers se terminent en forme de spirale dans des organes particuliers, appelés *corpuscules de Pacini* et *corpuscules du tact;* les derniers, au contraire, les nerfs sans myéline, se terminent sous forme de réseau dans les couches les plus superficielles de la peau, et dans le réseau muqueux de l'épiderme. Ces deux variétés de nerfs accompagnent les vaisseaux sanguins principaux. Les anses capillaires des papilles vasculaires ont également leurs réseaux nerveux.

1. Ranvier a fait de remarquables travaux sur les rapports du tissu conjonctif, des mailles du chorion et des papilles, avec la circulation lymphatique. De son côté, Renaut a bien étudié les dispositions des lymphatiques cutanés (*Arch. de Physiologie*, 1874). D'après Ranvier, son maître, voici ce que Renaut a écrit à ce sujet dans Kaposi et Besnier (p. 44).

Les capillaires lymphatiques ne sont, à leur origine, que des fentes étoilées comprises dans l'écartement des faisceaux conjonctifs entrecroisés du derme, bordées d'un fin réseau élastique et tapissées d'un endothélium continu. Ces capillaires paraissent communiquer librement avec les mailles du derme. Les voies lymphatiques prennent une forme canaliculaire sur les limites du derme et de l'hypoderme. (Renaut, Cornil et Ranvier.)

2. Kaposi dit qu'ils sont en rapport l'un avec l'autre par des troncs anastomotiques Renaut les a décrites dès les limites du derme et de l'hypoderme.

Les nerfs de la peau partent du tissu connectif sous-cutané et se divisent dans le chorion (réseau sous-papillaire), en suivant diverses directions selon les régions auxquelles ils sont destinés.

Nerfs à myéline (*medullated nervi*). Sous cette dénomination nous étudierons les corpuscules du tact, et les *corpuscules* de Pacini.

CORPUSCULES DU TACT.

On les appelle aussi corpuscules de Meissner ou de Wagner, ils ont une forme ronde ou ovalaire, sont situés dans les papilles du chorion et en rapport avec les fibres des *medullated nerves* ou nerfs à moelle. Ils occupent la plus grande partie de ces papilles ; sur des

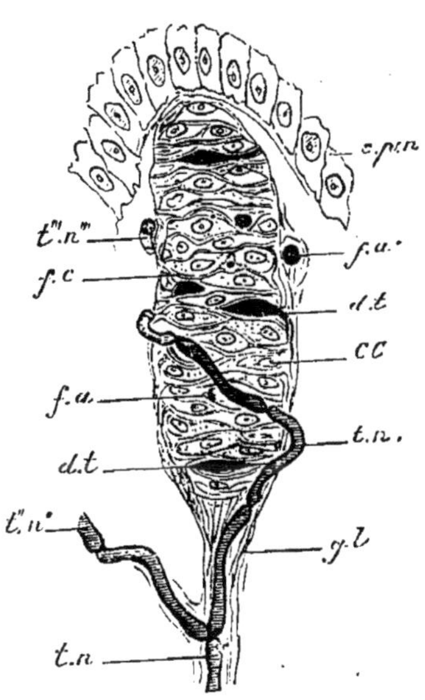

Fig. 12. — Corpuscule du tact de l'index de l'homme (la coupe passe par son axe vertical). — *cpm*, cellules prismatiques du corps de Malpighi ; *tn*, tube nerveux à moelle; *t'*, *n'*, *t''*, *n''*, *t'''*, *n'''*, ses tours de spire diversement coupés ; *fa*, filaments axiles nus ; *dt*, disques tactiles ; CP cellules de charpente ; *gl*, gaîne lamelleuse. (*Renaut.*)

coupes microscopiques, ils paraissent larges, bien limités, ils ont une apparence de corps consistants, et sont striés transversalement ou ont la forme extérieure d'une tresse. D'après certains travaux récents, et particulièrement ceux de Langerhans (A) et de Thin (B) ils sont constitués par une masse de cellules nucléées, probablement

A. *Arch. für mikroskopische Anat.* 1873, p. 730.
B. *Journ. of anat. and phys.* 1874, p. 30.

de tissu connectif, et réunies les unes aux autres par de délicates fibres de tissu conjonctif. Un filet nerveux à myéline pénètre dans chaque corpuscule du tact par sa base, il s'enroule sur lui-même à mesure qu'il pénètre dans l'intérieur de la papille et se termine au niveau du corpuscule, après avoir perdu sa myéline, par une extrémité en forme de massue, ainsi que l'a démontré Langerhans, ou par plusieurs fibrilles terminales comme le veulent Biesiadecki et Brucke.

Les papilles qui contiennent des corpuscules du tact, sont appe-

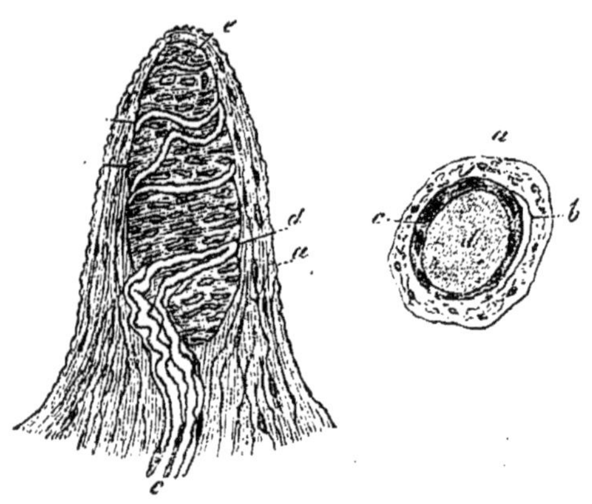

Fig. 13. — A, papille cutanée, vue de front. *a*, couche corticale avec cellules plasmatiques et fibres élastiques fines ; *b*, corpuscule du tact, avec noyaux ; *d*, fibres nerveuses qui enlacent le corpuscule ; *c*, extrémité apparente d'une de ces fibres. — B, papille vue d'en haut, de manière à présenter son milieu comme sur une coupe transversale. *a*, couche corticale de la papille avec cellules plasmatiques ; *b*, fibre nerveuse ; *c*, enveloppe renfermant des noyaux ; *d*, corpuscule du tact ; *e*, contenu finement granulé de ce dernier chez l'homme. — Grossissement de 350 diamètres. La préparation avait été traitée par l'acide acétique. (*Kölliker*.)

lées *papilles sensitives*, par opposition aux papilles *vasculaires ;* de même que celles-ci, elles possèdent des vaisseaux sanguins, mais en beaucoup moindre quantité, ainsi que l'a montré Thin. Les observateurs ne sont pas tous d'accord pour attribuer à ces corpuscules une membrane d'enveloppe.

Les papilles du tact sont plus ou moins nombreuses suivant les régions ; elles sont très nombreuses aux doigts, à la main, aux pieds, et surtout à la face palmaire de la dernière phalange des doigts ; on les retrouve cependant sur tous les points du corps.

Meissner, qui s'est longtemps voué à l'étude de ces corpuscules, assure que sur quatre cents papilles comptées sur une ligne carrée de peau de la dernière phalange des doigts, il y en avait cent huit pourvues de corpuscules du tact. Le même observateur leur attribue une longueur qui varie de 0mm,1058 à 0mm,2116 sur 0mm,0529 de largeur.

Comme les corpuscules de Pacini, il faut les considérer comme renfermant les rameaux de terminaison des nerfs médullés.

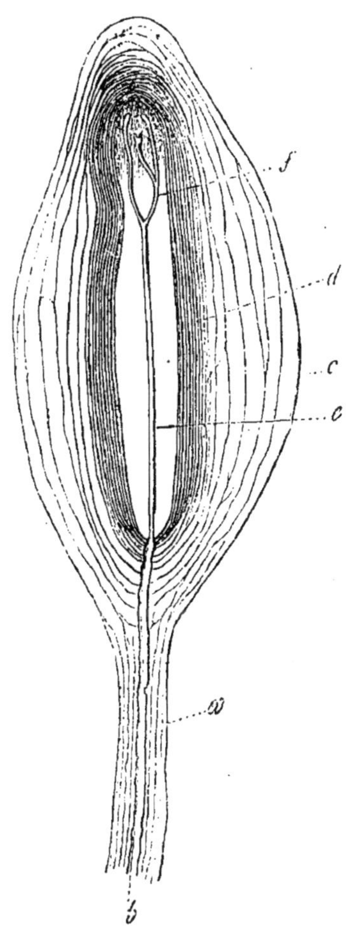

Fig. 14. — Corpuscule de Pacini, de l'homme, grossi 350 fois. — *a*, pédicule du corpuscule; *b*, fibre nerveuse contenue dans son intérieur; *c*, couche externe de son enveloppe; *d*, couche interne; *e*, fibre nerveuse pâle en dedans du bulbe interne transparent; *f*, divisions et extrémités de cette fibre. (*Kölliker*.)

CORPUSCULES DE PACINI.

Ainsi nommés d'après Pacini, anatomiste italien, et appelés aussi corpuscules de Vater, ils sont larges, bien délimités, ovalaires; ils occupent toutes les régions, mais sont plus nombreux à la plante des pieds, à la paume des mains, aux doigts, aux orteils. et spécialement à la dernière phalange; ils ont une taille qui varie de $1^{mm},058$ à $4^{mm},232$ et sont situés dans le tissu connectif sous-cutané, c'est-à-dire beaucoup plus profondément que les précédents.

Chaque corpuscule de Pacini est en relation avec un tronc nerveux au moyen de fibres médullées qui entrent dans le corpuscule par sa partie profonde, pénètrent dans son intérieur, et se terminent d'une des nombreuses façons qui ont été mentionnées.

Selon Biesadecki(A) un capillaire sanguin de volume assez considérable entre dans le corpuscule en même temps que les fibres nerveuses et forme un réseau vasculaire dans les couches extérieures de l'enveloppe capsulaire.

La structure intime du corpuscule se compose, selon Schmidt (B) Keyet, Retzius (C) et Schafer (D), de trois parties distinctes, une fibre centrale, une substance intérieure, et une membrane enveloppante.

La fibre centrale est la continuation du nerf, elle conserve un calibre uniforme dans l'intérieur du corpuscule; lorsqu'elle atteint son extrémité superficielle, elle s'élargit généralement avant de se terminer en forme de massue plus ou moins régulière, ou en forme de pointe, comme une fourche, ou un trident. Elle est constituée par des fibres nombreuses qui s'entre-croisent très obliquement entre elles.

La substance intérieure, dans laquelle plonge la fibre centrale, consiste en une substance homogène, non nucléée. La partie périphérique est composée de cellules de protoplasma, comme les corpuscules du tissu connectif, chacun avec un noyau transparent[1].

La membrane d'enveloppe donne au corpuscule sa forme et sa taille, elle est composée d'un grand nombre de capsules disposées concentriquement autour d'un noyau transparent; cette enveloppe a l'apparence striée, chaque strie correspond à une capsule vue de profil.

A. *Loc. cit.*, p. 233.
B. *Loc. cit.*
C. *Archiv. für mikroskop. Anat.* Bd IX, 1873.
D. *Quaterly Journ. of micros. scie.* Avril 1875.

1. Kaposi compare ces enveloppes connectives à des pelures d'oignon et dit qu'elles entourent une cavité remplie de sérum.

Chaque capsule se compose de trois parties : A, une membrane hyaline, probablement élastique ; B, dans cette membrane sont enveloppées de fines fibres de tissu connectif, disposées régulièrement en une ou deux couches, ou bien irrégulièrement, mais toujours transversalement ; C, la surface profonde de la membrane hyaline est recouverte d'un endothélium, composé d'une seule couche de cellules plates et nucléées.

Les couches les plus profondes du corpuscule sont intimement unies les unes aux autres, tandis que les plus superficielles sont plus épaisses et moins intimement unies.

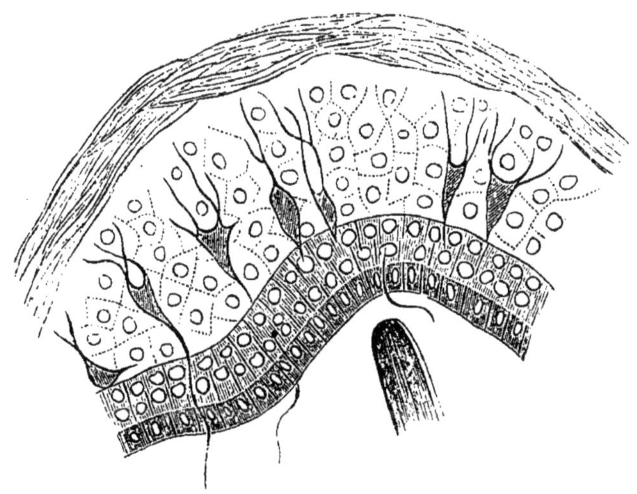

Fig. 15. — Terminaisons nerveuses intra-épidermiques, d'après Langerhans. (*Kölliker.*)

Vus dans leur ensemble, les corps de Pacini peuvent être regardés comme un des modes de terminaison des nerfs à myéline ou médullés.

Nerfs sans myéline. ou composés de fibres sans gaîne médullaire. Les recherches de Klein et Smith (A), de Podcopaew (B) et de Langerhans (C) montrent que ces fins ramuscules nerveux contiennent une, deux ou un plus grand nombre de fibres nerveuses. A la surface profonde de l'épithélium ils forment un plexus appelé *plexus sous-épithélial.* De ce plexus se détachent de fins rameaux, ou de petits groupes de fibres qui cheminent sous la couche de Malpighi,

A. *Loc. cit.*
B. *Arch. für mikrosk. Anat.* Bd V, 1869.
C. *Virchow's. Archiv.* Bd XLIV.

après avoir formé un réseau à larges mailles (le réseau sub-épithélial[1]), ils pénètrent dans la couche de Malpighi, d'où ils montent vers la couche cornée, et, près de la surface, ils forment de nouveau un fin plexus ; il semble alors qu'il y a un plexus nerveux distinct entre la couche muqueuse et les cellules épithéliales aplaties des couches superficielles de l'épiderme. Quoiqu'il en soit, le plus grand nombre de ces nerfs sont sensitifs et affectés à la fonction du tact ; toutefois il en est un certain nombre qui sont moteurs. D'ailleurs on ne sait que très peu de choses des *nerfs vaso-moteurs de la peau.* Ils sont probablement de deux sortes, ceux qui sont en rapport avec le système nerveux central, et ceux qui sont en rapport avec le système nerveux ganglionnaire au voisinage immédiat de la peau. Ils exercent une influence sur les muscles, les vaisseaux, les glandes de la peau ; c'est ainsi qu'ils activent ou ralentissent la circulation, comme le montrent la rougeur ou la pâleur de la peau, qu'ils déterminent par la contraction des muscles *erectores pilorum* le phénomène connu sous le nom de *chair de poule,* et qu'ils produisent la sueur dans une région donnée et plus rarement sur toute la surface du corps. Chacun de ces phénomènes dépend des influences extérieures ou de causes internes, physiques ou morales[2].

MUSCLES.

La peau possède des muscles striés et des muscles lisses ; les premiers existent seulement dans certaines régions, telles que la face ; venus des couches profondes, ils se terminent dans le chorion. Les muscles lisses ont une apparence plexiforme et s'étendent

1. On l'appelle encore réseau de Langerhans, du nom de l'histologiste qui l'a décrit en 1868. C'est un réseau nerveux de fibres sans myéline qui circulent à travers les espaces intercellulaires du corps muqueux et se terminent aux dernières limites de la couche nucléée par des extrémités *mousses.* Çà et là, sur leur trajet, Langerhans a décrit des renflements étoilés ou ganglions nerveux épidermiques que Ranvier ne considère que comme de simples cellules migratrices.

Voir dans Kaposi les notes de Besnier et Doyon qui donnent à ce sujet des renseignements précieux par leur netteté et leur concision.

2. La distinction faite par Duhring de nerfs à myéline et de nerfs sans myéline est vraie jusqu'à un certain point, en ce sens que les fibres nerveuses qui se rendent aux corpuscules du tact et aux corpuscules de Pacini, conservent leur gaîne médullaire jusqu'à leur entrée dans les corpuscules, tandis que les autres nerfs cutanés et spécialement les nerfs qui accompagnent les vaisseaux, sont dépourvus de myéline sur une certaine longueur avant leur terminaison.

horizontalement comme au scrotum, ou ils sont fasciculés comme ceux qui sont en rapport avec les poils et les glandes sébacées ou sudoripares. Les muscles érecteurs ou redresseurs des poils ont la forme de bandes minces et plates qui, venues des parties supérieures du derme, le traversent obliquement en bas et en dedans et viennent s'insérer sur le follicule pileux, au-dessous des glandes sébacées auxquelles ils envoient parfois un faisceau latéral. Beaucoup de poils possèdent deux muscles, qui passent de chaque côté des glandes sébacées, qui sont en rapport avec lui et l'entourent à la façon d'une fronde.

Ces muscles se retrouvent dans presque toutes les régions, ils sont très développés au cuir chevelu, au scrotum, à la base du pénis. Les recherches de Kölliker ont montré qu'autour de l'aréole du mamelon ils sont disposés en faisceaux circulaires et qu'ils sont d'autant plus nombreux qu'on se rapproche de la base de l'aréole où ils forment un réseau compact.

Ils produisent par leur contraction le phénomène connu sous le nom de chair de poule (*cutis anserina*).

PIGMENT.

La coloration générale de la peau dépend de la disposition du pigment ou matière colorante dans les cellules de la couche muqueuse de l'épiderme.

Ce pigment consiste dans une légère coloration des cellules elles-mêmes avec une coloration plus foncée (infiltration diffuse) de leur noyau, et dans la présence de fines granulations de pigment dans ces cellules. Une ou plusieurs couches de la trame muqueuse contiennent des cellules pigmentées qui sous le champ du microscope ressemblent à une ligne noire immédiatement au-dessus de la couche papillaire du derme. Ce pigment siège toujours dans les couches les plus profondes de l'épiderme et le derme ne contient jamais de pigment normal[1].

La couleur de la peau varie du blanc au noir selon les races, et

1. Ce sont les cellules de la première rangée qui, chez l'homme, contiennent, presque exclusivement, les granulations pigmentaires. Rappelons en passant les relations incontestables qui existent entre certains troubles nerveux, trophiques ou non, et la production et la distribution du pigment (dyschromie cutanée).

on retrouve ces mêmes variations de couleur dans une même race, c'est ainsi qu'il y a des personnes blondes et des brunes. Dans certaines régions du corps, la peau est toujours relati-

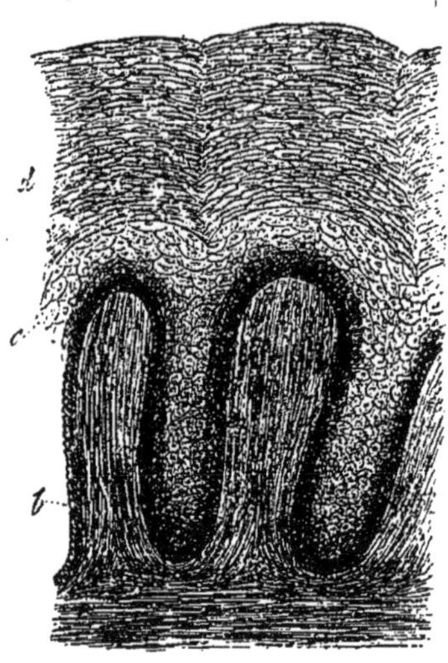

Fig. 16. — Peau de la cuisse du nègre, vue sur une section perpendiculaire à la surface (grossissement de 350 diamètres). — *a*, *a*, papilles du derme ; *b*, couche la plus profonde du corps muqueux, fortement colorée et formée de cellules allongées, disposées perpendiculairement à la surface du derme ; *e*, couche superficielle du corps muqueux ; *d*, couche cornée. (*Kölliker*.)

vement plus foncée, au scrotum, aux grandes lèvres, au périnée, au niveau de l'aréole du sein par exemple. Ces différences sont dues tout bonnement à la présence d'une plus grande quantité de pigment dans ces points. Dans la race blanche, le pigment est le plus souvent d'un blanc jaune, et, avec les vaisseaux du derme, il donne à la peau une couleur rose chair ; dans les races de couleur, chez les nègres, la matière pigmentaire est plus développée, toute la couche muqueuse en est plus ou moins imprégnée. Les cellules les plus profondes sont toujours les plus fortement colorées; dans ces cas, la couche cornée même est quelquefois plus foncée en couleur.

GLANDES SUDORIPARES.

Les glandes sudoripares sont des organes arrondis situés dans les couches les plus profondes du chorion, ou même, comme c'est le cas le plus fréquent, dans le tissu cellulaire sous-cutané. Ce sont des glandes tubulaires simples ou composées, enroulées en forme de peloton ou glomérule, enveloppées de tissu conjonctif et qui s'ouvrent à la surface de la peau par l'intermédiaire d'un canal appelé *canal excréteur*. Ce canal a son point de départ dans la

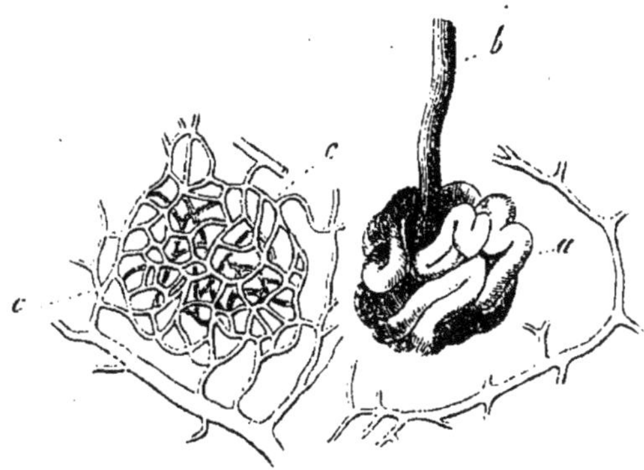

Fig. 17. — Glomérule d'une glande sudoripare, avec ses vaisseaux, grossi 35 fois. — *a*, glomérule glandulaire; *b*, conduit excréteur ou canal sudorifère; *c*, vaisseaux d'un glomérule glandulaire. — D'après Todd et Bowman. (*Kölliker*.)

glande, il se dirige perpendiculairement à la peau et à l'épiderme, cheminant entre les papilles du derme, et s'ouvre à la surface libre de la peau. En entrant dans l'épiderme, il décrit un mouvement de spirale, et après s'être plusieurs fois contourné, se termine par une petite ouverture en forme d'entonnoir ou *pore*. Aux mains et aux pieds cet orifice est beaucoup plus large, et peut parfois être distingué à l'œil nu.

A l'aisselle, où ces glandes constituent une couche presque continue au-dessous du chorion, elles sont plus grosses que partout ailleurs et atteignent un diamètre de $1^{mm},058$ à $3^{mm},174$; dans les autres régions du corps elles mesurent environ $0^{mm},302$. La longueur de leurs conduits excréteurs a été estimée à environ 6 millimètres (A) ce qui donne une longueur totale de près de quarante mille pieds ou près de huit milles (12 kilomètres environ) de tubes sudoripares.

D'après Hörschelmann (B) on les retrouve partout; leur nombre total d'après Krause (C) serait de 2 381 248. Il y en a en moyenne 400 par centimètre carré, mais leur nombre est très variable, ainsi au nez, au dos, aux fesses, où elles sont moins nombreuses, on en

A. Piffard, *loc. cit.*, p. 15.
B. *Inaug. Diss* Dorpat, 1875.
C. Kölliker, *loc. cit.*, p. 125.

compte 100 par centimètre carré, tandis qu'aux pieds et aux mains, il y en a jusqu'à 1 075, et à la face palmaire et plantaire 1 096. Elles sont riches en vaisseaux qui les enveloppent d'un réseau complet; il y a des muscles en rapport avec leurs conduits excréteurs excepté, selon Hörschelmann (A), aux glandes du cuir chevelu.

Les qualités de leur sécrétion ne sont pas les mêmes suivant les régions et suivant leur grosseur. Les plus petites glandes sécrètent un liquide clair, transparent; tandis que les plus grosses, en même temps que ce liquide clair, sécrètent des cellules graisseuses[1], des granulations fines et nombreuses et des noyaux libres ou globes colloïdes (Ranvier) qui par leur abondance excessive donnent la viscosité de la sueur (B).

On peut regarder ces produits comme étant fournis par les cellules épithéliales des parois des tubes glandulaires, qui sont séparées les unes des autres par des *lacunes*.

Comme le réseau de Malpighi contient beaucoup de liquide; comme la couche cornée est très dense, il s'ensuit que ces couches n'absorbent pas la sueur; toutefois, la couche la plus superficielle, la couche cornée, qui est furfuracée et poreuse, en retient une grande quantité dans ses interstices, de sorte que la sueur ressemble à une rivière perdue dans les sables, et qu'elle disparaît presque tout entière (C). Ce fait explique pourquoi, dans les circonstances ordinaires, la sueur passe inaperçue, et c'est seulement quand elle est sécrétée en plus grande abondance qu'on la voit sourdre à la surface du corps en gouttes distinctes.

La sueur a une odeur variable suivant les points du corps, et suivant les individus ; elle a un goût salé, et *habituellement* une réaction acide due aux acides gras qu'elle contient. Elle est presque entièrement composée d'eau, et contient moins de 2/100 de matières solides, dont les 2/3 sont des substances organiques.

A. *Loc. cit.*

1. Nous avons déjà fait remarquer, qu'en France on n'admettait pas la *sécrétion* graisseuse.

B. Kölliker, *loc. cit.*, p. 127.

C. Küss et Duval, *Physiologie.*

Les matières inorganiques qu'elle contient sont surtout des chlorures, des sulfates, des phosphates et des carbonates de soude et de potasse, avec quelques phosphates terreux. L'ammoniaque est vraisemblablement un produit de décomposition. Les principes organiques de la sueur sont, d'après Rœhrig, surtout des albuminates alcalins, de l'urée, des acides urique, formique, acétique, lactique et peut-être aussi d'autres acides organiques. Ce sont ces acides qui donnent à la sueur sa saveur spéciale; elle contient aussi de la stéarine, de la margarine ainsi que de la cholestérine[1].

Dans certaines maladies, la sueur prend une coloration spéciale, comme dans la chromidrose (*granulations pigmentaires de Herrmann*), ou s'imprègne de certains produits tels que l'urée, l'albumine, la bile, le sucre, etc. Certaines substances introduites dans

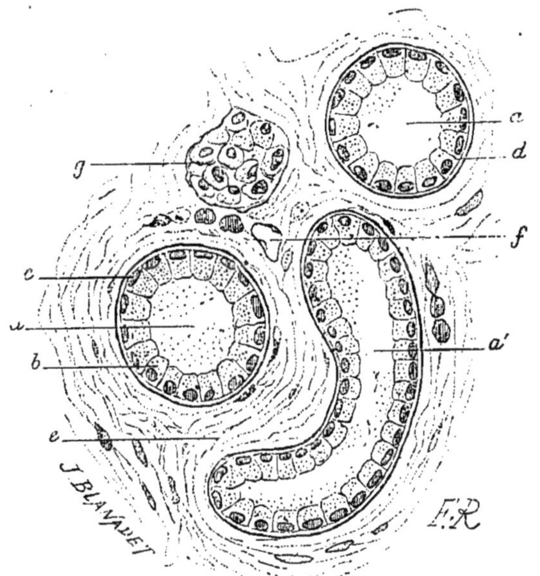

Fig. 18. — Coupe d'un glomérule sudoripare de la peau d'un cheval. — *a*, *a*, tube glandulaire coupé perpendiculairement à son axe; *a'*, le même tube coupé obliquement; *b*, épithélium; *c*, membrane propre du tube; *a*, capillaire sanguin; *g*, coupe d'un trajet lymphatique; *e*, tissu connectif intertubulaire (100 diam. *Chambre claire*). (*Renaut.*)

le sang se retrouvent dans la sueur, tels sont, par exemple, l'iodure de potassium, les acides benzoïque, lactique, tartrique.

1. La sueur, comme l'urine, contribue à la *dépuration du sang*; de plus, à cause de la dissémination des glomérules sur une vaste surface cutanée, elle préside à la régulation thermique du corps : La respiration cutanée évapore 1000 grammes d'eau en 24 heures

Selon Rœhrig, il n'y a pas de nerfs en rapport direct avec les glandes sudoripares[1].

C'est au moyen des muscles situés autour des glandes que s'effectue l'excrétion de la sueur; quand ces glandes (les plus petites)

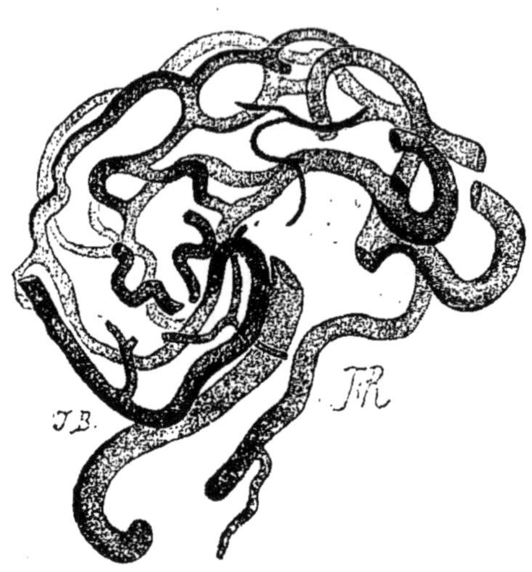

Fig. 19. — Réseau sanguin enveloppant une glande sudoripare de la peau de l'homme. (*Chambre claire.*) (*Renaut.*)

ne possèdent pas de muscles, elles se vident à l'aide de la contraction du système musculaire général de la peau[2].

1. Cependant la sueur ne se produit le plus souvent que par une influence nerveuse directe (Luchsinger); les sueurs morbides (Bouveret) sont, la plupart, *réflexes*. Il faudrait au moins tenir compte des nerfs vaso-moteurs, puisque les vaisseaux qui entourent les glandes sont assez abondants pour former un réseau devant lequel Brucke, qui en fait la description, ne peut retenir son admiration.

2. On sait aujourd'hui, depuis les recherches de Heynold, que les glandes sudoripares doivent être distinguées en une portion sécrétante et un canal excréteur. La portion sécrétante est tapissée d'un épithélium cylindrique dont les stries granuleuses sont semblables à celles de l'épithélium des tubes contournés du rein, et doublée d'une couche de fibres musculaires lisses. (Ranvier.) *Comptes rendus*, 29 septembre 1879.

Les glandes sudoripares présentent ce fait remarquable de la connection d'un épithélium avec des éléments contractiles, mais les recherches de Tomsa de Coyne, les expériences de Ledsinger, Naurocki et de Vulpian ont fait faire un pas de plus à la question. Ces observateurs ont démontré non seulement l'existence de nerfs sudoripares, excito-sécréteurs, mais encore leur indépendance vis-à vis des vaso-moteurs et des modifications thermiques ou circulatoires de la peau. (Lebsinger, Oustraumont, 1876.)

GLANDES SÉBACÉES.

Les glandes sébacées sont toujours situées dans le chorion, on ne les trouve jamais profondément situées dans le tissu connectif. Elles

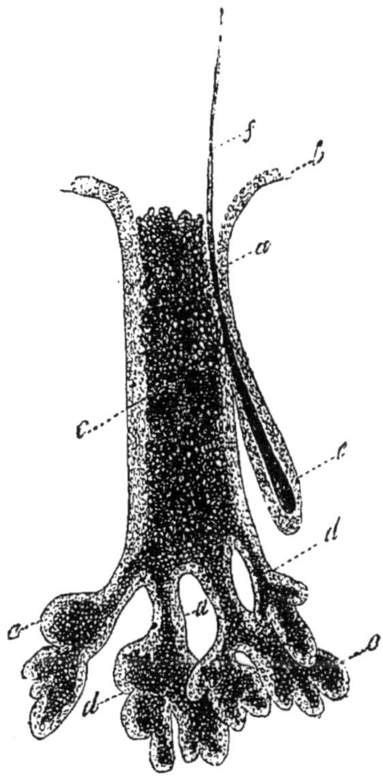

Fig. 20. — Glande très volumineuse du nez, avec de petits follicules pileux qui s'ouvrent dans sa cavité. Grossissement de 50 diamètres. — A, glande utriculaire simple, sans poil; B, glande composée, s'ouvrant par un orifice commum avec un follicule pileux; *a*, épithélium glandulaire, contenu avec la couche de Malpighi; *b*, l'épiderme; *c*, contenu des glandes, cellules graisseuses et graisse libre; *d*, les divers lobules de la glande composée; *e*, follicule pileux (gaine de la racine) avec le poil *f*. (*Kölliker*.)

existent partout où il y a des follicules pileux dont elles sont des annexes, car elles manquent là où il n'y a pas de poils, comme à la plante des pieds et à la paume des mains. Elles sont toujours en rapport avec les follicules pileux, dans lesquels elles déversent leurs sécrétions; quelquefois cependant les conduits excréteurs de ces glandes s'ouvrent directement à la surface de l'épiderme. Quand elles sont petites, elles ressemblent à une excroissance du poil auquel elles correspondent; quand elles sont grosses, au contraire, le follicule pileux semble être une de leurs dépendances. Leur grosseur varie de $0^{mm},2116$ à $2^{mm},116$; les plus volumineuses sont les glandes de Meibomius qui occupent l'épaisseur des paupières. Elles sont très nombreuses à la tête, où chaque poil est habituellement escorté de deux glandes; au scrotum, au pubis, au mont de Vénus, aux grandes lèvres, elles sont encore plus nombreuses et il n'est pas rare d'en voir quatre et six autour du même poil.

On les retrouve sur presque toutes les parties du corps; Biesiadecki affirme que la paume des mains, la plante des pieds, la portion dorsale des troisièmes phalanges et le gland du pénis en sont complètement dépourvus; d'autre part Kölliker et Neumann affirment qu'il y en a sur le gland. Mon expérience personnelle me range à l'opinion de ces derniers. Il en résulte qué selon les régions, selon qu'il y aura ou non des glandes sébacées, le dermatologiste pourra par exemple soupçonner ou exclure à priori certaines lésions telles que l'acné.

Ces glandes se composent d'une portion glandulaire et d'un court canal excréteur. La glande elle-même est rameuse, composée de lobules, elle a la forme d'une poire; quelquefois elle a deux ou trois lobules séparés qui se rendent dans un même conduit excréteur. Elles sont constituées par une enveloppe formée de tissu conjonctif, tapissée à l'intérieur par une couche de cellules le plus souvent polygonales, mais quelquefois cylindriques ou irrégulièrement allongées.

Ces *cellules graisseuses*, comme on les appelle, ont toujours un contenu huileux qui produit ce que l'on appelle le *sébum* ou matière sébacée[1].

Ce produit est une masse demi-molle, huileuse et amorphe, il est le résultat de la dégénérescence graisseuse de l'épithélium glandulaire. La couche de cellules polygonales en forme constamment de nouvelles qui se remplissent de matière huileuse due à la dégénérescence graisseuse de leurs éléments albumineux[2]. Cette masse est chassée dans le canal excréteur de la glande et de là dans le follicule pileux ou bien à la surface de l'épiderme.

1. Nous avons déjà rappelé que pour les auteurs français la graisse était libre.
2. Tout ceci ne peut être admis qu'à titre de théorie pure.

La matière sébacée donne à la peau et au poil leur douceur et leur souplesse, et elle prévient l'évaporation trop rapide à la surface du corps ainsi que les fâcheux effets des changements brusques de température.

En outre, elle empêche la trop rapide desquamation de l'épiderme, ainsi que sa macération au contact de la sueur. Ainsi, à l'aisselle où les glandes sudoripares sont particulièrement actives, les glandes sébacées sont plus nombreuses; aux mains et aux pieds où il n'y a pas de glandes sébacées, les glandes sudoripares paraissent sécréter, selon Rœhrig, une certaine quantité de matière huileuse en même temps que la sueur.

Il est impossible d'évaluer quelle est la quantité de matière sécrétée par les glandes sébacées.

D'après Rœhrig, dans la composition chimique du sébum il y aurait 50 pour 100 de matière grasse (oléine et palmatine), huileuse à la température du corps, mais qui à l'air a une consistance dure comme le suif. En outre il y a une certaine quantité de graisse saponifiée, un peu de cholestérine, des matières extractives, une substance albumineuse inconnue, des phosphates terreux, des chlorures et des phosphates alcalins; les sels solubles y sont en très petite quantité. Il y a dans le sébum de nombreuses cellules venant des parois glandulaires qui sont éliminées d'une manière continue. Ces cellules sont très abondantes, elles sont de nature épithéliale et ressemblent à celles du réseau muqueux. Elles contiennent des noyaux distincts, et sont toujours plus ou moins imprégnées de graisse[1]. Le conduit excréteur se déverse directement dans le follicule pileux, ses parois se continuent avec la gaine externe de la racine du poil.

POILS.

Les poils sont ténus, longs, arrondis, compacts, ils sont implantés dans des dépressions de la peau appelées follicules. Ils sont de trois sortes : les poils longs, comme au cuir chevelu ; ceux qui sont courts et épais, comme aux sourcils; ceux qui sont très

1. Le docteur Balzer, étudiant le contenu des glandes sébacées, a trouvé qu'en général elles contenaient beaucoup plus de cellules épithéliales que de graisse, et il a démontré que, même dans les glandes saines, il y avait un nombre considérable de microbes d'espèces variées (Voir *Soc. de Biol.*, mai 1881. *Du parasitisme dans les glandes sébacées*).

fins, qu'on appelle *poils follets* et qui siègent à la face, au tronc et sur d'autres régions.

Dans le poil, il y a deux portions distinctes : la partie libre et indépendante qui est visible, et la racine qui est contenue dans l'intérieur de la peau. La partie libre est habituellement longue, rectiligne et se termine en pointe; la racine au contraire est épaisse, terminée en massue, elle est appelée *bulbe du poil*[1].

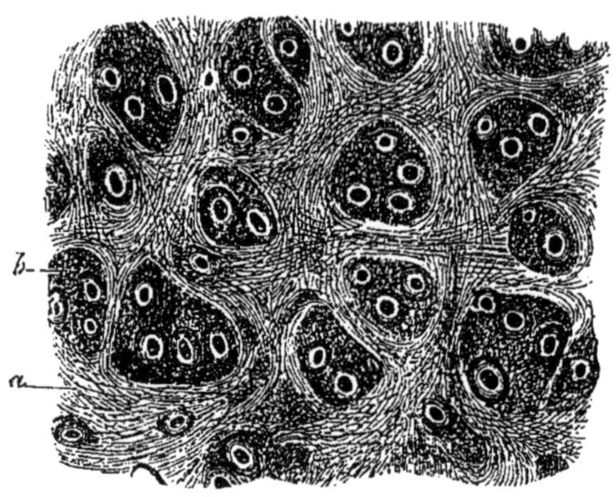

Fig. 21. — Section horizontale du cuir chevelu, traitée par l'acide acétique (faible grossissement). — *a*, faisceaux de tissu conjonctif entre-croisés; *b*, groupes de follicules pileux. (*Kölliker*.)

Dans la structure intime du cheveu, il faut considérer la substance corticale, et la cuticule, il faut aussi mentionner la substance médullaire dont la présence n'est cependant pas constante.

La substance corticale, aussi appelée *tissu pileux*, donne au poil son calibre, elle se compose de filaments ou de faisceaux allongés, fusiformes, plats, striés longitudinalement et contenant des granulations pigmentaires qui donnent au cheveu son apparence ponctuée. Ces filaments sont formés par l'assemblage de cellules allon-

1. Les cheveux poussent obliquement et par petites touffes de quatre ou cinq poils, qui sont tous à peu près de même force.

Voir pour tous ces détails et pour ceux qui se rapportent à l'alopécie, le travail très bien fait et très curieux de Pincus. Cet auteur établit le mode d'appauvrissement de la chevelure par transformation nécessaire des cheveux *parfaits* et *imparfaits*.

D'après cet auteur, il existerait une mue normale; un cheveu n'a qu'une durée donnée, au bout de laquelle il est remplacé par un autre. Les *cheveux parfaits* auraient une durée de deux à quatre ans. Les *cheveux imparfaits* seuls sont terminés par une pointe effilée, même quand ils n'ont jamais été coupés, et ne durent que de trois à six mois.

Dans toute chevelure normale il y a un rapport constant dans la perte quotidienne normale ou la mue physiologique de ces cheveux : par jour il tombe quinze cheveux parfaits pour un cheveu imparfait.

gées, minces, nucléées, qui adhèrent tellement entre elles, qu'il est impossible de les séparer même au moyen de réactifs[1]. Dans les poils blancs, la substance corticale n'a pas de pigment, elle est

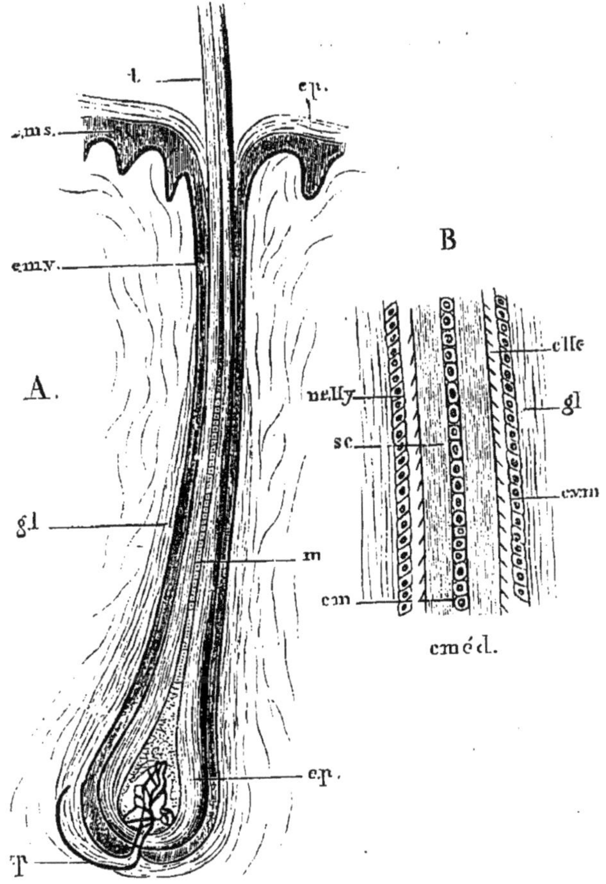

Fig. 22.— A, coupe longitudinale d'un poil de la peau injectée du cochon d'Inde.— *t*, tige du poil ; *m*, moelle pileuse ; *ep*, écorce du poil ; *emv*, épithélium de la couche vaginale ; *ems*, épithélium de Malpighi superficiel ; *ep*, épiderme corné ; *gl*, gaine lamelleuse du poil ; *vp*, vaisseaux sanguins de la papille. — B, coupe longitudinale du poil de la gaine vaginale et lamelleuse. — Gaine lamelleuse ; *cvm*, couche vaginale formée par les cellules cylindriques du corps de Malpighi ; *c H e*, couche de Henle ; *y H c*, couche de Huxley (les stries montrent la direction des noyaux atrophiés qui paraissent comme des traits linéaires ; *sc*, substance corticale et la tige *cméd*, couche médullaire occupant le centre du poil. (*Renaut.*)

transparente. Le bulbe pileux, ou la racine proprement dite, entoure la papille sur laquelle s'implante le cheveu à la base du follicule ; sa structure, déliée et spongieuse, est composée

1. Cependant on a pu les isoler par l'acide sulfurique et les colorer par l'acide picrique.

de cellules nucléées semblables à celles qu'on trouve dans la couche profonde de la trame muqueuse de l'épiderme. De petites granulations non colorées ou pigmentées, selon la couleur du poil, le font paraître tacheté. Au point de jonction du bulbe et de la portion libre du poil, les éléments constituants se modifient insensiblement, de telle sorte que les cellules bulbaires deviennent cellules corticales. La portion intermédiaire entre le bulbe et la tige s'appelle le collet du follicule pileux[1].

La cuticule est une membrane délicate qui enveloppe complètement la substance corticale et qui sert à cimenter les faisceaux ensemble; elle est adhérente au poil et lui donne une apparence réticulée, quadrillée, vitreuse, rappelant les écailles d'un poisson.

Lorsqu'on la traite par les alcalis, elle se détache de la substance corticale ; on voit alors qu'elle est composée de nombreuses petites cellules plates, transparentes et sans noyau, qui ressemblent aux cellules de la couche cornée de l'épiderme, et qui ont les mêmes usages[2].

La substance médullaire manque dans quelques poils, elle existe dans les poils courts et épais ainsi que dans les cheveux, mais elle manque dans les poils follets. Quand elle existe, elle a l'aspect d'un cordon transparent et coloré qui occupe le centre du poil et qui s'étend dans toute sa longueur, en s'effilant insensiblement vers la pointe, et elle est formée de cellules rectangulaires ou oblongues contenant des noyaux et des granulations graisseuses. A l'aide des alcalis, il est facile de la reconnaître; elle contient fréquemment des bulles d'air.

1. En résumé, sur la papille il se forme un certain nombre de cellules épidermiques (cône épidermique) à une certaine hauteur, ces cellules deviennent oblongues, fusiformes, se disposent en fibres longitudinales, juxtaposées comme les tuiles d'un toit et soudées de façon à former la tige du cheveu. Dans l'intérieur de cette tige se trouvent le cordon médullaire, composé de cellules polyédriques à noyaux, du pigment et de la graisse. On y trouve aussi parfois des bulles d'air ; après leur avoir fait jouer un rôle important dans la réfringence et la coloration des poils, on les considère généralement aujourd'hui comme des artifices de préparation.

2. Toutefois Ranvier n'a pas trouvé dans aucune de ces cellules l'éléidine de l'épiderme cutané; il admet donc un processus de kératinisation différent de celui de l'épiderme, et analogue à celui des ongles.

FOLLICULES PILEUX.

Le follicule pileux est un sac allongé, long de 2^{mm},116 à 6^{mm},348, qui s'enfonce dans le chorion et dans le tissu cellulaire sous-cutané; il sert au développement du poil. On peut le considérer

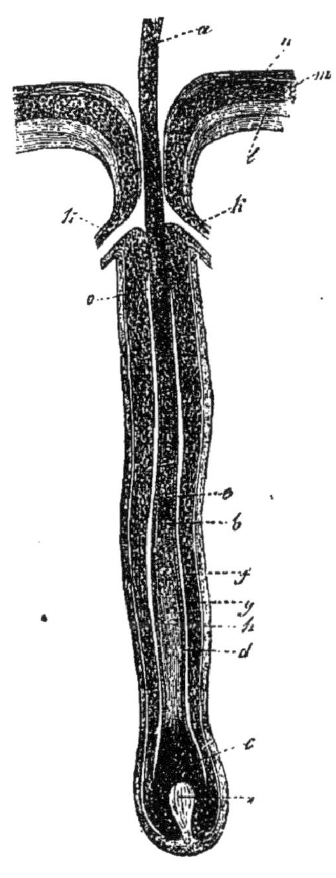

Fig. 23. — Poil et follicule pileux de moyen volume, grossis 50 fois. — *a*, tige du poil; *b*, sa racine; *c*, bulbe pileux; *d*, épiderme du poil; *e*, graine interne de la racine; *f*, sa graine externe; *g*, membrane amorphe du follicule pileux; *h*, couches de fibres transversales et longitudinales de ce dernier; *i*, papille du poil; *k*, conduits excréteurs des glandes sébacées avec leur épithélium et leur couche fibreuse; *l*, derme au niveau de l'embouchure du follicule pileux; *m*, couche muqueuse; *n*, couche cornée de l'épiderme, s'étendant un peu dans l'intérieur du follicule; *o*, terminaison de la gaine interne de la racine du poil. (*Kölliker.*)

comme un prolongement de l'épiderme et du chorion; il est cylindrique et s'élargit à son extrémité terminale; il est formé de trois couches, l'une externe, l'autre moyenne, la troisième interne.

La couche externe ou revêtement fibreux de Kölliker donne au follicule sa forme; c'est la tunique la plus importante et la plus épaisse, elle est faite de tissu conjonctif disposé parallèlement à la direction du poil qui, supérieurement, se confond dans la couche papillaire avec les fibres du chorion et qui, en bas, se termine autour du bulbe pileux, sous forme de prolongement ovalaire dans le tissu cellulaire sous-cutané ; elle est pourvue d'une artériole, d'une veinule et d'un filet nerveux.

La couche moyenne, revêtement fibreux interne de Kölliker, est moins importante que l'externe, elle est faite de fibres de tissu conjonctif perpendiculaires à la direction du poil; elle possède des vaisseaux sanguins, mais elle n'a pas de nerfs.

La tunique interne, membrane vitreuse, membrane sans structure, n'est attaquée ni par les alcalis, ni par les acides; c'est une membrane transparente, polie à l'intérieur, avec de fines stries transversales. Quoiqu'elle paraisse d'une composition tout à fait homogène sur une coupe, elle se compose, d'après Biesiadecki, quand on la regarde sur une surface plate, transverse, ou oblique, de fibres dissociées avec un noyau arrondi mal défini. Elle ne possède ni vaisseaux, ni nerfs.

A la base du follicule s'élève la *papille du poil*[1] ; c'est un corps conique ou ovale, poli et bien délimité, qui mesure $0^{mm},141$ de long et qui paraît faire saillie dans l'intérieur du poil. Elle émane du tissu conjonctif du follicule et se compose elle-même de tissu conjonctif avec des noyaux ronds et des cellules nucléées. Biesiadecki a montré que deux artérioles pénètrent dans la papille, et qu'elles se réunissent en un seul tronc à son sommet, pour se diviser de nouveau en deux et donner ainsi naissance à deux veinules; il a également suivi les filets nerveux jusqu'au sommet de papille.

La *racine du poil* se compose de deux gaines radiculaires, l'une externe, l'autre interne, composées d'un grand nombre de couches.

La gaine radiculaire externe est une simple continuation de la couche muqueuse de l'épiderme qui s'étend aussi loin que le bulbe. En s'approchant du bulbe, elle devient plus étroite et se termine en pointe par une simple couche de cellules.

1. Cette papille est formée par le prolongement des gaines du follicule pileux (Kaposi).

En dehors elle est unie à la couche vitreuse du follicule. Langerhans prétend avoir trouvé dans cette gaine les mêmes éléments nerveux que dans la couche muqueuse de l'épiderme.

La gaine radiculaire interne est transparente, élastique, résistante ; elle recouvre les ouvertures des glandes sébacées dans le bulbe ; elle se compose de deux couches, l'une, la gaine de Henle, externe, en rapport avec la gaine radiculaire externe, l'autre

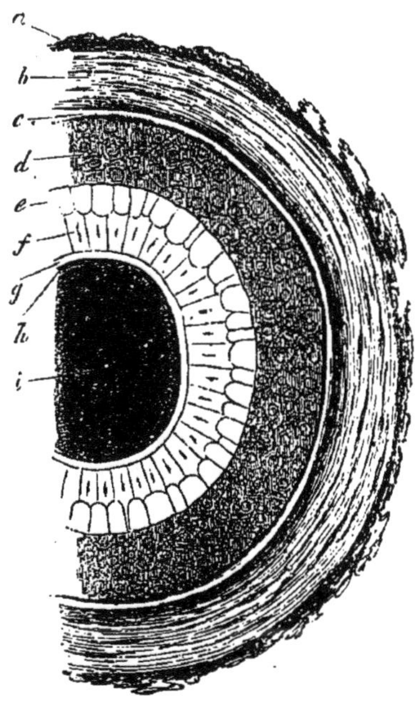

Fig. 24. — Section transversale d'un cheveu et de son follicule un peu au-dessous de la portion moyenne de ce dernier (grossissement de 350 diamètres). — *a*, couche à fibres longitudinales du follicule, peu développée ; *b*, couche à fibres transversales avec corpuscules de tissu conjonctif ; *c*, membrane vitrée ; *d*, gaine externe de la racine ; *e*, gaine interne de la racine, couche externe ; *f*, couche interne de cette gaine ; *g*, épiderme du follicule ; *h*, épiderme du cheveu ; *i*, cheveu. (*Kölliker*.)

interne, ou gaine de Huxley, en rapport avec la cuticule du poil.

La couche externe est formée de cellules allongées, très réfringentes, sans noyaux et parallèles à l'axe des cheveux, l'interne est formée de cellules claires, sans noyaux, un peu plus épaisses que celles de la cuticule[1].

Les poils occupent toute la surface du corps, excepté la paume

1. Voir Kaposi, p. 63 et 64.
La gaine externe de la racine provient du corps de Malpighi et la gaine interne, du cône épidermique de la couche primitive du poil.

des mains, la plante des pieds, les paupières, la portion dorsale de la troisième phalange des doigs et des orteils, la surface interne du prépuce et le gland.

Ils sont implantés dans la peau suivant une direction plus ou moins oblique selon les régions. Leur longueur et leur épaisseur sont variables ; ils sont très courts et très fins sur les portions glabres de la face et au tronc, plus longs et plus épais au cuir chevelu et à la barbe. Leur nombre varie selon les régions et selon les individus, habituellement plus ils sont de couleur foncée, plus ils sont abondants.

Wilson (A) a calculé que sur la tête il y en avait environ 250 par

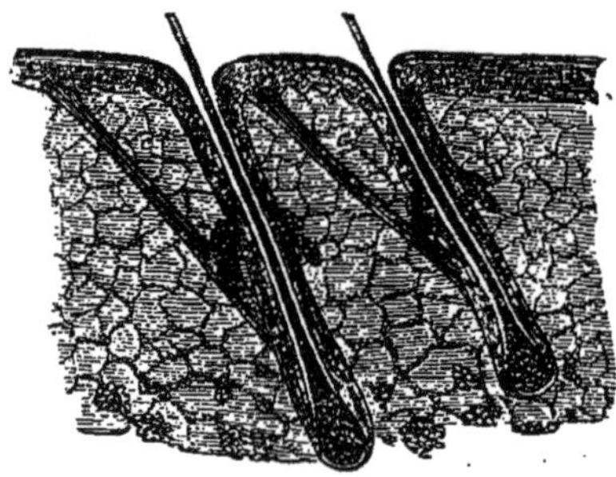

Fig. 25. — Section du cuir chevelu, montrant deux follicules pileux. — *a*, épiderme ; *b*, derme ; *c*, muscles des follicules pileux. (*Kölliker*).

centimètre carré, ou 1 200 000 pour le cuir chevelu tout entier ; d'autres calculateurs en ont trouvé moins, cela dépend du nombre des follicules, et du nombre des cheveux qui sortent de chaque follicule.

La couleur des poils est sujette à de très grandes variations suivant les individus et suivant les races ; elle dépend de la distribution du pigment sous forme granuleuse ou sous forme diffuse ; elle peut aussi être influencée par la présence des vésicules d'air, qui peuvent se trouver, selon Biesiadecki, ou entre la substance corticale et la substance médullaire, ou dans leur intérieur (B).

Les poils sont très élastiques, et susceptibles d'une grande extension ; ils sont capables de supporter un poids considérable sans se briser ; coupés, ils repoussent avec une remarquable rapidité. Ils

A. *Maladies de la peau.* Londres, p. 38.

B. V. la note de la page 35.

sont très hygrométriques, capables d'absorber les substances grasses et huileuses. Ils ne contiennent pas de vaisseaux, et puisent leur nourriture dans les papilles. Chimiquement, ils sont constitués de matières azotées, contiennent du soufre, de la graisse, du pigment et des sels minéraux. Après la mort, ils conservent longtemps leurs caractères, et sont les dernières parties du corps qui entrent en décomposition.

ONGLES.

Les ongles sont durs, cornés, élastiques, transparents; ils sont enchatonnés dans la peau de la face dorsale des dernières pha-

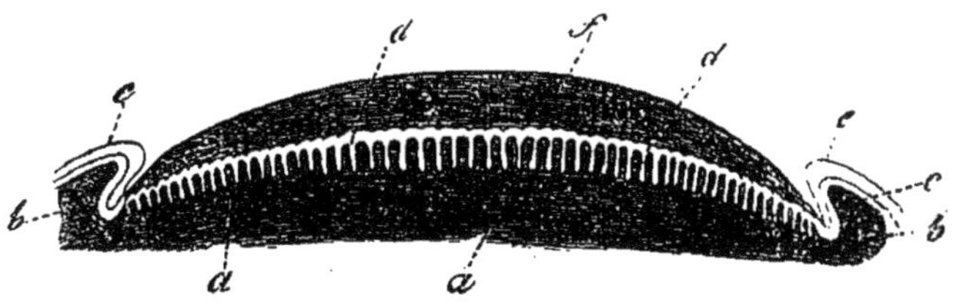

Fig. 26. — Section transversale du corps et du lit de l'ongle, grossie environ 8 fois. — *a*, lit de l'ongle avec ses crêtes (partie noire); *b*, derme des parties latérales du pli sus-unguéal; *c*, couche de Malpighi de ce dernier; *d*, couche de Malpighi de l'ongle, avec ses crêtes (partie blanche); *e*, couche cornée au niveau du pli sus-unguéal; *f*, couche cornée de l'ongle ou substance de l'ongle proprement dit, garnie de petites dentelures à sa surface intérieure. (*Kölliker*.)

langes des doigts et des orteils; ils sont arrondis et recourbés sur les côtés; ils ont quatre côtés, un seul, l'antérieur est libre, le côté postérieur et les côtés latéraux sont enclavés dans un repli de la peau. La portion postérieure de l'ongle qui est insérée dans le derme s'appelle la *racine*; la portion qui est visible s'appelle le *corps*.

Sur les côtés et en arrière, aux points où se fait l'union de la peau et de l'ongle, il y a une rainure bien limitée. Le chorion sur lequel l'ongle repose par sa face inférieure s'appelle *lit* ou *matrice de l'ongle*, il en a la forme, et lui est intimement uni. La matrice fait partie du chorion, et présente des sillons particuliers sur lesquels il y a des papilles dirigées en avant; c'est un tissu dense, contenant beaucoup de fibres élastiques et peu de graisse. Les vaisseaux sanguins forment un plexus dans la couche superficielle du chorion, ils pénètrent dans les papilles, et forment un nouveau plexus à leur surface qui est destiné à la matrice de l'ongle elle-même. Selon Biesiadecki (A) le tissu sous-jacent à la matrice contient de nombreux éléments nerveux médullés qui perdent leur myéline

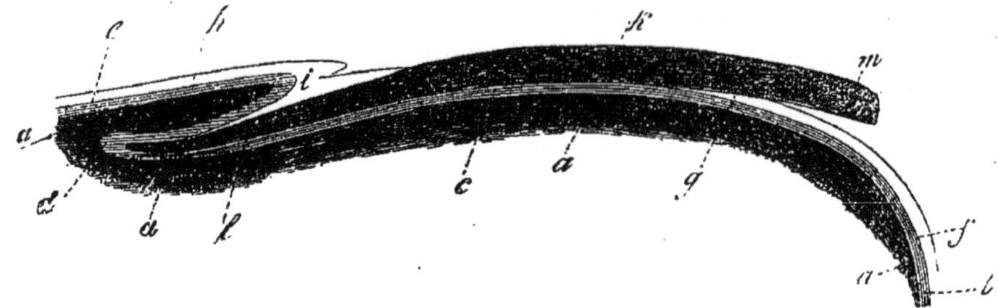

Fig. 27. — Section longitudinale de la partie moyenne de l'ongle et du lit de l'ongle, grossie environ 8 fois. — *a*, lit de l'ongle et derme de la face dorsale et de l'extrémité du doigt; *b*, couche muqueuse de cette dernière; *c*, celle de l'ongle; *d*, du fond de la rainure unguéale; *e*, du dos du doigt; *f*, couche cornée de l'extrémité digitale; *g*, commencement de cette couche au-dessous du bord de l'ongle; *h*, couche cornée de la face dorsale du doigt; *i*, sa terminaison sur la face supérieure de la racine de l'ongle; *k*, corps de l'ongle; *l*, sa racine; *m*, bord libre de la substance unguéale proprement dite. (*Kölliker*.)

au niveau du chorion, et se dirigent verticalement à la surface.

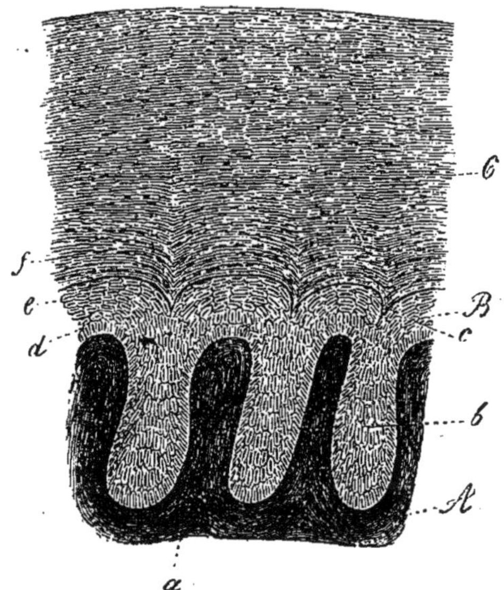

Fig. 28. — Section transversale du corps de l'ongle, grossie 350 fois. — A, derme du lit de l'ongle. — B, couche muqueuse de l ongle. C, sa couche cornée ou substance de l'ongle proprement dit; *a*, lames du lit de l'ongle; *b*, lames du corps de Malpighi; *c*, crêtes de la substance unguéale proprement dite; *d*, cellules perpendiculaires et profondes de la couche muqueuse de l'ongle; *e*, cellules superficielles et aplaties; *f*, noyaux de la substance unguéale proprement dite. (*Kölliker*.)

Il y a habituellement dans la matrice de l'ongle, juste au niveau de la rainure postérieure, une substance blanchâtre, bien accen-

A. *Loc. cit.*, p. 260

tuée, et entourée antérieurement d'une ligne convexe; elle a la forme d'un croissant et se nomme *demi-lune*. Au point de vue anatomique, l'ongle peut être considéré comme une modification de l'épiderme. Comme lui, il se divise en deux couches, l'une cornée et l'autre muqueuse. La couche cornée le constitue presque tout entier, il comprend sa partie apparente et son bord libre; sa surface est lisse, luisante, contient des stries longitudinales qui vont parallèlement de la racine au bord libre.

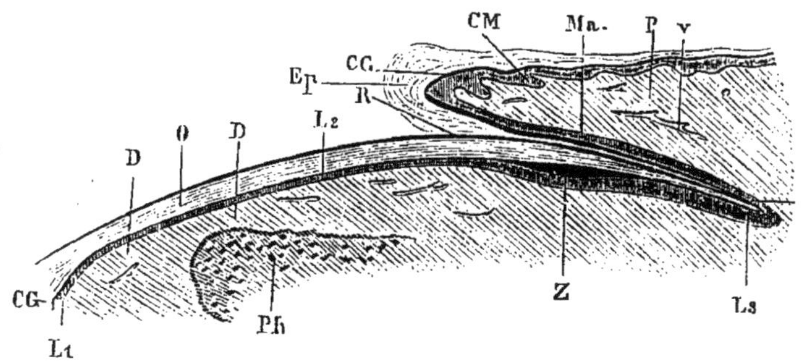

Fig. 29. — Coupe de la phalange unguéale d'un fœtus humain à terme, faite parallèlement à l'axe du doigt. — P, pli sus-unguéal; *v*, vaisseaux sanguins; M *a*, manteau de l'ongle; M *t*, matrice unguéale; L2, L3, lit de l'ongle; L1, point du lit unguéal où l'ongle devient libre; E*p*, épiderme desquamant de la rainure unguéale; CG, couche granuleuse; CM, corps de Malpighi; R, rainure unguéale; Lame cornée de l'ongle; Z, aire pigmentée; P*h*, phalangette; D, derme sous-unguéal. (*Renaut.*)

Pour étudier sa composition intime, il faut avoir recours aux réactifs; elle consiste en plaques intimement unies entre elles et qui sont formées de cellules nucléées, polygonales et plates. Sans leur noyau, elles ressemblent complètement aux cellules de la couche cornée de l'épiderme[1].

1. Un fait que l'on oublie facilement, c'est que la face inférieure du repli qui contient la racine de l'ongle est recouverte d'épiderme, *lequel se prolonge plus ou moins loin sur l'ongle*. Kaposi ajoute :

« La substance unguéale n'en provient donc pas, mais est fournie exclusivement par les papilles de la matrice ». Voir p. 69.

Au niveau de l'ongle, l'épiderme a la même structure que sur le reste de la peau; il ne se fait remarquer que par une épaisseur plus grande des couches granuleuse et cornée et par une plus grande abondance d'éláïdine.

L'ongle apparaît vers le cinquième mois de la vie intra-utérine. A la suite de lésions diverses ayant détruit une plus ou moins grande partie des phalanges, il est fort curieux de voir se faire à la surface du bourgeon terminal une sorte de kératinisation, qui est une tentative de restauration unguéale.

SYMPTOMATOLOGIE GÉNÉRALE

Les maladies de la peau se manifestent à notre observation par des symptômes qui sont les uns objectifs, les autres subjectifs. Les symptômes objectifs sont ceux qui sont visibles à la surface du corps et qui sont le résultat d'une altération dans la structure des tissus; ils donnent à la maladie son aspect extérieur, et sont, par conséquent, capables d'être étudiés *de visu*; les lésions cutanées peuvent être primitives ou secondaires.

Les symptômes subjectifs sont relatifs aux sensations que le malade éprouve, et dont il peut seul nous donner connaissance.

Il faut en outre étudier les symptômes qui retentissent sur l'économie en général, et qui sont des manifestations du système nerveux ou du système circulatoire. Ainsi certaines dermatites aiguës graves s'accompagnent de plus ou moins de fièvre, de débilité générale ou de marasme; d'autres fois il y a des désordres de la digestion, de la menstruation, ou des troubles fonctionnels d'autres organes.

Tous ces symptômes, quel que soit leur caractère, méritent d'être pris en sérieuse considération.

SYMPTOMES OBJECTIFS.

Dans ce chapitre, nous étudierons les diverses altérations de la peau; elles sont nombreuses, et de plus elles sont capables de subir beaucoup de modifications.

On les divise en altérations qui apparaissent comme premières manifestations de la maladie, ce sont les *lésions primitives;* et en altérations qui sont le résultat de ces accidents primitifs ou qui sont occasionnées par d'autres causes, ce sont les *lésions secondaires.* On ne peut se dispenser d'étudier les modifications multiples qui surviennent dans ces diverses manifestations morbides, car c'est d'elles que dépend l'exactitude du diagnostic.

LÉSIONS PRIMITIVES

MACULES OU TACHES.

Syn. : anglais : Macules, Maculæ, Spots ; allemand : Flechè.

Les macules sont des portions de peau malade, d'étendue, de forme et de couleur variables, et qui s'accompagnent d'élévations ou de dépressions de la peau.

Leur étendue est variable ; tantôt elles ont à peine la grosseur d'une pointe d'aiguille, d'autres fois elles sont grandes comme la main ; elles sont habituellement arrondies, mais elles peuvent avoir une forme irrégulière. Elles ont le plus souvent des contours délimités ; leur couleur et leur teinte varient à l'infini, cependant le plus souvent elles sont rougeâtres, jaunâtres ou bleuâtres. Elles sont le résultat de différentes causes, par conséquent on les retrouve dans un grand nombre de conditions pathologiques.

La variété de macule la plus simple est celle qui est due à l'hypérémie, c'est l'érythème qu'on observe dans un grand nombre d'affections.

La macule peut aussi être le résultat d'une hémorrhagie cutanée ; alors elle a l'aspect d'une tache rougeâtre, bleuâtre ou noirâtre, et elle ne disparaît pas sous la pression du doigt ; telles sont les macules qu'on observe dans le purpura.

Les néoformations vasculaires ou pigmentaires aplaties de la peau, telles que les nævi, sont également rangées dans la classe des macules.

Les altérations de la sécrétion pigmentaire donnent naissance à des macules, qui sont dues ou à une augmentation ou à une diminution de la quantité normale de matière colorante. Dans le vitiligo les taches sont dues tout à la fois à une augmentation et à une diminution, dans des points voisins, de la matière pigmentaire. Les macules jaunâtres du chloasma, qu'on rencontre surtout sur le visage des femmes, tiennent à la présence d'une quantité exagérée de pigment normal ; dans le lentigo, les macules reconnaissent la même cause ; dans le pityriasis versicolor la coloration jaunâtre est due à un parasite végétal, le microsporon furfur.

Quand le changement de couleur occupe la totalité ou la plus grande partie de la surface de la peau d'une manière uniforme, on dit qu'il y a décoloration, comme dans l'ictère, la maladie d'Addison, la lèpre et la coloration noire de la peau due à l'usage du nitrate d'argent à l'intérieur.

Il faut aussi citer les dépôts ou taches pigmentaires qui accompagnent ou sont la conséquence de certaines maladies de la peau, telles que le lichen ruber, la syphilis, ainsi que les taches produites par l'application sur la peau de certains agents chimiques, tels que la teinture d'iode, le nitrate d'argent et d'autres substances.

Les macules sont temporaires ou permanentes selon leurs causes. Elles disparaissent ou persistent après la pression selon leur nature, et elles s'accompagnent ou non de symptômes subjectifs.

PAPULES.

Syn. : anglais : Papules ; Papulæ, allemand : Knøtlhen.

Les papules sont des élévations de la peau circonscrites et résistantes, leur grosseur varie depuis celle d'une tête d'épingle, jusqu'à celle d'un pois.

Leur forme est variable, les unes sont acuminées, les autres arrondies, d'autres enfin plates et déchiquetées. On les retrouve dans un grand nombre d'affections ; elles ont des causes très nombreuses, et ont leur siège dans les différents éléments constituants de la peau. Elles peuvent siéger dans le chorion, ou être en connexion avec les glandes sébacées ou avec les follicules pileux ; elles sont ou non des produits inflammatoires selon leur origine et leur mode de développement. Leur coloration peut être d'un rouge plus ou moins foncé, jaunâtre et blanchâtre.

On reconnaît de nombreuses variétés de papules ; les plus communes sont celles qui sont dues à une petite exsudation de lymphe plastique, les papules d'eczéma en sont le type. Les papules de cause inflammatoire peuvent ou non se transformer en d'autres lésions; ainsi il n'est pas rare de les voir devenir vésicules ou pustules, ou s'ulcérer comme dans la syphilis.

Une autre variété de papules est celle qui consiste dans l'accumulation de cellules épidermiques disposées concentriquement à l'orifice d'un follicule pileux, il en résulte une élévation de forme conique et résistante comme dans le lichen pilaris.

Dans une autre forme, comme dans la miliaire, il se fait autour de l'orifice des glandes sébacées une collection circonscrite de sébum qui produit une élévation petite, solide, blanchâtre, demi-globulaire. Ce mode de formation ressemble beaucoup à ce qu'on voit dans le *comédon* qu'on peut aussi considérer comme une papule. Enfin les hémorrhagies cutanées peuvent aussi donner lieu à des papules comme dans le purpura papuleux.

Les papules sont aussi quelquefois le résultat de l'hypertrophie des éléments normaux de la peau, comme dans l'ichthyose, les verrues, etc.

Il en est de la durée des papules comme de celle des autres lésions de la peau, elle varie selon leur nature. Elles ont une marche aiguë ou chronique, ou bien elles sont permanentes ; elles peuvent disparaître par résorption, comme c'est le plus souvent le cas dans la variété inflammatoire, ou bien elles sont détruites par des moyens mécaniques ou autres comme dans le molluscum sébacé ou la miliaire. Les papules inflammatoires sont souvent surmontées, durant leur évolution, par de fines squames, et cela particulièrement pendant leur stade de régression. Quand les squames sont assez nombreuses, on dit que la papule est squameuse; c'est ce qu'on voit souvent dans la syphilis. Après la disparition des papules inflammatoires, surtout de celles qui ont duré longtemps, la peau conserve une teinte plus ou moins pigmentée.

Les papules occasionnent ou non des démangeaisons; ce symptôme, comme bien d'autres de même ordre, dépend de leur nature: ainsi, celles de l'eczéma sont remarquables par la violence des démangeaisons qui les accompagnent; la miliaire et le lichen pilaris au contraire ne déterminent aucune douleur.

VÉSICULES.

Syn. : anglais : Vesicles, Vesicula; allemand : Blaschen.

Les vésicules sont des élévations épidermiques circonscrites, arrondies ou acuminées, dont la grosseur varie de celle d'une tête d'épingle à celle d'un petit pois; elles contiennent un liquide clair ou opaque.

Leur coloration est différente selon que leur contenu est séreux, séro-purulent ou séro-sanguin. Quand elles sont récentes et qu'elles ont un caractère typique, elles sont transparentes et de couleur jaune clair; elles peuvent être partiellement ou complètement remplies de liquide, et alors leurs parois sont lâches ou tendues. Habituellement elles se rompent de bonne heure, et déversent leur contenu sur les surfaces environnantes. Certaines vésicules cependant, celles du zona, des sudamina, sont plus solides et ne se déchirent que lorsqu'on les soumet à quelque pression.

Elles sont arrondies, circonscrites, ou bien elles ont un sommet en forme de dôme ou quelquefois pointu; elles peuvent avoir une surface ronde ou irrégulière, ou avoir une légère dépression à leur sommet ou autour de leur base.

Leur siège anatomique est, ou bien entre les couches cornée et muqueuse de l'épiderme, ou bien au-dessous de la couche muqueuse; elles sont superficielles ou profondément situées. Elles sont simples ou composées et ont une ou plusieurs cavités; elles sont simples dans les sudamina, composées dans le zona et dans la dermatite consécutive à l'empoisonnement par les plantes de la famille du sumac. Ce sont habituellement des lésions inflammatoires, mais elles peuvent être dues à l'accumulation de sueur au pourtour de l'orifice des conduits des glandes sudoripares. Les vésicules ne conservent pas leur caractère vésiculaire pendant longtemps, rarement elles persistent plus de quelques jours; elles se rompent et le liquide se transforme en croûte, ou leur contenu se résorbe, ou bien elles deviennent purulentes, et se transforment ainsi en pustules. Les changements qu'elles subissent varient selon les affections et souvent même dans une même maladie.

Rarement uniques, les vésicules sont presque toujours nombreuses; elles se réunissent en masse comme dans l'eczéma, ou elles forment des groupes distincts comme dans le zona. Elles naissent sur tous les points du corps, mais surtout dans les points où l'épiderme est souple et délicat, cependant on en rencontre même à la paume des mains et à la plante des pieds. Souvent elles s'accompagnent de sensations de brûlure et de démangeaisons, mais ces symptômes ne sont pas constants.

BULLES.

Syn. : anglais : Blebs, Bullæ; allemand : Blasen.

Les bulles sont des élévations épidermiques de forme irrégulière, leur grosseur varie de celle d'un pois à celle d'un œuf de dinde, et elles contiennent un liquide clair ou opaque.

Leur forme extrêmement variable n'a rien de défini, il peut y avoir des bulles larges et des petites à côté les unes des autres; elles sont uniques ou multiples, mais rarement aussi nombreuses que les vésicules, elles n'ont aucune tendance à se rassembler en groupes.

Leur couleur est presque toujours jaunâtre, quand elles sont récentes ; quand leur contenu se trouble, elles sont blanchâtres ou jaunâtres ; contiennent-elles du sang, elles sont rougeâtres ou brunâtres et souvent multicolores. Leur liquide est albumineux, il a une réaction alcaline ou neutre.

Les parois des bulles sont d'habitude résistantes et n'ont pas de tendance à se rompre spontanément; la cavité est unique, elle est généralement à son maximum de distension ; dans quelques cas particuliers cependant, elles ne sont que partiellement remplies et flasques. Quelquefois elles se rompent avant leur complète formation, et leurs parois restent adhérentes à la peau comme de petits drapeaux, par exemple dans le pemphigus foliacé. Les bulles soulèvent directement l'épiderme, sain en apparence, sans aucun signe d'inflammation, quelquefois cependant elles sont entourées d'une aréole rougeâtre.

Comme les vésicules, les bulles ont leur point de départ dans les couches moyenne ou profonde de l'épiderme, leur composition est la même ; elles ne donnent presque jamais lieu à des démangeaisons ou à des sensations de brûlure, excepté quelquefois au moment de leur apparition ou lorsqu'elles sont très nombreuses. Dans le pemphigus grave cependant, ces symptômes sont parfois très positifs. Les bulles s'observent dans différentes affections telles que le pemphigus, les éruptions pemphigoïdes, les dermatites, l'érysipèle, l'herpès iris, la syphilis, la lèpre, et aussi parfois comme complication d'autres maladies.

PUSTULES.

Syn. : anglais : Pustules, Pustulæ; allemand : Pusteln.

Les pustules sont des élévations épidermiques circonscrites, arrondies, planes ou pointues, dont la taille varie de celle d'une tête d'épingle à celle d'une phalange, et qui contiennent du pus.

Elles sont de nature pustuleuse dès leur origine, ou bien elles succèdent à des papules ou à des vésicules. On peut du reste retrouver tous les degrés de l'inflammation entre la vésicule et la pustule, d'où le nom de vésico-pustules. Elles contiennent toujours du pus, pur ou mélangé, leur coloration est jaune clair ou jaune opaque; il n'est pas rare qu'elles contiennent du sang; dans ce cas elles sont rouge noirâtres ou brunes.

Il y a plusieurs espèces de pustules bien définies; leurs différences sont basées sur leur siège, leur mode de développement et leur structure. La pustule de l'acné, par exemple, a son siège dans les glandes sébacées, celle du sycosis autour du follicule pileux, celle de l'ecthyma et de l'eczéma pustuleux dans la couche papillaire du derme.

Elles sont presque toujours entourées d'une aréole, qui souvent est très étendue, très enflammée, et parfois indurée.

La marche et la durée des pustules diffère selon leur espèce, elles se terminent habituellement rapidement. Elles se rompent, en donnant lieu à une croûte épaisse, jaune gris ou brune, ou bien elles se dessèchent sans se rompre en formant une croûte sèche, friable, souvent volumineuse. Les pustules guérissent avec ou sans cicatrice selon la nature de la lésion, et aussi selon la profondeur à laquelle le derme a été intéressé. Tout le monde connaît les cicatrices qui résultent de la variole, de l'acné ou de la syphilis.

Il n'y a généralement pas de symptômes subjectifs bien remarquables qui accompagnent le développement des pustules; il y a cependant quelquefois des sensations de cuisson et de douleur comme dans le sycosis non parasitaire, l'ecthyma, plus rarement il y a des démangeaisons.

ÉLEVURES DE LA PEAU[1].

Syn. : anglais : Wheals, Pomphi Urticæ ; allemand : Quaddeln.

L'élevure de la peau est constituée par une série d'élévations plates, arrondies, allongées, ovalaires ou irrégulières plus ou moins consistantes, et d'une durée éphémère. Son étendue est extrêmement variable, parfois petite comme un pois, elle a d'autres fois la largeur de la main ; ces élévations peuvent être très nombreuses ; quand elles sont situées les unes à côté des autres, elles se réunissent de sorte qu'une large surface est transformée en plaque ortiée. Elles sont bien plutôt allongées qu'arrondies, et peuvent avoir la forme de lignes irrégulières, de bandes.

La couleur de ces élevures est blanc rosé, souvent plus pâle au centre, et avec une aréole périphérique plus ou moins marquée ; elles ont quelquefois un aspect luisant, une induration qui est momentanée et fugitive. Elles apparaissent très rapidement, souvent en quelques minutes, et elles persistent peu ou longtemps, souvent elles disparaissent presque aussi vite qu'elles sont venues. Leur marche est capricieuse.

Elles siègent dans les couches superficielles de la peau, elles sont dues à l'effusion rapide de liquide dans les mailles du derme, suivie d'une contraction immédiate des capillaires ; la peau elle-même est dans un état de spasme ; quand elle se relâche, le fluide se résorbe, et l'élevure disparaît. Le fluide épanché est séreux dans l'urticaire simple, séro-sanguinolent dans le purpura.

Les élevures de la peau typiques sont celles qui sont produites par la piqûre d'ortie, et celles de l'urticaire. Elles s'accompagnent toujours de sensations de battement, de brûlure, de piqûre, de démangeaison, qui sont souvent très pénibles.

1. Les Anglais et les Allemands ont un terme particulier pour désigner la lésion élémentaire de l'urticaire ; en France nous n'avons pas de dénomination qui corresponde à cette lésion ; on ne peut pas dire, à proprement parler, que ce soit une papule, c'est encore moins une bulle ; c'est pour cela que nous avons traduit le terme générique anglais « Wheal » par la périphrase un peu vague « élevure de la peau » « plaque orticée ».

TUBERCULES.

Syn. : anglais : Tubercles, Tubercula ; allemand : Knoten.

Les tubercules sont des élevures de la peau qui sont solides, circonscrites, arrondies ou acuminées, elles peuvent être grosses comme un pois ou comme une cerise.

Leur grosseur est généralement limitée, mais leur forme varie à l'infini, leur contour est demi-globulaire, conique, uni ou irrégulier. Leur couleur est habituellement rougeâtre. Cependant leur aspect dépend de leur structure, ainsi le molluscum fibreux est rouge clair. Quand les tubercules résultent d'un travail inflammatoire ou sont de nouvelle formation ils peuvent être rouge foncé. Les tubercules ont d'habitude une consistance ferme, souvent rude au toucher, ils siègent dans le chorion et le tissu cellulaire sous-cutané. Leur structure intime est analogue à celle des papules, souvent même ce sont de véritables papules, mais ils sont plus volumineux, pénètrent plus profondément dans les tissus, et s'étendent plus en surface. Ils sont dus à des causes variables comme les papules, mais le plus souvent ils sont formés par des cellules de nouvelle formation. La syphilis, la lèpre, le carcinome fournissent de remarquables exemples de tubercules. Durant leur évolution, ils changent souvent de forme suivant leur nature et suivant les circonstances, ils peuvent se résorber, s'ulcérer, se cicatriser, ou bien ils restent indéfiniment semblables à eux-mêmes comme le molluscum fibreux.

TUMEURS.

Syn. : anglais : Tumores, Tumors, Phymata ; allemand : Knollen.

Ce sont des proéminences de forme et de grosseur variables, molles ou dures.

Leur grosseur varie de celle d'un pois à celle d'un œuf, et même davantage. Elles ont en général une forme demi-globulaire, et sont en rapport avec la peau par une large base comme les tumeurs sébacées, ou pédiculées comme l'est souvent le molluscum fibreux.

Leurs limites sont plus ou moins nettes selon leur nature ; leur couleur est très souvent la même que celle des tissus environnants ou elle est rougeâtre. Les tumeurs s'élèvent au-dessus de la peau d'une quantité plus ou moins grande et s'enfoncent plus ou moins dans les tissus sous-jacents à la peau. Elles reconnaissent une grande variété de causes, telles que les altérations de glandes sébacées, les néoformations du chorion, du tissu conjonctif, des vaisseaux, des lymphatiques et beaucoup d'autres encore.

Elles sont le plus communément indolores.

LÉSIONS SECONDAIRES.

CROUTES.

Syn. : anglais : Crusts, Crustæ; allemand : Borken, Krusten.

Les croûtes sont les masses de matières desséchées et formées par les exsudats des affections cutanées. Variables quant à leur volume et à leur forme, leur composition dépend entièrement de la nature du processus qui leur a donné naissance, et de leur ancienneté; elles peuvent être larges, épaisses, massives, ou bien minces et molles. Elles sont adhérentes à la peau ou détachée selon leur âge et la maladie qui les a produites. Leur couleur est habituellement jaune ou brune; mais elles peuvent être grisâtres, rougeâtres, ou noirâtres. Elles sont le plus souvent dues à la dessiccation des liquides exsudés, tels que le sérum, le sang, le pus.

On en distingue différentes variétés; celles qui résultent d'une exsudation séreuse à la surface de la peau sont jaunâtres, malléables, elles n'ont habituellement ni contours ni épaisseur définis, telles sont les croûtes de l'eczéma. Celles qui sont consécutives à l'ulcération de pustules sont plus noires, plus consistantes, plus épaisses, comme dans l'ecthyma; les croûtes dues à la syphilis sont plus fermes, moins friables, et ont fréquemment l'air d'être formées de couches successives; elles sont souvent grisâtres, et quand elles sont récentes, elles reposent sur une ulcération. Les croûtes rouges ou brunes contiennent toujours une plus ou moins grande quantité de sang. Les croûtes produites par la sécrétion des glandes sébacées, celles de la séborrhée sont jaunes clair, jaunes sale ou noirâtres, elles sont molles, lamelleuses, adhérentes, graisseuses à la vue et au toucher. Il faut aussi mentionner les croûtes de la teigne faveuse qui sont surtout composées de parasites, qui ont la couleur du soufre et la forme d'un godet.

SQUAMES, ÉCAILLES.

Syn. : anglais : Scales, Squamæ ; allemand : Schuppen.

Les squames sont des masses épidermiques sèches, lamelleuses, détachées des tissus sous-jacents.

Très variables dans leur forme et leur étendue, elles peuvent être larges et épaisses ou petites et minces, abondantes ou rares. Elles ont toujours une consistance dure, cornée, elles sont rudes au toucher, plus ou moins cassantes et se divisent toujours sans le moindre effort en particules très petites.

Blanchâtres ou grisâtres, elles sont quelquefois jaunes ou jaune sale; elles ont souvent un aspect brillant; le nombre des écailles varie suivant les états morbides; dans beaucoup de maladies aiguës, la desquamation est un symptôme de valeur, et le degré ou la nature de l'inflammation a une influence sur son abondance.

Les écailles sont des lamelles larges, épaisses, plates, agglomérées en plaques comme dans le psoriasis, ou furfuracées comme dans le pityriasis rubra, dans d'autres cas comme l'eczéma sec, elles ressemblent à de fines particules de son desséché.

Elles tiennent à différentes causes; les affections qui les produisent ont leur siège dans l'épiderme ou le chorion, comme cela se voit dans les maladies occasionnées par des parasites végétaux, ou bien elles siègent plus profondément comme dans les affections inflammatoires. On les retrouve dans les affections hypertrophiques comme l'ichthyose, et dans tous les cas où il y a défaut de nutrition cutanée; enfin elles peuvent être le résultat de nombreuses modifications pathologiques.

EXCORIATIONS.

Syn. : Anglais : Excoriations, Excoriationes ; allemand : Hautabschürfungen.

Les excoriations sont des pertes de substance, de forme et d'étendue variables, occupant les couches superficielles de la peau.

Leur siège habituel est l'épiderme, elles s'étendent à la couche muqueuse, et souvent aussi à la couche papillaire du derme. Elles comprennent les petites blessures, les érosions de la peau, les égratignures, etc. En général elles guérissent rapidement, et sans laisser de cicatrices; leur forme varie selon qu'elles ont été produites par une cause ou par une autre; ce sont d'ordinaire de petites pertes de substances, des lignes, des sillons plus ou moins profonds; l'épiderme est déchiré sur une étendue variable, souvent irrégulièrement; le fond de l'ulcération est mou, rougeâtre et laisse écouler une petite quantité de sérum et de sang qui se transforment vite en croûte. Elles sont fréquentes dans les éruptions prurigineuses, ou elles sont indépendantes de toute affection et de cause mécanique. Le grattage en est la cause directe la plus habituelle. Toutes les lésions de la peau qui s'accompagnent d'irritation nerveuse, de cause externe ou interne, provoquent des démangeaisons, et par conséquent le grattage qui est généralement en raison directe de la démangeaison, et qui occasionne des excoriations profondes ou superficielles selon que la démangeaison est violente ou peu intense.

Ces excoriations sont fréquentes dans l'eczéma, la gale, les affections pédiculaires. Tous les individus ne sont pas également impressionnables, quelques-uns ont la peau très délicate, d'autres au contraire résistent merveilleusement.

Quand un malade se gratte ou se frotte pendant longtemps, sa peau s'enflamme, plus ou moins suivant les individus, et il en résulte généralement une infiltration, un épaississement, et une pigmentation considérables.

On observe cet état de la peau chez les gens qui ont eu des pédiculi pendant longtemps.

Les excoriations jouent un rôle considérable dans la pathologie cutanée, elles méritent une sérieuse attention. Leur nombre, leur forme, leur distribution suffisent parfois pour établir un diagnostic.

FISSURES.

Syn. : anglais : Fissures, Rhagades; allemand : Hautzchrunden.

Ce sont des plaies linéaires, de forme et d'étendue variables, qui ont leur siège dans l'épiderme et dans le chorion.

On les rencontre habituellement aux plis normaux de la peau, à la paume des mains, à la plante des pieds, aux doigts, aux orteils; mais elles peuvent exister dans d'autres régions. Elles sont longues, étroites ou larges, superficielles ou profondes, rougeâtres, sèches ou humides, linéaires ou déchiquetées. Elles sont le résultat d'un état pathologique de la peau comme dans l'eczéma, le psoriasis, la syphilis, ou bien elles sont causées par des irritants locaux, par le froid, ou par des agents chimiques qui attaquent l'épiderme, Tout point de la peau qui est exposé à une distension exagérée peut être le siège de fissures; elles sont généralement douloureuses, et gênent en partie les mouvements naturels.

ULCÈRES.

Syn. : anglais : Ulcers, Ulcera; allemand : Geschwure.

Les ulcères de la peau sont des pertes de substance consécutives à une maladie. Leur forme et leur grandeur varient, quelquefois aussi petits qu'une tête d'épingle, ils peuvent atteindre la largeur de la main, et même davantage; leurs contours sont généralement arrondis, mais ils peuvent être plus ou moins irréguliers ou serpigineux; ils ont quelquefois l'apparence d'une excavation en forme de cratère, ou sont taillés à l'emporte-pièce; ils sont superficiels ou profonds; rarement ils envahissent les organes situés au-dessous de la peau. Ils ont une surface plus ou moins humide, saignante ou purulente avec ou sans croûtes. Leur base est lisse, rugueuse ou irrégulière, elle est recouverte d'une sécrétion grise, jaune ou rouge, malfaisante ou non, abondante ou rare suivant la nature du processus morbide. Leurs bords sont généralement nettement limités, souvent taillés à pic, déchiquetés ou renversés. Ils sont le résultat de maladies antérieures; on les rencontre dans un grand nombre d'affections, principalement dans la syphilis, le lupus, le carcinome, le charbon, l'anthrax. Ils peuvent exister sur tous les points du corps, mais surtout aux extrémités inférieures. Leur durée est variable; ils sont rarement stationnaires, ils ont au contraire presque toujours tendance à changer d'aspect, les uns pour s'agrandir, les autres pour aller vers la guérison. Quand il y a réparation, il se forme un tissu de cicatrice permanent. Les ulcères sont habituellement douloureux.

CICATRICES.

Syn. : anglais : Scars, Cicatrices; allemand : Narben.

La cicatrice est un tissu de nouvelle formation qui occupe la place de tissus normaux.

Les cicatrices paraissent luisantes, rétractées, elles sont entourées de peau normale avec laquelle elles se confondent insensiblement. Elles sont habituellement douces et polies au toucher, mais elles peuvent être indurées, rugueuses. Leurs formes et leurs caractères sont variables selon les maladies qui les ont produites; elles sont de niveau avec la peau voisine, déprimées ou surélevées. Elles sont linéaires, ont la forme de bandes ou de cordes ; ou bien elles sont rétractées, noueuses, ridées. Leur couleur est habituellement blanchâtre, mais elle varie; quand les cicatrices sont récentes, la couleur est violacée ou rougeâtre, quand elles sont anciennes au contraire, leur teinte est grise, jaune ou brune.

Elles sont formées de tissu conjonctif, mais elles ne contiennent ni cheveux, ni glandes, ni papilles.

Elles résultent de maladies ou d'accidents, la guérison de toutes les affections ulcéreuses et de toutes les lésions qui entraînent des pertes de substance ; les brûlures, les blessures, les applications de caustique, etc., donnent lieu à une cicatrice.

Quoique résultant de nombreuses causes diverses, beaucoup d'entre elles ont le même aspect, de sorte qu'elles ne trahissent pas la cause qui les a produites. D'autres fois elles possèdent certains caractères, tels que les contours, le nombre, la forme, la localisation, qui indiquent leur provenance. Elles sont généralement permanentes, et persistent pendant toute la vie avec peu de changements ; parfois cependant elles en subissent. Elles sont presque toujours indolores, quelquefois pourtant elles sont le siège de névralgies.

SYMPTÔMES GÉNÉRAUX.

Les lésions cutanées, dans un cas de maladie donné, vues dans leur ensemble, constituent ce qu'on appelle une éruption.

Un assemblage d'altérations de même espèce, ou de nature différente, est un des éléments de la maladie.

Sur un même individu, la nature de l'éruption est simple, papuleuse par exemple, ou bien elle se compose de deux ou plusieurs éléments; c'est ainsi qu'elle peut être maculeuse, papuleuse et vésiculeuse tout à la fois; l'éruption est alors dite *multiforme*. Les manifestations cutanées sont *isolées*, alors l'éruption est discrète, ou elles sont nombreuses et agglomérées alors l'éruption est *confluente*.

Les expressions suivantes servent à indiquer des lésions de forme spéciale, elles sont habituellement employées dans quelques maladies, et plus spécialement, dans celles où les lésions sont à la fois uniformes et nombreuses; quand par exemple la manifestation cutanée est petite, en forme de grain de mil, on dit qu'elle est *miliaire;* quand elle est pointue on dit qu'elle est *acuminée;* quand elle a la forme d'un pois ou d'un haricot, on dit qu'elle est *lenticulaire*. Ainsi on emploie communément les expressions de syphilide papuleuse miliaire, de productions verruqueuses acuminées, de syphilide papuleuse lenticulaire.

Les expressions « *des nouveau-nés*, *infantile*, des *adultes*, *sénile*, etc. », sont des façons abréviatives d'indiquer l'époque de la vie à laquelle l'affection s'est manifestée pour la première fois; ainsi le sclérème des tout jeunes enfants, s'appelle sclérème des nouveau-nés, l'eczéma des enfants, eczéma infantile, etc.

Distribution des lésions. — Elle est très variable, les lésions peuvent occuper la totalité ou la presque totalité du corps, ou bien elles sont localisées et circonscrites à une petite surface; si elles sont réunies en un point, l'éruption est *agglomérée;* si elles sont dispersées, l'éruption est *disséminée*. Quand l'éruption occupe toute la surface du corps, elle est dite *généralisée ;* quand elle envahit différents points sans avoir une distribution régulière, on l'appelle *diffuse*.

Configuration des lésions. — Le plus souvent elle est très irrégulière. Dans quelques cas cependant, la configuration est constante et caractéristique de certaines affections, tandis que dans d'autres, elle est commune à un grand nombre. Il y a en outre des éruptions qui n'ont jamais de configuration définie.

Les contours et les formes diverses affectés par certaines classes de lésions sont désignés sous les termes suivants : quand l'éruption est discrète, petite, de la grosseur d'une tête d'épingle, on dit qu'elle est *punctata*, quand elle revêt la forme de gouttelette, on dit qu'elle est *guttata*, quand elle est large comme une pièce de monnaie, on l'appelle *nummulaire*. Le psoriasis, par exemple, peut être punctata, guttata, ou nummulaire.

Quand une tache, à quelque maladie qu'elle appartienne, a une forme circulaire, on l'appelle *circinée;* quand elle a la forme d'un anneau, on dit qu'elle est *annulaire;* quand elle se présente sous l'apparence de cercles concentriques, on se sert pour la qualifier du terme *iris*, par exemple l'herpès iris. Parfois les taches ont un contour bien limité et qui dépasse le niveau de la peau saine, on dit alors qu'elles sont *marginées.*

Quand l'éruption est entourée d'une ligne de démarcation nette et abrupte, on dit qu'elle est *circonscrite.* Si elle a une disposition telle que la forme soit contournée on dit qu'elle est *gyratoire.* La désignation de *serpigineuse* s'applique surtout à certaines lésions, telles que le tubercule, l'ulcère, qui poursuivent leur marche envahissante en rampant et en serpentant, telles sont les syphilides tuberculeuses serpigineuses.

De même on appelle *hypertrophiques*, les manifestations cutanées dans lesquelles la quantité des éléments normaux augmente ou celles dans lesquelles il se fait un tissu de nouvelle formation, comme dans le lupus; on dit qu'elles sont *ulcéreuses* quand l'ulcération suit une marche extensive comme dans la syphilis, qu'elles sont *humides* quand leur surface est recouverte d'enduits liquides, comme dans l'eczéma; qu'elles sont *sèches* quand il y a absence de liquide à leur surface, comme dans la séborrhée.

Localisation. — Les points du corps envahis par l'éruption varient selon les affections; certaines d'entre elles ont un siège de prédilection, tandis que d'autres se montrent indistinctement sur n'importe quelle région. Dans certains cas l'éruption se manifeste surtout du côté de l'extension, dans d'autres du côté de la flexion. Il est des maladies qui affectent plutôt un point qu'un autre à cause des particularités anatomiques de la peau en ces points (A). Les

A. La localisation des différentes dermatoses a été l'objet d'une étude attentive de la part d'Oscar Simon de Berlin. Il base son système de classification des maladies de la peau sur la texture anatomique de cet organe. — *Die Localisation der Hautkankeiten, histologisch and Klinisch bearbeitet.* Berlin, 1873.

expressions de *capitis, facial, brachial, fémoral, abdominal, palmaire, plantaire*, etc., indiquent le siège de l'éruption, c'est ainsi que l'on observe l'eczéma capitis, le zona facial, etc.

Symétrie. — Les dermatoses sont ou non symétriques, les affections inflammatoires telles que l'eczéma, le psoriaris ont une tendance naturelle à se manifester sur des points symétriques; dans quelques cas, comme dans l'érythème multiforme, elle fait bien rarement défaut. La symétrie d'une éruption est généralemeut plus évidente aux extrémités (A).

Couleur. — Elle change nécessairement avec la nature du processus pathologique ainsi qu'avec son intensité et ses périodes. La couleur et la forme de l'éruption change souvent dans les différentes phases de la maladie, comme dans l'érythème noueux, la teinte est également influencée par les agents extérieurs ainsi que par le traitement local.

Une affection caractérisée par une éruption de couleur intense, uniforme, transitoire ou permanente, reçoit une dénomination particulière : ainsi les qualificatifs de *alba, rubra, mélanique*. etc., s'appliquent à certaines maladies comme l'eczéma rubrum.

SYMPTÔMES SUBJECTIFS.

Ils existent ou ils font défaut; ils manquent rarement dans les affections inflammatoires, dans les tuméfactions aiguës, dans les névromes; tandis qu'ils font souvent défaut ou ne sont que passagers dans les affections atrophiques ou hypertrophiques. Ils sont de peu d'importance, ou bien, comme c'est souvent le cas, ils sont très intenses et très tenaces. Il peut y avoir des désordres de la sensibilité, qui est diminuée (anesthésie) ou augmentée (hyperesthésie); dans ce dernier cas, l'hyperesthésie est simple ou s'accompagne de fausses sensations.

Dans toutes les affections hypérémiques et inflammatoires il y a plus ou moins de chaleur, surtout dans celles qui ont une marche aiguë; ces sensations de brûlure, de tension, de cuisson accompagnent souvent les mêmes affections. La démangeaison est de

A. Pour plus de renseignements voir l'ouvrage remarquable de Testut : *De la Symétrie dans les affections de la peau*. Paris, 1877.

beaucoup le symptôme subjectif le plus constant; son intensité varie selon les désordres qui la provoquent. Elle est de cause externe comme dans les affections parasitaires, ou de cause interne directe ou réflexe, comme dans l'eczéma et le prurigo. Les malades l'accusent de différentes manières; ils la comparent volontiers à des fourmillements analogues à ceux que produiraient des insectes à la surface du corps. On éprouve parfois des sensations de brûlure, d'élancements, de névralgie; comme dans le zona, la dermatalgie, les névromes.

ÉTIOLOGIE.

Les causes qui entrent en jeu dans la production des diverses affections cutanées sont multiples. Il est de la plus haute importance, pour les connaître toutes, de donner à ce sujet de grands développements, car on verra que, dans bien des cas, les manifestations cutanées ne sont que des signes ou des symptômes de désordres survenus dans d'autres parties de l'organisme.

Une grande partie des affections cutanées a des relations intimes avec les dérangements des organes internes, et, à proprement parler, elles ne sont que des maladies symptomatiques.

D'autre part, il est des maladies de la peau dont l'origine est dans le revêtement cutané lui-même et qui ne s'étendent pas au delà, c'est ce qu'on peut appeler des affections idiopathiques. A cette classe appartiennent toutes les altérations locales de la peau, telles que certaines atrophies ou hypertrophies, ainsi que ces nombreuses affections produites par les agents extérieurs, y compris les parasites.

On ne doit cependant jamais perdre de vue que les relations qui existent entre nos différents organes et la peau sont très intimes; souvent même il est bien difficile de dire si l'on a à faire à une maladie constitutionnelle ou à une affection locale.

L'étude étiologique des maladies de la peau doit être considérée sous les trois points de vue suivants : les conditions qui modifient la maladie; les causes internes, c'est-à-dire celles auxquelles prennent part les organes internes; les causes externes, c'est-à-dire celles auxquelles ils restent étrangers.

CONDITIONS QUI MODIFIENT LA MALADIE.

Age. — Chacun sait que certaines maladies se manifestent à certaines époques de la vie, tandis que d'autres apparaissent à tout âge. Un petit nombre se remarque seulement à des âges déterminés; ainsi l'ichthyose est surtout une maladie de la première enfance qui se manifeste dès la seconde année, et quelquefois plus tôt. La syphilis congénitale apparaît, en règle générale, du premier au troisième mois de la vie, quelquefois même elle existe à la naissance[1]. La teigne tondante est une maladie de l'enfance. L'impétigo contagiosa débute également presque exclusivement dans les premiers âges de la vie. Le pityriasis versicolor, d'autre part, ne se voit jamais chez les enfants. Les maladies dues à des parasites végétaux sont rares dans la vieillesse, fréquentes au contraire dans l'enfance et dans l'âge moyen. Les poux de corps, au contraire, ne se voient qu'exceptionnellement chez les enfants. Le carcinome est très rare chez les jeunes gens, il se développe rarement avant l'âge moyen, souvent même il ne se montre que dans l'extrême vieillesse. Le prurigo s'observe le plus souvent chez les adultes.

Sexe. — On verra que certaines affections de la peau sont l'appanage de l'un et l'autre sexe; tandis que d'autres sont plus communes chez l'un que chez l'autre. Le sycosis par exemple est spécial à l'homme, l'épithélioma est plus fréquent chez l'homme, le lupus au contraire est plus commun chez la femme.

Saisons. — Elles exercent une véritable influence sur le développement de certaines affections inflammatoires, et sur d'autres telles que les hypertrophies. La grande majorité des dermatoses est aggravée par le froid, tels sont l'eczéma, le psoriasis, l'ichthyose. D'autres sont plus fréquentes en été, l'érythème solaire;

1. Un fait fort important que Fournier s'est un des premiers attaché à mettre en relief, c'est la fréquence de l'apparition *tardive* de la syphilis héréditaire. Ce maître montre souvent à ses élèves des ulcérations spécifiques tertiaires qui apparaissent à 12 ou 15 ans, et peut-être même plus tard comme premières manifestations d'une syphilis héréditaire jusque-là silencieuse et qui résistent jusqu'au jour où on les combat par un traitement spécifique.

d'autres enfin sont plus communes au printemps et en automne, tel est l'érythème multiforme.

Climat. — L'influence du climat sur les maladies de la peau n'est pas contestable; l'observation démontre que certaines dermatoses sont bien plus fréquentes dans certaines contrées; telles sont la lèpre, l'éléphantiasis des Arabes, la frambœsia, la pellagre. Le climat est-il la cause de ces affections? C'est ce que l'on ne peut affirmer; d'autres considérations telles que l'hygiène, la nourriture, les habitudes d'un peuple, doivent aussi très probablement entrer en ligne de compte.

CAUSES INTERNES.

Il faut entendre par cette dénomination les causes organiques ou constitutionnelles qui sont capables dans certaines conditions, rares cependant, de provoquer des éruptions. Elles sont nombreuses et réclament les plus sérieuses recherches; elles sont parfois très obscures et souvent très éloignées de la peau; d'autres fois, elles sont si évidentes qu'elles ne peuvent échapper à l'observateur même le plus superficiel.

Hérédité. — Quelques dermatoses sont héréditaires, telles sont la syphilis, la lèpre, l'ichthyose, le psoriasis, l'eczéma. Cependant elles ne le sont pas toujours, et, si j'en crois mon expérience, les deux dernières sont bien plus souvent des affections qui se développent à nouveau chez les individus, que des maladies héréditaires. Il en est de même de l'ichthyose qui naît souvent avec l'individu qui en est affecté.

Prédisposition. — Par ce terme j'entends un état particulier, inhérent à la constitution, qui fait que nous sommes disposés à contracter telle maladie plutôt que telle autre. Ce fait n'est pas rare; cette tendance peut exister chez un, ou comme c'est le plus souvent le cas, chez tous les membres d'une même famille. La prédisposition est héréditaire ou bien elle est acquise ainsi, et c'est un fait d'observation journalière que certaines familles ont plus ou moins de disposition à contracter, dans des circonstances favorables, certaines maladies spéciales, et plus particulièrement celles qui sont d'origine inflammatoire.

Maladies constitutionnelles. — Elles exercent souvent une influence importante sur les maladies de la peau. Ainsi une maladie par sa nature, la chlorose par exemple, prédispose singulièrement aux désordres cutanés; dans d'autres cas, au contraire, comme dans les fièvres éruptives, la syphilis, la maladie générale l'emporte sur les manifestations cutanées qui ne sont plus alors qu'un des symptômes principaux et constants. Dans ces cas, la maladie générale, résultant de causes diverses, joue un rôle important dans le développement et dans la durée des éruptions ; la connaissance de ce fait sera fréquemment mise à profit pour diriger le traitement. C'est à la détérioration de la santé générale que sont dus souvent les furoncles, l'ecthyma, l'acné cachectique, les eschares.

Altération des organes internes. — Il y a un certain nombre de maladies fonctionnelles ou organiques qui, dans des circonstances particulières, peuvent devenir la cause d'éruptions. Ainsi les désordres du tube digestif sont une cause directe d'un grand nombre d'affections cutanées parmi lesquelles l'eczéma, l'urticaire, l'acné, tiennent le premier rang. Les affections du rein, le mal de Bright, l'albuminurie, le diabète, occasionnent parfois de l'œdème, du prurigo, plus rarement de l'eczéma.

Les maladies du foie déterminent des changements de couleur, de l'ictère et aussi du prurigo. Les maladies utérines font naître souvent des changements de pigmentation, de l'urticaire, de l'eczéma et d'autres maladies.

Enfin on sait aujourd'hui que les altérations du système nerveux sont capables de provoquer un certain nombre d'éruptions ; l'eczéma, l'herpès, l'urticaire, le prurigo, l'alopécie, ainsi que certaines atrophies ou hypertrophies sont modifiées, quelquefois même occasionnées par l'influence du système nerveux ainsi que par ses maladies.

Nourriture. — L'alimentation est sans aucun doute responsable de certaines affections. La nourriture lorsqu'elle est insuffisante, trop abondante, ou de mauvaise qualité, contribue puissamment au développement de maladies très différentes dans leur essence. Pour maintenir l'économie dans un parfait état d'équilibre, il est essentiel de prendre des aliments en quantité convenable et de bonne qualité. Une grande partie des maladies de la peau est sans aucun doute occasionnée par une nourriture malsaine; pour en avoir la preuve, il suffit de jeter un coup d'œil sur la clinique de notre hôpital et de notre dispensaire, et on verra que la pauvreté de la santé générale de ceux qui sont victimes de ces maladies, tient à leur nourriture journalière.

Certains aliments sont particulièrement propres au développement des affections cutanées, la marée, par exemple, et surtout les crustacés suffisent chez bien des individus pour amener une poussée d'urticaire; certains fruits, comme la fraise, ont le même inconvénient.

La farine d'avoine et de sarrasin peuvent engendrer le prurigo; le seigle, la pellagre et l'asphyxie des extrémités. Le vin et la bière, ainsi que les aliments indigestes comme le fromage, les pickles, les épices, la pâtisserie, et d'autres déterminent souvent l'eczéma, l'urticaire, l'acné et d'autres affections.

Ces effets sont le résultat d'une excitation, qui, bien qu'elle n'ait pas de rapports directs avec la peau, n'en est pas moins positive. Il faut étudier avec grande attention ce sujet, car ce qui est nourriture pour l'un, est poison pour l'autre.

Médicaments. — L'ingestion de certaines drogues a quelquefois un retentissement sur la peau; l'administration du copahu et du cubèbe est parfois suivie d'éruption ortiée; la quinine, le chloral, la belladone, la morphine sont également capables de donner lieu à l'une ou l'autre des efflorescences cutanées. L'influence du bromure et de l'iodure de potassium sur la peau est bien connue, quelquefois même ces médicaments donnent lieu à des éruptions assez sérieuses.

Grossesse. — Il n'est pas rare que cet état exerce son influence évidente sur la peau. Parfois, elle provoque des poussées d'eczéma, d'herpès, de prurigo qui souvent disparaissent immédiatement après l'accouchement; le chloasma l'accompagne souvent. D'autre part, les affections chroniques, telles que l'eczéma, le psoriaris subissent au contraire assez souvent un temps d'arrêt pendant la grossesse.

Dentition. — Ce phénomène exerce une influence incontestable sur la production des lésions cutanées; son importance causale est cependant secondaire, et ne doit pas être exagérée.

Vaccination. — En outre des désordres habituels qui l'accompagnent, la vaccination est de temps en temps suivie d'éruptions eczémateuses ou pustuleuses, elles sont cependant rares, et d'un caractère bénin.

CAUSES EXTERNES.

Elles sont nombreuses ; beaucoup agissent simplement comme causes excitantes, et déterminent des lésions seulement dans des conditions spéciales, à moins qu'il n'y ait déjà une prédisposition individuelle. D'autres agissent directement et sont la cause directe et unique des éruptions.

Professions. — Certaines professions nuisent au bon entretien de la peau et donnent lieu à des hypérémies, à des inflammations ou à des hypertrophies. Ainsi les gens qui manient les produits chimiques, tels que les alcalis, les acides ; ceux qui emploient les teintures pour étoffes, spécialement l'aniline, l'arsenic, etc., sont très exposés à subir l'action de ces substances irritantes. Les blanchisseuses, exposées au contact longtemps prolongé de l'eau et du savon, les maçons, méritent aussi d'être cités, et ont souvent la peau rude et fissurée. Les mécaniciens, les charpentiers, les cordonniers et d'autres corps de métiers qui font un usage constant d'outils, sont plus ou moins sujets aux hypertrophies épidermiques appelées callosités.

Une haute température, un froid excessif, sont aussi des causes capables d'occasionner des éruptions ; les gens exposés à une température élevée peuvent attraper des érythèmes et des dermatites ; l'action du soleil sur la peau est bien connue. Le froid agit de la même façon et détermine l'engelure par exemple.

Vêtements. — Certaines étoffes, des vêtements trop chauds ou trop légers peuvent engendrer l'irritation ou l'hypérémie de la peau. La flanelle rude, si communément portée dans les classes ouvrières, est souvent la cause productrice d'un eczéma ou d'une inflammation folliculaire. Les frottements occasionnés par des vêtements trop justes irritent les portions délicates de la peau ; ainsi les bas ou les chaussures qui pressent sur le cou-de-pied ou sur le talon suffisent parfois pour déterminer des excoriations, des ulcérations ou d'autres éruptions.

Irritants. — Les irritants cutanés sont l'origine de nombreux accidents ; les frictions médicamenteuses trop énergiques donnent lieu à l'hypérémie et à l'inflammation cutanée; les substances les plus fréquemment employées dans ce but sont les sulfureux, l'huile de croton, les préparations mercurielles, les caustiques en général, les rubéfiants, la teinture d'arnica.

Malpropreté. — La saleté, la présence de matières étrangères sur le corps, sont autant de causes irritantes, elles sont cependant moins nuisibles qu'on ne le croit habituellement ; toutefois il faut bien reconnaître que la teigne faveuse existe seulement chez les gens peu soigneux de leur personne. D'autre part, trop de soins de propreté entravent parfois le fonctionnement normal de la peau : ainsi l'abus immodéré de bains, l'usage constant de savons irritants nuisent à son bon entretien.

Grattage. — Cette opération porte spécialement sur des lésions matérielles et souvent étendues de la peau, surtout sur celles qui sont inflammatoires ou prurigineuses. Elle ne détermine cependant de lésions sérieuses que chez les individus chez lesquels la peau n'était pas malade antérieurement. Ainsi, tandis que dans la gale, la phthiriase, l'eczéma, l'ecthyma, le grattage produit des troubles sérieux qui viennent compliquer la maladie primitive, ses effets sont presque toujours anodins quand la peau est saine. Un grattage longtemps prolongé entraîne des changements dans la structure de la peau, tels que des excoriations, des altérations pigmentaires, de l'épaississement.

Contagion. — Il nous reste à parler, sous ce titre, de la plus importante des causes externes. La contagion ne se fait pas d'un très grand nombre de façons différentes, et cependant elle est une source abondante de maladies. Parmi les affections infectieuses, dont la contagion se fait par l'intermédiaire de l'air extérieur, la variole, la rougeole, la scarlatine, l'érysipèle occupent le premier rang. Les affections contagieuses à proprement parler, c'est-à-dire celles qui ne sont transmissibles que par un contact direct, comprennent la syphilis, l'impétigo contagieux, la vaccine, certaines inflammations spécifiques telles que la morve et les affections parasitaires.

Beaucoup de manifestations cutanées de la syphilis sont contagieuses, et sont des agents actifs de propagation de cette maladie si commune. Les maladies occasionnées par les parasites animaux et végétaux forment un groupe distinct ; elles sont toutes contagieuses, pas au même degré cependant : les unes le sont en tout temps, les autres au contraire le sont seulement dans des conditions favorables.

Tous les individus ne semblent pas être doués de la même réceptivité à l'égard de la contagion, deux personnes peuvent, par exemple, avoir été, dans les mêmes circonstances, exposées au même parasite, et une d'elles seulement sera contagionnée. Certains individus, ceux qui sont préposés aux soins des malades dans les hôpitaux par exemple, quoique exposés fréquemment à la contagion, ne sont que rarement atteints. Je suis intimement convaincu que pour contracter les affections parasitaires, il est le plus souvent nécessaire que la peau soit elle-même dans des conditions spéciales (A).

Les parasites végétaux sont des champignons microscopiques appelés achorion Schœleinii, trichophyton, et microscoporon furfur. Le groupe de parasites animaux comprend l'acarus scabiei, le pou de corps, le pou de tête, et d'autres insectes moins importants comme la puce et la punaise.

ANATOMIE PATHOLOGIQUE.

L'anatomie pathologique de la peau mérite une étude aussi attentive que celle des autres organes ; la peau en effet ne se différencie des autres organes que par son anatomie, qui, étant complexe, est susceptible de subir diverses altérations, dont quelques-unes lui sont spéciales.

Elle est capable de subir les mêmes altérations pathologiques que

A. Des opinions contraires ont été émises sur ce point par des observateurs éminents parmi lesquels je dois citer le docteur White de Boston ; sa manière de voir est consignée dans un article sur l'*Étiologie des maladies de la peau*, lu à la Société de Dermatologie américaine. Voir le *Journal de médecine et de chirurgie de Boston*, 23 octobre 1879.

celles qui frappent d'autres organes, telles sont par exemple l'hypérémie, l'inflammation, l'hypertrophie, etc., par conséquent elle mérite qu'on l'étudie au point de vue de l'anatomie pathologique en général.

Les modifications morbides qu'on peut y rencontrer sont nombreuses, et, de plus, capables de variations diverses; pour bien les comprendre, il est indispensable de bien connaître sa composition normale. Sès parties constituantes peuvent être altérées en totalité ou en partie seulement ; certaines d'entre elles sont cependant plus fréquemment atteintes que d'autres.

L'épiderme, à cause de son rôle protecteur, est soumis à un grand nombre d'influences diverses, et, à cause de ses relations intimes avec les tissus sous-jacents, il est très souvent le siège d'affections étendues; par sa situation, il prend plus ou moins part aux désordres pathologiques occasionnés par toutes les affections cutanées. Même quand le processus pathologique a son siège dans les couches les plus profondes du derme, il en subit le contre-coup; il desquame, il s'atrophie, etc., comme cela se voit quand il y a défaut de nutrition dans les couches profondes. Il n'est pas rare qu'il s'hypertrophie, comme il arrive dans les callosités et autres affections analogues; les parasites végétaux y établissent leur demeure, et prennent souvent possession de sa couche cornée ou de sa couche profonde. Le réseau muqueux doit à sa proximité du chorion et aux analogies de structure qu'il a avec lui, d'être souvent le siège d'altérations; il est sérieusement intéressé dans toutes les affections inflammatoires telles que l'eczéma, le psoriasis, l'herpès, etc., ainsi que dans bien d'autres maladies.

C'est dans le derme cependant que le plus grand nombre des processus morbides se développent. La composition particulière de son tissu, consistant en une trame de tissu conjonctif avec des vaisseaux sanguins et lymphatiques, des nerfs et un système de glandes complet, le rend naturellement apte à subir de nombreux désordres. De plus, quelques-uns de ses éléments constituants, tels que les glandes sébacées, prennent part aux nombreux phénomènes qui se passent dans l'économie, et un certain nombre d'entre eux a plus ou moins de retentissement sur les troubles cutanés. Toutes les hypérémies ainsi que la grande classe des exsudations ou inflammations ont leur siège dans le derme; il s'y fait aussi des hémorrhagies telles que le purpura. Les lésions hypertrophiques, comme la sclérodermie, les atrophies, les néoplasmes de différentes natures envahissent également le derme.

Les parasites et particulièrement les punaises, les poux butinent dans son tissu. Les vaisseaux sanguins, les lymphatiques, les nerfs du derme peuvent subir certaines modifications de structure comme dans l'angiôme, le lymphadénome, le névrome. Les troubles fonctionnels du système nerveux, les névroses y amènent aussi des modifications.

Les glandes sébacées et les glandes sudoripares sont aussi exposées à des désordres fonctionnels comme dans la séborrhée et l'hyperhidrose; elles subissent des altérations de structure, soit isolément, comme dans le molluscum sébacé, soit en même temps que les autres éléments de la peau, comme dans le lupus érythémateux.

Les poils, les ongles n'échappent pas aux altérations pathologiques, qui sont idiopathiques comme dans la tondante, la teigne faveuse, l'hypertrophie simple, ou symptomatiques comme dans l'alopécie, l'eczéma, le psoriasis.

Hypérémies. — Les hypérémies cutanées sont le résultat d'un excès d'apport sanguin dans les capillaires de la peau. C'est le plus souvent un phénomène éphémère, à la suite duquel le sang reprend son cours normal sans laisser de traces de son séjour. Les hypérémies ont leur siège dans les couches superficielles de la peau, dans la couche papillaire ou dans les couches plus profondes du chorion. Habituellement elles ne donnent lieu à aucune desquamation, ni à aucune pigmentation; quand ces phénomènes se produisent, c'est qu'il y a eu exsudation. L'hypérémie peut cependant aboutir à l'inflammation.

L'hypérémie peut évoluer et disparaître d'elle-même, mais il n'y a pas d'inflammation qui ne soit précédée d'hypérémie. Elle est due à des causes nombreuses et souvent très dissemblables, comme le froid, le chaud, les désordres organiques,

Les hypérémies se manifestent à l'extérieur par des signes pathognomoniques; leur existence est toujours révélée par une rougeur de la peau dont l'intensité varie du rose au rouge sombre. Cette rougeur est superficielle, disparaît sous la pression du doigt, mais reparaît aussitôt qu'on cesse la pression; la température de la peau est souvent élevée, comme on peut s'en assurer par la palpation. L'hypérémie a une marche aiguë, et peut durer seulement quelques moments, quelques heures, ou quelques jours; elle s'accompagne de sensation de tension, de chaleur. Ses formes, son étendue sur la peau sont très variables, et elle n'a jamais de contours nettement définis.

Anémie. — C'est tout le contraire de l'hypérémie, elle est due à un défaut de sang dans les capillaires de la peau. Elle peut être la conséquence d'un état anémique général consécutif à une hémorrhagie ou à certaines affections comme la chlorose. Elle se traduit par une décoloration de la peau qui devient blanche ou couleur paille, et qui occupe, selon la cause et la nature qui l'a produite, la surface du corps en totalité, ou seulement certaines régions telles que les extrémités. L'anémie entraîne un abaissement de la température cutanée et quelquefois aussi provoque une sécrétion de sueur froide. Elle ne donne lieu à aucune altération cutanée, et par conséquent elle est de peu d'intérêt pour le dermatologiste.

Inflammation. — L'inflammation est un processus pathologique caractérisé par un changement survenu dans la circulation sanguine, par une exsudation de sérum, de globules blancs, de globules rouges; elle se manifeste par les symptômes rougeur, chaleur, gonflement, et par plus ou moins de douleur.

Les changements qu'elle entraîne méritent d'être brièvement rapportés; en ce qui concerne la peau particulièrement, ce sont les suivants : l'hypérémie la précède toujours; quand cet état a duré plus ou moins longtemps, on peut voir, sous le champ du microscope, d'abord une petite dilatation des capillaires artériels, puis une dilatation analogue des capillaires veineux; le sang circule d'abord avec plus de rapidité dans les capillaires, puis il y a un ralentissement marqué du courant sanguin, et diminution du calibre des vaisseaux; alors les globules sanguins s'accumulent dans les vaisseaux qui sont bientôt remplis; dès lors la stase sanguine peut se produire. A cette période les globules blancs adhèrent aux parois des vaisseaux, leurs mouvements s'accélèrent, ils pénètrent graduellement dans les tuniques artérielles et veineuses, et se frayent ainsi une voie à travers elles. Les globules rouges font de même, quoique en moins grand nombre, et traversent ainsi les parois vasculaires; le sérum est aussi librement exsudé en quantité variable.

Ce processus est aigu ou chronique, sa durée dépend de la nature et de l'intensité des causes qui le produisent. L'inflammation peut se terminer par résolution, par suppuration ou par organisation.

Les produits de l'inflammation, c'est-à-dire les produits exsudés sont liquides, demi-solides ou solides; rarement ces trois états se retrouvent à la fois sur le même sujet. Le liquide exsudé est séreux, jaunâtre, gommeux, albumineux; il contient habituellement des globules sanguins en petite quantité, surtout des globules blancs. La composition des exsudats, et surtout la quantité de cellules matérielles et de globules qu'ils contiennent varie avec l'affection qui les détermine.

Les affections vésiculeuses fournissent des types d'exsudation de nature liquide; telles sont les vésicules d'eczéma ou d'herpès; quand l'exsudation est moins intense, elle donne lieu à de l'enflure, de l'œdème, de l'infiltration circonscrite ou diffuse, comme dans l'érythème multiforme, l'érysipèle.

Au lieu d'être liquides, les produits de l'exsudation peuvent être formés d'éléments solides, de cellules, avec plus ou moins de liquides mélangés; dans ces cas, ils ont une consistance ferme, plastique. Cette exsudation est diffuse ou circonscrite. Leur présence dans la peau se manifeste par des infiltrations solides, comme dans certaines papules ou taches inflammatoires, dans l'eczéma. Quand il se forme des pustules, comme dans l'ecthyma, l'exsudation a un autre caractère, il y a beaucoup d'éléments solides, et des globules de pus tenus en suspension dans le liquide ordinaire de l'exsudation.

Il n'y a pas de ligne de démarcation bien tranchée entre les différentes formes de l'exsudation; en clinique on observe toutes les transitions qui séparent les variétés liquide, suppurative ou plastique. Elles passent fréquemment d'un stade à l'autre, ou bien elles s'arrêtent à l'un quelconque de ces degrés. Ainsi dans certaines affections exsudatives comme l'érythème multiforme et l'eczéma, on peut observer l'exsudation à ses différentes phases, d'où la production de papules, de vésico-papules, de vésicules, de vésico-pustules ou de pustules.

Un grand nombre d'affections cutanées sont le résultat de l'exsudation qui suit une marche déterminée ou qui subit des modifications.

Les produits de l'inflammation se retrouvent dans toutes les parties constituantes du tégument. L'exsudation liquide a son siège habituel dans les couches superficielles, entre les papilles et l'épiderme et donne lieu à des vésicules, des bulles et des pustules ; quand elle occupe les couches profondes du derme elle prend la forme d'infiltration séreuse.

L'infiltration plastique a son siège le plus commun dans le chorion et dans les couches les plus profondes du derme, elle donne lieu à des papules, à des tubercules et à des lésions similaires. Les produits de l'exsudation sont susceptibles de résorption, comme dans l'urticaire et autres maladies, ou ils se transforment et aboutissent à la suppuration, comme dans le furoncle.

Hémorrhagie. — Les hémorrhagies cutanées sont dues à l'extravasation du sang dans les tissus environnants ; elles sont le résultat de la diapédèse (passage du sang à travers les parois vasculaires sans rupture), ou de la rupture des capillaires. Elles peuvent se produire dans la peau aussi bien que dans les autres organes.

Ce sont des agglomérations de sang de forme variable, plus ou moins bien circonscrites, qui ont leur siège principal dans le chorion ou dans les tissus sous-cutanés ; elles ont des caractères auxquels on peut toujours les reconnaître.

Les hémorrhagies apparaissent subitement ; une fois qu'elles ont acquis une forme et une étendue déterminée, elles les gardent, jusqu'à ce qu'elles diminuent et disparaissent par résorption graduelle. Elles sont toujours rougeâtres, leur teinte varie du blanc au noir selon leur nature, leur localisation, leur extension, leur ancienneté ; à leur période de déclin, elles passent au jaune, au bleu ou au gris. Ces variations de couleur sont dues aux changements de coloration que subit le sang quand il se résorbe. Les hémorrhagies cutanées ont ceci de particulier qu'elles ne disparaissent pas sous la pression du doigt.

Elles sont généralement de niveau avec la peau environnante, quoique quelquefois elles soient surélevées en forme de papules ou de tumeurs; cependant la chose est rare à moins qu'il n'y ait une extravasation très intense, ou que l'hémorrhagie ne soit un symptôme secondaire, comme dans la variole hémorrhagique.

Elles disparaissent lentement par résorption, et laissent après elles une pigmentation de la peau.

Hypertrophie. — Par hypertrophie on entend une augmentation de la quantité des éléments constitutionnels de la peau. L'hypertrophie peut être le résultat de l'augmentation de volume des éléments normaux, ou bien de la formation de nouveaux éléments analogues aux anciens. Tous les éléments constituants de la peau sont susceptibles de s'hypertrophier; un seul peut être le siège de ce processus, l'épiderme par exemple, ou bien tous y participent.

Les callosités sont le type des hypertrophies épidermiques, l'ichthyose, les verrues, les cors intéressent à la fois l'épiderme et la couche papillaire, Dans le lentigo, le chloasma il y a seulement augmentation de la quantité de matière colorante: l'hypertrophie du tissu conjonctif détermine la sclérodermie; dans l'éléphantiasis des Arabes tous les éléments de la peau prennent part à l'hypertrophie. Les poils, les ongles, sont aussi susceptibles de l'hypertrophie.

Atrophie. — C'est le processus absolument inverse de l'hypertrophie. Il est le résultat de la diminution de grosseur ou de nombre des éléments histologiques de la peau. Quand le volume seul des éléments est atteint, l'atrophie est dite simple; quand leur nombre diminue, elle est appelée atrophie numérique. Elle peut être générale, comme l'atrophie sénile, ou partielle, comme l'alopécie.

Tous les éléments du derme peuvent être envahis; dans le vitiligo, il y a tout à la fois diminution et augmentation du pigment normal. L'atrophie sénile est le type de l'atrophie générale des éléments constitutifs de la peau. Dans la canitie ou alopécie il y a en même temps diminution du pigment et atrophie du poil; c'est une des variétés de l'atrophie les plus fréquentes. Les ongles sont aussi parfois susceptibles de s'atrophier.

Dans l'atrophie il y a habituellement diminution de volume; elle est le résultat d'une simple diminution dans la grosseur des éléments affectés, ou bien elle est la conséquence d'une dégénérescence, comme dans la morphée dans laquelle les éléments anciens disparaissent pour faire place à des éléments de nouvelle formation.

L'atrophie, en un mot, est due à un défaut d'équilibre entre l'apport et la dépense.

Néo-formations.— Les tissus de nouvelle formation sont des tissus nouveaux, surajoutés aux organes dans lesquels ils se développent. Il y a différentes espèces de néo-formations; elles sont formées de tissus analogues à ceux au milieu desquels elles se développent, de tissu conjonctif par exemple, ou bien elles sont composées d'éléments entièrement nouveaux. Ainsi la kéloïde, le molluscum fibreux, le xanthélasma, les cicatrices sont des néo-formations de tissu conjonctif. Les néoplasmes cellulaires nouveaux sont un des groupes les plus importants de la pathologie, ils sont dus à des dépôts ou à des infiltrations d'éléments cellulaires hétéromorphes dans les tissus normaux; tels sont : le lupus vulgaire, le lupus érythémateux, le rhinosclérôme, la lèpre, le carcinome, la syphilis, etc. Les vaisseaux sanguins et les lymphatiques sont aussi le siège de néo-formations, comme dans l'angiôme, la lymphadénie. Les néoplasmes sont de nature bénigne ou maligne.

Parasites. — Les parasites de la peau sont des organismes qui vivent à ses dépens. Ils sont d'origine végétale ou animale.

Les parasites végétaux sont des champignons microscopiques, qui, dans certaines circonstances favorables, s'attachent à la surface de la peau et s'y développent; ils habitent le plus souvent la couche cornée de l'épiderme, mais ils peuvent pénétrer dans l'intérieur des follicules et envahir ainsi des tissus moins durs. Les ongles et les poils ont aussi des parasites végétaux.

On connaît trois espèces de champignons, qui produisent sur la peau des affections ayant des caractères cliniques et pathologiques déterminés. Ce sont: l'achorion Schœleinii, champignon de la teigne faveuse, le trichophyton qui donne lieu à trois genres cliniques différents, l'herpès circiné, la teigne tondante et le sycosis parasitaire, enfin le microsporon furfur ou champignon du pityriasis versicolor. Ces trois champignons ont une structure analogue, ils sont composés de mycélium et de spores. Ils agissent en irritant la peau; les désordres qu'ils occasionnent, varient selon le parasite et la région atteinte. Ils peuvent ne produire que de l'hypérémie, comme le microsporon furfur; ou bien leur pouvoir irritant est si grand qu'ils déterminent une inflammation intense de la peau et même du tissu cellulaire sous-cutané, comme dans le sycosis.

Le groupe des parasites animaux comprend un grand nombre d'insectes dont les principaux sont l'acarus scabiei, et les pédiculi ou poux. Le démodex des follicules qui est excessivement petit, et qui est un habitant inoffensif des follicules pileux, mérite aussi d'être mentionné. Il y en a bien d'autres moins importants ou plus rares, tels que le leptus automnalis, la puce commune, le cimex lenticularis ou punaise commune, le poux pénétrant ou puce de sables, la filaire de Médine ou insecte de Guinée, et d'autres variétés de puces. Ces insectes, à l'exception du démodex, déterminent des lésions cutanées inflammatoires ou hémorrhagiques.

Les ravages causés par la gale peuvent faire naître des éruptions papuleuses, vésiculeuses ou pustuleuses. Les piqûres de poux, de puces, de punaises produisent de petites hémorrhagies.

DIAGNOSTIC

Pour que le traitement donne des résultats satisfaisants, il est de la plus haute importance que le médecin sache bien à quelle affection il a à faire. S'il ne connaît pas parfaitement la maladie et sa marche, il instituera une médication empirique, et les résultats qu'il obtiendra seront dus au hasard.

Si au contraire il examine ses malades avec méthode, et s'il connaît bien toutes les particularités qui peuvent sillonner la marche d'une affection, il arrivera sans grande difficulté à porter un diagnostic exact. Il y a une chose qui est indispensable pour établir le diagnostic, c'est la possibilité de faire un examen attentif du malade; sans cela le médecin n'en n'acquierra qu'une connaissance superficielle et incomplète.

Lumière. — Pour examiner avec fruit un malade, il est d'abord indispensable d'avoir une lumière convenable.

La lumière du jour est nécessaire, car une lumière artificielle comme celle du gaz ou d'une lampe est toujours plus ou moins colorée, et donne à la peau une teinte qui ne lui est pas habituelle, et qui peut facilement faire commettre des erreurs. Une bonne lumière blanche est la meilleure ; avec elle, on se fait une idée plus exacte de la couleur et de l'étendue de l'éruption ; quelquefois c'est d'elle uniquement que dépend le diagnostic. De nombreux symptômes de valeur et intéressants à connaître paraissent avec un bon éclairage et passeraient inaperçus avec une lumière insuffisante. Ainsi les taches pâles du pityriasis versicolor échappent facilement à un examen fait avec un éclairage imparfait. Parfois, il est avantageux de regarder le malade dans une glace plutôt que de l'examiner directement (roséole au début, etc.).

Température de l'appartement. — Il faut que la chambre dans laquelle se trouve le patient soit modérément chauffée ; que le malade soit au lit ou levé, il sera nécessairement plus ou moins découvert pendant l'examen auquel il sera soumis ; une chaleur modérée est donc utile pour qu'il soit à son aise, et en même temps qu'il ne soit pas exposé aux injures de l'air extérieur.

Inspection. — Le malade attire généralement l'attention du médecin sur certaines particularités de sa maladie, et notamment sur celles qui lui causent le plus d'ennui. Il faut examiner avec lenteur et attention la partie du corps qu'il lui montre, et peut-être en même temps lui faire quelques questions dans le but d'obtenir sa confiance. C'est une chose que le médecin doit s'efforcer d'acquérir le plus tôt possible ; et il ne faut pas oublier que les femmes sont toujours plus ou moins embarrassées quand elles sont obligées de montrer à un étranger certaines parties de leur personne ; il est donc de toute nécessité de leur imposer une confiance entière. Il faut ensuite s'enquérir avec soin de l'étendue de l'éruption, bien examiner toutes les régions qu'elle occupe, et, pour y arriver, il faudra faire un examen judicieux et attentif. Si l'éruption est diffuse, il faut examiner tous les points malades les uns après les autres. Si on a à faire à un homme ou à un enfant, il faut examiner toute la surface du corps, afin que rien n'échappe à l'observation. Cette façon de procéder est très importante quand la maladie est disséminée sur tout le corps, d'autant que la disposition générale de l'éruption est précieuse à connaître.

L'examen doit être complet. — Le premier examen doit être complètement et soigneusement fait, car il peut arriver qu'à une seconde visite l'éruption ait subi de grandes modifications, et ait par suite perdu une grande partie de ses traits caractéristiques. Il est toujours indispensable d'examiner un malade la première fois qu'il se présente à notre observation, car, pour bien connaître une maladie, il est essentiel d'être familiarisé avec toutes ses phases, et chaque modification devra être notée aux examens ultérieurs.

Il faut observer la coloration générale de la peau afin d'apprécier sa vascularité et sa vitalité générale ; il faut la toucher, rechercher si sa température est augmentée ou diminuée. Dans l'acné rosacée du nez, par exemple, la peau paraît très chaude et très enflammée, tandis que le toucher nous apprend qu'elle est froide. Il faut faire attention à la douceur, à la dureté, à la souplesse ou à la rudesse de la peau. Le sens du toucher seul suffit pour faire reconnaître certaines maladies telles que l'ichthyose, dont la rudesse est caractéristique pour une main exercée. Il faut demander au malade s'il a l'habitude de se baigner souvent, et s'il se sert d'eau froide ou d'eau chaude. Les bains agissent sur la peau, et surtout sur les éruptions d'une manière remarquable.

Il faut faire attention à l'état de l'embonpoint, à la façon dont la peau se nourrit.

Il faut savoir quel est l'état des follicules pileux et des conduits des glandes sébacées ; sont-ils ouverts ou fermés ? l'épiderme est-il sec, squameux ou normal? la sécrétion sudorale est-elle abondante ou rare? Voilà autant de points qu'il ne faut pas oublier d'interroger avec les doigts.

Troubles constitutionnels. — Dans la grande majorité des maladies de la peau, il n'y en a pas; cependant quelques-unes s'accompagnent de troubles fonctionnels tels que la fièvre, la courbature, le mal de tête, la constipation, la blancheur de la langue. Les symptômes de cette nature doivent être sérieusement observés, et précieusement notés, car ils nous aident à reconnaître l'une de l'autre des affections dont les manifestations cutanées sont les mêmes.

Les fièvres éruptives, par exemple, s'accompagnent toujours de troubles généraux, et à leur période de début, ce sont ces symptômes qui nous permettent de les distinguer des affections cutanées non fébriles qui leur ressemblent.

Age. — L'âge du malade doit être pris en considération; car certaines maladies sont plus communes à certains âges de la vie; quelques-unes sont spéciales aux adultes, d'autres aux enfants. Il est des affections qui n'atteignent jamais les enfants et surtout les enfants en bas âge, et que par conséquent on peut laisser de côté quand on a à faire à eux. Le psoriasis, par exemple, très fréquent chez l'adulte n'existe pas chez les très jeunes enfants ; il est inutile d'y songer chez eux avant la quatrième ou la cinquième année, et il se montre rarement avant la dixième ou la quatorzième. L'épithélioma est très rare dans la première moitié de la vie, on le voit quelquefois à vingt ou trente ans, mais il ne devient commun qu'à partir de l'âge de quarante ans.

Sexe.— L'homme est plus exposé que la femme à contracter quelques maladies et surtout les affections parasitaires, mais chaque sexe présente des particularités anatomiques telles que certaines affections qui existent chez l'un ne peuvent se rencontrer chez l'autre; ainsi le sycosis est l'apanage exclusif de l'homme.

Tempérament.— Le tempérament, c'est-à-dire l'état constitutionnel particulier au malade, a son importance; il est utile de savoir si un malade a le teint clair et rosé, ou terne et brun, etc. Il est des maladies qui se manifestent bien plus communément chez des gens qui ont une constitution spéciale ; les maladies des glandes sébacées par exemple, comme l'acné, la séborrhée sont plus bien fréquentes chez les individus lymphatiques; l'eczéma au contraire est bien plus fréquent et plus tenace chez les individus de tempérament sanguin ; il en est de même du psoriasis.

Habitudes. — Il faut aussi s'enquérir des habitudes de son client, de ses conditions ordinaires de santé en dehors des manifestations cutanées. L'état du canal alimentaire, dont les dérangements sont fréquents dans certaines maladies cutanées inflammatoires, doit être soigneusement étudié, et il ne faut pas se contenter de demander au malade s'il a de la dyspepsie ou s'il est constipé, car ces questions sont rarement suffisantes pour avoir une idée vraie de son état. Il faut interroger chaque portion du tube digestif, faire des questions nombreuses, avec l'idée que, le plus souvent, il existe quelque trouble fonctionnel. Il n'est pas rare de trouver dans l'examen du canal alimentaire l'explication de nombreuses affections cutanées. Conduisez avec beaucoup de soin votre interrogatoire de ce côté; ne laissez aucun organe à l'écart, car vous y trouverez peut-être la cause de l'affection que vous avez devant les yeux.

Il faut examiner la langue, savoir si elle est blanche, sale, épaisse, humide, sèche ou fissurée. En même temps il faut s'enquérir de l'état de l'haleine; si elle est mauvaise ou fébrile, il faut en rechercher la cause, et souvent on la trouvera dans des désordres digestifs ou nerveux concomitants.

Ensuite il faut diriger son attention du côté de l'estomac; et ici il faut serrer de près notre interrogatoire, demander au malade s'il a habituellement des éructations, de la flatulence, de l'acidité de l'estomac, ou des indigestions de quelque nature qu'elles soient, et, s'il est nécessaire, avoir recours aux expressions employées par les gens du peuple, et leur demander s'ils ont des maux de cœur, des pituites. Il y a beaucoup de personnes qui ne savent pas si elles ont de la dyspepsie ou de mauvaises digestions, et qui s'empressent de reconnaître qu'elles ont mal au cœur.

Il faut s'enquérir de la qualité et de la quantité des aliments ingérés, s'assurer si l'indigestion tient à certains aliments ou à d'autres causes.

Enfin il faut interroger l'état des intestins : fonctionnent-ils normalement? y a-t-il passagèrement ou habituellement de la constipation, etc.? Souvent il est utile d'examiner les urines; cet examen a toujours sa raison d'être quand on a à faire à une maladie sérieuse et étendue.

Professions. — La profession du malade est quelquefois utile à connaître pour savoir la cause de la maladie. Il est des travaux qui jouent un grand rôle dans sa production ou sa persistance. Une affection, bénigne en elle-même, peut être manifestement aggravée par des substances irritantes. Ainsi un eczéma anodin des mains chez une blanchisseuse peut devenir très violent si elle continue son travail, et se transformer en un eczéma rubrum de tout le bras. Si elle persiste dans ses occupations, elle a de grandes chances pour que son affection s'aggrave jusqu'à ce qu'elle soit obligée de s'arrêter à cause de ses souffrances.

Les ouvriers qui travaillent dans des manufactures de produits chimiques sont aussi parfois exposés aux éruptions artificielles, ceux qui travaillent dans les mines d'arsenic ou de mercure sont sujets à contracter des dermatites particulières ; les ouvriers qui travaillent dans les acides, l'iode, le brome et autres substances semblables sont aussi exposés à des désordres cutanés simples ou spéciaux à leur profession.

CONSTITUTION GÉNÉRALE DE LA MALADIE.

Il nous faut maintenant étudier la maladie en elle-même, en y comprenant ses troubles cutanés, et ses particularités. Il faut examiner ses caractères généraux avec grand soin, car ils donnent des renseignements précieux sur la nature de l'affection, et ils nous font connaître des choses qui pourraient rester complètement ignorées. Un médecin très familiarisé avec les affections cutanées est généralement capable de saisir tous les caractères de la maladie après une simple inspection.

La maladie est aiguë ou chronique. — Il faut d'abord savoir si la marche d'une affection est aiguë ou chronique, et en outre reconnaître si elle est dans une période d'ascension ou de déclin. C'est ce que l'examen nous apprend dans bien des cas ; quand il ne donne que des résultats négatifs, il faut avoir recours aux renseignements fournis par le malade. Il faut aussi s'enquérir de la durée de la maladie, savoir si c'est la première fois qu'elle se manifeste, ou si c'est une rechute.

Étendue de l'éruption. — Il faut savoir si l'éruption est confinée à certaines régions, ou si elle est généralisée. Il faut tenir compte du siège d'éruption, car il est bien connu que quelques affections ont une prédilection marquée pour telle ou telle région : telles sont la séborrhée, l'acné, la gale, etc. ; d'autres, comme le sycosis, ne se développent que dans des régions déterminées.

Distribution. — La distribution d'une éruption vient souvent en aide au diagnostic ; la configuration et l'étendue des taches, le groupement et l'arrangement des lésions est important à connaître. Dans certaines maladies comme le zona, l'herpès iris, les affections parasitaires, la disposition des désordres a quelque chose de spécial.

Couleur. — Il est très important de connaître la coloration ou teinte générale de l'éruption, car dans bien des cas elle suffit à elle seule pour faire le diagnostic, comme par exemple dans beaucoup d'éruptions syphilitiques; dans certains néo-plasmes, comme le xanthélasma, la kéloïde; dans le chloasma, la teigne faveuse, le pityriasis versicolor et bien d'autres.

Lésions en particulier. — Il est important de savoir si l'éruption se compose d'une ou plusieurs lésions élémentaires, et si elles sont toutes au même stade, ou à des époques différentes de leur développement. Il faut rechercher leur siège anatomique, leur nombre, et enfin suivre leur évolution.

Les *macules* sont très communes; elles peuvent rester stationnaires pendant toute la durée de la maladie comme dans le chloasma, le vitiligo, le pityriasis versicolor, ou bien se transformer en d'autres lésions, en papules ou en tubercules, comme on le voit dans le sycosis. Les affections hypérémiques, comme l'érythème simplex, et les altérations pigmentaires de différentes causes ont pour lésions caractéristiques des macules.

Les *papules* existent seules ou en même temps que d'autres lésions. Dans l'eczéma l'éruption peut être simplement papuleuse, ou contenir des papules et des vésicules à différentes périodes de leur développement, avec des squames, des croûtes, etc. En même temps que de petites papules, on peut voir, chez les syphilitiques, des pustules. D'autre part, dans le lichen ruber, le prurigo, le lichen scrofulosorum, le comédon, la miliaire, on ne trouve que des papules de forme, de couleur et de structure définies. Il faut se rappeler qu'il y a plusieurs variétés de papules, que certaines d'entre elles ont une forme et une structure anatomique presque entièrement dissemblables.

Les *vésicules* sont communes, on les trouve dans un grand nombre d'affections; la vésicule d'eczéma est peut-être la vésicule à son plus parfait état de développement. Elles sont également très bien développées dans l'herpès, la miliaire, les sudaminas, la varicelle. Dans ce qu'on appelle la syphilide vésiculeuse, l'impétigo contagiosa et d'autres affections, ce sont des vésico-pustules que l'on observe.

Les *pustules* se rencontrent dans la variole, l'eczéma pustuleux, l'ecthyma, l'acné, la gale, la syphilide pustuleuse, le sycosis non parasitaire, l'herpès, etc. Comme nous l'avons déjà dit, la vésicule peut se transformer en pustule.

Le *tubercule* n'est souvent qu'une simple exagération de la papule ; on le trouve dans le sycosis parasitaire, l'acné, la syphilis, le carcinome, la lèpre, le sarcome, le névrome, etc ; ou bien c'est une tumeur qui se développe sans avoir passé par d'autres étapes comme dans le kyste sébacé, le molluscum sébacé, le molluscum fibreux, l'érythème noueux, la kéloïde, l'angiome, le lymphangiome, le lymphadémone, le névrome, le lipome, l'éléphantiasis des Arabes, la syphilis, etc.

Les *bulles* ont une grosseur très variable, elles sont petites comme une cerise, ou grosses comme un œuf de dinde ; on les observe dans le pemphigus, l'herpès-iris, l'érysipèle, la syphilis, la lèpre, ainsi qu'à la suite d'applications vésicantes, de brûlures.

Les *éruptions ortiées* sont généralement le résultat d'un état hypéresthésique particulier de la peau ; elles se développent très rapidement sous l'influence de la moindre excitation, comme dans l'urticaire ; on les retrouve encore quelquefois avec des caractères plus ou moins prononcés dans d'autres éruptions telles que le purpura.

Les *squames* sont très communes, elles existent dans une grande variété d'éruptions, telles que le psoriasis, la séborrhée, l'eczéma squameux, l'ichthyose, le lupus érythémateux, les affections parasitaires. On les retrouve encore en plus ou moins grande quantité dans les maladies inflammatoires, ainsi que dans d'autres affections telles que certaines formes d'atrophie ou d'hypertrophie.

Les *excoriations* se rencontrent presque toujours dans les maladies où il y a des démangeaisons ou des symptômes analogues ; on les trouve souvent dans l'eczéma, le prurigo, les affections parasitaires.

Les *fissures* existent dans l'eczéma, le psoriaris, la syphilis, et dans différentes formes d'hypertrophie comme l'ichthyose, les productions papillaires, verruqueuses ou autres.

Les *croûtes* sont le produit de beaucoup d'affections diverses ; ce sont des lésions fréquentes de l'eczéma, la gale, l'ecthyma, la syphilis, l'impétigo, l'herpès, le sycosis, le lupus vulgaire, le carcinome, la lèpre, etc.

Les *ulcérations* se rencontrent dans la syphilis, le lupus vulgaire, la scrofule, le carcinome, la lèpre, le furoncle, etc.

Les *cicatrices*, grandes ou petites, font toujours suite aux ulcérations ; on les retrouve aussi dans quelques néoplasies telles que le lupus érythémateux, dans lequel il n'y a pas eu d'ulcération.

TRAITEMENT

Le médecin doit toujours s'efforcer de guérir aussi rapidement et aussi complètement que possible les malades qui se présentent à lui, et il faut qu'il mette en jeu tous les moyens capables d'y arriver. Il ne faut pas craindre de guérir une maladie trop tôt, ou de faire rentrer l'éruption, comme le public le croit si communément ; le danger est plutôt de temporiser et de permettre ainsi à la maladie de prendre le dessus. Il faut être bien convaincu que plus tôt une maladie de la peau est guérie, et mieux cela vaut pour celui qui la porte et pour la réputation du médecin. De soigneuses recherches et une expérience déjà longue me prouvent que jamais il ne survient dans la suite d'accidents fâcheux, que le traitement soit fait rapidement ou lentement. Dans bien des cas la durée du traitement est très longue, même dans les circonstances les plus favorables, de sorte qu'une prompte guérison, quand on peut l'obtenir, doit toujours être envisagée favorablement.

Celui qui veut traiter avec succès les maladies de la peau doit d'abord avoir une connaissance approfondie des principes de la médecine en général ; sans ce travail préliminaire, tous ses efforts seront, dans la grande majorité des cas, récompensés par des résultats peu satisfaisants.

La dermatologie, à vrai dire, n'est qu'un département de la médecine générale ; ses maladies, en conséquence, sont guérissables par les mêmes principes thérapeutiques que ceux qui réussissent si bien dans les lésions des autres organes. Une inflammation aiguë de la peau, par exemple, réclame les mêmes soins que l'inflammation aiguë qui a son siège dans les muqueuses ou dans les autres organes de l'économie. La peau n'est qu'une des parties de notre organisme, et elle est soumise aux mêmes règles générales de thérapeutique.

Avant de traiter un cas particulier, il y a de nombreuses conditions qu'il faut avoir préalablement étudiées, et que nous allons passer en revue dans les chapitres suivants.

Antécédents. — Souvent les antécédents du malade, surtout ceux qui ont rapport à sa maladie, seront d'un grand secours dans la détermination du mode de traitement qui lui conviendra le mieux. D'abord il faut s'assurer qu'on a affaire à une première attaque ou à une récidive ; dans ce dernier cas, la marche de la poussée antérieure, la nature du traitement employé, doivent être connus; il faut savoir si l'on a eu recours à la médication interne ou à la médication externe, et s'il y a eu guérison ou non. Les préparations employées, quand cela est possible, doivent être connues ; car la connaissance des traitements antérieurs et les résultats qu'ils ont donnés épargneront au médecin du temps et de la peine. Il faut toujours avoir présent à l'esprit que les idiosyncrasies ne sont pas rares ; quand, par exemple, le patient nous a affirmé que l'arsenic en usage interne, ou le goudron en usage externe ne lui avaient pas réussi, nous ne devons prescrire ces médicaments qu'avec prudence.

Conditions générales actuelles du malade. — Il faut s'en enquérir soigneusement. A première vue, on peut reconnaître si le malade a ou non une bonne santé apparente, si, par exemple, il est pléthorique, anémique ou chlorotique. Il est important de déterminer si sa maladie est constitutionnelle ou si elle est purement locale. Il faut s'enquérir de l'appétit, de l'état du tube digestif ; il faut interroger l'état de la langue, voir si elle est normale ou non, s'il y a ou non de la dyspepsie ; il faut savoir si les fonctions intestinales s'accomplissent bien, si les garderobes sont régulières, s'il y a de la diarrhée ou de la constipation. Il faut enfin questionner le système nerveux, voir s'il y a de l'insomnie, ou si le sommeil est tranquille ou agité, si l'intelligence est en bon état ou s'il y a des troubles intellectuels.

Nature de la maladie. — Concentrant ensuite toute son attention sur l'état de la peau, il est de la plus grande importance que le médecin se fasse une idée exacte du processus morbide en présence duquel il se trouve, qu'il sache, par exemple, s'il a affaire à une simple hyperémie, à une inflammation ou à une hypertrophie; quand on connaît le processus pathologique, il est plus facile d'établir le diagnostic.

Il faut de même étudier la marche de la maladie, sa durée, savoir si elle est localisée ou diffuse, si elle a tendance à se limiter ou à s'étendre. Avant de faire une ordonnance, il faut savoir si l'affection est aiguë, subaiguë ou chronique, et à quelle période elle en est. Il faut voir s'il y a des symptômes subjectifs, savoir s'il y a de la douleur, des sensations de brûlure, des démangaisons, ou bien si ces symptômes font défaut.

Causes de la maladie. — L'importance de se faire une opinion exacte de la cause déterminante de la maladie est si évidente qu'il est à peine besoin d'en parler; de l'interprétation de ce fait dépendra le succès ou l'insuccès en traitement. C'est seulement en traitant la cause qu'on peut espérer une guérison définitive. On ne consacrera jamais trop de temps ni de soins à l'étude d'une maladie quelle qu'elle soit; rappelez-vous que chaque cas demande une étude spéciale, et réclame un mode particulier de traitement. Les éruptions elles-mêmes, excepté quand elles sont locales, ne réclament en général qu'un traitement accessoire, elles sont de peu d'importance comparées à la cause qui les reproduit incessamment. Cependant, et c'est malheureusement trop souvent le cas, quand on ne peut trouver aucune cause à la maladie, il faut attaquer vigoureusement l'éruption par tous les moyens possible, afin de la faire disparaître au plus vite. Quand il est bien reconnu qu'on est en présence de lésions purement locales, il n'y a rien autre chose à faire qu'à diriger le traitement uniquement contre elles.

Méthodes de traitement. — En général les maladies de la peau réclament à la fois un traitement externe et un traitement interne; on peut faire les deux traitements à la fois ou agir séparément, selon la nature des désordres. L'expérience prouve que, dans bien des affections constitutionnelles, le traitement interne est le meilleur, tandis que dans d'autres, les moyens locaux sont non seulement préférables, mais même les seuls auxquels il faille demander la guérison; j'en conclus donc qu'il n'est aucune méthode qui, employée à l'exclusion des autres, soit capable de donner les meilleurs résultats, quand un traitement externe suffit à guérir promptement et d'une façon permanente, le traitement interne n'est plus seulement superflu, il peut être nuisible.

Je crois qu'en général le meilleur moyen d'avoir des résultats satisfaisants est d'employer parallèlement les deux modes de traitement. La connaissance de la nature et de la cause de la maladie peut seule décider si on doit s'adresser au traitement local et au traitement constitutionnel, surtout lorsqu'on a affaire à un cas spécial. Il n'y a pas de règle positive qui puisse servir de guide dans l'emploi de l'un ou de l'autre système thérapeutique, car la peau malade est un organe sensible envers lequel il est impossible de dire comment il faut se comporter. Les remèdes qui conviennent à une période d'une maladie, sont quelquefois impuissants, souvent même nuisibles à une autre période.

TRAITEMENT CONSTITUTIONNEL.

Hygiène. — Il faut faire attention à l'hygiène habituelle du malade, on y puisera de précieux renseignements. Il y a beaucoup de malades, surtout ceux qui ont une affection chronique, qui se trouveront bien d'un exercice régulier et approprié, surtout de l'exercice pris en plein air, au grand soleil. Les avantages de ces adjuvants thérapeutiques seront particulièrement appréciés dans les affections qui se compliquent de chlorose, de troubles du système nerveux.

Le changement de climat donne parfois d'heureux résultats; dans certains cas rebelles d'urticaire, de psoriasis, d'état furonculeux, d'eczéma, le changement de climat, en temps opportun, amènera la guérison. Il en est de même pour la lèpre et d'autres maladies.

Nourriture. — L'alimentation joue, dans certaines affections, un rôle presque aussi important que les remèdes eux-mêmes, il faut qu'elle soit bien réglée et convenable. La nature et la qualité des aliments ont de grandes conséquences dans le traitement d'un grand nombre de maladies. Le médecin doit toujours instituer un régime qui convient à la maladie qu'il a à traiter. On obtiendra ainsi parfois d'heureux résultats d'un changement complet de régime, comme dans l'eczéma, le psoriasis.

Huile de foie de morue. — Ce médicament est un de ceux qui ont le plus de valeur; il est spécialement recommandable dans tous les cas où la santé générale a été altérée de longue date par une alimentation défectueuse et insuffisante, par une mauvaise hygiène, et par d'autres causes analogues. On la prescrira avec les plus grands avantages dans la scrofule, dans les affections des glandes sébacées, dans l'eczéma impétigineux; mais elle a aussi son indication dans bien d'autres maladies. La dose doit toujours être assez forte, variant 3 grammes 50 à 15 grammes et plus selon l'âge du malade et la tolérance de l'estomac.

Fer. — Les préparations ferrugineuses méritent une mention honorable dans le traitement des affections cutanées; on peut les administrer seules ou associées à d'autres médicaments. On les donne avec avantage surtout dans les maladies compliquées de chlorose, d'appauvrissement général, et dans certaines formes de psoriasis et d'eczéma.

Le vin ferrique est une préparation très recommandable, et qui convient dans toutes les affections où on a besoin de recourir à un tonique doux, c'est un excellent véhicule quand on veut administrer de l'arsenic ou de l'iodure de potassium.

Quinquina. — C'est un remède excellent à employer contre certaines inflammations érythémateuses telles que l'érysipèle, l'éléphantiasis des Arabes; mais c'est surtout dans les névroses, le prurigo, et les affections compliquées de troubles nerveux qu'il trouve son indication; et aussi dans les affections qui s'accompagnent d'impaludisme.

Arsenic. — C'est une chose bien connue que l'arsenic a été pendant très longtemps tenue en haute estime dans la thérapeutique de certaines affections; aujourd'hui on exprime bien des opinions différentes sur l'efficacité de ce médicament. Certains dermatologistes proclament en avoir retiré de grands avantages, tandis que d'autres, tout aussi expérimentés, ne lui accordent que peu de crédit. J'avoue sans hésitation, que, selon moi, ce remède a une grande valeur, qu'il est le meilleur des médicaments internes dans beaucoup d'affections cutanées; mais il faut choisir avec soin les cas dans lesquels il faut le prescrire, si on veut obtenir des résultats satisfaisants. Dire que l'arsenic est utile dans les maladies de la peau en général, c'est faire une assertion si vague et si insignifiante qu'elle n'a aucune valeur ; il est nécessaire, non seulement de préciser la maladie dans laquelle on peut l'employer avec succès, mais aussi la période à laquelle on doit l'ordonner. Il faut surtout le prescrire à dose efficace, et, selon le conseil de Hébra, ne pas hésiter à atteindre des doses élevées auxquelles on arrive progressivement mais rapidement.

L'arsenic agit particulièrement sur la couche muqueuse de l'épiderme, c'est donc dans les maladies qui occupent les couches superficielles de la peau qu'il trouve son indication naturelle ; son action dans les affections des couches profondes de la peau est à peu près nulle.

L'arsenic n'agit souvent que très lentement sur la peau ; il faut attendre des semaines, des mois, pour obtenir le résultat qu'on lui demande ; une fois le résultat obtenu, il est avantageux de conseiller au malade d'en continuer l'usage pendant quelques semaines après que tous les symptômes de la maladie ont disparu. Il ne faut l'employer dans la période aiguë et inflammatoire d'aucune affection ; il ne faut jamais le prescrire quand il y a beaucoup de chaleur, de brûlure, de démangeaisons, ou des modifications cellulaires rapides. Dans ces conditions, non seulement il est inefficace, mais il peut être dangereux, et activer le développement du processus morbide.

A quelque maladie qu'on ait affaire, il faut, avant d'administrer l'arsenic, attendre que la période aiguë soit passée. Son emploi a une valeur incontestable dans le psoriasis, mais ce n'est pas dans tous les cas, ni à toutes les périodes de la maladie. Là où le processus est aigu, l'hyperémie intense, il augmente encore l'inflammation. Plus la prolifération cellulaire est active, moins il a de chance de réussir ; plus au contraire le processus est indolent et lent, plus il en a. Il faut donc établir en règle générale que pour administrer l'arsenic il faut attendre que la maladie s'appaise.

Son emploi est utile dans certaines formes d'eczéma, surtout dans les formes papuleuse et squameuse, et aussi, je pense, dans les cas où la lésion primitive est mal définie et où il y a seulement une légère infiltration de la peau. Il réussit également très bien dans certains eczémas tenaces, consistant en papules ou en vésicules avortées, comme on le voit souvent aux doigts, ainsi que dans les eczémas chroniques des enfants accompagnés de troubles digestifs. De plus, chez les enfants, on peut manier largement les doses.

En général, cependant, je dois dire que trop souvent l'arsenic ne donne aucun résultat satisfaisant dans le traitement de l'eczéma.

Le pemphigus se trouve quelquefois bien de ce médicament administré d'une façon judicieuse, et quelquefois même il guérit complètement, mais il faut distinguer le pemphigus vrai des éruptions pemphigoïdes. On peut aussi prescrire l'arsenic dans les périodes avancées du lichen ruber, dans certaines formes d'acné, surtout celles où les lésions sont nombreuses et constituées par de fines papules.

Les préparations qu'on peut employer sont l'acide arsénieux, la liqueur au chlorure d'arsenic, la liqueur d'arséniate de potasse (liqueur de Fowler). Cette dernière est la plus commode habituellement. On donne l'acide arsénieux sous forme de pilules, on l'associe habituellement au sucre de miel, ou au poivre noir et à la gomme arabique, c'est alors ce qu'on appelle les *pilules asiatiques*, qu'on peut prescrire à dose variable suivant les cas.

J'emploie la formule suivante qui en est une légère modification :

Acide arsénieux.	0,15 centigr.
Poudre de poivre noir.	àâ
Poudre de gomme arabique.	2 gr.
Mucilage.	qs,

faire 32 pilules,

en prendre une trois fois par jour, immédiatement après les repas.

La force de ces pilules doit varier suivant les cas. La liqueur de Fowler se donne très bien avec une teinture amère ou avec du vin ferrique ; prescrite de cette façon, elle paraît occasionner moins de dérangements d'estomac ou d'intestin.

L'emploi de la solution pure, à dose de quelques gouttes à la fois, est passible d'objections qu'il est inutile de rappeler. La dose moyenne dans la majorité des cas est de 18 gouttes par jour; souvent, il est vrai, on peut en tolérer 24, 36 et même davantage; cependant il y a un nombre relativement peu considérable de malades qui puissent prendre plus de 18 gouttes pendant une période assez longue sans dérangement de corps; la solution de chlorure d'arsenic se prescrit aux mêmes doses que la liqueur de Fowler.

L'arsenic doit être administré toujours au moment du repas, ou immédiatement après. Les effets toxiques doivent toujours être surveillés, et il faut aussi tenir compte des susceptibilités individuelles(A).

Phosphore. — Ce médicament a les mêmes indications que le fer et l'arsenic; il est généralement mal supporté par l'estomac; et c'est probablement à cause de cela que les opinions des observateurs relativement à son efficacité sont si diverses. Il a été employé avec succès dans le psoriasis, l'eczéma, le lupus; la meilleure façon de l'administrer est sous forme de capsules d'huile phosphorée contenant chacune 0,004 gr. de phosphore, ou sous forme de phosphure de zinc.

Goudron, acide phénique. — Ces deux substances sont employées de temps à autre avec succès dans le psoriasis et dans le prurigo. Le goudron se donne sous forme de capsules, l'acide phénique en pilules.

Mercure. — Les préparations mercurielles sont quelquefois ordonnées à l'intérieur dans d'autres affections que la syphilis; de faibles doses associées au quinquina sont souvent utiles dans les inflammations chroniques qui s'accompagnent de démangeaisons comme l'eczéma. Leur valeur dans la syphilis est inappréciable; le sublimé, le protoiodure, le biiodure, le mercure métallique sous forme de pilules, l'onguent gris, sont les préparations les plus habituellement usitées. Il faut toujours examiner avec grand soin les effets du mercure sur l'organisme, et, dans bien des cas, il faut le donner à dose qui produise la salivation. On le combine avec avantage à l'iodure de potassium, il faut aussi mentionner la solu-

A. La valeur de l'arsenic dans les maladies de la peau a été étudiée par Bulkley, dans sa Monographie intitulée : *De l'usage et de la valeur de l'arsenic dans le traitement des maladies de la peau.* New-York, 1876.

tion de Donovau (solution d'iodure d'arsenic et de mercure) qui jouit d'une réputation méritée dans le traitement des manifestations syphilitiques.

Iodure de potassium. — Ses usages principaux s'appliquent aux scrofulides, au lupus vulgaire, et aux syphilides, et dans la syphilis, on peut l'administrer seul ou associé au mercure. On le donne à des doses qui varient de 0 gr. 15 à 1 gramme ou 1 gr. 50 en solution étendue dans l'eau; dans les affections non syphilitiques, la dose doit être petite.

Il ne faut pas oublier que ce médicament peut lui-même déterminer différentes formes d'éruptions.

Purgatifs. — Ils rendent de grands services dans beaucoup d'affections inflammatoires. Les laxatifs salins comme le sulfate de magnésie ou le sel de Rochelle, doivent être spécialement recommandés; et sont administrés avec profit dans les premières périodes de la plus grande majorité des affections inflammatoires aiguës. Il faut cependant en user avec discrétion, et ne jamais provoquer d'effets purgatifs violents. Ils sont avantageusement prescrits avec d'autres substances données sous forme liquide, comme le fer, le quinquina, etc.

Eaux minérales. — Elles sont quelquefois très utiles, surtout quand elles possèdent des propriétés cathartiques ou altérantes. Parmi celles que mon expérience me fait recommander, je dois mentionner les différentes eaux sulfureuses de Virginie, du Kentucky, de New-York, et certaines sources de Saratoga, comme par exemple la source de l'Étoile. Les eaux alcalines sont aussi fréquemment employées dans certaines formes d'eczéma et de psoriasis.

Diurétiques. — Les médicaments qui exercent une influence éliminatrice sur les reins sont administrés avec avantage dans les affections inflammatoires qui déterminent des troubles de la sécrétion urinaire, comme cela se voit dans certaines formes d'eczéma et de psoriasis. Les préparations salines non excitantes sont les plus recommandables, tels sont le citrate, l'acétate, le bicarbonate de potasse à dose de 1 gr. 50 à 2 grammes. Il faut aussi citer le taraxacum. Les alcalins trouvent leur emploi dans les affections qui se compliquent de goutte et de rhumatisme.

Il faut examiner avec soin la composition de l'urine qui peut subir des modifications dans certaines affections inflammatoires aiguës.

TRAITEMENT LOCAL.

Les médicaments en usage externe servent à soulager momentanément ou à guérir; ils sont nombreux, et comprennent une grande variété de substances, que l'on emploie seules ou associées. On peut les passer en revue dans les chapitres suivants.

Bains. — L'eau sert à nettoyer la peau et à faire tomber les squames, les croûtes; sous forme de bains simples ou médicamenteux, elle est un agent thérapeutique indispensable. Il faut cependant toujours ordonner les bains avec circonspection, d'autant que dans certaines conditions morbides, ils peuvent produire plus de mal que de bien.

Quand on veut avoir recours à l'eau pure, il faut employer de l'eau douce ou de l'eau de pluie, car beaucoup d'eaux sont rudes et irritent la peau.

Un bain simple chaud rend particulièrement service dans les affections inflammatoires comme le psoriasis, et dans les hypertrophies dermiques et épidermiques, comme l'ichthyose.

Les bains médicamenteux se préparent avec diverses substances. L'amidon, le son, la gélatine, et autres substances analogues, s'ajoutent à un bain simple afin de rendre l'eau douce et non irritante.

Le goudron, le soufre et d'autres substances se prescrivent également sous forme de bain.

Les bains alcalins faits avec du carbonate de soude ou de potasse, ou avec du borax, sont excellents dans les affections nerveuses et parasitaires, ainsi qu'à la période desquamative des affections inflammatoires comme le psoriasis. Les douches froides ou de vapeur, ou les bains d'air chaud sont souvent utiles. Les bains continus, disposés de telle façon que les malades peuvent y rester pendant des semaines ou des mois entiers, sont très utiles dans le traitement des affections inflammatoires chroniques, comme le psoriasis, le pemphigus, et dans les brûlures.

Savons. — Les savons employés en thérapeutique sont de deux espèces; les savons durs ou de soude et les savons mous ou de potasse. L'un et l'autre sont très importants, et sont employés dans bien des conditions différentes. Le savon de Marseille est le type des savons durs, il sert journellement à débarrasser la peau des matières étrangères qui la recouvrent; c'est un savon neutre, doux, qui sert avantageusement pour préparer la peau à recevoir différents médicaments.

Le savon doux, appelé aussi mou ou vert, est doux, brun verdâtre, il contient de la potasse en excès et en quantités variables; on le prépare avec des graisses animales ou des huiles végétales; il est pur ou impur, ses différences de composition lui donnent une consistance, une couleur, des reflets, et une odeur variables. C'est un médicament important pour le dermatologiste, on l'emploie seul avec de l'eau ou avec de l'alcool sous forme de teinture, ou combiné avec des huiles ou d'autres substances. C'est un agent détersif important, il est habituellement assez puissant pour débarrasser la peau des écailles, des croûtes et autres matières étrangères qui la recouvrent. C'est un léger caustique; à la longue ou quand on en fait un usage répété, il faut combattre ses propriétés caustiques par l'application consécutive d'huile ou d'autre matière grasse, afin d'éviter la rougeur, les crevasses, les fissures et la contraction de l'épiderme.

Les savons médicamenteux, comme ceux qui contiennent du goudron, du soufre, sont utiles dans certaines affections, bien que cependant il vaille mieux employer ces substances sous une autre forme. On les emploie souvent avec avantage comme adjuvants.

Bandages. — On s'en sert fréquemment pour protéger ou pour contenir la peau et les tissus sous-cutanés. Dans l'eczéma, l'éléphantiasis des Arabes siégeant aux extrémités, dans les affections ulcéreuses, les bandages simples ou en caoutchouc sont souvent employés avec avantage.

Cataplasmes. — Leur usage en dermatologie est très limité. Ils sont quelquefois utiles pour enlever des croûtes épaisses et adhérentes, ainsi que dans les eczémas intenses et très étendus. Ils sont aussi utiles pour soulager la douleur et favoriser la suppuration dans les inflammations furonculeuses, charbonneuses et autres. On les prépare avec de la farine de lin, de la fécule de pomme de terre, de la mie de pain et du lait; il faut toujours les appliquer aussi chauds que la partie peut les supporter, et les renouveler fréquemment.

Poudres. — Fréquemment employées dans les affections hyperémiques et inflammatoires, comme l'érythème, l'intertrigo, l'eczéma, les poudres médicamenteuses se composent d'une ou plusieurs substances mélangées en proportions variables. L'amidon de blé ou d'avoine, l'oxyde de zinc, le lycopode, l'amiante, la craie, l'orris-root et l'arrow-root réduits en fine et impalpable poussière servent tous à cet usage. Il faut les préparer avec soin, et elles doivent être douces et dépourvues de tout gravier. Elles servent à garantir du contact de l'air, et à absorber les liquides exsudés.

Lotions. — Les lotions constituent un moyen facile d'employer nombre de substances médicamenteuses; dans bien des cas elles sont préférables aux onguents, surtout quand l'éruption occupe une large surface, comme dans le prurigo. Elles sont adoucissantes, stimulantes, ou astringentes.

Les lotions adoucissantes sont généralement des solutions aqueuses qui modèrent l'irritation nerveuse et qui calment; celles qu'on emploie le plus habituellement sont : l'eau blanche, le mélange d'eau et de glycérine en proportions variables, différents glycérolés comme ceux de plomb et de bismuth, les solutions faibles d'acide phénique, d'acide cyanhydrique, et les solutions alcalines faibles. On les emploie surtout dans les inflammations, comme l'eczéma par exemple.

Les lotions stimulantes contiennent habituellement de l'alcool, certaines huiles, de l'ammoniaque, de la cantharide, du sublimé corrosif, de l'acide phénique, du goudron, des alcalis, du camphre, du thymol, de l'acide benzoïque, du chloral, du soufre, etc., et souvent plusieurs de ces substances à la fois. Elles sont utiles dans les affections du cuir chevelu, où les huiles et les pommades sont contre-indiquées à cause des cheveux, ainsi que dans les maladies des glandes, les inflammations chroniques comme l'acné et l'eczéma.

Les lotions astringentes sont faites avec de l'alcool, de l'acide tannique, de l'alun, des sels ferriques, du vinaigre, etc., elles servent surtout dans les hémorrhagies et les sueurs abondantes.

Huiles. — Les huiles naturelles sont adoucissantes ou stimulantes; à la première classe appartiennent l'huile d'olive, l'huile d'amandes douces, l'huile de lin, l'huile de ricin, l'huile de foie de morue, auxquelles il faut ajouter la glycérine qui est d'un usage si précieux. Les huiles adoucissantes servent à nettoyer la peau, à enlever les écailles, les croûtes, elles entrent en outre dans la composition d'un grand nombre de pommades et de lotions. Les huiles stimulantes sont des dérivés du goudron, comme l'huile de cade, l'huile de bouleau et les huiles dérivées de certaines noix ainsi que de certains baumes, telles que l'huile de cashew-nut, le gurjum balsam, etc.

Pommades, onguents. — L'application des remèdes à la surface de la peau sous forme de pommade est d'un emploi très fréquent. On les fait avec des graisses de différentes espèces, habituellement avec de l'axonge dans laquelle on incorpore une ou plusieurs substances qui donnent à la pommade ses vertus.

Comme les lotions et les huiles, les pommades peuvent se diviser en adoucissantes et en excitantes.

Pommades adoucissantes. — A cette classe appartiennent les pommades au cérat, à la glycérine, au beurre de cacao, au concombre, à l'huile de pétrole, au diachylon, à l'oxyde de zinc, la vaseline, et d'autres préparations possédant des propriétés analogues. Elles ont des propriétés adoucissantes, et s'emploient dans les affections inflammatoires dans le but de protéger les surfaces, et de modérer l'irritation. Les applications de diachylon sous forme d'emplâtre ou de pommade associé à l'huile d'olive sont employées dans un grand nombre de cas.

Les pommades à l'oxyde de zinc ont aussi leur valeur, et trouvent leur emploi dans l'eczéma. L'une et l'autre de ces préparations servent aussi à incorporer d'autres substances.

Pommades stimulantes. — Souvent très efficaces, elles sont faites avec un grand nombre de substances employées seules ou combinées ensemble. Le goudron et ses dérivés, comme l'huile de cade, l'huile de bouleau, le naphtol, doivent être mis en première ligne, dans le traitement de l'eczéma et du psoriasis.

L'acide phénique occupe un rang presque aussi important. Les préparations mercurielles à l'oxyde rouge, au nitrate, à l'iodure rouge, au calomel, au sublimé, et le mercure liquide lui-même sont très estimés à cause de leurs nombreuses qualités. Les sulfureux et les composés du soufre, tels que les sulfates et les sulfures sont aussi très importants. Il faut encore mentionner la poudre de goa et son dérivé l'acide chrysophanique, ainsi que l'acide pyrogallique. Le camphre, le sous-nitrate de bismuth, sont aussi de doux stimulants de la peau, et donnent sous forme de pommades de bons résultats.

Les pommades stimulantes sont faites avec des doses qui varient de quelques centigrammes à plusieurs grammes de substance active pour 30 gr. d'onguent simple selon leur nature et l'affection à laquelle on a affaire.

Caustiques. Par cette expression, il faut entendre les remèdes qui agissent en dissociant les tissus, aussi bien que ceux qui sont vraiment caustiques. Dans la première classe rentrent l'iode, le savon vert, le mercure, l'acide acétique, les cantharides, etc.; parmi les seconds, le nitrate d'argent occupe la première place, on l'emploie en solution ou sous forme de crayon dur; il agit à la fois comme léger caustique et comme stimulant, dans le lupus, les ulcères, etc.

La potasse caustique, solide ou en solution, est un caustique qui détermine des eschares, qui ont pour effets d'amener une rapide destruction des tissus, aussi faut-il l'employer toujours avec précaution. Elle donne de très bons résultats quand on l'emploie contre les néoplasmes, les hypertrophies, comme l'épithélioma, le lupus érythémateux et le lupus vulgaire. On peut l'employer pure, ou mélangée à d'autres substances qui en mitigent les effets, telle est la chaux dans la potasse dite à la chaux (pâte de Vienne, caustique de Fihlos).

Le chlorure de zinc est également un puissant caustique, il produit lentement ses effets, mais il provoque de violentes douleurs au moment de son application et quelque temps après.

L'acide chromique est un caustique doux, utile pour cautériser les hypertrophies épidermiques telles que les poireaux.

L'arsenic se mélange avec d'autres substances pour former des pommades et des poudres, on l'emploie dans certaines formes de lupus, de cancer épithélial, et aussi pour stimuler les ulcères indolents. Comme caustique son action est lente, mais destructive, il a la propriété d'attaquer les tissus malades de préférence aux tissus sains. (Pâte du frère Côme, de Rousselot.)

L'acide nitrique, le nitrate acide de mercure, trouvent leurs indications dans le traitement des productions vénériennes comme les chancres, les végétations, etc. Il faut toujours les employer avec soin. L'acétate de zinc, le nitrate de zinc, l'acide phénique, le sublimé, etc., peuvent aussi être utilisés à l'occasion.

Parasiticides. Ce sont des agents qui détruisent les parasites animaux et végétaux de la peau. Le soufre et ses composés, tels que le sulfure de sodium, l'hyposulfite de soude, le sulfure de potassium, méritent d'être mentionnés en première ligne à cause de leurs bons effets dans les affections parasitaires des deux variétés.

Le styrax et le baume du Pérou ont pour propriété spéciale de détruire la gale, tandis que le staphisaigre, le précipité rouge, l'onguent mercuriel, le sublimé, le pétrole, sont d'excellents remèdes contre les pediculi. Les parasites végétaux sont détruits par un grand nombre d'agents parmi lesquels le mercure et ses composés, tels que le sublimé, le précipité rouge, le précipité blanc, le sulfate jaune et le sulfate rouge de mercure, occupent le premier rang. Mais ils ne sont pas les seuls, on peut employer dans le même but le goudron, la créosote, l'acide phénique, l'acide salicylique, le thymol, l'acide borique, la veratrine, le carbonate de potasse, le borax, l'alcool, l'iode, les cantharides, etc.

Électricité. C'est un moyen qui rend des services, surtout dans les affections qui s'accompagnent de troubles du système nerveux; dans l'herpès zoster par exemple : un courant galvanique produit par cinq à quinze éléments est peut-être ce qu'il y a de mieux; cependant les courants faradiques sont aussi utiles. L'électrisation doit porter ou bien sur les centres nerveux directement, ou bien sur les points malades.

L'électrolyse, c'est-à-dire la destruction des tissus par un courant galvanique, a son importance dans le traitement de certaines tumeurs, des tubercules, des nævi, des hypertrophies, des néoplasies conjonctives, etc. Dans ce cas, on remplace les électrodes ordinaires par des aiguilles qu'on enfonce dans l'intérieur des tissus, et à travers lesquelles passe le courant.

PRONOSTIC.

Il y a bien peu de choses à dire relativement au pronostic des maladies de la peau en général. Les maladies cutanées sont aiguës ou chroniques ; quelques-unes, telles que l'herpès en groupe, sont toujours aiguës ; les autres, comme le psoriasis, sont presque toujours chroniques. Cependant en général on peut dire que les affections cutanées ont une tendance à la chronicité ; beaucoup même sont très tenaces et durent des années, d'autres sont d'origine congénitale et durent toute la vie.

Les anomalies de sécrétion sont souvent rebelles au traitement, comme cela se voit quelquefois dans la séborrhée, l'hyperidrose. Les hypérémies, tant qu'elles restent telles du moins, sont des lésions éphémères qui ne sont jamais graves, mais il ne faut pas oublier que si l'irritation causale se prolonge ou dépasse une certaine limite, le processus devient inflammatoire, et par suite le pronostic est plus grave.

Il est impossible de dire quel sera, d'une façon générale, le pronostic d'une affection inflammatoire, car si quelques-unes se terminent toujours favorablement et dans un laps de temps déterminé, d'autres ont une issue fatale, comme par exemple le pemphigus; malgré tout, un pronostic aussi grave est rare. Beaucoup d'affections inflammatoires de la peau tendent à devenir chroniques, et s'éternissent pendant des mois, même des années, comme l'eczéma, le psoriasis, le sycosis non parasitaire.

Les hémorrhagies sont graves ou non, selon leur intensité et leur durée.

En général les hypertrophies ont un caractère bénin, leur développement est lent et dure toute la vie. Quelques-unes sont incurables. Il en de même des atrophies.

Les néoplasmes, ou tissus de nouvelle formation, sont ou bénins ou malins ; leur pronostic dépend tout entier de leur nature. Le lupus, la syphilis, la lèpre, le carcinome, le sarcome, comportent un pronostic grave, quelquefois mortel. D'autre part certaines affections de cette classe, comme le molluscum fibreux, ne donnent lieu à aucun ennui.

Les affections parasitaires sont toutes curables.

CLASSIFICATION

Une classification des maladies de la peau a pour but de grouper ensemble, afin d'en rendre l'étude plus facile, les maladies qui ont des signes de ressemblance dans leur nature intime.

Différents moyens d'arriver à ce but ont été proposés ; la méthode qui me paraît la plus pratique cliniquement et en même temps la plus apte à se plier aux perfectionnements scientifiques est celle qui est basée sur l'anatomie et la pathologie.

La classification que j'adopte ici, est celle d'Hébra modifiée. Elle repose, comme on le verra, sur des bases anatomiques et pathologiques, à l'exception de la dernière classe qui est basée sur l'étiologie. La première classe comprend les maladies de l'appareil glandulaire qui primitivement ne s'accompagnent pas de phénomènes inflammatoires; mais le plus souvent, la nature du processus pathologique en même temps que les particularités de structure ont servi de base au groupement des maladies.

CLASSE I. — Anomalies de sécrétion, désordres de sécrétion.

Affections des glandes sébacées.	Séborrhée. Comédon. Milium. Molluscum sébacé, acné varioliforme. Kystes sébacés.
Affections des glandes sudoripares.	Hyperidrose. Éphidrose. Anidrose. Bromidrose. Chromidrose. Sudamina.

CLASSE II. — Hypérémies.

Affections érythémateuses	Érythème simple. Érythème intertrigo.

CLASSE III. — Exsudations, inflammations.

Affections érythémateuses	Érythème multiforme. Érythème noueux. Urticaire.
Affections érythémateuse, vésiculeuse, pustuleuse, papuleuse, squameuse	Eczéma.
Affections vésiculeuses	Herpès. Herpès zoster. Herpès iris. Miliaire.
Affections bulleuses	Pemphigus.
Affections papuleuses	Lichen ruber. Prurigo. Lichen scrofulosorum.
Affections pustuleuses	Acné. Acné rosacée. Sycosis non parasitaire. Impetigo. Impetigo contagiosa. Ecthyma.
Affections squameuses	Psoriasis. Pityriasis rubra.
Affections phlegmoneuses	Furoncle. Anthrax.
Affections érythémateuse, vésiculeuse, bulleuse, etc.	Dermatites.

CLASSE IV. — Hémorrhagies.

Affections du chorion, etc.	Purpura.

CLASSE V. — Hypertrophies.

Altérations du pigment.	Lentigo. Chloasma. Nævus pigmentaire.

Altérations de l'épiderme et des papilles.
- Callosités.
- Cors.
- Cornes cutanées.
- Verrues.
- Ichthyose.
- Kératose pilaire.

Altérations du chorion.
- Morphée.
- Sclérème des nouveau-nés.
- Éléphantiasis des Arabes.
- Dermatolysis.

Altérations des poils.
- Hypertrophie des poils.

Altérations des ongles.
- Hypertrophie des ongles.

CLASSE VI. — Atrophies.

Altérations du pigment.
- Albinisme.
- Vitiligo.
- Canitie.

Altération du chorion.
- Atrophie de la peau.
- Atrophie sénile.
- Stries et macules atrophiques.

Altérations des poils.
- Alopécie.
- Pelade.
- Atrophie des poils.

Altérations des ongles.
- Atrophie des ongles.

CLASSE VII. — Néoplasmes.

Altérations du tissu conjonctif.
- Kéloïde.
- Molluscum fibreux.
- Xanthélasma.

Altérations du tissu cellulaire.
- Rhinosclérome.
- Lupus érythémateux.
- Lupus vulgaire.
- Scrofulodermie.
- Lèpre.
- Syphilodermie.
- Carcinome.
- Sarcome.

Altérations des vaisseaux.
- Nævus vasculaire
- Télangiectasie.

Altérations des lymphatiques.
- Lymphangiome.

Altérations des nerfs.
- Névrome.

CLASSE VIII.

- Hyperesthésie. . . . . .
  - Hyperesthésie.
  - Dermatalgie.
  - Prurit.
- Anesthésie. . . . .
  - Anesthésie, Analgésie.

CLASSE IX. — Parasites.

- Parasites végétaux. . . .
  - Teigne faveuse.
  - Trichophytie. . . . . . .
    - Herpès circiné.
    - Teigne tondante.
    - Sycosis parasitaire.
  - Pityriasis versicolor.
- Parasites animaux. . . .
  - Gale.
  - Pediculi capitis.
  - Pediculi corporis.
  - Pediculi pubis.

DEUXIÈME PARTIE

MALADIES EN PARTICULIER

CLASSE I. — ANOMALIES DE SÉCRÉTION, DÉSORDRES DE SÉCRÉTION.

Cette classe comprend un groupe important de maladies, renfermant les différents troubles fonctionnels (A), des glandes sébacées et (B) des glandes sudoripares. Nous n'étudierons ici que les troubles de sécrétion exclusivement ; les maladies des glandes qui s'accompagnent d'inflammation comme l'acné, trouveront leur place dans le chapitre des inflammations.

TROUBLES FONCTIONNELS DES GLANDES SÉBACÉES.

SÉBORRHÉE.

Syn. : Pityriasis ; Stéarrhée ; Stéatorrhée ; Flux sébacé ; Peau onctueuse ; Acné sébacée, Séborrhagie ; Teigne furfuracée, l'une des teignes amiantacées ; Teigne asbestinée ; Ichthyose sébacée. Angl. : Seborrhea ; Dandruff ; Dandriff. All. : Schmeerfluss ; Gneis.

Définition. — La séborrhée est une maladie des glandes sébacées caractérisée par une sécrétion excessive ou anormale de matière sébacée formant sur la peau un dépôt huileux, une croûte ou des squames.

Symptômes. — La séborrhée se montre sur tous les points du corps ; cependant, comme la majorité des affections cutanées, elle a ses régions de prédilection. C'est au cuir chevelu qu'on la rencontre de beaucoup le plus fréquemment; vient ensuite, par ordre de fréquence, la face. Sur le corps, c'est au dos, entre les épaules, ou sur la poitrine, au niveau de la région sternale, qu'on la voit le plus souvent. On l'observe à toutes les périodes de la vie, depuis l'enfance jusqu'à l'âge mûr.

Chez les nouveau-nés, elle constitue un vernis caséeux ou smegma qui quelquefois est peu abondant; d'autres fois, au contraire, il est si considérable qu'il enveloppe tout le corps; on doit regarder, dans ces cas, la séborrhée comme un phénomène physiologique bien plutôt que comme une maladie. Elle persiste sur la tête des enfants, pendant les premiers mois de la vie, sous forme d'une accumulation plus ou moins compacte, sèche, jaunâtre, croûteuse ou écailleuse[1].

La marche de la séborrhée est variable. Parfois c'est une affection légère, disparaissant spontanément, ou sous l'influence du traitement le plus simple. D'autres fois, elle est plus grave, et peut durer pendant des années, même sous l'influence du traitement le mieux approprié. L'état de la santé générale retentit sur ses manifestations d'une façon remarquable; quand la santé s'améliore, les glandes tendent en général à reprendre leur fonctionnement normal[2].

L'état de la peau lui-même varie selon l'intensité des désordres aussi bien que selon les caractères de la sécrétion. Le plus souvent ce n'est pas une affection inflammatoire, car il n'y a ni rougeur bien marquée, ni chaleur de la surface malade ; dans quelques cas cependant, il y a une hypérémie intense avec des signes d'inflammation ; la peau devient rouge, il y a des démangeaisons et une sensation de brûlure. Ces derniers symptômes existent ou non; quand ils existent, ils sont plus ou moins intenses ; la démangeaison est souvent pénible, et cause une angoisse sérieuse. Dans les formes plus inflammatoires, ou quand la séborrhée siège aux joues, aux tempes, au front, à la racine des cheveux, les malades se plaignent d'une sensation de brûlure pénible.

1. Crasse de tête, vulgairement le touzet.
2. Il y a lieu par conséquent de tenir compte, dans l'étude de la séborrhée, de toutes les tares physiologiques (chlorose, anémie, accouchements multiples et rapprochés, impaludisme, syphilis, arthritisme, etc.).

La santé générale d'un malade atteint de séborrhée est généralement altérée, surtout dans les cas intenses; il y a habituellement des signes d'anémie et de chlorose, tels que pâleur de la face, froid aux pieds et aux mains, et d'autres signes dont nous parlerons à propos de l'étiologie. La séborrhée est moins fréquente pendant l'été que pendant l'hiver, elle peut même complètement ou partiellement disparaître pendant la saison chaude; tant qu'elle n'est pas complètement guérie, elle est capable de récidives et de recrudescences qui peuvent lui rendre son intensité primitive.

Il y a deux variétés de séborrhée, désignées respectivement sous les noms de *huileuse* et de *sèche*, selon le caractère de la sécrétion. Quelquefois les deux variétés se retrouvent sur le même sujet, mais dans des régions différentes, comme au cuir chevelu et à la face.

Comme leurs caractères ne sont pas les mêmes, je vais les décrire séparément.

Séborrhée oléagineuse. — Elle apparaît sous forme d'un dépôt graisseux sur la peau qui est huileuse à la vue et au toucher. Cette sécrétion a un caractère franchement huileux, elle peut être si abondante que des gouttelettes ruissellent à la surface de la peau; quand cela a lieu, le liquide est clair, jaunâtre, et de composition graisseuse. On la rencontre aussi bien dans les régions pileuses que là où il n'y a pas de poils; son siège le plus commun est la face, et plus particulièrement le nez et le front; elle a alors l'apparence d'une couche graisseuse contenant des particules plus ou moins nombreuses de poussière venant de l'air, de sorte qu'on dirait que la peau a été barbouillée avec une pommade sale. Ce produit est exsudé en plus ou moins grande quantité; parfois il est peu abondant et n'occasionne que peu de désagréments au malade qui réussit à l'enlever par des lavages savonneux répétés. Dans d'autres cas, au contraire, il est sécrété en très grande quantité, et produit des troubles ennuyeux. Cette variété envahit rarement les régions pileuses; à la tête, elle atteint plus particulièrement les individus chauves, et le cuir chevelu semble enduit d'huile. Les exemples frappants de séborrhée oléagineuse ne sont pas fréquents (*acné fluens*).

Séborrhée sèche. — C'est la variété la plus commune; on la trouve aussi bien sur les régions velues que sur celles qui sont glabres ; elle consiste dans la formation d'une masse de squames ou de croûtes écailleuses plus ou moins graisseuses, grisâtres, jaunâtres ou brunâtres, qui ont une tendance à adhérer à la peau[1].

Il y a aussi une variété mixte, qui peut se manifester par places de temps à autre.

Il faut d'abord étudier la séborrhée dans les parties pileuses, et surtout à la tête.

Séborrhée du cuir chevelu. — C'est non seulement au cuir chevelu que la séborrhée est le plus commune, mais c'est aussi là qu'elle est le plus importante à connaître à cause des conséquences fâcheuses qu'elle entraîne. Elle est une des causes les plus fréquentes de la calvitie prématurée. Elle est constituée par la simple formation de squames grises, jaunes ou même brillantes et nacrées, qui sont d'ordinaire uniformément distribuées sur le cuir chevelu ; elles sont égales, petites, sèches et pulvérulentes, ne sont adhérentes ni à la peau, ni aux cheveux ; ou bien ce sont des masses croûteuses minces ou épaisses, adhérant intimement à la peau, si bien que les cheveux paraissent collés au cuir chevelu. Dans le premier cas les squames tombent et se rassemblent autour des épaules du malade ; le diagnostic se fait sur le collet de l'habit. Si la tête n'est pas tenue proprement, et si les croûtes ne sont pas enlevées de temps en temps, il se forme des masses larges et épaisses ou des gâteaux, qui englobent complètement la région et qui empêchent les cheveux de pousser. Tôt ou tard les cheveux sont atteints, ils deviennent ternes, secs, paraissent morts, et ne tardent pas à tomber. Tel est le commencement d'un processus qui peut avoir pour conséquence la perte plus ou moins complète des cheveux, particulièrement au vertex ; les follicules ont été pendant si longtemps incommodés par la sécrétion des glandes malades, que leur structure s'altère, et que dans bien des cas ils sont complètement oblitérés.

Quand les squames sont enlevées, le cuir chevelu paraît terne, grisâtre, ou gris-bleuâtre, il a un aspect macéré et exsangue qui

1. Quand la séborrhée donne lieu à une desquamation fine, pityriasique, ce qui est très commun, la peau est le siège d'un processus pathologique analogue à celui qui est si connu, pour les muqueuses, sous le nom de *catarrhe*.

est caractéristique. Cet aspect est presque constant dans les cas chroniques et indolents où la santé générale est sensiblement altérée.

Le cuir chevelu est envahi en totalité ou en partie; le premier cas est le plus habituel; dans le cas contraire, c'est le sommet de la tête qui est le plus souvent atteint.

La séborrhée, quoique une affection bénigne en apparence, peut, si elle est abandonnée à elle-même, avoir des conséquences fâcheuses.

En même temps que le cuir chevelu, la séborrhée attaque souvent les parties velues de la face, les moustaches, les favoris, les sourcils; dans ce cas, les symptômes sont les mêmes qu'à la tête.

Quelquefois la nature de la lésion est douteuse, et l'on doit se demander si l'on n'a pas affaire à une affection inflammatoire plutôt qu'à une lésion primitive des glandes sébacées portant spécialement sur leurs sécrétions. Mais dans les affections inflammatoires, il y a plus ou moins d'hypérémie et d'injection du cuir chevelu, il y a des démangeaisons, une chaleur insupportable; les lésions inflammatoires ont une marche aiguë ou chronique, on les observe aussi bien chez les individus qui ont les cheveux touffus que chez ceux qui les ont rares. Cette affection a été étudiée avec soin par Pincus(A), Piffard (B) et Van Harlingen (C) qui en fait une lésion à part, et qui la désigne sous le nom de *pityriasis simplex.*

Séborrhée de la face. — La séborrhée de cette région s'observe surtout de quinze à trente ans; elle se manifeste au front, aux joues, autour du nez; elle attaque une seule de ces régions ou toutes à la fois, elle revêt presque toujours la forme oléagineuse, bien que quelquefois elle soit sèche (D). La peau est hypérémiée ou non, rarement enflammée. Quelquefois elle est rouge, chaude, irritable, elle est le siège de sensations de brûlure, de démangeaisons, surtout dans la forme sèche; dans la forme huileuse, ces symptômes sont rares. La séborrhée oléagineuse peut être légère ou très intense, elle a l'apparence d'une couche luisante, graisseuse, qui recouvre

A. *Archives de Wirchow*, 1867, p. 322.
B. *Maladies de la peau.* New-York, 1876, p. 192.
C. *Archives de dermatologie*, avril 1878, p. 102.
D. Planche W de l'atlas des *Maladies de la peau*, de Duhring.

généralement le front, les joues, le nez. La séborrhée sèche est plus ou moins compacte, elle est constituée par une sécrétion mince ou épaisse, graisseuse, qui revêt souvent la forme d'un masque. Elle adhère intimement à la peau, à laquelle elle est unie par des prolongements de matière sébacée venant directement des follicules.

Ces croûtes sébacées défigurent les individus qui les portent, et siègent surtout au front, aux joues, au nez; leur couleur est le plus souvent jaunâtre, mais elle peut être grise, brune ou même noirâtre. Des particules de matières étrangères de nature ou d'autre peuvent s'attacher à sa surface et se mélanger aux croûtes[1]. Le processus est généralement aigu; en dépit de lavages fréquents ou d'autres moyens, les croûtes reparaissent rapidement. Les démangeaisons et les cuissons ne sont pas rares dans cette forme; cependant elles ne sont pas constantes, et sont sujettes à des exacerbations, suivant en cela l'activité plus ou moins grande du processus. Quand il y a moins d'hypérémie, on n'observe pas le prurit.

Séborrhée du nez. — Elle réclame une mention spéciale. Le nez est habituellement rouge, luisant, huileux[2], la rougeur est d'ordinaire assez marquée, et inquiète plus le malade que la sécrétion elle-même; le nez n'est pas augmenté de volume, il n'est ni gonflé ni chaud; au contraire, il est habituellement froid. Les orifices des follicules sont plus ou moins élargis et ouverts, ce qui indique un manque d'élasticité et de vitalité de cette région. La séborrhée de la face, et en particulier celle du nez, est une des complications de la convalescence des maladies aiguës, souvent elle persiste longtemps après[3].

1. Jusqu'à ce jour, cette idée avait régné sans conteste. Cette année même, le docteur Unna, de Hambourg a fait paraître un travail (voir Analyse in *Annales de dermatologie*, 1880) dans lequel il soutient que cet aspect sordide, comme les points noirs du comédon, est dû, non pas à une accumulation de poussières atmosphériques, mais bien à une matière pigmentaire spéciale.

Nous laissons à l'auteur la responsabilité de cette proposition, nous contentant de faire observer que les mêmes poussières viennent quotidiennement colorer le bord libre des ongles chez des personnes même extrêmement soigneuses et peu exposées aux poussières.

2. On met facilement en relief ce fait, qui peut servir au diagnostic, en appliquant sur le nez une feuille de papier de soie ou de papier à cigarette.

3. On l'observe également après l'eczéma aigu et surtout après l'érysipèle de la face.

Séborrhée des parties génitales. — Grâce au grand nombre de glandes qu'elle possède, cette région est souvent le siège de séborrhée chez les hommes aussi bien que chez les femmes.

Chez l'homme le gland et le prépuce (*smegma præputii*) sont les régions où on l'observe le plus souvent; elle forme une masse blanchâtre, molle, caséeuse qui se rassemble autour de ces parties; chez la femme, c'est autour des lèvres et du clitoris que ces productions se forment. La séborrhée génitale est peu prononcée et alors elle ne constitue pas une maladie véritable, ou bien elle est très abondante, et s'accompagne de symptômes inflammatoires (érosion, suintement, prurit); chez les hommes qui ont le prépuce long, elle détermine de la balanite. La décomposition de ces produits sébacés est très rapide, et elle est favorisée par l'humidité et la chaleur.

Séborrhée du corps. — Il est nécessaire de parler de cette affection à cause des formes particulières qu'elle revêt, et qui sont entièrement différentes de celles que nous avons passées en revue jusqu'à présent. En arrière c'est entre les épaules, en avant c'est dans la région sterno-claviculaire que se localise habituellement cette maladie. Ces deux régions sont souvent envahies à la fois; la structure différente de la peau dans ces deux points fait que les lésions sont quelquefois dissemblables.

Au dos, ce sont des taches de forme et d'étendue variables, larges comme un ongle de doigt ou comme une pièce de cinq francs en argent; elles peuvent être séparées, mais elles sont le plus souvent confluentes, constituant une tache continue et de forme irrégulière. Elles sont violacées ou rougeâtres, en partie recouvertes de squames jaunes ou grises d'apparence blafarde. Les squames sont rarement abondantes; elles sont habituellement libres, et souvent détachées par le frottement des habits. Les orifices folliculaires sont béants et laissent écouler lentement leurs produits de sécrétion. Les taches ont rarement des contours limités; souvent elles empiètent les unes sur les autres, à la façon des tuiles d'un toit; elles occupent les épaules et les parties supérieures du dos, de manière à former une plaque étendue, irrégulière et imparfaitement définie, qui ressemble à du pityriasis versicolor; il y a parfois des papules et des pustules d'acné à la périphérie.

A la poitrine, les taches sont habituellement circulaires, à base rouge pâle, ayant à leur centre une squame pelliculeuse gris jaunâtre, graisseuse, ou flétrie et sèche ; leurs contours sont habituellement bien limités, elles sont isolées, ou réunies en large plaque. C'est la séborrhée de cette région qui présente les plus grandes ressemblances avec le pityriasis versicolor ; sa marche est lente, variable, avec des alternatives de mieux et de pis. Elle disparaît quelquefois en partie ou même en totalité pendant l'été.

Étiologie. — Les causes occasionnelles de la séborrhée sont nombreuses, mais le plus grand nombre est lié aux altérations de la santé en général. Avant de les passer en revue, il est bon de rappeler que la présence d'une certaine quantité de matière sébacée sur la peau est un fait normal, et nécessaire à sa bonne hygiène. Chez les nouveau-nés par exemple, la formation du smegma est un phénomène physiologique salutaire[1]. C'est seulement quand cette sécrétion est excessive ou anormale qu'elle constitue un état pathologique (ichthyose sébacée).

Les causes qui produisent les deux variétés de séborrhée sont les mêmes ; seulement certaines particularités individuelles font que la séborrhée a le caractère oléagineux ou sec. Les individus qui ont les cheveux blonds et le teint clair sont plus disposés à la variété sèche, tandis que les bruns aux cheveux noirs sont plus habituellement affectés par la variété oléagineuse.

Hébra le premier a démontré clairement que bien souvent la séborrhée dépend d'un état chlorotique ou anémique ; c'est d'ailleurs une cause commune aux deux sexes.

1. L'enduit qui couvre la totalité du corps des fœtus et qui forme un vernis imperméable au liquide amniotique vient de l'accumulation et de la désorganisation des cellules épidermiques et non des glandes sébacées qui sont alors rudimentaires ou même à l'état de bourgeons épithéliaux. L'enduit fœtal n'est donc pas à proprement parler séborrhéique. Il en est de même pour le smegma sous-préputial qui tient à l'humidité de la région et à l'accumulation de cellules épithéliales, plus ou moins altérées, bien plutôt qu'à une véritable sécrétion sébacée. Car les glandes sébacées du prépuce et de la couronne du gland se distinguent souvent, dit Sappey, par leur rareté et par leur grande simplicité.

Il n'est pas étonnant que la désorganisation des cellules épidermiques aboutisse à la formation de graisse, puisque l'on sait que la graisse est la résultante de la destruction de tous les éléments organiques quels qu'ils soient (gras de cadavre, etc.) Les glandes sudoripares cependant sécrètent incontestablement la graisse et, chose remarquable, en plus grande quantité peut-être que les glandes sébacées.

Les malades atteints de séborrhée ont en général le teint pâle, sont de constitution molle, ont souvent de l'acné papuleuse ou des comédons; ce sont des gens atteints de misère physiologique, ou strumeux. Les diverses fonctions organiques sont souvent troublées, surtout chez les femmes où la menstruation et les fonctions intestinales se font toujours plus ou moins irrégulièrement. D'où ce fait que la séborrhée est si fréquente pendant l'adolescence, alors que le corps se développe et que certains organes muets jusqu'alors deviennent actifs.

La séborrhée se voit dans les deux sexes, mais plus souvent chez la femme ; on l'observe à tous les âges de la vie, mais beaucoup plus souvent chez les jeunes gens.

Comme je l'ai déjà dit, toutes les fois que l'alimentation est défectueuse ou qu'un individu est débilité pour une raison quelconque, l'organisme se trouve dans des conditions favorables au développement de la séborrhée. Elle accompagne souvent les exanthèmes, les fièvres graves, la tuberculose, la syphilis, etc., ou bien elle leur succède, sans toutefois que l'on puisse dire, dans le dernier cas, par exemple, que la séborrhée soit une manifestation syphilitique.

Telles sont les causes les plus générales de la séborrhée; mais on peut aussi la voir chez des gens dont la santé générale est excellente: chez ceux-là la cause de la maladie reste inconnue. De tels cas, cependant, sont rarement graves, et cèdent généralement à un traitement local.

Anatomie pathologique. — La séborrhée est le résultat d'un désordre fonctionnel des glandes sébacées ; elle est due à une augmentation de la sécrétion, qui est en même temps altérée; elle renferme une plus grande quantité de cellules épidermiques, venant des glandes et de leur conduit excréteur ainsi que de la couche cornée, et elle donne aussi naissance à une desquamation pityriasique (pityriasis séborrhéique).

Le sébum excrété est huileux ou de consistance ferme : d'où des variétés dans la maladie.

A l'état normal les glandes sébacées sécrètent en quantité variable selon les régions; en quelques points du corps, à la tête par exemple, la sécrétion est abondante; ailleurs elle est peu considérable. La séborrhée est plus commune dans les endroits où la sécrétion sébacée est normalement plus abondante, comme au cuir chevelu, au nez, aux joues.

C'est uniquement un trouble fonctionnel des glandes, sans altération de leur structure ; cependant si le processus morbide persiste longtemps, il se fait des modifications de structure, telles que la sclérose et l'atrophie des glandes, des follicules et des tissus environnants ; c'est ce qu'on voit assez souvent au cuir chevelu, où elles ont pour conséquence l'alopécie.

Les produits de la séborrhée, examinés au microscope, consistent en masses amorphes, graisseuses et finement granulées avec un nombre considérable de cellules épithéliales venant des parois des glandes et de leurs conduits[1].

La matière sébacée et les cellules épidermiques varient dans leurs proportions respectives ; dans quelques cas, il y a excès de cellules épidermiques, le produit de sécrétion consiste alors presque exclusivement en cellules épithéliales plus ou moins altérées. La quantité des sécrétions varie également selon les particularités de la constitution.

Diagnostic. — La séborrhée est une maladie dont les formes varient à l'infini selon son intensité ; elle a aussi des apparences variables dans les différentes régions du corps. Il en résulte qu'on peut la confondre avec un certain nombre d'affections qui parfois lui ressemblent tellement que le diagnostic est très difficile : il faut que nous les énumérions.

Au cuir chevelu, il est facile de la confondre avec l'eczéma sec. Cependant dans la séborrhée une grande partie du cuir chevelu est atteint d'une façon plus ou moins uniforme ; l'eczéma se localise davantage sous forme de plaques isolées. Les squames de la séborrhée sont très nombreuses et se forment rapidement, celles de l'eczéma sont habituellement rares et plus larges ; sur les points atteints de séborrhée, la peau est habituellement

1. Le liquide s'écoule sur le front à la façon d'une goutte de sueur ou plutôt d'une goutte d'huile. Si on le recueille, on ne tarde pas à le voir se dessécher complètement en minces lamelles ; ce qui prouve que less quames croutilleuses de la séborrhée ne sont pas formées de sang et de pus concret, mélangé aux cellules épidermiques, comme dans la plupart des dermatoses, mais le plus souvent et presque exclusivement de la la matière sébacée elle-même.

décolorée ; dans l'eczéma, elle est toujours rouge, plus ou moins infiltrée et épaissie. La séborrhée est toujours une maladie sèche ; dans l'eczéma, il y a toujours, à l'une de ses périodes, du suintement. Les démangeaisons de la séborrhée sont rarement aussi intenses que celles de l'eczéma.

A la face la séborrhée peut encore ressembler à l'eczéma et surtout à la forme érythémateuse, et les croûtes épaisses qu'on trouve sur les joues en imposeront quelquefois pour des croûtes succédant aux vésicules de l'eczéma, ou aux pustules de l'impétigo ; mais l'historique de l'affection viendra en aide au diagnostic dans les cas douteux.

La séborrhée a quelquefois des ressemblances étroites avec le psoriasis, qu'elle siège au cuir chevelu ou sur le corps. Mais les lésions de la séborrhée, sont uniformément distribuées sur le cuir chevelu ; les plaques de psoriasis sont habituellement dispersées irrégulièrement avec des intervalles de peau saine, en outre leurs contours sont toujours bien délimités. Les squames de la séborrhée sont fines ou réunies en gâteaux, elles sont grises ou jaunes et ont l'aspect graisseux ; celles du psoriasis sont plus abondantes, plus larges, plus épaisses, plus blanches et plus sèches.

Dans la séborrhée, le cuir chevelu n'est qu'exceptionnellement hypéremié ou enflammé, le plus souvent sa couleur est pâle, anémique, plombique ; au-dessus des squames de psoriasis, au contraire, il est toujours rouge et enflammé. Ce dernier caractère a une très grande valeur, selon moi. Enfin la marche des deux maladies n'est pas la même.

Il est difficile de confondre la séborrhée avec la teigne tondante, mais aux joues elle peut en imposer pour de l'herpès circiné. Les antécédents, la lenteur de la marche, l'apparence graisseuse des squames, enfin leur examen au microscope, permettront toujours de les distinguer de celles de l'herpès circiné.

Il y a une étroite similitude entre la séborrhée et les formes légères du lupus érythémateux et du lupus acnéique ; et on peut confondre ces affections entre elles. Il faut se souvenir que souvent au premier abord le lupus érythémateux ressemble à une séborrhée congestive ; quand il s'est développé, ses allures le distinguent suffisamment pour ne plus prêter à l'erreur. De plus, la séborrhée a rarement une ligne de démarcation nette comme le lupus érythémateux, elle ne s'accompagne pas de signes inflammatoires aussi violents; dans la séborrhée, il n'y a jamais ni l'infiltration ni l'épaississement de la peau qui ne manquent jamais dans le lupus. Les plaques de séborrhée sont rosées ou rougeâtres et rarement de couleur foncée; dans le lupus elles peuvent être rosées, mais elles sont plus souvent rouge sombre, violacées et recouvertes de squames très adhérentes. Au point de vue anatomique, la séborrhée est un trouble fonctionnel, le lupus est une néo-formation cellulaire (prolifération intra-dermique de cellules embryonnaires). Enfin la séborrhée diffère du lupus en ce qu'elle n'aboutit jamais à la formation d'un tissu cicatriciel.

Traitement. — Il doit être local et constitutionnel tout à la fois, qu'on emploie les deux modes de traitement isolément ou simultanément.

La médication interne s'adresse aux cas qui s'accompagnent de troubles fonctionnels, ou à ceux dans lesquels il faut modifier la constitution générale. Aussi faut-il interroger avec soin les antécédents du malade et la marche de l'affection; les causes dont elle dépend sont souvent assez obscures pour réclamer une étude attentive. Les indications seront celles des causes déjà mentionnées à propos de l'étiologie.

Il faut soumettre le malade à une hygiène appropriée; l'air pur et l'exercice sont deux adjurants importants du traitement de certaines formes de séborrhée; les jeunes femmes en particulier devront faire de l'exercice en plein air. La nourriture devra être de bonne qualité et aussi réparatrice que possible. On se trouvera bien dans la grande majorité des cas de l'huile de foie de morue à doses élevées dont on continuera l'usage pendant longtemps. Le fer a aussi une grande efficacité quand il est administré à doses convenables, et pendant de longs mois. La formule suivante rendra des services :

R. Teinture de chlorure de fer . . .	30 grammes.
Acide phosphorique dilué	30
Sirop de limon.	60

Une demi-cuillerée à thé trois fois par jour dans un verre d'eau. A prendre avec un chalumeau en verre.

Les autres préparations ferrugineuses pourront être ordonnées selon l'âge et les circonstances.

L'arsenic à petites doses est parfois utile, surtout après qu'on a pris du fer pendant quelque temps. On le prescrira avec avantage mélangé au fer, par exemple, sous la forme suivante :

Liqueur d'arsenite de potasse.	3^{gr},05
Vin ferrique	120

Une cuillerée à thé trois fois par jour, immédiatement après le repas.

Le soufre et ses composés, surtout les sulfures, ont aussi leur importance, donnés à petites doses et continués pendant des semaines ou des mois. Le sulfure de calcium doit être donné à dose de 0^{gr},003 à 0^{gr},0065 trois ou quatre fois par jour.

En outre, il faut user de tous les moyens propres à reconstituer la santé; souvent c'est seulement à l'attention qu'on portera à l'état général du malade qu'on devra la guérison définitive.

Le traitement local a aussi son importance; il variera avec le siège de la maladie. La séborrhée de la tête réclame des soins particuliers. S'il y a accumulation de sébum et de croûtes, il faut les enlever, et nettoyer parfaitement les surfaces de façon que la peau soit complètement nette; c'est une opération nécessaire pour constater l'état des tissus, des follicules, des glandes et des cheveux. Quelquefois les masses de matière sébacée sont si épaisses, si poisseuses que les lavages ordinaires avec de l'eau savonneuse ne suffisent pas; dans ces cas, il faut d'abord frotter les surfaces avec de l'huile douce qu'on laisse ensuite en place pendant un certain temps; ce procédé ramollira et fera ensuite tomber les croûtes; c'est l'huile d'olive ou l'huile d'amandes douces qui conviennent le mieux pour cette opération; Hébra préconise l'huile de foie de morue. Le malade se verse une certaine quantité d'huile sur la tête, et frictionne de façon à saturer les croûtes. La quantité d'huile nécessaire varie selon l'épaisseur des cheveux, le nombre des squames, la dureté du cuir chevelu; il faut en mettre assez pour adoucir et amollir la masse croûteuse.

Il faut faire cette opération le soir; ensuite on met un bonnet de flanelle convenablement serré qu'on peut même recouvrir d'un bandage afin que l'huile pénètre mieux partout. Le lendemain matin on enlève le bonnet, et on lave soigneusement la tête avec de l'eau savonneuse. Le savon de soude ordinaire n'est généralement pas assez fort pour débarrasser la tête de l'huile et de la matière sébacée qui la recouvrent; pour y arriver il vaut mieux employer la formule suivante :

Savon vert.	60 grammes.
Alcool.	30

Dissoudre, puis filtrer.

S'en servir comme d'un savon ordinaire [1].

On en verse une cuillerée à bouche sur la tête, avec une petite quantité d'eau, puis on frictionne de façon à faire une mousse abondante; ensuite on lave avec une grande quantité d'eau chaude.

Le savon vert peut être employé seul, mais l'alcool agit favorablement sur les huiles, et peut-être même sur les glandes sébacées.

Il faut ensuite sécher les cheveux avec une serviette douce; s'ils sont longs et épais on les séchera avec un fer chaud.

Il n'est jamais nécessaire de couper les cheveux pour faciliter le traitement qui peut se faire aussi bien quand les cheveux sont longs que quand ils sont courts.

La tête lavée et séchée, on y applique quelque substance grasse ou huileuse; sans cette précaution, la peau et les cheveux deviendraient secs et raides. L'espèce de pommade ou d'huile dont il faut se servir dépend en partie de l'état du cuir chevelu. S'il est irrité il faut employer les huiles simples, l'huile d'amandes douces ou la vaseline préalablement benzoinée dans la proportion de quelques grammes pour 30 grammes. La glycérine et l'eau dans la proportion de 1:4 à 1:8 constituent aussi une excellente préparation; il en est de même de la glycérine et de l'alcool dans la proportion de 1:2 à 1:4.

Presque toujours les préparations stimulantes sont plus avantageuses; ainsi l'acide phénique combiné à l'huile et à l'alcool, comme dans la formule suivante, est très utile :

Huile de ricin	7 grammes.
Acide phénique.	1,20
Alcool.	90
Essence d'amandes amères.	0,24

1. Cette préparation et ce mode de traitement ont été préconisés par Hébra, les proportions de substances employées varient, et on peut parfumer au gré du malade : on peut se servir d'eau de Cologne, d'alcool de Lavande, etc.

Appliquer après avoir lavé.

La teinture de cantharides, la teinture de noix vomique, la teinture de poivre, le chloral, le sublimé et autres substances peuvent également être employés comme stimulants ou comme modificateurs. Les pommades ont aussi leur utilité : il faut les employer en petite quantité, et bien les étendre sur la tête. On peut encore recourir au soufre précipité, dans la proportion de 3 à 6 centigrammes par 30 grammes ou à l'oxyde rouge de mercure ou au mercure ammoniacal, dans la proportion de 5 à 15 grammes pour 30.

Ces deux dernières substances s'associent très bien aux pommades goudronneuses, comme dans la formule suivante :

Oxyde rouge de mercure	$0^{gr},40$
Vaseline	30 grammes.

F. s. a. une pommade, qu'on appliquera avec modération une fois par jour.

Telles sont quelques-unes des préparations que l'on peut employer après avoir lavé le cuir chevelu ; il nous faut maintenant indiquer la fréquence avec laquelle les lavages doivent être faits.

Elle varie avec l'intensité de la maladie ; quand il y a beaucoup de croûtes, des démangeaisons, de la chaleur, il faut nettoyer la tête tous les jours, tous les deux jours ou toutes les fois que cela est nécessaire. Quand il n'y a que peu de squames, il est préférable d'appliquer l'huile ou la pommade sans lavage préalable. Il faut continuer ce traitement pendant des semaines et même des mois, jusqu'à la guérison complète.

Le traitement local de la séborrhée de la face, du corps, des régions non pileuses est à peu près le même que celui qui a été indiqué. Il faut enlever les croûtes par de fréquents lavages, des bains chauds, avec du savon alcalinisé convenablement ; quand la peau est bien nettoyée, on emploie des pommades ou des lotions sulfureuses, des lotions alcooliques, des pommades mercurielles, des huiles douces, des pommades adoucissantes selon les indications à remplir. La meilleure indication dépend de l'état de la partie malade, de la variété de séborrhée, de l'hypérémie, et enfin, après en avoir fait l'expérience, des remèdes qui paraissent le plus profitables ; il n'est pas possible de dire à l'avance quelle sera la meilleure médication. Signalons encore la pommade au soufre sublimé, à la dose de 1 gramme pour 30 grammes d'excipient [1].

Pronostic. — Il dépend des conditions générales du malade, et aussi dans une certaine mesure, de la connaissance que l'on a pu acquérir de la cause de la maladie. En général on dit qu'une affection est rebelle quand elle cède difficilement au traitement; des mois sont souvent nécessaires pour tarir la sécrétion anormale. La forme la plus sérieuse est généralement la séborrhée du cuir chevelu, quand elle dure depuis quelque temps, et que les cheveux commencent à tomber; dans ces cas l'affection dure toujours longtemps, et la chevelure est souvent compromise. Quand il y a un commencement de calvitie, il ne faut pas compter sur la repousse certaine des cheveux, quoiqu'on puisse faire beaucoup pour guérir les follicules qui n'ont pas été sérieusement atteints. Chez les enfants, l'affection est généralement bénigne, et cède aux remèdes les plus simples.

COMÉDON.

Définition. — Le comédon est une lésion des glandes sébacées, caractérisée par des élévations jaunâtres ou blanchâtres de la grosseur d'une tête ou d'une pointe d'épingle et portant à leur centre de petits points noirâtres.

Symptômes. — Les comédones s'observent le plus souvent à la face, aux joues, au nez, au dos. Chaque petite élévation isolée ou papule est désignée sous le nom de comédon. Les comédones sont nombreux ou non; habituellement là où ils ont tendance à se développer, ils sont nombreux et la région qui les porte a l'aspect noirâtre, tacheté ou ponctué. Leur siège habituel est le front, les joues, le menton; leur grosseur varie de celle de la tête à celle de la pointe d'une épingle. Parfois leur nombre est si considérable, qu'ils défigurent les gens qui les portent; on dirait de fins grains de poudre implantés dans la peau; au grand désespoir des malades, leur peau paraît malpropre, grasse et non lavée.

Cette affection ne s'accompagne ni de phénomènes inflamma-

1. En France, on fait ordinairement application d'huile d'amandes douces ou d'huile de ricin, des lotions savonneuses ou mieux de décoction de bois de Panama, puis des frictions alcooliques ou d'onctions avec une pommade contenant 1/30 d'oxyde de zinc, de soufre, ou de turbith minéral, et 2/30 d'eau de laurier-cerise.

toires, ni de symptômes subjectifs, elle s'associe souvent avec l'acné pustuleuse avec laquelle elle a des rapports intimes. Les comédones affectent surtout les jeunes gens, à l'époque de la puberté notamment[1], mais on peut les rencontrer chez les personnes plus âgées, ils ont une marche irrégulière, le plus souvent lente et chronique ; leur durée dépend de leur nature, de leurs causes, et de diverses circonstances : si on n'intervient pas, ils peuvent persister des années, et même il n'est pas rare de les voir résister aux traitements les plus énergiques.

Étiologie. — Cette affection se voit souvent chez les individus qui n'ont pas un grand soin de leur peau, et chez lesquels il se loge de fines particules de poussière ou d'autres substances dans les orifices des conduits des glandes sébacées. Tel est un des modes de développement des comédones, mais leur vraie cause tient le plus souvent, selon moi, à un trouble du fonctionnement glandulaire de la peau, analogue à celui que produit si souvent l'acné. Les personnes atteintes de comédones ont habituellement la peau épaisse et terne qui indique non seulement une altération des glandes ou de leur produit de sécrétion, mais aussi un état de souffrance de l'organisme tout entier. Elles ont souvent une constipation plus ou moins grande ou au contraire de la diarrhée et de la dyspepsie ; ou bien ce sont des individus qui sont dans un état de torpeur dénotant une atonie de tous les organes. Les jeunes femmes chlorotiques, lymphatiques et mal réglées y sont très sujettes.

Anatomie pathologique. — Cette affection a son siège dans les glandes sébacées et dans leurs conduits ; elle consiste en une accumulation de sébum et de cellules épidermiques dans les glandes et dans leurs canaux excréteurs ; les glandes se dilatent de façon à produire un point ou une petite élévation à la surface de la peau. Le processus est sourd, ne s'accompagne pas de phénomènes inflammatoires, et n'occasionne pas ou peu de troubles dans les tissus environnants.

L'obstruction cède d'elle-même, ou bien elle persiste et la glande

1. Hébra (*Leçons de Kaposi*, traduites par Besnier et Doyon) qui donne (page 230) une belle coupe d'un comédon, fait remarquer qu'à l'époque de la puberté notamment il y a des relations étroites entre la poussée plus ou moins vicieuse des poils et la production des comédons. Cet auteur explique la plus grande fréquence des comédons à cette période de l'existence par la poussée plus active des poils à cette époque.

se distend et prend l'aspect d'une papule (petite tanne). Quand on presse latéralement sur un comédon on en fait sortir une masse de matière sébacée, de cellules épithéliales avec diverses particules organiques (cholestérine, débris de poils), ou étrangères (poussières atmosphériques)[1]. Les cellules épithéliales contiennent des globules huileux, et sont atteintes de dégénérescence graisseuse. On y trouve quelquefois des poils follets et aussi le sarcopte à huit pattes, appelé *demodex folliculorum*. Cependant le parasite n'est pas la cause de l'affection, car on le retrouve aussi fréquemment dans les follicules sains[2].

Diagnostic. — Il ne présente aucune difficulté, les comédones sont si communs à la face que leur nature n'échappe à l'observation de personne. Comme je l'ai dit, ils accompagnent souvent l'acné, mais ils s'en distinguent parce qu'ils ne provoquent jamais de troubles inflammatoires. Le milium lui ressemble aussi par ses apparences et par sa nature, mais dans le milium les conduits glandulaires ne sont pas obstrués ; et il n'y a pas de point noir comme dans le comédon. Le milium est un petit point blanc situé immédiatement au-dessus de l'épiderme, on ne peut l'énucléer sans rompre ou inciser préalablement la peau qui le recouvre[3].

Traitement. — Le traitement local est le plus souvent suffisant. Les bains chauds suivis de frictions au savon mou, ou de frictions à parties égales de savon et d'alcool suffisent généralement pour stimuler l'activité sécrétoire et excrétoire des glandes. En outre on peut traiter chaque comédon isolément en exprimant le contenu folliculaire ; on fait cette petite opération avec une clef de montre (ou avec un petit tube) de calibre convenable dont on place la lumière sur le point noir et sur laquelle on presse brusquement; on peut également comprimer les comédons entre les ongles des pouces, mais c'est moins facile. Il faut traiter de cette manière un certain

1. La pression, pratiquée au moyen d'une clef de montre, par exemple, fait sortir une petite masse de matière sébacée, jaunâtre, concrète, représentant exactement le moule du conduit glandulaire, coloré en noir à son extrémité externe ; c'est cet aspect vermicellé, vermiculaire, qui a fait croire si longtemps, dans le public, à l'existence des petits vers, à tête noire, du bout du nez.

2. D'après Balzer, ce parasite rechercherait surtout les glandes saines, et sa présence prouverait que leur produit de sécrétion est physiologique plutôt que pathologique.

3. Le comédon peut exister d'ailleurs indépendamment de toute oblitération de l'orifice pilo-sébacé, par simple atonie de l'appareil excréteur de la glande.

nombre de points chaque jour, jusqu'à ce que tous les follicules soient vidés ; quand les comédons se reproduisent, il faut recommencer. Des lotions ou des pommades stimulantes, surtout celles à base de soufre, sont aussi très utiles ; la formule suivante donne d'excellents résultats :

Soufre précipité.	7 grammes.
Glycérine.	3,50
Axonge.	30 grammes,

f. s. a. une pommade ; puis frotter les parties malades tous les soirs.

Les lavages savonneux, suivis de lotions alcooliques et sulfureuses comme celles qu'on emploie dans le traitement de l'acné, réussissent très bien également. Parties égales de soufre, de glycérine, d'alcool, de carbonate de potasse et d'éther forment aussi une composition utile ; on l'emploie tous les deux ou trois jours quand la peau est irritable.

Les différents moyens employés contre l'acné, qui accompagne si souvent les comédons, peuvent être employés dans les cas rebelles ; quand la peau s'enflamme ou devient dure sous l'influence d'une médication stimulante, il faut employer des pommades faiblement alcalines telles que celles-ci[1] :

Borate ou bicarbonate de soude. . . .	1gr,75
Glycérine.	0gr,50 à 0gr,75.
Axonge.	28 grammes.

Quand c'est nécessaire il faut en même temps que le traitement local, instituer un traitement général. Il faut remédier aux désordres organiques, prescrire une nourriture et une hygiène convenables, et veiller à l'observation des règles générales de la santé.

Les préparations ferrugineuses et arsenicales trouvent leurs indications surtout chez les jeunes femmes chlorotiques et l'huile de morue chez les lympathiques.

1. D'une manière générale, Unna rejette toutes les préparations contenant des alcalis. Les acides agissent au contraire en transformant la couleur noire en une teinte jaune et surtout en déterminant une inflammation substitutive qui fait cesser l'adhérence des comédons aux parois des loges glandulaires.

On sera souvent consulté à l'occasion des points noirs du visage consécutifs aux comédons. Conduit par des vues théoriques déjà exposées, Unna a employé et recommandé la prescription suivante :

Kaolin.	4 grammes.
Glycérine.	3
Acide acétique.	2

Avec ou sans addition d'une petite quantité d'huile éthérée, destinée à dissoudre les

Pronostic. — En général les comédones ne résistent pas à un traitement de quelques mois; quelquefois cependant ils sont très tenaces, et réapparaissent de temps à autre dans les mêmes points. Il faut alors encourager le malade à suivre avec persistance un traitement bien dirigé ; tôt ou tard la guérison sera définitive.

MILIUM OU GRUTUM — CALCUL CUTANÉ — ÉTAT GRANITÉ SOUS-ÉPIDERMIQUE.

Syn. : Tubercule miliaire ; élévation folliculaire ; tubercule sébacé ; acné albida ; tubercule perlé ; strophulus albidus.

Définition. — Le milium est un corpuscule petit mais saillant, arrondi, blanchâtre, sébacé, non inflammatoire, situé immédiatement au-dessous de l'épiderme.

Symptômes. — Le milium a son siège le plus fréquent à la face, surtout au front et sur les paupières; cependant on peut le rencontrer ailleurs. Sa grosseur varie de celle d'une pointe d'aiguille à celle d'un petit pois, il ressemble à un grain de millet, d'où son nom. Les milia sont isolés ou réunis en grand nombre, leur couleur est blanchâtre, perlée, ou jaunâtre ; souvent ils paraissent transparents comme s'ils contenaient un liquide. Leur forme est arrondie ou pointue; au toucher ils donnent la sensation de petits corps résistants, plus ou moins durs, superficiellement enchatonnés dans l'épaisseur de la peau. Ils se développent graduellement et lentement ; quand ils ont atteint leur complet développement, ils n'ont aucune propension à se modifier, et restent stationnaires pendant des années. Ils ne déterminent aucune gêne mais ils sont disgracieux ; ils accompagnent quelquefois le comédon et l'acné ; d'autrefois ils existent seuls. Ils sont plus communs chez la femme que chez l'homme, et apparaissent généralement à l'âge moyen.

Ce qu'on appelle *pierres de la peau* ou *calculs cutanés* sont souvent la conséquence des milia ; ce sont des concrétions miliaires ou sébacées qui subissent, quoique assez rarement, la transformation dure, calcaire, pierreuse. Le docteur E.-F Foster(A) de Boston

graisses. On fera faire une onction matin et soir, en ayant soin de fermer les yeux pendant l'application. Immédiatement après, on pourra facilement extraire les comédons de leurs *loges*, soit directement, soit au moyen du savon ponce.

On peut avoir recours encore au sublimé, aux lotions fortes de chloral ou faibles d'acide chlorhydrique.

A. *Journal de médecine et de chirurgie* de Boston, 30 janvier 1879.

a cité un cas où cette production située sur un des côtés de la joue d'une femme de quatre-vingt-onze ans ressemblait à une petite tumeur ovale et dure ; après l'excision elle ressemblait à un petit calcul urinaire, et elle était composée de phosphate de chaux avec de petites quantités de carbonate de chaux, des débris épithéliaux et de la matière grasse.

Étiologie. — Les causes du milium sont analogues à celles qui déterminent les comédones et les kystes sébacés; quelquefois on ne peut leur assigner aucune cause.

Anatomie pathologique. — Cette affection siège dans les glandes sébacées, elle consiste en une accumulation de sébum et de cellules épidermiques sèches dans l'intérieur de la glande qui ne peuvent être éliminés à cause de l'oblitération du conduit. On ne trouve aucune trace d'ouverture ; le contenu ne peut être exprimé au dehors, car il est complètement enkysté. Un examen approfondi montre que cette concrétion siège immédiatement au-dessous de l'épiderme qui forme son enveloppe extérieure. Neumann et d'autres ont démontré sur une section que la membrane d'enveloppe est constituée par les parois du follicule pileux, ou de la glande elle-même. Toutefois les plus gros et les plus anciens tubercules miliaires sont recouverts d'une couche mince de tissu conjonctif. La masse est constituée de matière sébacée, entourée de cellules épidermiques imbriquées, qui peut devenir calcaire, et qui par la pression se réduit en petits grains.

Diagnostic. — Quoique d'apparence semblable, le milium et le comédon présentent des différences anatomiques importantes. Dans le milium la glande est distendue et enkystée sans ouverture ; dans le comédon le conduit glandulaire est toujours ouvert à la surface de la peau. Le milium se développe dans une peau saine, tandis que la production du comédon accompagne une altération anatomique ; en outre le point noir du comédon est caractéristique.

Parfois le milium peut avoir des liens de ressemblance avec les sudamina, surtout à la face; l'incision montrera que l'un contient de la matière sébacée, et l'autre de la sueur. Il est à peine besoin de dire qu'on ne le confondra pas avec le xanthélasma qui siège également aux paupières, mais qui est jaunâtre, plus volumineux, moins dur, et de nature absolument différente.

Traitement. — Il faut ouvrir les petites tumeurs au bistouri, et en extraire le contenu ; chaque tubercule miliaire doit être incisé isolément. Il faut laver la peau tous les jours avec de l'eau chaude et du savon, et faire des frictions stimulantes au savon noir par exemple, pour réveiller l'activité glandulaire, et favoriser la sécrétion normale. S'il se fait des récidives, il faut reprendre avec persévérance les mêmes moyens. Piffard applique une petite goutte de teinture d'iode sur chaque milium après l'incision dans le but de provoquer une inflammation et de détruire la glande. Hardaway recommande l'électrolyse.

MOLLUSCUM SÉBACÉ.

Syn. : Acné varioliforme de Bazin ; molluscum contagiosum de Bateman ; tumeur sébacée ; molluscum sessile ; condylôme sous-cutané ; acné molluscoïde ; tumeurs folliculeuses.

Définition. — L'acné varioliforme est aussi le fait d'une anomalie de sécrétion des glandes sébacées ; il est constitué par une papule arrondie ou par un tubercule aplati, semi-globulaire ou verruqueux, de couleur blanchâtre ou rosée, dont la grosseur varie de celle d'une tête d'épingle à celle d'une cerise.

Symptomatologie. — Le molluscum sébacé a habituellement la forme et la grosseur d'un pois ; il peut être unique, mais, le plus souvent, il y en a plusieurs qui, sur le même individu, sont à différentes périodes de leur évolution. Ces tubercules ont la couleur de la peau normale ou ils sont rosés ; ils ont souvent une apparence franchement cireuse et ressemblent quelquefois à une goutte de cire blanche déposée sur la peau ; on les a parfois comparés à de petits boutons de nacre, à cause de leur transparence opaline. Leur sommet est souvent aplati et porte une petite dépression ombiliquée au centre de laquelle il y a souvent un point noirâtre qui est la trace de l'orifice folliculaire ; d'autres fois ce point noir manque, il est alors remplacé par un point blanc sale et visible seulement à la loupe. Parfois ces petites tumeurs ont un aspect brillant qui tient à la distension de la peau qui les recouvre.

Leur consistance est habituellement ferme, elle dépend cependant de la nature du contenu qui est susceptible de s'altérer. Leur siège le plus commun est la face, surtout les paupières, le nez, la poitrine ou les parties génitales. On peut les rencontrer à la tête ou aux membres, partout, en un mot, où la peau est fine et extensible; par conséquent il n'y en a jamais à la paume des mains ni à la plante des pieds. Rarement les tumeurs sont généralisées, quelquefois elles sont groupées; elles sont pédiculées ou sessiles.

Elles augmentent de grosseur avec une rapidité variable, vite ou lentement, et le plus souvent ne s'accompagnent pas de symptômes inflammatoires; quelquefois cependant, autour d'elles, il y a plus ou moins d'inflammation, et alors on peut faire une erreur de diagnostic. Elles peuvent se désagréger en masse bourbeuse. Les symptômes subjectifs qui accompagnent cette affection sont rares ou nuls (A).

Étiologie. — C'est une affection rare, elle est plus fréquente chez les enfants, et surtout chez ceux de la classe pauvre qui sont négligés et mal nourris; parfois on l'observe chez les adultes, surtout chez les femmes. Ses causes sont mal connues; on a dit qu'elle était contagieuse, mais il y a de grandes divergences d'opinion parmi les observateurs les plus recommandables. Sa nature contagieuse paraît cependant plus généralement admise en Angleterre qu'ailleurs, parce que l'acné varioliforme est sans doute beaucoup plus fréquente dans ce pays que chez nous.

Des inoculations de matières prises directement dans la tumeur ont été faites par Hébra, Duckworth, Vidal et autres et n'ont pas réussi. Cependant il faut remarquer que souvent le molluscum sébacé se manifeste sur plusieurs membres d'une même famille, ce qui peut faire penser qu'il est contagieux. D'autre part les cas isolés que l'on trouve dans les asiles remplis d'enfants, semblent indiquer le contraire; les preuves en faveur de la contagion ne me paraissent pas suffisantes, et je ne puis, pour l'admettre, invoquer un seul cas dans lequel la contagion m'ait paru très évidente[1].

Anatomie pathologique. — Les opinions qu'on a émises sur la nature de cette maladie sont très partagées. Certains auteurs placent

A. Pour trouver des observations intéressantes de cette maladie, consulter Hilton Fagge. Guy's-Hosp. Rep. 1870. Dyce Duckworth, Saint-Barth. Hosp. rep. Vol. IV et VIII. Hutchinson. *Lectures on clin surg.* Vol. I. Londres, 1878, et Geo, H. Fox, Chicago-Med. *Jour. and exam*, mai 1878.

1. En France, la contagion de l'acné varioliforme est aujourd'hui généralement admise (Caillaut, Fournier, Hardy, Besnier). Vidal, notamment, a réussi à inoculer plusieurs fois l'acné varioliforme; en 1877, l'inoculation faite à l'avant-bras de l'un de ses élèves a donné des résultats positifs. Ce cas a été moulé et déposé au musée de l'hôpital de Saint-Louis; dans cette observation la période d'incubation a été très longue.

le siège de la maladie dans les glandes sébacées, d'autres soutiennent que c'est une affection du réseau muqueux: on ne peut considérer aujourd'hui cette question comme complètement résolue. Parmi les autorités qui ont récemment défendu l'ancienne doctrine, c'est-à-dire celle des glandes sébacées, il faut citer Kaposi (A), Vidal[1], Tilbury Fox (B) et Hutchinson (C). Il est incontestable que le siège le plus fréquent, sinon le seul, du molluscum sébacé est dans les glandes sébacées.

Si on incise une de ces tumeurs avec un bistouri, le contenu qu'on en extrait est un corps consistant, jaune, arrondi, ou bien un liquide laiteux ou caséeux. Au microscope, on voit qu'il est formé de masses de graisse, de larges cellules épithéliales, de nombreux noyaux, et de corpuscules spéciaux, ronds ou ovalaires, très bien délimités, et d'aspect graisseux, d'où le nom de *corps molluscoïdes* qui leur a été dônné.

Si on fait une coupe de la tumeur, on voit que le tissu glandulaire est hypertrophié, et que son intérieur est divisé en lobules par des cloisons de tissu connectif. D'autre part beaucoup d'excellents observateurs ne croient pas à l'origine glandulaire du molluscum, mais ils en font une lésion de la couche muqueuse de l'épiderme, une simple hyperplasie; parmi eux il faut citer: Ketzius (D), Lukomsky (E), Boeck (G), Simon (H) et Giffard (I), Vidal, Renaut (K).

La nature des corpuscules, appelés corps molluscoïdes, est différemment interprétée; en tous cas on s'accorde habituellement à reconnaître que ce sont des cellules transformées de la couche

A. Viertelj. *Fur Derm and Syph.* IV. Jahrg. 3 Heft, 1877.

1. *Progrès médical*, p. 450, juin et p. 489, juillet 1877, *Soc. de Biol.*, 77-78.

Vidal (*Soc. de Biol.*, 1877-78), dit qu'il y a formation de blocs colloïdes, par suite de la transformation des cellules de Malpighi. Cette opinion est combattue par Renaut qui, dès 1872, fait jouer un rôle important à la matière kératogène de Ranvier et à la formation, dans l'acné varioliforme, de corps cornés intra-cellulaires. (Note de Besnier, trad. de Kaposi, p. 236.)

B *Epitome of skin diseases*. Phila, 1879.

C. *Loc. cit.*

D. Nordiskt-Med. Arch. Bd II, n° 11 et Deutsche klin, 1871, n° 50; 1872, n° 2, 4, 6, 8; Viertelj. für Derm. und Syph-Jahrg. 3 Heft, 1877.

F. Wirchow's arch. Bd LXV.

G. Viertelj. für Derm. und. Syph. II, Jahrg, 1, Helf, 1870.

H. Vietejl. Jahrg. 3 Helf, 1876.

I. Diseases of skin, p. 345. New-York, 1870.

K. *Loc. cit.*

muqueuse. Kaposi les considère comme des cellules épidermiques, et croit qu'elles ne sont pas spéciales au molluscum, contrairement à l'opinion de Paterson et de Henderson, qui font de ces corpuscules les agents de la contagion du molluscum sébacé[1].

Diagnostic. — On ne confondra pas le molluscum sébacé avec le molluscum fibreux, qui est une affection toute différente. Cependant l'erreur a été commise, mais elle ne pourra subsister à l'examen anatomique de ces deux espèces de tumeurs. Le molluscum sébacé est une affection de *nature glandulaire* (?), et consiste en un sac très distendu et rempli de matière sébacée, et de cellules qu'on peut souvent faire sourdre par le conduit glandulaire; l'ouverture de ce conduit glandulaire se voit sous forme d'un petit point noirâtre au centre d'une petite dépression située au sommet de la tumeur. Le molluscum fibreux est un néoplasme formé de tissu conjonctif qui a son siège bien établi dans la peau et au-dessous, il est solide et fibreux au toucher. Les tumeurs du molluscum sébacé existent surtout à la face, et sont peu nombreuses; celles du molluscum fibreux existent surtout au tronc, et souvent en très grand nombre. Les tumeurs sébacées proéminent à la surface de la peau, elles sont superficielles; les tumeurs fibreuses au contraire sont situées dans la peau elle-même, et souvent au-dessous. Le molluscum sébacé est une maladie du jeune âge, le molluscum fibreux une affection de l'âge adulte.

Il faut aussi distinguer le molluscum sébacé des papillômes épidermiques; la ressemblance est surtout sensible quand le molluscum est incomplètement développé, alors qu'il a l'apparence pointue, plutôt qu'arrondie; mais on évitera l'erreur en recourant aux caractères anatomiques des deux lésions, dont le siège, la consistance et la couleur sont également bien différents.

Traitement. — La médication locale est seule utile; que les lésions soient rares ou nombreuses il faut les traiter par les pommades stimulantes telles que les pommades mercurielles ou sulfureuses. On attaquera séparément les tumeurs plus grosses, soit

1. En effet, on ne sait pas encore comment se fait cette contagion. Dans un cas d'acné varioliforme, Balzer a constaté, dans les glandes malades, la présence d'une quantité considérable de *micrococus* de volume assez variable et très mobiles. Il n'a pas rencontré le mycelium et les spores décrites par plusieurs auteurs.

avec le bistouri, soit par des applications de caustiques légers. Ce qu'il y a de mieux c'est de faire une légère incision au sommet de la tumeur, puis de la presser afin de faire sortir son contenu. S'il est adhérent, il faut l'enlever avec le sac au moyen des ciseaux courbes, et si ce n'est pas possible, se servir de l'écraseur; après l'énucléation, il faut toucher la base et la cavité au nitrate d'argent, mais quand l'opération a été complète, cette précaution est inutile. Quand l'orifice folliculaire est manifestement distendu, on peut quelquefois faire sortir le contenu en pressant sur les côtés de la tumeur. On peut aussi employer la ligature, et toucher ensuite la base au nitrate d'argent. Quel que soit le mode de traitement employé, il ne doit jamais être énergique, car c'est une affection qui tend naturellement vers la guérison[1].

Pronostic. — L'affection est guérissable, et quand le traitement est bien dirigé, il n'y a jamais de récidive; si au contraire les tumeurs étaient seulement en partie détruites, elles pourraient se reproduire.

KYSTES SÉBACÉS.

Syn. : Tumeur enkystée, tumeur folliculaire, tumeur sébacée, stéatome.

Définition. — Les kystes sébacés sont des tumeurs de grosseur variable, fermes ou molles, arrondies, plus ou moins proéminentes, qui siègent dans la peau ou le tissu connectif sous-cutané.

Symptômes. — La peau qui recouvre les kystes sébacés a une couleur normale, ou blanchâtre à cause de sa distension. Ces tumeurs sont rares ou nombreuses, leur grosseur varie depuis celle d'un pois jusqu'à celle d'une noix et même davantage; elles sont arrondies, aplaties ou demi-globulaires. Elles sont dures, ou, le plus souvent, molles et pâteuses; elles sont d'habitude légèrement mobiles et indolores. La tête, la face, le dos, le scrotum sont leurs régions favorites; leur développement est lent; souvent elles peuvent durer pendant des années sans incommoder en rien le malade; parfois quand la tension est extrême elles se rompent et s'ulcèrent.

Il y a deux sortes de tumeurs sébacées. Dans les unes le conduit glandulaire est perméable, dans les autres il ne l'est pas. Quand

1. Ces tumeurs peuvent disparaître spontanément et sans laisser de traces. D'autres fois la guérison n'a lieu que d'après suppuration et au prix d'une cicatrice. D'autres fois enfin, ces petites tumeurs, abandonnées à elles-mêmes persistent indéfiniment : le plus simple est de les exciser.

l'orifice glandulaire est ouvert, le kyste est habituellement aplati, et a tendance à s'étendre en surface, plutôt qu'en épaisseur, c'est la variété qu'on rencontre le plus souvent au dos et au cou[1].

Quand au contraire le conduit est oblitéré, et c'est là la véritable tumeur enkystée, la forme est semi-globuleuse ou globuleuse, et le kyste proémine à la surface de la peau ; c'est ce qu'on observe le plus souvent au cuir chevelu ; les cheveux font habituellement défaut sur la tumeur.

Anatomie pathologique. — Le contenu des kystes sébacés varie. La masse est habituellement très bien enkystée, molle et caséeuse, ou dure et friable ; elle est blanchâtre ou jaunâtre, et a souvent une odeur fétide. Quelquefois le contenu est liquide. Cette masse est composée de sébum, de cellules épidermiques, de cristaux de cholestérine et quelquefois de cheveux.

Ces kystes sont des dilatations considérables des glandes sébacées et de leurs conduits ; leurs parois sont devenues si épaisses, elles sont si hypertrophiées par suite de la pression prolongée à laquelle elles ont été soumises, qu'elles forment un sac ou kyste, épais et dur[2].

Diagnostic. — Il ne présente aucune difficulté ; on peut cependant les confondre avec les tumeurs graisseuses (lipomes), le molluscum sébacé et même avec certains kystes liquides.

Traitement. — On les traite par l'excision. Il faut toujours disséquer soigneusement et complètement le kyste ; sans quoi il se ferait une récidive. Les injections de liquides irritants, tels que la teinture d'iode, sont aussi employées avec succès[3].

1. Une simple pression suffit, dans ces cas, pour faire sortir la matière, finement granuleuse, vermicellée de la poche. On est parfois surpris de la quantité considérable du contenu, qui s'échappe et ressemble à du suif.

2. Même dans les kystes sébacés, examinés immédiatement après leur ablation, Balzer a trouvé, comme dans le contenu des glandes sébacées saines (Soc. de Biol. 1881), comme à la surface de la peau saine et dans les couches cornées de l'épiderme, des microbes en grande quantité. Ces microbes sont des micrococcus, des diplococcus, des bâtonnets et de plus, chez la plupart des sujets, des sporules mobiles plus ou moins nombreuses, semblables à celles que Malassez a décrites dans le pityriasis du cuir chevelu. On peut encore trouver d'autres spores plus volumineuses, mais Balzer ne les a vues que chez les individus atteints d'acné sébacée. Enfin on y trouve le demodex. Voir le chapitre *acné* et les *notes*.

3. Il est souvent difficile de disséquer exactement et d'enlever la tanne, la loupe, ou le kyste sébacé comme ils doivent l'être, c'est-à-dire de façon à les énucléer en totalité, sans que le bistouri ait ouvert la poche et permis au contenu de s'échapper partiellement. Aussi a-t-on recours à divers procédés, qui ont pour but de mortifier la poche. Celle-ci

TROUBLES FONCTIONNELS DES GLANDES SUDORIPARES.

HYPERIDROSE.

Syn. : Idrose; éphidrose; sudatoria. — Angl. excessive sweating. Hyperidrosis.

Définition. — L'hyperidrose est un désordre fonctionnel des glandes sudoripares, consistant en une augmentation de la sécrétion sudorale[1].

Symptomatologie. — L'hyperidrose est plus ou moins abondante; il peut y avoir seulement un petit excès dans la sécrétion sudorale normale, ou au contraire cette sécrétion peut être très abondante. L'hyperidrose est aiguë ou chronique, elle est générale ou localisée à certaines régions comme la paume des mains, la plante des pieds ou les aisselles.

L'hyperidrose (sueur morbide généralisée), s'observe dans un grand nombre de maladies comme la pneumonie, la tuberculose, le rhumatisme, l'impaludisme et d'autres affections fébriles; à l'état de santé on peut également l'observer chez les individus exposés à de hautes températures; dans ces cas on peut à peine la considérer comme une maladie, bien que quelquefois elle soit si intense qu'il est nécessaire d'y remédier.

L'éphidrose est toujours une chose désagréable et ennuyeuse; elle se manifeste sur des régions isolées surtout aux mains, aux pieds, aux aisselles, aux parties génitales.

est alors facilement et totalement extraite au bout de quelques jours au moyen d'une faible traction pratiquée avec une pince. Pour cela, on peut inciser la poche au bistouri comme on ferait d'un kyste quelconque, la vider et badigeonner ses parois soit avec de l'acide acétique, soit avec du chlorure de zinc, soit surtout avec le crayon de nitrate d'argent.

Mais un procédé qui donne des résultats beaucoup plus satisfaisants est celui du professeur Le Fort. Il consiste à appliquer longitudinalement à la surface de la poche kystique au moyen d'un pinceau, ou d'un bout d'allumette, une petite traînée d'acide nitrique monohydraté, et ensuite, avec l'allumette taillée en pointe, à perforer la poche et à porter à son centre quelques gouttelettes caustiques. Au bout de huit jours au plus les parois flétries ont perdu leurs adhérences avec les tissus environnants et l'on peut par la petite plaie qui a succédé à l'eschare cutanée, retirer facilement le kyste complet.

Ce procédé est sûr et n'expose pas, comme le bistouri, à l'érysipèle, complication si fréquente des plaies de tête.

1. On ne peut considérer, à proprement parler, l'hypersécrétion sudorale comme morbide que lorsqu'elle existe seule, indépendamment de toute maladie (fièvre intermittente, rhumatisme, etc.) qu'elle est durable, d'une certaine abondance, et qu'elle se montre en dehors des causes qui la provoquent chez tout individu bien portant, telles que l'hyperthermie, l'ingestion de boissons chaudes, l'exercice musculaire, etc. L'*hyperidrose* est la sueur morbide généralisée, l'*éphidrose* est la sueur locale.

Elle est ou non symétrique; on a cité de nombreux exemples dans lesquels elle était partielle, unilatérale, localisée à un des côtés du corps, à un des côtés du front ou du cou, à un bras ou à une jambe, à un espace interdigital (Franck).

La paume des mains[1], la plante des pieds, les parties génitales sont le plus souvent affectées; ces éphidroses ne sont pas rares. Quelquefois la sécrétion sudorale est si abondante que les parties qu'elle baigne paraissent macérées. Aux mains et aux pieds la sueur sort de la peau sous forme de gouttelettes quelquefois si nombreuses qu'elles ressemblent à une rosée; elles occupent le plus souvent toute leur surface. Cette hypersécrétion est constante, bien qu'elle soit influencée par les conditions générales du système nerveux et par la température environnante. Dans certains cas d'hyperidrose, il est impossible de dessécher complètement la peau à la surface de laquelle la sueur reparaît incessamment, ce qui donne à la peau une coloration blanchâtre ou jaunâtre, et une apparence gluante. A la plante des pieds, l'affection est encore plus désagréable qu'à la paume des mains : les bas et les chaussures sont si saturés d'humidité qu'ils sont constamment mouillés. La macération de l'épiderme et la sécretion qui se fait autour des orteils occasionnent la bromidrose c'est-à-dire une odeur éminemment fétide, due aussi à l'imprégnation et à l'altération des chaussures par la sueur qu'il est très difficile de faire disparaître, même avec des soins de propreté assidus ; elle est pénétrante et s'attache aux vêtements, l'épiderme humide et macéré se soulève et laisse à nu le derme dont la sensibilité n'est plus protégée. Dès lors la marche devient douloureuse, et les malades sont souvent obligés de se déchausser, surtout pendant les chaleurs de l'été[2].

On peut observer aux mains et aux pieds tous les degrés de l'hyperidrose qu'on observe sur les autres régions, mais quelle que soit son intensité c'est toujours une infirmité pénible et triste. Les parties génitales, surtout chez l'homme, sont aussi fréquemment le

1. Notamment mais non exclusivement chez les femmes nerveuses; Fournier a souvent observé l'éphidrose manuelle et la signale au début de la syphilis, comme une des manifestations du réveil des névroses. Comme les autres accidents secondaires, cette sueur cède au traitement spécifique. (Fournier, *Syphilis chez la femme.*)

2. D'après Donné, cette sueur, comme la sueur axillaire, est alcaline, peut-être comme toute sueur et avant sa décomposition en présence de la matière sébacée avec laquelle elle est toujours mêlée.

siège d'éphidrose, le scrotum et le périné sont souvent atteints, et on observe alors des symptômes analogues à ceux que nous avons décrits pour les mains et les pieds[1].

Cette affection peut être de courte durée, ou persister pendant de longues années, quelquefois elle est très rebelle; l'érythème et l'intertrigo l'accompagnent souvent surtout dans les régions qui se touchent naturellement, comme les organes génitaux, les doigts, les orteils.

Étiologie. — Il est le plus souvent impossible de savoir quelles sont les causes de l'hyperidrose; elle affecte aussi bien les gens qui ont soin de leur personne que ceux qui sont malpropres, les hommes que les femmes, les jeunes que les vieux, les gens vigoureux que ceux qui sont délicats. L'hystérie, la ménapause, le traumatisme peuvent également produire l'hyperidrose.

Il est hors de doute cependant que les troubles du système nerveux ont une part étiologique importante que l'expérience clinique fait souvent reconnaître. Cette affection augmente sous l'influence de la chaleur, elle est par conséquent plus prononcée en été qu'en hiver[2].

Physiologie et anatomie pathologiques. — C'est simplement un trouble fonctionnel consistant en une sécretion exagérée des glandes sudoripares; le système vaso-moteur y joue sans aucun doute un rôle important; chimiquement cette sueur est la même que la sueur normale. D'après Hoppe-Seyler, elle ne contient des albuminates alcalins qu'à l'état pathologique[3].

Diagnostic. — Le diagnostic n'est jamais difficile; cependant il faut distinguer l'hyperidrose de diverses modifications provoquées

1. L'éphidrose se manifeste également à l'aisselle et peut être assez abondante pour provoquer l'eczéma, l'intertrigo, l'hydrosadénite de Verneuil, etc. Ces accidents sont dus à la fermentation acide de cette sueur qui est primitivement alcaline. Ils exigent les plus grands soins d'hygiène, l'usage fréquent de lotions vinaigrées et alcoolisées, ou astringentes, et de poudres de camphre, d'oxyde de zinc, de bismuth, d'acide salicylique, etc. Cette hypersécrétion sudorale est assez fréquente; les dames ont l'habitude de porter un petit plastron en caoutchouc pour protéger leurs robes contre les taches et les décolorations qui sont la conséquence de cette imbibition. L'odeur de cette sueur est souvent ammoniacale (valeriate d'ammoniaque de Robin), ou bien même *sui generis*, grâce aux principes gras de la sécrétion. Cette infirmité est parfois héréditaire.

2. En France, il est universellement admis que l'hyperidrose généralisée, ou partielle, et localisée par exemple au cuir chevelu chez certaines personnes chauves, a des relations très étroites avec la constitution arthritique.

3. Il est probable que la production de la sueur est en général liée à la vascularisation de la peau. Toutefois ces relations ne sont pas absolues et l'hyperidrose peut avoir lieu bien qu'il y ait l'anémie cutanée et resserrement notable des vaso-moteurs : Les nerfs excito-sudoraux agissent indépendamment des vaso-moteurs cutanés (sueurs froides réflexes, agoniques, etc.) [Recherches de Coyne, expériences de Nawrocki, Central-

dans la sécrétion de la sueur soit par la chaleur, soit par la course, la danse et les autres causes qui produisent l'hypersécrétion sudorale chez tout le monde. La séborrhée huileuse ne peut être confondue avec l'hyperidrose.

Traitement. — Dans le cas de débilité constitutionnelle, il faut prescrire un traitement général ; le fer, la strychnine, la quinine, les acides sulfuriques, chlorhydriques, phosphoriques, minéraux dilués et autres remèdes doivent être employés quand ils sont indiqués ; il faudra étudier soigneusement l'état du système nerveux et lui porter remède dans le cas où il serait ébranlé. La belladone, l'ergot de seigle, la faradisation seront employés avec fruit dans quelques cas [1].

Le traitement local a une grande importance quelle que soit la nature de la maladie ; il faut se servir d'eau aussi rarement que possible, il faut toutefois lotionner les parties malades avec un

blatt, 1878, n° 40), Vulpian (*Vaso-moteurs*, t. II, p. 502, Acad. des Sciences, 1878). Ludsinger (Pflüger's archiv. 1876, t. XIII, p. 212), etc.] et proviennent en majeure partie des racines antérieures de la moelle et du bulbe (centre général).

Les physiologistes pensent aujourd'hui que, dans l'éphidrose, l'exsudation pathologique ne dépasse pas les centres périphériques annexés au plexus des glandes sudoripares de la région malade. Dans l'hyperidrose au contraire, cette excitation porte sur les centres bulbaires et médullaires qui sont doubles et indépendants l'un de l'autre.

1. Et d'abord, il ne faut pas hésiter à s'efforcer de guérir les malades de leur infirmité, sans crainte et en dépit des fameuses « sueurs rentrées ». « De toutes les sueurs morbides, il n'y a guère, en règle générale que les sueurs critiques que le médecin ne doive pas traiter. (Bouveret, Hébra.) »

L'atropine surtout a été employée avec succès, comme le montrent des observations de Wilson, en Amérique, de Sidnez-Ringer et de Fothergill en Angleterre, de Fraentzel en Allemagne et de Vulpian, en France, (Bouveret, p. 118). M. Vulpian se sert habituellement des pilules suivantes :

Sulfate d'atropine	10 centigr.
Miel et poudre de guimauve. . .	q. s. pour 200 pilules de 10 centig.

Chaque pilule contient 1/2 milligr. d'atropine. Il faut toujours tâter avec cette dose la susceptibilité du malade ; puis on augmente et on donne jusqu'à 4 et 5 granules par jour. Il faut autant que possible que l'action de l'atropine coïncide avec le début probable ou l'exacerbation du flux sudoral.

En Allemagne, Attinger conseille la solution suivante :

Eau distillée.	20 gr.
Sulfate d'atropine.	5 centig. (de 10 à 20 gouttes.)

Les injections sous-cutanées exposent à des accidents.

Sidnez-Ringer recommande le liniment belladonné employé en frictions sur les régions où paraît l'hypersécrétion sudorale.

Même dans les cas de sueur morbide bien localisée, il faut préférer l'atropine donnée à l'intérieur, aux divers autres moyens locaux qui n'ont qu'une action passagère.

Peter (Clin. méd. t. II p. 50), conseille *l'eau froide*, soit en lotions froides et vinaigrées, soit en douches, et ordonne *en même temps* la scille et le calomel, pour faire sur les reins et sur le foie une dérivation au profit de la peau.

linge humide, et les sécher immédiatement avec de la charpie ou une serviette. Diverses poudres siccatives, comme l'amidon, le lycopode, la magnésie, l'oxyde de zinc, la craie, et quelques autres médicaments comme l'acide salicylique à dose de 2 gr. pour 30, seront employés aussi longtemps que la peau sera humide et malade. Il faut protéger la peau contre les agents irritants tels que les vêtements de laine longtemps conservés, éviter le séjour dans des endroits à température élevée et faire usage de lotions alcooliques ou astringentes. La formule suivante est très utile :

Acide tannique.	3 gr. 50
Alcool.	200 gr.

pour faire des lotions. Celles-ci peuvent encore être faites avec la macération d'écorce de chêne. (Hayden).

On peut employer d'autres substances astringentes comme le borax, le sulfate de zinc, l'alun, le cuivre, les bains salés ou vinaigrés (un litre par bain). La teinture de belladone diluée ou pure est aussi un médicament efficace; mais il faut prendre garde à ses effets toxiques. L'ammoniaque liquide ou l'acide acétique dilués sont aussi très utiles ; les solutions faibles de chlorate de potasse, de permanganate de potasse, d'acide salicylique ont aussi été employées avec succès. Ce dernier sel rendra aussi service sous forme de poudre mélangée à la poudre d'amidon, 10 pour 100. Wilson emploie avec succès la pommade suivante dans l'hyperidrose de la plante des pieds et de la paume des mains.

Pommade de goudron végétal.	aa
Onguent sulfureux	QS

Il l'étend sur un linge et l'applique ensuite à l'aide d'un bandage, après avoir préalablement lavé les parties malades avec une solution phéniquée ou du savon de goudron genévrier.

Dans les cas rebelles le traitement suivant rendra les plus grands services (A). Il est absolument important pour obtenir un succès que ses différentes phases soient ponctuellement exécutées, et que pendant toute sa durée, le malade garde le lit. On lotionnera d'abord

A. C'est Hébra qui le premier a employé ce mode de traitement.

les parties malades avec du savon et de l'eau, puis on appliquera l'emplâtre suivant :

Emplâtre de Diachylon. } āā 60 gr.
Huile d'olive ou de lin. }
f. s. a. une emplâtre (A).

Pour se servir de l'emplâtre on coupera d'abord des pièces de toile ou de tissu de coton suivant la forme des parties; sur ces bandes ou compresses, on étendra une couche épaisse de l'emplâtre, puis on l'appliquera très exactement.

On placera entre les doigts ou entre les orteils de la charpie enduite du même emplâtre, de telle façon que la peau tout entière en soit recouverte d'une couche; le tout sera ensuite exactement fixé à l'aide d'un bandage. Au bout de douze heures on enlèvera le pansement, on ne lavera pas les parties, mais on les frottera simplement avec de la charpie sèche et de la poudre d'amidon ; ensuite on appliquera un nouveau pansement, exactement de la même façon que précédemment.

Ce pansement doit être renouvelé matin et soir, et continué pendant une ou deux semaines selon les cas. Même quand l'affection siège aux pieds on pourra permettre au malade de se promener avec des chaussures larges. Après huit à dix jours, on frotte les parties avec une poudre fine, et on laisse de côté le pansement. Il faut employer cette poudre pendant plusieurs semaines après la cessation de l'emplâtre. Habituellement la sueur tend à diminuer, et disparaît graduellement deux ou trois semaines après le commencement du traitement.

Quelquefois, dans les cas rebelles, il est nécessaire de répéter la médication avant d'obtenir une guérison complète.

Quand on a à faire à une hyperidrose légère, les savons de toilette contenant du soufre, du goudron de genévrier ou de l'acide phénique suffisent.

Pronostic. — Il faut le réserver ; quelques cas guérissent définitivement, tandis que d'autres sont presque incurables. Il faut tenir compte pour porter un pronostic, de l'état de la santé, de la durée, de la localisation et de l'étendue de la maladie, ainsi que des

A. L'emplâtre doit être fondu, et l'huile ajoutée et agitée jusqu'à ce qu'on obtienne une masse homogène.

complications possibles dues à certaines éruptions sudorales. Enfin la persévérance avec laquelle le malade suivra son traitement aura aussi une grande influence sur le résultat.

ANIDROSE.

Définition. — L'anidrose est un trouble fonctionnel des glandes sudoripares consistant dans la diminution et l'insuffisance de la sécrétion sudorale.

C'est l'opposé de l'hyperidrose; on l'observe dans certaines affections chroniques de la peau, et particulièrement dans l'ichthyose, dans la dermatite exfoliatrice; il en est de même au niveau des plaques d'eczéma chronique, de lichen ancien, de prurigo ou de psoriasis invétérés, et dans la lèpre. Elle peut être d'origine congénitale, alors les personnes transpirent très peu, excepté pendant les très fortes chaleurs.

Il y a aussi d'autres circonstances dans lesquelles la sécrétion sudorale diminue; dans ces cas la santé est plus ou moins troublée, surtout pendant l'été, car c'est surtout à cette saison qu'on observe de pareils cas. L'anidrose accidentelle est rare; je me rappelle l'observation d'un forgeron, qui, subitement, pendant les fortes chaleurs, cessa de transpirer. Il était, quand je le vis, c'est-à-dire plusieurs semaines après le début de son affection, incapable de continuer ses occupations, et se plaignait beaucoup de mal de tête, de courbature et autres signes de malaise.

Dans l'anidrose la peau est sèche, rude et souvent le siège de chatouillement[1].

Traitement. — Il faut employer tous les moyens capables de stimuler l'activité cutanée, et de rétablir la sécrétion de la sueur. Les bains chauds, les massages, les bains de vapeur doivent être recommandés; les bains froids sont aussi utiles. Il faut aussi prescrire l'exercice, et restaurer la santé générale par tous les moyens possible.

1. L'anidrose est persistante ou passagère, primitive ou secondaire.
Dally a rapporté l'histoire d'un homme de 48 ans, atteint depuis sa naissance (Bouveret, p. 60) d'une anidrose de tout le côté droit; le côté gauche suait facilement; la chaleur de 75° était impuissante à provoquer la sudation à droite. Dally émit l'hypothèse d'une atrophie primitive de glandes sudoripares. D'autres fois, l'anidrose est en rapport avec diverses cachexies (diabète, cancer, tuberculose même), Kaposi ajoute à ce sujet que, dans ce cas, il peut exister parallèlement une hypersécrétion sébacée.

BROMIDROSE.

Syn. : Osmidrose ; sueurs fétides.

Définition. — La bromidrose est un trouble de la fonction sudorale caractérisé par la sécrétion d'une plus ou moins grande quantité de sueur d'odeur désagréable, parfois repoussante.

Symptomatologie. — La sueur peut être sécrétée en quantité normale ou non ; la bromidrose en générale est locale; quand elle est générale, on remarque que le malade exhale une odeur particulière, pénible, nauséabonde, de tout le corps, et qui augmente avec la transpiration [1]. Cette odeur a un caractère spécial qu'on peut comparer à l'odeur de bouc, d'urine, ou simplement à une odeur forte (A). La *Bromidrose* est une affection indépendante, ou symptomatique ; quelquefois elle coïncide avec d'autres affections, et particulièrement avec les affections exanthémateuses, les affections putrides, septicémiques et ataxo-adynamiques.

La bromidrose locale est la plus habituelle; certaines régions comme l'aisselle, les parties génitales, les pieds, sont les points qui sont le plus communément atteints. L'intensité de l'odeur varie, quelquefois elle est à peine sensible, d'autres fois au contraire elle est si intense, si pénétrante qu'elle met les individus qui la portent au banc de la société. La bromidrose des pieds est la forme locale la plus fréquente, et constitue une infirmité repoussante; dans ces cas, les émanations sont augmentées par la décomposition de la sécrétion normale des glandes sébacées qui prend alors une odeur particu-

1. Dans le langage habituel, la dénomination de *bromidrose* est réservée à la sueur fétide des pieds, le nom d'*osmidrose* désignant toutes les autres sueurs odorantes.

En général désagréables, les transpirations odorantes constituent parfois un inconvénient moins insupportable : telle, l'odeur musquée de la sueur axillaire normale exempte de toute décomposition.

A. Le dr W. A. Hammond (*De l'odeur du corps humain dans ses rapports avec certaines affections du système nerveux*. New-York, Médical Record, vol. XII, 1877, p. 460) rapporte plusieurs cas intéressants de transpiration odorante. Entre autres il cite le cas d'une jeune mariée hystérique, qui pendant ses accès exhalait une odeur agréable, analogue à celle de la violette, sensible à distance de plusieurs pieds ; cette odeur s'accompagnait d'hyperidrose, et n'était exhalée que par la moitié latérale gauche de la paroi thoracique antérieure. L'hyperidrose ainsi que l'odeur cessèrent sous l'influence du salicylate de soude administré à l'intérieur à dose de quatre grains (0gr,25). Dans un autre cas, la sécrétion de sueur rappelant l'odeur de l'ananas coïncidait avec des attaques de chorée. Dans un troisième cas, la peau de la tête, du cou, de la poitrine se couvrait d'une sueur, ayant l'odeur de l'ananas, chez une femme chaque fois qu'elle se mettait en colère. Dans un quatrième cas, il s'agit d'un homme dont la sueur avait odeur de violette pendant qu'il avait des accès d'hypocondrie.

lièrement désagréable ; la chaleur et la moiteur habituelle de ces parties rendent l'odeur encore plus intense. Cette maladie a de grandes analogies avec l'hyperidrose, la seule différence consiste dans les qualités de la sécrétion. Les causes de la bromidrose sont obscures, bien que le plus souvent elle coïncide avec les désordres du système nerveux, tels que les émotions, les excitations sexuelles.

Traitement. — Il est le même que celui qui a été recommandé pour l'hyperidrose[1].

CHROMIDROSE.

La chromidrose est un trouble fonctionnel des glandes sudoripares dans lequel la sueur sécrétée est diversement colorée, (jaune, verte, bleue ou noire).

Symptômes. — Dans cette affection la sécrétion sudorale est exagérée et colorée en bleu, en noir, en rouge, en vert ou en jaune. La sueur est plus ou moins profuse, et sort directement des conduits glandulaires ; elle a les propriétés de la sueur normale, et possède en plus une matière colorante. C'est une affection rare (A). On ne peut la confondre avec l'hématidrose dans laquelle il est facile de distinguer des globules sanguins. La chromidrose est une affection qu'on rencontre plutôt chez les femmes, surtout chez celles qui ne sont pas mariées, et souvent elle accompagne les affections utérines, et l'hystérie.

1. Certaines maladies communiquent à la sueur qui les accompagne, une odeur qui est parfois caractéristique : l'odeur aigrelette dans le rhumatisme ; l'odeur de souris des fièvres ataxo-adynamique, typhoïde et méningite ; l'odeur des matières fécales et de l'urine dans les affections urinaires et urémiques ; la fétidité des sueurs dans les infections putrides et septicimiques. Ces dernières odeurs seraient dues à un gaz sulfuré, et dans les sueurs partielles à la décomposition facile du leucine et de la tyrosine en valérate d'ammoniaque (Robin). Nous avons déjà cité l'opinion de Chevreul qui pense que ce sont les principes gras de l'enduit sébacé, qui, au contact d'un liquide aqueux et salin comme la sueur, donnent des acides volatiles très fétides. Rappelons enfin que l'ancien préparateur de Longet, Barruel a démontré l'existence dans le sang d'un principe odorant, spécial à chaque individu. Ce principe, à l'état normal, est retenu dans une combinaison qui le masque, mais il peut être mis en liberté sous certaines influences locales ou générales ; devenu libre, ce principe serait éliminé surtout par les glandes sudoripares.

A. Leroy de Méricourt (*Mémoire sur la chromidrose*, Paris, 1864) en a recueilli un certain nombre de cas, qu'il a publié, dans plusieurs monographies (1857-1858-1863). — Parrot, (*Dict. encycl. chromid.* en 1875). Hardy (*Nouv. Dict. de méd. et chir. pratiques*, vol. VIII, Paris 1866). A W-Foot (Dublin, *Journal of méd. sciences*, août 1869 et décembre 1873).

Quelques cas sont également rapportés par Prudon dans le *Jour. of cutaneous méd.*, vol. II n° 7 et vol. IV n° 13 ; et plus récemment par A. H, Smith (New-York. *méd. Jour.* juillet 1878), et Camuset (*Le mouvement méd.*, 1879, p. 419). Voir aussi les extraits du *Phila. méd. Times*, 22 novembre 1879.

J'ai cependant observé dernièrement un cas de chromidrose rouge chez un homme fort, bien musclé, chez lequel on ne pouvait invoquer ni l'hystérie, ni l'anémie, ni les autres causes. Différentes régions peuvent être atteintes de chromidrose, mais on la voit plus fréquemment à la face, et notamment à la paupière inférieure, à la poitrine, à l'abdomen, aux bras, aux pieds ; les oreilles sont toujours respectées.

La chromidrose est rare ou très abondante, elle procède par accès, par poussées successives ; elle apparaît soudainement, persiste peu de temps et disparaît ensuite ; elle peut ainsi venir et disparaître pendant des semaines ou des mois ; elle se montre généralement après une excitation, une émotion, bien qu'on puisse aussi la voir survenir sans cause.

Pathologie. — Cette affection est considérée comme une altération de sécrétion causée par la présence de quelque matière colorante anormale. L'analyse de la sueur y a révélé la présence du sulfate de fer, du bleu de Prusse, du cuivre ou d'autres substances analogues qui donnent probablement à la sueur sa coloration[1].

Traitement. — Il faut surtout traiter l'état général du malade qui presque toujours est chlorotique, anémique, débilité ou nerveux.

Uridrose ou sueurs urineuses. — Par ce terme, on désigne toute

1. Bien des auteurs avaient parlé de la chromidrose depuis James Jonge (1709), mais ce vice de sécrétion ne fut admis que depuis les travaux des auteurs français cités plus haut (Méricourt, Parrot, Hardy). En 1863, Robin et Ordonez, examinant un lambeau de peau colorée, trouvèrent la matière colorante dans les tubes sudoripares. Cette sueur bleue contenait une grande quantité de granulations de volume très variable, de couleur violet ardoisé tirant au bleu d'indigo foncé (*Traité des humeurs*, p. 741). Enfin M. Robin a comparé ces granulations à un grand nombre de substances pulvérulentes et conclut de cet examen que les caractères différentiels sont assez nets pour permettre d'éviter toute erreur dans les cas de simulation supposée. La chromidrose en effet avait été jusqu'alors soit confondue avec l'hématidrose, soit rejetée dans le groupe des affections simulées. Cette matière bleue, véritable sécrétion organique se dissout dans l'huile. Parrot rapproche la sueur bleue de la sueur de sang et en fait une névrose d'origine hystérique.

Autre remarque : on sait que l'épithélium des glandes sudoripares a la même origine embryonnaire que le réseau muqueux de Malpighi. Neumann a trouvé qu'il contenait aussi chez quelques animaux, des granulations pigmentaires. Ces granulations de l'épithélium sont même parfois réunies en amas volumineux qui distendent la cellule, s'en échappent et tombent dans la lumière du canal sudoripare. Comme le dit très bien Bouveret (*Thèse d'agrégation* 1880) cette donnée anatomique peut prêter à l'interprétation très simple de quelques cas de chromidrose.

L'étude de la chromidrose ou des sueurs colorées, nous amène à faire celle des sueurs colorées par le sang, de la sueur de sang ou de l'*hématidrose*. Longtemps reléguée dans le domaine du merveilleux, assimilée ensuite, surtout par les médecins étrangers et notamment par les Allemands, à l'hémophilie, la *sueur de sang* fut démontrée par les auteurs français (voir, 1838, Gendrin, *Traité de médecine pratique*, t. I) et surtout

sueur renfermant les éléments constituants de l'urine, et notamment l'urée. Cette substance a été trouvée en quantités variables dans la sueur de personnes bien portantes. Sous l'influence du jaborandi la peau peut en excréter de grandes quantités, Hardy et Ball (A) estiment à dix-sept grains en moyenne (1 gramme) la quantité d'urée éliminée par la peau dans les expériences qu'ils ont faites. Quelquefois la quantité d'urée rendue par la peau est très considérable et appréciable sous forme de cristaux, à la surface du corps. Schottin (B) et Drasche (C), en ont rapporté des exemples chez les cholériques ; Kaup et Jürgenson (D), Leube (F), Deininger (G), et Taylor (H) chez les individus atteints d'affections rénales.

Parrot, (*Gazette hebdomadaire*, 1859) qui mirent en relief les liens qui rattachent l'hématidrose à l'hystérie.

L'affection en effet se rencontre surtout chez les femmes chlorotiques, nerveuses, sujettes aux attaques de nerfs, aux spasmes, aux troubles de la sensibilité et de l'innervation vaso-matrice (név. hyperesthésie, anesthésie, plaques congestives, phénomènes du doigt mort, éphidroses, etc.) C'est dans les régions ainsi hypérémiées ou névralgiques, et dans les points où la peau est particulièrement fine, qu'au milieu d'autres phénomènes nerveux survient l'hématidrose. « La douleur paraît, la peau rougit, se tuméfie, puis, le sang s'écoule. » (Bouveret). L'écoulement varie, tantôt la sueur est à peine rosée, tantôt c'est du sang presque pur ; il sort en gouttelettes ou en jets filiformes, présente les caractères microscopiques du sang et se fait sur une étendue qui ne dépasse pas celle d'une pièce de deux francs ou sur toute une région du corps. Les régions surtout signalées dans les observations sont la face, les paupières et les joues, le cuir chevelu, les extrémités, surtout les inférieures, et la poitrine. L'irrégularité d'étendue, d'apparition, de quantités sans relation complémentaire des règles, la bénignité de l'accident, sont autant de preuves en faveur de la nature névropathique de ces accidents : « On sue du sang, comme on a une attaque de nerfs. » (Parrot.) Elle peut d'ailleurs s'accompagner d'hémorrhagies à la surface des diverses muqueuses.

Parrot rejette les hématidroses hémophiliques scorbutiques, infectieuses, paludéennes admises par Magnus Huss, Hébra, et d'autres, et n'admet que l'hématidrose névropathique. Par conséquent, plus fréquente chez la femme, elle peut se rencontrer aussi chez l'homme.

Bouveret (*loc. cit.*, p. 3), rappelle le cas de cette jeune fille qui sua le sang après une danse prolongée ; celui de Wilks qui observa une hématidrose dans le cours d'un tétanos chronique, enfin, un autre cas survenu pendant de vives coliques néphrétiques.

Parrot considère l'hématidrose plutôt comme une hémorrhagie dans les glandes sudoripares que comme une véritable anomalie sécrétoire. Elle dépendrait donc de l'innervation plutôt vaso-motrice que excito-sudorale, et probablement de la rupture du riche réseau vasculaire des glomérules. M. Vulpian fait remarquer (*Vaso-moteurs*, t. II), que l'hystérie est fréquente et que l'hématidrose est rare et admet certaines prédispositions morbides des vaisseaux. Serait-ce là l'idée que se font de l'hématidrose les étrangers quand ils l'attribuent exclusivement à l'hémophilie ? Nous rappellerons sans insister combien l'hématidrose est relativement fréquente chez les *stigmatisés*. Autrefois on les brûlait ; maintenant, on les douche : jadis le feu, aujourd'hui l'eau !

A. *Journal de thérapeutique*, 1874.
B. *Archives für Physiologie Heilk.*, 1851, p. 409.
C. *Die epidemische cholera*. Wien, 1860.
D. *Deutsches. Arch. für klin. pny.* Bd VI p. 55.
F. *Deutsches. Arch. für* Bd VII, p. 1.
G. *Deustches. Arch. für* Bd VII, p. 587.
H. *Guy's Hosp. Reports*, vol. XIX, p. 405, 1874.

Schottin cite trois cas, et Drasche douze sur 804 cholériques qu'ils ont observés. L'urée se dépose à la surface de la peau, habituellement à la face et aux mains, sous forme d'un dépôt ou d'une couverture sans couleur ou blanchâtre, dans quelques cas on dirait que la peau a été saupoudrée avec de la farine, ou qu'elle a été enduite de mousse de savon, d'une couche blanchâtre de gelée blanche, et qu'elle est sablonneuse au toucher. Le dépôt d'urée adhère modérément à la surface de la peau, mais il peut facilement être râclé avec un couteau. Dans le cas de Taylor ces dépôts examinés au microscope consistaient en petites masses blanches irrégulières, formées de cristaux prismatiques et en *aiguilles*. Dans les cas dans lesquels on a donné les détails de l'examen, on voit que les dépôts consistent en urée; on en trouve la preuve dans leur solubilité dans l'eau et l'alcool, ainsi que les cristaux caractéristiques de nitrate et d'oxalate d'urée qu'ils forment quand on les traite par l'acide nitrique ou l'acide oxalique.

Le plus souvent en même temps l'uridrose se manifeste, il y a une diminution ou une suppression complète de la fonction urinaire, (anurie) due à la néphrite et à l'intoxication urémique.

Sueur phosphorescente. — On observe parfois des exemples de sueur phosphorescente.

Panceri (A.), de Florence, cite le cas d'un médecin qui présenta ce phénomène après avoir mangé d'un poisson phosphorescent et dont la sueur parut lumineuse dans l'obscurité. Le même fait a été observé dans la miliaire. On a également mentionné des cas de *peau lumineuse* dans les dernières périodes de la phthisie ou d'autres maladies consomptives. Selon Carpenter (B.), Koster rapporte un cas dans lequel le linge de corps fut rendu lumineux par la transpiration, après un violent exercice.

SUDAMINA.

Syn. — Miliaire cristalline (Hébra). Miliaire pellucide improprement appelée sudamina (Trousseau, t. I, p. 257).

Définition. — Les sudamina sont des troubles non inflamma-

A. *France médicale*, 31 mars 1877. Voir aussi *Gincinnati Lancet and observer*. Mai 1877, p. 504.

B. *Principes de Physiologie humaine*. Philadelphie, 1876, p. 550.

toires des glandes sudoripares, caractérisés par la formation de vésicules arrondies ou oblongues, transparentes et blanches, saillantes et rugueuses de la grosseur d'une tête ou d'une pointe d'épingle.

Symptômes. — Les vésicules sont discrètes ou confluentes, on les observe sur tous les points du corps; mais leur siège de prédilection est au cou, à la poitrine, à l'abdomen et sur les autres points du tronc; elles ne dépassent pas la surface de la peau, ou forment de petites élevures. On ne les rencontre jamais à la face.

Elles ressemblent à des larmes ou à des gouttelettes de sueur blanches ou perlées; elles se développent vite et ont rapidement leur volume définitif; leur marche est variable, elles ont parfois une petite collerette. Les vésicules sont discrètes, ne se réunissent jamais, ne deviennent jamais purulentes, et ne se rompent pas; elles se résorbent, et leur enveloppe desséchée a l'apparence d'une mince pellicule qui disparaît par desquamation.

Etiologie. — Les sudamina ont parfois pour cause une maladie aiguë et fébrile comme la tuberculose, le typhus, la fièvre typhoïde, le rhumatisme articulaire aigu, la fièvre puerpérale. Ou bien ils sont dus à une hyperthermie qui excite l'activité des glandes; ils sont fréquents par les temps chauds, surtout chez les gens qui ont la peau fine; on les rencontre aussi bien sur les enfants que sur les adultes, et ils indiquent généralement une constitution débile.

Anatomie pathologique. — Cette affection a son origine dans un trouble de la sécrétion sudorale; les glandes sécrètent plus de sueur qu'elles ne peuvent en contenir, et au lieu de se répandre

A. *Sitzungsberichte der. Kais. Acad.*, Wien 1868.

1. Trousseau, avec Huxham et Bouillaud les considère comme le symptôme d'un symptôme, c'est-à-dire comme la conséquence des sueurs. Il faut que les sueurs soient surabondantes, soient sécrétées *brusquement;* il faut de plus qu'avant d'être le siège d'une diaphorèse telle, *la peau soit sèche* et que les cellules cornées soient comme soudées les unes aux autres ainsi qu'on le voit du onzième au vingtième jour de la fièvre typhoïde, époque à laquelle, suivant Trousseau, se montrent les sudamina. Enfin, *il ne faut pas que*, comme il arrive chez les arthritiques et les rhumatisants, les orifices des glandes sudoripares soient largement béants.

Dans un traité, même élémentaire, de maladies de peau, où sont étudiées les anomalies de la sécrétion sudorale, il est impossible de passer sous silence les intéressantes recherches faites par le d^r Aubert, sur les modifications de la sueur dans les dermatoses. Le d[r] Aubert désigne le procédé qu'il a suivi sous le nom de *Recherches des empreintes* soit sébacées soit sudorales ou de *Méthode dermographique* (Lyon 1878). Les *empreintes sudorales* peuvent s'obtenir sur toute la surface du corps, mais il faut que la région soit propre, saine et rasée.

Sur la peau, mise en sudation (exercice, étuve, couvertures, jaborandi), on pose une feuille de papier blanc ordinaire et on exerce une légère compression, pendant une

directement à la surface du corps, cette sueur se collecte dans les couches de l'épiderme.

C'est ainsi que les vésicules se forment, comme le démontrent les recherches anatomiques du docteur Haight de New-York (A)[1].

CLASSE II. — HYPÉRÉMIES. (HYPEREMIAS).

Dans cette classe nous avons rangé les affections caractérisées par la présence d'une plus grande quantité de sang dans les capillaires cutanés. Cette condition se trouve réalisée dans un grand nombre de cas, et donne à la surface cutanée des aspects divers. Les affections hypérémiques font partie des pseudo-exanthèmes; elles ont les apparences suivantes : la rougeur de la peau est constante et varie du rose ou du rouge clair au rouge sombre, ou lie de vin; elle disparaît sous la pression, mais reparaît dès qu'on la cesse. La température de la partie malade est habituellement élevée. Le siège du mal est dans les couches les plus superficielles de la peau, généralement dans le corps papillaire du chorion. L'hypérémie revêt différents aspects, elle n'a pas habituellement de forme définitive, elle peut être peu étendue, ou large

minute, en moyenne. Il faut que la sudation ne soit ni trop faible, ni trop abondante. *Peu d'instants* après avoir retiré la feuille de papier, on la badigeonne bien régulièrement avec un gros pinceau en blaireau, trempé dans la solution de nitrate d'argent (50 centig. pour 100 gr. d'eau). On expose ensuite le papier à la lumière diffuse jusqu'à ce que l'on voie l'empreinte se dessiner nettement.

Sur plusieurs cas de pelade, Aubert a constaté qu'il n'y avait pas de modification dans la sécrétion sudorale. De même, dans les éphélides, dans le vitiligo et le nævus pigmentaire. Les glandes sudoripares conservent aussi leur volume et leur disposition physiologiques dans le prurigo invétéra, quoi qu'en ait dit Hébra. Dans l'icthyose, au contraire, leur fonctionnement est presque nul ; les glandes sont atrésiées et rares. Dans le purpura, le siège principal de l'hémorrhagie est autour du glomérule sudoripare ; d'où arrêt de la sueur dans le purpura et origine de quelques cas d'hématidrose.

Le psoriasis tarit complètement la sueur à la période d'état. Les résultats photographiques sont nuls, même quand on a soin de bien nettoyer la plaque et de prolonger l'application du papier.

Dans l'érysipèle, il y a suppression de la sueur et de la matière sébacée. Il y a au contraire séborrhée ensuite. Il y a également absence de sécrétion sudorale au niveau de l'herpès et du zona.

L'eczéma, comme le psoriasis, supprime la sueur.

Les glandes recouvrent leurs fonctions à la guérison. Les inflammations suppriment en général la sueur. La roséole, l'urticaire ne l'influencent pas. Il y a hypersécrétion dans les taches vineuses, et à un degré avancé de la guérison du psoriasis et de l'eczéma.

Voir, dans Kaposi, traduction Besnier et Doyon, la physiologie pathologique du sudamina, bien exposée par Renaut, t. I, p. 190.

comme la main et même davantage. Sa marche est le plus communément aiguë, et elle ne dure souvent que quelques heures ou quelques jours; elle s'accompagne aussi de sensations de brûlure et de démangeaisons.

Les hypérémies sont actives ou passives, et on peut subdiviser chacune de ces formes en idiopathique et symptomatique.

Les hypérémies actives idiopathiques sont, dans le strict sens du mot, des affections locales; elles comprennent les désordres produits par des agents irritants appliqués sur la peau.

Les hypérémies actives symptomatiques sont dues à des maladies d'organes dont le siège souvent est très éloigné de la peau.

Les hypérémies passives idiopathiques sont de causes externes, elles comprennent les différents états livides de la peau. Elles sont de causes mécaniques, comme par exemple celles qui sont dues à la compression forte et longtemps continuée de la peau, ou bien à l'obstacle apporté à la circulation par un bandage ou un vêtement trop serré, etc.; ou encore au froid, qui est une cause fréquente de cette sorte d'hypérémie.

Les hypérémies passives symptomatiques sont dues à des troubles de la circulation ou de la respiration; elles consistent dans une coloration générale bleue ou pourprée de la peau, comme, par exemple, dans la cyanose.

ÉRYTHÈME SIMPLE.

Définition. — L'érythème simple est un état hypérémique caractérisé par des taches rouges, de forme variable, diffuses ou circonscrites, sans élevure, sans causes bien déterminées.

Symptomatologie. — Il consiste en un état congestif de la peau, caractérisée par des symptômes que nous avons déjà énumérés en parlant des hypérémies. Les causes de l'érythème sont nombreuses. et de nature très différente; elles comprennent le chaud, le froid, les poisons, les substances irritantes de toute espèce, certaines maladies des organes internes, les maladies du tube digestif, etc. L'érythème est idiopathique ou symptomatique.

1° ÉRYTHÈME IDIOPATHIQUE.

Erythème calorique. — C'est un érythème dû à un excès de

chaud ou de froid. Ces deux états, à un premier degré, amènent une simple congestion de la peau ; à un degré plus avancé il y a exsudation vasculaire ou inflammatoire; la chaleur artificielle, la chaleur solaire sont des causes bien connues et communes de cette forme d'érythème : (*érythème solaire* par opposition à l'*érythème pernion.*)

Érythème traumatique. — L'érythème peut être le résultat d'une compression ou d'un massage, la constriction d'un vêtement trop juste, ou d'un bandage, etc., peut aussi déterminer l'*érythème traumatique.*

Érythème toxique. — Certaines espèces de poisons jouent un rôle important dans le développement de l'érythème; beaucoup de substances minérales ou végétales sont nuisibles à la peau, parmi elles on peut citer la moutarde, le soufre, l'arsenic, différentes teintures, les acides, les alcalis (érythèmes médicamenteux).

2° ÉRYTHÈME SYMPTOMATIQUE.

Il faut ranger ici tous les érythèmes simples, comme lés rash, qui se manifestent dans le cours de certaines maladies, et qui sont la conséquence des troubles survenus dans l'économie. On les rencontre sur tous les points du corps, mais surtout au tronc. La connaissance de ces érythèmes est très nécessaire, car souvent ils en imposent pour d'autres affections plus ou moins sérieuses[1].

Les érythèmes simples consécutifs à un dérangement d'estomac ou d'intestin sont fréquents chez les nouveau-nés et les jeunes enfants; ils ont différentes formes, et peuvent être fugaces ou bien limités; quelquefois ils sont persistants, d'autres fois ils disparaissent et réapparaissent de temps à autre. Certaines maladies générales s'accompagnent d'hypérémies de la peau qui est rouge par endroits, c'est ce que l'on appelle une *roséole.* C'est une manifestation érythémateuse, car l'érythème vrai a l'aspect de larges plaques continues. La roséole, en tant que symptôme, ne spécifie pas l'affection qui l'a fait naître : ainsi la roséole accompagne les premières manifestations de la syphilis; elle se montre parfois dans la variole, après la vaccination, après l'ingestion de poissons

1. Les rash préruptifs de la variole sont fort importants au point de vue du diagnostic précoce de la maladie et de l'isolement à imposer (Voir Barthélemy, *Recherches sur la variole,* Paris, 1880.)

de mer, du copahu, ou même sous une influence saisonnière.

Diagnostic. — De ce qui précède il résulte que souvent il n'y a pas de ligne de démarcation bien définie entre l'érythème simple et la dermatite, entre l'*état congestif* et l'*état inflammatoire* de la peau. Comme je l'ai montré en parlant de l'hypérémie dans ses rapports avec les maladies de la peau en général, il est souvent difficile de dire quand l'*exsudation* commence. En clinique cependant, le doute n'est pas permis, car les symptômes subjectifs qui accompagnent les maladies inflammatoires sont si nets qu'ils ne laissent pas de place à l'hésitation. Certains érythèmes sont liés à un état adynamique, à l'anasarque, à l'acrodynie, à la pellagre et seront étudiés plus loin.

Traitement. — Il doit dépendre de la nature de l'érythème et surtout de la cause qui l'a fait naître. Dans l'érythème idiopathique il suffit d'éloigner la cause, qui est toujours évidente. Dans l'érythème symptomatique persistant comme celui qu'on rencontre chez les enfants, il faut soigner l'affection interne dont dépend l'érythème (atrepsie, etc.). Les applications locales, quand il y a lieu de les employer, doivent être appropriées au cas particulier; dans ce but on emploie des poudres fines, des pommades adoucissantes, et autres préparations analogues, les bains émollients, les alcalins et les purgatifs salins.

ÉRYTHÈME INTERTRIGO.

Définition. — L'érythème intertrigo est une affection hypérémique caractérisée par de la rougeur, de la chaleur, avec érosion de la peau par suite de la macération épidermique.

Symptômes. — L'intertrigo s'observe surtout aux endroits où la peau fait des plis qui sont en contact les uns avec les autres, comme au périnée, à l'aine, à l'aisselle, au-dessous du sein, et il est le résultat du frottement de points de la peau en contact les uns avec les autres. Il est par conséquent plus fréquent chez les personnes grasses et chez les enfants dont la peau est tendre.

La peau devient chaude et sensible, la transpiration ramollit l'épiderme et favorise sa macération, il se fait un suintement âcre et séreux; si le processus n'est pas enrayé à cette période, l'inflammation survient, et au lieu d'un simple érythème intertrigo on a une dermatite.

L'intertrigo fait son apparition soudainement, et si l'on n'y remédie pas immédiatement, il devient rapidement très pénible pour le malade; au contraire, s'il est convenablement traité dès le début, il disparaît aussi rapidement qu'il est venu. Il peut ne durer que quelques heures, ou au contraire de longues semaines. Quand il siège à la partie interne des cuisses, qui est sa localisation la plus commune, il est très incommodant et peut empêcher le malade de marcher et même de s'asseoir. Chez les enfants il est plus ou moins persistant, cependant avec des soins de propreté et un traitement approprié on en vient facilement à bout. Les récidives ne sont pas rares.

Étiologie. — C'est une affection des temps chauds bien qu'on puisse l'observer en hiver; chez les enfants, on l'observe en toute saison.

Elle est idiopathique ou symptomatique; le manque d'exercice, les habitudes sédentaires, la station assise longtemps prolongée sur des sièges à coussins, et d'autres conditions qui entretiennen plus ou moins de chaleur du corps, favorisent son développement. La cause est toujours un excès de chaleur au niveau des parties affectées, qu'elle soit due au frottement ou au contact prolongé de deux surfaces opposées et exposées à la chaleur. Chez les enfants et chez les individus dont la peau est particulièrement délicate et susceptible, un simple frottement comme celui d'un vêtement peut être une cause suffisante; c'est ce qu'on voit souvent chez les nouveau-nés. Chez les enfants, il n'est pas rare que l'intertrigo, comme l'érythème simple, soit dû à un dérangement intestinal, à des vers, à la dentition ou à des troubles fonctionnels analogues et au contact des urines ou des matières fécales.

Traitement. — Il ne faut le plus souvent que des soins de propreté. Il faut laver les parties à l'eau froide et au savon de soude, et les essuyer avec un chiffon doux ou une serviette. Le premier soin sera de séparer les plis de la peau, de tenir éloignées l'une de l'autre les surfaces malades à l'aide d'ouate, de charpie ou de linge doux. Les poudres fines constituent ensuite le meilleur topique. On peut employer l'amidon, le lycopode, le sous-nitrate de bismuth, la subérine, le talc, l'oxyde de zinc, la craie et des substances analogues dont on varie les proportions suivant les cas; on peut se servir par exemple de la formule suivante :

Poudre d'oxyde de zinc.	10 grammes.
Poudre d'amidon.	50 —

Dans les cas invétérés je fais habituellement des applications d'une solution faible de *lotio nigra* employée deux ou trois fois par jour, et suivie d'application d'une poudre fine. On peut aussi employer l'alcool dilué, et les lotions astringentes composées d'alun ou de sulfate de zinc, ou d'acétate de plomb, ou même d'acétate de potasse dans la proportion de quelques grammes pour 30 grammes.

CLASSE III. — EXSUDATIONS-INFLAMMATIONS.

Les exsudations ou inflammations constituent à beaucoup près le plus vaste et le plus important groupe des affections cutanées; il comprend toutes les affections qui ont un caractère inflammatoire. Dans cette classe nous trouvons l'urticaire, l'eczéma, le psoriasis, l'acné et un grand nombre d'autres affections avec lesquelles le médecin se trouve aux prises tous les jours. Ces maladies sont extrêmement différentes si l'on ne fait attention qu'à leurs caractères extérieurs ; les unes se manifestent sous forme d'érythème, les autres sous forme de papules, de vésicules, de pustules, de bulles, en même temps qu'on peut y trouver des produits inflammatoires secondaires, tels que des squames, des croûtes, etc. ; d'autres enfin apparaissent sous forme d'inflammations diffuses, plus ou moins profondes, s'étendant non seulement à la peau, mais aussi aux tissus sous-cutanés.

La marche des affections exsudatives est extrêmement variable, quelques-unes sont aiguës et guérissent spontanément ; les autres, et c'est la majorité, tendent à devenir chroniques, et persistent indéfiniment. Quelques-unes sont simples et bénignes dans leur essence, d'autres sont très pénibles pour le malade, et ont parfois des conséquences très fâcheuses. Leurs causes sont très différentes, souvent même complètement opposées. Leurs caractères anatomo-pathologiques seuls leur donnent le droit d'être groupés dans une même classe; c'est ce que nous avons déjà étudié au chapitre des inflammations en général.

ERYTHÈME MULTIFORME.

Érythème exsudatif multiforme de Hébra.

Définition. — L'érythème multiforme est une maladie aiguë, inflammatoire, remarquable par la multiplicité de ses formes, caractérisée par la formation de macules, de papules et de tubercules de coloration rouge, plus ou moins mélangés ensemble; les lésions sont isolées les unes des autres, ou bien elles se réunissent pour constituer des plaques de forme et d'étendue très variables; il n'y a plus simplement congestion, mais exsudation partielle.

Symptômes. — Cette affection se fait habituellement remarquer par la variété des lésions élémentaires qu'on y rencontre; ce sont de simples taches érythémateuses, des papules, des vésico-papules, ou des tubercules. Les taches peuvent revêtir toute sorte de formes, s'étendre plus ou moins; les particularités de configuration de ces manifestations sont d'être annulaires, irisées, marginées; selon la nature de l'affection, et selon la variété de lésion à laquelle on a affaire.

Quand les plaques sont circulaires, décolorées au centre, tandis qu'elles s'étendent vers la périphérie, *l'érythème est dit annulaire.* Parfois il y a une série de cercles concentriques ayant une riche variété de couleurs, comme le rouge, le pourpre, le jaune, le bleu; alors on dit que *l'érythème est iris.* D'autres fois ces plaques, après s'être étendues en surface et avoir pâli au centre, se terminent par des bords nettement délimités de telle façon que l'affection finit par se réduire à de simples lignes ou bandes serpentines; c'est ce qu'on nomme *l'érythème marginé.*

Au lieu d'être érythémateuse, l'affection peut être papuleuse et même tuberculeuse, d'où les noms d'*érythème papuleux*, *érythème tuberculeux*. La première de ces variétés est la plus commune, elle consiste en papules plates, isolées ou agglomérées, de forme et d'étendue variables. Elles sont très rouges, violacées, bleuâtres ou pourprées, disparaissent en partie sous la pression du doigt, se flétrissent rapidement, et peuvent persister à cet état pendant huit à dix jours. La forme tuberculeuse n'est qu'une exagération de la forme papuleuse; en tous cas, toutes ces variétés résultent d'un même processus dont les apparences et l'âge seuls varient. Il n'est pas rare de voir à la fois sur un même malade plusieurs de ces lésions élémentaires; elles passent souvent de l'une à l'autre; c'est du reste le caractère changeant de ces lésions qui fait donner à la maladie le nom d'*érythème multiforme*.

La marche de cette maladie est aiguë. Elle peut durer seulement quelques jours ou persister pendant deux et quatre semaines, puis disparaître spontanément, ne laissant après elle qu'une légère pigmentation. Dans le cours de la maladie, il se forme de nouveaux groupes qui de temps à autre apparaissent là où les premiers se sont flétris [1].

L'érythème multiforme envahit certaines régions de préférence, la face dorsale des mains et des pieds, les avant-bras, les jambes, mais surtout les mains et les doigts. Il est habituellement symétrique. On peut aussi le voir à la face, surtout au front, ou bien autour du cou où il est souvent exsudatif quoiqu'il se présente habituellement sous la forme de macules et de papules. Parfois il envahit les muqueuses, et il est possible, quoique rare, qu'il s'étende à toute la surface du corps, généralement alors il a la forme érythémateuse.

Les symptômes subjectifs se réduisent à peu de chose, à de légères démangeaisons ou à quelques sensations de cuisson, quelle que soit, d'ailleurs, l'intensité de l'éruption. Le plus souvent les malades atteint d'érythème multiforme ne se plaignent d'aucun trouble général; dans les cas très intenses, cependant, il peut y

1. Suivant un mode qui est presque une règle en dermatologie, les poussées qui succèdent à la première, laquelle est soudaine et abondante, ont une intensité décroissante (rash, pemphigus, zona, etc.), et on voit ainsi l'affection présenter simultanément ses divers degrés de développement. En même temps, il existe un léger œdème sous-cutané dans les points où le tissu cellulaire est le plus lâche; il peut y avoir une légère ecchymose autour de la papule, et, les jours suivants, on peut voir les taches subir toute la série des colorations des épanchements sanguins. L'œdème péripapuleux peut être assez intense pour donner lieu à la variété prurigineuse connue sous le nom d'*érythème ortié*, dont on peut voir au musée Saint-Louis plusieurs beaux exemples.

avoir du malaise, de la céphalalgie, de la courbature, de l'embarras gastrique et de la fièvre. C'est ce qu'on observe surtout chez les jeunes gens, qui sont d'ailleurs, plus que les personnes âgées, sujets à l'érythème.

Étiologie. — Cette affection a cela de particulier qu'elle est beaucoup plus fréquente au printemps et en automne. On peut cependant l'observer pendant les autres saisons de l'année (A), ses causes sont le plus souvent obscures ; la forme papuleuse cependant coïncide souvent avec les troubles digestifs ; alors elle suit une marche analogue à celle de l'urticaire : souvent elle accompagne le *rhumatisme* [1], et quelquefois ressemble au purpura rhumatismal. Lewin regarde les maladies génito-urinaires comme une cause prédisposante de cette efflorescence. On l'observe dans les deux sexes, mais surtout chez les femmes, et on a même dit que les affections utérines pouvaient le déterminer.

Anatomie pathologique. — Il faut ranger l'*érythème multiforme* parmi les affections exsudatives à côté de l'urticaire, avec lequel elle a quelques points de ressemblance ; Lewin (B) et d'autres auteurs en font un trouble vaso-moteur, une angionévrose la plupart du temps d'origine réflexe. Depuis longtemps on connaît les relations étroites qui l'unissent à l'herpès iris, qui en réalité n'est à un degré plus prononcé qu'un érythème iris ; tant qu'il n'y a pas de vésicules, on dit que c'est un érythème multiforme, mais dès que les vésicules apparaissent, c'est de l'herpès iris. Malgré la ligne de démarcation (purement anatomique du reste) qui sépare ces deux affections, elles sont le résultat d'un seul et même processus.

L'érythème multiforme a également d'étroites relations avec l'érythème noueux, la seconde de ces affections n'étant souvent

A. Pour avoir plus de renseignements sur ce point et d'autres de cette intéressante maladie, voir la relation de Lipp, *Arch. für Dermatologie und Syphilis*, vol. III, p. 221, et l'intéressant article de Moritz Kohn (Kaposi) dans le même journal, vol. III, p. 381, ainsi que les communications de Lewin : *Berl. klin. Wochenschr.*, n° 23, 1876, et *Charit Analen*. Bd III, p. 622.

1. En France, c'est le tempérament arthritique qui est le plus généralement accusé de produire l'érythème. On trouve une sorte de confirmation de cette opinion dans ces faits que l'érythème papuleux n'est pas rare chez les blennorrhagiens, au début ou pendant l'évolution d'un rhumatisme blennorrhagique ; et, d'autre part, dans la coïncidence fréquente de cette éruption avec de réelles douleurs dans les genoux, les chevilles, les coudes, les poignets et les phalanges.

B. *Berl. klin. Wochenschr.*, n° 23, 1876.

qu'une expression plus intense de la première. La nodosité dépend alors du siège de l'érythème sur les jambes, où la déclivité et les difficultés de circulation rendent la production de l'œdème plus facile et plus intense.

On ne sait rien des lésions anatomiques de l'érythème multiforme, sinon qu'il est de nature inflammatoire (A).

Diagnostic. — Quand l'affection se présente avec ses caractères particuliers, sa marche aiguë, son éruption polymorphe, il ne peut y avoir de doute dans l'esprit. L'absence de cuisson et de démangeaisons violentes serviront à le distinguer de l'urticaire, qui est l'affection dont elle se rapproche le plus; en outre l'éruption est plus prononcée, plus colorée, plus persistante que dans l'urticaire, et il n'y a pas d'élevures analogues à celles que produisent les piqûres d'ortie.

L'érythème multiforme se distingue de l'eczéma papuleux par l'absence de démangeaisons pénibles, par la grande dimension des papules et par leur disposition irrégulière. Entre l'herpès iris et l'érythème iris, il n'y a qu'une différence de degrés; l'une de ces affections se transforme souvent en l'autre, et le diagnostic est tout simplement une affaire de mots. S'il n'y a pas de vésicules on dira : érythème, s'il y en a, on dira : herpès.

L'érythème noueux se distingue de l'érythème multiforme en ce que les tumeurs ou nodosités sont proéminentes, arrondies, résistantes, il siège généralement aux extrémités, et surtout le long du tibia.

Traitement. — Le plus souvent il n'y a pas à faire de traitement actif; il faut entretenir la liberté du ventre avec une légère purgation saline, qu'on répéte de temps en temps pendant la durée de la maladie; il faut donner au malade une nourriture légère, lui défendre les aliments et les boissons excitants. Il faut faire des lotions à parties égales d'alcool et d'eau ou avec une solution phéniquée au centième, afin de diminuer les démangeaisons; quand la peau est enflammée on la saupoudre avec de l'amidon et de l'oxyde de zinc réduits en poudre et mélangés à parties égales.

Pronostic. — La guérison spontanée est habituelle; avec ou sans

A. Voir les recherches de Campana : *Viertelj für. Derm. u. Syph.*, 1878, p. 318.

traitement, l'érythème multiforme disparaît dans l'espace de deux à quatre semaines sans laisser aucune trace. C'est une affection bénigne susceptible de réapparaître d'année en année.

ERYTHÈME NOUEUX.

Syn. — Angl : Erythema nodosum; all. : Dermatities contusiformis.

Définition. — L'érythème noueux est une maladie inflammatoire aiguë caractérisée par une éruption de nodosités érythmateuses ou pourprées, arrondies ou ovalaires, de dimensions variables et plus ou moins saillantes[1].

Symptômes. — Cette maladie est quelquefois précédée de troubles organiques; d'autres fois les nodosités apparaissent soudainement et sans avoir été annoncées, sur les différentes régions du corps; cependant la plupart du temps elles siègent sur les membres. Elles peuvent être petites comme une noix ou grosses comme un œuf, elles sont ovalaires ou arrondies, généralement elles ont un contour bien limité et rappellent assez bien la forme d'un verre de montre. Leur coloration est rouge, avec tendance à devenir bleuâtre ou pourprée; quand elles durent depuis quelque temps, elles deviennent noirâtres et parfois tout à fait livides. Quand l'affection est à son maximum d'intensité, la nodosité prend l'aspect brillant et luisant, et la peau qui la recouvre est tendue, comme s'il devait y avoir suppuration; cependant cela n'a jamais lieu, et l'affection se termine invariablement par résorption[2]. Assez souvent elle s'accompagne d'une hémorrhagie plus ou moins abondante, qui se manifeste ultérieurement par une ecchymose.

Au toucher les nodosités sont fermes; quand elles sont sur le point de se résorber, elles se ramollissent, puis s'affaissent. Leur

1. Il y a lieu de compléter cette définition en ajoutant que ces bosselures sont dures, douloureuses, à peu près symétriques, mal limitées (comme le sont les lésions inflammatoires, ce qu'on n'observe jamais dans les tumeurs à marche chronique qui sont logées sous la peau), de plus elles s'accompagnent souvent de douleurs rhumatoides et parfois d'un état général grave.

2. Certes, nous n'avons jamais vu suppurer une nouure d'érythème. Toutefois, récemment, chez un malade que l'*alcoolisme* habituel prédisposait à la suppuration et vouait *aux dermatoses exaspérées*, il nous a été donné d'observer à l'hôpital Saint-Louis, dans le service du professeur Fournier, la formation de *pustules purulentes*, relativement superficielles et peu étendues, *au centre* du plus grand nombre des *papules* et des *bosselures* qui composaient l'*érythème*. Ces pustules se recouvrirent ensuite de croûtes et évoluèrent à la façon de toute autre pustule purulente (dessiccation, desquamation, etc.).

volume et leur quantité varient; quelquefois rares et disséminées, elles sont d'autres fois assez nombreuses pour couvrir les membres, et pour se toucher par leurs bords. Elles peuvent siéger toutes aux jambes, ou occuper différentes régions du corps à la fois[1] (A). Elles n'éclosent pas toutes en même temps, mais par poussées successives qui, pour être moins nombreuses que la première, peuvent néanmoins par leur nombre doubler ou tripler la quantité primitive des nouures; elles s'accompagnent d'un léger mouvement fébrile; elles sont sensibles et même très douloureuses à la pression; mais spontanément elles n'occasionnent qu'une simple gêne ou lourdeur et une sensation de cuisson; rarement les vaisseaux lymphatiques sont engorgés. Cette affection se termine spontanément par la guérison dans l'intervalle de deux à quatre semaines[2]. Une durée de six semaines est exceptionnelle. Uffelmann (B) et Oehme (C) ont signalé une forme grave d'érythème noueux, survenant dans les familles de tuberculeux et surtout chez les jeunes gens; à l'autopsie, on aurait trouvé des tubercules dans les viscères.

Comme l'érythème multiforme, il peut envahir les membranes muqueuses; il affecte les deux sexes, mais surtout les femmes; on le rencontre plus communément dans l'enfance et dans l'adolescence.

Étiologie. — Les causes de cette affection sont mal connues; on la rencontre habituellement chez les individus débiles[3]. La perte d'appétit, la langueur et d'autres signes tels que l'affaiblissement

1. Il faut insister sur la distribution méthodique des bosses érythémateuses, à la *face antérieure* des jambes, qui est le point de prédominance dans les cas intenses, et le point exclusif dans les cas discrets, puis viennent par ordre de fréquence la *face postérieure* de l'avant-bras, le *dos des mains et des pieds*, puis les bras, les fesses, la *nuque*. On les voit très rarement à la face, sur le tronc, au ventre, sur les muqueuses. On les a signalées sur la conjonctive, sur la langue, dans la bouche (?).

A. Voir planche V de l'atlas des *Maladies de la peau*, de Duhring.

2. Presque invariablement, en même temps que les bosselures, on observe, dans l'érythème noueux, de petites taches rouges, à peine saillantes, qui ne sont pas autre chose que des papules : il n'y a pas d'érythème exclusivement noueux, il y a plutôt un érythème papulo-noueux (Trousseau, Fournier) : nouures aux jambes, papules aux avant-bras.

B. *Viertelj. für Derm. und syph.*, 1874, p. 174 et 1877, p. 230.

C. *Viertelj.*, 1878, p. 324.

3. En France, le lymphatisme et l'arthritisme sont considérés comme les conditions pathogénétiques de l'érythème noueux. L'éruption n'est qu'un des éléments de la maladie, qui consiste encore en fièvre, embarras gastrique et en phénomènes de nature ou d'apparence rhumatismales.

de la nutrition et des douleurs rhumatismales peuvent précéder ou suivre son éclosion[1].

Comme prodromes, on observe également parfois des troubles digestifs ou d'autres malaises[2].

Ainsi que l'érythème multiforme avec lequel il a une étroite et incontestable parenté, on l'observe souvent au printemps, car il subit l'influence certaine du froid humide. C'est une affection relativement rare, d'après la statistique de l'Association dermatologique américaine; il y en aurait 27 cas sur 16 863 cas de maladies de la peau[3].

1. On a aussi invoqué comme causes les fatigues, le surmenage, les excès alcooliques, l'évolution dentaire, l'impression du froid humide, la coïncidence des affections génito-urinaires.

2. Quand l'éruption cède, les douleurs disparaissent. On ne voit jamais cesser l'éruption, tandis que les phénomènes rhumatismaux, qui cependant ont pu aller jusqu'aux épanchements articulaires, persistent. Selon le professeur Fournier, ces manifestations articulaires sont un des éléments très importants de la maladie et se produisent toujours dans la zone de l'éruption. Les formes intenses de l'érythème noueux laissent après elles une faiblesse, un amaigrissemont, une pâleur analogues à ceux qu'on observe dans la convalescence des maladies graves.

Dans le cours de la maladie, on a quelquefois pu observer aussi, comme dans le rhumatisme, des cas d'endocardite, de pleurésie, d'albuminurie, de diarrhée, et même des phénomènes cérébraux qui ont amené la mort. Ces manifestations viscérales sont heureusement très rares.

3. En France, il est loin d'être aussi rare et il est sujet aux récidives. (Voir le pronostic).

A l'occasion de l'érythème noueux, nous devons signaler certaines particularités importantes sur lesquelles le professeur Fournier a attiré l'attention dans sa leçon clinique du 2 juin 1881 ; nous voulons parler de ces *nodosités profondes qui ne s'attestent extérieurement par aucun relief, par aucune rougeur*, et que le médecin peut rencontrer sous sa main au hasard de l'exploration, ou plutôt guidé par les douleurs des malades. Ces nouures sont grosses comme un grain de blé, une noisette, un marron et même comme un œuf, perdues dans le tissu cellulaire, dans l'hypoderme, qui leur donne parfois une apparence de fluctuation, et ressemblent fort à des gommes sous-cutanées non ulcérées.

Il ne faut pas commettre l'erreur inverse et prendre pour des bosselures érythémateuses ulcérées des ulcérations syphilitiques, car, de même que les nodosités superficielles, les nouures profondes se terminent toujours par la résolution. Cette résolution se fait parfois rapidement comme avait eu lieu l'apparition. C'est ce qui a fait que James Paget a signalé un certain nombre de ces tumeurs dans le chapitre où il étudie ce qu'il appelle les *tumeurs fantômes*. Fournier pense que ces tumeurs sont les mêmes ou sont de même nature que celles que Féréol, Troisier et Onou ont décrites sous le nom de *nodosités éphémères* du rhumatisme. Tous les auteurs s'accordent en effet pour dire que ces dernières tumeurs se rencontrent chez des sujets qui sont rhumatisants, soit par eux-mêmes, soit par leurs ascendants, c'est-à-dire dans les mêmes conditions que l'érythème noueux. La peau est mobile au-dessus de ces tumeurs, qui, *sans raison*, apparaissent simultanément et en plus ou moins grand nombre, d'un jour à l'autre, durent peu et disparaissent, *à la façon des fluxions*, par une brusque délitescence. Selon toute apparence, ces tuméfactions rhumatismales siègent dans l'atmosphère celluleuse des aponévroses, du périoste, des tendons, des ligaments périarticulaires; c'est-à-dire qu'elles sont plus profondes que les nouures de l'érythème, dont elles ne diffèrent toutefois que par l'absence d'érythème.

Anatomie pathologique. — Sa nature est encore obscure, incertaine, car il n'y a pas d'autopsie. C'est un processus inflammatoire analogue en beaucoup de points à celui de l'érythème multiforme, mais c'est un type plus grave et qui s'accompagne même parfois de symptômes étrangers à cette dernière affection ; et qui n'ont rien de cutané. Aussi, bien que l'erythème noueux provienne d'un processus analogue à celui de l'érythème multiforme, faut-il l'étudier séparément. Hébra (A) pense que quelquefois il est dû à un état inflammatoire des capillaires lymphatiques, car souvent les nodosités sont distribuées sur le trajet de ces vaisseaux. Cependant il reconnaît que la théorie de la lymphangite ne peut s'appliquer à tous les cas. D'autres en ont fait une angio-névrose. Bohn (B) croit que chaque nodule est dû à un infarctus causé par embolie dans un petit département vasculaire de la peau, et, en conséquence, il regarde cette affection comme intimement liée au purpura rhumatismal[1]. Quelquefois l'exsudation est séreuse, d'autres fois elle est sanguine[2]. L'intensité de l'affection est très variable.

Diagnostic. — L'éruption de l'érythème noueux est pathognomonique. On ne peut la confondre avec les traumatismes, bien que quelquefois les tuméfactions et les ecchymoses aient quelque ressemblance avec des contusions et puissent prêter à une confusion apparente[3].

Quelquefois l'érythème noueux rappelle l'érysipèle quand il siège à la face, quand les bosselures sont petites et qu'elles empiètent les unes sur les autres ; mais on le distinguera parce que les nodules isolés et distincts ne peuvent, à un examen attentif, simuler le bourrelet, et parce qu'ils sont durs au toucher. On pourrait aussi craindre un

A. *Maladies de la peau*, vol. I.
B. *Jahrbuch für Kinderheilkunde Heft.* 4. 1868.

1. Mais on ne fait pas d'embolie en bonne santé ; et si l'on en faisait, ces embolies n'iraient pas se loger exclusivement dans les capillaires cutanés.

2. Outre la congestion intense du réseau vasculaire du derme, il y a, en effet, extravasation de sérum et de globules blancs ; en outre il peut y avoir un épanchement de sang, c'est-à-dire une véritable apoplexie du tissu conjonctif papillaire et sous-papillaire. On n'a pas observé de lymphangite, ni rubanée, ni réticulaire, ni ganglionnaire. Fournier, avec Trousseau et Révillou, en fait une *maladie à part* spécifique, pseudo-exanthématique, une entité morbide, une fièvre essentielle que les arthritiques ont une prédisposition manifeste à contracter, bien que l'érythème noueux ne se présente pas que chez les rhumatisants.

3. Cette particularité peut avoir son importance en médecine légale ; c'est d'elle que vient le nom de *contusiformis* qu'à Vienne on donne à l'érythème.

phlegmon imminent, mais les antécédents, la multiplicité, la situation symétrique, la marche, suffiront à faire établir la distinction. Il est à peine besoin de dire qu'on ne commettra pas l'erreur de le confondre avec le furoncle. Enfin on distinguera l'érythème noueux des érythèmes papuleux ou tuberculeux par la présence des tuméfactions inflammatoires et par le siège profond de l'éruption.

Traitement. — Il n'a pas besoin d'être actif, d'autant que la guérison spontanée est la règle; quand il y a des troubles fonctionnels, il faut y remédier; s'il y a constipation, il faut donner un laxatif salin. On prescrira avec avantage l'usage d'eau alcaline naturelle, il faut ordonner une nourriture simple, en même temps que les remèdes qui semblent convenables. Chez les femmes, on prescrira souvent avec avantage des préparations ferrugineuses. La quinine est quelquefois utile. Si l'affection est très intense et siège aux jambes, il faudra prescrire le repos au lit. Les applications locales ont peu d'efficacité; cependant les fomentations chaudes, les lotions froides ou autres remèdes analogues à ceux qu'on emploie dans les contusions, rendent quelquefois des services en soulageant les parties qui sont douloureuses. Il ne faut jamais faire usage de remèdes violents [1].

Pronostic. — Il est généralement favorable, l'affection dure rarement plus de trois ou quatre semaines; les récidives sont rares [2].

URTICAIRE.

Fièvre ortiée, urticaire porcelaine de Lieutaud.

Syn. — Angl. : Urticaria, nettle-rash, rash ortié, febris urticaria, hives; all. : Nessel ausschlag, Porcellanfriesel.

Définition. — L'urticaire est une affection inflammatoire caractérisée par le développement d'élevures spéciales blanchâtres ou

1. Dans les cas légers, la limonade pour boisson, les poudres isolantes comme topiques suffiront. Dans les cas graves, les calmants sont nécessaires, soit en potion, soit en injection hypodermique. Le repos au lit, les frictions avec les liniments chloroformés sont indiqués. Il faudra de plus mettre les membres malades à l'abri de tout frottement par l'enveloppement ouaté recouvert de taffetas ciré.

D'ailleurs, il n'y a pas de traitement spécifique : le sulfate de quinine, le bicarbonate de soude, le colchique, le salicylate de soude, ont échoué.

Dans les cas où les bosselures sont très volumineuses, très rouges, très douloureuses, les ponctions multiples faites avec une lancette amènent un écoulement de sang assez abondant qui soulage le malade.

La convalescence réclame tous les toniques en usage après toute autre maladie.

2. On croit au contraire en France que les récidives ne sont pas rares; il y a même des

rougeâtres, et accompagnées de sensations de brûlures, de picotements, de vif prurit, de tension et de chaleur.

Symptômes. — Cette affection apparaît subitement par la formation d'élevures de forme, d'étendue et de couleur variables. Tantôt à peine de la largeur d'un pois, elles ont d'autres fois de vastes dimensions; habituellement elles sont grandes comme un ongle. Ces élevures sont bien circonscrites, et isolées, ou bien les lésions élémentaires se réunissent pour former des plaques plus ou moins considérables.

Les élevures varient elles-mêmes dans leurs formes : habituellement rondes ou ovales, elles peuvent affecter les dispositions les plus capricieuses et donner lieu tour à tour à des saillies linéaires, des stries, des croissants, des plaques tout à fait irrégulières. Leur configuration est souvent curieuse, parfois même grotesque, d'autres fois elle est symétrique (urticaire annulaire, nummulaire, etc).

Elles forment des élévations à peine saillantes au-dessus du niveau de la peau, ou bien elles la dépassent de plusieurs millimètres; au toucher elles sont molles ou modérément fermes. Leur couleur est blanche, rosée ou rouge; elles sont habituellement entourées d'une aréole plus ou moins distincte : elles apparaissent brusquement, et disparaissent rapidement et sans laisser de trace.

Les symptômes subjectifs consistent en sensations de brûlure, de picotement, de tension, analogues à celles que produisent les *piqûres d'ortie;* ces symptômes sont simplement désagréables, ou tout à fait pénibles. Le malade se gratte avec frénésie; ce grattage soulage en partie, mais il provoque l'apparition de l'éruption.

L'urticaire est la plus éphémère des maladies de la peau; son apparition est remarquablement soudaine; quelques minutes suffisent pour qu'elle atteigne son complet développement, et elle persiste quelques instants, une heure ou davantage. Pendant la période d'éruption les élevures sont toujours très fugitives, elles disparaissent et reparaissent de la façon la plus irrégulière. Souvent l'éruption cesse sur un point du corps pour reparaître sur un autre, changeant ainsi de place sans cause apparente.

cas de récidives subintrantes. Le pronostic est en effet favorable. Toutefois, il y a lieu, comme on a vu, de faire quelques réserves.

Toutes les régions, même le cuir chevelu, sont sujettes à l'urticaire qui est générale ou partielle; elle n'a pas de région de prédilection. Le contact des vêtements suffit pour la déterminer. On l'observe à tous les âges de la vie, dans les deux sexes, mais les enfants y sont particulièrement sujets.

C'est un trouble aigu, dont les manifestations ortiées n'ont qu'une courte durée individuelle (quelques heures, un jour au plus), mais il peut y avoir un nombre indéterminé de poussées successives et d'exacerbations; il en résulte que la durée de l'urticaire qui est habituellement de 2 à 5 jours, et exceptionnellement de 6 à 7 jours, peut se prolonger et dépend exclusivement de la cause excitatrice qui l'a produite.

On peut dire parfois que l'urticaire, *ce type d'affection aiguë*, revêt *une marche chronique*, car les récidives sont si fréquentes, et se reproduisent pendant de si longues périodes, qu'on peut bien se servir du terme *chronique*[1].

Il y a plusieurs variétés d'urticaire qui ont reçu des désignations spéciales selon la forme particulière qu'affectent les lésions élémentaires. Ces variétés réclament une description particulière.

I. *Urticaire papuleuse.* — Cette variété mérite une mention spéciale, à cause de ses particularités et de sa fréquence. On l'appelle aussi *lichen urticans*. Ici la lésion est papuleuse et elle a tous les caractères de l'élevure ortiée. On l'observe surtout chez les jeunes enfants, elle est grosse comme une tête d'épingle ou comme un pois, elle est aplatie ou acuminée; après s'être manifestée inopinément, elle persiste quelques heures ou quelques jours, puis disparaît lentement. Elle est habituellement disséminée

1. L'*urticaire* peut ne pas se limiter à la peau, mais envahir les *muqueuses* du nez, de la bouche, des lèvres, des joues, de la langue, du voile du palais, où elle produit des états fluxionnaires, des tuméfactions, des œdèmes, des plaques rouges, congestives ou violacées.

Cette *urticaire des muqueuses* est aujourd'hui admise de tous. Suivant quelques auteurs — car les cas en sont peu nombreux — elle pourrait même envahir le larynx, la trachée et les bronches et donner lieu à l'angoisse, au sifflement respiratoire et à des menaces d'asphyxie que la rapide disparition des poussées fluxionnaires empêche seule. On aurait même noté une certaine alternance entre l'urticaire cutanée et les fluxions ortiées des muqueuses. Gueneau de Mussy croit même que l'urticaire peut se *localiser d'emblée* et *exclusivement* sur le tégument interne et engendrer ainsi un certain nombre d'affections des viscères (bronches, estomac, intestins, etc.), qui donnent lieu à des phénomènes d'une gravité apparente, mais qui cèdent rapidement sans laisser de trace. Ces faits ont besoin d'être confirmés.

sur tout le corps, les papules sont rarement très nombreuses et elles s'accompagnent de vives démangeaisons. Le malade, par ses grattages continuels, déchire le sommet des papules qui est toujours recouvert d'une petite croûte noirâtre et sanguinolente. Cette affection est toujours plus douloureuse pendant la nuit. Les enfants qui en sont atteints sont toujours des enfants négligés et mal nourris; cependant les classes aisées n'en sont pas exemptes. A Philadelphie, je ne l'ai rencontrée que rarement, tandis que dans les hôpitaux de Londres j'en ai vu de nombreux exemples.

L'urticaire n'est pas rare dans le cours d'autres maladies; il ne faut pas confondre les cas où elle constitue à elle seule toute la maladie avec ceux où elle n'apparaît que comme complication ou comme affection secondaire, symptomatique ou prodromique. Dans plusieurs affections elle n'est qu'une complication, mais elle y joue un rôle si important que la maladie principale passe presque inaperçue. Le purpura s'accompagne parfois d'urticaire; dans cette double éruption, moitié hémorrhagique, moitié ortiée, la présence de l'hémorrhagie est souvent voilée par l'urticaire; cependant l'élément ortié n'est que secondaire. Cette coïncidence a donné naissance à la dénomination de *urticaire hémorrhagique, purpura urticans* ou ortié[1].

Çà et là, en même temps que l'éruption ortiée, il peut exceptionnellement se produire, sur elle, des vésicules ou des bulles, d'où la

1. D'autres auteurs, au contraire, mettent, dans cette affection, l'urticaire au premier rang. Comme nous le verrons en étudiant l'anatomie pathologique, l'urticaire est un œdème aigu, à centre anémique, à périphérie au contraire hypérémique. Cette hypérémie, comme toute autre, peut atteindre les limites où l'épanchement de sang est inévitable. De là, autour de l'élevure ortiée une petite zone hémorrhagique qui parfois passe inaperçue à cause de son peu d'abondance, à cause même de l'élévation et de l'ombre du bourrelet ortié, mais qui se révèle, après la disparition de ce dernier par une légère pigmentation de la peau. Cette pigmentation qui, excepté dans les cas où il y a eu grattage, ne se montre jamais dans l'urticaire simple, persiste pendant un temps plus ou moins long après la disparition de l'urticaire et se conduit à la façon d'une petite hémorrhagie sous-cutanée tout indépendante. D'ailleurs, les auteurs ne sont pas d'accord sur la nature du *purpura urticans*; Bazin en fait une espèce du genre urticaire; pour Willan, c'est une espèce du genre purpura ; enfin pour Hébra, c'est une simple variété du purpura simplex. C'est à cette manière de voir que se range le dr Laget, (*Thèse de Paris*, 1875); pour lui, le purpura urticans serait, dans le plus grand nombre des cas, une congestion rhumatismale de la peau, *un purpura des rhumatisants;* il fait revivre ainsi l'opinion de Bazin qui considérait l'urticaire hémorrhagique comme étant de nature arthritique. Vidal ajoute que cette complication est en effet spéciale aux arthritiques, si disposés aux hémorrhagies par leur état constitutionnel; mais que les causes débilitantes de toute nature apportent leur contingent à cette prédisposition.

formation d'une éruption constituée par des soulèvements épidermiques remplis de sérosité claire et par des élevures d'urticaire. Dans ces cas l'urticaire est habituellement primitive; ses élevures sont ensuite remplacées par des bulles qui ressemblent aux bulles de pemphigus : elles surviennent quand l'urticaire est à son paroxysme, et survivent à l'affaissement de l'élevure ortiée. De cette combinaison rare et toute particulière est née l'*urticaire bulleuse*, ou, à des degrés inférieurs, l'*urticaire miliaire*, l'*urticaire vésiculeuse*.

Parfois l'urticaire est constituée par des tumeurs ou nodosités, du volume d'une noix ou d'un œuf, qui ressemblent à des exagérations de l'érythème noueux, d'où l'*urticaire tuberculeuse* (A) [1].

Urticaire aiguë. — Selon la cause qui l'a produite, l'urticaire revêt une marche différente; cependant elle s'annonce habituellement par de légers symptômes fébriles, accompagnés de lassitude, de mal de tête, d'embarras gastrique, de langue saburrale et d'autres symptômes généraux. Parfois l'éruption apparaît tout à coup, de telle façon qu'en moins d'une heure, la surface du corps tout entière en est plus ou moins recouverte; d'autres fois quelques régions seulement, telles que la face, le tronc ou les membres sont atteints. Cette éruption est extrêmement capricieuse dans ses manifestations; elle paraît et disparaît plusieurs fois dans le cours d'un accès, sans cependant revenir de préférence sur les points primitivement atteints.

A. Cette forme a été décrite pour la première fois par Milton en 1856, et plus tard dans son ouvrage sur les maladies de la peau, Londres 1872. Ce même auteur, dans une monographie spéciale, en a rapporté deux autres cas sous le nom d'*urticaire géante*, avec planches coloriées, Londres 1878. — Juler en rapporte également un cas dans *Cincinnati Lancet and observer*, janvier 1878.

1. L'*urticaire géante* a été décrite par Hardy sous le nom d'urticaire tubéreuse et œdémateuse, par Perroud (de Lyon), par Fouquet (de Kreusnach) (*urticaria tuberosa*), *Berliner klinishe Wochenschrift*, août 1865), enfin par Vidal (*Leçon clinique*, 1880). On la rencontre surtout chez certains sujets lymphatiques et nerveux qui ont, pour l'urticaire une prédisposition vraiment étonnante : une simple piqûre de puce détermine chez eux une tumeur grosse comme une noix. D'autres fois, les tumeurs ortiées ne sont pas provoquées, et dans ces cas, elles sont habituellement nombreuses. Ce n'est d'ailleurs qu'une simple exagération de l'urticaire commune, Hardy l'a vu se produire exclusivement et symétriquement sur les deux mains. Vidal rapporte un fait intéressant « d'urticaire géante dont la saillie blanchâtre, œdémateuse, à peine cerclée d'un mince liseré rougeâtre, formait sur la peau de l'abdomen, une tumeur ovalaire, bombée, *large de* 10 *centimètres*, et dont le grand diamètre atteignait *près de* 15 *centimètres!* Elle s'était manifestée brusquement quelques heures après un violent accès de colère. La malade était une femme de vingt-six ans, très-nerveuse, rhumatisante et gastralgique. Cette éruption ortiée, caractérisée par une élevure unique mais colossale, s'était développée à cinq heures de l'après-midi et avait complètement disparu le lendemain matin. »

Quand elle siège à la tête, c'est généralement au front, aux oreilles, au nez qu'on la voit, alors elle détermine une enflure considérable qui défigure les malades. Dans cette région les élevures ortiées restent généralement isolées et n'ont pas de tendance à se réunir comme au tronc, où on peut voir des plaques aussi larges que la main (élevures ortiées confluentes). Les sensations de brûlure et de picotement sont alors très intenses et presque insupportables. Après un temps qui varie d'une heure à un jour, il ne se fait plus de nouvelles élevures, l'éruption pâlit graduellement, puis elle disparaît sans qu'il en reste trace. La fin de l'accès suit de près la suppression de la cause qui a déterminé l'urticaire. Les récidives sont possibles.

Urticaire chronique. — On dit en général qu'une urticaire est chronique, quand elle persiste pendant des mois ou des années, ou, en un mot, aussi longtemps que la cause excitatrice persiste. Chaque élément de l'urticaire disparaît et reparaît comme dans la forme aiguë, mais le malade en est rarement complètement indemne. Aussitôt qu'un groupe s'évanouit, un autre fait éclosion, de sorte que la peau est constamment le siège d'éruption.

D'autrefois l'éruption est intermittente; mais les intervalles de santé ne sont pas longs. Les symptômes généraux si intenses dans l'urticaire aiguë, manquent habituellement dans l'urticaire chronique, où le malade paraît jouir d'une excellente santé [1].

Étiologie. — Les causes de l'urticaire sont nombreuses et diverses. Certains irritants *externes* sont capables de la déterminer à un degré intense. Ainsi l'ortie (*urtica urens*), à cause de ses soies irritantes, les orties de mer (actinies ou méduses), la chenille, les

1. L'urticaire chronique, ou *urticaire récidivante*, « le *cnidosis* de Bazin, qui restreint à la forme chronique la dénomination employée par Alibert (Vidal), est une dermatose des plus rebelles à la thérapeutique » ; sa durée peut être de dix, quinze, vingt années ou même de toute la vie. L'urticaire n'est d'ailleurs dans ces cas, que le symptôme d'un état morbide, sous l'influence duquel il se produit le trouble vasomoteur qui correspond à l'élevure ortiée. Un exemple fera comprendre notre pensée : chez certaines personnes, la piqûre de puce produit l'urticaire aiguë ; mais si pendant toute leur vie, ces personnes sont exposées aux piqûres de puces, elles auront de l'urticaire chronique; on pourrait en dire autant de l'ingestion des moules pour d'autres individus. De même enfin, chez certains individus hyperuriques, l'urticaire chronique est en rapport avec la disposition constitutionnelle qui met dans des conditions d'excitations continuelles les extrémités nerveuses de la peau déjà spécialement impressionnables. Et en effet, l'urticaire chronique ne se rencontre que chez les personnes *à la fois arthritiques et névropathes*.

puces, les punaises, les moustiques, en sont des causes fréquentes. Plus la peau est sensible, plus grands sont les désordres qu'y produisent ces agents quand ils sont en contact avec elle.

Parmi les causes *internes*, il faut citer les troubles gastro-intestinaux qui sont une des causes les plus fréquentes, et qui occasionnent la presque totalité des cas d'urticaire aiguë. Des excès de table ou de vin[1]; une nourriture trop assaisonnée peuvent déterminer une attaque d'urticaire; il en est de même de certains aliments tels que la marée, les œufs de poisson, les moules, les huîtres, les crevettes, les escargots, les crabes, les homards, les écrevisses, le porc, surtout le porc salé, la farine d'avoine, certains fromages, les champignons, les truffes, les framboises, les fraises, le melon et les glaces, etc. Un grand nombre de substances médicinales prises à l'intérieur peuvent également engendrer des urticaires; du nombre sont : le copahu, le cubèbe, la térébenthine, la valériane, le chloral, l'acide salicylique (A). Il va sans dire que quand l'urticaire est provoquée par l'une des substances que nous venons d'indiquer, c'est qu'il y a prédisposition individuelle. Les irritations intestinales, comme celles qui sont déterminées par les vers chez les jeunes enfants, peuvent également lui donner naissance [2].

Une émotion vive (la colère), ou une excitation insolite (la peur)

1. Le vin blanc produit parfois au front et à la face des plaques rouges qui ne sont pas autre chose que l'urticaire en nappe.

A. *Voir dermatites médicamenteuses*.

2. Sans doute, certains troubles digestifs ou gastro-intestinaux tels que la dyspepsie, les indigestions, l'ictère, etc., sont souvent observés en même temps que l'urticaire, mais ces troubles sont-ils la véritable cause de l'urticaire? Ne doit-on pas plutôt invoquer une influence supérieure, l'influence constitutionnelle, qui cause à la fois et la dyspepsie et l'urticaire? Et, en effet, c'est chez les arthritiques, chez ces personnes obèses, chauves, disposées à la transpiration, aux migraines, aux eczémas, à la gravelle, soit vésicale, soit plus fréquemment hépatique, etc, qu'on observe surtout l'urticaire.

A l'occasion des vers intestinaux, il peut se produire de l'urticaire. L'*urticaire d'origine réflexe* est en effet tout à fait indiscutable. On a aussi cité des cas d'urticaire consécutive à l'irritation des séreuses, soit pleurale, soit péritonéale. Rappelons entre autres, le cas où Férćol diagnostiqua un kyste hydatique du foie ouvert dans le péritoine en se basant sur l'apparition d'élevures ortiées. (Ac. de méd., 25 mai 1880). Les médecins suédois prétendent que l'apparition d'une urticaire chez un individu porteur d'un kyste hydatique indique presque à coup sûr que ce kyste s'est rompu dans une séreuse, plèvre, péritoine, etc. (Finsen, *Arch. de méd.*, 1869). Vidal n'a pas pu provoquer ainsi l'urticaire expérimentale sur des chiens atteints d'échinocoques. D'ailleurs, les circonstances pouvant donner lieu au réflexe ortié varient à l'infini, comme le montrent les observations.

suffit chez certains individus pour provoquer une urticaire; il en est de même de la grossesse et de la lactation. On pourrait en dire autant des maladies utérines, des affections du système nerveux[1], telles que l'irritation médullaire, les névralgies, l'asthme, et aussi de l'albuminurie. Enfin elle a aussi des relations intimes avec certaines maladies générales, comme le purpura ou le rhumatisme.

Les causes de l'urticaire chronique sont habituellement obscures[2]. Elle est souvent en relation avec les affections médullaires, avec les maladies de certains organes comme le rein ou l'utérus. Quelquefois la cause est si légère qu'elle n'est nullement en rapport avec les désordres locaux.

Le genre de vie, les habitudes, l'exercice, les variations atmosphériques exercent aussi une influence bien connue sur cette maladie.

Anatomie pathologique. — Une élevure d'urticaire consiste en une petite masse plus ou moins résistante, bien circonscrite et semi-liquide, qui a été exsudée aux dépens des couches superficielles de la peau. Le processus est aigu et inflammatoire, il a son siège le plus fréquent dans la couche papillaire. Neumann (A) a excisé et examiné au microscope des papules d'urticaire qu'il détermina chez des lapins en les frottant avec des orties. Il reconnut alors qu'elles étaient dues à un œdème prononcé des tissus avec diminution de l'apport sanguin. La circulation, dans une élevure ortiée, est toujours plus ou moins considérablement diminuée, quelquefois interrompue tout à fait. Le sang est fortement chassé du centre à la périphérie ; d'où, la pâleur caractéristique de la papule au milieu, et sa rougeur au pourtour. Quelle est, dans ce phénomène, l'action des nerfs, quelle est celle des muscles de la peau ? on l'ignore. Pourtant il n'est pas douteux que les nerfs

1. Chez certaines hystériques, il suffit des moindres frottements, de la constriction des vêtements, ou du grattage du doigt pour donner lieu au phénomène de *l'urticaire provoquée*. (Voir Musée Saint-Louis, pièce 710).

Dans les points même que l'on a touché avec l'ongle, et suivant exactement la trace du contact, on voit, presque immédiatement, la peau blanchir, puis au contraire s'hypérémier, enfin, il se fait une saillie, rosée, turgescente, souple, absolument semblable au dessin tracé par le doigt sur la peau. Dujardin-Beaumetz a publié en 1880 une remarquable observation d'une femme *dermographique*.

2. Elle est toujours symptomatique de la persistance d'une des causes qui viennent d'être énumérées.

A. *Manuel des maladies de la peau.*

jouent un rôle dans la formation de l'urticaire, et il est probable que le système vaso-moteur n'y reste pas étranger. Dans l'urticaire papuleuse, l'élevure primitivement plate s'infiltre consécutivement d'exsudats plastiques qui constituent la papule [1].

Diagnostic. — Quand on a bien présente à l'esprit la nature anatomique de la lésion, on n'a aucune difficulté à faire le diagnostic de l'urticaire. De plus, les sensations de cuissons, de démangeaisons, de prurit intense jointes à l'apparition subite de l'éruption, sont caractéristiques. Quand l'urticaire complique d'autres affections, le diagnostic peut parfois être embarrassant, mais dans ces cas il faut se rappeler qu'elle n'est que secondaire, et, par suite, de peu d'importance.

L'érythème papuleux et tuberculeux simule parfois l'urticaire, mais il n'est généralement pas douloureux; deplus, ce ne sont pas des élevures à centre blanc, mais des papules qu'on observe dans l'érythème. L'érythème noueux a aussi quelques traits de ressemblance avec l'urticaire tuberculeuse, mais les nodosités de l'érythème sont habituellement plus dures et plus persistantes, et s'accompagnent de douleur et non pas de démangeaisons. L'urticaire ne sera pas confondue avec l'érysipèle alors même qu'elle est très-intense, et qu'elle siège à la face, aux paupières, ou dans des points

1. L'urticaire est considérée comme une névrose cutanée, capable de se produire chez certaines personnes sous l'influence de diverses causes qui ne la produiront pas chez certaines autres.

Voici d'après Vidal, (Bulletin de la Soc. méd. des Hôp., 25 juillet 1879) ce qu'on voit sur la coupe microscopique d'une élevure d'urticaire = *Épiderme* normal, dilatation et engorgement des réseaux vasculaires, superficiels et profonds du *derme*. Les vaisseaux *sanguins* et *lymphatiques* sont entourés d'une grande quantité de *leucocytes*. Ceux-ci sont disséminés dans l'épaisseur du derme; en certains points, ils forment des groupes, en d'autres points ils sont isolés, soit entre les mailles du tissu conjonctif, soit entre des cellules de la couche profonde de l'épiderme. En résumé : *œdème* congestif autour et au-dessous de l'élevure; *exsudation* subite, aiguë, de sérosité et de leucocytes. Cet exsudat réagit à son tour sur les vaisseaux les plus voisins et les resserre par *contre-pression*. De là, un œdème blanc, anémique, au centre, et un œdème congestif rouge à la périphérie.

Si la diapédèse des leucocytes et la suppression séreuse ont été très-brusques et très-abondantes, le centre de la lésion soulève l'épiderme en forme de vésicules ou de bulles. (Kaposi, note des traducteurs, p. 393.) C'est donc dans le derme, et autour des vaisseaux, que se développe l'*œdème aigu* qui s'offre sous l'aspect d'une élevure d'urticaire. Sa rapide formation rend nécessaire et manifeste l'intervention nerveuse dans la production de ces modifications circulatoires. Les filets nerveux sont sains. Les papilles nerveuses sont comprimées par les exsudats; de là ce prurit si redouté des malades.

Quant aux globules blancs sortis de leurs vaisseaux, n'ayant pas eu le temps de s'altérer, ils sont ou résorbés sur place, ou entraînés vers les couches superficielles de l'épiderme. Dans ce dernier cas, ils constituent les cellules migratrices de Biesiadecki.

où la peau est fine et lâche, comme à la verge par exemple, et où l'œdème prend facilement des proportions considérables. Quand l'urticaire disparaît, l'aspect plus ou moins couperosé de la peau peut faire croire à la syphilis. Le diagnostic de la cause exige parfois des recherches attentives.

Traitement. — Quand on est en présence d'une urticaire, il faut d'abord chercher quelles en sont les conditions étiologiques; car le traitement de l'urticaire ne peut avoir quelque chance de succès que s'il est basé sur la connaissance de *la nature* de l'urticaire. Ces causes, avons-nous vu, sont très-nombreuses; supprimer ou éloigner celle dont l'urticaire semble relever, devra donc être la première précaution à prendre.

Quand l'urticaire est aiguë et liée à l'ingestion d'un aliment ou d'une substance mal tolérée par l'organisme, le traitement doit se baser sur les intolérances individuelles, et aussi sur l'intensité de l'éruption; il faut interroger soigneusement le malade sur la nature des aliments qu'il a pris, sur leur quantité, sur leur fraîcheur, etc.; si le malade a mangé quelque aliment dont il ne fait pas usage habituellement, il faut en tenir compte.

Dans les cas graves, il faut administrer un émétique ou un ipéca, surtout si les aliments sont encore dans l'estomac; il faut ensuite évacuer les intestins, et dans ce cas donner une purgation saline telle que du sulfate de magnésie à la dose de 30 gr., ou du sel de Rochelle.

Dans tous les cas il faut entretenir la liberté du ventre, et continuer l'usage des laxatifs salins pris tous les deux ou trois jours, tant que l'on n'a pas obtenu la guérison. On réussit même parfois au moyen de l'eau-de-vie allemande (5 à 15 gr.). Il faut prescrire une alimentation simple et légère, défendre toute nourriture épicée ou toute boisson trop stimulante et recommander la diète végétale et la diète lactée. Même quand la cause de l'urticaire n'est pas due à un trouble intestinal appréciable, il y a encore intérêt à prescrire d'abord une purgation saline, puis les tisanes rafraîchissantes, d'orge et chiendent, par exemple, associées aux boissons acidulées (limonades citrique ou nitrique, orangeades, etc.), en même temps qu'on ordonnera un régime sévère. — Mais je le répète, pour un cas déterminé, le traitement ne sera rationnel qu'autant qu'on connaîtra la nature et la cause de l'urticaire. Quand il y a acidité habituelle de l'estomac on prescrira avec avantage les alcalins ; le bicarbonate de soude en cachets de 25 à 60 centigrammes, à doses répétées, l'eau de chaux, la liqueur de potasse employée à petites doses, et d'autres remèdes semblables donneront d'excellents résultats. Le sous-nitrate de bismuth, associé à de petites doses de calomel et d'opium, est également utile pour modérer l'irritabilité stomacale qui succède parfois à un accès aigu d'urticaire. Enfin, les eaux alcalines minérales rafraîchiront utilement les malades (Vals, Vichy, Plombières, Bagnères de Bigorre)[1].

Dans l'urticaire chronique, il faut entretenir la liberté du ventre au moyen de laxatifs; la nourriture doit être réparatrice mais simple. Il faut faire attention à l'état général de la santé ; d'autant que les causes de l'urticaire sont très-diverses, et souvent obscures; aussi chaque cas réclame-t-il un examen spécial. Souvent la cause semble insignifiante et hors de proportion avec l'intensité de l'éruption; quelle que soit la cause de l'urticaire, il faut la supprimer si c'est possible.

Souvent les diurétiques comme l'acétate de potasse à dose de 1 gr. 50 à 2 grammes convenablement dilué, et surtout le régime lacté sont indiqués. Les eaux alcalines naturelles telles que celles de Vichy et de Saratoga produiront parfois de bons effets. S'il y a des symptômes de goutte, il faut les combattre par les alcalins, le colchique et autres moyens employés en pareils cas. La *quinine* est quelquefois très-utile non seulement dans les formes intermittentes, d'origine paludéenne, mais aussi dans d'autres cas[2]. L'*ar-*

1. Toutes ces mesures ont pour but de modifier soit l'élimination par le tégument des substances ingérées, soit les sécrétions cutanées normales, qui, pour une cause ou pour une autre, se sont altérées, au point de devenir irritantes pour les vaso-moteurs de certains individus.

« La disposition particulière, propre à certains sujets, à contracter de l'urticaire, sous l'influence de diverses substances ingérées, fait partie intégrante d'une imperfection organique constitutionnelle qui se rencontre dans l'arthritisme plus souvent que dans toute autre diathèse ; ces mêmes sujets sont également prédisposés à diverses autres manifestations cutanées ; mais, chez eux, l'*influence du régime* est particulièrement prononcée. (Kaposi, note des traducteurs, p. 399). C'est pour cela que, utilisant leurs aptitudes, le médecin doit combattre l'urticaire, comme il combattrait l'arthritisme.

2. L'urticaire étant considérée, à juste titre, comme une angio-névrose ou tout au moins comme le résultat d'une névrose partielle, dans laquelle la dilatation capillaire joue un rôle important, il était tout indiqué de tenter contre elle les modificateurs constricteurs de l'appareil vaso-moteur. C'est à ce titre que Vidal préconise le bromhydrate de quinine qui est mieux supporté que le sulfate par les dyspeptiques. Il fait prendre pendant quinze jours consécutifs une dose quotidienne de 50 à 60 centigr. La guérison

senic réussit quelquefois là où les autres remèdes ont échoué; Wilson, Milton, Hardy en parlent avec éloges. On peut conseiller la liqueur de Fowler (3 à 12 gouttes), ou bien la liqueur de Pearson (1 à 2 grammes par jour en 3 fois). Hardy conseille une cuillerée à bouche avant chaque repas, de la solution suivante :

Eau.	500 gr.
Bicarbonate de soude.	15 gr.
Arséniate de soude	$0^{gr},20$

Les sédatifs du système nerveux, si souvent troublé dans l'urticaire, rendront également des services, tels sont le bromure de potassium, le chloral, les injections hypodermiques de morphine. Dans quelques cas où la maladie était persistante et n'avait pas de cause appréciable, le bromure de potassium à hautes doses a produit de bons effets : Mac-Cal-Anderson en cite d'heureux exemples. Enfin les voyages, le changement de climat peuvent réussir quand les autres moyens ont échoué.

Traitement local. — Il a une grande importance. Les sensations de brûlure et de picotement provoquent généralement une angoisse telle qu'il faut agir vite et énergiquement sur la peau. Il faut débarrasser le malade des vêtements qui le gênent, le faire coucher, le couvrir légèrement, il faut que sa chambre à coucher soit fraîche. La chaleur et la lumière du gaz doivent être évitées.

Les bains[1] et les lotions constituent la meilleure façon d'appliquer les remèdes, on peut les préparer avec diverses substances,

d'une urticaire chronique peut aussi être obtenue d'une manière définitive en revenant deux ou trois fois au traitement.

Schwimmer, Besnier, se louent du sulfate d'atropine, à la dose d'un milligr. par jour, et Pietrzycki du salicylate de soude, à la dose de 3 à 5 gr. Ce dernier sert surtout contre les urticaires d'origine arthritique et l'atropine contre les urticaires chroniques symptomatiques.

L'électricité pourrait aussi être employée avec quelque chance de succès dans les cas d'origine réflexe. Ces cas sont très-fréquents : car si l'on a des faits incontestables où l'urticaire est liée aux troubles gastriques ou hépatiques, et notamment à l'ictère, il en est d'autres où l'urticaire et l'ictère ont une origine *spasmodique* commune. (Cazenave, Devergie, Hardy).

1. En France, les *bains* recommandés sont les suivants; contre l'urticaire aiguë : bains d'amidon et bains alcalins alternativement; bains acides (acide nitrique, 15 gr.); bains vinaigrés (avec un litre de vinaigre aromatique par bain) tièdes ou presque froids, de quinze à vingt minutes; ou bien les lotions générales avec une éponge trempée dans l'eau vinaigrée ou alcoolisée (deux cuillerées par verre). Contre l'urticaire chronique : les bains prolongés pendant plusieurs heures ou plusieurs jours, les « lits d'eau » de Hébra. Enfin et surtout les bains de vapeur et d'air sec et chaud, capables, comme la pilocarpine, de produire par la sudation une détente favorable.

Toutefois, nous devons indiquer qu'aujourd'hui on peut remarquer, parmi les derma-

on les emploie chauds ou froids selon qu'ils semblent apporter le plus de soulagement.

Comme souvent la maladie est rebelle aux traitements, je vais indiquer plusieurs moyens, car l'expérience enseigne que là où l'un ne réussit pas, l'autre réussit.

On peut éponger les parties malades avec de l'eau vinaigrée jusqu'à ce qu'on obtienne du soulagement; on peut également employer les bains d'eau salée; un des meilleurs moyens est l'alcool sous une forme ou sous une autre (aussi bien le brandy que le whisky), qu'on l'emploie étendu d'eau ou pur, et avec lequel on fait des lotions.

Les bains alcalins au carbonate de potasse ou de soude donnent également du soulagement; dans une baignoire ordinaire contenant environ 135 litres, on met du carbonate de soude et du bicarbonate de potasse (84 grammes de chaque) et l'on obtient ainsi un bain de force convenable. On ajoutera avec avantage dans ce bain, une poignée d'amidon cuit dans un litre d'eau. Les bains d'amidon, de gélatine, de son, préparés comme je viens de l'indiquer sont aussi très-utiles. On peut encore employer les bains au sulfure de potassium à dose de 30 à 60 grammes par bain; les bains à l'acide chlorhydrique ou azotique, 14 grammes pour 135 litres. Le sublimé (10 gr.), l'alun (500 gr.) font aussi de bons bains. L'eau

tologistes, une tendance assez marquée à proscrire les bains du traitement des dermatoses en général. On faisait en effet abus des bains et la peau macérée ne s'en portait pas mieux. Contre l'urticaire particulièrement, les bains ne supprimaient pas le symptôme contre lequel ils étaient spécialement dirigés, c'est-à-dire le prurit. D'autre part, certains bains ont été à juste titre accusés de reproduire l'urticaire, tels sont les bains froids, les bains de rivière, les bains de mer, les douches et les applications froides en général. A part des cas spéciaux, d'une façon générale, les bains sont contre-indiqués dans l'urticaire. On s'accorde à préférer les topiques pulvérulents ainsi que certaines lotions calmantes. Exemples :

Chloral hydraté.	3 gr.
Hydrolat de laurier-cerise	50 gr.
Eau distillée	200 gr.

(Vidal.)

Bicarbonate de soude.	8 à 24 gr.
Glycérine.	8 à 30 gr.
Eau.	475 gr.

ou bien :

Acide phénique.	4 à 16 gr.
Eau	475 gr.

(Huxley.)

On mouille la peau matin et soir et on la saupoudre ensuite avec : amidon, camphre, oxyde de zinc, et sous-nitrate de bismuth, à parties égales.

phéniquée dans la proportion de 3 gr. 50 à 7 grammes pour 12 litres; la solution d'acide benzoïque à dose de quelques grammes pour 30 grammes, ou l'alcool benzoïné dans la proportion de 0,65 centigrammes à 1 gr. 50 d'acide benzoïque pour 30 grammes d'eau; l'acide benzoïque associé au borax, de chaque 0,25 à 0,60 centigrammes pour 30 grammes d'eau, rendront également des services en lotions. Il en est de même des lotions chloralées, 0,60 à 1 gr. 30 pour 30 grammes; du chloral et du camphre par parties égales (3 gr. 50), pour 30 grammes de pommade; du chloroforme; du sublimé, 0,25 centigrammes à 1 gramme pour 1/2 litre d'eau additionnée d'une quantité suffisante d'alcool pour dissoudre, et enfin de l'acide cyanhydrique dilué, 3 gr. 50 à 10 grammes pour 1/2 litre. Les lotions acidulées avec l'acide acétique, l'acide citrique; l'ammoniaque diluée dans l'eau; le carbonate d'ammoniaque 0,65 centigrammes à 1 gr. 30 pour 30 grammes pourront de même être essayés[1].

1. Contre le prurit proprement dit, dont le médecin doit s'occuper, puisque les malades parfois en sont horriblement incommodés, (insomnie, irritabilité) ou au moins obligés de suspendre momentanément leurs affaires) on peut conseiller :

Alcool de lavande	100 gr.
Esprit de vin	150 gr.
Éther sulfurique	2gr,50
Aconitine	1 gr.

(Kaposi.)

ou bien :

Lait d'amandes	250 gr.
Sublimé	0gr,25
Chlorhydrate d'ammoniaque	0gr,25

(Hardy.)

ou encore :

Chloral	1 gramme.
Eau distillée	25
Glycérine	25
Lait d'amandes	250
Soufre	5

Trois lotions par jour.

(Hardy.)

Nous lisons dans le *Progrès médical*, (Leçons de Hardy, rédigées par Ory) que, à défaut d'amandes fraîches, on peut, contre le prurit de l'urticaire comme contre le prurit en général, ajouter du soufre à un looch et faire deux frictions par jour avec le liquide suivant, par exemple :

Sirop de sucre	30 grammes.
Huiles d'amandes douces	8
Eau de laurier-cerise	10
Soufre	5
Gomme arabique	4

En même temps, on donne à l'intérieur soit le sulfate de quinine (0gr,30), et le datura

Pronostic. — Quelques jours suffisent pour la guérison quand l'urticaire est de cause gastrique; les rechutes sont très-probables quand le malade s'expose aux mêmes causes ocasionnelles.

La forme chronique est plus ou moins grave à cause de sa durée et de sa résistance aux moyens thérapeutiques.

Le pronostic dépend essentiellement de la nature de l'urticaire et doit varier selon qu'il est possible ou non de supprimer la cause qui a fait naître l'urticaire.

Urticaire pigmentée. — Sous ce titre on a décrit une forme rare de l'urticaire dont l'allure nécessite une dénomination spéciale. Elle est caractérisée par la formation d'élevures rosées, rougeâtres ou jaunâtres semblables à celles qu'on rencontre dans l'urticaire ordinaire, mais qui persistent sous forme de dartres ou de plaques pigmentées en jaune, en gris ou en brun. Dans tous ces cas, la peau est très-sensible et très-irritable, la moindre excitation détermine une exacerbation, et une sensation de brûlure et de démangeaison intense. Les accès surviennent à des intervalles variables, la maladie est habituellement chronique, et dure plusieurs mois ou plusieurs années. On l'observe chez les enfants, et dans les cas connus, la première manifestation a eu lieu de bonne heure dans l'enfance. La nature de cette affection est obscure; quelques observateurs la regardent comme une forme particulière de l'urticaire, tandis que d'autres, comme Tilbury Fox et Thin, soutiennent que c'est une affection distincte, et ils la regardent plutôt comme une néoplasie (A). Cette façon de voir ne s'applique évidemment pas à tous les cas, ni à toutes les périodes de la maladie; dans les deux cas que j'ai eu l'occasion d'observer, l'élément ortié était très-prononcé, et il n'était guère possible d'admettre l'existence d'une néoplasie[1]. On peut confondre cette affection avec

stramonium (extrait, $0^{gr},05$) — soit 1 centigr. de morphine, en injection — soit l'aconit, la belladone, l'hyoscyamine, etc.

Ce n'est que tout à fait à la fin de l'urticaire, que les bains, les lotions et les eaux sulfureuses (Aix, Luchon) doivent en général être employés.

Enfin, dans les cas d'urticaire interne, c'est encore aux antispasmodiques, à l'éther, au chloroforme, à l'esprit de Mindererus ou de Sylvius, à l'iodure d'éthyle qu'il faudra avoir recours.

A. Le d[r] Thin a fait l'examen microscopique dans un cas, et il a trouvé que les lésions consistaient en cellules granuleuses de nouvelle formation, analogues à celles de la scrofulodermie. *Trans. of clin, soc.*, vol. IX.

1. Quand cette affection n'est pas due à la gale ou aux divers épizoaires (poux, punaises

une syphilide érythémateuse ou papuleuse. Nettleship (B), Morrant Baker (C), Tilbury Fox(D), Barlow (E), Sangster (F), Morrow (G) et Goodhart (H) ont rapporté des observations de cette curieuse affection.

ECZÉMA.

Syn. : Angl., eczema ; tetter ; all., eczem.

Définition. — L'ezéma est une maladie cutanée inflammatoire, aiguë ou chronique, non contagieuse ; elle est caractérisée au début par de l'érythème, des papules, des vésicules ou des pustules, ou une combinaison de ces lésions ; elle s'accompagne de plus ou moins d'œdème et de prurit, et elle se termine, ou bien par suintement, avec formation de croûtes, ou par desquamation[1].

Symptômes. — Il faut remarquer que le terme *eczéma* a une signification large, et comprend un grand nombre de lésions diverses. Jusqu'à ces derniers temps, plusieurs variétés de cette affection ont été considérées comme des maladies spéciales. Aujourd'hui, les progrès de la science moderne nous permettent de les grouper ensemble et de les confondre dans un seul et même processus. Comme nous le verrons bientôt, ce sont de simples variétés, de simples périodes d'une maladie unique. Envisagées à ce point de vue, ces manifestations diverses deviennent d'une étude plus facile ; et c'est seulement en interprétant le sujet de cette façon que l'histoire de l'eczéma peut être embrassée dans son entier.

pediculi pubis, etc.), elle est souvent, d'après Hébra, le symptôme du début de diverses autres maladies de la peau, telles que pemphigus et surtout le lichen chronique, invétéré, congénital, qui est connu en France sous le nom de prurigo d'Hébra, du nom du dermatologiste qui l'a fait connaître. On voit, d'après Duhring, que cette forme d'urticaire serait parfois aussi essentielle.

B. *Brit. méd. Jour.*, 18 septembre 1879.

C. *Trans. Lond. clin. soc*, 1873.

D. Id. 1875. Le dr Fox décrit cette affection sous le nom de xantélasmoïda à cause de sa ressemblance avec le xantélasma ; un cas est représenté sur une planche de son atlas des *Maladies de la peau.*

E. *Trans. Lond. clin. soc.*, 1877.

F. *Lancet.* 11 mai 1878.

G. *Archives of Dermatology*, janvier 1879.

H. *Med. Times and Gaz.*, février 1879.

1. Dans de remarquables leçons cliniques sur l'eczéma (janvier 1881), Fournier déplore la multiplication inouïe des subdivisions et des classifications qui ont tant obscurci l'histoire de l'eczéma. C'est ainsi qu'il a compté, et peut-être est-il encore au-dessous de la vérité, 99 *espèces d'eczéma décrites !*

Dans sa définition, Fournier signale l'*eczéma sec d'emblée* (forme incontestable, mais très-rare), mais il insiste, pour le type usuel, sur l'*abondance* de ce suintement alcalin, qui est séreux, *concressible,* et qui empèse le linge, à la façon du sperme.

Cette affection comporte des lésions diverses; elle est éminemment polymorphe, protéiforme. A l'une de ses périodes, elle éclate comme un érythème, plus tard cet érythème peut se transformer en une tache humide, excoriée, et enfin se terminer par épaississement et induration de la peau avec desquamation épidermique. D'autres fois l'eczéma apparaît sous forme de vésicules ou de pustules, qui reposent sur une base très-enflammée, boursouflée et chaude; les vésicules se rompent bientôt, d'où la formation d'une surface rouge, humide, qui exsude un liquide filant et poisseux qui bientôt se concrète et se transforme en croûtes épaisses ; parfois cette surface n'a pas les caractères que nous venons d'indiquer, au lieu d'être humide et excoriée, elle est sèche, squameuse, infiltrée et fissurée, et reste telle jusqu'à la guérison.

D'autres fois, ce sont des papules qui marquent le début de la maladie ; elles peuvent rester à l'état de papules pendant toute la durée de la maladie, ou bien se transformer en d'autres lésions, ou s'accompagner tôt ou tard de vésicules.

Telles sont, brièvement exposées, les transformations qu'on peut observer dans l'eczéma. Il n'y a pas d'affection de la peau dans laquelle les lésions, primitives ou secondaires, subissent de si nombreuses, de si subites et de si profondes modifications ; il n'est pas rare d'observer toutes ces variations de l'eczéma tour à tour chez le même individu. C'est un point dont nous nous occuperons spécialement à propos des différentes variétés de l'eczéma.

Dans tout eczéma, il y a une certaine turgescence de la peau. L'exsudation est liquide ou plastique, elle est généralement considérable, parfois même excessive et donne lieu ou à un écoulement suivi de la formation de croûtes ou à des dépôts de matière plastique. Ce liquide transparent tache le linge en gris et l'empèse à la façon du sperme.

La présence ou l'absence de suintement, que pendant bien longtemps on a considéré comme la condition *sine qua non* de l'existence d'un eczéma, dépend entièrement des lésions par lesquelles le processus débute. Dans les formes vésiculeuses et pustuleuses, le suintement est généralement abondant, et a pour conséquence un épaississement considérable de la peau et la formation de croûtes. D'autre part, dans les variétés érythémateuses et papuleuses, il n'y a pas de suintement et par conséquent pas de croûtes. Cependant il y a toujours une exfoliation épidermique; son abondance dépend de l'intensité de la maladie et de la région qui a été envahie.

La démangeaison, d'intensité variable, est un symptôme constant de l'eczéma, elle est seulement ennuyeuse, ou bien elle est insupportable; parfois c'est plutôt une sensation de brûlure que du prurit simple que le malade éprouve; d'autres fois les deux sensations existent en même temps. Il y a rarement de la douleur. L'eczéma a une marche aiguë, il dure quelques semaines, puis s'en va pour ne plus reparaître, ou, ce qui est le plus souvent le cas, il revêt une allure chronique, persiste, avec plus ou moins de modifications, pendant des mois et des années. En général, il a une tendance à s'installer dans la peau, et à y rester pendant un temps indéfini.

L'eczéma peut être circonscrit, avoir une forme et une étendue variables, se composer d'une ou plusieurs plaques; ce dernier cas est habituel; ou bien il se montre sous forme d'éruption diffuse, occupant la plus grande partie ou même la totalité du corps; quoiqu'occupant une large surface, il n'entraîne que bien rarement des troubles généraux.

Les variétés de l'eczéma se distinguent d'après le mode éruptif du début:

Eczéma érythémateux. — La lésion initiale est ici une tache rouge d'érythème. La marche d'un cas typique de cette variété est la suivante: D'abord la peau est érythémateuse, sans ligne de démarcation bien nette; sur les limites, elle pâlit, et se confond insensiblement avec la peau saine; cet érythème est plus ou moins considérable, il peut être large comme une pièce de monnaie, au nez, par exemple, ou bien avoir l'étendue de la paume de la main, ou même davantage. La peau est plus ou moins tuméfiée, selon les régions et selon l'acuité de la maladie; elle n'est le siège d'aucun suintement, d'aucune humidité, mais elle est habituellement recouverte de lamelles épidermiques fines et sèches, qui s'exfolient, ce sont les squames; parfois il y a de petites érosions qui laissent la couche muqueuse à nu, et qui permettent de voir le fond rouge de la peau, qui a une teinte brillante ou rouge noir; parfois elle peut être rouge jaunâtre ou même violacée. Cette coloration est habituellement uniforme sur tous les points affectés ; toutefois, il est des cas où elle est inégale et où elle forme des taches. A la face, en particulier, elle peut avoir une grande variété de coloration, être brillante ou sombre.

L'affection reste localisée à une faible surface, ou bien elle embrasse une vaste étendue. L'intensité du processus varie de temps à autre; un jour il est peu prononcé, le lendemain il l'est beaucoup ; il peut disparaître complètement pendant quelque temps pour réapparaître de nouveau. Sa marche est variable : il guérit définitivement au bout de quelques semaines, ou bien, et c'est le cas le plus fréquent, il passe à l'état chronique, et aboutit à un épaississement considérable de la peau. Il est très-sujet aux récidives; il est toujours aggravé par la chaleur ou par les diverses excitations cutanées. Une alimentation lourde ou un excès de boissons alcooliques provoque également des exacerbations. Il y a presque toujours de la cuisson et des démangeaisons prononcées, qui sont un de ses symptômes prédominants.

L'*eczéma érythémateux* peut rester tel jusqu'à ce qu'il disparaisse ou bien se transformer en dartre humide ; il devient, par exemple, un *eczéma suintant, plus ou moins croûteux*. Souvent la nature de cette transformation dépend de la région envahie ; quand il siège dans un endroit ou deux surfaces cutanées sont en contact comme aux parties génitales, il en résulte habituellement de l'*eczéma intertrigo*. Le plus souvent cependant il se termine par desquamation, et devient *eczéma squameux*. Il s'accompagne rarement de vésicules ou de pustules, les plaques restent érythémateuses ou squameuses pendant toute la durée de l'eczéma. Cette variété se rencontre surtout à la face (A), notamment au front et se voit souvent aussi aux parties génitales.

Eczéma vésiculeux. — Il se manifeste habituellement de la façon suivante ; il est d'ordinaire précédé pendant quelque temps de sensation de chaleur et d'irritation ; puis il y a une rougeur luisante, vernissée, diffuse ou ponctuée, qui s'accompagne de cuisson et de démangeaison et qui augmente jusqu'à ce qu'apparaissent de petites vésicules fines comme la pointe ou la tête d'une épingle.

A. Voir *Atlas des maladies de la peau*, pl. A. Durhing.

Elles sont discrètes, ou, plus fréquemment, confluentes, souvent elles se rassemblent pour former des plaques ; elles s'accroissent d'heure en heure jusqu'à ce qu'elles soient entièrement distendues par un liquide jaunâtre clair ou opaque. La peau est infiltrée, chaude, très-rouge, et les démangeaisons sont souvent si intenses, que le malade ne peut résister au besoin de se gratter[1].

Le processus est alors à son apogée (A), après avoir eu une marche très-rapide. Mais l'affection ne reste pas longtemps à ce degré, les vésicules se rompent bientôt spontanément ou par suite du grattage, leur contenu se déverse sur les surfaces environnantes où il se fige et se transforme en croûte jaunâtre. De nouveaux groupes de vésicules se rompent à leur tour, souvent même, l'exsudation est si rapide que la vésiculation n'a pas le temps de se produire. La quantité de liquide exsudé est quelquefois très-grande. Par suite de la macération de l'épiderme, des frottements, du grattage, la peau est mise à nu, et laisse voir une surface excoriée, suintante, plus ou moins rouge. La quantité de croûtes[2] dépend de la localisation de la

1. La *vésiculation*, qui, jusque dans ces derniers temps encore, était, pour l'école de Saint-Louis, la première phase nécessaire de toute affection méritant le nom d'eczémateuse, se fait remarquer par *les deux caractères suivants :*

Le *nombre prodigieux,* indéterminable, des éléments vésiculeux, qui sont par myriades, serrés les uns contre les autres ou bien agglomérés ;

La *ténuité excessive,* extraordinairement petite, des vésicules, qui semblent de vrais grains de sable.

Là où l'épiderme est très-résistant, comme aux pieds et aux mains, les vésicules s'ouvrent les unes dans les autres et forment des *phlyctènes* qui peuvent rester petites ou envahir une grande surface (vrais vésicatoires eczémateux.)

La surface vésiquée n'est pas d'une rougeur uniforme : on y distingue une foule de petits points plus rouges (*état ponctué de Devergie*).

La conséquence physiologique de toute dénudation est un *écoulement : l'eczéma devient fluent, madidans* (Alibert) ; il coule, *il coule à flots* et d'une manière *persistante.* Pour Fournier, cet écoulement est spécial à l'eczéma et accuse nettement la spécificité morbide de cette affection.

Ce liquide si abondant est incolore, transparent, différent du pus et de la sueur, gommeux, visqueux, concressible, tachant le linge ou l'empesant à la manière du sperme ou de l'empois, *alcalin,* il finit par se concréter. C'est à ses dépens que s'opère alors l'incrustation de la peau, ou la formation des croûtes.

A. Cette période de la maladie est bien représentée sur la planche T de l'*Atlas des maladies de la peau* de Durhing.

2. Les *croûtes* de l'eczéma sont jaunes, ambrées, quelquefois colorées par un peu de sang, mais jamais brunes ou verdâtres comme dans la syphilis. Ces croûtes sont minces, lamelleuses en général ; ce n'est qu'accidentellement qu'elles sont épaisses ; et encore jamais n'ont-elles l'épaisseur et la dureté des croûtes de la vérole. Elles sont médiocrement adhérentes, car le suintement persiste au-dessous d'elles ; elles sont caduques, tombent facilement mais se renouvellent incessamment

Lorque tout suintement a cessé et que la dernière croûte formée est tombée, la peau apparaît recouverte d'une mince couche d'épiderme nouveau, transparent, permettant de voir la rougeur tendre des couches sous-jacentes de la peau. Mais cette lamelle épider-

maladie, de son exposition à l'air, des croûtes anciennes qui ont été enlevées ou non. L'affection reste à cette période pendant quelques jours, puis elle diminue petit à petit, ou bien elle s'aggrave et passe à un degré plus avancé que l'on a appelé *eczéma rubrum*.

L'eczéma vésiculaire type que nous venons de décrire s'observe assez souvent; mais, plus fréquemment encore, aux vésicules se joignent des papules, des papulo-vésicules, des pustules ou d'autres lésions. C'est dans ces derniers cas, qui sont les plus ordinaires, que l'eczéma apparaît avec ses caractères si variés. Les lésions élémentaires sont parfois si multiples, qu'il est difficile de dire si ce sont les vésicules ou les pustules qui dominent.

La démangeaison est le plus important des symptômes subjectifs, elle est habituellement intense, et elle donne naissance à un besoin irrésistible de se gratter. Après que les vésicules se sont rompues, que leur liquide s'est échappé, la démangeaison disparaît en partie ainsi que les cuissons pénibles. Mais, avec la formation de nouveaux groupes de vésicules, la démangeaison reparaît.

L'eczéma vésiculeux peut occuper seulement un petit point de la surface cutanée, ou bien s'étendre à toutes les régions. Il est très-fréquent à la face chez les enfants et chez les adultes; chez les nouveau-nés, il constitue ce que les anciens auteurs avaient appelé les *croûtes de lait*[1]. On l'observe souvent aussi aux mains et aux doigts. L'eczéma, dans cette variété, n'a aucune tendance à se disposer en groupes méthodiques, il a toujours une distribution irrégulière; il se montre aussi bien au pourtour des follicules pileux que dans les autres régions.

Eczéma pustuleux. — Cette variété appelée aussi par quelques auteurs *eczéma impétigineux*, a des rapports étroits avec la précédente; il n'y a de différence qu'en ce que la lésion élémentaire est une pustule au lieu d'être une vésicule. Le mode de développement est le même, seulement il y a habituellement moins de gon-

mique ne s'est formée que pour tomber = c'est *la période de desquamation*, de la pelure d'oignon (aspect rose, luisant et éminemment lisse de l'épiderme).

Fournier insiste beaucoup sur ce point, à savoir que cette période desquamative n'est pas la guérison, comme on serait tenté de le croire; elle peut persister indéfiniment et constituer véritablement une nouvelle période morbide, dans laquelle certains eczémas peuvent même consister presque exclusivement.

1. En France, les croûtes de lait sont plutôt attribuées à l'eczéma pustuleux, c'est-à-dire à l'impétigo; le plus souvent elles se développent chez des individus scrofuleux.

flement, de chaleur, de démangeaisons. Les pustules sont plus volumineuses que les vésicules, elles sont plus larges et plus fermes. Ces pustules se forment et se développent de toute pièce, ou bien elles ont commencé par être des vésicules ; parfois ces deux modes de formation s'observent l'un à côté de l'autre. Il est impossible d'établir une ligne de démarcation exacte entre les vésicules et les pustules de l'eczéma. Comme les vésicules, les pustules se rompent et sont remplacées par des croûtes épaisses, claires ou foncées et gris jaunâtre qui peuvent recouvrir complètement la peau. Quand l'affection dure quelque temps, ces croûtes s'accumulent, et rendent les parties qu'elles cachent méconnaissables; elles se dessèchent lentement, deviennent friables, et finalement tombent ou se transforment en poussière[1].

C'est au cuir chevelu et à la face qu'on observe le plus souvent l'eczéma pustuleux (A), et surtout chez les enfants et les jeunes gens mal nourris et mal soignés. Au cuir chevelu, il est souvent tenace; les pustules y sont très-nombreuses, l'envahissent tout entier; ce qui constitue une forme des plus pénibles de la maladie. L'eczéma pustuleux est particulier aux gens débiles ou de constitution scrofuleuse[2].

Eczéma papuleux. — Cette variété désignée autrefois sous le nom de *lichen simple,* est caractérisée par la prédominance des papules sur les autres lésions. Pendant longtemps considérée comme une affection spéciale, appelée lichen, on en fait aujourd'hui une variété d'eczéma[3]. Sa nature eczémateuse a été démontrée pour la première fois par Hébra. Elle se manifeste sous forme de papules petites, arrondies ou acuminées, du volume d'une tête d'épingle plus ou moins grosse; elles sont rouges, parfois luisantes, d'autres fois noirâtres ou violacées. Elles sont discrètes ou confluentes, forment des plaques ou se disséminent irrégulièrement

1. Les croûtes de l'impétigo sont épaisses, jaunâtres, *mélicériques*, molles, humides, collant au doigt, peu adhérentes à la peau, et sont disposées en larges placards, bien différentes en cela des croûtes du zona de la face qui sont brunâtres, sèches, dures, adhérentes et disposées en petits îlots séparés par des intervalles de peau saine.

A. Pl. V de l'*Atlas des maladies de la peau* de Durhing.

2. Chez les gens prédisposés, cette variété d'eczéma peut éclater soudainement à la suite d'un traumatisme qui joue le rôle d'une cause occasionnelle provocatrice.

3. L'école française, tout en admettant l'identité de nature de l'eczéma et du lichen, conserve néanmoins le mot lichen pour désigner une forme d'eczéma essentiellement différente, au *point de vue clinique*, de l'eczéma ordinaire.

sur une grande surface. Elles conservent habituellement toujours leur type papuleux, parfois cependant elles peuvent se transformer en vésicules, ou ces deux lésions peuvent coexister. En même temps que de vraies papules, on trouve, dans l'eczéma papuleux, des papules imparfaitement développées, des vésicules incomplètes, ou des vésicules types. Ceci est un fait d'observation clinique qui prouve l'identité du processus, et qui montre que la vésicule et la papule ne sont que des modalités différentes d'une seule ou même maladie.

Quand les papules sont confluentes, elles se confondent les unes avec les autres, et forment des plaques solides, qui, soumises à une irritation violente, peuvent s'excorier et donner lieu aussi à l'*eczéma rubrum*. Mais comme les papules sont habituellement discrètes, cette complication est rare.

Les papules sont ordinairement persistantes, et durent longtemps sans subir des modifications sensibles, ou bien elles disparaissent pour être remplacées par d'autres. Quand elles sont agglomérées en plaques, l'infiltration cutanée est le plus souvent très-prononcée.

L'eczéma papuleux est plus fréquent au tronc, aux bras, aux cuisses, et on le voit surtout du côté de la flexion (A). Il est localisé ou disséminé ; il est très-rebelle aux traitements et constitue la variété la plus tenace de l'eczéma.

Les symptômes subjectifs sont plus violents que dans les autres formes ; le prurit est intolérable, le malade se gratte avec fureur, écorche le sommet des papules et les fait saigner ; aussi y a-t-il presque toujours de fines croûtelles noirâtres, formées d'une gouttelette de sang concret, qui constituent un *prurigo* très-accentué sur les régions malades accessibles aux mains.

Après avoir décrit les différentes variétés de l'eczéma considérées au point de vue de la lésion élémentaire, il reste à décrire certaines autres formes, qui, quoique n'étant pas, à proprement parler, des variétés à part, n'en sont pas moins assez importantes pour réclamer une description spéciale.

La première de ces formes a déjà été citée incidemment quand nous avons parlé des variétés érythémateuses et vésiculeuses de

A. Voir pl. X de l'*Atlas* de Durhing.

l'eczéma, c'est celle qu'on nomme *eczéma madidans* ou *eczéma rubrum*.

Il faut plutôt regarder cette forme comme le résultat d'une action morbide antérieure, que comme une variété, dénomination qu'elle mérite seulement au point de vue clinique.

L'eczéma rubrum [1] succède, comme je l'ai déjà dit, à un eczéma érythémateux, vésiculeux, pustuleux ou papuleux ; il est caractérisé par plus ou moins de rougeur, du suintement, et des symptômes d'inflammation. La sérosité est exsudée librement, et se transforme en croûtes ; le sang s'écoule du chorion déchiré et mis à nu, il se mélange à la sérosité pour former des croûtes épaisses, jaunâtres ou brunâtres qui souvent enveloppent toute la région (A). Ces croûtes adhèrent intimement à la peau, et si on ne les enlève pas de force, elles restent indéfiniment, et la maladie continue à progresser au-dessous de ces masses concrètes. L'eczéma rubrum se présente alors sous deux aspects différents, selon qu'il est croûteux ou non. Dans le premier cas, la peau est complètement cachée par une croûte épaisse, jaune ou brune ; dans le second, elle est rouge brillante, ponctuée, excoriée, dépourvue en partie de son épiderme, et laisse écouler un liquide clair ou opaque, sirupeux et jaune.

L'eczéma rubrum s'étend quelquefois sur toutes les parties du corps, mais il est plus fréquent aux jambes, et chez les gens âgés ; il forme de larges plaques qui peuvent occuper toute la surface d'un membre.

1. En France, l'*eczéma rubrum* n'est pas considéré comme une simple étape du processus eczémateux, mais comme une *forme particulière de l'eczéma aigu*. Avec Bazin et Hardy, Fournier envisage l'eczéma rubrum comme évoluant avec l'ensemble symptomatique et l'allure générale d'un pseudo-exanthème, caractérisés par une intensité insolite des phénomènes généraux, l'étendue de la lésion et la rapidité d'évolution.

Le début est brusque, ardent, fébrile ; la fièvre est si intense que l'on croirait à un érysipèle.

La généralisation est rapide, ou du moins l'extension promptement considérable. La peau est boursouflée, d'un rouge ardent, couverte d'exfoliations épidermiques plutôt que de croûtes.

On voit alors apparaître les *caractères spéciaux* de l'eczéma rubrum : sa rapidité d'évolution, son intensité, sa gravité : il y a de l'agitation, du délire, puis de la prostration et du coma ; il y a quelques cas de mort, dont l'un a été publié par Hardy.

L'eczéma rubrum est donc bien spécial. Fournier en fait une fièvre eczémateuse plutôt qu'un eczéma développé même chez les gens débilités, bien différent encore de l'eczéma, appelé *rubrum* par certains auteurs, simplement parce que l'eczéma développé sur des membres inférieurs variqueux a une coloration rouge vineux, presque purpurique, plus intense que dans l'eczéma ordinaire.

A. Voir la face d'un enfant, pl. O. *Atlas des maladies de la peau* de Durhing.

Le plus souvent il est chronique et il envahit, non seulement la peau, mais aussi les tissus sous-jacents. — L'infiltration est prononcée, la peau devient très-épaisse, très-dure, et dans les cas anciens, elle a la consistance du cuir. Dans ces conditions, l'eczéma peut persister pendant des années, il n'a aucune tendance à guérir spontanément, au contraire il tend plutôt à augmenter. Les points de flexion des jointures sont souvent également le siège d'eczéma rubrum, il en est de même des cuisses, des fesses ; il succède alors habituellement à l'eczéma érythémateux.

Une autre variété clinique importante, est l'*eczéma squameux*. On peut le considérer comme un stade de l'une des quatre variétés d'eczéma, car il peut succéder aux manifestations érythémateuse, vésiculeuse, pustuleuse ou papuleuse de cette maladie.

Comme je l'ai déjà dit ailleurs, il succède souvent à la variété érythémateuse ; d'autres fois il est le stade terminal des variétés vésiculeuse ou pustuleuse, et forme des plaques épaisses, dures et squameuses. Quand l'eczéma papuleux est confluent, ou que ses papules sont tellement pressées les unes contre les autres qu'elles forment une plaque solide, il peut se transformer en eczéma squameux ; on trouve souvent des plaques de cette nature aux extrémités [1].

1. En effet, dans l'évolution typique d'un eczéma aigu, après l'érythème de vésiculation, le suintement et les croûtes, après la période de la *pelure d'oignon*, commence celle de la *desquamation*.

L'épiderme était remarquablement fin, rose, tendre, lisse, luisant. Cet épiderme de nouvelle et récente formation ne tarde pas à se soulever, à se décoller par places ; il se fendille et forme de petites lamelles feuilletées, presque *frisottantes*, parce qu'elles n'adhèrent plus que par une de leurs extrémités, qui tombent enfin définitivement, en laissant la peau recouverte d'une nouvelle couche épidermique saine... *mais celle-ci n'est pas plus viable que la précédente, pas plus que ne le sera la suivante.* En effet, on la voit bientôt se crevasser et se diviser en lambeaux nacrés de dimensions variables. Ces lambeaux deviennent de moins en moins larges et de plus en plus minces, au fur et à mesure que la maladie vieillit ; à la fin, on n'observe plus qu'un simple furfur, ou qu'une desquamation farineuse.

Mais une chose qu'il faut bien savoir, c'est que cette desquamation de l'eczéma est bien différente de ce qui se passe pour tant d'autres maladies cutanées, où la régénération d'un épiderme *durable*, est presque immédiate.

Ici, au contraire, cette génération peut continuer pendant un temps très-long.

Enfin, la desquamation elle-même arrive à sa fin ; et cette fin marque la *terminaison* de la maladie.

En effet, l'eczéma eût-il duré pendant des années, une partie de l'existence même, s'il guérit, *il guérit sans laisser ni stigmate, ni cicatrice.*

Cette règle ne souffre qu'une seule exception, c'est dans le cas d'eczéma variqueux, qui laisse une pigmentation brunâtre.

Tel est le processus de l'eczéma dans l'ensemble de ses périodes. Dans quelques cas

Le type de l'eczéma squameux consiste en plaques rouges, de forme et d'étendue variables ; elles sont épaisses, et plus ou moins squameuses. Parfois les écailles sont le symptôme prédominant, d'autres fois elles sont rares, et leur quantité dépend de la région où elles se trouvent (A). Il y a toujours de l'infiltration, et dans les cas anciens elle est toujours prononcée ; quand on saisit la peau entre les doigts, on sent qu'elle est épaissie, à des degrés variables cependant ; parfois elle l'est peu, d'autres fois, au contraire, elle l'est considérablement.

Bien souvent l'eczéma squameux n'est qu'un stade transitoire de la maladie, et ne s'observe que quelque temps avant que l'éruption disparaisse ; cependant il indique généralement un eczéma chronique, et peut persister sans changements notables pendant un temps indéfini.

On retrouve dans l'eczéma d'autres particularités qui varient suivant les points où il siège ; ces particularités méritent d'être mentionnées.

Il n'est pas rare d'observer des *rhagades* ou *fissures* dans les régions du corps qui, par leur conformation naturelle, sont soumises à des mouvements répétés. Le pourtour des orifices naturels et les différentes jointures, particulièrement celles des mains et des doigts, sont souvent le siège de fissures plus ou moins profondes. Ces lésions qui peuvent être longues, étroites, creuses, d'un rouge brillant, laissent le derme à nu, et sont si douloureuses que toute fonction devient impossible ; elles se montrent le plus souvent au niveau des sillons normaux de la peau, mais elles peuvent exister partout ailleurs. Elles sont produites généralement par les mouvements ou par des pressions exercées sur les points eczémateux ; en outre, certains individus ont des tissus qui présentent plus que d'autres une tendance naturelle à se crevasser. Elles sont plus ou moins développées dans les variétés érythémateuse, vési-

bien observés, l'eczéma s'est exceptionnellement montré d'*emblée* sec et squameux, passant directement de l'érythème à la squame, par-dessus la période humide.

Il peut occuper de larges surfaces, ou bien seulement une quantité de petits îlots éruptifs comme on peut le voir à la face, par exemple ; c'est même le cas le plus fréquent. On pourrait croire que c'est une variété bénigne ; c'est une des plus tenaces.

A. Voir pl. I de l'*Atlas des maladies de la peau* de Durhing représentant un cas type d'eczéma squameux du dos et de la nuque.

culeuse, pustuleuse de l'eczéma, d'où le nom de *fissure eczémateuse*, ou *d'eczéma fissuraire*.

Les crevasses qui se font aux mains, aux lèvres et ailleurs sont des lésions fissureuses qu'on rencontre chez les gens sujets à l'eczéma ou chez ceux qui ont la peau fine. Elles peuvent tenir à des causes externes irritantes, telles que le savon et l'eau quand les mains y séjournent trop longtemps, ou à un grand nombre d'autres substances ; il en est de même quand on s'expose au froid, ou qu'on fait un travail manuel pénible.

Dans certaines plaques d'eczéma épaisses, infiltrées, localisées, il y a une tendance particulière à la formation de verrues, dues sans doute à un état hypertrophique des papilles ; c'est ce qu'on peut appeler, avec Wilson, *l'eczéma verruqueux ;* si la peau est plutôt simplement dure que verruqueuse, on a l'*eczéma scléreux* [1].

Eczéma aigu et chronique. — La division toute naturelle et très-importante de l'eczéma en aigu et chronique est parfaitement logique. La ligne de démarcation entre ces deux formes, s'appuie à la fois sur la clinique et sur les formes anatomiques ; elle a moins de rapports avec la durée qu'avec les modifications pathologiques qui surviennent dans cette maladie, et qu'il faut toujours avoir présentes à l'esprit quand on veut instituer un traitement.

En règle générale l'eczéma tend à avoir une marche chronique ; cependant il y a beaucoup d'exceptions, qui sont des types d'eczéma aigu et dont toute l'évolution se termine rapidement. Tant que les signes généraux de l'inflammation persistent, et qu'il y a peu de modifications locales, on peut dire que l'eczéma est aigu ; quand, au contraire, le processus suit une marche définie, monotone, toujours identique à elle-même, ou signalée seulement par quelques modifications secondaires et sans importance, on peut considérer l'affection comme chronique. — Quelquefois, mais à tort, ces dénominations d'aigu et de chronique s'appliquent exclusivement à la durée de l'évolution.

Étiologie. — L'eczéma est, à beaucoup près, la plus commune des maladies cutanées ; il est plus fréquent dans quelques contrées que

1. En France, ces complications sont désignées sous les noms, le premier, d'*eczéma papillomateux*, et le second d'*eczéma lichénoïde*, caractérisé par un épaississement de la peau qui eut aller jusqu'à la pachydermie.

dans d'autres. — A Philadelphie j'ai constaté qu'il existait dans la proportion de 30 à 40 pour 100, relativement au nombre total des maladies de la peau. — A Boston, selon White (A), la proportion est à peu près la même : sur 5000 cas de maladies de la peau observés à Massachusetts General Hospital, il y avait 2242 eczémas. — A New-York, Bulkley (B) trouve une proportion moindre, environ un cas sur trois. — La statistique de l'Association dermatologique américaine (C) est de 6179 cas sur 16863. — Anderson (D), à Glascow, dans sa pratique hospitalière, l'a observé 2527 fois sur 10 000. — Tandis que Hébra (E), à Vienne, sur 29 535 cas qu'il a observés en trente ans ne rapporte que 2195 cas d'eczéma [1]. L'eczéma est donc plus fréquent chez nous qu'à l'étranger.

Il frappe toutes les classes de la société, le riche comme le pauvre, les enfants comme les vieillards, les hommes comme les femmes; cependant il est un peu plus fréquent chez les hommes. Quelquefois il est héréditaire, cette expression étant employée dans le sens de transmission des parents aux enfants ; le plus souvent cependant il est impossible d'affirmer l'hérédité. Les individus, quel que soit leur tempérament, sont capables de contracter des eczémas, mais tous n'y sont pas également prédisposés ; ceux qui ont le teint clair, les cheveux blonds, la peau fine et souvent mouillée de sueur, ceux qui ont en même temps un certain embonpoint, y sont plus sujets que les individus qui ont le teint brun et les cheveux noirs. Il y a des personnes dont la constitution est telle que la moindre cause excitante, interne ou externe, provoque rapidement l'apparition d'un eczéma [2]. Par exemple, il est bien connu que, chez certains sujets, les irritants locaux tendent à faire naître un eczéma qui évolue à sa manière après la suppression de la cause; au contraire, chez d'autres, une irritation analogue, et même plus

A. *Boston médical and Surgical Journal*, 27 janvier 1876.
B. *Américan Practitionner*, mai 1875.
C. *Trans. Amér. Derm. Assoc.*, New-York, 1879.
D. *The Lancet*, 11 novembre 1878.
E. *Neumann's Lehrbuch der Hautkrankheiten*, Wien 1876.

1. D'après les statistiques de Devergie, on peut dire, d'une façon générale, que l'eczéma forme à lui seul le tiers des maladies de la peau.

2. Cette remarque est l'exacte expression de la vérité. En France, notamment, et bien qu'en dise l'école allemande représentée par Hébra, on persiste à croire que la véritable cause de l'eczéma est la constitution dartreuse ou arthritique, si bien mise en relief par Bazin.

considérable, détermine une dermite très-légère qui disparaît entièrement avec la cause (A). De même, des dérangements organiques de causes diverses sont souvent suffisants pour provoquer l'éclosion d'un eczéma chez tel individu, tandis que, chez tel autre, la même cause irritante, quelle que soit son intensité, ne détermine absolument rien; je dirai alors qu'il est des particularités constitutionnelles inhérentes à certains organismes, qui, dans des circonstances favorables, provoquent l'apparition d'un eczéma.

Causes constitutionnelles. — Les causes constitutionnelles qui peuvent donner lieu à l'eczéma sont nombreuses; elles jouent un rôle considérable sur sa formation, et à fortiori, elles exercent une influence puissante sur son développement et ses complications. D'abord parmi les causes constitutionnelles, il faut ranger les différentes lésions de l'appareil digestif; la dyspepsie (cette expression étant prise dans son sens le plus large), avec sa longue suite de symptômes, en est une des causes les plus communes. La constipation, les dérangements intestinaux, la flatulence, la dyspepsie stomacale et intestinale, et d'autres troubles analogues sont très-souvent la cause de l'eczéma ; il en est de même d'une épuration incomplète du sang par insuffisance des différents émunctoires de l'économie[1]. Chez certains malades, la présence d'un excès d'acide urique ou d'urates dans l'économie suffit pour faire naître un eczéma; l'association du rhumatisme et de la goutte avec l'eczéma est bien connue (B).

A. Lire un article très-bien fait discutant cette question, et intitulé : « L'eczéma et le psoriaris sont-ils des affections locales ou des manifestations de désordres généraux » par le d[r] Bulkley. *Trans. Internat. Méd. Congress. Phila.*, 1877.

1. L'eczéma est une maladie qu'on doit à soi-même ou à son *hérédité* (Fournier). *Pour l'école française*, il y a pour l'eczéma, comme pour la goutte, une cause interne, inhérente à l'organisme (Bazin). C'est là le grand fait contesté par l'*école allemande* qui n'admet que les influences extérieures (Hébra).

La doctrine de la diathèse, comme cause supérieure, repose : sur les cas nombreux où aucune cause n'a présidé à la genèse de l'eczéma ; sur la spontanéité, fréquemment reconnue, des récidives ; sur l'hérédité; sur le cortège morbide viscéral de l'eczéma ; sur la valeur si peu constante, si relative qu'ont ces causes occasionnelles auxquelles Hébra veut faire jouer un si grand rôle.

Il est évident que la dyspepsie et le rhumatisme ne sont, comme l'eczéma, que des manifestations d'une cause majeure, d'une cause interne persistante, de l'arthritisme. Celle-ci peut d'ailleurs rester longtemps en puissance; mais qu'il survienne une provocation quelconque, elle donne lieu à une explosion morbide. Il y a donc lieu de tenir compte des *causes* qui viennent solliciter la cause interne, ce sont les *causes adjuvantes*.

B. Voir l'article intéressant de Bulkley « Sur les relations de l'urine avec les maladies

Certains auteurs ont insisté sur des causes telles que les suivantes qui ne sont pas suffisamment démontrées, mais qu'il faut rappeler brièvement. Par exemple Wilson dit que l'eczéma est dû « à une débilitation constitutionnelle ou générale » qui peut être le résultat « d'un manque d'assimilation », « d'un manque de nutrition » ou « de troubles nerveux ». D'autres observateurs prétendent que sa cause principale est liée à « une perversion de l'innervation » ; d'autres qu'il est « de nature scrofuleuse ». Une nourriture malsaine ou insuffisante est souvent une cause déterminante; ceci s'applique aussi bien aux adultes qu'aux enfants, mais surtout à ces derniers, chez lesquels l'usage habituel d'une alimentation vicieuse entraîne des désordres de la santé générale et, par suite, amène l'apparition d'un eczéma.

Quelquefois la grossesse et l'allaitement ont une influence manifeste sur le développement de l'eczéma [1]; de même, toutes les causes qui tendent à amoindrir la santé générale sont capables de déterminer une poussée d'eczéma. C'est ainsi que la débilitation, la surexcitation nerveuse, un travail excessif du corps ou de l'intelligence, et des causes analogues peuvent favoriser l'eczéma. Cette maladie peut dépendre encore d'un état chlorotique; alors elle s'installe sur le patient, et ne cède que quand la santé générale est reconstituée; elle est souvent aussi liée à des causes internes diverses telles que les ascarides, le ténia, etc. La dentition est une cause excitante qui peut parfaitement amener l'éclosion d'un eczéma chez les enfants qui y sont prédisposés; mais la dentition ne doit pas être regardée autrement que comme une cause excitante analogue à tant d'autres; et nous savons qu'elle est souvent la cause de troubles organiques considérables.

La vaccination parfois, mais seulement chez ceux qui y sont prédisposés, peut déterminer un eczéma [2].

de la peau » *Arch. of Dermatology*, octobre 1875 et sur « la goutte dans les maladies de la peau », *Amer. Practitionner*, novembre 1877.

1. Hardy a démontré que la grossesse, l'allaitement et la gale étaient les trois grandes causes de l'*eczéma du sein*.

2. La diathèse eczémateuse peut rester silencieuse jusqu'à ce qu'un événement quelconque vienne troubler la santé ; que cet événement soit physiologique : évolution dentaire, évolution menstruelle, grossesse (il est des femmes dont chaque grossesse est marquée par un eczéma), allaitement (c'est ce qui a donné lieu à l'expression si employée du *lait répandu*) ménopause ; ou que la cause provocatrice soit d'ordre patholo-

Les relations de l'eczéma avec le psoriasis sont parfois curieuses ; accidentellement ces deux affections peuvent coexister; chez d'autres sujets le psoriasis et l'eczéma alternent (A), chez d'autres enfin, l'eczéma succède au psoriasis (B). L'eczéma n'est pas contagieux.

Causes locales. — Elles sont nombreuses, et doivent être soigneusement recherchées, elles jouent un rôle important dans la formation d'un grand nombre d'eczémas, connus sous le nom *d'eczémas artificiels* ou provoqués. Ce sont tous les irritants cutanés; les préparations mercurielles par exemple, sont capables de déterminer un eczéma chez les gens qui y sont prédisposés; d'où le nom *d'eczéma mercuriel* qui, quelquefois résulte de l'usage abusif des frictions mercurielles; dans ces cas, la forme de l'éruption est matériellement analogue à celle que provoquent des substances semblables, telles que l'huile de Croton, la teinture d'arnica, la teinture de cantharides, la moutarde, les pommades ammoniacales, le soufre, la térébenthine, l'iode, la poix, le thapsia, le sparadrap vulgaire, etc. Les teintures pour étoffe, surtout celles qui contiennent de l'aniline, sont aussi parfois capables de déterminer l'eczéma (chaussettes, caleçons, foulards). Les effets résultant du contact des euphorbiacées, du Rhus toxicodendron et du Rhus venenata sont bien connus, et démontrent l'action irritante de certaines substances végétales sur une peau sensible. Habituellement ces poisons déterminent une simple dermatite multiforme, quelquefois cependant c'est un eczéma artificiel, eczéma médicamenteux, qu'ils provoquent, avec ses caractères érythémateux, vésiculeux ou pustuleux. Il est bien connu que certains individus sont toujours atteints quand ils touchent certaines plantes, tandis que d'autres peuvent les toucher et les manier impunément, sans que la peau ressente en quoi que ce soit l'influence de ces substances irritantes. Cette observation démontre clairement que la peau présente, suivant les individus, des degrés très-différents de susceptibilité, et aide à expliquer toutes les bizarreries des éruptions artificielles. (Voir Dermatites)[1].

gique : affection utérine, chlorose, diabète, albuminurie, émotions excessives, alimentation déréglée : alcooliques, charcuterie, marée, salaisons, etc.

A. Voir un article de Campbell, *Arch. of dermatology*, juillet 1877.

B. Voir Neumann. *Allg. Wiener Med. Zeitung* n° 1 et 2 ; et *Viertelj. f. derm. u. syph.* 1 et 2 *Het*, 1877, p. 262.

1. Et en effet, toutes ces *éruptions provoquées* sont des *dermites* érythémateuses,

Les grands froids et les grandes chaleurs peuvent parfois aussi déterminer un eczéma. Les rayons du soleil produisent sur les points de la peau qui y sont exposés pendant quelque temps une éruption qu'on a appelée *eczéma solaire*. Une transpiration excessive, avec élévation de température, au niveau des parties sexuelles ou aux endroits où la peau fait des plis, peut déterminer l'exfoliation de l'épiderme, de la cuisson, et la production d'un eczéma appelé *eczéma intertrigo*. L'eczéma peut également être la conséquence du trouble inflammatoire des glandes sudoripares connu sous le nom de *miliaire*, quand cette affection se prolonge, et qu'elle est exposée à des causes irritantes telles que des frottements.

Il ne faut pas oublier de citer l'influence des saisons sur l'eczéma; c'est une affection beaucoup plus fréquente en hiver qu'en été, beaucoup d'eczémas chroniques disparaissent spontanément pendant la saison chaude, pour reparaître en hiver. Les changements brusques de température, particulièrement du chaud au froid, aggravent toujours les eczémas.

L'eau, dans certaines circonstances, peut déterminer un eczéma dont l'apparition suit quelquefois l'usage excessif des bains[1], des eaux de toilette, des frictions, etc. Il en est de même des acides et des alcalis. Les savons forts, notamment ceux de potasse, sont très-nuisibles à la peau, et la rendent rude, crevassée et eczémateuse. C'est le cas ici de citer les désastreux effets dus à l'usage intempestif du savon noir ; c'est une substance parfois très-précieuse dans la thérapeutique des maladies de la peau, mais quand on l'emploie inconsidérément, c'est un irritant capable de causer de grands désordres ; les dermatites, les eczémas artificiels dus à son usage inconsidéré ne sont pas rares.

Il me reste à mentionner deux autres origines de l'eczéma : les parasites et le grattage. Les parasites (gale, phthiriase, tricophytie) réclament une attention particulière, notamment les pédiculi et le sarcopte de la gale. Les pédiculi, surtout ceux de la tête, peuvent être

vésiculeuses, pustuleuses, croûteuses, etc., mais ne sont pas, à proprement parler, des *eczémas*. Car ces éruptions ne sont pas accompagnées du suintement si remarquable par sa durée, son abondance, sa concressibilité, et n'ont pas le catarrhe sec, la configuration ni la récidive qui caractérisent l'eczéma. Ces dermites provoquées peuvent être le point de départ d'un *eczéma vrai* qui continue son évolution après la disparition de la cause et d'une façon indépendante ; mais c'est là l'exception.

1. Les bains de mer, les bains de vapeur sont aussi à redouter pour les eczémateux.

la cause de beaucoup d'affections du cuir chevelu, et chez les enfants ils sont la cause directe d'un grand nombre de cas d'eczéma. Les ravages de l'acarus scabiei sur la peau sont de même ordre, et provoquent l'apparition d'une éruption analogue à l'eczéma vésiculeux. Enfin le grattage a aussi sa part dans la production des eczémas artificiels d'origine parasitaire[1].

Anatomie pathologique. — Il faut toujours, quand on examine l'eczéma au point de vue anatomique, avoir bien présent à l'esprit que c'est une affection inflammatoire au premier chef, qui est sujette à de nombreuses modifications durant sa marche. Il faut aussi se rappeler ses nombreuses variétés et le cycle anatomique spécial de chacune d'elles ; enfin il faut distinguer les cas aigus de ceux qui sont chroniques.

Voici les différentes particularités de son processus anatomique : D'abord il y a hypérémie ou congestion, d'où rougeur de la peau ; les vaisseaux sanguins et les capillaires sont gorgés de sang, ils le sont uniformément comme dans l'eczéma érythémateux, ou par points comme dans l'eczéma papuleux, et alors c'est toujours au pourtour des follicules pileux que cette congestion est le plus marquée, comme on peut s'en rendre compte à l'aide d'un examen attentif fait à l'œil nu.

Mais la phase anatomique importante de l'eczéma est l'exsudation ; elle peut être ou liquide ou plastique, ou bien avoir tous les degrés intermédiaires à ces deux états.

Puis, selon que l'affection sera érythémateuse, papuleuse, vésiculeuse ou pustuleuse, les modifications anatomiques prendront une physionomie spéciale. Neumann (A), expérimentant sur des oreilles de lapins, provoqua une irritation de la peau saine à l'aide d'huile de Croton, et étudia les modifications qui survenaient dans la dermatite simple (elles sont probablement analogues à celles de l'eczéma vésiculaire idiopathique) ; il constata une contraction rythmique des vaisseaux qui se distendent d'abord et se remplissent de

1. De même l'eczéma est souvent symptomatique d'autres dermatoses, par exemple du prurigo. Car, si l'eczéma engendre le prurit, le grattage engendre l'eczéma.

Enfin, il y a la longue série des *eczémas professionnels*, si communs chez les gens qui manient des substances irritantes : épiciers, teinturiers, maçons, forgerons, coiffeurs, cuisiniers, ébénistes, etc; ceux qui manient le mercure (miroitiers, chapeliers), le sulfate de quinine, les cocons de vers à soie, etc.

A. *Loc. cit.*, p. 169.

sang, puis ils se dilatent de plus en plus jusqu'à ce qu'il y ait stase. La peau, qui normalement est transparente, devient opaque, gonflée, chaude ; au bout de quelques heures il y eut formation de vésicules ; il tua l'animal quarante-huit heures après, et il trouva la peau infiltrée de sérosité et d'une grande quantité de cellules[1].

Les changements qui surviennent dans les formes papuleuses et vésiculeuses ont été bien étudiés par Biesiadecki (A) et sont les suivants : la lésion a son *siège principal dans la couche papillaire* ; dans un point circonscrit de la peau, les papilles sont allongées et élargies, elles sont infiltrées de cellules et d'un liquide clair et séreux ; les corpuscules du tissu connectif des papules sont plus gros et plus infiltrés, leur nombre est augmenté[2]. La présence de sérosité dans le tissu papillaire est manifestement due à la compression exercée par les fibres de tissu connectif qui sont gonflées. Le réseau muqueux est spécialement altéré au-dessus des papilles ainsi modifiées ; de nombreuses cellules fusiformes plongent dans l'intérieur de la couche muqueuse, s'appuyant d'une part sur la couche papillaire, d'autre part sur les cellules les plus profondes de la couche muqueuse ; elles pénètrent entre les cellules de cette couche et atteignent même la couche muqueuse ; elles forment un réseau dense entre les papilles, et s'entrelacent dans toutes les

1. En effet, l'inflammation spéciale de la peau qu'on désigne sous le nom d'eczéma se caractérise anatomiquement : par une chute de l'épiderme ayant lieu seulement par places ; par une turgescence et une hypertrophie des papilles, qui sont le siège de la congestion sanguine ; par une prolifération abondante de jeunes cellules qui envahissent la couche de Malpighi avoisinante ; par la dégénérescence séreuse, hydropique puis purulente d'un certain nombre de ces cellules de nouvelle formation. Tel est l'eczéma *aigu*. « A mesure qu'un eczéma *vieillit*, il descend » et finit par affecter toute l'épaisseur de la peau (Voir dans An. de Dermat, 1881, une note de Gaucher).

La prolifération surabondante des cellules continue ; ces éléments nouveaux aboutissent à une sclérose qui étouffe tous les autres éléments de la peau. De là, dégénérescence des glandes sébacées, qui disparaissent graduellement, des follicules pileux dont il ne reste plus trace, des glandes sudoripares même, qui, plus profondément situées, ne disparaissent qu'à la longue.

A. *Beiträge zur physiol. and pathol. Ans der Haut-Sitzungsberichte der. k. akad. Bd. l.* V, I, p. 243, 1867.

2. L'eczéma est donc bien anatomiquement un processus d'ordre inflammatoire, comme il l'est cliniquement, ainsi que le démontrent la rougeur, la chaleur, la phlogose, l'hypersécrétion, et les diverses complications inflammatoires (pustulettes, furoncles, abcès sous-dermiques, lymphangites, adénites même), auxquelles il peut donner lieu. C'est donc une *dermite, mais une dermite spéciale :* les diverses autres inflammations de la peau ne donnant pas lieu au *catarrhe humide* (suintement) et au *catarrhe sec* (desquamation) qui, dans l'eczéma, peut avoir une durée indéfinie et qui a une *tendance remarquable à l'empiètement.*

directions. Outre ce réseau, il y a des cellules épithéliales gonflées mais elles n'ont pas beaucoup de protoplasma. Cette infiltration circonscrite des papilles constitue l'eczéma papuleux. Que ce processus fasse un pas de plus et les vésicules se forment ; elles sont dues à la néo-formation des cellules entre les papilles et les cellules du réseau muqueux gonflées démesurément et peut-être rompues ; il s'ensuit que l'épiderme se soulève[1], les cellules de la couche muqueuse sont remarquablement gonflées, indistinctes, contiennent de la matière granuleuse, et de très-gros noyaux à peine reconnaissables. Dans les cas où l'eczéma a un développement rapide, il y a un grand nombre de fibres de tissu conjonctif dans la couche muqueuse et elles y forment un réseau dense. En même temps qu'il y a abondance plus grande de ces cellules, il y a production d'une quantité de liquide, parfois si considérable qu'elle soulève l'épiderme et donne lieu à la formation de bulles[2]. Si on enlève l'épiderme qui recouvre les vésicules, le liquide s'épanche à la surface de la couche muqueuse et donne lieu à l'*eczéma à forme humide* (*eczéma madidans*).

Il est impossible de distinguer le liquide de l'eczéma du sérum ordinaire ; à l'examen microscopique il ne présente aucune particularité. Il est clair, jaunâtre, sirupeux, gluant, et il a la propriété bien connue de tacher et d'empeser le linge. Exposé à l'air, il se dessèche rapidement et forme des croûtes jaunes.

Dans l'eczéma chronique, les lésions anatomiques ont un autre caractère et elles varient selon la période de la maladie. La peau est le siége d'une inflammation subaiguë, elle est très-épaissie, dure, infiltrée de cellules; les papilles sont élargies, parfois à un point tel qu'on peut les distinguer à l'œil nu[3]. L'infiltration cellulaire s'étend

1. Dans les points où l'épiderme est épais, comme à la plante des pieds, de larges lambeaux de peau peuvent être décollés et enlevés. Au-dessous, l'on trouve la couche papillaire, luisante, violacée, enflammée au suprême degré et trempée de ce liquide concressible, à odeur forte et fade à la fois, qui s'écoule en abondance surprenante.

2. De là, par simple exagération de l'état vésiculaire, les variétés connues sous les noms d'eczéma *bulleux* ou d'eczéma *phlycténoïde*.

3. La dermite chronique entraîne un certain nombre de troubles fonctionnels. L'atrophie des glandes supprime le sébum et la sueur ; de là une sécheresse, une rudesse extrêmes de la peau et la chute des poils.

L'hypertrophie des éléments de la peau peut être aussi la conséquence de cette inflammation prolongée ; de là l'aspect pachydermique (παχύς, épais) des eczémas *scléreux* ou *tubéreux*.

L'hypertrophie peut être générale ou bien ne porter que sur un des deux éléments

à tout le chorion, et même au tissu conjonctif sous-cutané ; elle se répand d'une façon diffuse dans la couche choriale et autour des vaisseaux. Les cellules de la couche profonde du réseau muqueux peuvent se pigmenter, il en est de même de celles de la couche choriale, surtout autour des vaisseaux. Dans un cas type d'eczéma chronique du scrotum, Neumann (A) constata que les papilles étaient considérablement plus grosses et que les vaisseaux sanguins et lymphatiques étaient élargis, les derniers même étaient dilatés au point de former des renflements ampullaires. Sur le trajet des lymphatiques, il y avait une prolifération cellulaire, analogue à celle qui entourait les vaisseaux sanguins, et le chorion était totalement envahi par une infiltration cellulaire. Considérant la relation qui existe entre la congestion des capillaires et la prolifération cellulaire, Fox (B) tend à croire que ces deux phénomènes ont un rôle important et indépendant, qu'ils sont liés à un état de paresse de l'innervation, et que l'eczéma est surtout dû à un trouble nerveux. Hébra (C) a exprimé, relativement au trouble nerveux, une opinion analogue, mais il ne dit pas que la prolifération cellulaire en soit la conséquence. Il fait remarquer, en cherchant à donner l'explication de cette maladie, que, puisqu'elle peut être le résultat de l'irritation ou de varices, il est tout naturel de supposer qu'elle a sa cause directe dans un trouble de la circulation, et surtout de la circulation capillaire. Mais il ne peut affirmer que l'eczéma soit lié à une altération des nerfs ou des vaisseaux sanguins ; il croit plutôt que la congestion détermine une telle exsudation sanguine qu'elle ne peut être entièrement résorbée, et qu'il en reste une certaine quantité qui pénètre dans les couches de la peau, et surtout sous l'épiderme et entre ses différentes couches.

Diagnostic. — L'eczéma étant la plus importante des maladies de la peau, il faut en faire avec soin le diagnostic ; de plus il faut distinguer les nombreuses variétés que revêt ce processus morbide : on a vu qu'il est en effet peu de maladies

si l'épiderme seul s'hypertrophie, il y a une stratification plus ou moins considérable de couches de l'épiderme qui prend l'aspect des terrains crevassés par l'orage ou par la sécheresse. Si l'hypertrophie porte sur la couche papillaire, l'eczéma peut produire des végétations parfois colossales, de là *l'eczéma hypertrophique* ou *papillomateux*.

A. *Lehrbuch der Hautkrankheiten*, p. 217, Wien. 1873.

B. *Maladies de la peau*, p. 173. *Amer. ed.* New-York, 1873.

C. *Traité des maladies de la peau*.

dont les formes soient aussi diverses. Parfois c'est un érythème avec ou sans suintement, qui peut desquamer et devenir croûteux ; d'autres fois ce sont des vésicules qui se transforment rapidement en pustules ; ou bien ce sont des papules qui, après s'être réunies, se rompent et deviennent humides. Enfin, sur un même malade, on peut rencontrer toutes ces lésions élémentaires réunies, et offrant un tableau complet de cette remarquable et complexe manifestation cutanée. Il faut ajouter à cela les modifications secondaires qui ne manquent jamais, et l'on se rendra compte des difficultés que peut parfois rencontrer l'observateur. Pour bien comprendre cette affection, il faut la considérer dans son ensemble dès qu'on a reconnu la présence de certaines de ses particularités caractéristiques ; il en est quelques-unes qui ne manquent jamais. Il convient de les rappeler, car le diagnostic d'une affection doit se faire d'après ses caractères propres, par leur comparaison avec les caractères similaires des autres affections, et, en dernier lieu, par l'absence des signes distinctifs de ces dernières.

Il y a toujours, dans l'eczéma, un certain degré d'infiltration et de turgescence de la peau ; ces phénomènes sont variables, selon la gravité du cas ; ils se révèlent à la vue et au toucher, par la tuméfaction de la peau. Dans tout eczéma aigu, il y a même de l'œdème, qui, dans les cas chroniques, existe quelquefois aussi. Les plaques d'eczéma sont rouges, congestionnées ; cette rougeur[1] disparaît lentement sous la pression du doigt, et revient aussitôt après. L'exsudation de matières liquides ou plastiques est aussi un phénomène constant.

Dans la majorité des cas, à une période quelconque de la maladie, il y a eu exsudation liquide ; ce suintement a quelque chose de spécial, il est formé d'une quantité variable de sérosité qui s'épanche plus ou moins régulièrement à la surface ; on dit avec raison qu'elle suinte,

1. La disposition même de cette rougeur est importante à spécifier. Elle forme, sur la peau, une plaque à contours déchiquetés, à bords sinueux, *géographiques*, comme dit Fournier, peu élevés au-dessus du niveau de la peau, *à limitation irrégulière* et diffuse, au point que l'on ne sait pas exactement où elle s'arrête. Dans la grande majorité des cas, on observe dans l'eczéma l'existence de *foyers morbides multiples*.

De plus, çà et là, autour de la plaque capitale, se montrent un certain nombre de petits îlots éruptifs mineurs, sortes de *satellites* qui entourent les placards principaux. Ce signe, qui n'est pas signalé dans les classiques, contraste, comme le fait remarquer Fournier, avec les contours méthodiques et tranchés de l'érysipèle, du psoriasis, de la vérole, etc.

qu'elle ruisselle, qu'elle coule. C'est du reste un symptôme qu'on ne retrouve dans aucune autre maladie, c'est un liquide jaune clair ou puriforme ou quelquefois sanguinolent.

L'exsudation plastique, d'autre part, qui forme l'élément caractéristique de la papule ou de la plaque d'eczéma est plus difficile à reconnaître, et peut prêter à la confusion avec d'autres affections dont nous nous occuperons bientôt.

Quand les *croûtes* se sont formées, il est impossible de confondre celles de l'eczéma avec celles qui sont dues à d'autres affections. Si le suintement a été copieux, ce qui est le plus souvent le cas, les croûtes se forment rapidement et en grande abondance; elles sont jaunes, brunes ou grises, et adhèrent peu à la peau humide qui est au-dessous; les soins de propreté modifient évidemment la formation des croûtes, mais elles sont généralement si abondantes qu'elles cachent la peau[1].

Il y a des symptômes subjectifs, tels que la *démangeaison, qui sont presque caractéristiques*. Cette démangeaison est habituellement intense et plus grande que dans les autres maladies ; c'est un symptôme constant qui ne manque jamais complètement, quoi qu'on le rencontre à des degrés variables[2]. Les sensations de brûlure accompagnent souvent la période aiguë, et, en règle générale, il provoque des démangeaisons irrésistibles qui poussent le malade à se gratter énergiquement.

1. Les croûtes de l'eczéma sont *épaisses*, plutôt amoncelées que stratifiées; *rugueuses*, granuleuses, ou rocheuses; *essentiellement jaunes*, flavescentes, melliformes, ou olivâtres, ou brunâtres.

Elles *siègent* surtout à la face et au cuir chevelu ; elles surviennent surtout chez les *strumeux*.

Au point de vue du diagnostic de l'eczéma, il faut encore tenir compte de certaines particularités et *du siège* de l'affection : L'eczéma aime les sillons, les plis, les enfoncements de la peau; aussi est-il souvent symétrique, ainsi que l'école de Saint-Louis l'a bien mis en relief; c'est là qu'il naît de préférence, qu'il se complaît et qu'il persiste, contrairement au psoriasis, par exemple.

La grossesse attire l'eczéma vers les seins, l'enfance vers la tête, la vieillesse vers les jambes : si l'on ne connaît pas encore bien les raisons de ces localisations spéciales, on peut conclure cependant que l'eczéma ne se distribue pas au hasard.

2. L'eczéma est en effet une affection *essentiellement prurigineuse*. Ce prurit, comme le dit très bien Duhring, peut être faible, moyen ou violent et présenter tous les degrés, depuis celui où le grattage est sédatif et même agréable (Devergie), jusqu'au prurit atroce sous l'influence duquel les malades se labourent la peau avec rage.

La douleur de cuisson est préférable au supplice de la démangeaison ; mais ce qui caractérise la démangeaison eczémateuse, c'est le besoin impérieux de grattage qu'elle fait naître. Les démangeaisons sont terribles et le grattage furieux dans certaines régions qui, quelquefois sont complètement écorchées (vulve, scrotum, anus, etc.).

Enfin il faut se rappeler que deux ou plusieurs variétés d'eczéma peuvent exister en même temps sur le même sujet qui présente un mélange de lésions à des périodes différentes de leur évolution.

Les maladies que l'on peut confondre avec l'eczéma sont les suivantes :

1° *A la période congestive :*

Scarlatine. — La distinction a pu être difficile à faire, mais bien rarement, car les symptômes généraux qui accompagnent la scarlatine sont si nets qu'ils ont une très grande valeur. Il ne peut y avoir de doute que quand l'eczéma est aigu, et l'éruption généralisée ; il suffira alors d'un peu d'attention pour ne pas commettre d'erreur. La turgescence de la peau, les démangeaisons sont moindres et l'évolution est successive et plus rapide.

Érysipèle. — C'est une affection avec laquelle la confusion est plus admissible, et qui peut ressembler fort à l'eczéma érythémateux ou vésiculeux quand c'est la face qui est atteinte. Il y a cependant des différences nombreuses et évidentes ; l'érysipèle est une affection aiguë qui commence en un point circonscrit et qui s'étend ensuite excentriquement ; l'inflammation est profonde, embrasse la peau et les tissus sous-cutanés, et s'accompagne de chaleur, de gonflement et d'œdème[1]. De plus il y a de la fièvre et des troubles généraux, il y a sensation de brûlure et de plénitude, la peau est rouge, luisante, tendue, lisse et non chagrinée, granuleuse, comme dans l'eczéma ; il n'y a pas d'autre suintement que celui qui résulte de la rupture de bulles ou de phlyctènes qui apparaissent parfois à la fin de l'érysipèle.

Érythème simple. — Il est bien difficile de confondre l'eczéma avec un érythème simple, ou, pour mieux dire, avec une hypérémie, car alors il n'y a pas d'inflammation, l'hypérémie étant la seule manifestation morbide ; la condition indispensable de l'eczéma fait donc défaut[2],

1. Dans l'eczéma, il y a plusieurs foyers, et autour de ces foyers, de petits satellites. Au contraire, l'érysipèle est constituée par une plaque unique plutôt douloureuse que prurigineuse, plus violacée que rosée, à retentissements ganglionnaires fréquents, à bords nettement limités par un bourrelet sensible à l'œil et au doigt.

2. Dans l'érythème, la desquamation n'est pas précédée de suintement ; elle se fait par lambeaux plus larges ; et, dans les eczémas où le suintement fait défaut, le diagnostic se fait d'après la forme des squames.

Urticaire. — Il est certaines formes d'urticaire connues sous le nom d'*urticaire papuleuse* qui ont beaucoup d'analogie avec l'eczéma papuleux, surtout chez les enfants[1]; la connaissance de ce fait a donné naissance à la désignation particulière de *lichen urticans*, affection que l'on doit cependant considérer bien plutôt comme une urticaire.

2° *A la période vésiculeuse:*

Herpès. — A leur début, l'herpès zoster et l'eczéma ont beaucoup de points de ressemblance; le plus souvent, cependant, la disposition irrégulière des vésicules d'eczéma servira à les distinguer des ésicules d'herpès dont le groupement est pathognomonique.

Dans l'eczéma, il n'y a jamais la douleur névralgique si constante dans le zona; ce seul signe suffit pour faire éviter une erreur. L'eczéma vésiculeux ressemblerait bien plutôt aux autres variétés d'herpès, surtout à l'herpès des lèvres ou des parties génitales; mais cette affection fait son évolution en quelques jours, comme une maladie simple et bénigne. De plus, les vésicules herpétiques sont moins nombreuses, plus volumineuses, plus douloureuses, moins prurigineuses que celles de l'eczéma.

Pemphigus. — On ne confondra jamais l'eczéma avec le pemphigus vulgaire, car ses bulles sont isolées et larges, et elles ont un développement tout différent de celui des vésicules d'eczéma[2]. Cependant le pemphigus foliacé a certains traits de ressemblance avec l'eczéma, mais c'est une variété rare qui diffère de l'eczéma par ses prodromes, sa marche et ses autres symptômes.

3° *A la période croûteuse :* Les croûtes de l'*herpès* sont plus nettement et plus petitement groupées; elles sont plus brunâtres, plus épaisses, plus adhérentes que celles de l'eczéma croûteux qui démange plus fort, n'ulcère pas le derme et dure moins longtemps.

Les croûtes de l'*acné sébacée concrète* sont grisâtres et mélangées d'un liquide particulièrement gras et agglutinatif. Si on enlève ces croûtes, on les voit toujours perforées d'un ou de plusieurs

1. La coloration blanche au centre, rosée ou pourprée à la périphérie, ainsi que la saillie plus prononcée empêcheront la confusion.

2. De plus, quand la bulbe de pemphigus crève, l'enveloppe épidermique de la petite poche ne tarde pas à disparaître, et il reste une petite *érosion* arrondie, étonnamment superficielle, entourée d'une assez large zone, enflammée, rouge, carminée.

cheveux remarquables par leur état d'intégrité ; et, d'autre part, on peut apercevoir l'orifice très dilaté des glandes sébacées d'où s'écoule un liquide huileux[1].

L'absence de suintement au début, la plus grande profondeur de la lésion cutanée, la coloration livide, la longue durée et la présence de cicatrices feront reconnaître le *lupus* ulcéro-croûteux de l'eczéma. Ces éléments de diagnostic seront fort précieux pour distinguer l'eczéma impétigineux et croûteux localisé, celui de la lèvre inférieure, par exemple, du lupus.

4° *A la période pityriasique :*

Séborrhée. — L'eczéma squameux a plus d'un point de ressemblance avec cette maladie. Toutes deux siègent souvent à la tête ; parfois même elles y existent en même temps, la séborrhée étant primitive ou venant se surajouter ; cependant ce sont deux affections absolument distinctes ; les squames de l'eczéma sont plus larges, plus grossières, moins abondantes, moins graisseuses, plus sèches que celles de la séborrhée. Dans l'eczéma ces squames siègent sur une plaque circonscrite, tandis que dans la séborrhée elles sont uniformément disséminées sur toute l'étendue du cuir chevelu ; elles sont aussi plus fines, plus égales, plus nacrées. Dans l'eczéma, la peau est toujours plus ou moins rouge, enflammée, elle est toujours le siège de démangeaisons ; au contraire, dans la séborrhée, elle est souvent plus pâle qu'à l'état normal et quelquefois il n'y a pas de démangeaisons. Le plus souvent, l'histoire de ces deux maladies suffit pour rendre le diagnostic clair et positif.

Psoriasis. — Le psoriasis est encore une affection que l'on peut confondre avec l'eczéma ; quelquefois il lui ressemble tellement qu'il est difficile de se prononcer. Tous deux attaquent toutes les régions du corps ; tous deux peuvent se limiter à une région, aux mains, au cuir chevelu, et l'on peut éprouver le plus grand embarras à faire le diagnostic[2]. L'eczéma type ne sera jamais con-

1. Dans les cas embarrassants, Lailler recommande d'examiner les oreilles qui sont un des sièges de prédilection de l'eczéma.

2. Dans le psoriasis, il n'y a pas de suintement, excepté dans les formes suraiguës, l'éruption est plus étendue ; les squames sont plus sèches, brillantes, *micacées*, abondantes, et prennent l'aspect d'une *tache de bougie*.

On a déjà insisté sur l'absence d'éruption aux oreilles, sur la netteté des délimitations ;

fondu avec un psoriasis, mais si ses placards sont anciens, infiltrés, enflammés, squameux, il aura beaucoup d'analogie avec le psoriasis. Les limites de la plaque eczémateuse disparaissent habituellement d'une façon insensible sur la peau saine; celles du psoriasis sont abruptes; les squames de l'eczéma sont minces et rares, celles du psoriasis sont abondantes, larges, relativement épaisses, argentées et superposées. Dans l'eczéma, il y a habituellement un peu d'humidité à une période ou à une autre, le psoriasis est toujours sec. La présence de l'affection sur un autre point du corps servira à éclairer les doutes, en même temps que l'histoire de la maladie aidera à formuler un diagnostic exact.

Lichen Ruber. — L'eczéma peut être confondu avec les deux variétés de cette affection, mais plutôt avec le *lichen planus*, la *forme acuminée* étant excessivement rare.

Cependant, si on se rappelle les caractères de l'eczéma, il sera facile de faire le diagnostic. Les papules de lichen planus sont plates, elles ont une base anguleuse, celles de l'eczéma sont pointues et elles ont une base arrondie. Les papules eczémateuses sont rouge vif, celles du lichen planus sont de couleur sombre, cramoisies, brillantes, d'aspect vitreux. — Le développement des papules d'eczéma est rapide, leurs modifications sont nombreuses; le lichen planus se développe lentement, ne change jamais de forme, et persiste à l'état papuleux tout le temps qu'il dure. Le lichen planus disparaît lentement et laisse après lui une assez forte pigmentation qui persiste plus ou moins longtemps sur les points où il y avait des papules; l'eczéma papuleux ne laisse après lui qu'une tache congestive, légère et passagère. — Dans l'eczéma, la santé générale n'est jamais très altérée; dans le lichen ruber, elle peut l'être sérieusement.

Pityriasis rubra. — C'est une affection encore plus rare que le lichen ruber et dont les symptômes peuvent en imposer pour un eczéma; elle s'en distingue cependant par sa rougeur uniforme, par ses écailles épidermiques très grandes, minces comme du papier

sur l'existence des plaques psoriasiques, aux coudes et aux genoux, en même temps qu'*au cuir chevelu*.

« *A la paume des mains*, le psoriaris est plus sec, les squames sont plus épaisses; elles ont moins de tendance à gagner les espaces interdigitaux et les commissures. »
(Lailler.)

et blanchâtres qui se reproduisent incessamment. Il n'y a pas de suintement ni de vésicules, peu de démangeaisons, mais une brûlure intense, et enfin, il n'y a consécutivement ni épaississement, ni infiltration de la peau. — Il ne subit que peu de modifications pendant toute sa durée.

Herpès circiné. — Cette affection est assez souvent confondue avec l'eczéma, surtout avec la variété squameuse. Cependant les deux affections n'ont pas une marche analogue, ce caractère suffirait seul à les différencier.

L'eczéma n'a pas, comme l'herpès circiné, une tendance à former des taches circulaires qui se développent progressivement du centre à la circonférence; il n'est pas contagieux. — Les plaques d'eczéma se terminent rarement d'une façon brusque, celles de l'herpès circiné toujours; l'eczéma a une tendance naturelle à devenir chronique, l'herpès circiné est toujours aigu. — Les démangeaisons de l'eczéma sont toujours prononcées et sont souvent pénibles, dans l'herpès circiné elles ne sont jamais un signe prédominant. Enfin, le microscope révèle l'existence d'un champignon dans les squames de l'herpès circiné (A).

Sycosis. — Il y en a deux variétés, la variété parasitaire et celle qui ne l'est pas. Cette dernière surtout a une grande ressemblance avec l'eczéma de la barbe (B), connu sous le nom d'*eczéma sycosiforme.*

Teigne faveuse. — Les croûtes jaunes de l'eczéma simulent parfois celles du favus, mais des erreurs ne peuvent être commises que si l'on ne fait pas un examen suffisamment attentif; les croûtes de l'eczéma pustuleux pourront difficilement être confondues avec les godets, même confluents, du favus. C'est au cuir chevelu que l'erreur est le plus facile à commettre (C).

Gale. — A son début, cette affection a plus de points communs avec l'eczéma qu'aucune autre maladie. — La contagion est un des arguments les plus puissants en faveur de la gale contre l'eczéma, et on aura dans la présence de l'acare, du sillon et de la vésicule

A. Les autres points du diagnostic différentiel entre la teigne tonsurante et l'eczéma du cuir chevelu seront indiqués à la description de l'*eczéma de la tête.*

B. A propos de l'*eczéma de la barbe*, nous entrerons dans des détails plus circonstanciés sur le diagnostic de cette affection et du *sycosis.*

C. Le diagnostic différentiel de ces deux affections trouvera sa place à l'article *eczéma capitis.*

acarienne, les preuves irréfutables de la nature parasitaire de l'affection. — Comme dans l'eczéma, il peut y avoir dans la gale inflammation, papules, vésicules, pustules et croûtes. Toutefois, la nature de ces lésions a moins de valeur que leur disposition et l'aspect polymorphe de l'éruption pour arriver au diagnostic. De plus, le volume inégal des vésicules, leur situation à côté de pustules indurées ou écthymateuses, les démangeaisons nocturnes montreront que, si l'eczéma existe, il est symptomatique ; et la présence de sarcoptes, reconnus dans les sillons ou extirpés à l'aide d'une épingle, tranchera la question d'une manière définitive; mais leur recherche n'est pas toujours possible, car, dans les cas anciens, toute trace de sillon a disparu, et il est impossible d'en déloger l'habitant.

Les régions envahies aident parfois au diagnostic; l'eczéma est rarement aussi diffus que la gale, il n'a pas une préférence marquée pour les mains, les doigts, les poignets, les aisselles, l'abdomen, les seins, le pénis, les fesses qui sont autant de régions de prédilection de la gale.

Dans une gale ancienne, alors que tout le corps est envahi, la tête reste indemne. Dans la gale, il n'y a pas de plaques, à moins que la maladie ne dure depuis longtemps ou que ces plaques ne soient le résultat d'un grattage prolongé [1]. — Le grattage et les applications irritantes contribuent puissamment à masquer la lésion originelle de la gale, et à la faire ressembler à l'eczéma. Quand il y a doute, le traitement seul peut juger la question. — S'il y a des sarcoptes, les parasiticides apporteront un soulagement rapide et feront cesser les phénomènes aigus; s'il s'agit d'un eczéma, un pareil traitement ne donnera aucun résultat favorable [2].

Éruptions artificielles. — Différentes lésions produites par des poisons cutanés, des acides, des alcalis ou d'autres substances, causent souvent une véritable inflammation de la peau et des tissus sous-cutanés, avec toutes les apparences de l'eczéma aigu. La région affectée, la distribution de l'éruption, son uniformité, ses caractères particuliers, l'aspect artificiel qu'ont toujours de sem-

1. On peut observer alors l'*eczéma figuratum* symptomatique ; mais, outre les sillons isolés, on peut trouver, au microscope, dans les croûtes même, des débris manifestes d'acares.

2. C'est encore ce qu'on observera, dans l'éruption polymorphe, vésico-pustuleuse, prurigineuse et lichénoïde de la phthiriase, ou quand, pour détruire les poux du pubis, on a fait des onctions hydrargyriques, par exemple.

blables inflammations, apporteront des éclaircissements sur la nature réelle de l'affection. — S'il y a des doutes, l'histoire de la maladie, sa marche, sa terminaison serviront à les lever.

Syphilis. — C'est surtout au cuir chevelu que l'erreur pourra être commise; car, sur le corps, il n'est guère possible de confondre un eczéma à papules disséminées et une syphilide granuleuse, sèche, cuivrée, indolente, etc. Il y a des syphilides survenant parfois au cuir chevelu, dont la forme peut en imposer pour un eczéma pustuleux avec fissures; cependant, à un examen attentif, on reconnaîtra qu'on est en présence d'une syphilide superficiellement ulcéreuse et recouverte de croûtes d'apparence eczémateuse. Ces syphilides ont généralement une odeur repoussante, qui, à elle seule, est souvent pathognomonique. Du reste, il est toujours essentiel de faire raser les cheveux et d'enlever les croûtes et autres produits secondaires avant de porter un diagnostic. Ces précautions préliminaires montreront les contours limités, la forme hémicerclée, la profondeur des ulcérations syphilitiques et feront éviter bien des erreurs. Les variétés papuleuse et vésiculeuse de l'eczéma ne peuvent, comme je le dirai plus loin, être confondues avec la syphilis (même dans la variété acnéiforme décrite par Fournier), à cause de la dimension des vésicules, de leur dissémination et de leur coloration. Les symptômes subjectifs, notamment la démangeaison, manquent habituellement dans la syphilis[1].

1. A la fin d'un chapitre où sont exposées les différentes variétés d'eczéma, il faut signaler l'espèce de macération ou au moins de ramollissement de l'épiderme et de rougeur accompagnée de prurit, que l'on observe à la suite de l'hyperidrose prolongée. L'épiderme peut même se rider, se soulever çà et là en forme de vésicules ou de petites bulles, puis se dessécher et s'exfolier.

L'eczéma peut être la conséquence d'une hyperidrose prolongée; par son acidité, la sueur peut en effet produire des érythèmes intertrigineux, eczémateux, etc., mais l'intertrigo ou l'eczéma se développent surtout sous l'influence de l'arthritisme, qui est également la cause première de l'hyperidrose.

On ne saurait, d'ailleurs, accepter l'opinion d'Hébra et de Kaposi qui ne voient que de l'eczéma ou des sudamina vésiculeux ou bulleux dans les lésions décrites par Hutchinson ou par Robinson sous le nom de *cheiro-pompholix*, et par Tilbury Fox sous le nom de *dysidrosis*, et admises par Fournier et par Besnier. Cette affection se montre surtout à la fin du printemps ou au commencement de l'été; elle est caractérisée par de petits soulèvements de l'épiderme qui se montrent surtout à la paume des mains et quelquefois à la plante des pieds. Ces soulèvements forment des saillies arrondies du volume d'une tête d'épingle, d'un grain de millet ou d'une lentille. L'épiderme, assez épais à la main, les bride; lui-même est tendu et constitue une paroi résistante, mince, brillante et transparente. La petite poche est remplie d'un liquide relativement assez abondant, très-limpide, un peu jaunâtre; elle est assez dure, assez résistante au doigt pour qu'il soit difficile de la crever, même en employant une pression assez forte.

Ces petites bulles sont arrondies et se présentent, quand elles sont isolées, sous l'aspect

Traitement. — Nous ne pouvons indiquer que les grandes lignes du traitement de l'eczéma : traiter complètement ce sujet serait dépasser les limites que nous avons assignées à cet ouvrage [1].

L'eczéma est une affection parfaitement guérissable et on peut lui opposer deux méthodes de traitement distinctes ; l'une porte directement toute l'action thérapeutique sur la peau elle-même, c'est-à-dire sur l'organe malade, confiant à ces seuls moyens le soin de la guérir ; l'autre a pour but de remédier aux désordres cutanés par l'emploi des médicaments internes ou constitutionnels, et est dirigée contre les causes de la maladie.

Le système qui m'a semblé le plus correct, et qui, dans la pratique, m'a donné les meilleurs résultats, consiste à reconnaître aux applications locales et aux remèdes constitutionnels à peu près une égale valeur. J'ai la conviction que c'est cette façon de faire, envisagée dans son sens le plus large, qui rend le plus de services en clinique.

de grosses perles transparentes. Quant au contraire elles sont devenues confluentes, elles forment des poches affectant les dispositions les plus irrégulières et pouvant avoir des dimensions assez considérables. Dans le premier cas, elles rappellent le zona, dans le second, elles sont pemphigoïdes ou plutôt phlycténoïdes. Fournier en a observé un cas remarquable dans son service et en a fait déposer le moulage au musée de Saint-Louis (pièce n° 694). La douleur est peu considérable, et ces collections n'ont nulle tendance à l'inflammation ni à la suppuration. Quand les poches sont volumineuses, la tension devient pénible et provoque une notable sensation de chaleur; mais jamais il n'y a d'inflammation des couches épidermiques profondes, comme dans l'eczéma, jamais il n'y a issue d'un liquide coagulable. Le traitement consiste à ramollir l'épiderme par des couches de vapeur et par les gants de caoutchouc, et à faire sortir le liquide par une simple ponction ou bien au moyen de la seringue de Pravaz ; ces bulles ne disparaissent pas en effet par résorption spontanée. Après l'aspiration ou la sortie du liquide, la partie épidermique soulevée s'affaisse, se dessèche, se racornit et tombe. Il faut alors soigner cette peau neuve comme l'eczéma aigu, par l'eau glycérinée et par les gants de caoutchouc.

Besnier assimile au dysidrosis non eczémateux, ces petites vésicules que les arthritiques présentent souvent, et d'un instant à l'autre, aux parties latérales des doigts. Ces vésicules sont peu transparentes et sont légèrement aplaties en forme de papules à cause de leur profondeur assez grande sous la peau ; c'est ce qui a fait dire au public qu'elles étaient situées « *entre cuir et chair* ». Ces vésicules sont, ou bien isolées, ou bien agglomérées, elles se terminent généralement par la résorption du liquide et par la desquamation. Elles apparaissent et disparaissent très rapidement, mais récidivent fréquemment et causent un prurit assez intense qui est, pour les arthritiques, une véritable petite infirmité sudorale. Certains auteurs assimilent ces cas à l'hydroa vésiculeux plutôt qu'au dysidrosis. Après les avoir perforées, il suffit, pour les guérir, de les frictionner avec l'eau de Cologne pure.

1. Une question se pose ici tout d'abord : peut-on et doit-on, *sans scrupule*, guérir un eczéma ? L'illustre Bazin croyait, il y a quelques années encore, aux métastases. Sans être un bénéfice de nature ou l'émonctoire salutaire de produits morbides, l'eczéma ne devait pas être guéri et surtout ne pas être guéri brusquement. L'observation contemporaine a fait une juste réaction contre ces idées théoriques. Un eczéma est un mal ; il faut le guérir *toujours*. La suppression brusque n'est pas à craindre : on ne sait pas guérir brusquement un eczéma. (Fournier.)

Traitement général. — Les remèdes constitutionnels prescrits avec discernement donnent de bons résultats dans la majorité des cas; cependant ils ne sont pas réclamés par tous indifféremment, et, quand ils n'ont pas leurs indications précises, il faut s'abstenir de les prescrire. Il y a des distinctions à établir sur ce point. L'alimentation du malade doit d'abord nous intéresser, car, pendant une poussée d'eczéma il est important qu'elle soit convenable[1]. Si l'état général est bon, la nourriture doit être légère; s'il y a des troubles digestifs, tous les aliments indigestes, tels que la pâtisserie, les gâteaux de toutes sortes, les sauces, la charcuterie, les choux, les épices, le fromage, le vin, la bière, le café, etc., doivent être interdits. L'exercice en plein air sera parfois utile et sera un adjuvant précieux du traitement.

Il faut également consulter l'état des intestins, il faut qu'il y ait au moins une garde-robe tous les jours. La dyspepsie, quelle que soit sa forme, doit attirer l'attention et il faut user de tous les moyens capables de la guérir; car certains eczémas lui sont liés d'une façon étroite, et paraissent et disparaissent suivant que la digestion se fait mal ou bien: de là, l'utilité des alcalins et du régime lacté. Enfin, il ne faut pas oublier d'interroger les reins, et les diurétiques sont souvent utiles, excepté quand les malades sont albuminuriques ou glycosuriques.

Après avoir rapidement esquissé les traits les plus importants du traitement général de l'eczéma, je vais indiquer les remèdes qui rendent le plus de services.

Les laxatifs sont utiles dans bien des cas, et principalement dans les variétés franchement inflammatoires, les purgatifs salins surtout sont recommandables; parmi eux le sulfate de magnésie occupe.

1. Il y a une *hygiène spéciale* nécessaire à tous les eczémateux. Elle consiste à mener une vie calme, régulière, à suivre un régime sobre, à éviter les excitants, les alcooliques forts, à proscrire tous les excès. Il faut aussi éloigner toute cause de stimulation exagérée de la peau, tels que les bains trop fréquents, trop chauds ou trop longs, éviter un séjour trop longtemps prolongé au bord de la mer, les bains à air chaud, soit sec, soit humide, trop souvent pris, etc.

Cette hygiène doit être observée en tout temps et non pas seulement pendant la durée de la maladie; car, chacune de ces conditions est une cause d'eczéma, un agent provocateur énergique pour les tempéraments eczémateux par excellence, c'est-à-dire pour les lymphatiques et pour les arthritiques (Devergie, Bazin). D'une façon générale, selon les cas, il faudra donner les correctifs spéciaux; contre le lymphatisme: les amers, les divers toniques iodés et ferrugineux, l'huile de morue, les phosphates, etc., contre l'arthritisme les alcalins.

le premier rang; on peut le combiner avantageusement au carbonate de magnésie ou aux préparations ferrugineuses, comme dans la formule suivante:

Sulfate de magnésie	50 gr.
Sulfate de fer	0,20 centigr.
Eau.	140 gr.

Une cuillerée à bouche dans un verre d'eau une demi-heure avant le repas.

Les eaux minérales purgatives, comme les sources Hathorn et Geyser de Saratoga, les eaux de Rakoczy, d'Hunyadi-Janos, de Friedrichshall sont avantageuses aussi dans bien des cas. Citons encore Sedlitz, Pullna, Montmirail, Rubinat.

Chez les enfants atteints de dérangements d'intestin, on se trouvera quelquefois bien du sirop de rhubarbe seul ou associé à la magnésie, et donné à petites doses souvent répétées.

Quand la langue est sale, l'haleine brûlante, quand il y a de la constipation, de petites doses de calomel seront parfois utiles. Au commencement d'une poussée aiguë d'eczéma, il est souvent indiqué d'agir contre les désordres de l'estomac, de l'intestin et des sécrétions. Il faut d'abord remédier à ces dérangements, puis on administrera d'autres médicaments.

L'eczéma des personnes âgées, notamment celui des goutteux ou des rhumatisants, et de ceux qu'on appelle *bons vivants*, est souvent traité avec succès par les diurétiques et les alcalins, tels que le carbonate et l'acétate de potasse à hautes doses, et les eaux minérales naturelles alcalines.

Si le malade est de constitution débilitée, s'il est affaibli par la mauvaise nourriture ou s'il est scrofuleux, il faut le soumettre à l'usage de l'huile de foie de morue qui, dans bien des cas, rend de grands services, surtout chez les enfants. Les préparations ferrugineuses, telles que le sirop d'iodure de fer, la teinture de chlorure de fer, le vin ferrugineux sont aussi très-recommandables. La quinine, la strychnine et les toniques amers et apéritifs sont aussi souvent indiqués. De même, l'arsenic est très-utile dans bien des cas, mais comme nous l'avons indiqué ailleurs (voir première partie, *Traitement*), il faut bien choisir les cas et la période où il est indiqué; donné sans indication précise, il ferait plus de mal que de bien.

Il n'y a pas de maladie de peau qui réclame l'emploi de l'arsenic plus fréquemment que l'eczéma, mais il ne faut jamais l'administrer quand il y a des troubles digestifs, ni dans les périodes d'acuité de la maladie ; il est surtout utile dans la forme papuleuse chronique et à la période squameuse.

Le goudron pris à l'intérieur est utile à la période squameuse, et surtout dans les cas chroniques ; les sources sulfureuses, dont notre pays est si bien pourvu, sont souvent aussi fort salutaires.

Traitement local[1]. — Pour les lavages, il faut employer de l'eau

1. Le défaut de presque tous les traitements de l'eczéma indiqués dans les classiques, est d'être décrits sans ordre, confusément et de former une nomenclature des médicaments utilisables, plutôt qu'une indication de leur emploi. Il en résulte qu'en face d'un eczéma, on peut se trouver fort embarrassé de savoir à quel procédé donner la préférence . Voici, d'après Fournier, comment doit être dirigé le traitement de l'eczéma, qu'il faut nécessairement modifier suivant chaque période :

Dans la première période, essentiellement inflammatoire, on appliquera les antiphlogistiques, c'est-à-dire les lotions et les fomentations émollientes : les compresses de tarlatane trempées dans l'eau froide et recouvertes de taffetas imperméable (au lieu d'eau simple, on pourra avoir recours à l'eau de son, de mauve, de lin, d'aulnée); aux bains simples ou d'eau de son, d'amidon cuit, de gélatine, d'abord quotidiens, puis tous les deux jours, il ne faut pas que ces bains soient prolongés au delà de quarante minutes ni qu'ils soient plus chauds que 33 degrés. L'agent émollient par excellence consiste dans l'emploi de *topiques locaux permanents*, tels que compresses. Des cataplasmes de riz ou de fécule, et surtout des tissus imperméables (taffetas gommé, gélatine, ou toile caoutchoutée, vulcanisée ou non). L'heureuse idée de l'*enveloppement par le caoutchouc*, qui constitue une véritable conquête et une excellente méthode thérapeutique, est due au d[r] Colson, de Beauvais. Ce médecin l'appliquait depuis de longues années dans sa pratique, quand le professeur Hardy, appelé en consultation à Beauvais, put constater combien ce procédé était plus facile à appliquer en ville que les immenses cataplasmes de fécule et qu'il était doué de propriétés non moins émollientes. Hardy l'importa dans son service de Saint-Louis et contribua à vulgariser ce mode de traitement qu'on emploie aujourd'hui couramment. (Pour les autres détails, voir un article du d[r] Colson de Beauvais. Gaz. des Hôpitaux de Paris, février 1869, et un article de Besnier : Bulletin de Thérapeutique, janvier 1875.)

Il faut appliquer le caoutchouc *exactement, mais sans tension*, pendant un temps qui varie selon la susceptibilité de la peau de chaque malade. L'application se fait soit jour et nuit, soit pendant la nuit seulement, en ayant soin de laver toutes les douze heures et la partie malade et le caoutchouc avec de l'eau de son, par exemple. Pendant la période humide, il est nécessaire de faire sécher le caoutchouc avant de le réappliquer et d'avoir une feuille de rechange. Le caoutchouc en effet, quand on le retire est tout mouillé; il déterge l'eczéma et fait tomber les croûtes, comme ferait le meilleur cataplasme. Son action antiprurigineuse est manifeste et ramène rapidement le sommeil. Son action antiphlogistique est puissante et suivie d'une prompte sédation des phénomènes inflammatoires. Tels sont les faits. Comment et pourquoi le caoutchouc agit-il ainsi ? Est-ce à la façon d'un bain de vapeur? ou parce qu'il facilite le dégorgement de la peau ou bien encore parce qu'il la soustrait au contact de l'air et de tout frottement? Toutes ces raisons ont été données; aucune n'est certaine. Le fait est que l'emmaillotement abrège la durée de la période inflammatoire et que l'eczéma suintant ne tarde pas à être transformé en eczéma squameux. Le caoutchouc est donc supérieur aux cataplasmes émollients, puisqu'il donne des résultats non moins favorables et que, d'autre part, il réalise une véritable économie de traitement et qu'il est d'une application très-facile, surtout lorsqu'il s'agit de traiter des surfaces considérables, comme il arrive parfois dans l'eczéma. Il est en général fort bien supporté, à condition de faire les

ordinaire; quand la peau est impressionnable, on peut employer l'eau distillée, ou des eaux adoucies par l'addition de son ou de

lavages fréquents dont nous avons parlé et qui ont pour but d'enlever l'odeur désagréable du caoutchouc et une certaine sensation de chaleur dont se plaignent parfois les malades.

Tels sont les seuls remèdes auxquels il faut recourir pendant la période aiguë de l'eczéma. Tous les autres sont inutiles ou nuisibles, ainsi que l'enseigne Fournier : « Il est aussi utile de savoir ce qu'il ne faut pas faire que ce qu'il faut faire. » Mauvais sont en effet les sangsues, les saignées locales, la farine de lin qui fermente si facilement, et les divers moyens substitutifs (cade, goudron, etc.) qui, à cette période, sont des coups de fouet pour la maladie. Les pommades et les corps gras sont alors surtout redoutables.

L'emmaillotement imperméable n'est salutaire qu'à condition de n'être pas continué trop longtemps. Aussitôt que commencera la période aphlegmatique de la période aiguë de l'eczéma, c'est-à-dire quand l'eczéma devient luisant, vernissé, quand l'épiderme va se craqueler et s'exfolier, (eczéma lisse) et quelques jours seulement après le début de la desquamation, on aura recours à divers pulvérulents (amidon, talc, subérine, lycopode, oxyde de zinc, bismuth); ce n'est qu'à la période des plaques feuilletées que seront indiquées les pommades, telles que celle de Wilson, qui a une réputation considérable en Angleterre :

Cold-cream ou vaseline.		20 grammes.
Teinture de benjoin.	ââ	2 —
Oxyde de zinc.		

ou le glycérolé d'amidon associé à 20/1 d'acide tartrique, préconisé par Vidal.

Si la guérison languit, c'est alors, mais alors seulement, qu'il faut recourir aux irritants et aux astringents : soit aux badigeonnages de goudron ou d'huile de cade à 4/30, soit aux lotions suivantes (nitrate d'argent au 200e, ou borax dans la proportion de 5 gr. pour eau 240 et glycérine 60 gr., ou sublimé 1 gr., teinture de benjoin 10 gr., eau 300).

Toutes les fois que l'eczéma chronique se rapproche de l'eczéma aigu par un ensemble quelconque de phénomènes inflammatoires, le seul traitement à recommander est le précédent.

Quand l'eczéma est franchement chronique, il est bon, avant tout, de tenter le traitement de l'eczéma aigu : douches ou bains de vapeur, pulvérisations, bains alcalins et amidonnés, etc.

Quand on s'est bien assuré qu'il n'y a plus rien à attendre de ces procédés, il faut, sans plus tarder, recourir à la *méthode substitutive.*

On peut alors employer le goudron et les huiles de cade ou de bouleau, mais à d'autres doses que précédemment (10 à 15 pour 30 gr.), soit en frictions ou en badigeonnages, soit en pommade qu'on applique sur une flanelle.

Hardy recommande les pommades suivantes :

Cold-cream.	30 gr.
Onguent citrin	2
Camphre.	1

Ou bien,

Glycérine.	10 grammes.
Eau distillée.	20 —
Protonitrate de mercure.	0gr,05.

L'eau blanche, le nitrate d'argent au 30e, la teinture d'iode ont la même action *légèrement irritante.* Mais il y a des eczémas qui résistent absolument à ces procédés, il faudra prescrire contre eux les agents d'*irritation moyenne.*

On fait avec la flanelle un petit masque pouvant recouvrir la partie malade, et auquel on donne la forme de la région eczémateuse. On l'imbibe de savon vert et on l'applique pendant trois nuits de suite. On adoucit la lésion qui vient d'être irritée par l'application de caoutchouc ou de compresses d'eau de noyer, de thé, de camomille, de mélilot ou de sureau, et trois jours après, on reprend le savon vert. Cette méthode, qui est celle qu'on emploie aussi contre la couperose, est active mais douloureuse, et doit être réservée pour les cas rebelles.

Enfin, si l'eczéma résiste encore, c'est qu'il est compliqué de dermite, on s'adressera

farine. On doit faire ces lotions à chaud ou à froid, selon le désir du malade. Il faut se garder de faire de trop fréquents lavages et de prendre des bains trop longs, afin d'éviter la macération de l'épiderme déjà malade. On peut également se servir de savons de potasse ou de soude pour nettoyer la peau; le savon de soude suffit généralement, mais, quand les croûtes sont très-adhérentes, qu'elles sont accumulées et stratifiées, il faut avoir recours au savon de potasse.

Le traitement local de l'eczéma est très-important et réclame un examen attentif. Souvent il suffit à lui seul pour guérir, et quel que soit le cas auquel on a à faire, il faut toujours y avoir recours; il n'y a pas d'exemple où il n'ait rendu quelque service.

en désespoir de cause, aux moyens d'exception, aux *moyens d'irritation violente :* tels sont la *solution* concentrée de nitrate d'argent, au 10°, si vantée par Chassaignac ; ou celle d'Hébra :

Eau	300	grammes.
Potasse caustique	15	—

ou celle de Vidal, sulfate de cuivre au 100° ou au 30° ; ou encore la solution de sublimé à la dose de 40 centigr. pour 30 gr. d'eau. Pour calmer la douleur causée par ces applications, on les recouvre de compresses imbibées d'eau fraîche.

Dix ou douze de ces applications peuvent guérir les cas les plus graves : c'est encore dans des cas analogues que Auspitz a conseillé le *traitement mécanique*, par la poudre de grès, et Volkmann le *raclage* par la curette ; mais ce dernier laisse des cicatrices.

Quant au *traitement interne*, au *traitement de la diathèse*, il sera peu actif. Les purgatifs, les diurétiques n'ont jamais diminué la durée d' un eczéma d'un seul jour. Les dérivations devront donc être légères : on conseillera les tisanes de houblon, de chiendent ou de queues de cerises, sucrées par des sirops de fumeterre ou de bardane, et additionnées de nitrate de potasse ou de bicarbonate de soude. Un verre d'eau purgative saline suffit amplement. Hardy recommande de prendre tous les jours, à jeun, deux ou trois verres, selon la tolérance du malade, de la tisane suivante :

Pensées sauvages	8	grammes.
Séné	4	—
Eau	1	litre.

Il faut toujours rejeter les drastiques comme trop irritants et conseiller les alcalins, le laitage et les purgatifs ligus.

Le soufre, disait Alibert, est le mercure de la dartre. Toutefois, il ne réussit, à l'intérieur, que chez les eczémateux qui sont en même temps atteints de catarrhe bronchique, et en bains, que dans quelques cas d'eczéma très-sec et très-limité.

Au contraire, après avoir cessé les tisanes laxatives, on prescrit avec avantage les *préparations arsenicales*. Mais il faut donner l'arsenic avec *opportunité*, en se rappelant qu'il n'agit pas sur l'eczéma suintant. Il faut le donner *à doses véritablement actives*, c'est-à-dire de 12 gouttes d'emblée, puis rapidement de 20 et de 25 gouttes par jour, pour la liqueur de Fowler, ou de 1, 2, 3 puis 4 centigr., rapidement atteints, d'arseniate de soude par jour. Enfin, il faut le donner *longtemps*, pendant des mois entiers; on le fait prendre pendant trois semaines, et la quatrième on laisse reposer le malade, *le continuer après la guérison*, et puis y revenir, même sans qu'il y ait récidive de l'eczéma, deux ou trois fois par an pendant plusieurs années. Fournier insiste sur l'efficacité, dans l'eczéma comme dans la syphilis, de la méthode des traitements successifs.

Il est essentiel, pour le succès du traitement, que le médecin voie la partie malade, car il faut d'abord décider si l'affection est aiguë ou chronique, si elle est à son stade d'augment ou à sa période de déclin.

Il faut aussi prendre en considération la variété de la maladie, rechercher la nature des lésions primitives, savoir s'il y a de l'érythème, des papules, des vésicules ou des pustules. Il faut bien préciser la période de l'éruption, le degré des lésions cutanées, la rougeur, le gonflement, l'œdème, etc., s'assurer de l'état de l'épiderme, savoir s'il est intact, déchiré ou fendu. Les caractères des croûtes, des écailles ont aussi leur signification ; il est important de savoir s'il y a des fissures ou non. En un mot, avant d'instituer un traitement, il est nécessaire de le proportionner à l'étendue des lésions, et de le varier, selon que ces lésions sont généralisées ou localisées. Il faut enfin tenir compte de la région affectée, de la durée de la maladie, des antécédents du malade, et savoir si c'est une première poussée ou une récidive.

Dans presque tous les eczémas, il y a des productions secondaires qu'on doit faire disparaître rapidement ; ce sont les croûtes, les squames, les matières étrangères qui se sont collectées à la surface; alors seulement on pourra instituer avec avantage un traitement efficace. Si les croûtes sont étendues, on les enduira de préparations huileuses jusqu'à ce qu'elles soient saturées et qu'elles tombent, puis, on les traitera par l'eau et le savon, ou par d'autres solutions alcalines.

Il est très-important que les parties soient parfaitement nettoyées, et, à moins que le médecin n'insiste sur ce point, c'est une chose qui sera bien rarement faite d'une façon satisfaisante par le malade ou par son entourage. Il n'est pas rare qu'il faille faire plusieurs applications successives d'huile, suivies d'abondantes lotions savonneuses, pour déterger complètement la région. On se débarrasse des squames sans difficulté de la même façon. Jusqu'à présent nous n'avons parlé du savon et de l'eau que comme moyen de nettoyage, nous allons maintenant parler de leur usage dans la thérapeutique cutanée.

Eczéma aigu. — Quand on veut traiter un eczéma aigu, il y a quelques précautions à prendre; les médicaments, qui sont bien tolérés dans les dernières périodes de la maladie, sont généralement au début trop excitants. Quel que soit le remède employé, il faut d'abord l'expérimenter sur une petite surface, et s'assurer s'il produira de bons effets ou non. Parmi les nombreux calmants, qui ont été recommandés, dans les premières périodes de l'eczéma, pour faire cesser les symptômes inflammatoires, les démangeaisons intenses et les sensations de brûlure, je mentionnerai seulement ceux qui sont les plus importants. Je rappellerai cependant qu'une préparation qui a réussi dans un cas déterminé, n'apportera pas *nécessairement* le même soulagement dans un autre cas, quand même les apparences seraient les mêmes : il faut tenir grand compte des conditions particulières de la peau. Si donc un remède ne réussit pas, il faut en essayer un autre; et ici je ferai remarquer qu'il est souvent très-difficile de décider si telle ou telle préparation conviendra au cas particulier. Le malade décidera vite la question par le bien-être qu'il éprouvera; car c'est là le but véritable que le médecin se propose d'atteindre avec le traitement, pendant cette première période de l'eczéma.

Dans l'eczéma aigu, vésiculeux ou érythémateux, il ne faut pas faire un usage inconsidéré du savon et de l'eau ; il suffit de laver légèrement les parties malades ; car, dans la grande majorité des cas, l'eau irrite la peau. Au lieu de faire des lavages, on recouvrira la peau de temps en temps avec des poudres fines composées d'amidon et de petites quantités d'oxyde de zinc et de camphre :

Poudre d'amidon. . . , ...	20 gr.
Poudre d'oxyde de zinc.	5 gr.
Poudre de camphre	1 gr.,75

Pulvériser finement et mêler.

On peut aussi associer la poudre de lycopode, de craie, de sous-nitrate de bismuth, de carbonate de magnésie et de talc, les acides salicylique et borique, en proportions variables, soit 10 pour 100 avec ou sans amidon. Au lieu de poudre, on peut employer des lotions ; j'ai l'habitude de me servir, dans la plupart des cas d'eczéma vésiculeux aigu, de la *lotio nigra* et de la pommade à l'oxyde de zinc, suivant la méthode suivante, qui m'a été indiquée par le docteur White, de Boston. Les parties malades sont lavées avec la lotion, pure ou diluée à parties égales avec de l'eau de chaux, qu'on applique à l'aide d'une éponge ou d'un morceau de linge pendant cinq à dix minutes ; on fait ces lotions à quelques heures de distance l'une de l'autre, et on a soin de laisser sur la peau le dépôt que forme cette lotion. Après cela, on frotte légèrement la partie avec une petite quantité de pommade à l'oxyde de zinc. En général les démangeaisons et les cuissons disparaissent, et souvent la maladie est enrayée dans sa marche.

On peut se servir aussi de la lotion suivante :

Eau blanche	220 gr.
Glycérine	7 gr.

ou bien :

Acide phénique	3 gr.,50
Glycérine	14 gr.
Eau distillée	560 gr.

Il faut augmenter ou diminuer les doses selon l'effet produit.

L'acide hydrocyanique (cyanhydrique) dilué, à dose de cinq ou six grammes par 1/2 litre, est aussi un sédatif recommandable.

On peut employer encore la solution suivante :

Poudre de calamine	28 gr.
Glycérine	7 gr.
Oxyde de zinc	14 gr.
Eau	180 gr.

que l'on applique fréquemment avec une éponge, en laissant sur la peau le dépôt qui se forme.

On peut composer une lotion analogue de la façon suivante :

Oxyde de zinc	10 gr.
Glycérine	3 gr.,50
Eau de chaux	240 gr.

à laquelle on ajoute parfois avec avantage, 3, 5 à 7 gr. de liqueur de goudron alcaline ou quelques grammes d'alcool. Le liquide extrait du *grendelia robusta* est aussi excellent, employé en lotions et dans la proportion de 3 gr. 50 à 7 gr. pour 240 gr. d'eau. Une lotion faite avec 7 gr. de « *liquor carbonis detergens* », 3 gr. 5 de glycérine et 300 gr. d'eau de rose réussit souvent très-bien.

Enfin j'ai souvent été très-satisfait, dans l'eczéma vésico-papuleux disséminé, de la lotion suivante :

Thymol	0,90 centigr.
Glycérine	7 gr.
Alcool.	28 gr.
Eau	120 gr.

On peut aussi employer les lotions alcalines faibles, par exemple : 3 gr. 50 de bicarbonate de soude ou 1 gr. 75 de borax, pour 224 gr., d'eau. On trempe des compresses de mousseline ou de tarlatane dans cette solution aussi chaude que possible, on exprime ensuite le liquide qu'elles contiennent, puis on les applique sur les parties malades ; on arrive ainsi à diminuer considérablement les démangeaisons.

Parfois, les pommades paraissent mieux répondre aux indications que les lotions. La pommade à l'oxyde de zinc est bien connue et c'est une excellente préparation qui réussit parfaitement dans bien des cas; on peut l'employer seule ou associée à d'autres remèdes. Pour la benzoïner, il suffit d'y ajouter une petite quantité de benzoate de soude ; pour la rendre plus sédative, on y ajoute 3 gr. 50 d'alcool camphré pour 28 gr., comme l'a ingénieusement indiqué Wilson.

L'oléate de zinc en pommade, comme le recommande Crocket de Londres, est aussi une excellente préparation (A). On peut associer l'oléate de zinc à une partie de vaseline ou d'huile d'olive avec une ou deux parties d'axonge.

Le bismuth peut aussi s'employer en pommade comme dans la formule suivante :

Sous-nitrate de bismuth.	1 gr. 75
Axonge benzoïnée.	50 gr.

F. s. a. pommade.

Quand on veut une pommade molle, on peut y ajouter avec avantage 1 gr. 75 de glycérine. Le camphre s'emploie également en pommade, seul, ou associé à l'oxyde de zinc et à la glycérine. La formule suivante convient très-bien au début de l'eczéma à forme vésiculaire.

Poudre de camphre	1 gr. 15
Poudre d'oxyde de zinc	7 gr.
Glycérine	1 gr. 75
Axonge benzoïnée	20 gr

F. s. a. pommade.

A. Le Dr Crocket indique de la manière suivante la façon de préparer l'oléate de zinc : on prend une partie d'oxyde de zinc et huit parties d'acide oléique, on les agite ensemble pendant deux heures, on chauffe jusqu'à dissolution. Par le refroidissement, il se forme une masse blanc jaunâtre dure, qu'on peut incorporer de différentes façons dans une pommade. *Brit. Med. Jour.* 26 octobre 1878.

L'emplâtre de diachylon, selon la formule de Hébra, est très-efficace quand on l'étend sur des linges, et qu'on l'adapte immédiatement à la peau au moyen de bandages.

Il est préparé de la façon suivante :

Huile d'olive.	450 gr.
Litharge.	105 gr.
Eau.	93 gr.

Chauffer, faire une pommade (A).

On peut préparer, comme l'a indiqué Tailor, de New-York, un emplâtre analogue avec une partie d'huile d'amandes douces et deux parties d'emplâtre de diachylon, ou bien employer la formule de Piffard, et faire une préparation avec parties égales d'emplâtre de diachylon et de vaseline (B). On peut aussi se servir d'huile d'olive, d'huile d'amandes douces, de glycérine diluée, de cold-cream, de pommade de concombre, de glycéré d'amidon pour nettoyer les surfaces malades.

Dans l'eczéma papuleux, l'inflammation n'est pas diffuse comme dans l'eczéma érythémateux ou vésiculeux, mais elle est circonscrite et les papules sont habituellement discrètes. Les phénomènes inflammatoires n'ont, par conséquent pas le même caractère, et ont, le plus souvent, une marche chronique.

Les applications adoucissantes sont de peu de secours dans ce cas ; les remèdes plus stimulants, tels que les différents antiprurigineux dont on se sert dans l'eczéma chronique, rendront plus de services. L'acide phénique en lotions est ce que nous possédons de

A. Les indications suivantes sont nécessaires : il faut mêler l'huile à un demi-litre d'eau et chauffer au bain-marie jusqu'à l'ébullition, on ajoute ensuite la litharge finement pulvérisée et on remue continuellement. L'ébullition doit être prolongée tant qu'il reste une parcelle de litharge à faire disparaître.

Pendant cette cuisson, il faut ajouter de temps en temps une petite quantité d'eau, de telle sorte qu'il en reste toujours en surplus dans le vase. Ensuite il faut agiter jusqu'à refroidissement.

L'emplâtre est difficile à préparer et réclame une manipulation soignée. Quand il est convenablement préparé il a une couleur blanc jaunâtre et la consistance du beurre. Pour être certain d'avoir une bonne préparation, il faut que l'huile d'olive soit excellente, que la litharge soit finement pulvérisée. On peut faire la préparation précédente avec quatre parties d'emplâtre de diachylon et deux ou trois parties d'huile d'olive qu'on mélange ensemble et qu'on agite jusqu'à refroidissement. La proportion d'huile nécessaire pour obtenir une pommade dure dépend de la consistance de l'emplâtre ; s'il est vieux et dur, il faut une plus grande quantité d'huile. Cependant cette préparation est quelque peu différente de la précédente et peut avoir une consistance plus ferme.

B. Dans ces deux préparations, on fait varier les proportions suivant les saisons.

mieux dans la forme papuleuse de l'eczéma. La formule que nous avons déjà indiquée conviendra à beaucoup de cas. Dans cette variété, les lotions sont de beaucoup préférables aux pommades.

Il est à peine besoin de faire remarquer qu'il est impossible de tracer une ligne de démarcation nette entre l'eczéma aigu et l'eczéma chronique, et d'établir d'une façon exacte à quel moment se fait le passage de la première forme dans l'autre. En pratique, cependant, il faut savoir que la période aiguë est de peu de durée, habituellement de quelques jours à quinze jours.

Pour le choix des médicaments, le médecin doit bien plutôt se guider sur les modifications pathologiques qui surviennent que sur le temps depuis lequel la maladie dure. Quelques remèdes, dont nous allons parler à propos du traitement de l'eczéma chronique, seront parfois très-applicables aux premières périodes de cette maladie, mais je me réserve de les indiquer à propos du traitement de l'*eczéma suivant les régions* qu'il occupe.

Eczéma chronique. — Après quelques jours ou quelques semaines, il arrive souvent que le processus aigu persiste à un degré prononcé; alors, une autre médication lui est mieux applicable. Il ne faut jamais laisser les croûtes se former et on doit les enlever par les moyens que nous avons indiqués. Dans bien des circonstances, le traitement, qui alors doit donner les meilleurs résultats, est celui qu'on emploie d'habitude aux dernières périodes de la maladie, ce sont les agents irritants.

L'acide phénique, dans des proportions diverses, est, comme dans la période aiguë, un des meilleurs agents, on peut l'employer en lotions ou sous forme de pommades. Dans les formes vésiculeuse et érythémateuse, on peut l'employer à dose de 60 à 90 centigrammes pour 30 grammes de pommade; on peut le combiner avantageusement à la pommade au chloral ou à l'oxyde de zinc benzoïnée. C'est un remède utile contre le prurit; c'est un des moyens sur lesquels on peut le plus compter. — Le thymol, recommandé par Crocket (A), sous forme de pommade ou de lotion à dose de $0^{gr},30$ à $1^{gr},30$ pour 30 grammes, agit d'une façon analogue. — Les préparations au goudron produisent parfois des effets analogues à ceux de l'acide phénique. Mais, pour obtenir de bons

A. *Brit. Med. Jour.* février, 1878.

résultats, il faut le manier avec soin; quand on l'emploie sans discernement et à dose mauvaise, il ne fait qu'irriter; dans ce cas, il faut l'abandonner immédiatement. Le goudron est plus utile quand l'affection revêt franchement le type chronique; il ne faut jamais s'en servir dans la forme aiguë, ni quand il y a beaucoup d'inflammation et de gonflement. Plus l'eczéma est chronique, plus il a de chance d'être bien toléré. Le mode d'application et la quantité de goudron qu'on doit employer dépendent de la localisation de la maladie. La meilleure façon d'utiliser le goudron est de l'incorporer, à quantités variables dans une pommade; car, outre qu'il est un médicament stimulant, il produit aussi des effets adoucissants. Il ne faut pas que la pommade soit trop forte, 3gr,50 à 7 grammes de goudron pour 30 grammes de pommade suffisent; si l'éruption réclame un stimulant plus énergique, on peut augmenter la dose.

Les deux formes de goudron le plus habituellement employées sont le goudron liquide et l'huile de cade. On les applique de la même façon et ils produisent des effets analogues.

Huile de cade.	5 gr. 25
Cérat simple.	30 gr.
Essence d'amandes amères. . .	6 gouttes.

F. s. a. pommade

Cette préparation est une des meilleures pommades au goudron.

Les préparations liquides conviennent mieux à l'eczéma du cuir chevelu que les pommades; aussi, combine-t-on parfois le goudron à l'alcool quand on veut en faire usage sur le cuir chevelu, comme dans la formule suivante :

Goudron végétal	3 gr. 50
Glycérine.	3 gr. 50
Alcool	21 gr.
Camphre.	0 gr. 50

M. s. a. Frotter énergiquement sur la peau.

Quelle que soit la région sur laquelle on emploie cette lotion, il faut en imbiber un morceau de flanelle et frotter énergiquement la peau deux fois par jour, ne pas seulement se contenter de l'étendre sur le cuir chevelu, mais faire une friction de dix à quinze minutes de durée. — A chaque application, on n'en emploie qu'une petite quantité qu'on fait, pour ainsi dire, pénétrer dans la peau.

La même recommandation s'applique aux préparations liquides.

On combine avantageusement le goudron au savon, dans le traitement de l'eczéma. — Quand l'affection est caractérisée par des plaques épaisses, vieilles, dures et de date ancienne, on peut se servir d'alcool, de savon vert et de goudron à parties égales, de la même façon que des formules précédentes.

Quand on veut une action plus énergique, on peut remplacer le savon par de la potasse, à la dose de 30 centigrammes à 1 gramme pour 30 grammes de mélange. Le docteur Bulkley, de New-York, a fait connaître aux médecins une excellente préparation alcaline au goudron, qui a sur le goudron cet avantage qu'elle peut se combiner à l'eau dans toutes les proportions désirables.

Cette formule est la suivante :

Goudron végétal.	7 gr.
Potasse caustique	3 gr.
Eau distillée.	17 gr. 50

M. s. a.

C'est la liqueur de goudron alcaline qu'on dilue au moment de l'appliquer pour s'en servir (A). On peut l'employer sous forme de lotions, ou l'incorporer aux pommades. Lorsqu'on veut faire des lotions, on l'étend d'eau dans la proportion de 3gr,50 à 14 grammes et même davantage, selon les cas et les susceptibilités individuelles, pour un demi-litre d'eau.

Il faut avoir soin de ne pas se servir d'une solution trop forte d'abord, car elle contient une forte proportion de potasse caustique qui peut irriter la peau. J'ai vu des accidents survenir à la suite de son usage intempestif, qui est essentiellement *eczématogène*.

Quand les plaques sont infiltrées, localisées, on peut l'employer à doses beaucoup plus fortes, au quart ou au dixième, que l'on fait suivre de l'application d'une pommade[1].

La liqueur de goudron alcaline peut aussi être incorporée dans une pommade à la dose de 3gr,50 à 7 grammes pour 30 grammes de pommade.

A. On dissout la potasse dans l'eau et on ajoute graduellement le goudron en pilant dans un mortier.

1. C'est contre ces *placards* d'eczéma épaissi, *lichénoïde*, que Kaposi a tout récemment préconisé les lotions de *naphtol* à la dose de 1gr,50 à 2 gr. pour 100 gr. d'eau.

On se sert de différentes espèces de *savons* dans le traitement de l'eczéma, celui qui est connu sous le nom de savon de *soude* est le plus usité. — On l'emploie pour nettoyer les parties malades ; mais quand on veut obtenir un effet révulsif plus énergique, il faut recourir aux savons de potasse, qui occupent une place importante dans le traitement de certains eczémas.

Les savons sont tous plus ou moins alcalins, ils sont durs ou mous selon leur nature, et si on les prescrit sans discernement on peut provoquer une poussée. — Cette remarque s'applique surtout aux savons forts de potasse, connus sous le nom de savon mou, savon vert, savon noir, savon brun, qui contiennent une certaine quantité de potasse libre. Les usages du savon vert dans l'eczéma sont nombreux, on peut l'employer seul ou mélangé à l'alcool sous forme de solution alcoolique. C'est un agent détersif indispensable, pour débarrasser les placards d'eczéma des croûtes et des squames qui les recouvrent avant de se servir d'autres remèdes (A).

C'est dans la variété d'eczéma connue sous le nom d'eczéma rubrum que le savon vert est le plus utile (B) ; c'est dans ces cas qu'il faut l'employer avec méthode, et conjointement avec une pommade. Plus l'affection est localisée, plus les chances de succès sont grandes ; et, en règle générale, il faut adopter cette méthode de traitement seulement dans les eczémas limités à une ou quelques plaques ; quand l'eczéma est disséminé, il vaut mieux s'adresser à d'autres moyens.

Contre l'eczéma ancien des jambes, qu'on rencontre si fréquemment, c'est le mode de traitement par excellence, il réussit généralement là où les autres moyens ont échoué. On peut également l'employer contre certaines autres variétés locales, telles que l'eczéma des mains et des bras, l'eczéma chronique de la peau, et, en un mot, toutes les fois que l'eczéma est limité à une région du corps.

A. Afin d'avoir toujours des résultats analogues par l'emploi du savon, il faut avoir soin de toujours faire usage d'une composition bien définie. Celui qui provient de la manufacture de Stuttgart est le meilleur savon de cette espèce que j'aie employé. Il a été importé chez nous par MM. Kelway et Remington.

B C'est à Hébra qu'appartient l'honneur d'avoir indiqué le premier cette méthode de traitement. C'est, je crois, une des plus précieuses conquêtes qu'ait faite la thérapeutique contemporaine des affections cutanées. Pour obtenir des succès, il est très important de suivre fidèlement les instructions qui ont été données.

Quand on se sert de savon, il faut immédiatement après faire une onction huileuse, car le savon appliqué seul, dans quelle que forme d'eczéma que ce soit, agit comme un caustique léger et tend habituellement à exaspérer l'inflammation. Il ne faut jamais perdre de vue qu'il y a souvent beaucoup d'inconvénients à employer un savon fort sans discernement et sans précaution.

La pommade de prédilection d'Hébra et celle qui, sans contredit, est la meilleure, est l'onguent de diachylon dont nous avons déjà parlé ; mais il faut suivre exactement, lorsqu'on s'en sert, la manière de faire suivante :

On étend un petit morceau de savon de la grosseur d'une noix sur un morceau de flanelle douce qu'on applique directement sur la plaque malade, et on frotte ensuite avec énergie et en exerçant une certaine pression sur la peau, jusqu'à ce que toute trace de savon ait disparu. On trempe ensuite le morceau de flanelle dans l'eau chaude, et on agit de la même façon que précédemment jusqu'à ce qu'il se forme une mousse abondante ; de temps en temps, on ajoute de l'eau jusqu'à ce que la peau soit complètement recouverte de mousse de savon ; puis on lave la surface malade tout entière avec de l'eau propre, jusqu'à ce qu'elle soit débarrassée de toute trace de savon ; enfin, on la sèche avec un linge doux ou une serviette fine. Il faut frotter avec une certaine force qu'on proportionne au degré d'infiltration de la région malade et à la sensibilité de la peau. Le temps pendant lequel on frotte doit également être réglé d'après l'effet produit ; pour les cas légers, cinq à dix minutes suffisent ; quand, au contraire, il y a une infiltration profonde, et surtout quand elle siège dans des régions peu sensibles, il faut consacrer une vingtaine de minutes à cette opération.

La première application doit toujours être modérée, car une destruction trop grande de l'épiderme serait une cause de douleur, les sensations éprouvées par le malade serviront toujours de guide sur ce point. L'application de savon n'est pas douloureuse comme on pourrait le supposer ; au contraire, elle est généralement agréable parce qu'elle fait disparaître les démangeaisons, en même temps qu'elle procure du bien-être au malade qui s'empresse habituellement de le témoigner.

Après le lavage destiné à enlever le savon, les parties sont rouges, irritées, la peau est claire, tendue, luisante; son épiderme est mince et imparfaitement formé. Çà et là on voit quelques petits points desquels s'échappent de fines gouttelettes de sérosité limpide.

Dès lors on peut appliquer l'onguent qu'il faut avoir préparé avant de commencer le lavage, afin de ne pas perdre de temps ; car tout délai est nuisible à cette période de l'opération.

La pommade est étendue avec une large spatule ou un couteau sur un morceau de mousseline douce et souple que l'on a découpée suivant la forme et l'étendue de la partie malade. Il vaut mieux avoir plusieurs pièces de mousseline préparées qu'une seule, car elles s'appliquent beaucoup mieux sur la peau qu'un seul morceau qui en recouvrirait toute la surface. La couche de pommade doit être assez épaisse, à peu près comme le dos d'un couteau de table ordinaire. On enveloppe ensuite le tout avec une compresse, de façon qu'il n'y ait ni jours, ni plis. Il vaut mieux que la pommade soit trop claire, plutôt que trop épaisse. Enfin, il faut envelopper les parties d'une bande afin que l'huile ne suinte pas au dehors.

Le bandage a donc son importance, car de l'application bien faite dépend le succès du traitement. Il faut que la pommade soit en contact intime avec la peau et qu'elle soit maintenue en place. Si l'éruption n'est pas étendue, on peut permettre au malade de vaquer à ses occupations ordinaires, en lui recommandant de ne pas déranger son pansement.

Cette opération doit être répétée entièrement et exactement de la même manière, avec le même soin minutieux deux fois par jour, matin et soir. Habituellement le soulagement ne se fait pas attendre ; dès la première friction au savon, le malade est délivré de la démangeaison, et, peu de temps après l'application de la pommade, il ressent un bien-être véritable ; ce procédé est un des meilleurs que nous ayons pour combattre promptement le prurit.

Quand les plaques sont étendues et anciennes, il est quelquefois nécessaire d'avoir recours à un caustique plus puissant que le savon vert, alors on peut se servir d'une solution de potasse caustique dont on peut faire varier la force de 0, 65 centigr. à 3 gr. 50 et même 7 gr. pour 30 gr. ; mais alors il faut prendre les plus grandes précautions, et c'est le médecin lui-même qui doit faire l'application de caustiques semblables. Plus le liquide que l'on emploie en frictions est concentré, moins la friction doit être répétée; le plus souvent il suffit de la faire une fois par jour, deux ou même une seule fois par semaine. L'action de ces caustiques doit être tempérée par des applications de compresses froides; après cela, on emploie l'emplâtre au diachylon comme nous l'avons indiqué.

Il y a beaucoup d'autres remèdes qu'on peut mettre en usage contre l'eczéma chronique, quelques-uns ont une grande valeur et méritent d'être cités. Les préparations mercurielles occupent la première place sur cette liste; elles sont indiquées dans bien des cas, surtout dans ceux où l'affection est limitée à une petite surface sans tendance à l'extension. Le calomel est, sans comparaison, la meilleure de ces préparations; on l'emploie à dose de 1 gr. 75 à 3 gr. 50 pour 30 grammes. L'oxyde rouge de mercure à la dose de 2 gr. 10 pour 30 grammes, l'*ammoniated mercury*, à la même dose, sont aussi très précieux. Ce dernier est moins fort que l'oxyde rouge, et sera prescrit avec avantage dans l'eczéma pustuleux des enfants. Les autres mercuriaux, comme le sublimé, l'iodure rouge, l'oxyde noir, le proto-nitrate et le bisulfure peuvent aussi servir. Il ne faut pas oublier que l'emploi des mercuriaux peut déterminer la salivation, même quand on l'applique sur de petites surfaces, et qu'il y a des individus qui sont très-susceptibles. Le soufre, l'acide borique, l'acide salicylique, donnent parfois de bons résultats.

Le glycéré au sous-acétate de plomb, préconisé par M. Squire de Londres (A), mérite aussi une mention. C'est une préparation utile dans bien des cas, surtout dans l'eczéma rubrum des membres inférieurs, à la dose de 1 à 2 grammes pour 30 grammes. Elle a notamment son indication dans les cas où l'éruption est étendue, rouge sombre, œdémateuse, infiltrée, gonflée, et quand il y a des varices (B).

Quand on a à faire à des plaques circonscrites, rebelles et pustuleuses, les attouchements avec la teinture de cantharides sont indi-

A. *Medical Times and Gazette*, 18 et 25 mars 1876.

B. Voir une étude faite sur ce sujet par M. Van Harlingen et l'auteur à Philad. *Med. Times* 3 août 1878. La formule de M. Squire est la suivante : Acétade de plomb, 5 parties; litharge, 3 parties 1/2; glycérine, 20 parties. Mêler et exposer à une température de 200° centigr. et filtrer. On obtient un liquide clair, visqueux qui contient 8 gr. de sous-acétate de plomb par 30 gr. On a ainsi une masse que l'on emploie en la diluant dans la glycérine simple.

qués ; on pourra également employer l'acide phénique dilué dans l'alcool, la teinture d'iode ou le nitrate d'argent.

Le caoutchouc vulcanisé est aussi un excellent agent thérapeutique; on l'applique sous forme d'un bandage solide sur la peau ; il la protège et la garantit du contact de l'air. Quand la chose est possible, il faut en continuer l'application jour et nuit, en l'enlevant deux ou trois fois pendant les vingt-quatre heures pour le nettoyer ; alors on essuie ou on frotte la peau avec un linge sec, puis on applique le bandage (A).

Pronostic. — Il est essentiellement variable et dépend du sexe, de l'âge, du tempérament et de nombreuses circonstances; cependant on peut dire que la maladie est toujours curable, mais avant d'indiquer sa durée probable il faut prendre en considération un certain nombre de conditions. Il faut d'abord savoir quel est l'état général du malade, et rechercher, toutes les fois que c'est possible, s'il a des rapports avec la cause de l'eczéma. Dans l'eczéma généralisé, diffus et chronique, cette question a une très-grande importance, et c'est d'elle que dépend entièrement le pronostic. Il faut ensuite déterminer la variété d'eczéma à laquelle on a à faire, savoir si la lésion élémentaire est bien déterminée, ou au contraire, s'il y a tendance au polymorphisme.

On sait très bien que certaines variétés d'eczéma ont une marche habituellement longue et tenace, tandis que d'autres tendent naturellement vers la guérison après avoir parcouru une évolution déterminée [2]. L'eczéma aigu vésiculeux, par exemple, peut se développer et guérir en peu de temps, l'eczéma papuleux au contraire devient presque toujours chronique. Il faut aussi tenir compte de la période de l'éruption et du temps depuis lequel elle dure, et savoir si c'est une première poussée ou une récidive. Il est enfin du plus grand intérêt, de déterminer si l'affection est aiguë ou chronique, si elle peut guérir spontanément, ou si elle doit persister indéfiniment en subissant des modifications secondaires.

1. Pour les *masques* qu'on emploie dans les eczémas de la face, pour les seins, le scrotum, le nez, les oreilles de caoutchouc, il vaut mieux employer le caoutchouc rouge non vulcanisé.

A. Pour plus de détails sur le traitement de l'eczéma, voir la monographie d'Anderson : *Traité pratique de l'eczéma, y compris les formes lichénoïde et impétigineuse*, 3e édition, avec planches ; Philadelphie, 1875.— Bulkley : *Traitement de l'eczéma* ; New-York, 1875. — Taylor : *Traitement de l'eczéma*, New-York, 1876.

2. D'une façon générale, l'eczéma circonscrit est particulièrement rebelle.

Au point de vue du pronostic, il faut aussi tenir compte de la localisation, car l'eczéma de certaines régions est presque toujours rebelle. A la tête, aux oreilles, aux seins, aux aisselles, à l'anus, il est presque toujours tenace et devient souvent chronique. Autour du nez et de la bouche, la variété érythémateuse reste longtemps réfractaire à la thérapeutique; l'eczéma du scrotum est également difficile à guérir et souvent se montre très-rebelle. Chez les vieillards, l'eczéma des jambes, surtout quand il se complique de varices et d'ulcères offre aussi une grande résistance au traitement; en tout cas, c'est une affection essentiellement préjudiciable à la santé.

Variétés locales de l'eczéma, leur diagnostic, leur traitement.

L'eczéma peut apparaître sur toutes les régions du corps; aucune n'en n'est exempte; il se limite à une très petite étendue, ou bien il envahit toute la peau. Quand il affecte la surface entière du tégument, qu'il ne laisse aucune portion de la peau libre, on dit qu'il est universel; alors il appartient à la variété érythémateuse ou à la variété vésiculeuse, cependant une généralisation aussi prononcée est rare. D'habitude il a la forme de plaques plus ou moins irrégulières dont la configuration varie, et dont l'étendue peut être celle d'un pois ou celle de la main.

L'eczéma attaque de préférence certaines régions du corps; comme ses apparences et sa marche ont quelque chose de spécial, selon qu'il siége sur un point ou sur un autre, il est indispensable de donner une description des variétés les plus communes, et en même temps d'indiquer leur diagnostic différentiel et leur traitement.

Eczéma capitis. — L'eczéma, dans ses variétés érythémateuse, vésiculeuse ou humide, impétigineuse ou pustuleuse, est fréquent au cuir chevelu; la première de ces variétés revêt habituellement une marche chronique, et dès le début, se montre sous forme d'un eczéma sec ou d'un eczéma squameux. Les squames sont inégales et irrégulières, n'ont pas de contours définis, elles sont rares ou nombreuses. Cet eczéma occasionne généralement des démangeaisons insupportables et peut envahir simultanément tout le cuir chevelu et les oreilles, ce qui peut parfois beaucoup servir au diagnostic. La variété pustuleuse est plus commune chez les enfants; quand les pustules sont peu nombreuses, elles sont disséminées çà et là, mais, et c'est le cas le plus fréquent, elles sont en grand nombre et occupent en masse tout le cuir chevelu. Elles siègent surtout au pourtour des follicules pileux; elles se rompent rapidement, laissent écouler un liquide qui se répand sur la peau environnante, où elles sèchent sous forme de croûtes gris jaunâtre. Les pustules apparaissent successivement et suivent la même évolution, de sorte que les croûtes deviennent plus épaisses, et qu'en peu de temps tout le cuir chevelu se trouve recouvert d'un casque croûteux. Les cheveux, enduits de matière, forment un gâteau, la sécrétion sébacée se collecte et, si on ne nettoie pas rapidement la peau, le cuir chevelu devient malade. Cette description de l'eczéma pustuleux type s'applique aussi bien aux adultes qu'aux enfants; la durée n'est que de quelques semaines ou se prolonge pendant des années, selon les cas; habituellement, la démangeaison est moins vive que dans les autres variétés.

Dans les cas graves d'eczéma pustuleux de la tête, il n'est pas rare d'observer un engorgement assez prononcé des glandes lymphatiques du cou; elles gonflent, et ont l'apparence de tumeurs. C'est surtout derrière le cou et derrière les oreilles qu'on les observe, elles sont enflammées sympathiquement et augmentent ou diminuent selon que l'eczéma s'aggrave ou s'améliore. Elles ne suppurent jamais, mais elles persistent tant que l'eczéma ne disparaît pas. Souvent chez les enfants mal portants, en même temps que l'eczéma, il se fait de petits abcès du cuir chevelu qui compliquent l'affection primitive.

Les poux ne sont pas rares dans les eczémas du cuir chevelu, surtout chez les enfants; ils peuvent en être la cause première, ou bien ils apparaissent secondairement, et les gâteaux formés par l'agglutination des cheveux leur servent de refuge. Quand cette maladie se manifeste chez les indigents ou chez les individus malades, il faut toujours les rechercher, quelquefois ils échappent aux investigations, soit parce qu'ils ne sont pas nombreux, soit parce qu'ils sont cachés par l'épaisseur des cheveux. — Cependant il est facile de voir les œufs, ou lentes, accolés aux cheveux à une distance assez grande du cuir chevelu. Quand il y a des pédiculi il faut leur faire une chasse active, car ils sont une cause de véritable souffrance [1].

1. L'eczéma humide et croûteux, la phthiriase associée à l'incurie et à la malpropreté,

L'eczéma n'est pas toujours facile à *diagnostiquer ;* il peut se confondre avec le *psoriasis*, la *séborrhée*, le *favus*, la *syphilis*, la *teigne tondante*.

L'eczéma se distingue du psoriasis, parce qu'à l'une des périodes de son évolution il s'accompagne d'humidité qu'on n'observe jamais dans le psoriasis; les placards d'eczéma ne sont pas nettement limités, mais ils se confondent insensiblement avec la peau saine, les limites du psoriasis sont toujours nettes et tranchées ; dans l'eczéma il y a des croûtes, quand il y a de l'exsudation liquide, ou de fines écailles à la période squameuse; les squames du psoriasis sont sèches, stratifiées, épaisses, nacrées, micacées. L'eczéma se localise ou non à la tête ; le psoriasis s'observe généralement sur d'autres points du corps en même temps qu'à la tête. L'eczéma de la tête est l'apanage des gens débilités ; le psoriasis, celui des individus robustes. L'eczéma occasionne habituellement plus de démangeaisons que le psoriasis ; enfin, dans les cas douteux, l'histoire et la marche de la maladie viendront en aide au diagnostic.

L'eczéma et la séborrhée ont souvent des liens étroits de ressemblance. Mais l'eczéma a une tendance naturelle à se montrer sous forme de plaques ; la séborrhée envahit presque toujours tout le cuir chevelu d'une façon uniforme. Dans l'eczéma, il y a écoulement liquide, puis formation de croûtes; dans la séborrhée, il n'y a pas d'exsudation, mais formation de squames lamelleuses fines, minces, sèches, ou de consistance huileuse, qui se soudent ensemble et adhèrent intimement au cuir chevelu. L'eczéma a une marche beaucoup plus aiguë et plus rapide que la séborrhée, son apparition est parfois soudaine; la séborrhée, au contraire, se développe progressivement. L'eczéma démange ; la séborrhée démange rarement, et quelquefois pas du tout. Les placards d'eczéma squameux sont rouges et infiltrés ; dans la séborrhée, la peau n'est pas épaissie, à peine est-elle irrégulièrement rouge sous les squames; ces dernières sont presque toujours traversées d'un ou de plusieurs cheveux sains qu'elles entraînent avec elles.

L'eczéma ne peut se confondre avec la teigne faveuse que quand

donnent lieu à la fameuse *plique polonaise* qu'il ne faut pas hésiter à faire disparaître par la rasure et les autres moyens appropriés.

il appartient à la variété pustuleuse; alors il est possible de prendre ces deux affections l'une pour l'autre, car leurs croûtes se ressemblent. Dans l'eczéma cependant, les croûtes sont le résultat de pustules antérieures; dans le favus, elles ont ce caractère particulier d'exister dès le début avec leur aspect de cupule, ou de godet. Les croûtes de l'eczéma sont gris-jaunâtre; celles du favus sont jaune-citron; elles sont cupuliformes, arrondies, discrètes ou confluentes, elles conservent toujours leur forme primitive, se développent lentement, sont sèches, friables. Parfois, l'irritation de la peau, produite par l'achorion, est assez grande pour déterminer une dermatite suppurée autour des croûtes, alors le diagnostic est encore plus obscur. L'odeur d'un eczéma capitis est souvent nauséabonde; celle du favus, pour peu qu'il soit étendu, est caractéristique, c'est celle de la souris. Enfin le microscope fournira des renseignements certains quand le diagnostic est douteux; les croûtes du favus sont presque entièrement composées de champignons qu'on reconnaît aisément à un grossissement de 300 diamètres.

Certaines formes de syphilides tardives du cuir chevelu peuvent être prises pour de l'eczéma et le diagnostic peut être embarrassant; les croûtes sont analogues, mais les symptômes généraux de la syphilis n'existent pas dans l'eczéma. L'ulcération syphilitique a les bords taillés à pic, elle repose sur une base sans vitalité, grisâtre, et fournit une sécrétion abondante, épaisse, crémeuse. Jamais, dans la syphilis, il n'y a de ces démangeaisons qui existent souvent à un degré si prononcé dans l'eczéma; l'odeur des syphilides du cuir chevelu est pénétrante et repoussante; enfin l'historique de la maladie viendra puissamment en aide au diagnostic.

L'eczéma érythémateux, ou sec, peut parfois en imposer pour une teigne tondante, qui présente aussi des squames minces, larges, irrégulières; mais, au milieu des plaques d'eczéma il n'y a pas de perte des cheveux; dans la tondante, les cheveux sont uniformément brisés à 4 ou 8 millimètres au-dessus de la peau, comme si la plaque de tondante avait été rasée et s'il y repoussait des cheveux terminés en forme de balai. Les plaques de tondante sont nettement circulaires; si celles de l'eczéma sont arrondies, elles sont mal délimitées. Dans la tondante, les cheveux sont secs, dédoublés, cassants, et se laissent arracher facilement; dans l'eczéma, ils restent fermes et ne s'arrachent pas. Dans la tondante, le cuir chevelu a l'aspect mort et livide; dans l'eczéma, il est rouge. Dans l'eczéma, la démangeaison est prononcée; dans la tricophytie, elle est souvent très-légère comparativement; de plus, dans cette affection, il est quelquefois possible de remonter à la cause, qui est la contagion. Ici encore, dans les cas douteux, c'est la recherche microscopique du tricophyton qui jugera en dernier ressort.

Le traitement de l'eczéma de la tête dépend de sa variété et de sa période, ainsi que de l'état général et de l'âge du malade.

Dans la variété pustuleuse, il est d'abord indispensable d'enlever soigneusement les croûtes; il faut pour cela frictionner la tête avec de l'huile d'olive ou de l'huile d'amandes douces, puis la laver avec de l'eau chaude et du savon. Si les croûtes sont très-adhérentes, il faut laisser l'huile pendant toute une nuit sur la tête-enveloppée d'un bonnet de flanelle et d'un bandage, pour qu'elle reste bien au contact des croûtes; il faut continuer l'usage de l'huile et du bandage tant que les croûtes ne sont pas parfaitement enlevées. — Dans les formes malignes, quand il se fait de nouvelles pustules tous les jours, l'huile, employée comme nous venons d'indiquer, constitue un excellent pansement, qu'il faut préférer aux autres remèdes trop stimulants; on hâtera la chute des croûtes par les cataplasmes ou le caoutchouc et par les douches de vapeurs. L'eau glycérinée au tiers, ou la vaseline et l'eau à parties égales sont aussi d'excellents moyens. Il est très-rare qu'on soit obligé de raser ou de couper les cheveux, il faut s'en abstenir, excepté chez les enfants; car cette opération n'a que peu d'avantages relativement aux inconvénients qu'elle entraîne, surtout chez les femmes. Chez les jeunes enfants, et surtout les garçons, il est préférable de couper les cheveux très-courts quand l'eczéma est intense et qu'il y a des pédiculi, car alors les applications médicamenteuses sur le cuir chevelu sont plus faciles; s'il y a des lentes, c'est encore le meilleur moyen de s'en débarrasser. Dans les cas où il y a de l'inflammation, il faut laver le cuir chevelu, matin et soir, pendant dix à quinze minutes, avec une lotion savonneuse, ou diriger sur la partie malade des jets de vapeur d'eau (douches de vapeur), puis appliquer une préparation grasse quelconque (huile d'amandes douces, axonge, coldcream, etc). On emploiera ensuite une pommade composée de $1^{gr},75$ à $3^{gr},50$ de calomel pour 30 grammes de cérat simple ou de vaseline, mais en ayant soin de n'en mettre qu'une petite quantité, et d'en favoriser l'absorption à l'aide de frictions. Quand les lavages et les nettoyages fréquents paraissent augmenter l'irritation, il faut les suspendre pendant quelques jours et les reprendre quand la peau peut les supporter. L'*ammoniated-mercury* en pommade, à dose de 0,60 centigrammes à 2 grammes pour 30 grammes est très-indiqué, surtout quand il y a des parasites ; on peut également se servir d'une pommade faite avec $0^{gr},60$ d'oxyde rouge pour 30 grammes de vaseline.

L'eczéma squameux réclame un traitement modificateur analogue à celui qu'on emploie pour les autres régions du corps. Les meilleures préparations sont celles de goudron, soit en pommade, soit en lotion ; elles sont bien supportées, dans la majorité des cas, à des proportions variables ; dans certains états particuliers de la peau, cependant, on ne peut les employer : on se sert habituellement d'une pommade faite avec $3^{gr},50$ de goudron ou d'huile de cade pour 50 grammes d'alcool, ou d'une teinture composée de parties égales de savon vert[1], de goudron et d'alcool, c'est une excellente préparation pour les eczémas chroniques dans lesquels il faut recourir aux excitants. A la période pityriasique, on emploiera une composition plus douce et faite avec deux à cinq grammes d'huile de cade pour 30 grammes d'huile d'amandes douces. On peut enfin recourir à l'occasion aux autres moyens stimulants que nous avons indiqués.

Eczéma de la face. — La face est le siège le plus habituel de l'eczéma, que sa forme soit aiguë ou chronique. La variété érythémateuse, fréquente chez les adultes, se montre sous forme de plaques, sur le front, les joues et ailleurs ; les variétés vésiculeuse et pustuleuse y sont fréquentes également, surtout chez les enfants.

1. L'emploi du savon noir détermine une légère poussée subaiguë ; on en cesse alors l'emploi et l'on revient aux cataplasmes de fécule et aux pulvérisations ; puis, au bout de quelques jours, on revient au savon noir s'il y a lieu, ou bien on applique par exemple, un mélange d'alcool, de glycérine et d'eau, en proportions égales. En France, on a recours, aussitôt après la chute des croûtes, à la calotte de caoutchouc, portée pendant la nuit.

Quand l'eczéma capitis est intense, il s'étend toujours un peu aux oreilles ou bien sur le front, qui peut être simplement rouge, infiltré, légèrement squameux, ou être le siège de suintement et de croûtes. Toutefois, l'eczéma de la face est beaucoup plus fréquent chez les enfants que chez les adultes; chez les jeunes enfants, c'est presque toujours elle qui est le siège de l'eczéma. — Les ailes du nez et le pourtour des narines sont souvent atteintes d'eczéma érythémateux chez l'adulte et il y est habituellement très-tenace, les démangeaisons y sont très-vives et causent des inquiétudes sérieuses; en même temps que le nez, la lèvre supérieure est souvent malade[1].

Eczéma des lèvres. — Parfois, l'eczéma siège aux lèvres et n'attaque que le pourtour des muqueuses; il s'y localise, ou bien il se manifeste en même temps sur d'autres points de la face. Une lèvre seulement, ou les deux sont atteintes; alors elles sont rouges, gonflées, chaudes, infiltrées, recouvertes de fines squames ou fissurées. L'eczéma des lèvres peut gagner la peau environnante ou s'étendre du côté de la muqueuse labiale. Les symptômes se modifient selon la variété d'eczéma; la bouche peut être considérablement rétractée, tiraillée et squameuse, et les lèvres qui sont, pour ainsi dire, accolées l'une à l'autre paraissent avoir subi une rétraction cicatricielle : c'est l'*eczéma rayonné ou orbiculaire;* il peut aussi y avoir des croûtes purulentes et jaunâtres, ou hémorrhagiques et noirâtres. La muqueuse est parfois atteinte à un degré tel qu'elle est partiellement dépouillée de son épithélium. D'autres fois, elle est fendillée, crevassée : l'eczéma est *fissuraire* et douloureux.

D'autres fois, enfin, la lèvre est gonflée et comme éléphantiasique.

1. Ici encore, ce sont d'abord les pulvérisations d'eau de laitue, puis le caoutchouc qui rendront le plus de service. Les démangeaisons seront combattues par les lotions avec :

Eau de laurier-cerise	50 grammes.
Sublimé	0gr,25
Alcool	q. s.

Puis on appliquera la pommade suivante :

Cold-cream	30 grammes.
Fleurs de soufre	0gr,30 à 1 gramme.
Teinture de benjoin	2 grammes.

L'oxyde de zinc, la napthaline, le calomel et le bismuth, à la dose de 1 à 2 gr. pour 30 gr. pourront aussi être employés.

Pour les plaques des ailes du nez, il faut parfois avoir recours à l'huile de cade mitigée ou pure.

Le diagnostic doit être fait avec précision, car l'herpès, la syphilis et le lupus ont des allures assez analogues et pourraient prêter à la confusion. Le lupus se distingue par sa durée, ses trainées cicatricielles ; l'herpès a toujours une marche aiguë, dure peu de temps, il est formé au début par un ou plusieurs groupes de vésicules; l'eczéma, au contraire, occupe toujours une surface plus grande, et il est toujours tenace. Les syphilides péri-buccales ont une prédilection marquée pour les commissures, où elles se localisent habituellement, elles revêtent la forme de fissures profondes qui sécrètent généralement une matière purulente. Le traitement de cette variété d'eczéma est délicat et pénible pour le malade[1]. Il faut avoir recours à une médication énergique ou douce selon les cas, il faut parfois user des solutions de potasse, de nitrate d'argent, ou d'acide phénique et d'alcool, des pommades au goudron et d'autres médicaments irritants ou, dans d'autres cas, employer simplement les émollients, tels que l'eau de rose glycérinée au tiers, l'huile d'amandes douces, la vaseline, le glycérolé d'amidon, etc[2].

Eczéma des paupières. — Il est double, symétrique, tenace, rougit la peau et donne lieu à l'aspect que Hebra a désigné sous le nom d'*yeux de lapin blanc;* il est le plus souvent une manifestation

1. Besnier insiste beaucoup, et avec raison, sur la distinction qu'il faut faire entre l'eczéma éléphantiasiaque, propre aux jeunes sujets strumeux et l'eczéma impétigineux ou sycosiforme de la lèvre supérieure, qu'il appelle *eczéma récidivant de la lèvre supérieure.* Comme ce maître l'enseigne dans ses leçons et dans ses notes (p. 554), cet eczéma sous-nasal est spécial par sa condition étiologique, le coryza chronique, par son siége anatomique, une région pilaire, par sa nature, qui est ou strumeuse ou arthritique. Besnier recommande avant tout autre moyen, l'*épilation*, puis les douches tièdes et les pulvérisations émollientes, ensuite les bandelettes de caoutchouc et enfin, la pommade de Hébra ou le savon vert et, comme dernière ressource, les *scarifications.*

2. L'eczéma chronique de la *muqueuse nasale* doit être, d'après Besnier, distingué de l'eczéma des *cavités nasales.* Il est fréquent chez les strumeux dont le canal nasal n'est pas facilement perméable. La muqueuse nasale est irritée par les larmes; les narines sont remplies de croûtes. Un fait important, signalé par Kaposi (p. 335), est le suivant: la lymphangite chronique qui accompagne cet eczéma détermine un épaississement des lèvres. La bouche prend alors l'aspect d'un *museau*, lequel devient souvent le siège d'un *érysipèle récidivant* de la face, (l'érysipèle blanc et dur des strumeux) Les régions malades subissent quelquefois un gonflement considérable, et si l'affection persiste, il peut en résulter un rétrécissement notable des narines.

Contre l'eczéma des cavités nasales, Neumann recommande les suppositoires suivants :

Acide tannique	$0^{gr},10$ centigrammes.
Beurre de cacao	5 grammes.

fs. a. six suppositoires, dans lesquels on pourra remplacer le tannin par une quantité équivalente d'oxyde de zinc.

Contre les fissures eczémateuses du pourtour des narines, il suffit parfois d'employer la pointe d'un crayon de nitrate d'argent.

scrofuleuse de l'enfance et il occupe, soit le pourtour et les faces interne et externe des paupières, soit seulement leur bord libre. Les follicules des cils sont englobés dans de petites pustules qui donnent lieu à la formation de croûtes adhérentes (blépharadénite). Les paupières sont généralement gonflées, rouges, elles sont toujours malpropres, collées ensemble, et sont le siège de démangeaisons. Il y a ou non de la blépharo-conjonctivite[1]. Le traitement varie avec l'intensité de la maladie; dans les cas graves, il faut arracher les cils et toucher les bords des paupières avec le crayon de sulfate de cuivre ou avec une solution d'acide borique (5 pour 100) ou de potasse (0,60 centigrammes pour 30 grammes), comme l'a recommandé Call-Anderson ; pour cela il faut essuyer convenablement les bords, renverser la paupière, et toucher légèrement avec un pinceau fin; ensuite il faut neutraliser l'excès de potasse avec de l'acide acétique dilué ou du vinaigre. L'opération doit être répétée à quelques jours de distance, ensuite il faut se servir d'une pommade au nitrate neutre de mercure (0gr,03 pour 30 grammes de vaseline). Dans les cas bénins, cette pommade seule suffit. Il est à peine besoin d'ajouter qu'il faut en même temps instituer, dans tous les cas, un énergique traitement interne.

Eczéma de la barbe[2]. — L'eczéma de la barbe est tenace et pénible; il défigure et désespère par sa persistance. Il est caractérisé par la formation rapide de pustules qui, de préférence, siègent autour des poils, c'est l'*eczéma sycosiforme*[3]; des croûtes jaunes ou grises

1. Au bout d'un certain temps, les paupières s'épaississent, se relèvent difficilement, s'enroulent soit en dedans, soit surtout en dehors et forment un ectropion. Cet ectropion s'éternise parce que les larmes, en s'écoulant au dehors, créent un eczéma qui tiraille et rétrécit encore la peau. Il faut donc commencer par guérir la lésion oculaire qui supprime l'épiphora.

A la commissure des paupières, comme à celle des lèvres, l'eczéma peut être fissuraire, c'est alors l'eau glycérinée appliquée sur la joue, les petites boulettes de vaseline posées entre les paupières, et les pulvérisations émollientes qui rendront le plus de services.

2. Deux formes à noter : (Lailler, p. 29,) l'*une*, simple, caractérisée par une rougeur vive et par une desquamation quelquefois abondante, et pouvant être prise pour le *pityriasis alba parasitaire;* mais cette dernière affection a une forme circinée, des contours nettement dessinés, une tendance excentrique, enfin, lorsqu'il y a un *engaînement* du poil, celui-ci est comme enduit par une couche blanchâtre d'aspect pulvérulent, n'ayant rien de commun avec la fine collerette lamelleuse qui entoure la base du poil, dans l'eczéma péripilaire ; *l'autre* est celle que décrit Duhring.

3. Disons toutefois, avec Besnier, que si les indurations noueuses, tuberculeuses, isolées ou en plaques, formées autour des poils, sont survenues rapidement, chez un sujet qui n'avait pas antérieurement d'eczéma de la barbe, le diagnostic de sycosis parasitaire est à peu près certain. De plus, dans cette dernière affection, les poils sont courts, cassés, plus gros qu'à l'état normal, quelquefois engaînés de squames où le microscope découvre des végétaux caractéristiques.

se forment rapidement, elles agglutinent les poils entre eux et adhèrent fortement à la peau. Toute la barbe ou une partie seulement est le siège de cette éruption eczémateuse qui peut avoir une marche aiguë, mais qui, le plus souvent, prend des allures chroniques; elle se limite aux portions velues de la face, ou bien elle s'étend au delà; alors on ne peut la confondre avec le sycosis non-parasitaire, qui n'existe que là où il y a des follicules pileux. Dans le cas contraire, la confusion est très-possible, car ces deux maladies ont de grandes analogies; cependant, avec un examen attentif, on évitera l'erreur. Le sycosis est une inflammation des follicules pileux, une folliculite de la barbe, caractérisée par la formation de papules, tubercules et pustules, c'est une inflammation profonde et toujours en relation intime avec les follicules pileux: (folliculite pilaire et périadénite pilaire.) L'eczéma est plus superficiel, il s'étend en surface, englobe les follicules dans sa marche, exactement comme à la tête. Les papules et les tubercules, si fréquents dans le sycosis, manquent dans l'eczéma de la barbe; enfin l'histoire du malade aidera au diagnostic

Le sycosis parasitaire ressemble aussi à l'eczéma de la barbe, mais, en se rappelant certains symptômes qui accompagnent toujours cette affection, l'erreur est facile à éviter; les croûtes sont généralement nombreuses dans l'eczéma; dans le sycosis, elles sont rares; quand on a enlevé les croûtes, la surface eczémateuse paraît lisse; celle du sycosis est toujours inégale, tuberculeuse, rabotteuse. Enfin, il est du plus grand intérêt pour le diagnostic de savoir que, dans l'eczéma, les poils ne peuvent être extraits sans occasionner de douleur, à cause de leur adhérence aux follicules; dans le sycosis, ils sont presque toujours faciles à arracher et, examinés à l'œil nu ou au microscope, ils ont un aspect manifestement différent. Dans l'eczéma, ils sont droits, lisses, graisseux et adhérents à leur racine; dans le sycosis parasitaire, ils sont spiroïdes, bifides et habituellement secs. Dans l'eczéma, il n'y a pas de champignons; dans le sycosis parasitaire, il y en a toujours et on les distingue facilement au microscope. L'eczéma n'est pas contagieux, le sycosis parasitaire l'est au premier chef et il n'est pas rare qu'il coïncide avec de l'herpès circiné sur d'autres points du corps, ou chez d'autres membres de la famille.

Le traitement, pour être efficace, doit être énergique; après avoir enlevé les croûtes à l'aide de cataplasmes ou d'eau et de savon, il faut raser les parties avec précaution. Cette première opération peut être douloureuse, mais la douleur ne persiste généralement pas; il faut maintenir la barbe propre, et la raser tous les jours ou tous les deux jours, selon les besoins, ou tout au moins couper les poils ras avec les ciseaux courbes. Cette précaution est très-importante, car il est très-difficile de faire arriver les remèdes au contact immédiat de la peau si les poils durs de la barbe sont longs.

Si l'eczéma de la barbe est aigu, il faut le traiter avec l'onguent de diachylon et de savon mou ou dur, en employant les mêmes précautions que sur les points du corps qui sont dépourvus de poils. Il faut en faire des applications continues, matin et soir ou seulement une fois par jour; il ne faut jamais frotter énergiquement les parties, ni les traiter par le savon mou, sans les recouvrir immédiatement après d'une pommade adoucissante. Dans les formes chroniques, il faut au contraire se servir de pommades stimulantes; le pronostic est favorable, si le malade suit rigoureusement son traitement; dans certains cas cependant, la guérison se fait longtemps attendre.

Eczéma des oreilles. — L'eczéma siège fréquemment aux oreilles chez les enfants et chez les adultes; on peut l'y rencontrer en même temps que sur les régions voisines, ou bien les oreilles sont seules malades; on y observe les variétés érythémateuse, vésiculeuse et pustuleuse. A la période d'acuité, les oreilles sont rouges, gonflées quelquefois considérablement, et sont le siège d'un suintement abondant, de cuissons vives et de démangeaisons; une seule oreille peut être malade, mais, le plus souvent, elles le sont toutes les deux. Le processus s'étend souvent au conduit auditif externe qui se bouche ou s'atrésie et il en résulte une surdité temporaire; on a même observé un rétrécissement permanent du conduit auditif consécutif à cet eczéma; les croûtes, qui succèdent à l'eczéma vésiculeux ou pustuleux, enveloppent tout le pavillon, mais l'eczéma peut exister uniquement et persister longtemps derrière l'oreille. D'autres fois, on observe l'eczéma sec, chronique, celui qui entraîne un épaississement et une desquamation de la peau sous forme de larges écailles. Quand le conduit auditif est malade, c'est généralement cette dernière variété qu'on y observe et le diagnostic en est souvent méconnu.

La forme anatomique spéciale des oreilles fait que l'application des remèdes y est difficile; cependant les pommades réussissent très-bien. Les préparations au goudron sont généralement très-utiles, et elles sont très-bien supportées dans la majorité des cas, quand la période aiguë est passée. Le calomel rend aussi des services à la dose de $1^{gr},75$ pour 30 grammes. Quand l'affection est limitée au conduit auditif, il ne faut user des remèdes violents qu'avec prudence, à cause du retentissement fâcheux qu'ils pourraient avoir sur la membrane du tympan. Il faut faire des injections dans le canal à l'aide d'une seringue, et le débarrasser des squames et des croûtes qu'il peut contenir ; quand les squames et les croûtes sont abondantes et durcies, il faut d'abord y introduire quelques gouttes d'huile d'amandes douces pour les ramollir[1].

L'usage des solutions de potasse, suivies d'applications de pommades stimulantes, que nous avons indiquées pour l'eczéma des paupières peut également rendre des services. Si on se sert de solutions fortement caustiques il faut avoir soin de protéger le tympan, et de neutraliser l'excès de caustiqu.. L'eczéma des oreilles est habituellement rebelle.

Eczéma des articulations. — C'est surtout aux points de flexion qu'on le trouve, aux aisselles, au pli du coude, au creux poplité, à l'aîne ; il s'oppose parfois à l'extension, il devient rapidement humide et s'accompagne de macération de l'épiderme, qui est détaché, soit par le frottement des parties l'une contre l'autre, soit par les mouvements. Presque toujours, l'eczéma articulaire est symétrique ; dans certaines régions, il se transforme en eczéma intertrigo. Il est souvent symptomatique d'une affection générale et alors il est très-tenace.

Le traitement est le même que pour l'eczéma des autres régions. Les émollients d'abord, puis les badigeonnages à l'huile de cade,

1. Ici encore les pulvérisations tièdes et les oreilles de caoutchouc seront très-efficaces. A la fin seulement, l'huile de cade sera employée, puis les fissures seront cautérisées avec la pointe du crayon de nitrate d'argent.

ou bien avec les solutions de sublimé ou de nitrate d'argent au centième ou au deux centièmes.

Eczéma des parties génitales. — Il est assez fréquent, et s'accompagne de symptômes extrêmement pénibles. Chez l'homme, il peut atteindre à la fois le scrotum et la verge, ou seulement l'un de ces organes, et plus communément le scrotum, qui, grâce au riche réseau lymphatique qui l'enveloppe, peut devenir le siège d'un gonflement œdémateux considérable. Le suintement, les croûtes, les fissures douloureuses s'y développent rapidement et s'accompagnent de démangeaisons atroces, ainsi que d'un épaississement de la peau capable de donner aux plis du scrotum, par exemple, une consistance élastique et un aspect éléphantiasique[1].

Cette forme de l'eczéma se caractérise par un prurit très-violent qui s'exaspère encore par accès, rend l'existence intolérable et peut provoquer ou entretenir chez les enfants des habitudes vicieuses. Chez les femmes, on observe des symptômes analogues; ce sont les lèvres qui sont généralement atteintes, mais l'affection peut gagner le vagin ; cependant, elle a plus de tendance à envahir la peau des parties voisines, y compris le mont de Vénus et le périnée. Quand les grandes lèvres sont malades, elles sont généralement enflées et œdémateuses; elles sont luisantes, vernissées, parcheminées ou sombres, rouges, chaudes, enflammées et habituellement suintantes : il peut s'y former des croûtes qui s'agglutinent et maintiennent en contact les lèvres des deux côtés. Parfois il n'y a pas de suintement, mais seulement de l'érythème et de fines squames ; la démangeaison est violente, très-pénible, elle force les malades à se gratter, à s'écorcher, l'insomnie et la misère physiologique en sont souvent la conséquence. L'eczéma génital est lié à des désordres du côté de l'utérus, notamment à la leucorrhée qui l'entretient, de façon qu'il faut, pour le guérir, faire disparaître d'abord l'écoulement.

L'eczéma des parties génitales guérit parfois très-aisément; d'autres fois, au contraire, il est très-tenace. Au scrotum, on se

1. On sait que l'eczéma balano-préputial, comme l'eczéma vulvaire, est très-souvent lié à la glycosurie; parfois même il met sur la voie du diagnostic du diabète.

trouvera souvent bien du savon vert et de la pommade au diachylon, alors que tous les autres modes de traitement auront échoué. Les solutions de potasse, à dose à $1^{gr},75$ à $3^{gr},50$ pour 30 grammes d'eau, peuvent remplacer le savon, mais il ne faut jamais employer ce caustique sans en modérer les effets avec de l'eau pure ou de l'eau légèrement acidulée; et on doit toujours faire ensuite une application de pommade calmante. Dans la période aiguë, la *lotio nigra* peut être prescrite et suivie de l'application d'une pommade au calomel ou à l'oxyde de zinc à dose de $1^{gr},75$ pour 30 grammes. L'acide phénique en lotions ou en pommades, à $0^{gr},65$ pour 30 grammes, est aussi une excellente préparation dans bien des cas; le thymol est de même très-précieux. Les pommades excitantes, au calomel et au goudron, par exemple, doivent également être essayées, car il arrive souvent qu'une préparation réussit là où une autre a échoué; parfois, en badigeonnant les parties malades avec de la teinture d'iode, on aura de bons résultats. Quand l'eczéma des organes génitaux est symptomatique, il faut d'abord s'attacher à faire disparaître la cause qui l'a fait naître et qui l'entretient.

Eczéma anal. — L'eczéma anal est quelquefois isolé, d'autres fois il coïncide avec un eczéma du périnée et des organes génitaux. Cette région devient alors rouge, infiltrée, épaisse, avec ou sans suintement; il y a généralement des fissures en rhagades qui pénètrent jusque dans le rectum. La défécation devient si douloureuse que les malades hésitent à aller à la garderobe. De là des alternatives de diarrhée et de constipation et des troubles de nutrition.

Les sensations de brûlure, de cuisson et le prurit sont parfois extraordinairement pénibles et redoublent ordinairement d'intensité pendant la nuit. Cette affection est aggravée par le frottement des fesses, par la chaleur, la transpiration, la sécrétion sébacée et par le contact des matières fécales.

Il ne faut pas confondre le prurit anal avec l'eczéma ; dans le prurit, il n'y a pas d'éruption, excepté quand il y a frottement ou grattage; l'eczéma s'accompagne toujours d'un ou de plusieurs de ses symptômes habituels[1].

1. L'eczéma anal est souvent la conséquence d'un flux diarrhéique, persistant, consécutif à la tuberculose, au cancer, à une diarrhée des pays chauds ou à d'autres causes. D'autres fois il est symptomatique d'une fissure ou d'hémorrhoïdes. D'autres fois enfin, il est constitutionnel, de nature arthritique ; ce qui le prouve, c'est qu'il est parfois

Le traitement consiste en lavages à l'eau salée, à l'eau de goudron, à la teinture de benjoin, en lotions au vinaigre (30 gr. pour 1000), à l'alun (20 gr. pour 1000), au coaltar saponiné (1 pour 100), au savon noir, qu'on fait alternativement avec des pulvérisations ; à la fin on fait des lotions avec :

Lait d'amandes........................	500 grammes.
Sublimé,............................	ãã 0 gr. 25.
Chlorhydrate d'ammoniaque.............	

Eczéma intertrigo. — Nous en avons déjà dit quelques mots à propos de l'eczéma des jointures ; on l'observe aux fesses, le long des cuisses, sous les mamelles et dans les autres régions du corps où la peau est fine et humide, et où deux surfaces cutanées se trouvent en contact l'une avec l'autre. Il est caractérisé par l'humidité et la macération de l'épiderme qui augmentent considérablement sous l'influence des mouvements, de la marche, et du manque de propreté. Cette variété ne doit pas être confondue avec l'érythème intertrigo, ou coup de chaleur, affection hyperhémique si fréquente, en été, dans toutes les classes de la société et à tous les âges.

On peut laver les parties malades, par exemple, avec de l'eau alcoolisée ou avec l'infusion de mélilot, mais rarement, puis les saupoudrer avec la poudre d'oxyde de zinc, d'amidon et de calomel ; on peut aussi faire des lotions ou des applications astringentes d'acétate de plomb au centième, etc., mais avant tout, chaque fois que c'est possible, il faut séparer les plis de peau en contact avec de la charpie ou de la ouate. Dans les cas où les cuisses sont « coupées, » où l'intertrigo est aigu, il ne faut permettre que peu

héréditaire. Chez les gens lymphatico-nerveux, le prurit peut être tel que les malades s'écorchent, se déchirent l'anus ; ce grattage féroce leur fait éprouver des sensations à la fois agréables et pénibles. L'insomnie, la fatigue, la dénutrition peuvent en être la conséquence, malgré le chloral ou le bromure de potassium. Cette affection est d'ordinaire très-longue et très-rebelle au traitement, ou bien elle disparaît pendant quelques jours pour revenir ensuite et infliger au patient un nouveau supplice.

Le traitement consistera dans des lavages émollients (eau de laitue, eau de pavot, eau de mauve additionnée par litre de 50 gr. d'eau de laurier-cerise et mêlée ou non de sous-borate de soude, 10 gr.) et surtout, après dessiccation parfaite, dans l'application fréquente de poudres, soit d'oxyde de zinc, de camphre et de lycopode). Les corps gras en général ne sont pas avantageux; il vaut mieux recourir aux douches émollientes, aux bandages ou *boules anales* de caoutchouc, puis aux *lotions résolutives faibles* d'eau blanche, (sous-acétate de plomb liquide, 30 gr., 20 gouttes dans un demi-verre d'eau chaude, en compresses pendant dix minutes) de nitrate d'argent, de sublimé, au centième ou encore de sulfate de cuivre ou de zinc, de chloral ou d'acide phénique à 2/100.

d'exercice ; un repos complet, et un traitement bien suivi sont en effet les moyens d'arriver à une prompte guérison [1].

Eczéma des seins. — Les seins sont parfois le siège d'un eczéma pénible qui se localise généralement au mamelon et à l'aréole ; l'eczéma peut exister sur l'un des seins (chez l'homme) ou sur les deux seins (chez la femme). Il se rencontre surtout chez les nourrices, mais on le voit aussi chez d'autres femmes ; il appartient d'habitude à la variété vésiculeuse et se transforme rapidement en eczéma rubrum avec croûtes et fissures. Quand la femme allaite, les douleurs deviennent intolérables, de sorte qu'on est obligé d'éloigner l'enfant de la mère, temporairement ou d'une façon définitive. Cette maladie est toujours aggravée par l'allaitement [2]; dans les cas intenses, les mamelons se rétractent, s'enfoncent, et se recouvrent de croûtes. L'eczéma mammaire est plus fréquent chez les primipares. Le diagnostic n'offre aucune difficulté, seulement il faut se rappeler que les seins sont souvent le siège de la gale. Il y a parfois de la mastite consécutive et même de la lymphangite, comme on le verra quand on étudiera, à l'article *gale*, l'eczéma parasitaire et ses complications [3].

Quand il est praticable, le traitement, qui est à la fois le meilleur et le plus rapide, est celui au savon noir et à la pommade au

1. On peut employer à la période sèche, quand les pulvérulents ne sont plus efficaces, l'une des pommades suivantes :

Cold-cream	30	grammes.
Calomel	2	
Teinture de benjoin	4	

ou bien :

Vaseline	60	grammes.
Sous-nitrate de bismuth	5	
Camphre	2	
Hydrate de chloral	1	

2. Dans la lactation, il n'y a pas que le traumatisme résultant des tétées et de la galactorrhée qui engendrent l'eczéma mammaire; il faut encore tenir compte de la fermentation lactique agissant comme cause d'irritation cutanée. Parfois, chez les personnes prédisposées, c'est-à-dire strumeuses, la gale ou la grossesse provoquent l'éclosion d'un eczéma des seins qui peut persister longtemps après la disparition des causes déterminantes et présenter la ténacité désespérante de l'eczéma chronique.

3. Chez l'homme, Paget a décrit une affection, rare d'ailleurs, du sein qui suinte, puis se recouvre de croûtes à la façon de l'eczéma du mamelon. C'est là le résultat d'un processus morbide qui aboutit, au plus tard au bout de deux années, à un cancer du sein.

Nous avons eu l'occasion de voir un cas d'*herpès croûteux* des mamelons qui aurait certainement pu, si l'on n'avait assisté à son évolution, donner lieu à de grandes difficultés de diagnostic. C'était d'ailleurs chez une femme qui n'avait pas la gale, qui n'était ni enceinte ni nourrice, mais qui avait de l'herpès, de la vulve, du vagin et du col.

diachylon dont nous avons déjà parlé; ces parties, quoiqu'en apparence délicates et sensibles, supportent parfaitement en général les frictions au savon et se trouvent très-bien d'un nettoyage complet. Il faut faire ces applications tous les soirs, ou matin et soir; avant de donner à têter, il faut, pour éviter toute crevasse, enduire les seins d'huile d'olive ou de teinture composée de benjoin, puis laver avec du savon et de l'eau; après la tétée, il faut réappliquer la pommade. Abandonné à lui-même l'eczéma mammaire persiste quelquefois indéfiniment [1].

Eczéma ombilical. — L'ombilic est seul atteint, ou bien il l'est en même temps que les parties environnantes, d'où la formation d'une plaque circulaire. L'eczéma de cette région est habituellement humide et fendillé, le suintement a une odeur forte provenant de la décomposition des produits de la sécrétion cutanée; il se forme parfois des croûtes qui adhèrent intimement à la peau. Le diagnostic est quelquefois rendu difficile, car cette région peut être le siège de plaques muqueuses qui simulent à s'y méprendre un eczéma. Toutefois, dans la syphilis, il y a toujours une érosion qui répand une odeur infecte. C'est surtout chez les gens malpropres ou obèses qu'on observe cette variété d'eczéma; quand il existe uniquement à l'ombilic, il guérit difficilement; s'il existe en même temps sur diverses autres régions symétriques, aînes, aisselles, etc., il peut guérir, comme l'eczéma de ces régions, par les bains, les lotions de sublimé, de nitrate d'argent, ou de borate de soude au centième. Dans les cas rebelles, on peut essayer le chlorure de zinc et l'isolement.

Eczéma des jambes. — Les jambes sont un des sièges de prédilection de l'eczéma, surtout chez les vieillards, et chez les individus qui marchent beaucoup ou qui restent longtemps debout; souvent il y affecte l'allure chronique et peut durer des années. A l'origine, c'est habituellement un eczéma vésiculeux ou érythémateux, qui généralement se transforme vite en eczéma rubrum, puis revêt un caractère chronique. Une jambe est seule malade, ou

1. Au début, le sein de caoutchouc, les pulvérisations rendent grand service. On peut conseiller à la fin les badigeonnages avec :

Lait d'amandes.	30 grammes.
Sublimé.	0gr,30
Ether.	5 grammes.

les deux le sont en même temps ; les autres parties du corps sont le plus souvent indemnes et les malades peuvent avoir de l'eczéma des jambes pendant de longues années, sans en avoir nulle part ailleurs. L'eczéma des jambes est rare chez les jeunes gens, il devient plus commun à mesure qu'on avance en âge, de sorte qu'à l'âge moyen et pendant la vieillesse, il est très-fréquent. Sa chronicité donne à la peau des jambes une couleur d'un aspect caractéristique ; il affecte la forme de taches d'étendue variable qui siègent de préférence à la partie antérieure des jambes. Ces taches sont généralement réunies sous forme d'une plaque continue qui s'étend sur la plus grande partie de la jambe. A l'état chronique (forme qu'il affecte le plus souvent), la jambe a l'une des apparences suivantes : elle est rouge sombre, recouverte en partie ou en totalité d'une croûte large, épaisse, jaunâtre ou brunâtre, çà et là il suinte entre les croûtes un liquide clair ou mélangé de pus et de sang. Par places la peau est à nu, c'est une conséquence du grattage ; la surface est enflammée, ponctuée, suintante. D'autres fois, la jambe est rouge, sans humidité ni croûtes ; la peau est douce, luisante ou squameuse et n'est pas déchirée ; l'eczéma est disséminé en placards, ou, ce qui est le plus commun, il a la forme d'une large tache. A un degré plus avancé, le tégument est revêtu d'un épiderme mince, translucide, luisant, sous lequel apparaît manifestement l'excessive vascularisation du derme. Cet état peut persister indéfiniment.

Quelle que soit la forme qu'affecte la maladie, la peau ne tarde pas à s'infiltrer, s'épaissir, s'enflammer, et elle est toujours le siège de vives démangeaisons.

Les varices, par la gène qu'elles apportent à la circulation, sont la cause la plus commune de la production et de la persistance de l'eczéma des jambes. Il y a souvent des ulcères qui résultent de la rupture des varices, et qui viennent compliquer la situation. Le diagnostic est rarement embarrassant. L'hypertrophie cutanée, désignée sous le nom d'*éléphantiasis des arabes*, accompagne parfois l'eczéma[1], mais elle est toujours secondaire. Il y a souvent

1. Comme toutes les lésions des membres inférieurs, à cause de ce que Besnier appelle l'*infirmité des tissus*, l'eczéma chronique est remarquable par sa coloration plus foncée et par l'hyperchromie pigmentaire qu'il laisse après sa guérison. L'eczéma ancien des jambes se complique fréquemment d'une espèce de lymphangite chronique qui donne lieu à la pachydermie. Cette complication est justiciable de la compression élastique.

des ulcères variqueux qu'il faut savoir distinguer des ulcérations syphilitiques.

Le traitement dépend de la variété, de la période, de l'étendue de la maladie, ainsi que des lésions concomitantes. Quand l'eczéma est humide, on a tout intérêt à employer les cataplasmes, les bains, la position horizontale, puis le revêtement caoutchoucté, ensuite, le savon vert et la pommade au diachylon dont nous avons déjà tant parlé. C'est encore dans ces cas que l'on se trouvera bien de l'occlusion par les bandelettes de diachylon imbriquées, à condition que ce pansement soit renouvelé tous les quatre jours et soit bien fait. Quand il n'y a pas de suintement, les autres méthodes, qui demandent moins de temps et de peine, pourront lui être substituées avec avantage. On peut s'adresser à l'une des médications dont nous avons parlé à propos du traitement de l'eczéma en général. Quand il y a des varices ou une tendance au gonflement, il est nécessaire d'appliquer soit un bas élastique, soit une compression méthodique faite au moyen d'une bande roulée ou, mieux, d'une bande de caoutchouc. Ce bandage, ayant pour but de soutenir la jambe et de diminuer la congestion, permettra aux malades de vaquer à leurs occupations, en même temps qu'elle leur sera d'un grand secours pour hâter la guérison. Quand il y a des ulcères, il faut leur appliquer le même traitement qu'à l'eczéma, à moins qu'ils ne réclament des soins particuliers. Le bandage de caoutchouc dont nous devons la connaissance au d[r] H.-A. Martin (A) de Boston, et au d[r] Bulkley (B) de New-York rendra les plus grands services dans l'eczéma chronique des jambes, surtout lorsqu'il se complique de varices. Ce bandage doit être fait avec du caoutchouc mince, élastique et d'excellente qualité (C). On l'applique directement sur la peau après avoir lavé la jambe ; on le laisse habituelle-

Une autre complication est ce que Bazin a appelé un *eczéma dégénéré*, ce que Hardy désigne sous le nom moins heureux de *lichen hypertrophique*.

Il y a une *hypertrophie parfois monstrueuse des papilles*, qui se recouvrent d'un épiderme épaissi et crevassé à la façon de l'écorce des vieux ormes ; cette dégénérescence papillomateuse est rebelle à tous les traitements.

A. *Trans. amer. med. assoc.* vol. XXVIII, p. 589. *Chicago med. jour.*; octobre 1877, *and Brid. méd. jour.*, octobre 1878.

B. *Archiv of dermatology*, juillet 1878.

C. Il est inutile d'entrer dans de plus longs détails sur ce bandage maintenant bien connu et qu'on trouve chez presque tous les fabricants d'instruments de chirurgie de notre pays.

ment en place seulement pendant le jour, on l'enlève le soir pour le laver et le sècher, on en fait autant à la jambe, puis on l'enveloppe d'une bande de mousseline ou d'un autre pansement protecteur. Dans les eczémas très-anciens avec épaississement de la peau, œdème et varices, ce bandage est assurément préférable à tous les autres modes de traitement. A la deuxième période, une simple bande roulée destinée à soutenir une poudre dessiccative suffit.

Eczéma des mains. — Ces régions sont protégées par un épiderme fort épais. Cependant, la structure anatomique particulière de la peau des mains, ainsi que les agents extérieurs auxquels elles sont exposées, font qu'elles sont fréquemment le siège d'eczéma. Elles sont généralement malades toutes deux en même temps, bien que l'une d'elles puisse être isolément ou spécialement affectée. Les pieds peuvent être atteints de la même façon quoique plus rarement. Toutes les variétés d'eczéma s'observent aux mains, on y voit de l'érythème, des vésicules, des papules, même des pustules avec leurs caractères typiques. Il y a parfois de larges et profondes fissures, surtout au niveau des plis; on les observe à la paume aussi bien qu'au dos des mains; elles constituent des lésions pénibles, douloureuses et difficiles à traiter à cause des mouvements continuels auxquels elles sont exposées. L'eczéma des mains est aigu ou chronique; tous les doigts sont toujours plus ou moins malades, surtout sur leurs faces latérales; dans l'eczéma vésiculeux des parties latérales des doigts, l'épiderme tout entier est soulevé par le liquide qui, dans quelques cas, forme des bulles ou des phlyctènes[1]. Il faut alors vider les collections liquides et permettre au liquide de s'écouler, mais il ne faut pas enlever l'enveloppe

1. On observe encore assez fréquemment, à la paume des deux mains, à l'une plus qu'à l'autre, soit isolément, soit accompagné de leucoglossie et de plaques laiteuses commissurales, un eczéma, sec d'emblée, de la paume des mains. C'est l'*eczéma sec, palmaire* arthritique de Bazin, sur lequel, dans ces derniers temps, Unna a de nouveau attiré l'attention (Voir, *Psoriasis lingual*). Les alcalins à l'intérieur, les douches de vapeur, les lotions d'eau glycérinée ou benzoïnée, pour le jour, et les gants de caoutchouc pour la nuit, sont les moyens les plus efficaces. A la période terminale, il faut faire quelques applications d'huile de cade; on peut encore faire l'occlusion soit au moyen de l'emplâtre vigo, soit au moyen de bandelettes de diachylon. Quand, à la fin, il s'immobilise, il faut provoquer une inflammation substitutive légère, soit par les solutions de nitrate d'argent, soit au moyen de la pommade suivante, recommandées par Lailler

Savon vert.................. }
Huile de cade............... } ââ.
Soufre...... .... }

protectrice qui tombera d'elle-même quand la réparation se sera faite au-dessous d'elle.

L'eczéma des mains provient de causes nombreuses, il est constitutionnel ou professionnel. Les ouvriers chimistes, ceux qui travaillent dans les alcalis ou les acides, les blanchisseurs, les garçons de salle, les coiffeurs, les maçons, les épiciers, les cuisiniers, les boulangers, les teinturiers, les étameurs de glaces, les chapeliers, les forgerons, dont les mains sont constamment exposées à l'action de substances irritantes y sont sujets. De toutes les substances irritantes, aucune n'est plus nuisible que les alcalis.

Comme la gale affecte toujours les doigts de préférence, le diagnostic entre cette affection et l'eczéma est parfois difficile; la présence des parasites se révèle par les sillons qu'on trouve sur les parties latérales des doigts. Dans l'eczéma, les vésicules peuvent être nombreuses et réunies sur une portion déterminée de la main: dans la gale, elles sont plus discrètes et se retrouvent sur presque tous les doigts. Les vésicules et les pustules d'eczéma sont petites, celles de la gale ont une étendue variable, souvent très-grande. Les vésicules d'eczéma se rompent habituellement de bonne heure après qu'elles sont développées, surtout quand l'épiderme est mince; dans la gale, elles persistent tant qu'elles ne sont pas détruites par le grattage ou d'autres moyens mécaniques. Les vésicules de la gale possèdent habituellement une ligne fine, sombre, irrégulière, formée de points, qui traverse leur sommet, et qui représente le sillon primitif de l'épiderme soulevé pour former une vésicule; c'est là unsigne caractéristique qui manque dans l'eczéma simple. La distribution particulière de la gale sur certaines régions du corps, à l'exclusion d'autres, ses manifestations spéciales, aideront souvent au diagnostic. On peut aussi confondre l'eczéma des mains avec le dysidrosis et le cheiro-pompholix de Wilson. Il faut encore le distinguer de la dermatite exfoliatrice, de la pellage et de l'insolation.

L'eczéma des mains et des doigts est particulièrement rebelle au traitement; il faut protéger les mains contre les influences irritantes, défendre de les mettre dans l'eau, de les savonner, de les exposer à la chaleur; des gants de caoutchouc seront parfois utiles, mais, dans la grande majorité des cas, les pommades stimulantes au calomel ou à l'acide borique rendront les plus grands services. Chaque fois que les malades, évidemment prédisposés, reprendront leur métier, ils s'exposeront à une récidive de leur eczéma.

Eczéma de la paume des mains et de la plante des pieds. — Cet eczéma présente quelques particularités dans ces deux régions à cause de l'épaisseur de l'épiderme qui donne lieu à certains désordres spéciaux qui obscurcissent le diagnostic. L'infiltration, l'épaississement, les callosités, la sécheresse, les fissures sont le propre de cette maladie, elle est généralement chronique et souvent invétérée. Les fissures sont souvent profondes, et si douloureuses que le malade est incapable de se servir de ses mains ou de ses pieds. Les mains et les pieds peuvent être affectés isolément ou en même temps que d'autres régions du corps. L'aspect de l'épiderme plantaire est celui d'une surface criblée de trous, comme macérée, analogue au vieux liège ou au bois vermoulu.

Le diagnostic est parfois difficile, d'autant que le psoriasis et la syphilis se localisent souvent dans cette région, et qu'ils ont des rapports de ressemblance étroits avec l'eczéma.

L'eczéma diffère du psoriasis par les points suivants : les fissures eczémateuses sont souvent humides ou sanguinolentes, dans le psoriasis elles sont sèches et peu saignantes. Les plaques d'eczéma sont généralement plus larges et plus diffuses que celles du psoriasis. Le psoriasis se termine d'une façon abrupte, l'eczéma se confond insensiblement avec la peau saine ; la coloration du psoriasis est généralement plus foncée que celle de l'eczéma ; les squames du psoriasis sont blanchâtres ou grisâtres, celles de l'eczéma sont plus ou moins jaunes ; les squames du psoriasis sont plus sèches, plus épaisses, plus nombreuses que celles de l'eczéma. La démangeaison est plus intense dans l'eczéma que dans le psoriasis ; enfin, si l'une ou l'autre maladie existe sur d'autres points du corps, le diagnostic sera simplifié.

Les manifestations de la syphilis se distingueront de l'eczéma aux caractères suivants : l'infiltration syphilitique est plus dure que celle de l'eczéma, elle s'étend plus en profondeur, elle ressemble à un dépôt solide qui se serait fait dans la peau. L'eczéma est d'ordinaire plus uniformément disséminé que la syphilis ; les plaques syphilitiques sont plus petites, mieux circonscrites, et ont une tendance à la forme cerclée ou *hémi-cerclée* (Fournier), et à l'extension centrifuge. La syphilis en général, n'occasionne pas les démangeaisons qui sont la règle dans l'eczéma où elles atteignent souvent un degré d'intensité remarquable. Dans la syphilis, la ligne de démarcation avec la peau saine est habituellement nettement tranchée ; enfin les antécédents du malade viendront en aide au diagnostic.

Eczéma des ongles. — L'eczéma siège parfois aux ongles, un, deux ou tous peuvent être affectés. Ils ne sont que rarement seuls malades, mais il y a en même temps eczéma des doigts. Cette maladie est caractérisée par la rougeur, le dépoli, l'inégalité, l'épaississement, l'apparence ponctuée ou gauffrée des ongles, mais ce dernier signe appartient aussi au psoriasis unguéal. L'ongle se déprime, surtout à la racine où sa nutrition s'arrête. L'ongle peut rester plus ou moins longtemps malade puis progressivement il guérit ou bien il tombe et se régénère[1].

ECZÉMA DES MUQUEUSES.

Les auteurs Français décrivent encore et avec raison l'*eczéma des muqueuses*. Il est généralement dû à la propagation de l'eczéma de la peau. D'autres fois cependant, on a pu l'observer indépendamment de toute manifestation cutanée. Les muqueuses de la bouche, de la gorge, des fosses nasales, des conjonctives, de la membrane du tympan, de la vulve, du vagin et du col, du gland, de l'urèthre et de l'anus peuvent devenir le siège d'un eczéma. La muqueuse est alors violemment enflammée, elle est turgescente, douloureuse, érodée çà et là ; elle est le

1. Les ongles sont souvent, soit en totalité, soit en partie, soit isolément, soit en même temps que les mains, atteints par l'eczéma. Les troubles de nutrition consécutifs au gonflement, à la rougeur, au bourrelet douloureux qui sont les expressions de la lésion de la matrice unguéale, se manifestent par de la sécheresse, du fendillement, de la *délitation*, un aspect ponctué, une inégalité de leur épaisseur, une grande facilité à se casser et quelquefois aussi par des cannelures *longitudinales*, ou par des sillons *transversaux* ou enfin par un grand nombre detaches blanches. Quoiqu'on en ait dit, aucune de ces lésions n'est exclusivement le fait de l'eczéma ou du psoriasis. Les ongles sont déformés, soit considérablement épaissis, soit amincis ; souvent, ils sont aplatis au centre comme par un coup de marteau, et se relèvent, à leurs extrémités latérales au lieu de s'incurver. Il faut avouer d'ailleurs que lorsque l'eczéma unguéal existe isolément, le diagnostic en est *toujours* très-obscur. Aux pieds, des lésions analogues se présentent, avec cette différence que, si les ongles des mains sont indolents, ceux des orteils sont si sensibles à la pression des chaussures que la marche devient fort pénible, (voir *hypertrophie des Ongles*, *gryphose*, *onychogryphose*, etc.). Le traitement local doit s'adresser à la racine bien plutôt qu'à l'ongle lui-même. Les pulvérisations, les doigts de caoutchouc, l'occlusion, la pommade au goudron, sont les moyens qui sont les plus efficaces. C'est toujours une affection de longue durée, surtout quand elle est limitée exclusivement aux ongles ; elle peut guérir complètement au bout de deux ou trois ans, ou bien, le plus souvent, les ongles sont anormalement colorés et restent plus ou moins déformés d'une façon permanente.

siége d'un suintement, qui, à la vulve, au vagin, à l'urèthre et à l'anus, peut prendre des proportions parfois considérables. La vulve, le vagin et le col apparaissent avec une couleur rouge purpurine, lie de vin ou violacée; la muqueuse est luisante, comme *vernissée* et présente un aspect tout spécial. Ces lésions sont généralement douloureuses au début et fort tenaces. Fournier l'année dernière à l'hopital Saint-Louis a observé et soigné un eczéma de la vulve consécutif à un herpès vulvaire; le traitement consista à employer au début des lotions émollientes et des bains adoucissants répétés avec canule vaginale; ensuite à faire des applications de poudres, puis de pommade à l'oxyde de zinc et à l'huile de cade, enfin, à employer le caoutchouc, au moyen d'un bandage spécial. La guérison fut obtenue au bout de trois mois.

HERPÈS.

Définition. — L'herpès est une affection inflammatoire aiguë consistant dans l'apparition d'un ou plusieurs groupes de vésicules, qui le plus souvent siégent à la face et aux organes génitaux.

Symptômes. — L'herpès est généralement précédé et accompagné de légers symptômes de malaise général et de fièvre. Il peut être idiopathique, ou survenir dans le cours d'un certain nombre d'affections fébriles, comme la pneumonie, la pleurésie, etc.

La lésion apparaît généralement sous forme de petites vésicules qui peuvent se réunir; elles dépassent rarement le nombre de trois ou quatre. Elles sont grosses comme une tête d'épingle ou comme un pois et contiennent un liquide clair ou opalin, qui le plus souvent devient purulent, et se dessèche ensuite pour former de petites masses croûteuses, jaunâtres ou brunâtres. Le moindre frottement suffit à rompre ces vésicules; à chacune d'elles, succède alors une excoriation superficielle qui, en général, guérit sans laisser de cicatrice. L'apparition des vésicules est habituellement précédée de sensation de chaleur dans la région, et parfois d'un léger gonflement. Cette affection est susceptible de récidiver de temps à autre; elle a une marche aiguë et dure rarement plus de huit jours. L'herpès se montre de préférence dans deux régions : d'où les dénominations d'*herpès facialis* et d'*herpès genitalis*.

Herpès facialis. — On l'observe sur tous les points de la face, mais plus communément aux lèvres et surtout sur la muqueuse labiale, d'où le nom d'*herpès labialis*. On le voit souvent aussi à l'aile du nez, aux oreilles, et plus rarement sur la muqueuse buccale, et sur la langue; dans ces derniers cas, les vésicules se rompent de bonne heure, et on ne voit à leur place que de petites surfaces excoriées. Aux lèvres, les vésicules sont habituellement petites, peu nombreuses, réunies en groupe, la lèvre supérieure[1] en est plus fréquemment mais non exclusivement le siège. Les vésicules restent isolées, ou bien elles se réunissent pour former une plaque vésiculeuse qui donne lieu à la formation d'une croûte brune; au-dessous de cette lésion *superficielle*, il n'y a pas d'ulcération et par suite pas de cicatrice. L'herpès facial est généralement causé par un mouvement fébrile ou par un trouble nerveux. Il constitue à lui seul toute la maladie ou bien il accompagne les embarras gastriques, les coryzas ou les bronchites; toutefois il s'observe aussi dans les maladies plus graves, comme la pneumonie, la fièvre typhoïde ou la fièvre intermittente.

Herpès genitalis. — Chez l'homme il siège surtout au pourtour du prépuce, d'où le nom d'*herpès preputialis*, il peut aussi siéger sur le gland ou sur la verge. Chez la femme, c'est aux grandes et aux petites lèvres qu'on l'observe, ainsi que sur la peau voisine de la vulve (*herpès vulvaire*). Son apparition est généralement précédée de sensations de malaise, de cuissons, de douleurs névralgiques de la région; puis une, deux ou plusieurs vésicules, plus ou moins bien développées, apparaissent sur une plaque enflammée. Ces vésicules sont entourées ou non d'une aréole; elles varient de nombre; rarement elles forment plus d'un groupe. D'autres fois, autour de deux ou trois vésicules, du volume d'une lentille, on apercevra comme un semis de petits points blancs, semblables à de fines granulations (*herpès miliaire*).

Parfois les sensations de cuisson et de brûlure sont très-prononcées, d'autres fois elles sont insignifiantes. Quelquefois elles s'accompagnent d'une douleur intense qui s'irradie dans tout le plexus sacré, et donne lieu à de vives souffrances; Mauriac (A) a décrit des cas semblables qu'on peut cependant bien plutôt rattacher à l'herpès zoster. Parfois les vésicules se réunissent et forment de petites plaques qui se recouvrent de croûtes. A la face interne du prépuce

1. Les auteurs français s'accordent pour dire que c'est à la lèvre inférieure, au contraire, qu'ils observent le plus souvent l'herpès labialis.

A. *Leçons sur l'herpès névralgique des organes génitaux*, Paris, 1877. Voir aussi Bumstead et Taylor, *Pathologie et traitement des maladies vénériennes*, 4e édition, Phila, 1879.

ou des lèvres, les vésicules, en se rompant, donnent lieu à une petite excoriation qui ressemble à un ulcère superficiel, recouvert d'un dépôt blanchâtre et crémeux. Alors cette lésion, appelée *herpès ulcéreux*, ou diphtéroïde, chancriforme, peut en imposer pour une manifestation vénérienne; c'est au chancre mou qu'elle ressemble le plus, et il faut faire une grande attention pour ne pas commettre d'erreur; cependant la marche de l'herpès permettra toujours à l'observateur de se tirer d'affaire, car en quelques jours, une semaine au plus, l'herpès disparaît spontanément, tandis que l'ulcère vénérien a une tendance toujours extensive[1]. Quand il y a doute, il faut parfois observer pendant longtemps avant de pouvoir se prononcer sur la nature de la lésion. L'herpès génitalis se fait remarquer par sa tendance à récidiver sous l'influence d'une cause provocatrice quelconque; parfois même il est périodique[2].

1. Le *diagnostic* des ulcérations de l'herpès et du chancre simple est de ceux que, dans un enseignement brillant, Fournier surtout, a bien mis en relief. Depuis le mémoire de Legendre, son importance clinique et médico-légale est admise par tous. Ce diagnostic repose sur les caractères suivants :

Autour de la plaque principale excoriée, il y a en général des érosions moindres qui sont caractéristiques et des vésicules herpétiques encore complètes.

Avant même de naître, ou au moment où il naît, l'herpès est fortement prurigineux : les malades se plaignent par exemple d'avoir la vulve en feu.

L'ulcération herpétique est superficielle relativement à celle du chancre simple qui est creuse, plus profonde que large, *putéiforme*.

La plaque herpétique présente des contours déchiquetés, *polycycliques* et *microcycliques* (Fournier). Cela tient à ce que les vésicules herpétiques sont disposées en bouquets, et se fusionnent ensuite, tandis que les chancres simples, qui s'accroissent constamment par leur circonférence, ne peuvent, s'ils deviennent confluents, former que de larges festons.

Enfin, il y a un dernier élément de diagnostic qui donne la certitude, c'est l'inoculation, qui sera toujours négative dans l'herpès et positive dans le chancre simple.

2. L'herpès forme parfois des croûtes qu'il peut être difficile de distinguer de celles de l'impétigo. Nous avons indiqué (p. 178) les éléments de diagnostic. Il est surtout très-douloureux et ce fait le distingue encore du chancre simple.

Bien souvent l'herpès est *symptomatique*, soit d'un phénomène physiologique, dentition, menstruation, copulations, etc., soit de lésions diverses et notamment du chancre syphilitique. Ce dernier fait est même si fréquent que Fournier y insiste particulièrement et qu'il donne à ces poussées herpétiques la dénomination expressive de *piège au chancre*. Voici ce qui se passe dans ces cas : Un chancre spécifique se montre. En même temps, ou très peu de temps après, se montre une poussée d'herpès, qui cache sous une plaque confluente, l'érosion spécifique. Tout autour de cette plaque herpético-chancreuse gravitent des vésicules isolées qui sont tout à fait caractéristiques. On les reconnaît et on porte le diagnostic d'herpès. Quelque temps se passe, l'herpès guérit, mais le chancre dont la durée est bien plus longue, persiste et apparaît seul : on est alors obligé de se déjuger et de porter le diagnostic de *herpès symptomatique d'un chancre syphilitique*.

D'autres fois, au contraire, l'*herpès est essentiel ;* c'est ainsi qu'on a pu voir, l'année dernière à l'hôpital Saint-Louis, une poussée considérable d'herpès anal chez un enfant de trois mois et une poussée confluente d'herpès vulvaire chez une petite fille de trente mois.

Enfin, l'herpès peut très-bien ne pas s'arrêter au niveau des muqueuses ni devant les

Traitement. — Il faut bien se garder de rompre ou de déchirer les vésicules; quand elles existent, il faut les protéger avec du cérat ou une pommade. Les lotions faibles d'ammoniaque, d'extrait de Saturne, de sulfate de zinc, 30 centigrammes à 1 gramme pour 30 grammes, ou l'eau glycérinée au tiers rendront parfois des services. Quand il y a des récidives, il faut instituer un traitement général en rapport avec la cause de l'herpès quand on peut la découvrir, car souvent on guérira définitivement l'herpès de cette façon[1].

Herpès de la gestation. — Sous cette dénomination Milton (A), Bulkley (B) et plus récemment Living (C) ont décrit une affection rare de la peau, spéciale à l'état de grossesse, et qu'ils considèrent comme une variété d'herpès. Elle consiste dans de l'érythème, des papules, des vésicules, des pustules et des bulles, mais avec prédominance des vésicules et s'accompagne de démangeaisons intenses et de sensations de brûlure. Les lésions ont la disposition de groupes, mais elles ne suivent pas le trajet des nerfs. Les vésicules et les bulles ont une grosseur qui varie de celle d'un pois à celle d'une noix. Elles apparaissent d'abord aux extrémités, puis dans les aines, dans les aisselles, sur les seins, au nombril et sur le reste du corps[2]. Elles dépendent directement de l'état de gravidité de l'utérus, elles

divers isthmes naturels (lèvres, voile du palais, etc.). C'est ainsi qu'après l'avoir aperçu sur les lèvres, la langue, les gencives, les joues et le voile du palais, on peut le voir en même temps sur tout le fond de la gorge (angine herpétique, *herpès guttural*). Ou bien, on peut l'observer sur la muqueuse du vagin, sur le col utérin même; ce qui, dans les cas de poussées intenses, donne lieu à la *vulvo-vaginite* ou à la *métrite herpétique*. La guérison en est d'ailleurs assez rapide.

Divers auteurs ont encore décrit l'herpès des muqueuses internes, telles que celles de l'urèthre, des bronches, etc. Enfin tout récemment Letulle a attiré l'attention sur l'herpès symptomatique d'affections *chroniques*, telles que la métrite, l'uréthrite, etc. (*France médicale*, novembre 1881).

1. Fournier conseille de préférence les lotions émollientes matin et soir, et, dans l'intervalle, l'isolement et la dessiccation des surfaces en contact par la ouate et par les pulvérulents, tels que la poudre de bismuth, de calomel ou d'oxyde de zinc, etc. A l'intérieur, les toniques, les ferrugineux, l'huile de morue et surtout les préparations arsenicales ou alcalines, suivant les indications.

A. *Pathologie et traitement des maladies de la peau*, p. 200. Londres, 1872.

B. *Journal américain d'obstétrique et des maladies des femmes et des enfants*, février 1874.

C. *Lancet*. vol. I, 1878, p. 783.

Wilson le premier a mentionné cette affection qu'il appelle *herpès circiné bulleux*, *Traité des maladies de la peau*, p. 204. Londres, 1867. Hardy la décrit sous le nom de *pemphigus prurigineux*. *Leçons sur les maladies de la peau*, p. 157, Paris 1863.

2. Cette affection est celle que Hébra nomme l'*impétigo herpétiforme* des femmes enceintes. Quand les pustules et les bulbes deviennent croûteuses, il s'en produit de

apparaissent à toutes les périodes de la grossesse jusqu'au septième mois, elles ne disparaissent pas immédiatement après la délivrance, mais elles rétrogradent lentement en déterminant une fièvre vésiculeuse. Elles peuvent réapparaître aux grossesses suivantes, et s'accompagnent parfois d'urticaire, de névralgie et d'autres affections nerveuses[1].

Dermatite circonscrite herpétiforme. — Neumann, dans la 3e édition de son ouvrage sur les maladies de la peau, décrit une affection qu'il considère comme une *variété d'herpès*; il en a rencontré cinq exemples et il leur donne le nom d'*herpès chronique*; depuis il a observé quatre nouveaux cas, il en donne la description suivante (A). L'affection débute par des papules de la grosseur d'un grain de chenevis, rouges pâles, avec un point blanc bleuâtre au centre, qui s'étendent par la périphérie.

Cette marche extensive et cette tendance *excentrique* ont, au bout de plusieurs mois, pour résultat d'agrandir considérablement les dimensions de la plaque primitive. Les points bleuâtres, qui plus tard deviennent blanchâtres, sont caractéristiques; ils marquent le développement de l'affection et accentuent la saillie et la netteté des bords. Au centre, la plaque est aplatie et uniformément rouge. L'éruption est parfois discrète, d'autres fois elle est confluente; elle a une forme serpigineuse, tortueuse; quelquefois le centre est lui-même aussi le siège de points bleuâtres, mais le plus souvent il devient érythémateux et squameux. Les points bleus, irisés, ressemblent à des vésicules d'eczéma palmaire; à mesure que la

nouvelles, qui forment comme un cercle de perles autour de la croûte centrale primitive et qui ne tardent pas à en augmenter les dimensions.

Il y a ordinairement en même temps de la fièvre, des frissons et de la sécheresse de la langue.

« Le pronostic est très grave, puisque sur huit cas, huit femmes sont mortes. » (Thèse de Legendre, p. 64).

La gravité de cette affection la rapproche encore du pemphigus. Besnier rejette aussi bien pour elle la dénomination de pemphigus que celle d'impétigo herpétiforme, il lui préfère celle de *dermatite pustuleuse circinée* et *excentrique* et la range avec raison parmi les affections *septicémiques*.

1. Le traitement qui donne les meilleurs résultats consiste à placer la malade dans de bonnes conditions hygiéniques, à couvrir l'éruption pendant la nuit d'un linge imbibé de liniment oléo-calcaire, à la laver le matin à l'eau tiède légèrement phéniquée et à la saupoudrer, pendant la journée, avec l'acide borique ou l'acide salicyque, soit seuls, soit mélangés à parties égales de poudre d'amidon.

A. *Vierteljahresschrift für Derm. and. syph. erstes Helf*, p. 14, 1875. Voir aussi la 4e édition du même ouvrage, 1876, p. 347.

maladie fait des progrès, les squames augmentent et se réunissent çà et là en si grande abondance qu'elles constituent des plaques épaisses, dures, brunâtres, très-adhérentes à la peau, et quand on les enlève, elles laissent voir une surface épaissie, infiltrée et excoriée; cette dernière variété se rencontre rarement au tronc. Au bout de plusieurs mois l'infiltration diminue, laissant une plaque déprimée et brun noirâtre. Cette affection peut durer pendant des années, de nouvelles taches apparaissant de temps à autre. Les démangeaisons sont un des symptômes les plus marquants. Sur neuf observations de Neumann, huit ont été prises sur des hommes, une sur une femme; le plus âgé avait cinquante-sept ans, le plus jeune trente-deux; dans tous les cas, la face, le cou, la tête restèrent indemnes.

L'examen microscopique de portions de peau indiquait qu'il y avait épaississement de l'épiderme, élargissement des papilles, dilatation et néo-formation de vaisseaux autour et au-dessous des papilles, hypertrophie des muscles lisses, et prolifération des cellules embryonnaires dans le derme et dans les papilles; les parois des conduits des glandes sudoripares, et les glandes elles-mêmes étaient tuméfiées, leur tunique celluleuse augmentée et granuleuse; et, dans les glandes elles-mêmes, l'on pouvait voir des cellules rondes très-réfringentes et opaques. Dans les points où la maladie était le plus ancienne, le canal glandulaire était corné, et ses cellules apparaissaient pigmentées ou noir sombre tandis que la glande tout entière était entourée de cellules embryonnaires. Les altérations glandulaires les plus prononcées correspondaient, par leur situation, aux points bleuâtres caractéristiques. Les glandes sébacées et les follicules pileux étaient intacts. Neumann croit que cette affection est due à un processus inflammatoire circonscrit *sui generis*.

Le traitement consistait à frotter la peau avec une forte solution alcoolique de savon de potasse et à l'enduire ensuite de goudron. Tous les cas ont guéri ; dans aucun il n'y a eu de récidive.

HERPES ZOSTER OU ZONA.

Syn. — *Angl :* Formica corrosiva, Zona, Cingulune, ignis Sacer, Zosta, Shingles; *all.* : Gürtelkrankheir, Sacergürtel ; *fr.* : Feu Saint-Antoine, Ceinturon sacré ou de feu. (Alibert.)

Définition. — L'herpès zoster est une maladie aiguë, inflammatoire, caractérisée par des groupes de vésicules qui reposent sur une base enflammée et qui s'accompagnent de douleurs névralgiques plus ou moins intenses.

Symptômes. — Le zona est généralement précédé de douleurs névralgiques devançant souvent l'éruption de plusieurs jours; ces douleurs sont habituellement paroxystiques, lancinantes, intenses et donnent la sensation du fer rouge; elles sont à la fois profondes et superficielles, presque toujours elles précèdent et accompagnent l'apparition de l'éruption, mais elles peuvent persister longtemps après sa disparition. Ensuite la peau s'enflamme, devient chaude et brûlante; puis des groupes de vésicules apparaissent. Les vésicules ont la grosseur d'une tête d'épingle ou d'un pois, elles sont habituellement discrètes et émergent d'une surface remarquablement rouge et brillante; elles peuvent se confondre de façon à former une plaque irrégulière. Elles apparaissent rapidement, par groupes successifs, et, au bout de quatre à huit jours, l'éruption est à son apogée. Elles restent dans cet état pendant quelques jours, puis elles se sèchent, et au bout de dix jours ou davantage il ne reste qu'une croûte dure, sèche, brunâtre, assez adhérente, qui tombe en laissant au-dessous d'elle une excoriation plus ou moins profonde selon l'intensité de l'éruption. Les vésicules ne se rompent pas comme dans l'eczéma, mais elles restent pleines tant qu'elles durent; elles contiennent un liquide jaunâtre, qui, à la période de déclin de la maladie, s'épaissit et finalement devient purulent. Quand l'éruption est parfaitement développée, elle a une distribution anatomique très-régulière, les vésicules sont bien formées, complètement remplies de liquide transparent et jaunâtre, et elles apparaissent sur des plaques d'un rouge très-vif, inflammatoires, et disposées en bande (A). Elles se groupent toujours, et sont toujours étroitement unies ensemble. Quand la maladie est intense, on peut observer un certain nombre de groupes isolés et situés assez loin les uns des autres[1].

A. Voir *Atlas des maladies de la peau* de Durhing. P. l. R.

1. Ces vésicules sont fines, égales, disposées en groupes ou en grappes, et prennent un aspect *perlé*, qui tranche très-vivement par sa transparence avec le fond rouge de la bande inflammatoire sur laquelle elles reposent.. Leur développement est très-rapide, dure au plus deux ou trois jours, pendant lesquels les vésicules qui apparaissent d'abord aux deux extrémités de la bande deviennent plus nombreuses et plus volumineuses.

Le plus souvent, la première poussée est suivie d'autres moins fortes, qui font éclore non seulement des plaques nouvelles mais aussi des vésicules plus serrées sur les plaques

Cette affection a une marche aiguë, elle dure habituellement de dix à vingt ou vingt-cinq jours, et elle est caractérisée presque toujours par des symptômes bien définis.

Le zona a parfois une marche irrégulière, et quelques-uns de ces symptômes manquent. Les vésicules peuvent n'être pas caractéristiques, avortées, ou bien il peut y avoir de petites bulles ou des pustules. Parfois tout le processus s'arrête juste au moment où les symptômes caractéristiques vont apparaître sur la peau (*zona fruste*). La *névralgie* varie beaucoup d'intensité, parfois elle est légère, d'autres fois elle est très-violente; l'éruption est rarement proportionnée à l'intensité de la douleur.

Le zona s'observe sur tous les points du corps, mais plus particulièrement dans certaines régions; qu'il siège sur la peau ou sur les muqueuses, toujours il suit le trajet des nerfs, et il est presque toujours unilatéral, et plus souvent unilatéral droit (Alibert), ou il est disposé en *demi-ceinture*. Très-rarement, mais incontestablement il peut être bilatéral; c'est ainsi qu'on a observé le zona double de la face ou du cou, où il forme une véritable cravate. Il a reçu différentes dénominations suivant la région affectée, c'est ainsi qu'il y a le *zona capitis*, le *zona facial*, le *zona occipital*, le *zona brachial*, le *zona intercostal*, le *zona abdominal*, le *zona fémoral*, etc. Pour préciser la localisation anatomique, on se sert aussi de dénominations telles que cervico-brachial, dorso-pectoral, etc.

A la tête on l'observe au front et au cuir chevelu; dans ces cas l'éruption se trouve sur le trajet des nerfs sus-orbitaires; l'œil peut être atteint, et la douleur est parfois très-violente, alors la conjonctive s'injecte et il peut y avoir des troubles profonds de l'organe de la vision. Cependant la terminaison du zona ophthalmique, est ordinairement favorable. L'éruption débute quelquefois par la nuque ou la région occipitale, et, de là s'étend et s'irradie mais unilatéralement; elle peut aussi siéger seulement à la face et surtout au menton, ou bien sur l'un des côtés du cou, commençant

primitives; de là leur confluence et la formation des bulles qui complètent la physionomie du zona. Ces bulles contiennent parfois du sang et ont une teinte brunâtre.

Dès lors le zona est devenu une *affection bulleuse;* on peut observer ensuite la dessiccation des bulles en même temps que leurs aréoles deviennent plus pâles. Des vésicules nouvelles peuvent apparaître encore, alors que sur d'autres points il y en a déjà de desséchées.

entre la deuxième et la troisième vertèbre cervicale, et s'étendant vers la région laryngienne. Dans le zona brachial, l'éruption apparaît d'abord généralement au niveau des dernières vertèbres cervicales, passe au-dessus ou au-dessous du bras, s'étend au coude et même plus loin; on la voit bien plus souvent du côté de la flexion. Le thorax est la région qui est le plus souvent atteinte par le zona, l'éruption est alors à peu près parallèle aux côtes, suivant en cela la direction oblique en avant, en bas et en dedans des nerfs intercostaux. Le zona de cette région provoque de grandes douleurs, gêne les mouvements respiratoires, et au début il peut en imposer pour une pleurésie. A la région abdominale, il suit le trajet du dernier nerf dorsal, ou des nerfs lombaires et peut simuler une colique néphrétique.

Ces deux dernières régions sont celles où l'on rencontre le plus fréquemment le zona; c'est même à la disposition qu'il y affecte qu'il doit son nom. Le zona peut également se manifester aux cuisses, en avant et en arrière, aux fesses, aux parties génitales, il dépasse rarement le genou.

La marche de l'herpès zoster est toujours aiguë; quel que soit le temps qu'il dure, il guérit toujours. La terminaison par gangrène ou par une éruption d'anthrax et de furoncles a été observée. Il n'est pas rare qu'il se fasse des ulcérations suivies de cicatrices qui, dans les formes graves du zona, persistent toute la vie. On le voit rarement deux fois chez le même individu (A); la névralgie persiste souvent longtemps après que toute trace d'éruption a disparu[1]. Le zona s'observe chez les hommes comme chez les femmes, dans le jeune âge comme chez les adultes, chez les tout jeunes enfants comme chez les vieillards; c'est chez ces derniers qu'il laisse le

A. Kaposi cite un cas où il y eut neuf récidives; toutes les fois, le zona siégeait du côté droit, mais il n'occupait pas toujours la même place. *Wiener. Med. Wosh.* numéros 25 et 26, 1877, cité dans le *London medical record*, 15 nov. 1877.

1. Trousseau rapporte un cas où la douleur persistait encore *quatorze ans* après l'éruption, et Blachez, un autre de *vingt ans;* ces phénomènes douloureux peuvent s'observer même lorsque la surface cutanée, qui a été le siège de l'éruption, est, comme cela se voit souvent, le siège de troubles sensitifs constituant un mélange d'hyperesthésie et d'anesthésie. Cette dysesthésie s'observe sur le territoire du nerf que recouvre l'éruption, mais elle n'a pas de rapport défini avec les groupes éruptifs eux-mêmes. Outre l'anesthésie douloureuse, on a observé aussi, comme conséquence du zona, des troubles vaso-moteurs, l'abaissement de la température locale, des parésies et même des paralysies musculaires (zona ophthalmique).

plus souvent après lui une douleur persistante; il n'est pas contagieux. D'après la statistique de l'Association dermatologique Américaine il y en aurait 262 cas sur 16,863 cas de maladies cutanées.

Étiologie. — Les causes du zona sont obscures, et cependant la clinique nous montre qu'elles doivent être très-différentes; on sait bien cependant que toujours l'éruption dépend d'un état d'irritation ou d'inflammation des troncs nerveux cutanés ou de leurs branches. Les causes qui produisent ces modifications dans l'innervation sont nombreuses : l'alimentation, les vêtements, les émotions, les changements atmosphériques, surtout les refroidissements subits, les brouillards, les temps humides, la suppression brusque d'une transpiration abondante sont autant de causes du zona; aussi est-il plus fréquent dans certains pays et dans certaines saisons que dans d'autres. Les traumatismes violents intéressant et contusionnant les nerfs; les opérations chirurgicales sont également capables de déterminer cette éruption (A). Quelques observateurs ont aussi accusé l'oxyde de carbone (Leudet), et l'arsenic (Hutchinson, de Londres); il est très-probable en effet que, dans certains cas, ces substances n'ont pas été étrangères à la production de l'éruption zostérienne. Bärensprung (B) un des premiers a rattaché le zona à une altération des éléments nerveux [1].

Anatomie pathologique. — Bärensprung considère le zona comme une affection du système ganglionnaire, et en place le siège dans les ganglions spinaux. Dans des cas de zona du tronc, il trouva les nerfs intercostaux dégénérés, et leur ganglion spinal épaissi et injecté; l'inflammation s'étendait toujours du ganglion à la périphérie.

Danielssen (C) fit l'autopsie d'un malade, atteint de zona, qui

A. Monographie de Picaud. *Éruptions cutanées consécutives aux lésions traumatiques*, Paris, 1875. Michel. *Traumatismes des nerfs et leurs conséquences*, Phila, p. 153, 1872.

B. *Die Gürtelkrankheit*, *Charité Annalen* IX, p. 174, Berlin. Cet article est la meilleure étude que nous ayons sur ce sujet.

1. C'est un médecin français, c'est Rayer, qui, en 1851, pensa le premier à l'origine nerveuse du zona. Citons ensuite les travaux de Charcot (1856) de Parrot (1857) de Danielssen (1861) de Caillaut et Bassereau. Ceux qui ont le plus contribué à fixer anatomiquement la question sont Mitchell, Morehouse et Keen (1864), rapports chirurgicaux de la guerre de la Sécession américaine, et surtout Oscar Wyss, de Zurich. L'idée de la névrite est aujourd'hui universellement admise; et, pour tous les médecins, le *zona n'est pas autre chose qu'un trouble trophique.*

C. Bärensprung, *loc. cit.*, p, 119.

mourut de pneumonie, et trouva le nerf intercostal correspondant rouge et considérablement tuméfié, ainsi qu'une infiltration très-nette du névrilème. Weidner (A) trouva sur le premier nerf thoracique un épaississement notable avec infiltration granuleuse allant jusqu'au ganglion de la racine postérieure, mais s'arrêtant à la moelle. Les tubes nerveux primitifs avaient tous conservé leur cylindre d'axe.

Os. Wyss (B) donne une description minutieuse des altérations qu'il observa dans un cas de zona du front où la mort survint de bonne heure ; la branche maxillaire supérieure du nerf trijumeau était plus volumineuse, plus épaisse, plus molle que celle du côté opposé, elle avait une coloration gris-rougeâtre, ses différents rameaux étaient injectés et séparés par un tissu rouge ramolli et très-vasculaire ; de l'orbite au ganglion de Gasser, le nerf maxillaire supérieur était entouré d'une extravasation sanguine, et il était considérablement plus épais et plus mou qu'à l'état normal, de plus il avait perdu sa couleur blanc-jaunâtre, et était d'un rouge vif ; à sa sortie du cerveau, le nerf était sain, mais il était malade à partir de son entrée dans le ganglion de Gasser, et sa gaîne était infiltrée de sang[1]. Le zona est donc caractérisé anatomiquement par l'inflammation du nerf sous-jacent à l'éruption.

A l'examen microscopique, on voit que dans les papilles du derme il y a prolifération de cellules embryonnaires ; le réseau muqueux est sain par places, et complètement détruit en d'autres endroits. Ces faits corroborent l'opinion première de Bärensprung qui prétend

A. *Berliner Klin, Wochenshvift n°* 7, 1870, *Arch. für derm. und syph.* 4 Heft. 1870.
B. *Archiv. der Heilkunde* IV, 1871. *Arch. für derm. und syph.* 3 Heft. 1872.

1. C'est grâce aux recherches des auteurs précédents et notamment de Wyss, mais aussi à celles de Rouget, de Charcot, de Duncan, de Payne, de Horner et Schiffer, de Cottard, d'Esmarck, d'Ollivier, etc., que l'existence de lésions nerveuses préexistantes au zona a été bien démontrée. Cette notion est un fait acquis définitivement à la science, au point qu'aujourd'hui, quand on observe un zona, on recherche immédiatement la névrite et les causes qui ont pu donner lieu à cette lésion liée directement au zona. Qu'elle soit primitive ou, ce qui est fréquent, qu'elle soit consécutive à une compression (lésion osseuse, méningite spinale, etc.), on peut dire que le zona est une affection cutanée qui a son point de départ dans l'inflammation d'un ganglion spécial et des nerfs qui en émanent.

Le ganglion, aussi bien que le nerf, peuvent *être partiellement altérés* et, dans ce cas, l'éruption n'apparaît que dans le département desservi par le rameau nerveux malade. Ce qu'il faut retenir, c'est que l'herpès zoster se montre au cours des affections centrales qui portent sur les régions postérieures de la moelle, ou sur les ganglions spinaux ou encore à la suite des névrites qui intéressent plus spécialement les filets sensitifs. En effet, *partout où il y a un nerf sensitif, et surtout un nerf sensitif superficiel, il peut y avoir un zona.*

que le zona est dû à une inflammation des ganglions spinaux qui se transmet à la peau par l'intermédiaire des nerfs périphériques. (A)

Biesiadecki (B) et Haight (C) de New-York ont démontré que les vésicules se forment de la même façon que dans l'eczéma[1]. Biesiadecki montre que les papilles sont agrandies et remplies de cellules de nouvelle formation qui pénètrent dans le chorion, et même dans le tissu cellulaire sous-cutané ; les vaisseaux des papilles sont dilatés et gorgés de sang, de nombreuses cellules fusiformes venues de la couche papillaire pénètrent dans la couche muqueuse et en séparent les éléments, de sorte que les cellules épidermiques sont comprimées et prennent la disposition de bandes étroites et perpendiculaires à la surface de la peau. Les cellules de la couche moyenne et de la couche superficielle du réseau de Malpighi sont isolées et comprimées, ainsi que celles des conduits des glandes sudoripares et des follicules pileux.

Cette façon d'envisager les choses est partagée par Auspitz, Bosch (D) et Ebstein (E). Le réseau dont nous venons de parler, est rempli, selon Biesiadecki, de cellules de tissu conjonctif qui ont traversé la couche muqueuse. Haight trouva de nombreuses cellules rondes et nucléées au dedans et autour du névrilème, qui étaient

A. Voir aussi un intéressant article de Kaposi dans le *Traité des maladies de la peau*, résumé dans le *London médical record*, 15 avril 1876.

B. *Beitrage rur Phys. und path anat. der Haut.*, p. 245. Wien. 1867.

C. *Sitrungsberitchte der Kais-Akadémie*. Wien. 1868.

1. Le processus morbide, qui aboutit à l'herpès, peut se résumer ainsi : Fluxion inflammatoire vive et tension excessive; exsudation liquide dans les mailles du derme; soulèvement correspondant des couches épidermiques dans les points les moins résistants, c'est-à-dire au niveau de la couche granuleuse, qui est intermédiaire aux cellules malpighiennes et aux cellules épidermiques soudées par la kératine ou l'éleïdine.

Dans les vacuoles ainsi formées se précipite le liquide exsudé, contenant des cellules migratrices ou globules blancs, des globules rouges, parfois très-abondants, et une grande quantité de fibrine qui englobe dans ses mailles les éléments précédents.

L'inflammation du corps papillaire est alors extrême ; les vacuoles peuvent l'intéresser partiellement (herpès superficiel) ou profondément (herpès ulcéreux) de façon à entamer le derme et à laisser des cicatrices.

Donc rien de spécial au zona, évolution commune aux vésicules herpétiques, aux bulles du pemphigus, du vésicatoire, de l'érysipèle, etc.

Survient ensuite la transformation purulente de la sérosité exsudée, puis la dessiccation et la formation des croûtes auxquelles succèdent soit des cicatrices, soit des macules.

Des recherches récentes faites au moyen du chlorure d'or ou de l'acide osmique semblent avoir démontré l'existence d'altérations des extrémités nerveuses dans les régions correspondantes, ce fait est d'ailleurs inconstant.

D. *Wirchow's archev*, XXVIII, p. 337.

E. *Wirchow's archev*, XXVI, p, 598.

probablement de nature purulente. Il démontra aussi que les nerfs étaient gonflés, la substance nerveuse ramollie, et le cylinder axis très-élargi mais irrégulier [1].

Diagnostic [2]. — Les caractères du zona sont généralement si évidents qu'il est impossible de faire une erreur de diagnostic. La névralgie prodromique dans une région hémi-latérale qui devient le siège de l'éruption, l'apparition de vésicules perlées, groupées en îlots qui sont séparés par des intervalles de peau saine et siègent sur une surface rouge, enflammée, disposée en bande, ainsi que leur tendance à conserver longtemps leur forme intacte, enfin l'aspect des bulles qui sont d'abord brillantes, transparentes puis sanguinolentes, enfin purulentes, sont caractéristiques. Les vésicules sont plus larges que celles de l'eczéma, leur volume varie de celui d'une tête d'épingle à celui d'un pois, de plus les vésicules d'eczéma se rompent toujours et laissent écouler un liquide qui se transforme rapidement en croûtes; les vésicules du zona ne se rompent pas. Dans le zona, la douleur et les sensations de brûlure manquent rarement; dans l'eczéma, il y a toujours des démangeaisons prononcées. Enfin l'éruption zostérienne suit à peu près exactement le trajet d'un nerf, et les plaques malades sont bien plus nettement limitées

1. L'éruption zostérienne se montre quelquefois en rapport avec la distribution des ramifications superficielles de la première branche du trijumeau; elle constitue alors le *zona ophthalmique*, décrit pour la première fois par Jonathan Hutchinson (1866), étudié ensuite par Bowman, (1867) par Steffan, (1868) par Wyss, (1869) par Galézowski, (1871) par Coppey et Hybord (1872). Le front, la paupière supérieure, le nez, et la partie antérieure de la tempe sont les régions les plus fréquemment envahies. Comme dans le zona ordinaire, l'intensité des douleurs n'est nullement en rapport avec la confluence et le degré de gravité de l'éruption zostérienne.

Ici, c'est généralement le ganglion de Gasser, en tout ou partie, qui est le siège de la névrite primitive, même lorsque les nerfs qui en émergent sont restés sains. Toutefois, il faut signaler les cas dans lesquels le zona, tout en restant un trouble trophique, cutané, est en rapport non avec une dégénération centrale, mais avec une lésion périphérique. Bärensprung a démontré la part incontestable qui revient à l'irritation d'un nerf périphérique dans la production d'un zona. Ainsi s'explique le zoster circonscrit qui succède au *traumatisme* ou à l'*action du froid* sur des filets nerveux tout à fait superficiels.

Les conditions pathogéniques du zona (lésion nerveuse) étant établies, il est clair que le zona n'apparaît pas indistinctement chez tous les sujets. Certaines circonstances, certaines manières d'être, certains tempéraments en favorisent l'éclosion : ce qui démontre l'exactitude de l'observation de Bazin qui signalait comme cause prédisposante du zona, l'arthritisme et l'herpétisme.

2. Avant toute éruption, le zona ne pourra qu'être soupçonné à cause de la vivacité et du siège des élancements douloureux. Le diagnostic du zona, en tant qu'éruption, n'est difficile que lorsqu'on n'a pas assisté aux poussées successives et au développement des bulles ou que celles-ci sont petites, sèches, noirâtres, en petit nombre, comme dans

que dans l'eczéma. Il est difficile de confondre l'érysipèle avec le zona ; la limite précise de la plaque érysipélateuse, sa coloration rouge sombre, l'irrégularité des bulles et de leur disposition, la coloration plus vive, plus rosée et plus animée des plaques, les symptômes généraux, l'absence de névralgie et de vésicules disposées en groupes serviront à le faire reconnaître de l'herpès. Enfin les croûtes sont beaucoup plus tenaces et plus adhérentes, moins jaunes et moins molles que dans l'impetigo. Il faut aussi distinguer le zona de l'herpès simple de la face et des organes génitaux ; et la chose est facile, parce qu'il s'accompagne de douleur, et qu'il ne se montre généralement jamais qu'une fois sur le même individu, tandis que l'herpès simple se reproduit souvent chez la même personne ; de plus il reste presque toujours confiné à certaines régions comme les lèvres, le nez, les parties génitales, qui sont autant d'endroits où on n'observe que rarement le zona.

Dans l'herpès simple, il n'y a généralement qu'un groupe de vésicules, dans le zona au contraire il y en a habituellement plusieurs. Le zona est presque invariablement unilatéral, l'herpès simple siège souvent des deux côtés à la face ou sur la ligne médiane [1].

Traitement. — Il ne faut pas oublier que le zona a en général une marche aiguë, et qu'il se termine ordinairement par la guérison ; son pronostic est donc le plus souvent bénin, excepté quand un or-

le cas si fréquent du zona très-limité et *avorté*, ou encore lorsque l'éruption occupe un siége absolument insolite (vulve, urèthre, verge, pénis, pubis, etc.)

A cause de la disposition en demi-ceinture, qu'affecte parfois l'éruption variolique, on a pu décrire le *zona variolique;* toutefois, un simple coup d'œil suffira pour faire le diagnostic : il en sera de même des syphilides granuleuses, lesquelles sont généralisées et non prurigineuses; de même aussi du lichen dans lequel il y a du prurit et non de la douleur et où l'éruption est disséminée au hasard et non le long des trajets nerveux. A la période croûteuse, on pourrait le confondre avec l'eczéma impétigineux; nous avons dit, à propos de cette dernière affection, comment le zona s'en distinguait.

1. Le véritable *zona double* ou *bilatéral* a été longtemps nié. En vérité, il est fort rare, mais son existence est aujourd'hui absolument indiscutable. Parfois le zona ne disparaît que pour renaître ; c'est le *zoster recidivus* d'Alibert, c'est le *zona chronique* des auteurs. D'après Potain, le zona est parfois le prélude de la tuberculose.

A propos des éruptions de l'herpès et du zona, c'est-à-dire à propos des *éruptions vésiculeuses*, on doit faire, au point de vue étiologique de grandes différences : le zona est l'expression cutanée d'une souffrance nerveuse; l'herpès est une des manifestations de la dartre; ou bien, comme Vidal le pense pour certains pemphigus, c'est-à-dire pour certaines *éruptions bulleuses*, peut-être est-il le résultat d'une fièvre, de nature encore mal déterminée, de la *fièvre herpétique*, au même titre que l'éruption variolique est le fait d'une fièvre variolique.

gane délicat, comme l'œil par exemple, est atteint. La médication interne n'a pas jusqu'à présent paru modifier sensiblement la marche de l'éruption, bien que Ashburton Thompson (A) et Bulkley (B), croient avoir trouvé dans le phosphure de zinc un remède précieux; le premier de ces cliniciens l'a prescrit à la dose de 0gr,015 prise au commencement d'une poussée et répétée toutes les trois heures; on obtiendrait ainsi une diminution de la douleur et souvent aussi de l'éruption. Mon expérience personnelle est encore trop restreinte pour que je puisse formuler nettement une opinion ; dans quelques cas cependant, le phosphure de zinc m'a paru agir d'une façon efficace et prompte.

Il faut combattre les symptômes généraux suivant leurs manifestations. Les laxatifs salins ou les eaux naturelles purgatives sont parfois utiles au début d'une poussée violente ; les opiacés prescrits pour la nuit doivent parfois être administrés à haute dose; les injections sous-cutanées de sulfate ou de chlorhydrate de morphine sont un autre moyen précieux pour supprimer la douleur. Quand l'affection est intense, on prescrit avec avantage le sulfate de quinine à hautes doses, le fer, l'arsenic, ou les acides minéraux.

Le traitement externe a une valeur importante ; il faut défendre l'éruption contre l'irritation produite par les vêtements ou les autres agents extérieurs : loin de rompre les vésicules, il faut les conserver intactes aussi longtemps que possible. On peut employer avec avantage des poudres fines contenant du camphre et de la morphine, que l'on étend soigneusement sur les parties malades; on les recouvre ensuite d'un bandage; on se trouvera quelquefois bien des lotions ou des pommades contenant de l'opium, de la belladone et du camphre. L'acide phénique en lotion, à dose de 0gr,50 à 0gr,75 pour 30 gr. d'eau peut aussi servir. J'ai eu à me louer récemment du liquide extrait du Grindelia robusta étendu dans la proportion de 1gr,75 à 3gr,50 pour 30 gr. d'eau. Parfois les courants interrompus procureront de l'amélioration, d'autres fois, c'est aux courants continus qu'il faudra avoir recours; on applique alors les électrodes recouverts d'éponges sur le trajet du nerf qui est en rapport

A. Glascow, *Medical Journal*, octobre 1874.
B. *Arch. of derm.*, janvier 1876, p. 158.

avec la distribution de l'éruption. J'ai constaté qu'il suffisait habituellement d'employer cinq à dix éléments, et qu'il fallait faire des séances de vingt à trente minutes chaque jour ou deux fois par jour. L'électricité employée à temps soulage souvent la douleur et arrête les progrès de l'éruption; on peut l'employer même alors que le zona a acquis tout son développement; les douleurs qui persistent après l'éruption sont justiciables du même mode de traitement[1].

Pronostic. — Au bout de quelques semaines le zona guérit habituellement d'une façon spontanée; dans les cas rebelles, il peut durer un mois ou même davantage. Quand il siège à la tête, la douleur est souvent intense, et le zona ophthalmique a quelquefois un retentissement fâcheux sur l'œil. Des anesthésies, des paralysies même, mais toujours passagères, ont pu en être la conséquence. Après la variété ulcéreuse, il peut rester des cicatrices aussi profondes que celles de la variole ou que celles de l'acné.

HERPÈS HYDROÏQUE. — HYDROA VÉSICULEUX DE BAZIN[2].

Syn. — *Fr.* : Hydroa vacciniforme ou en cocarde; *angl.* : herpès cerclé, herpès annulaire; *all.* : herpès iris.

Définition. — L'herpès hydroa est une affection aiguë, inflammatoire, caractérisée par l'apparition d'un ou de plusieurs groupes de vésico-papules ou de vésicules, de grosseur variable, et disposées en forme de cercles concentriques qui habituellement sont diversement colorés.

Symptômes. — Les plaques ont un diamètre qui varie de quelques *lignes* à plusieurs *pouces*, et elles sont constituées par un nombre plus ou moins considérable de vésico-papules ou de vésicules distinctes, disposées les unes à côté des autres, de façon à former quelquefois un cercle complet; deux, trois ou un plus grand nombre de ces cercles sont disposés en séries concentriques. Les lésions élé-

1. Dès le début du zona, il est parfois bon d'appliquer au niveau de l'émergence de tronc nerveux intéressé un vésicatoire, qu'on pourra saupoudrer d'abord de morphine et qu'on pansera ensuite au cold-cream phéniqué.

Ou bien on peut faire alterner les bains adoucissants et les douches émollientes avec les poudres isolantes et, à la fin, avoir recours au collodion ou aux badigeonnares de teinture d'iode ou de perchlorure de fer.

2. Voir au musée Saint-Louis un magnifique moulage d'hydroa du dos de la main, pièce n° 301.

mentaires ont la grosseur d'une tête d'épingle, d'un pois, ou même davantage ; elles peuvent être discrètes, mais le plus souvent elles sont confluentes. Le nombre des plaques varie également, il peut y en avoir une, deux ou même une douzaine ; entre les vésicules, la peau est rosée ou rougeâtre et parfois elle est assez turgescente pour dépasser en élévation la peau environnante. Les vésicules contiennent un liquide séreux, puis opalin ; au bout de deux ou trois jours elles se dessèchent et donnent lieu à la formation de croûtes peu épaisses et jaunâtres. Les vésicules les plus anciennes, celles du centre, se dessèchent les premières, tandis qu'il s'en forme de nouvelles à la périphérie.

Au début, l'affection est constituée par une ou plusieurs papules, situées autour d'un point central, elles se transforment rapidement en vésicules, et se rangent circulairement. Dès qu'un cercle est complet, il s'en forme un autre à côté qui affecte, par rapport au premier, une disposition concentrique, il peut ensuite s'en faire un troisième, de sorte que parfois on peut distinguer trois ou quatre cercles analogues. Habituellement les vésicules primitives et centrales ont disparu en grande partie, quand le dernier cercle se développe. La couleur générale de l'éruption est tout à fait spéciale, elle a des teintes variées et délicates, qui s'étendent sur toute la plaque, d'où la dénomination d'*iris* qu'on lui a encore donnée[1]. On peut observer à un moment ou à l'autre de la maladie toutes les colorations si variées de l'arc-en-ciel avec prédominance des colorations rouge, jaune et violet.

C'est une affection aiguë, caractérisée par l'apparition successive de taches, qui se continue pendant un à trois septenaires au bout desquels il est ordinaire que le processus s'arrête de lui-même.

1. L'aspect sous lequel on observe le plus souvent l'hydroa est celui d'une vésicule unique, lenticulaire, brillante, entourée d'un cercle bleuâtre, violacé ou rosé de peau soulevée. Ce soulèvement épidermique se dessèche ensuite, mais l'affection se reconnaît toujours à cause de sa forme arrondie et de son siège au dos des mains et entre les doigts. Parfois toute la portion centrale s'est affaissée et les bords seuls sont rouges et saillants de sorte que la lésion prend un aspect cratériforme qui rappelle celui d'une pustule vaccinale : d'où le nom d'*hydroa vacciniforme* sous lequel cet herpès est encore connu. La dénomination d'*Hydroa en cocarde*, qui a été aussi proposée, rend assez bien compte des trois zones, blanche, bleuâtre ou rose, que l'on observe du dedans en dehors, autour de la vésicule. Quant à l'expression d'*Iris* par laquelle les Allemands désignent cette affection, elle est très-mauvaise et doit disparaître de la nomenclature dermatologique française.

L'herpès hydroïque a des régions de prédilection telles que le dos des mains et des pieds, les avant-bras et les jambes[1]; il n'occasionne que rarement des troubles généraux de quelque importance; quand les démangeaisons ou les sensations de brûlure existent, elles sont rarement bien prononcées.

La marche de cette affection, considérée au point de vue anatomique, peut être anormale; au lieu de vésicules, il peut se former des bulles, ou bien les vésicules peuvent se réunir et donner lieu à la formation de bulles irrégulières; d'autres fois c'est à peine s'il y a vésiculation. Cependant il est toujours facile de reconnaître les allures générales de l'herpès iris. Il n'est pas rare qu'il reparaisse sur la même personne; c'est d'ailleurs une affection peu commune et qui n'est pas contagieuse.

Étiologie. — L'herpès hydroïque est plus fréquent au printemps et en automne, c'est-à-dire aux saisons des changements de température; on l'observe aussi bien chez les hommes que chez les femmes, mais il est plus commun chez les enfants et les jeunes gens que chez les adultes. On ne sait que peu de chose de sa nature; la clinique nous apprend cependant que, quoique très-intense dans ses manifestations, c'est en réalité une affection bénigne[2].

Anatomie pathologique. — L'hydroa a sans doute des liens étroits de parenté avec l'érythème multiforme; on pourrait, en vérité, le considérer simplement comme une forme plus accentuée ou comme une modification de cette affection. Bien des fois en observant la marche de ces deux éruptions, il m'a semblé évident qu'elles ne faisaient qu'une (A). Cependant les symptômes objectifs

1. On l'observe encore au cou, aux oreilles, au front, autour de la bouche, sur les lèvres, et même sur les muqueuses. Au musée de l'hôpital Saint-Louis, on peut voir plusieurs cas remarquables d'hydroa des muqueuses et des lèvres. Ce dernier fait est destiné à montrer combien, dans certains cas, cette affection peut simuler l'herpès labial (pièce n° 618). Certaines angines sont dues à l'apparition sur la voûte du palais, de vésicules hydroïques; on peut en observer aussi à la face interne des joues, et même sur la langue. Ce sont des éruptions hydroïques, pemphigoïdes, ou de même genre, qui constituent en partie le groupe encore si complexe des aphthes. M. Quinquaud a attiré l'un des premiers, l'attention des observateurs sur les « *Angines hydroïques.* »

2. Depuis Bazin, elle est considérée en France comme d'ordre rhumatismal, et sous la dépendance de l'arthritisme.

A. Voir Érythème multiforme. C'est l'opinion unanime des dermatologistes français.

de l'herpès iris ont quelque chose de si spécial, et en même temps de si différent de l'érythème multiforme, qu'il est plus naturel d'en placer la description à côté de celle de l'herpès, plutôt que de l'étudier avec les érythèmes ; d'autant plus que les lésions élémentaires sont incontestablement vésiculeuses, c'est-à-dire herpétiques. En tout cas, c'est une affection inflammatoire, bénigne et guérissant spontanément.

Diagnostic. — La présence des vésicules sert à le faire reconnaître de l'érythème multiforme ; on le distinguera *du zona* par l'absence de brûlure et des douleurs névralgiques, du reste la distribution des vésicules est complètement différente : dans l'herpès hydroïque, elles sont disposées en cercles concentriques, dans le zona, elles sont groupées en plaques irrégulières et se montrent au milieu de bandes rouges qui suivent les trajets nerveux ; de plus, elles n'affectent pas les mêmes régions, car les mains et les pieds sont rarement le siège du zona. On confondra bien plutôt l'hydroa avec le *pemphigus*, mais l'étendue de la lésion, l'aspect vésiculeux et non bulleux, le mode de formation, la marche et l'arrangement des éléments hydroïques diffèrent totalement des caractères du pemphigus et la coloration particulière des taches de l'herpès iris serait suffisante, à elle seule, pour le faire distinguer du pemphigus. On peut aussi le confondre avec l'*impétigo herpétiforme ;* enfin, le volume et l'arrangement des vésicules, l'absence de suintement et de démangeaisons suffiront à le différencier de l'*eczéma*.

Traitement. — Aucune médication ne semble influencer la marche de la maladie ; si on fait quelque prescription, il faut la faire anodine, et l'approprier au cas particulier. Il faut protéger l'éruption avec des linges, laisser les vésicules intactes, et saupoudrer de temps en temps avec de la poudre d'oxyde de zinc. S'il y a des excoriations, on se servira de pommade à l'oxyde de zinc ; on peut également se servir de l'enveloppement imperméable, puis d'applications ou de lotions astringentes comme dans l'eczéma aigu [1].

Pronostic. — Il est favorable ; il faut rassurer le malade et lui promettre que l'éruption disparaîtra rapidement, habituellement

1. En France, on prescrit en outre, à l'intérieur, le sirop suivant : sirop de saponaire 500 gr. ; bicarbonate de soude 25 à 30 gr., à la dose de deux cuillerées par jour.

au bout de quelques semaines, et qu'elle ne laissera aucune trace après elle.

MILIAIRE.

Syn. : Miliaire rouge; miliaire blanche; Sudamina, Lichen tropicus; Prickly heat.

Définition. — La miliaire est un désordre inflammatoire aigu des glandes sudoripares, caractérisé par de nombreuses papules ou vésicules grosses comme une pointe d'aiguille ou comme un grain de millet, et qui s'accompagne de sensations de picotement, de chaleur et de brûlure (A).

Symptômes. — La miliaire est une affection vésiculeuse ou papuleuse, quelquefois l'une et l'autre en même temps, avec prédominance cependant de l'une des deux lésions. D'où la nécessité d'en décrire deux variétés.

Miliaire papuleuse. — Cette variété, connue sous les noms de *lichen tropicus*, de *pointe de chaleur*, commence habituellement par l'apparition d'un grand nombre de papules, la plupart acuminées et d'un rouge brillant; elles sont très-petites, du volume d'une tête d'épingle ou d'un grain de millet et dépassent très-légèrement la surface de la peau. Elles sont très-nombreuses, isolées d'habitude, quoiqu'elles puissent se confondre les unes avec les autres, elles sont presque toujours disséminées sans ordre et sur une vaste étendue; elles apparaissent soudainement et s'accompagnent d'une transpiration plus ou moins abondante; çà et là on voit, disséminées au milieu des papules, des vésico-papules et des vésicules, ce qui fait que les lésions élémentaires peuvent être considérées comme multiples.

Miliaire vésiculeuse[1]. — Au lieu de papules, il peut se former des vésicules; elles sont petites et dépassent rarement la grosseur d'une pointe ou d'une tête d'épingle, elles ont généralement la forme acuminée, et font, au-dessus de la peau, une légère saillie se présentant sous l'aspect de petites pointes blanchâtres ou jaunâtres. Elles sont habituellement très-nombreuses, il n'est pas rare d'en

A. Il ne faut pas confondre la miliaire avec la maladie connue sous le nom de fièvre miliaire, éruption miliaire, etc, on trouvera une description complète de ces affections dans l'encyclopédie de médecine pratique, de Ziemssen, vol. II, New-York, 1875.

1. Eczéma sudoral.

voir un mille sur une tache, comme par exemple à l'abdomen; mais, si nombreuses qu'elles soient, elles sont toujonrs isolées les unes des autres. La peau sur laquelle elles reposent est toujours plus ou moins enflammée, elle est ordinairement d'un rouge brillant, de telle façon que chaque vésicule est entourée d'une aréole (*miliaire rouge*); quand les vésicules sont récentes, elles paraissent contenir un liquide analogue à l'eau; quand elles sont anciennes, elles sont opalescentes et blanc jaunâtre (*miliaire blanche*). Par leur grand nombre et leur rapprochement, elles peuvent donner à la peau une nuance jaunâtre. Cette éruption de vésicules s'accompagne en général de sueurs plus ou moins abondantes. L'éruption affecte la forme de taches, disséminées çà et là, ou bien elle se manifeste sur la plus grande partie du corps; son siège habituel est le tronc, mais elle peut aussi siéger à la face, aux bras, aux extrémités inférieures. Elle est très-commune aux parties latérales du tronc, à l'abdomen, au dos.

Ces vésicules se transforment rapidement, au bout de un ou deux jours; elles se desséchent et se terminent par une fine desquamation. Elles n'ont aucune tendance à se détruire spontanément; cependant sous l'influence du grattage, des frottements, elles se rompent, et leur contenu se répand sur la peau et donne lieu à la formation d'une croûte jaunâtre très-mince; comme le liquide qu'elles contiennent n'est jamais abondant, les croûtes sont toujours insignifiantes. L'affection se termine en quelques jours, ou bien elle continue par l'apparition successive de nouvelles poussées de vésicules. Sa durée dépend de la cause qui l'a produite; et j'ai vu des cas de miliaire qui ont duré tout un été et même une partie de l'automne.

Cette variété peut attaquer toutes les régions, mais c'est surtout à l'abdomen, à la poitrine, au cou, aux bras qu'on la voit; elle se manifeste rapidement, sans symptômes prodromiques et atteint rapidement ses caractères définitifs; quelques heures suffisent pour qu'elle ait son développement complet. Son intensité varie, parfois elle est légère, d'autres fois elle est si grande qu'elle cause beaucoup d'ennuis. Elle se montre et disparaît d'une façon imprévue, et sans cause apparente. L'alimentation ou les boissons chaudes sont parfois suffisantes pour l'aggraver ou pour favoriser la rupture des vésicules quand elles y ont quelque disposition.

Les deux variétés s'accompagnent de picotements, de sensations de chaleur et de brûlure, qui parfois sont insupportables[1].

Étiologie. — La miliaire a pour cause unique l'hyperthermie, soit que les vêtements soient trop chauds, soit que la température extérieure soit exagérée, soit enfin que la fièvre soit vive. On l'observe souvent en été dans les différents climats, et surtout quand la température devient brusquement et exceptionnellement élevée (A). La variété papuleuse est plus fréquente dans les régions tropicales, d'où le nom de *lichen tropicus*, elle y est plus grave et plus intense que chez nous. C'est surtout chez les individus gras et qui transpirent abondamment, ainsi que chez les enfants qu'on l'observe. Ceux qui en ont été atteints une fois sont susceptibles de l'être une seconde. Les vêtements de flanelle ou d'autres tissus irritants, les effets trop étroits, les bandages ont une influence bien connue sur la miliaire. La variété vésiculeuse d'autre part, a, si j'en crois mon observation, plus de tendance à se montrer chez les sujets faibles et débilités que chez ceux qui sont forts et robustes; il n'est pas rare de la rencontrer sur les enfants et les jeunes gens mal nourris, faibles et chétifs, et surtout en été, quoiqu'on puisse la voir dans d'autres saisons.

La grande quantité de vêtements dont on couvre si souvent les enfants faibles est une cause fréquente de miliaire. Je l'ai aussi souvent observée chez les adultes qui sont maladifs, nerveux, dyspeptiques ou débiles.

Anatomie pathologique. — La miliaire papuleuse et la miliaire vésiculeuse ont la même anatomie pathologique; toutes deux sont des affections inflammatoires des glandes sudoripares. Dans l'un

1. Outre la miliaire rouge et la miliaire blanche, les auteurs décrivent encore la *miliaire cristalline*, « qui a incontestablement la signification d'un véritable exanthème cutané (Kap., *Trad. Besnier et Doyon*, p. 441). Du volume de grains de semoule, ces vésicules sont claires *comme des gouttes de rosée* et ne deviennent jamais purulentes. C'est le seul exanthème exsudatif, fait remarquer Kaposi, qui soit encore reconnaissable sur le cadavre. Les parois des vésicules se détruisent au bout d'un certain temps sous l'influence de la sueur et tombent sans donner lieu à la desquamation. Des frissons précèdent ordinairement ces éruptions et leurs poussées multiples. Hébra admet de grandes relations entre la production de la miliaire cristalline et certaines affections viscérales, capables de *provoquer des métastases sur la peau* (typhus, puerpéralité, rhumatisme articulaire, endométrite, etc.).

A. Voir un article intéressant « sur certaines maladies prédominantes de la peau pendant l'été de 1876, » par le docteur E. B Brouson, de New-York. *Archiv. de dermatologie*, janv. 1877.

des cas, le processus aboutit à la formation de papules qui siègent au niveau de l'orifice des conduits excréteurs des glandes; dans l'autre, il donne lieu à la formation de vésicules. La ligne de démarcation entre ces deux lésions est le plus souvent mal définie, d'où le mélange de papules et de vésicules. Cependant, en général, le processus est plutôt vésiculeux, et on peut le comparer à celui qu'on observe dans l'eczéma où vésicules et papules siègent côte à côte. Les différences individuelles seules font que l'une ou l'autre de ces lésions se produisent exclusivement. La papule miliaire est à la vésicule miliaire ce que la papule d'eczéma est à la vésicule d'eczéma. Ce sont simplement des variétés, ou dans quelques cas, des stades différents d'un même processus. Il se fait au niveau des conduits glandulaires une hypérémie, puis une légère exsudation qui se forme très-rapidement, et qui donne lieu, en quelques instants, à de fines vésicules ou à de petites papules; puis, quel que soit le processus suivi, les choses restent dans l'état où elles sont tant que la cause qui les a produites reste la même; quand elle disparaît, l'affection disparaît à son tour par résorption[1].

Diagnostic. — Il n'y a aucune difficulté à reconnaître la miliaire, quand on tient compte de sa cause et de son siége.

La variété papuleuse, avec ses symptômes si spéciaux, est une affection si commune et si bien connue qu'il est presque impossible de la confondre avec une autre affection. Elle est simplement le résultat d'une altération subite et exagérée de température[2]; par conséquent, on doit l'observer seulement en été. Il ne faut pas la

1. Renaut (Kap., *Trad. franç.*, p. 190) expose ainsi qu'il suit le processus de la variété de miliaire *qui succède à une diaphorèse* excessive et soudaine : la production subite et prolongée de sueur profuse crée les sudamina transparents. Cette transparence est due à ce que les cellules migratrices, contenues dans le sudamen, restent d'abord vivantes et douées d'un indice de réfraction peu différent de celui du liquide où elles se trouvent (*miliaire transparente*). Mais comme ce liquide est acide, les cellules migratrices ne peuvent pas vivre longtemps; mortes, elles subissent la dégénérescence graisseuse, de là la *miliaire blanche ou opalescente*. Ces cellules migratrices ne tardent pas à devenir purulentes; c'est alors que le sudamen se transforme en *miliaire jaune*, sorte d'abcès intra-épidermique. Si ce pus n'est pas évacué, il détermine l'irritation de la poche et une petite hyperémie locale du derme sous-jacent; ce qui complète la *miliaire sudorale*.

2. Besnier pense que, outre l'action sur la peau de la sueur abondante, subite et prolongée, outre certaines intoxications, l'hyperthermie est *par elle-même* une cause de miliaire ou d'éruption sudorale. L'hyperthermie agit sur le tissu glandulaire et exagère l'action des nerfs excito-sudoraux.

confondre avec l'eczéma papuleux, qui est la maladie avec laquelle l'erreur de diagnostic est le plus facile à commettre; mais on aura, pour se guider, l'histoire de l'affection, sa marche, ses symptômes subjectifs. Elle apparaît toujours subitement, souvent elle a acquis tout son développement en une heure de temps; le développement de l'eczéma est, au contraire, beaucoup plus lent. La miliaire dure quelques jours ou quelques heures, et disparaît habituellement aussi vite qu'elle est venue; qu'on en fasse cesser la cause déterminante, la chaleur, et souvent toute l'affection se dissipera. L'eczéma n'est pas influencé de cette manière, il est plus persistant, et l'exsudation a un autre caractère. De plus, les papules de l'eczéma sont plus larges, plus saillantes, plus fermes que celles de la miliaire.

La variété vésiculeuse se distingue des sudamina par la présence de phénomènes inflammatoires (A); le sudamina est à la miliaire vésiculeuse ce que le comédon est à l'acné; qu'il y ait inflammation ou que ces phénomènes inflammatoires manquent, et on aura l'une ou l'autre de ces affections. La miliaire et les sudamina, il faut bien le comprendre, se distinguent uniquement par leurs différences anatomiques, de la même façon que l'herpès iris se distingue de l'érythème iris. Il ne faut pas non plus confondre la miliaire vésiculeuse avec l'eczéma vésiculeux, qui parfois lui ressemble physiquement; l'histoire de la miliaire, son apparition subite, la transpiration abondante qui l'accompagne, ainsi que les sensations particulières de picotement et de chaleur qu'elle provoque, suffisent habituellement pour la faire reconnaître. Dans la miliaire, quand les vésicules sont isolées, on voit qu'elles sont entourées d'une aréole; dans l'eczéma, toute la région malade est plus ou moins enflammée. La miliaire peut paraître et disparaître d'un jour à l'autre, ou se manifester sous forme de poussées aiguës successives; l'eczéma a, au contraire, une marche continue et progressive; les troubles locaux sont toujours plus grands dans l'eczéma que dans la miliaire; enfin, les vésicules de la miliaire ne se rompent pas spontanément; dans l'eczéma, c'est presque toujours le contraire qui arrive. Ce fait a, à mon avis, une impor-

A. Voir Sudamina.

tance capitale, et sépare nettement les maladies. Cependant quand l'eczéma, comme cela peut avoir lieu, vient se greffer sur une miliaire vésiculeuse, le cas devient complexe; mais alors on observe tous les symptômes propres à l'eczéma vésiculeux, et l'affection ne peut être considérée pendant longtemps comme une miliaire. L'éruption de la scarlatine a quelquefois les apparences de la miliaire vésiculeuse et consiste en une éruption érythémateuse avec de fines vésicules; parfois alors le diagnostic est embarrassant, surtout si les symptômes généraux de la scarlatine sont atténués.

Traitement. — Le traitement de la miliaire est généralement très-simple; car une médication active aurait pour résultat de l'augmenter bien plutôt que de la diminuer. Il faut se garder de faire des lotions irritantes ou des applications de pommade quelconque, car leur usage pourrait faire naître un eczéma artificiel. Il faut user de tous les moyens propres à modérer la transpiration, et pour cela il faut abaisser la température, alors l'affection disparait spontanément dans le plus grand nombre des cas. L'usage des diurétiques rafraîchissants, comme le citrate, le nitrate ou l'acétate de potasse convenablement dilués rend des services incontestables.

Dans la variété papuleuse, la suppression de la cause, un appartement frais, le repos absolu, la légèreté des vêtements, une nourriture simple, des boissons acidulées et des laxatifs salins amèneront une rapide guérison. Dans la variété vésiculeuse, où il y a formation successive de nouveaux groupes de vésicules, on peut prescrire un traitement général, employer par exemple le fer ou le quinquina.

Le traitement local n'est cependant pas sans efficacité; on peut employer les poudres absorbantes comme la poudre de lycopode[1], ou parties égales de poudre d'amidon et de poudre d'oxyde de zinc; il faut en faire des applications fréquentes et en user largement. Dans les cas rebelles, on peut se servir de lotions faiblement astringentes, comme la lotio nigra, le liquide extrait du Grindelia rubusta très-dilué, l'eau blanche, et en lotionner de temps en

1. L'amidon, le lycopode font souvent *pâte;* il est préférable d'employer les poudres minérales telles que celle de talc.

temps les parties malades. On peut également donner des bains ou faire des lotions alcalines. Il faut défendre au malade de se frotter ou de se gratter afin d'éviter les exaspérations possibles. Avec un traitement rationnel, la maladie est de courte durée; quand il y a tendance aux récidives, il faut user de moyens prophylactiques pendant quelque temps après que l'éruption a disparu. Il n'y a aucun danger à faire disparaître l'éruption; plus tôt on en est débarrassé, mieux cela vaut.

Pronostic. — Dans notre climat, la miliaire est rarement tenace; quand on la néglige cependant, elle peut se transformer en dermite ou en eczéma. Elle est plus rebelle chez les personnes grasses, et quand elle survient au niveau des plis de la peau, où elle se transforme rapidement en intertrigo érythémateux ou eczémateux. Chez les enfants, elle peut constituer un véritable désagrément. Enfin, elle est capable de revenir plusieurs années de suite.

Dysidrosis. — *Pompholyx*[1]. — Sous le nom de *dysidrosis*, Fox (A) a décrit une affection plus ou moins inflammatoire, caractérisée par des vésicules et des bulles spéciales, et un état d'excoriation de la peau avec macération et exfoliation de l'épiderme. Au début, le dysidrosis consiste en petits points, phlycténulaires ou vésiculaires, isolés, qui sont profondément enchâssés dans la peau; ces vésicules n'ont aucune tendance à se rompre; quand elles ont duré plusieurs jours, elles augmentent de volume, deviennent jaunâtres et ressemblent à de petits grains de sagou cuit implantés dans la peau; à mesure que le processus augmente, les vésicules se distendent davantage, dépassent le niveau de la peau environnante, finissent par se réunir, et former, dans les cas graves, des bulles, petites ou grandes, de forme très-irrégulière, qui n'ont aucune tendance à se rompre et à laisser leur contenu s'écouler au dehors. Au bout de quelques jours, le liquide s'échappe ou se résorbe, l'épiderme tombe et laisse le derme à nu. Le début est rarement annoncé par des phénomènes inflammatoires prononcés. Le dysidrosis se manifeste sur tous les points du corps, mais surtout aux mains et aux pieds, et principalement sur la partie latérale des

1. Voir la note de la page 201; et, au musée de l'hôpital Saint-Louis, la pièce n° 693.
A. *Loc. cit.*, p. 476 et *British Med. Journ.*, 27 sept. 1873.

doigts ou à la face palmaire ou plantaire, c'est-à-dire dans les points où l'épiderme est très-résistant; il peut n'attaquer qu'une main ou se montrer sur les deux à la fois. Quand l'affection dure depuis un certain temps, l'épiderme, macéré, tombe, et la peau peut devenir douloureuse. Dans les cas graves, selon Fox, l'éruption peut s'étendre au dos des mains et aux bras, suivant une marche analogue à celle de l'eczéma; en même temps que de la douleur, il y a habituellement des démangeaisons et des sensations de brûlure, légères ou intenses, selon la gravité et l'extension de la maladie qui peut persister pendant plusieurs semaines et même des mois. Les récidives, à intervalles variables, sont presque la règle; on observe cette affection généralement chez les gens atteints de débilité nerveuse, de faiblesse, de dyspepsie ou d'autres affections débilitantes. On peut la confondre avec un eczéma vésiculeux, avec les bulles du zona; les phlyctènes de certaines gales exaspérées, les bulles superficielles du pemphigus, etc. Le traitement doit s'adresser à l'état général du malade; quant à la médication locale, elle est la même que celle de l'eczéma vésiculeux[1]. C'est une affection rare dans notre pays.

La nature de la dysidrose est très-discutée : Fox et Crocker (A) en placent le siège dans les glandes sudoripares et la considèrent comme une distension exagérée des conduits glandulaires, avec collection de liquide au dedans de la peau. D'autre part, M. Hutchinson et le docteur Robinson ont décrit une affection analogue, mais ils déclarent qu'elle n'a aucun rapport avec les glandes sudoripares, et ils la désignent sous les noms de *cheiro-pompholix* (B) et de *pompholyx* (C), à cause de la tendance à se manifester sous forme de bulles, comme le pemphigus. Cependant ces observateurs ne ratta-

1. On perce, au moyen d'une épingle, les petites poches; ou bien on les vide à l'aide d'une seringue de Pravaz. Ce liquide est alcalin et filant. On applique ensuite la ouate; quand il y a excoriation, il faut appliquer le caoutchouc, ou bien un pansement résolutif tel que le liniment oléo-calcaire et les lavages au vin aromatique, à la glycérine boratée, etc.

A. *Trans. of the Path. Soc. of London*, 1878.

B. On trouvera une excellente description de cette maladie dans : *Mr Hutchinson's*, *Illustrations of clinical surgery*. Fascicule III, p. 1, X. Londres, 1876.

C. Le docteur Robinson a donné une excellente description clinique et microscopique de cette affection qu'il regarde comme identique à la dysidrose de Fox, et il propose le nom de *Pompholix* comme préférable à celui de cheiro-pompholix. Pour plus de renseignements, voir son article, *Arch. of Derm.*, vol. 3, n° 4, 1877.

chent pas cette maladie au pemphigus, mais ils la considèrent comme d'origine nerveuse ou trophique. Il n'est pas impossible qu'on ait confondu ensemble deux affections distinctes, et c'est ainsi que j'explique la divergence des opinions qui ont été émises. J'ai parfois observé la formation de petites vésicules non inflammatoires aux mains et aux doigts que j'ai toujours regardées comme liées à un désordre des glandes sudoripares; cette affection banale et que j'ai rarement observée, me paraît être une forme amoindrie de la dysidrose de Fox. J'ai aussi observé, cette année, deux exemples très nets du cheiro-pompholix de M. Hutchinson; mais je ne puis considérer cette affection comme d'origine sudorale; elle n'est pas analogue aux cas de dysidrose que j'ai observés antérieurement. Il faut de nouvelles observations, sérieusement étudiées, avant de déterminer la nature de cette affection et de lui assigner une place dans la classification dermatologique.

PEMPHIGUS.

Syn. Angl : Pemphigus; All. : pemphigus, Blasenausschlag.

Définition. — Le *pemphigus* est une affection inflammatoire aiguë ou chronique, caractérisée par la formation successive de *bulles* de forme irrégulière et dont la grosseur varie de celle d'un pois à celle d'un œuf de pigeon.

Symptômes. — Il y a deux variétés de pemphigus : leurs caractères sont si différents qu'il est nécessaire de faire une description distincte de ces formes; on les a nommées *pemphigus vulgaire* et *pemphigus foliacé*. La première de ces variétés est de beaucoup la plus fréquente et peut être considérée comme le type de la maladie.

Pemphigus vulgaire. — Cette affection peut apparaître sur tous les points du corps sans jamais affecter une distribution régulière; aucune région n'y est réfractaire, cependant c'est aux jambes qu'on la rencontre le plus souvent. On l'a observée aussi sur la muqueuse buccale et dans le vagin[1]. Du commencement à la fin, l'af-

1. L'un de nous a observé, dans le service M. le docteur E. Vidal, à l'hôpital Saint-Louis en 1878, un individu atteint de pemphigus chronique datant de longues années, qui, de temps en temps, avait des poussées de pemphigus du côté du canal de l'urèthre. Au moment où se manifestaient ces poussées uréthrales, le malade éprouvait une grande

fection est bulleuse et a des caractères spéciaux; elle apparaît lentement ou rapidement, quelquefois elle atteint tout son développement en un jour. Le nombre des bulles est variable, il s'élève généralement de quelques-unes à une douzaine, le plus souvent à une période quelconque de la maladie on en trouve une demi-douzaine ou davantage, d'autres fois il y en a un beaucoup plus grand nombre. Leur volume est celui d'un pois, d'une noix ou même d'un œuf de *dinde;* dans un cas déterminé, les bulles sont généralement de grosseur inégale. Leur forme est arrondie ou ovalaire; elles dépassent le niveau de la peau saine d'une façon très-notable, parfois d'un pouce. Leurs parois sont généralement complètement distendues par le liquide qu'elles contiennent, et elles paraissent boursouflées. Elles émergent au-dessus de la peau saine qui s'en sépare par une ligne de démarcation parfaitement nette; les bulles ont une coloration jaunâtre, et, à mesure qu'elles vieillissent, leur contenu devient trouble et puriforme. Elles se rompent rarement spontanément; elles n'ont aucune distribution particulière, mais elles apparaissent çà et là, tantôt seules, tantôt réunies, parfois, selon Hébra(A), elles se réunissent en groupe. Elles ne s'accompagnent généralement que d'une légère inflammation; leur base n'est entourée que d'une étroite zone rosée ou rouge vif; la peau environnante est érythémateuse dans une étendue plus ou moins grande. Chaque bulle évolue en un, trois ou six jours. Un signe caractéristique de cette affection est l'apparition successive des bulles, un groupe n'a pas plutôt disparu qu'il s'en forme un autre, et c'est de cette manière qu'elle se contiuue. Les démangeaisons, la chaleur, sont en général peu prononcées; l'apparition de la bulle

difficulté, et même de l'impossibilité à uriner. Il avait l'habitude, pour remédier à cet inconvénient, de se sonder avec une espèce de mandrin métallique, avec lequel il ramenait les lambeaux de muqueuse uréthrale qui obstruaient le canal, puis l'émission de l'urine se faisait sans difficulté. Ces poussées de pemphigus du côté de l'urèthre coïncidaient souvent avec la formation de bulles de pemphigus sur d'autres régions du corps.

Le pemphigus des muqueuses n'est d'ailleurs plus mis en doute par personne. Celui des lèvres, de la bouche, de la langue, de la gorge a été souvent observé, et, souvent aussi, il a donné lieu, comme l'hydroa, à de la confusion avec l'affection complexe et si mal définie qu'on désigne sous le nom d'*aphthes :* on trouve là, en effet, un certain nombre de caractères communs : lésion nettement limitée, très-rouge, très-douloureuse, remarquablement superficielle.

A. Voir l'*Atlas des maladies de la peau* de Hébra.

est habituellement le seul fait appréciable[1]; de temps en temps cependant, ces deux sensations sont assez intenses pour incommoder fortement (*pemphigus aigu prurigineux*). Chez l'adulte, le pemphigus ne s'accompagne que rarement de symptômes généraux qu'on observe seulement dans les formes insolites de la maladie; chez l'enfant, il y a toujours une fièvre et des troubles généraux plus ou moins intenses.

Cette affection peut être aiguë ou chronique, d'où les dénominations de *pemphigus aigu* et de *pemphigus chronique;* cette dernière forme est la plus fréquente. A vrai dire, le pemphigus aigu est extrêmement rare, excepté chez les enfants chez lesquels il disparaît au bout de deux ou trois semaines. Le pemphigus, chez l'adulte, a une marche essentiellement chronique, il n'est pas rare de le voir persister pendant des années (*pemphigus diutinus*).

Homolle (A), Barthel (B), Padosa (C) et d'autres auteurs ont signalé des *épidémies de pemphigus aigu* chez les enfants, mais il faudrait savoir si certaines de ces épidémies ne seraient pas plutôt des exemples d'*impétigo contagiosa*[2].

1. En général, plus les bulles sont volumineuses, moins elles sont nombreuses. Cette année même, dans le service du docteur Fournier, nous avons observé un cas où les bulles n'étaient qu'au nombre de quatre, mais de la grosseur d'un œuf de pigeon; ces bulles étaient remplies de sérosité sanguinolente; autour de la bulle proprement dite s'étalait une zone remarquable par l'intensité de l'inflammation dont elle était le siège. La peau était rouge, tuméfiée, en partie douloureuse dans une vaste étendue, et la température locale était augmentée de 4 degrés sur la température de la région correspondante opposée. Ce pemphigus, développé chez un paraplégique, se termina par la mort. Voir, au musée de Saint-Louis, le moulage de ce cas, n° 781, et, par opposition, la pièce 114, qui représente un type de pemphigus aigu généralisé.

A. *Gazette hebdomadaire*, 13 nov. 1874, analysée dans les *Arch. of Dermatology*, janv. 1875. On trouvera la relation d'une épidémie analogue survenue à l'hôpital de Leipzig, dans les *Arch. für Gynaekologie*, et analysée dans le *London Med. Record*, 3 juin 1874.

B. Saint-Pétersbourg, *Med. Wochenschr.*, n° 1, 1876.

C. *Giorn. Ital. d. Mal. Ven. e. d. Zelle*, XI, p. 30, 1876.

2. Le *pemphigus aigu épidémique des nouveau-nés* n'est pas contestable et n'a rien de commun avec l'impétigo contagiosa ni avec la syphilis. En France, un grand nombre de médecins qui s'occupent de pathologie infantile et d'accouchements, en ont cité des exemples. Le pemphigus épidémique des nouveau-nés se développe généralement du deuxième au dixième jour qui suit la naissance; il occupe toutes les régions, excepté la paume des mains et la plante des pieds, contrairement au prétendu pemphigus syphilitique; il siège plus fréquemment à la face et au cou que partout ailleurs. Le nombre des bulles est variable, quelquefois il n'y en a qu'une seule, d'autres fois il y en a un plus grand nombre 10, 15, 20, 30. La dimension des bulles est celle d'une lentille ou celle d'une amande : elles se développent rapidement, quelques heures leur suffisent pour acquérir leur complet développement; une fois formées, elles peuvent persister pendant vingt-quatre heures, si rien ne vient les rompre, puis elles se flétrissent et se transforment en croûtes minces; d'autres fois, les bulles sont excoriées, le liquide s'écoule et la

Le pemphigus est une affection bénigne ou maligne selon les cas; sa gravité dépend de la santé du malade, de l'hygiène, des affections qui l'accompagnent, de la nourriture et de toutes les autres causes qui influencent les maladies en général. Le pemphigus grave (*pemphigus malignus*) est caractérisé par des bulles volumineuses et nombreuses, qui se forment rapidement, se réunissent, se rompent en donnant lieu à des excoriations qui parfois sont le siège d'un travail ulcératif. Il y a quelquefois exsudation de sang, qui, mélangé à l'exsudation puriforme, se collecte sur la peau sous forme de croûtes. La santé du malade est toujours sérieusement compromise dans ces cas; alors les démangeaisons et les sensations de brûlure ne manquent jamais et sont souvent très violentes. Quand le malade est cachectique, le pemphigus se termine par la mort. (Pemphigus cachectique, pemphigus gangréneux.)

Pemphigus foliacé. — Dans cette variété, les bulles ne ressemblent pas à celles du pemphigus vulgaire; elles ne sont ni distendues, ni fermes, elles sont au contraire flasques, ridées et incomplètement remplies de liquide, elles plissent et froncent l'épiderme au lieu de le soulever en forme de bulles rondes et tendues.

surface du derme reste nue. La base des bulles est entourée d'une aréole rouge. Elles éclosent par poussées successives et s'accompagnent ordinairement d'un léger mouvement fébrile. Chez les enfants vigoureux, cette affection guérit généralement dans l'espace de quelques jours; mais il n'est pas rare de voir les enfants faibles, et qui présentent déjà des symptômes d'atrepsie, refuser le sein et succomber.

Cette variété de pemphigus est épidémique; M. Vidal, en un an et demi (1876-1877), en a observé plus de cent cas, dans les salles d'accouchement annexées à son service. L'un de nous en a observé une quarantaine de cas dans ce même service en 1878.

De plus, il est contagieux, non seulement de l'enfant à l'enfant, mais de celui-ci à l'adulte; on a même cité des exemples de contagion de l'enfant à la mère (Homolle, 1874) (Vidal, 1877). Il est inoculable et auto-inoculable même à la deuxième et à la troisième génération (Rœser, 1875). Cette inoculabilité peut servir, dans bien des cas, à expliquer la contagion.

Ce pemphigus épidémique des nouveau-nés se distingue du pemphigus syphilitique des nouveau-nés en ce que, dans ce dernier, la bulle est généralement plate, peu considérable, que son contenu est purulent dès son début; de plus, c'est presque toujours à la paume des mains et à la plante des pieds qu'on l'observe. Cornil a montré que, au point de vue microscopique, dans les bulles du pemphigus du nouveau-né, il y avait deux soulèvements épidermiques superposés. D'autre part, Vidal a établi que, dans ce cas, la bulle a un contenu purulent d'emblée, qu'elle constitue par conséquent une pustule, et qu'elle repose sur un fond papuleux infiltré de néoplasie syphilitique. Pour Cornil, Vidal, Parrot, Tanturri, c'est une bulle survenant comme épiphénomène d'une papule syphilitique plus ou moins étendue. Pas plus chez l'enfant que chez l'adulte, il n'y a donc de véritable *pemphigus syphilitique*.

Voir : Homolle, *Compte rendu de la commission des maladies régnantes*, 8e fascicule, 1874, 1875. — Rœser, *Th. de Paris*, 1876. — E. Vidal, *De l'inoculabilité de quelques affections cutanées*, *Congrès médical international de Genève*, 1877. — *De l'anatomie pathologique du pemphigus* (Soc. Méd. Hôp., 1879, p. 82).

Cette distension incomplète des bulles est leur principal caractère; elles se rompent avant d'arriver à l'état de bulles parfaites, ou bien l'épiderme se soulève avec tant de rapidité qu'il en résulte des poches molles, beaucoup trop larges pour le liquide qu'elles contiennent et de forme irrégulière, qui s'affaissent bientôt et se rompent. Elles peuvent cependant se réunir et occuper une étendue considérable. Habituellement, la plus grande partie du corps est atteinte en même temps, et parfois sa surface tout entière (A). Les bulles se succèdent les unes aux autres avec rapidité, elles persistent longtemps et se manifestent quelquefois plusieurs fois de suite sur les mêmes points; le nombre des bulles qui se développent ainsi est parfois considérable avant que la peau ne reprenne sa structure normale. La marche de cette affection ressemble à celle de l'eczéma vésiculeux. Le liquide se dessèche immédiatement [1], sous forme de lamelles minces et blanchâtres, qui se détachent vite et tombent en grande quantité. Au-dessous, on aperçoit la surface mince et lisse, rose et excoriée du réseau muqueux et du chorion. Quand la maladie dure depuis quelque temps, la peau paraît blanchâtre et flasque; l'épiderme est détaché et déchiqueté sous forme de lambeaux, et on a comparé avec raison son état à celui que produirait une brûlure superficielle. Le pemphigus foliacé est toujours chronique et dure des années. Tôt ou tard la santé générale s'altère, et après une période de cachexie plus ou moins longue, le malade succombe, soit dans la prostration, soit à la suite d'une complication pulmonaire ou génito-urinaire. Cette affection est heureusement très rare.

A. Je me rappelle l'observation d'un homme de quarante et quelques années qui avait toutes les apparences d'une excellente santé, et qui était atteint de pemphigus foliacé généralisé. Il n'y avait pas un pouce carré de peau saine, les doigts eux-mêmes étaient pris. C'était un malade du service de Hébra à l'hôpital général de Vienne. J'ai observé la marche de la maladie de temps en temps, pendant un an et demi. Au bout de ce temps, cet homme était encore dans un état déplorable. Des bains continus d'eau courante, dans lesquels il vivait pendant des mois, lui apportaient plus de soulagement qu'aucun autre mode de traitement. Chez nous, des cas analogues ont été cités par Shorwell : *Arch. de Derm.*, janvier 1877, et par Graham : *Canadian Journal of Med. Science*, juin 1879.

1. Le pemphigus peut être sec d'emblée ou bien ne le devenir qu'au fur et à mesure que l'affection vieillit. Dans ces cas, on voit l'épiderme se soulever et se détacher en lambeaux minces, mais sans qu'il y ait eu au préalable d'exsudation. Le pemphigus foliacé comporte un pronostic très grave : « il n'arrive que (Lailler, p. 7) lorsque la cachexie est déjà très avancée; il semble que le malade n'ait plus la force de produire le liquide destiné à remplir la bulle. »

Étiologie. — Le pemphigus ne se rencontre pas fréquemment; peut-être même se voit-il moins souvent en Amérique qu'en Europe. D'après la statistique de l'Association dermatologique américaine, il y en aurait seulement 14 cas sur 16,863 de maladies de la peau (A). White, de Boston (B), dit qu'il en a rencontré 15 cas, sur 5,000 malades atteints de maladie de la peau, observés à son dispensaire, et que, dans la plupart des cas, c'étaient des enfants qui en étaient affectés[1].

D'après mes observations, la proportion, à Philadelphie, serait encore moindre. Le pemphigus s'observe, dit-on, dans toutes les parties du monde; ses causes sont obscures; il est beaucoup moins rare chez les enfants et chez les vieillards que chez les adultes. En dehors de ces deux périodes, on l'observe à peu près avec la même fréquence à tous les autres âges de la vie, et dans les deux sexes. Il ne subit pas l'influence des saisons et ne paraît pas ressentir les variations atmosphériques. L'alimentation n'a en général aucune influence sur sa production; toutefois dans certains cas, peut-être à cause de la dénutrition consécutive, une nourriture longtemps insuffisante et malsaine a pu le faire naître. Les troubles sérieux de la menstruation peuvent le produire, et on a noté ses premières manifestations pendant la grossesse. On a observé qu'il était précédé de dépression du système nerveux, et on a aussi prétendu que la débilité générale et la prostration étaient capables de l'occasionner. Le pemphigus n'est jamais contagieux[2]; il n'a

A. New-York, 1879.

B. *Boston Med. and Surg. Journal*, mars 1876.

1. Les auteurs décrivent encore le pemphigus lépreux, et Lailler insiste sur le pemphigus simulé, consécutif à l'application répétée à la même place de parcelles de cantharides.

2. Le pemphigus aigu fébrile, sorte d'éruption pseudo-exanthématique, a été rapproché par Horand (*Lyon médical*, 1873) de la fièvre herpétique maligne, étudiée par Parrot, et de l'herpès généralisé fébrile, décrit par Coutagne. Pour Horand, varicelle, herpès généralisé fébrile, pemphigus aigu fébrile confluent, ne sont que des variétés de la fièvre herpétique.

Les partisans de la doctrine Pastorale ou Pastorienne croient à des microbes spéciaux qui président à la genèse de chaque maladie et rejettent une pareille confusion. Voilà plusieurs années que Vidal recherche, dans son service, le microbe du pemphigus ou du moins d'une des affections érythémateuses, bulleuses, érosives ou foliacées qui sont encore aujourd'hui, comme certaines lésions nerveuses, décrites sous le nom général de pemphigus.

Si la lésion des filets nerveux cutanés correspondants est nécessaire à la formation d'une bulle sur un point quelconque de la peau, cette lésion est peut-être secondaire à une infection comme l'ont pensé un certain nombre d'auteurs modernes, Cantani, Spill-

jamais sa cause dans la syphilis; il est vrai que parfois, cette maladie donne lieu à des éruptions bulleuses analogues au pemphigus, mais elles ont des caractères cliniques très différents. Le prétendu pemphigus syphilitique n'est pas autre chose qu'une syphilodermie bulleuse, et n'est pas un vrai pemphigus [1].

Anatomie pathologique. — Le pemphigus consiste dans la production successive de bulles, dont la structure anatomique, selon les observations de Simon et d'Hébra, ne diffère en rien de celle des autres bulles. Hébra donne de leur mode d'apparition la description suivante :

« Quelquefois il survient une tache circonscrite, légèrement rouge, ayant environ l'étendue d'une lentille ou d'une pièce de vingt centimes; elle est pâle au centre, et peut même présenter une légère teinte blanche, indiquant le point où la bulle doit se former, et d'où s'étendra extérieurement la surface rouge environnante. Dans d'autres cas, la tache, outre la coloration rouge qu'elle présente, proémine au-dessus de la surface de la peau voisine et forme d'abord une élevure qui se transforme ensuite en bulle. Dans d'autres cas encore, la bulle n'est précédée ni par une tache rouge, ni par une élevure, mais consiste dès le début en une

mann, de même que Cornil vient de le prouver pour les troubles trophiques de la lèpre. Ce qui pourrait contribuer encore à faire admettre ici une origine infectieuse, c'est que le pemphigus se rencontre dans les circonstances les plus variées, chez le nouveau-né comme chez le vieillard, dans l'état de santé comme dans la maladie et dans telle maladie comme dans telle autre, par exemple dans l'hystérie comme dans la lèpre aussi bien que dans la fièvre typhoïde. D'autre part, si l'on admet une infection, il faut avouer qu'elle se comporte d'une manière bien différente selon les cas. Dans tel cas, elle tuera en quelques jours; dans tel autre, elle se bornera à donner lieu, pendant plusieurs années à l'éclosion de quelques bulles rares, sans avoir sur la santé de profonds retentissements. Il faudrait donc admettre une intoxication maligne et une intoxication atténuée; pourtant Hébra a assisté à la transformation d'un pemphigus aigu en pemphigus chronique. Le dernier donnerait lieu de temps en temps à des décharges cutanées de microbes, tandis que l'autre détruirait rapidement l'organisme. Dans ces derniers temps, Gibier a décrit une bactérie trouvée dans des bulles fraîches et dans l'urine d'un homme atteint de cette affection dont Cantani, Spillmann, Vidal et d'autres proclament depuis plusieurs années la nature infectieuse. Il est vrai que l'inoculation de la sérosité des bulles, cultivée selon la méthode pastorale, n'a donné aucun résultat. Tout reste donc à prouver.

1. Bazin et Fournier n'ont jamais vu chez l'adulte le pemphigus syphilitique. Lailler (p. 6) l'admet et le décrit ainsi qu'il suit :

« L'éruption siége de préférence à la paume des mains et aux pieds; les bulles se remplissent de pus; il y a une aréole cuivrée, et une tendance à l'ulcération à laquelle succède une cicatrice syphilitique. »

Dans la deuxième édition de ses *Leçons sur la syphilis* (Paris, 1881), Fournier ajoute en note qu'il se souvient d'avoir observé un cas dans lequel les bulles d'un rupia con-

petite collection de liquide transparent sous l'épiderme [1]. Ainsi l'hypérémie de la peau peut exister avant que l'exsudation se produise, ou cette dernière peut avoir lieu avant que l'on ne découvre une congestion quelconque de la couche papillaire (A). » Le liquide contenu dans la bulle est jaunâtre ou sans couleur, il consiste en sérum, ou, à une période plus avancée, en liquide puriforme; parfois il contient aussi du sang [2]. Sa réaction est neutre ou alcaline; plus il est ancien, plus son alcalinité est prononcée. Les bulles, leur liquide et le sang ont été l'objet d'analyses chimiques nombreuses et peu concordantes qui, en tout cas, n'ont rien appris sur la nature intime de la maladie. Le pemphigus et l'impétigo herpétiforme ont paru à Heitrmann (B) relever de causes analogues, sinon identiques, et on peut les regarder comme ayant des liens de parenté très étroits. Mon observation particulière m'amène à la même conclusion [3].

fluent des membres inférieurs étaient gorgées d'un liquide séro-sanguinolent, rouge, véritablement hémorrhagique. Néanmoins, pour lui comme pour Duhring, ces cas appartiennent plutôt à la syphilodermie bulleuse qu'au pemphigus véritable.

1. Quelques auteurs, frappés de la coïncidence, dans certains cas, du pemphigus avec des affections rénales, ont recherché et trouvé dans le contenu des bulles de l'urée, des urates, de l'ammoniaque libre. Ils en ont conclu que la peau est alors un émonctoire supplémentaire des reins, devenus insuffisants pour épurer le sang, et qu'elle est irritée par les matières d'excrétion. Cette opinion, déjà émise à la fin du siècle dernier, demande confirmation, et ne peut, en tout cas, s'appliquer qu'à un nombre très restreint de cas de pemphigus. Quant à l'analyse chimique du liquide des bulles, elle a donné des résultats toujours différents entre les mains de divers observateurs.

A. Hébra, vol. I.

2. Le pemphigus hémorrhagique a été particulièrement étudié par un médecin anglais, Laking (*Saint-Georges Hospital reports*, 1855).

B. *Archiv. of Dermatology*, janvier 1878.

3. Au point de vue anatomique, les bulles du pemphigus diffèrent des vésicules de l'herpès et de l'eczéma (dans celles-ci, la couche papillaire et même le réseau malpighien restent à peu près intacts), par leurs dimensions beaucoup plus grandes et par leur siège beaucoup moins superficiel, quoiqu'elles soient creusées aussi dans les couches des cellules cornées. C'est ce fait qui explique l'absence de perte de substance et de cicatrice ; la pigmentation consécutive même est passagère. Au centre de la bulle seulement on trouve le soulèvement des cellules de Malpighi et même l'érosion des papilles qui sont infiltrées de cellules embryonnaires. En résumé, au point de vue histologique, entre le pemphigus et les phlyctènes d'une part et les vésicules ou les pustules de l'autre, il y a une différence considérable. Dans le premier cas il y a simple soulèvement, simple décollement des couches épidermiques, au niveau de leur point de *minoris resistentiæ*, tandis que dans le second cas il y a un processus anatomique spécial. D'après les recherches de Bouvier (*Journal de l'Anat. et de la Physiol.*, 1866, p. 656), de Cornil, de Leloir, de Renaut et de Wagner, toute vésicule comme toute pustule, se fait par le gonflement, l'hydropisie d'un espace libre qui se trouve normalement dans toute cellule autour du noyau (*Chambre claire, virtuelle, périnucléaire*). Cette hydropisie peut augmenter au point de refouler tout le protoplasma à la périphérie et de l'amincir à la façon d'une seconde enveloppe. Une pustule est formée par un petit groupe de cellules malpighiennes voisines qui ont subi ce processus. Les cellules pressées les unes contre les

Diagnostic. — La forme type du pemphigus n'est pas difficile à reconnaître; il faut se rappeler cependant que la seule présence de bulles ne constitue pas nécessairement le pemphigus ; le type bulleux en effet est un caractère objectif de plusieurs autres maladies ; et parfois même, il peut être produit artificiellement. Mais, si l'on tient compte de la rapidité de formation des bulles, de leur évolution, de leur disposition irrégulière et de leur mode d'apparition par poussées successives et répétées pendant un temps tout à fait indéterminé et souvent très long, le diagnostic devient facile.

Parfois, on a pu confondre avec le pemphigus vrai des éruptions, désignées sous le nom de *pemphigoïdes*, qui consistent en bulles de forme irrégulière et de volume inégal ; de plus, elles n'ont pas un développement spécial, leur nombre est variable, en général assez grand, leur distribution est essentiellement diffuse et leur marche tout à fait capricieuse. Leurs causes et leur nature sont le plus souvent obscures, et il est impossible de leur assigner une place dans la classification ; leur similitude apparente avec le pemphigus vrai les a fait désigner, jusqu'à ce qu'on sache mieux interpréter leur apparition, sous le nom de pemphigus *simple*, et considérer comme des éruptions polymorphes, érythémateuses et bulleuses à la fois. Parmi les affections qui ont des rapports étroits avec le pemphigus, et avec lequel on peut les confondre, il faut mentionner certains cas de prétendu *impétigo herpétiforme* ou *herpès impétiginiforme* (Hébra), dont les bulles ne diffèrent que très peu de celles du pemphigus. Mais cette affection est manifestement liée à la grossesse, à l'hystérie, ou à des troubles utérins profonds.

Quelquefois l'herpès hydroa ou herpès à bulles ressemble beau-

autres prennent par l'adossement de leurs parois l'*aspect réticulaire*. Ces parois réticulées peuvent même se briser et les cavités périnucléaires hydropiques se confondre. Ce sont les débris de ces parois que Wagner, ne se rendant pas bien compte de l'évolution précédente, a signalés sous le nom de cellules ou cornes de cerf.

Rayer a rapporté une observation de pemphigus consécutif à une névralgie brachiale. De nos jours surtout, on a cherché à faire un rapprochement entre l'éruption bulleuse et les lésions des nerfs correspondants, et l'on a décrit le pemphigus zoster par analogie avec le zona. Déjerine a décrit des lésions des filets nerveux superficiels sous-jacents à la bulle (*Acad. des Sciences*, 1876). Ces altérations consisteraient dans la fragmentation de la myéline, l'aspect monoliforme de la gaine de Schwann et la disparition du cylindre-axe. Ces résultats ont été confirmés par Vidal (*loc. cit.*). D'après Leloir (*Thèse de Paris*, 1882, p. 204) les nerfs périphériques seraient atteints aussi ; presque tous les tubes seraient dégénérés, et quelques-uns seulement, restés sains, pourraient se colorer en noir par l'acide osmique.

coup au pemphigus; cependant ces deux affections diffèrent par les points suivants : chez l'adulte, le pemphigus est le plus souvent une affection chronique, qui dure pendant plusieurs mois, et même pendant des années; l'hydroa bulleux est toujours aigu et parcourt son évolution en quelques semaines. Les variations de couleur, la disposition en cocarde que prennent les vésicules ou les bulles d'herpès hydroa pendant sa durée manquent dans le pemphigus, et de plus, dans cette dernière affection la peau environnante n'est habituellement pas aussi enflammée. Les vésicules d'herpès hydroïque sont disposées concentriquement, et s'étendent du centre à la périphérie; les bulles du pemphigus n'ont pas une disposition semblable[1]. L'herpès hydroa a pour siège habituel, caractéristique, le bras, le dos des mains, le bas des jambes; le pemphigus n'a pas de siège de prédilection. L'impétigo contagiosa, surtout dans la première et la seconde enfance, prête parfois aussi à l'erreur, et, comme je l'ai dit, il est possible que quelques cas de prétendu pemphigus aigu des enfants ne soient en réalité que des cas d'impétigo contagiosa.

La gale donne parfois lieu à de larges vésicules ou à des bulles, mais les symptômes qui lui sont propres et sa marche la feront toujours reconnaître du pemphigus. Il n'est guère possible de confondre l'eczéma avec le pemphigus où l'on trouve toujours quelques bulles plus ou moins bien conservées qui indiquent la nature des plaques rouges ou des croûtes.

La syphilide bulleuse se distingue du pemphigus en ce qu'elle donne lieu à des croûtes épaisses, dures, grisâtres; et qu'au-dessous de ces croûtes, il y a une excoriation ou une ulcération qui sécrète un liquide gris jaune mélangé de sang. En même temps que des bulles, on trouvera du reste (chez les adultes aussi bien que chez les enfants) d'autres signes de syphilis qui empêcheront de commettre l'erreur[2]. Il est bien difficile de confondre les bulles arron-

1. L'éruption du pemphigus procède par poussées. Aux taches prémonitoires succèdent très rapidement des bulles de même grandeur; le lendemain, de nouvelles bulles se développent et sont tout à fait indépendantes des premières, et ainsi de suite. Cette marche est tout à fait pathognomonique.

Dans le pemphigus il y a dissémination irrégulière des éléments éruptifs. Dans l'herpès, il y a toujours des groupes.

2. Lailler insiste sur la ressemblance du pemphigus à sa dernière période, avec le pityriasis rubra. Le diagnostic se fera par les commémoratifs, le malade indiquant toujours s'il y a eu ou non primitivement des *poches remplies d'eau*.

dies et régulières du pemphigus avec les soulèvements épidermiques remplis de sérosité que l'on observe dans l'érysipèle, les insolations, les brûlures et les engelures.

Il arrive parfois que les bulles sont produites par des moyens artificiels, par les malades eux-mêmes dans un but de simulation. Les acides forts et surtout l'acide nitrique sont capables de donner lieu à des bulles parfaites (A). Quand on soupçonne une manœuvre semblable, il faut tenir le malade en observation, et alors on arrivera bien vite à découvrir la supercherie[1].

Traitement. — Le traitement général et la médication locale doivent être employés contre le pemphigus, mais il faut surtout insister sur la médication constitutionnelle qui doit s'adresser à la cause. Avant tout, il faut étudier soigneusement le cas particulier auquel on a affaire, puis il faut faire suivre rigoureusement le traitement qui aura paru le plus convenable. Les médicaments reconstituants sont de la plus haute importance quand on a à traiter un malade dont la santé générale est altérée, qui est affaibli ou dans un état de prostration. Ensuite, il faut s'enquérir des désordres fonctionnels et examiner soigneusement la nature des différentes sécrétions. L'arsenic est quelquefois le médicament qui convient le mieux au pemphigus, et il faut en continuer l'emploi pendant longtemps; Hutchinson (B) le regarde comme un spécifique. La quinine a aussi parfois une grande valeur, surtout quand il y a un état fébrile concomitant, et on doit la prescrire à hautes doses[2].

A. J'ai présent à l'esprit le cas d'un pemphigus simulé par une jeune fille que le docteur Fagge m'invita à voir à Guy's Hospital à Londres. Les bulles étaient nombreuses et ne différaient en rien de celles du pemphigus véritable. On soupçonna qu'elles étaient d'origine artificielle, et l'observation ultérieure montra qu'elles étaient dues à l'acide nitrique, bien que la jeune fille niât formellement que telle était leur cause.

1. Lailler signale le pemphigus consécutif à l'application de poudre de cantharides. Il a découvert la simulation par un examen quotidien très attentif à la loupe, qui lui permit de découvrir un jour autour d'une bulle des parcelles brillantes qu'il put rapporter à leur véritable origine.

B. Voir dans *Med. Times and Gaz.*, vol. II, 1875, p. 461, 515, 565, un excellent article sur ce sujet.

2. Le sulfate de quinine à petites doses; soit 40 centigr. par jour, a été aussi conseillé à titre de tonique et de vaso-constricteur. C'est à cause de cette dernière propriété que le sulfate d'atropine a aussi été essayé. Dans un cas récent, il nous a donné des résultats satisfaisants. On peut encore employer les douches, les courants continus, les lotions phéniquées, les salicylées, les solutions de permanganate de potasse et le phénate de soude à l'intérieur à la dose d'un gr. cinquante ou deux grammes par jour.

Lailler conseille de relever les forces au moyen du sirop de sulfate de strychnine du codex à la dose d'une cuillerée à bouche le premier jour. Il augmente la dose d'une

Ensuite il faut surveiller avec attention l'alimentation et l'hygiène et ordonner une nourriture de bonne qualité et bien préparée; il faut insister sur l'alimentation azotée composée de viande, d'œufs, de lait, de crème. Il faut aussi prescrire l'usage de l'huile de foie de morue toutes les fois qu'elle sera tolérée par l'estomac. Sherwell cite deux cas de guérison obtenus en donnant de la farine de graine de lin, à dose de 30 grammes, associée avec du lait (A). Le vin ou la bière, à doses convenables, seront parfois prescrits avec avantage; il faut exiger le repos absolu des facultés intellectuelles et surveiller leur intégrité; en un mot, il faut assurer le bien-être à la fois physique et moral du malade.

Quant au traitement local, il faut se garder de le négliger; car, dans les cas rebelles, c'est quelquefois à lui seul qu'on devra le soulagement. Il faut ponctionner et vider les bulles aussitôt qu'elles se montrent et prescrire soit la *lotion noire*, soit la liqueur de goudron alcaline ou le liquide extrait du grindelia robusta, de la même façon que dans l'eczéma. On fera bien d'employer une poudre composée de parties égales d'oxyde de zinc et d'amidon si les lésions sont nombreuses et très étendues; on l'applique après avoir fait une des lotions précédemment indiquées. Les bains sont aussi un puissant auxiliaire du traitement; on peut ordonner les bains simples ou les bains médicamenteux tels que les bains de son, d'amidon ou de gélatine. Hébra emploie avec succès les bains de sublimé à dose de 0,02 centigrammes environ par litre d'eau; on peut aussi employer les bains alcalins à dose de 0,05 centigrammes de carbonate de soude par litre d'eau; enfin on peut recommander les bains de goudron.

Le meilleur traitement local dans les cas graves est peut-être celui qui est préconisé par Hébra, et qui consiste, comme dans les cas de vastes brûlures, en *bains continus* pris dans des « *lits d'eau* », sorte de baignoire en forme de tube, dans laquelle le malade peut rester pendant des jours, des semaines et même des mois entiers, selon les indications; dans cette baignoire on place un matelas de crin et un oreiller afin que le malade y repose con-

cuillerée par jour jusqu'à ce que le malade ressente quelque raideur dans les membres.

A. De l'emploi de la farine et de l'huile de lin dans la thérapeutique des maladies de la peau, *Arch. of Derm.*, octobre 1878.

fortablement. L'eau doit être suffisamment chaude et renouvelée de temps à autre pendant la journée. Les malades éprouvent généralement un grand soulagement dans ces bains, et ils les préfèrent à toute autre méthode de traitement. Ils peuvent vivre dans l'eau, y boire, y manger, pendant un temps presque indéfini, sans que leur santé générale soit incommodée en quoi que ce soit (A).

Il y a des cas cependant auxquels l'eau ne convient pas ou n'est pas indiquée; alors il faut tout simplement faire usage de pommades; une de celles qui conviennent le mieux est la pommade opiacée et camphrée à l'oxyde de zinc, ou l'onguent de diachylon, que l'on étend sur un linge et que l'on maintient en place à l'aide d'un bandage[1].

Pronostic. — Il n'y a pas de maladie qui ait une marche plus inconstante et plus variable que le pemphigus; les récidives sont la règle. Chez l'adulte il faut toujours étudier avec soin le pronostic probable; il dépend beaucoup du caractère des bulles, de leur nombre, de la rapidité avec laquelle elles se forment. Si elles sont flasques, mal formées, si elles ont une tendance à se rompre, le pronostic sera grave; quand elles sont d'emblée très nombreuses, qu'elles occupent une grande surface, qu'elles se développent rapidement et à de courts intervalles, qu'elles sont le siège de brûlures, de cuissons vives et non de démangeaisons, le pronostic est également très sérieux[2]; il en est de même des cas où il y a des accès de fièvre qui se répètent ou une cachexie progressive. Dans tous les cas, il faudra réserver le pronostic, car le

A. Les bains continus, préconisés par Hébra depuis quelques années, lui ont rendu de précieux services dans le traitement du pemphigus. Il a pu laisser les malades dans ces bains pendant des mois; quelques malades y sont restés jusqu'à neuf mois, sans en sortir autrement que pour aller à la garde-robe.

Pour plus de détails sur les bains continus et leur action, voir l'ouvrage d'Hébra sur les maladies de la peau.

1. A Saint-Louis, les pemphigus généralisés sont traités d'abord, comme les brûlures, par des applications de liniment oléo-calcaire. Les bains sont donnés de temps en temps seulement; et, au lieu de ces bains excessifs qui macèrent l'épiderme, on conseille de préférence les poudres, les topiques pulvérulents, dont on couvre le malade et notamment les poudres antiseptiques, soit à l'acide salicylique (20 pour 100), soit à l'acide borique pur (Legroux). Lassar, de Berlin, conseille le thymol, à la dose de une partie et demie pour cent d'huile d'olives.

2. Ce sont là les caractères que Bazin a attribués au pemphigus *herpétique*, dont le pronostic est presque toujours fatal, par opposition à ceux du pemphigus *arthritique*, qui est beaucoup moins grave. Le pemphigus simple a pu se transformer en pemphigus gangréneux.

pemphigus est, presque toujours, le symptôme de troubles profonds, qui peuvent se terminer par la mort (A)[1].

LICHEN RUBER.

Définition. — Le lichen ruber est une maladie inflammatoire caractérisée par des papules discrètes ou confluentes, grosses comme la tête d'une épingle ou comme un pois, plates et angulaires ou acuminées, lisses et luisantes ou squameuses, rouge sombre, qui ont une marche chronique, restent papuleuses ou papulo-squameuses, et qui s'accompagnent de démangeaisons plus ou moins vives.

Symptômes. — Le lichen rouge est une affection essentiellement papuleuse; il a des caractères qui lui sont propres et constitue une véritable entité morbide bien distinguée par Hébra et surtout par Erasmus Wilson. On en distingue deux variétés, *le lichen rouge plan* (*lichen planus*) et le *lichen rouge acuminé*, cum asperitate, comme disaient les anciens; la première de ces variétés est beaucoup plus commune dans notre pays que la seconde. La grosseur des papules du lichen ruber planus, ou plus simplement du lichen plan est celle d'une tête d'épingle ou celle d'un pois[2]; quand plusieurs d'entre elles sont réunies, comme cela se voit lorsque l'affection est ancienne, elles forment des petites plaques. Leur

A. Neumann, *Allg. Wien. Zeit.* 1876, T. C. Fox, *Med. Times and Gaz.*, vol. I, 1877, ont cité des cas de pemphigus suivi de mort.

1. Le pemphigus a été observé sur les muqueuses, et notamment dans la bouche, sur la langue et à la verge, sur le gland. Quand l'affection débute par ces sièges insolites, le diagnostic est difficile et l'on fait souvent erreur : dans la bouche notamment, on pense bien plutôt à ces lésions encore si mal connues, et décrites sous le nom d'*aphthes*; à la verge, on croit reconnaître soit des herpès, soit des folliculites, soit des syphilides érosives. Il faut donc bien se souvenir de ces localisations, insolites mais possibles, du pemphigus; on le reconnaîtra d'ailleurs à la soudaineté d'apparition, à la sensation de brûlure ou de cuisson intense, à la rougeur si vive de l'aréole, à la superficialité extrême de l'érosion; il ne faut pas compter trouver ici des bulles, car l'enveloppe muqueuse si mince aura disparu presque aussitôt qu'elle aura été formée. Contrairement à Bazin, Lailler admet le pemphigus d'autres muqueuses, de la muqueuse pharyngée, et peut-être de la muqueuse de l'urèthre et du col utérin; il a vu un cas de pemphigus de l'estomac et rappelle deux cas de pemphigus des bronches. On peut retrouver sur les muqueuses les deux formes cliniques observées sur la peau : le pemphigus aigu et prurigineux, et le pemphigus chronique. Ici, comme à la peau, ces éruptions bulleuses doivent être divisées en poussées de pemphigus d'origine interne et de pemphigus d'origine externe, de pemphigus idiopathique et de pemphigus symptomatique.

2. Souvent elles sont beaucoup plus petites, comme le fait remarquer avec raison Besnier; elles ne sont parfois, au début, *visibles qu'à la loupe ;* il est ainsi facile de se convaincre que la forme polygonale remarquée par Duhring est simplement déterminée par les plis de la peau qui participent à l'hypertrophie générale. C'est encore à la loupe seulement qu'on peut constater sur un certain nombre de ces papules la dépression centrale, qui semble parfois avoir été faite par l'application d'une pointe d'aiguille.

forme ne diffère pas de celle des autres papules, cependant elles sont rarement arrondies, mais plutôt quadrangulaires ou polygonales. Elles s'élèvent au-dessus de la peau saine d'une façon abrupte, d'environ une demi-ligne ou une ligne, leur sommet est aplati, généralement un peu ombiliqué et pointillé en blanc.

Au toucher, elles sont fermes et même dures ; à une époque avancée, leur surface est lisse, se recouvre de fines squames et prend un aspect luisant ou vitreux; plus tard, à la période papulo-squameuse, il peut y avoir une desquamation abondante. Plus tard enfin, elles forment des placards épais, durs, squameux ou cornés, *prurigineux*, remarquables par leur coloration brunâtre ou violacée et par leur ténacité. Leur couleur est rouge sombre, cramoisie ou violacée. Elles sont généralement discrètes. Cependant quand elles sont confluentes, elles se réunissent et forment des plaques ; dans ce cas, elles perdent leur caractère papuleux et ressemblent à une plaque infiltrée, aplatie, mais dépassant le niveau de la peau (A). Ces placards de lichen anciens et squameux ressemblent fort au psoriasis. Dans le lichen ruber acuminé, Kaposi (B) a fait remarquer que les papules étaient plus petites, pointues ou coniques, squameuses, toujours séparées les unes des autres avec tendance à se multiplier rapidement. Cette variété est très rare dans notre pays ; le docteur Whise, de Boston, en a cité un exemple (C). On peut rencontrer les deux variétés réunies sur le même malade, ce qui démontre bien l'unité du lichen et l'identité de nature des deux variétés.

Le lichen plan apparaît sous forme d'éruption localisée par places, ou comme une éruption peu abondante et irrégulièrement disséminée sur une large surface ; la forme localisée est généralement celle qu'on observe aux États-Unis. Dans ce cas, les papules sont habituellement plates, et elles sont isolées les unes des autres, ou réunies deux à deux ; mais elles peuvent s'agglomérer en plus grand nombre et former des groupes et des plaques. Pendant un certain temps,

A. Voir une description de cette affection faite par Durhing dans le *Philadelphia Med. Times*, 27 avril 1878. On a aussi présenté des cas à la Société dermatologique de New-York, 1877. On trouvera dans l'atlas de Fox sur les maladies de la peau, Pl. B., une figure représentant le lichen planus.

B. *Wiener Med. Wochenschr.*, n° 35, 1877.

C. *Hospital Gazette and Arch. of clinical Surgery*, Nov. 1872.

elles restent limitées et se localisent sur certaines régions du corps, comme le bras ou les membres inférieurs. Dans la variété disséminée (A) les papules sont habituellement acuminées, elles siègent sur une région exclusivement ou sur toute l'étendue du corps, elles sont nombreuses et isolées les unes des autres, ou bien elles forment des placards plus ou moins étendus. Dans ce cas, les papules sont petites comme la tête d'une épingle et recouvertes d'une squame mince, blanchâtre, brillante et micacée[1]. Dans les deux variétés il y a des démangeaisons légères ou intenses.

Le lichen planus occupe généralement les membres, le lichen acuminé le tronc. Le lichen planus s'observe peut-être plus fréquemment aux avant-bras, et surtout aux plis de flexion des poignets et des coudes ; on le voit aussi parfois à la paume des mains, à la plante des pieds et aux poignets[2]. Il est toujours plus ou moins symétrique, quelquefois il affecte la disposition de lignes, de sillons, de bandes plus ou moins longues, comme s'il suivait le trajet des filets nerveux[3].

La marche du lichen ruber est lente, parfois il s'écoule des mois entiers sans que les lésions se modifient en quoi que ce soit, et l'affection peut durer des années. Les placards s'affaissent et se guérissent au centre, mais s'étendent par les bords qui sont plus ou moins rouges, alors que la portion centrale déprimée se pigmente en brun avec des reflets jaunâtres ou verdâtres. De temps à autre apparaissent de nouvelles papules; quand elles disparaissent, elles

A. Cette variété est le lichen ruber de Hébra, tel que ce savant l'a décrit pour la première fois; il est relativement fréquent en Autriche. Voir son *Atlas des maladies de la peau*, 3e livr., planche 2. Il a été admirablement étudié par Erasmus Wilson.

1. Besnier fait à ce sujet une remarque bien exacte, et, nous avons pu la vérifier nous-même, c'est qu'il faut un examen attentif pour ne pas confondre certains lichens plani anciens et non traités avec le psoriasis; mais l'aspect vitreux, la forme papuleuse, la coloration violacée, bleuâtre ou la forte pigmentation, ainsi que parfois la vivacité du prurit, feront faire le diagnostic.

2. On voit souvent aussi ces papules sèches, petites, égales, arrondies et plates, bleuâtres, squameuses et vitreuses, au cou, à la poitrine, aux organes génitaux et notamment sur le fourreau pénien qu'elles rendent granuleux à la façon d'une enveloppe de peau de chagrin. Il faut se garder de confondre cette lésion avec une syphilide quelconque, papulo-squameuse, par exemple.

3. Sans doute la disposition affectée par le lichen plan est souvent rectiligne; mais d'autres fois elle est remarquablement cerclée ; la plupart du temps, croyons-nous, elle se fait sans régularité ni méthode ; et jamais nous ne l'avons vue suivre un trajet qui rappelât celui de filets nerveux. (Voir, au musée de l'hôpital Saint-Louis, de beaux moulages de lichen plan *circiné* (pièce n° 620) et de lichen plan *remarquablement corné* (pièces n° 772 et plusieurs autres.)

laissent après elles des taches pigmentées en violet, en rouge sombre ou en brun, qui sont le plus souvent très tenaces. Même dans le cas où l'éruption est discrète, cette pigmentation est très prononcée. Dans les formes graves, la marche est plus chronique encore; on observe alors toute une série de symptômes sérieux, même des troubles généraux qui vont parfois jusqu'à la cachexie, et qui peuvent entraîner la mort[1].

Étiologie. Les causes du lichen ruber sont le plus souvent très obscures; Wilson croit (A) qu'il est lié à des désordres constitutionnels en rapport avec des troubles de la digestion ou de la nutrition. Taylor (B) émet une opinion semblable. Pour moi, les malades atteints de lichen ruber sont habituellement des gens mal nourris, surmenés, et dont le moral est déprimé; d'autres sont rhumatisants ou gastralgiques; chez d'autres, le système nerveux est profondément affecté; T. Colcott Fox (C) le regarde même comme d'origine nerveuse; c'est ce qui semblerait indiquer la disposition en forme de bandes que j'ai signalée. Cette affection s'observe à tous les âges de la vie, mais surtout à l'âge moyen; Hutchinson (D) et moi, nous l'avons rencontrée plus souvent chez les femmes; d'après Kaposi (E) au contraire, elle serait plus fréquente chez l'homme. C'est une affection rare dans notre pays; selon Wilson elle serait assez commune en Angleterre (F).

Anatomie pathologique. — Le lichen ruber est une affection inflammatoire chronique qui s'accompagne de modifications profondes dans la structure de la peau. Pendant toute sa durée, le lichen ruber reste papuleux. Les examens microscopiques ont surtout porté sur les cas chroniques; selon Neumann (G) et Biesiadecki (H), tous les éléments constituants de la peau, les glandes séba-

1. Lire dans Kaposi, traduction de Besnier et Doyon, t. I, p. 550, la description du lichen ruber acuminé et du lichen rouge généralisé.

A. *Maladies de la peau*, Londres, 1867, p. 192.

B. *Arch. of Dermatology*, vol. I, n° 1.

C. *British med. Journ.*, 23 août 1879.

D. *Lectures on Clinical Surgery*, Londres, 1879.

E. *Pathologie und Therapie der Hautkrankheiten*, p. 403, Wien, 1880.

F. Voir un article bien fait où Wilson relate de nombreuses observations dans le *Journ. of Cutaneous Medicine*, vol. III, n° 10, 1869. Wilson le premier décrivit cette affection en Angleterre et lui donna le nom de lichen planus.

G. *Loc cit.*, p. 238.

H. *Untersuchungen aus dem Pathologisch-Anatomischen Institute in Krakau*, p. 32, Wien, 1872.

cées, les follicules pileux, et même les glandes sudoripares, sont altérés, comprimés et plus ou moins atrophiés ; ce dernier fait explique la sécheresse de la peau. D'abord, il y a prolifération des cellules épidermiques qui contiennent une fine matière granuleuse ; le réseau de Malpighi est très développé autour et au-dessus des papilles qui sont œdématiées, très élargies et qui contiennent une quantité anormale de vaisseaux sanguins sur le trajet desquels il y a une abondante prolifération cellulaire. La compression exercée par ces cellules de nouvelle formation entraîne des altérations de structure des éléments qui subissent la dégénérescence granuleuse ou colloïde ; ces métamorphoses montrent que la nutrition est profondément troublée.

Selon Biesiadecki, il y a dans chaque papule deux parties distinctes, l'une centrale atrophiée qui correspond à l'ombilication, et l'autre, périphérique, qui est gorgée de sucs et œdémateuse (dégénérescence colloïde des vaisseaux papillaires). Cette structure anatomique des papules du lichen ruber les différencie des autres papules. D'après Kaposi, l'affection a son siège principal dans les follicules pileux. L'ombilication ne correspond pas à l'orifice du follicule, mais à l'insertion du muscle redresseur du poil qui, pour Biesiadecki, resterait dans un état de tétanos permanent. Ces deux observateurs insistent surtout sur l'hyperplasie cellulaire de la gaine externe de la racine des poils follets : le follicule au début fait saillie en avant ; le poil se termine brusquement en forme de balai ; la gaine radiculaire, très hypertrophiée et infiltrée de cellules, a l'apparence d'un nœud à son extrémité. Je crois donc que le lichen ruber a son point de départ au niveau des follicules et qu'il peut atrophier les divers éléments cutanés quand la prolifération persiste. Lorsque les cellules de nouvelle formation se résorbent, tout revient à l'état normal[1].

1. D'autres auteurs, se fondant sur la sécheresse de la peau dès le début de l'affection, en placent le siège primitif dans les glandes sudoripares. Ce lichen serait en quelque sorte la lésion des glandes sudoripares, comme l'acné est une lésion des glandes sébacées. D'après Balzer (*Thèse de Héguy*, 1880) qui a examiné au microscope une papule que nous avions excisée sur l'un de nos malades, on trouve la couche superficielle du derme infiltrée de cellules embryonnaires très serrées, qui se forment autour des vaisseaux des glandes et qui sont assez nombreuses pour atrophier le corps muqueux et les papilles, oblitérer ou comprimer les glandes sudoripares et les canaux excréteurs. Les altérations périvasculaires doivent, d'après cette pièce, être considérées comme le point de départ de la lésion. Celle-ci n'est accentuée autour des glandes que parce que les vaisseaux y sont plus nombreux. L'atrophie des glomérules est consécutive.

Diagnostic. — On peut confondre le lichen ruber avec la syphilide papuleuse, le lichen scrofuleux, le psoriasis et l'eczéma papuleux. Dans la variété plane, les contours irréguliers et anguleux des papules, leur sommet aplati, leur légère ombilication, leur aspect lisse ou squameux, mais brillant, leur couleur rouge sombre, serviront à la faire reconnaître des affections qui peuvent la simuler. Les papules de l'eczéma papuleux, avec lesquelles elle a de nombreuses ressemblances sont arrondies, un peu acuminées, rouges, brillantes, elles occasionnent de vives démangeaisons, elles ont une marche différente de celle du lichen planus et s'accompagnent souvent de vésicules ou de suintement [1].

Traitement. — Généralement il faut prescrire un traitement tonique et reconstituant. L'arsenic est excellent, on peut même le considérer comme un spécifique. Il faut commencer par le donner à petites doses [2], mais il est indispensable de les élever progressivement, et d'en continuer l'emploi longtemps après la guérison. L'huile de morue, les préparations ferrugineuses rendent aussi des services. Plus tôt le traitement sera institué, plus rapide sera la guérison ; les cas qui durent depuis longtemps sont très rebelles et ne sont que très peu modifiés par une médication qui, instituée plus tôt, aurait amené la guérison. Il faut prendre les mesures hygiéniques qui conviennent à chaque cas particulier, ordonner le genre d'alimentation qui relèvera le mieux la santé générale du malade.

Localement il faut faire des onctions avec le cérat simple, la pommade opiacée au pétrole ou au goudron, à l'oxyde de zinc. On

1. Les papules du psoriasis sont plates et couvertes de squames épidermiques accumulées; les papules du lichen sont moins larges, plus saillantes, plus dures ; il y a plus d'épaississement cutané et moins de stratification épidermique.

Kaposi fait remarquer que, dans les cas de généralisation, la paume des mains et la plante des pieds sont moins fortement envahies dans le psoriaris que dans le lichen.

Les syphilides papuleuses ne sont jamais ombiliquées et ne démangent pas. Dans le pityriasis rubra, la peau, au lieu d'être épaissie, est amincie et paraît même atrophiée ; elle ne produit qu'une desquamation farineuse ou des lamelles très minces.

Le lichen, enfin, est remarquable par la puissance de ses éléments constitutifs qui ne subissent aucune modification pendant toute leur durée, contrairement à ce qu'on observe dans l'eczéma, le psoriaris, etc.

2. En Autriche et en France, on s'accorde pour administrer l'arsenic d'emblée à haute dose. Pour éviter les troubles gastriques que la médication arsenicale forte peut créer Köbner, après Kipp, a tenté avec succès les injections hypodermiques de liqueur de Fowler (0 gr. 25 centigr. par jour).

peut aussi employer les lotions alcalines, les bains au goudron, les lotions d'acide phénique, salicylique, ou de thymol à dose de 3 gr. 50 à 10 gr. pour un demi-litre d'eau, la liqueur de goudron alcaline diluée, les lotions au sublimé corrosif ou à l'acide cyanhydrique dilué[1]. Enfin, on pourra aussi employer les moyens stimulants indiqués à propos du traitement de l'eczéma.

Pronostic. — Il dépend de l'état général et de l'intensité de l'éruption, de l'étendue et de la durée de la maladie. Quand les papules sont localisées et peu nombreuses, le pronostic est favorable. Dans la forme diffuse, la maladie est souvent rebelle. Elle peut même entraîner peu à peu un état cachectique qui aboutit à la mort.

PRURIGO OU STROPHULUS PRURIGINEUX.

Syn. — Strophulus prurigineux (Hardy); Scrofulide boutonneuse bénigne (Bazin); pruritus (anglais); prurigo chronique (Hébra); Juckblattern (allemand).

Définition. — Le strophulus prurigineux ou prurigo est une affection inflammatoire chronique, caractérisée par des papules d'un rouge pâle, nombreuses, disséminées, arrondies, grosses comme un pois, dures, consistantes, légèrement saillantes, qui provoquent du grattage et causent des démangeaisons vives et continues.

Symptômes. — La *scrofulide boutonneuse bénigne* débute par la formation lente et graduelle de petites saillies solides qui siègent dans la peau elle-même et qui paraissent situées au-dessous de l'épiderme ; d'abord elles sont si peu saillantes qu'elles échappent à la vue, mais on les sent très bien au toucher. Quand elles ont acquis leur complet développement, elles sont arrondies, peu saillantes, grosses comme un grain de millet ou comme un petit pois. Elles ont une consistance ferme et le toucher prouve qu'elles siègent bien dans la peau. Elles sont isolées, quoique parfois très rapprochées les unes des autres, elles ne se réunissent jamais en groupes, elles ont toujours une distribution plus ou moins irrégulière. Leur coloration est rouge pâle, ou semblable à celle de la peau environnante ; elles sont souvent recouvertes d'un épiderme mince, sec, ridé, mais jamais elles ne sont squameuses, elles sont souvent traversées par de petits poils.

1. Vidal conseille de *décaper* les vieux placards cornés avec le savon noir et de les frotter ensuite avec le glycérolé tartrique.

Cette éruption s'accompagne de démangeaisons intenses qui apparaissent de bonne heure et qui persistent pendant toute la durée de la maladie. Elles sont généralement si violentes que les malades sont pris d'un besoin irrésistible de se gratter, et par conséquent de déchirer les papules, même avant qu'elles ne soient complètement formées. Par suite de ces grattages répétés et prolongés, le sommet des papules est excorié et laisse suinter une petite quantité de sérum sanguinolent qui, par la dessiccation, forme une croûte; ainsi s'explique la présence constante de croûtes sanguinolentes, qui constituent un symptôme secondaire précieux parce qu'il ne manque jamais. A mesure que la maladie se développe, les démangeaisons et le grattage augmentent à un tel point qu'il en résulte des excoriations. A la longue, la peau s'épaissit, devient rude; c'est là un signe pathognomique du prurigo que le toucher fait reconnaître dans les cas intenses. Le prurigo est toujours plus prononcé aux extrémités inférieures, les poils sont brisés au niveau de la peau, ou arrachés par le grattage. Il y a aussi habituellement une pigmentation plus ou moins prononcée.

Cette affection a ses régions de prédilection; elle envahit généralement de préférence les membres inférieurs du côté de l'extension, et surtout la face antérieure du tibia; ensuite viennent, par ordre de fréquence, les bras, surtout les avant-bras, puis le tronc. On la voit rarement à la tête, si toutefois on l'y voit, enfin elle n'existe jamais à la paume des mains, ni à la plante des pieds. Dans les cas graves, par suite de l'irritation et du grattage, les glandes inguinales s'engorgent, et donnent lieu au bubon prurigineux de Hébra.

Presque toujours le prurigo apparaît de bonne heure; selon Kaposi, c'est de la première à la seconde année qu'on l'observerait d'abord, sous la forme ortiée. Il a une marche rebelle et chronique et dure habituellement toute la vie. Quelquefois les grattages incessants auxquels s'adonnent les malades font naître un eczéma; il en est de même des irritants violents et même des caustiques dont on fait parfois usage pour guérir le strophulus prurigineux.

Étiologie. — Le *prurigo chronique de Hébra* est une maladie très rare et presque inconnue aux États-Unis (A); on l'observe quel-

A. On trouvera la relation de deux cas observés dans notre pays, l'un dans le *Amer.*

quefois en France et en Angleterre (A), mais c'est surtout en Autriche qu'il a fait élection de domicile. Il n'est pas héréditaire, bien qu'il apparaisse toujours dans les premières années de la vie, (généralement pas avant la troisième et rarement après la dixième); il n'est pas contagieux non plus. Selon Hébra, il est plus fréquent chez les femmes; c'est une maladie du pauvre, qui a sa cause dans la misère physiologique résultant d'une nourriture mauvaise, d'une hygiène mal comprise, et de mauvaises conditions générales. Hébra fait remarquer avec justice que « le strophulus prurigineux s'observe presque exclusivement chez les sujets appauvris, mal nourris dans leur enfance, et surtout chez les enfants misérables et chez les enfants trouvés. Ceux qui dans leur bas âge reçoivent une bonne éducation physique, qui ont toujours une nourriture appropriée à leur âge, n'en sont jamais atteints. » Accidentellement cependant on peut le rencontrer dans la classe élevée. La scrofulide boutonneuse bénigne est moins prononcée en été qu'en hiver. Après ce que je viens de dire, il est à peine besoin d'ajouter qu'elle n'est jamais occasionnée par les poux ni par les parasites[1].

Anatomie pathologique. — Hébra, Rottoderby (B), Neumann (C), Gay et Kaposi (D) ont étudié avec soin l'histologie pathologique de la papule du strophulus, et ils sont arrivés à cette conclusion qu'elle ne possède aucun caractère qui lui soit propre; elle diffère peu de la papule d'eczéma. Les opinions de Neumann et de Gay sur les origines de la maladie sont les mêmes, tous deux admettent que le processus commence dans la couche papillaire, que la papule est le résultat de l'agglomération de cellules de nouvelle formation, avec une certaine quantité de liquide exsudé. A mesure que

Jour. of Syph. and Derm., vol. IV, p. 21, 1873, dû à Wigglesworth, de Boston, et l'autre dans les *Arch. of Derm.*, vol IV, n° 2, 1877, dû à Campbell, de New-York.

A. Parmi les milliers de malades atteints de maladies de la peau que j'ai vus, il y a quelques années, à l'hôpital Saint-Louis de Paris, je n'ai vu qu'un seul cas de prurigo de Hébra; c'était chez un garçon de seize ans; le cas était remarquable. Le professeur Hardy me dit qu'il désignait cette affection sous le nom de *strophulus prurigineux*. A Londres, je n'en ai pas vu un cas dans les nombreux hôpitaux spéciaux et dispensaires que j'ai visités.

1. Autrefois confondue avec le lichen ou avec les scrofulides, c'est à Hébra que revient le mérite d'avoir nettement distingué cette entité morbide.

B. *Sitzungsberichte der Kais. Akad. d. Wissenschaft*, Wien. Febr. Heft, 1869.

C. *Arch. für Derm. und Syph.*, Erstes Heft, 1871, traduit dans le *Amer. Jour. of Derm. and Syph.*, vol. II, p. 261.

D. *Loc. cit.*, p. 238.

l'affection fait des progrès, l'épiderme et le réseau muqueux se développent et se pigmentent plus ou moins. Dans les cas chroniques, toute la couche papillaire et le chorion sont hypertrophiés et épaissis par la formation d'un tissu connectif très dense. Les glandes sudoripares et les vaisseaux sont dilatés, la gaine radiculaire est élargie et les poils ont la forme de balais.

Diagnostic. — Si on a bien présente à l'esprit la physionomie spéciale du strophulus prurigineux, le diagnostic ne présentera aucune difficulté ; et on verra que cette affection distincte et bien définie n'a rien de commun avec celles avec lesquelles on l'a si longtemps confondue, à savoir, le prurigo aigu simple et la phthiriase. Leurs caractères sont essentiellement différents de ceux du strophulus prurigineux, qui, je le répète, est extrêmement rare dans notre pays américain. Dans le strophulus, la lésion élémentaire est papuleuse ; dans le prurigo aigu, il n'y a de papules que celles qui proviennent du grattage ; elles sont donc secondaires. Les croûtes sanguinolentes se retrouvent dans les deux affections, mais, dans le strophulus elles sont beaucoup plus nombreuses et plus larges et siègent au sommet des papules déchirées et excoriées. Dans la scrofulide boutonneuse bénigne, il y a toujours un épaississement remarquable de la peau qu'on n'observe que rarement dans le prurigo ; on peut dire en effet qne la rudesse de la peau, dans le prurigo chronique, est caractéristique et n'existe jamais dans le prurigo simple. Dans la première de ces affections, ce sont surtout les membres et le côté de l'extension qui sont atteints, la seconde s'observe aussi bien au tronc que sur les autres régions du corps.

Les démangeaisons du strophulus sont plus intenses et plus constantes que celles du prurit, et elles ne sont soulagées que par les agents qui portent sur la couche papillaire elle-même, tels que les grattages violents ou les caustiques. Le strophulus dure toute la vie, le prurit a une durée variable, mais bornée, et disparaît au bout d'un temps plus ou moins long, avec ou sans traitement. Le prurigo chronique est l'apanage presque exclusif des gens cachectiques ou misérables ; le prurit est fréquent chez les individus qui ont une excellente santé générale et il est souvent lié à des troubles organiques[1].

1. Un fait important à signaler et qui caractérise le prurigo chronique, c'est la continuité des éruptions. Récemment Fournier avait dans son service un malade, âgé de vingt-

Il ne faut pas confondre le strophulus prurigineux avec les éruptions pédiculaires ; car, ces deux maladies n'ont rien de commun. Dans le strophulus, il n'y a jamais de pediculi ; ceux-ci sont au contraire la cause indispensable des éruptions phthiriasiques. Parfois, dans la phthiriase, il y a de petites papules recouvertes de croûtes sanguinolentes dues au grattage et à l'inflammation des follicules, mais elles sont très différentes des papules du strophulus par leur aspect et leur évolution. Les prétendues papules de la phthiriase sont dues aux piqûres des pediculi et au grattage.

On peut confondre le strophulus avec l'eczéma ; quelquefois même, comme je l'ai dit, l'eczéma peut exister comme complication, surtout quand le strophulus est grave ; alors, il faut attendre pour se prononcer que l'eczéma ait disparu. Excepté dans ce cas, ces deux affections sont si différentes qu'il est impossible de les confondre ; et, même lorsqu'elles sont simultanées, il est encore possible de les distinguer. L'évolution des papules est essentiellement différente dans ces deux affections (A).

Traitement. — Connaissant les causes de cette maladie, il est évident qu'il faut d'abord porter son attention sur les conditions générales dans lesquelles se trouve le malade. Il faut prescrire une alimentation très substantielle, recommander aux malades une hygiène convenable, l'exercice, le grand air, les promenades à la campagne, et prendre en considération tout ce qui est capable

cinq ans, qui entrait à l'hôpital pour la dix-huitième fois. Depuis de longues années, il n'a presque jamais été guéri complètement. Ce fait de présenter une éruption presque incessante et par conséquent des éléments éruptifs à toutes les périodes de développement est fort important. Le diagnostic peut se faire précisément en voyant des papules jeunes à côté de papules désséchées. En général ces papules et ces macules ont la largeur d'une lentille ; ces grandes dimensions viennent aussi en aide au diagnostic.

A. Les idées de l'auteur sur le strophulus prurigineux sont essentiellement différentes de celles de la plupart des auteurs anglais et américains ; la maladie qui vient d'être décrite est une, elle a des caractères cliniques tels qu'il faut lui faire une place à part dans le cadre nosologique, et la distinguer des affections avec lesquelles elle a été longtemps confondue. Le strophulus, le prurigo et la phthiriase sont trois maladies essentiellement distinctes, et cependant il suffit de jeter les yeux sur les ouvrages récents pour y voir cette confusion regrettable. Cela tient à ce que le strophulus prurigineux, décrit par les auteurs allemands, est si rare en Angleterre et aux États-Unis, que nos dermatologistes ne l'ont point vu. Le pruritus et la phthiriase sont des affections communes qui s'accompagnent souvent d'aspérités hypérémiques (surtout au niveau des follicules) et qui donnent lieu à des croûtes sanguinolentes ; mais c'est par erreur qu'on a confondu ces lésions avec les papules du prurigo, et que les noms de ces trois maladies ont été pris les uns pour les autres. Le docteur Fox, dans la dernière édition de son ouvrage, est le premier des auteurs anglais qui ait essayé d'établir une ligne de démarcation entre ces affections essentiellement distinctes.

de rétablir la santé générale du malade. Le fer, le quinquina, et surtout l'huile de morue doivent être libéralement administrés. Il faut suivre avec persévérance cette méthode générale de traitement, car le prurigo est une affection rebelle s'il en fut et qu'il faut traiter avec obstination. On retirera aussi de grands avantages du traitement externe, surtout de l'emploi des bains simples ou médicamenteux[1]. Le goudron en pommade et le soufre en bains sont deux excellents remèdes. La pommade de Wilkinson modifiée par Hébra (A) est très vantée par ce dernier, par Kaposi et par Neumann (B).

Pronostic. — Le prurigo est une affection très rebelle qui peut durer de nombreuses années et même la vie tout entière. On dit qu'il est curable chez les enfants; mais il est très rare qu'on le guérisse quand on l'observe chez l'adulte.

LICHEN SCROFULOSORUM. — LICHEN STROPHULUS.

Définition. — Le lichen scrofuleux est une affection quelquefois aiguë, habituellement chronique, non contagieuse, caractérisée par la formation de papules du volume d'un grain de millet ou d'une lentille, rougeâtres ou jaunâtres, plus ou moins groupées, squameuses, qui ne s'accompagnent pas de démangeaisons et que l'on observe chez les individus dont le tempérament est plus ou moins entaché de scrofule.

Symptômes. — Les papules du lichen scrofulosus sont toujours petites et dépassent à peine la grosseur d'une tête d'épingle; elles sont rouge pâle, rouges ou jaunes; quelquefois les petites

1. Le caoutchouc, les douches de vapeur, les bains prolongés, les bains de lait et surtout les bains d'huile ont été vantés contre les excoriations qui succèdent au grattage irrésistible. Les lotions tièdes au sublimé, l'eau de laurier-cerise, le chloral, l'eau blanche, l'acide phénique et l'alcool peuvent rendre des services. Hardy conseille des lavages matin et soir, soit avec :

Lait d'amandes	250gr
Soufre	5gr

soit avec :

Lait d'amandes	250gr
Sublimé Chlorhydrate d'ammoniaque	} 0gr,25

Il est parfois absolument nécessaire, pour calmer l'hyperesthésie cutanée, l'irritabilité nerveuse et l'insomnie qui en sont la conséquence, d'avoir recours au bromure de potassium, au chloral, à l'opium, ou à la belladone.

A. Voir la formule au chapitre de la gale.

B. Pour plus de détails sur le traitement de cette affection, voir l'intéressant article de Hébra sur ce sujet dans son ouvrage.

squames qui se forment à leur sommet leur donnent un aspect grisâtre. Elles ont plus ou moins de tendance à se grouper, donnent lieu à des plaques arrondies ou disposées en croissant et affectent les formes les plus variables; elles sont disséminées sur les différents points du corps, et, lorsqu'elles existent depuis un certain temps, elles se recouvrent de petites squames grisâtres ou blanchâtres. Quand on examine de près la lésion élémentaire, on voit qu'elle a son siège au niveau des follicules pileux, car le centre est toujours occupé par un poil. Le prurit n'existe pas toujours; en tout cas, il est peu prononcé.

Cette affection a son siège de prédilection au tronc, et surtout à l'abdomen et à la poitrine; on la voit rarement aux membres. La marche est le plus souvent chronique, chaque papule disparaît lentement par résorption; mais l'affection peut durer pendant des années, car, à mesure que les anciennes papules disparaissent, elles sont remplacées par de nouvelles. La peau, dans ces cas, est presque toujours remarquablement sèche, parfois rugueuse et de couleur jaunâtre (A).

Étiologie. — Le lichen strophulus est une maladie très rare dans notre pays, je n'en connais pas d'exemple; elle est beaucoup plus commune en Autriche où Hébra la décrivit pour la première fois. Elle est une conséquence de la diathèse scrofuleuse, et presque tous les individus chez lesquels on l'observe sont atteints d'engorgements ganglionnaires, d'ulcérations cutanées ou de suppurations osseuses. Selon Kaposi, sur cent individus atteints de cette variété de lichen, il y en a quatre-vingt-dix de scrofuleux (B). C'est une maladie du jeune âge, et surtout de la puberté, qui se voit entre dix et vingt ans; selon Hébra, elle serait plus fréquente chez les individus du sexe masculin que chez ceux du sexe féminin.

Anatomie pathologique. — Kaposi (C) étudia les lésions anatomiques de cette affection sur des papules enlevées à des malades et il en donne la description suivante. Chaque papule est produite par une inflammation qui siège à l'orifice et alentour d'un follicule pi-

A. On trouvera dans l'atlas de Hébra, sur les maladies de la peau, une planche représentant cette affection. Lieferung III, Tafel 3.

B. *Loc. cit.*, p. 596.

C. *Lehrbuch der Hautkankeiten*, Hébra et Kaposi. Erster Band, Zweite Auflage, 1874, p. 385.

leux : à l'orifice du follicule il se forme une masse épidermique et un exsudat qui représente la pustulette centrale autour et au dedans du follicule pileux, le tissu conjonctif est infiltré de cellules; cette infiltration inflammatoire périfolliculaire se propage aux glandes sébacées et jusque dans les papilles voisines. D'après Kaposi, cette inflammation commencerait d'abord autour des vaisseaux et à la base des follicules et des glandes, puis envahirait la partie centrale de ces organes. Les cellules de nouvelle formation remplissent les glandes, les distendent outre mesure, infiltrent la gaine de la racine du poil et l'exsudation inflammatoire pénètre jusque dans le follicule. De là la formation de papules et consécutivement l'expulsion graduelle du poil hors de sa gaine. Ainsi, chaque papule correspond bien à un orifice folliculaire. Cette affection peut disparaître sans qu'il en reste la moindre trace; ou bien elle donne lieu à la formation de petites dépressions atrophiques au niveau de quelques follicules pileux, qui suppurent et qui laissent une cicatrice.

Diagnostic. — Il ne faut pas confondre le lichen scrofuleux avec l'eczéma papuleux, dont il diffère par l'absence de démangeaisons, et par la plus grande netteté de délimitation de ses éléments; il faut aussi le distingner du lichen ruber, des syphilides à petites papules, et de la kératose pilaire (*lichen pilaris, cutis anserina*) avec lesquels il a quelques traits de ressemblance.

Traitement. — Cette affection cède toujours au traitement. L'huile de morue prise à l'intérieur et employée en friction sur la peau est un médicament qui, selon Hébra, ne manquerait jamais son effet[1].

1. Kaposi conseille d'y ajouter 15 cent. d'iode pur pour 150 gr. d'huile et de prendre matin et soir une cuillerée de ce mélange. D'après Lailler, l'éruption cesse d'elle-même quand paraissent les grandes chaleurs, mais reparaît souvent les années suivantes. L'administration de l'huile de morue, *intus et extra*, si prônée par Hébra, a été inaugurée par Gibert.

Ainsi donc, le *lichen* ne comprend plus aujourd'hui, depuis la révolution dermatologique opérée par Hébra, que deux espèces : le *lichen scrofuleux* et le *lichen ruber*, avec ses deux subdivisions en *lichen acuminé* et *lichen plan*. En France, le nom du *lichen* est maintenu pour désigner un type clinique que l'on s'accorde à ranger dans l'eczéma, l'*eczéma papuleux;* de même qu'on appelle encore, et toujours avec raison, *certains eczémas secs, chroniques*, accompagnés d'épaississement de la peau, des *eczémas lichénoïdes*. Mais le *lichen urticans* est renvoyé au chapitre *urticaire;* le *lichen herpétiforme* de Devergie est confondu avec l'*herpès circiné;* le *lichen agrius* est rapporté à l'*eczéma squameux;* le *lichen circonscrit*, le *lichen lividus* de Bazin, sont placés dans le cadre de ce *lichen plan*, si remarquable par sa pigmentation. Le *lichen pilaris* de Bazin est maintenant à peu près universellement identifié avec l'*acné pilaris*, certains

ACNÉ.

Syn. — Acné boutonneuse; *anglais*, acné vulgaris, acné disseminata; varus, stone-pock; whelk; *allemand*, finnen.

Définition. — L'acné est une affection inflammatoire des glandes sébacées, habituellement chronique, non contagieuse, caractérisée par la formation de papules, de tubercules ou de pustules, ou par le mélange de ces différentes lésions, et qui survient le plus souvent à la face.

Symptômes. — L'acné peut exister seule, comme une maladie parfaitement distincte, ou bien elle existe en même temps que d'autres affections des glandes sébacées telles que le comédon ou la séborrhée. Cette affection est constituée par l'apparition d'un nombre plus ou moins considérable de petites élevures qui ont la forme et la grosseur d'un pois ou d'une tête d'épingle et qui sont situées au niveau de l'orifice des follicules pileux et des glandes

cas de *prétendu lichen pilaire* ne sont pas autre chose d'ailleurs que du *pityriasis pilaris*, ou du *lichen scrofuleux*, ou de l'*ichthyose* à son plus faible degré, constituant une sorte de *cutis anserina*. *Il faut savoir rendre à chacun de ces groupes ce qui lui revient*. A propos du *lichen pilaris*, voici ce que nous lisons, page 47 des cliniques de Lailler, rédigées par Cuffer : « Quand le lichen, au lieu d'affecter les régions glabres, se présente dans celles qui sont recouvertes de poils, c'est le *lichen pilaris;* dans ce cas, c'est une éruption sèche siégeant à l'orifice des poils. Bazin distingue deux variétés de lichen pilaris. La première est caractérisée par une hypertrophie papillaire. Tout l'appareil pileux est hypertrophié, le follicule ainsi que la papille pilifère; le poil persiste. Dans la seconde, il y a altération fonctionnelle de la papille et chute du poil. A la place du poil, il se fait une production exagérée de l'épiderme ; d'où une saillie plus ou moins marquée, ce qui différencie le lichen du pityriasis, dans lequel on n'observe aucune saillie appréciable. Le *lichen pilaris* peut être pris pour de l'*acné pilaris*. Dans l'acné pilaris, il y a bien une papule à la base du poil, mais ce qui le distingue, c'est la présence d'une pustule au centre de la papule; cette pustule est ombiliquée; cette disposition n'existe pas dans le lichen et, de plus, l'acné donne lieu à une cicatrice indélébile qu'on n'observe habituellement pas après le lichen. » Le lichen pilaris est scrofuleux.

Hardy avait décrit encore une variété de lichen, le *lichen hypertrophique;* cette lésion siège principalement aux jambes et succède le plus souvent à l'eczéma variqueux; les jambes sont éléphantiasiques, et l'affection participant à l'hypertrophie générale devient *papillomateuse*. Il semble, dit encore Lailler, qu'il y ait eu là une transformation, une véritable dégénérescence d'éruptions antérieures. Cette lésion antérieure fut l'eczéma dans tous les cas où on put la vérifier. C'est pour cela que Bazin a considéré cette affection comme un *eczéma dégénéré*, *devenu papillomateux*. Cette opinion est défendue par Lailler, et avec raison; on observe dans ces cas un état calleux, rugueux, analogue à celui des papillomes en général, qui constitue une sorte d'*éléphantiasis nostras*, bien différent de l'éléphantiasis des Arabes, où l'on observe des poussées de lymphangite vraie. Cet eczéma devenu papillomateux est incurable, il s'améliore un peu par le repos, mais récidive constamment et ne guérit jamais complètement.

Le *lichen artificiel* est renvoyé aux éruptions médicamenteuses (huile de cade, etc.), et le *lichen de cause externe* est placé parmi les éruptions causées par les dermatozoaires. Quant au lichen syphilitique, il est aujourd'hui ramené à la syphilide papuleuse, soit lenticulaire, soit miliaire, disséminée ou en corymbes, soit granuleuse. Il ne s'accompagne d'aucun prurit.

sébacées ; elle est de nature papuleuse, pustuleuse, ou même tuberculeuse. Le plus souvent, on observe la formation simultanée de papules et de pustules ; sur le même malade, on les voit à toutes les périodes de leur développement, depuis la simple inflammation jusqu'à la suppuration de la glande. Le processus inflammatoire est plus ou moins aigu, mais il s'accompagne rarement de démangeaisons ou de sensations de brûlures ; ordinairement il ne donne lieu à aucun phénomène subjectif; à peine l'acné donne-t-elle quelque douleur quand on la touche ou qu'on la presse. Sa couleur est rouge brillant ou sombre ou bien violacé, et elle possède un point central suppuré. Le nombre des lésions élémentaires varie à l'infini ; il peut n'y avoir que quelques boutons, ou, ce qui est le plus souvent le cas, il y en a un très grand nombre. L'inflammation est superficielle et limitée ; ou bien au contraire elle s'étend dans la profondeur des glandes qui se tuméfient considérablement, et donnent parfois lieu à de petits abcès sous-dermiques, d'autant plus durs et moins fluctuants que les collections purulentes sont plus petites et plus profondes. Cette inflammation est aiguë ou chronique, elle a une marche rapide et ne dure que quelques jours, ou bien elle a une marche lente et persiste pendant des semaines entières ; cependant le processus est presque toujours chronique, il se perpétue souvent pendant des années par l'apparition sans cesse renouvelée de nouveaux groupes de papules ou de pustules. Selon que la suppuration est rare ou abondante, l'acné laisse des cicatrices qui sont imperceptibles ou disgracieuses.

L'acné peut naître sur tous les points du corps, excepté à la paume des mains et à la plante des pieds, où il n'y a pas de glandes sébacées, mais elle a une prédilection marquée pour certaines régions, telles que la face, la nuque, les épaules, le dos. Elle peut occuper tous les points de la face, mais surtout le front, les joues. le menton, parfois elle existe aux épaules en même temps qu'à la face. Cette éruption n'affecte aucune distribution régulière, cependant elle est habituellement symétrique.

L'acné n'est parfois qu'une affection insignifiante; d'autres fois, au contraire, c'est une véritable infirmité capable de défigurer les personnes qui en sont atteintes. C'est une des affections de la peau les plus communes ; elle s'observe surtout chez les jeunes gens des deux sexes, et fait habituellement sa première apparition à l'âge de la puberté. Rare avant cette époque de la vie, on ne l'observe pas souvent quand on a dépassé l'âge mûr ; parfois cependant elle apparaît pour la première fois pendant la vieillesse.

Nous allons étudier maintenant les différentes variétés d'acné, basées sur leurs variations anatomiques.

Acné papuleuse. — Cette variété d'acné consiste dans la formation de papules, plus ou moins acuminées, grosses comme une tête d'épingle ou un pois et qui siègent à l'orifice des conduits des glandes sébacées. Elles sont souvent très petites, grosses à peine comme une papule miliaire, et tiennent de la nature du comédon avec lequel on la rencontre souvent. Elles s'accompagnent d'une très légère inflammation. Au centre de la papule il y a un point blanchâtre ou noirâtre, d'où la dénomination d'*acné punctata*, qui rappelle leur situation au niveau de l'orifice des conduits sébacés. Elles sont généralement très nombreuses, disséminées sur tous les points de la face, mais surtout au front. Çà et là il y a des papulo-pustules, même des pustules à différentes périodes de leur évolution. L'acné papuleuse représente le premier degré de la maladie.

Acné pustuleuse. — Cette variété constitue le type de l'acné; elle est toujours constituée par un certain nombre de pustules à toutes les périodes de leur développement, chaque pustule a le volume d'une tête d'épingle ou d'un pois. L'acné, quelle que soit sa variété, donne lieu à la formation de pustules, mais il est rare que le processus soit exclusivement pustuleux, il peut s'arrêter aux états papuleux et papulo-pustuleux intermédiaires. La suppuration est plus ou moins abondante; les pustules se développent ordinairement avec rapidité, puis leur contenu s'écoule au dehors, ou bien il se résorbe et se dessèche. Leur forme est arrondie ou acuminée, l'inflammation s'étend profondément dans la peau ou reste superficielle. Selon que l'inflammation périphérique est plus ou moins grande, la pustule repose sur une base insignifiante ou indurée; quand elle l'est à un degré prononcé, elle forme l'*acné indurata;* alors le tissu cellulaire sous-cutané participe au processus inflammatoire, et quelquefois à un degré tel qu'il y a un gonflement considérable. Les dénominations d'*acné atrophique*, et d'*acné hypertrophique*, servent à désigner le dernier terme de l'évolution de diverses variétés d'acné; dans le premier cas, il se fait une dépression, en forme de *godet*, au niveau de l'orifice des conduits glandulaires; dans le second, il y a une prolifération de tissu conjonctif autour des glandes[1].

1. Avec la classification méthodique, physiologique ou nosologique, que Duhring a adoptée avec raison, le genre *acné* se réduit à peu de variétés, à celles qui sont le fait de l'inflammation de la glande sébacée. Nous rappellerons que, au chapitre des anomalies et désordres de sécrétion, ont été étudiées diverses affections des glandes sébacées (voir p. 105, 118, 122, 124 et seq.).

L'*hypersécrétion sébacée* donne lieu à l'*acné sébacée*, soit *fluente* (séborrhée oléagineuse), soit *concrète* (séborrhée concrète), cette dernière pouvant être *croûteuse* ou *cornée*.

La *rétention* du produit de sécrétion constitue les *tannes* et *comédons* (voir p. 128) et l'*acné ponctuée*, si fréquente sur le nez, d'où la pression fait sortir une matière vermiforme; on y rencontre parfois l'acare appelé *demodex folliculorum*. Le demodex paraît habiter de préférence les glandes sébacées saines, mais dont la nutrition est active. Balzer ne l'a pas rencontré dans les comédons d'acné sébacée ancienne. Il semble que la présence d'une certaine quantité de graisse soit nécessaire pour que l'acare se développe. Or la graisse fait presque défaut dans ces comédons qui semblent pourtant en renfermer beaucoup à l'examen macroscopique. L'histologie montre qu'ils sont constitués à peu près exclusivement par des agglomérations de cellules épithéliales. L'*acné miliaire* (le milium *seu* grutum des Allemands), le *calcul sébacé*, et enfin l'*acné varioliforme* (voir au musée la belle pièce n° 705), sont encore des acnés par rétention.

Hébra décrit encore l'*acné par insuffisance de sécrétion*; la peau, insuffisamment lubrifiée, devient sèche, ridée, rude, en un mot, *pityriasique*.

Viennent ensuite les *véritables acnés*, celles qui sont dues aux *lésions* des glandes sébacées. Telles sont : l'*acné pustuleuse congestive*, l'*acné inflammatoire*, *simple*, ou *vulgaire*, ou *indurée*, qui est formée de nodosités rouges ou livides, dures, douloureuses, contenant du pus et de nombreux microbes dans le canal excréteur de la glande et dans les tissus environnants, et qui forme parfois de petits phlegmons dermiques périfolliculaires. Ici il faut signaler de nombreuses affections, encore mal étudiées, qui siègent dans les glandes sudoripares et sébacées, dans les follicules pilo-sébacés et qu'on peut désigner sous le nom générique de *folliculites*. Parmi les lésions de nutrition des glandes sébacées, il faut encore citer le pityriasis rubra pilaire.

Les acnés, soit simple (ac. disséminée, ac. arthritique), soit indurée, laissent souvent des cicatrices indélébiles, qui sont parfois tout à fait hors de proportion avec les phénomènes originels. Les pustules de l'acné indurée évoluent individuellement, en petit nombre à la fois, mais pendant des années; aussi les cicatrices finissent-elles par être très nombreuses et par former sur la face un masque cicatriciel analogue à celui de la variole. Les poussées morbides ne semblent s'arrêter qu'à partir d'un certain âge, vers trente ans environ, et pour ainsi dire seulement après avoir atteint *toutes* les glandes sébacées de la région. Les cicatrices sont profondes, déprimées, elles pénètrent et creusent dans l'épaisseur de la peau, transformée en tissu inodulaire, des loges qui sont vides ou qui contiennent encore des comédons à points noirs, ou des glandes sébacées mortes. Ces dernières sont alors à l'état de petits kystes libres, qu'il suffit de retirer avec une pince pour les énucléer sans douleur, sans incision, sans écoulement de sang (Musée de l'hôpital Saint-Louis, pièce n° 454). Les cicatrices et les points noirs sont si nombreux parfois, qu'on pourrait penser à première vue que l'on a affaire à un malade tatoué par la poudre.

Notons encore l'*acné pilaris* (acné pilaris de Bazin) qui siège au niveau de l'orifice pileux, dont la pustule est traversée, au centre, par un poil et qui paraît par poussées successives à la lisière de la barbe et du cuir chevelu. On l'a encore appelé *acné impétiginiforme*, à cause de la petite croûtelle jaune, déprimée, qui couronne rapidement l'ulcération. C'est l'*acné arthritique* par excellence : c'est chez les arthritiques que semblent se développer le plus rapidement les microbes qui accompagnent

Acné artificielle. — Sous ce titre, il nous faut décrire différentes variétés d'acné qui sont dues à l'absorption de certaines substances médicamenteuses ou à l'application de certains agents sur la peau. Chez quelques individus, les substances goudronneuses appliquées sur la peau, et notamment l'huile de cade, déterminent une inflammation des glandes sébacées qui persiste tant que la peau est soumise à leur influence (voir, au musée de l'hôpital Saint-Louis, le moulage n° 752 d'un cas d'*acné cadique*). Les gens qui travaillent le goudron y sont exposés; au centre de la pustule on observe un point noirâtre dû à un dépôt de goudron; en même temps, toute la peau est enflammée à un degré plus ou moins prononcé. Les préparations d'iode et de brome, prises à l'intérieur, ont aussi assez souvent des conséquences analogues; les éruptions, parfois, sont assez sérieuses pour faire interrompre la médication; je les étudierai en détail à l'occasion des éruptions médicamenteuses.

Étiologie. — Les causes qui donnent lieu à l'acné sont nombreuses et de nature très différente; c'est ainsi que l'acné peut relever de causes qui agissent directement sur la peau, ou bien, et c'est le plus souvent le cas, de causes qui sont éloignées du siège de la maladie. Mais, avant de les énumérer, il est utile de faire quelques remarques. L'acné est parfois héréditaire; elle est aussi fréquente chez les hommes que chez les femmes, elle est plus commune chez les individus blonds que chez ceux qui sont bruns; c'est presque toujours au moment de la puberté qu'elle apparaît pour la première

ces inflammations pilo-sébacées. Quelques formes d'acné, encore mal décrites, semblent en effet d'origine parasitaire.

On appelle *acné hypertrophique* les développements monstrueux que prennent certaines régions, telles que les joues et le nez, après avoir été longtemps le siège de l'acné (pièces du musée, n° 186-775-381). Cette dernière pièce est désignée à tort sous le nom d'*acné kéloïdienne*; elle est constituée par un certain nombre de pustules acnéiques indurées, qui, très voisines les unes des autres, forment par leur confluence une sorte de plaque hypertrophique de la nuque. Le nom d'acné kéloïdienne s'appliquerait mieux aux cicatrices d'acné qui se transforment plus tard sous l'influence de la scrofule ou de l'arthritisme et qui sont l'origine de la plupart des prétendues *kéloïdes spontanées*.

Enfin, le *lupus érythémateux* (Cazenave) ou lupus acnéique a été décrit sous le nom d'*acné sébacée partielle*, et encore d'*acné atrophique* (Chausit). C'est cette acné atrophique qui, après avoir eu une marche remarquablement lente, ou être même restée stationnaire pendant nombre d'années, peut subir la *dégénérescence cancroïdale*; c'est cette terminaison, consécutive parfois aux tentatives irritantes de traitement incomplet, qui a fait ranger, comme nous le dirons plus loin, cette affection au nombre de celles que les anciens cliniciens ont qualifiées de *noli me tangere* Pour plus de détails sur ce point, consulter la remarquable thèse de Audouard, Paris, 1870. Voir aussi au musée de Saint-Louis la pièce n° 162, et, dans la collection particulière de Péan, la pièce n° 458.

fois (*acné juvenilis*), et elle persiste tant que l'individu n'a pas atteint son complet développement. C'est à cette époque que les glandes sébacées ont une activité inaccoutumée, que les poils commencent à pousser, d'où une prolifération cellulaire presque inévitable des follicules. Tout le système sébacé subit alors de grandes modifications physiologiques ; cette suractivité peut, il est vrai, s'accomplir sans déterminer de troubles dans la santé, mais, le plus souvent, il en résulte quelque désordre fonctionnel, et particulièrement l'acné.

Parmi les causes qui interviennent dans la production de cette affection, il faut mentionner la scrofule, la débilité générale de l'organisme, c'est-à-dire l'arrêt du développement physique, la faiblesse due à la mauvaise alimentation, et les diverses causes dépressives, organiques ou fonctionnelles, de l'économie. Dans ces cas, l'acné est habituellement pustuleuse, et est appelée *acné cachectique*. A ces causes, il faut ajouter l'anémie et la chlorose, la vie sédentaire, les chagrins, le travail assidu des hommes de cabinet, des bijoutiers, graveurs, etc., qui semblent avoir une action directe sur les perturbations fonctionnelles du système sébacé.

Les troubles digestifs sont une des causes les plus fréquentes de l'acné; comme l'enseigne surabondamment l'observation journalière, les dérangements fonctionnels de l'estomac et des intestins, la gastralgie, la dyspepsie, la constipation, ne tardent pas à provoquer l'apparition de l'acné. Il suffit même parfois d'un trouble digestif passager pour déterminer une poussée d'acné dont l'évolution reflétera l'état des intestins.

Les troubles utérins, surtout les désordres menstruels, l'aménorrhée, la dysménorrhée, sont liés directement aussi à l'apparition de l'acné. *Ces causes internes* sont assez nombreuses; cependant, dans certains cas, il est difficile, sinon impossible, de rattacher l'acné à l'une quelconque d'entre elles; en effet, il n'est pas rare d'observer l'acné chez des sujets doués de toutes les apparences de la bonne santé.

En dehors des causes énumérées précédemment, l'acné peut résulter, comme je l'ai déjà dit, de l'usage de médicaments internes, tels que l'iode, les iodures et les bromures, qui donnent lieu à la formation d'une éruption acnéique en tout semblable à l'acné ordinaire [1]. Parmi les *causes externes*, nous avons déjà mentionné les goudrons, l'huile de cade, qui provoquent une inflammation acnéique des glandes et des follicules [2].

Anatomie pathologique. — La nature anatomique de l'acné ne donne lieu à aucun doute; cette affection a son origine et son siège anatomique dans les glandes sébacées et follicules de la peau. C'est un processus inflammatoire qui évolue dans les glandes et dans les tissus environnants, donnant lieu à des folliculites et des périadénites; c'est ce qui explique pourquoi la lésion est presque toujours aiguë en ce qui concerne chaque papule ou chaque pustule en particulier; elle a une marche parfaitement définie, et elle se termine par la suppuration de la glande et du tissu circum-glandulaire ou par résolution. Le début est marqué par une rétention des produits sécrétés; puis survient de l'hypérémie et de l'exsudation autour et dans l'intérieur de la glande; le tissu cellulaire voisin s'infiltre et prend une part plus ou moins active à l'inflammation qui tôt ou tard aboutit à la suppuration. L'intensité de l'inflammation varie; si elle est violente, la glande et le follicule sont détruits; cette fonte laisse une loge vide qui se comble peu à peu par du tissu cicatriciel. Les deux variétés ne diffèrent donc entre elles que par le degré de l'inflammation, par sa localisation exacte à la glande ou bien par son extension au voisinage, qui donne lieu à la forme indurée et hypertrophique.

Diagnostic. — Les principaux caractères et l'aspect de l'acné sont le plus souvent assez tranchés pour que le diagnostic ne soit pas douteux. L'âge du malade, son tempérament scrofuleux pendant la jeunesse, arthritique plus tard, la limitation topographique et anatomique de la lésion, sa marche chronique, l'apparition et la disparition successive des lésions élémentaires, en même temps que leurs caractères inflammatoires sont autant de points qu'il faut avoir présents à l'esprit dans les cas douteux. Parfois l'acné

1. Le chloral, l'acide phénique, peuvent avoir les mêmes effets. Fournier, à l'hôpital Saint-Louis, a observé une éruption acnéique survenue à la suite d'une intoxication par le sulfure de carbone. (Voir, *An. de médecine et d'hygiène*, 1881, de la prédisposition aux accidents cérébro-médulaires chez certaines personnes qui sont fréquemment exposées aux vapeurs de charbon (cuisiniers, repasseuses, pâtissiers, etc., par Barthélemy.)

2. Signalons encore l'influence des températures élevées, soit du froid (employés de chemins de fer), soit du chaud (cuisiniers), fréquemment répétées et prolongées; enfin les excès de table, et surtout les excès de boissons, notamment de liqueurs alcooliques.

artificielle sera plus difficile à reconnaître; celle qui est due au goudron se reconnaîtra à la présence de cette substance sur le corps, à son odeur particulière et aux points noirs qui obstruent l'orifice des follicules. L'acné iodique et l'acné bromique sont très inflammatoires, elles sont disséminées sur tous les points du corps, sont généralement très étendues, très douloureuses et suppurent. L'acné bromique en particulier est entourée d'une zone inflammatoire plus ou moins large qui se recouvre parfois de croûtes sébacées.

L'acné a souvent des traits de ressemblance très grands avec la syphilide papuleuse et pustuleuse; mais elle s'en distingue par les antécédents, par l'absence des symptômes généraux qui accompagnent les manifestations cutanées de la syphilis, ainsi que par sa marche, par la douleur et par son induration douloureuse plus forte et d'autres particularités. L'acné est plus rouge, plus foncée et uniformément disséminée sur les régions où elle se manifeste; au contraire, la règle est que les lésions syphilitiques soient méthodiquement et spécialement groupées. C'est surtout quand l'acné siège exclusivement au front qu'il faut redoubler d'attention pour ne pas la confondre avec la syphilis (*corona Veneris*). Les formes graves de l'acné ressemblent parfois à la variole, mais il est bien difficile de se laisser tromper.

Traitement. — Il faut envisager le traitement constitutionnel et le traitement local, l'un et l'autre sont utiles, et le plus souvent doivent être employés en même temps. Malgré tous les moyens dont nous disposons, l'acné est parfois rebelle, plus rebelle même, selon moi, qu'on ne le croit généralement.

Traitement constitutionnel. — Avant d'instituer un traitement actif, il est indispensable que le médecin connaisse parfaitement la constitution et les habitudes de son malade. Il est impossible de soigner l'acné avec fruit si on ne connaît pas très bien toutes les causes qui se sont coalisées pour la produire. Il faut se rappeler qu'elle est un désordre fonctionnel et que la thérapeutique doit diriger ses efforts bien plutôt contre la cause que contre les lésions locales, qui ont une tendance à disparaître spontanément. Il faut ensuite s'efforcer d'en empêcher le retour; c'est pour cela que la médication interne rend souvent plus de services au point de vue de la guérison définitive que le traitement externe. Quand l'acné persiste de longs mois, c'est que souvent elle est sous l'influence d'un état de marasme ou de profonde dépression de la nutrition générale (acné des cachectiques, de Hébra).

On doit donc rechercher avec le plus grand soin quelles sont les causes de l'acné, tout en se rappelant cependant qu'une même cause ne la détermine pas chez tous les individus. Il faut tenir compte des troubles digestifs, quels qu'ils soient; les nombreuses formes de la dyspepsie en sont une des origines les plus puissantes, il en est de même de la diarrhée, de la constipation, de la flatulence, de l'état saburral de la langue, etc. Il faut remédier à tous ces états morbides avec un soin particulier et par les remèdes internes appropriés. Il est souvent très difficile de parer à ces vices de fonctionnement et il faut y apporter le plus de soin possible; c'est dans ces cas qu'une connaissance approfondie de la médecine générale, en même temps qu'une étude parfaite du mode d'action des médicaments rendront des services signalés. S'il y a de la constipation, il faut ordonner un purgatif salin ou végétal de façon à provoquer une ou deux selles par jour. Quand la langue est chargée, que l'estomac et les intestins sont délabrés, on se trouvera très bien du mélange apéritif et acide suivant :

Sulfate de magnésie.	42	grammes
Sulfate de fer.	1	—
Acide sulfurique dilué	7	—
Eau	220	—

Une cuillerée à bouche dans un verre d'eau.

Il faut prendre ce médicament une fois par jour, et de préférence une demi-heure avant le déjeuner. Parfois il faut l'ordonner avant le déjeuner et avant le dîner. Quand on désire faire usage d'un bitter végétal, on peut remplacer l'eau aux repas par une infusion de quassia amara ou de colombo.

Les eaux minérales naturelles sont aussi très utiles; l'eau de Saratoga, principalement les sources Hathorn et Geyser, ainsi que les eaux de Frederickshall, de Rakoczy, d'Hunyadi Janos, sont des cathartiques très efficaces, prises avant le repas. En même temps que ces laxatifs salins, il est bon souvent d'administrer les préparations ferrugineuses.

Les préparations sulfureuses, surtout le sulfure de calcium à dose de un demi-centigramme à 2 centigr. 5, pris quatre fois par jour, est très vanté par Ringer. Les sulfureux réussissent quelquefois, là où les autres moyens ont échoué. L'huile de foie de morue est parfois nécessaire, surtout chez les jeunes gens chétifs, maigres, pâles, mal nourris. Dans ces cas, l'affection est habituellement indolente, non inflammatoire, et presque toujours associée aux comédons.

Chez les femmes qui ont des troubles de la menstruation, on régularisera le flux cataménial, on le rendra plus facile, plus abondant, en recourant au traitement général (toniques, stimulants, sangsues à la vulve, ou mieux aux condyles internes du fémur).

L'arsenic rend d'incontestables services, surtout dans la variété papuleuse et dans les cas où les lésions sont imparfaitement développées. Il faut le prescrire comme tonique à dose quotidienne de 5, 10, 15 centigrammes. Le sublimé, à faibles doses, associé au quinquina peut très bien être employé dans les mêmes cas que l'arsenic. Gubler, de Paris, et Bulkley, de New-York, vantent l'usage interne de la glycérine à dose d'une cuiller à bouche, deux ou trois fois par jour, dans l'acné punctata.

L'hygiène et le régime sont fort importants pour nombre de sujets, mais surtout pour ceux chez qui le fer et l'huile de foie de morue ou de semblables remèdes sont indiqués.

S'il n'y a pas de contre-indication, un bain froid, pris le matin, sera utile pour la régularisation des fonctions.

L'alimentation devra toujours être surveillée : toute espèce de mets lourds ou indigestes, fromage, pâtisserie, marinade, épices, ainsi que les boissons excitantes, devront être sévèrement interdites.

Traitement local. — La médication locale doit nous occuper maintenant. Selon les indications, deux voies distinctes peuvent être suivies pour l'application d'un traitement externe. La première méthode comporte les préparations adoucissantes, la seconde consiste dans les lotions et onctions stimulantes, en vue de réveiller l'activité des glandes. Dans les cas rares où l'on rencontre une violente inflammation, accompagnée de chaleur et de rougeur, ainsi que d'une hypérémie générale de la peau, on aura recours aux lotions douces et aux onctions calmantes, car l'inflammation de la peau doit être combattue quand elle est excessive, au même titre et de la même façon que toute autre. Toutefois, dans l'immense majorité des cas, les excitants sont indiqués et doivent être prescrits d'emblée.

On peut faire tous les soirs des frictions sur la face avec le savon vert (savon mou de potasse) et laver ensuite à l'eau chaude, en se servant pour cette application d'une pièce de flanelle. On peut encore, dans le même but, employer une préparation composée de parties égales de savon, d'alcool et d'eau de roses, ou bien de deux parties de savon pour une d'alcool, quand il y a lieu d'agir plus énergiquement. Ces moyens s'opposent à l'oblitération des conduits glandulaires et favorisent l'excrétion de leurs produits par les contractions qu'ils provoquent. On peut aussi extraire le contenu des glandes soit en les comprimant entre les doigts, soit, quand les pustules sont petites, en les pressant à l'aide d'une clef de montre, comme nous l'avons déjà dit en parlant du traitement des comédons.

Dans les cas d'acné pustuleuse, les applications d'eau chaude, faites le soir, diminuent la congestion et la tuméfaction des follicules et rendent, par conséquent plus facile l'issue du sebum ; il est bon de compléter ce traitement par des frictions et des douches froides faites tous les matins.

Parmi les médicaments les plus actifs, le soufre et ses préparations tiennent la première place. A mon avis, ce sont de beaucoup les remèdes les plus efficaces dans le traitement de cette maladie. On peut les conseiller avec avantage dans la plupart des cas sous formes d'onctions ou de lotions.

La dose du principe actif sera proportionnée aux cas, et variera de 2 à 7 grammes de soufre pour 100 grammes d'excipient. Je n'hésite pas à recommander la formule :

Soufre précipité	3gr,50
Glycérine	5 grammes.
Axonge benzoïnée	30
Essence de roses.	3 gouttes.

Mêlez.

Frictions énergiques tous les soirs. On peut employer dans le même cas une pommade composée de parties égales de soufre et de vaseline. Ou bien encore une préparation alcoolique et soufrée, qui m'a été indiquée par le docteur Bulkley :

Soufre précipité	3gr,50
Éther.	20 grammes.
Alcool	100

Mêler et faire des lotions en ayant soin d'agiter la bouteille avant de s'en servir.

On peut encore faire usage du mélange suivant :

Soufre précipité	7 grammes.
Glycérine	7
Alcool.	30
Eau de chaux	30
Eau de roses.	7

Mêler et agiter la bouteille avant de s'en servir.

Une autre bonne formule est celle qui est connue sous le nom de lotion de Kummerfeld :

Soufre précipité	1 gramme.
Poudre de camphre.	1
Poudre de gomme adragante. . . .	2
Eau de chaux	60
Eau de roses.	4
Alcool.	q. s.

Mêler et agiter avant de s'en servir.

Le sulfure de potassium jouit également d'une certaine réputation comme topique, il peut être prescrit en lotion ou en pommade dans la proportion de 0gr,30 à 1gr,50 pour 30 grammes. C'est principalement dans la variété papuleuse qu'on se trouvera bien de l'emploi d'une lotion composée de :

Sulfure de potassium.	} ââ 5 grammes.
Teinture de benjoin.	}
Sulfate de zinc.	}
Eau de roses.	300

Dans les formes torpides, on retirera également un certain profit de frictions, bien faites sur la peau, chaque soir, ou moins souvent avec :

Soufre	āā q. s.
Glycérine	
Carbonate de potasse	
Alcool	

ou bien d'une pommade faite avec :

Soufre	āā q. s.
Glycérine	
Carbonate de potasse	
Vaseline ou axonge	30 gr.

Quand il est nécessaire de déterminer une révulsion énergique, on peut avoir recours au biiodure de mercure, à la dose de 30 à 60 centigrammes pour 30 grammes.

Le sublimé corrosif est aussi un remède bien connu, mais d'après mon expérience, son action est incertaine. La solution qu'on emploie généralement contient de 1 à 6 centigr. de sublimé pour 30 grammes de liquide.

L'émulsion d'amandes est un excellent véhicule pour le sublimé, on peut employer la formule suivante :

Sublimé corrosif	0gr,25
Émulsion d'amandes amères	120 grammes.
Teinture de benjoin	2

Mêler et appliquer tous les soirs.

Le sublimé corrosif est la base de la plupart des « eaux de toilette » et des cosmétiques du commerce (A).

On composera aussi des préparations excitantes avec le protoiodure de mercure et le mercure ammoniacal (ammoniated mercury) qui réussiront principalement quand il y aura une induration marquée. On pourra les prescrire en pommade, le premier, à la dose de 30 ou 40 centigrammes pour 30 grammes, le second dans une proportion double.

Dans les cas très tenaces d'acné indurée, Neumann recommande l'application du sparadrap de Vigo.

Les savons médicamenteux, contenant de l'acide phénique, du

A. L'absorption du mercure au moyen de semblables préparations peut donner lieu à des symptômes d'intoxication, mais seulement au bout d'un certain temps. Rosenthal (*Wiener med. Presse*, 1876) en a publié des observations. Les cosmétiques à base de soufre, de la glycérine, ont aussi leur utilité et complètent les médications précédentes.

La dermato-curette ou le scarificateur ont aussi été souvent employés dans le traitement de l'acné, surtout contre l'acné papuleuse chronique mêlée aux comédons ; quant à l'acné lymphatique, elle nécessite une véritable intervention chirurgicale, soit l'ablation, soit l'ignipuncture[1].

L'emploi d'une gouttelette de nitrate acide de mercure déposée sur le sommet d'une de ces papules est un autre mode de traitement préconisé par Hutchinson et d'autres dermatologistes anglais. Il faut appliquer ce liquide avec précaution, à l'aide d'un morceau de bois taillé en pointe ou de l'extrémité d'une baguette de verre.

On touche très légèrement la pustule avec cet acide énergique et on absorbe soigneusement le surplus au moyen de papier buvard. Malgré toutes ces précautions, ce traitement laisse souvent après lui de petites cicatrices, aussi ne puis-je le recommander sans réserves.

Quand les pustules sont volumineuses et pleines de pus, ou des produits de leur sécrétion, il est nécessaire parfois de les ponctionner et de les vider. L'incision constitue même, dans ces cas, le seul traitement efficace.

Dans les cas de congestion passive des vaisseaux superficiels, il y a lieu de faire des scarifications détersives.

Les acnés artificielles guérissent généralement quand on supprime leur cause efficiente. Cependant, il faut parfois combattre la tendance acnéique par un traitement général et hâter la disparition des lésions par l'application des topiques indiqués A[2].

plomb sont aussi très dangereux et leur usage a été parfois suivi d'accidents nerveux graves et même de mort. Rosenthal (*loc. cit.*), Hutchinson (*Phil. med. Times*, vol. IV, p. 241) et d'autres auteurs en ont cité des observations.

1. Dans le service de Fournier, on a recours soit aux fils rougis, extrêmement ténus, de platine (polyscope de Trouvé), soit à l'électrolyse (appareils de Chardin), soit, plus simplement, à une petite pointe métallique rougie à la flamme d'une lampe à alcool et que l'on plonge exactement au centre de la glande enflammée. — Voir la note de la page suivante.

A. On trouvera une minutieuse étude du traitement des diverses formes d'acné et particulièrement de l'acné rosée dans les leçons cliniques du docteur R. W. Taylor (*Amer. Clin. Lectures*, vol. III, chap. X, New-York, 1878).

2. Hardy conseille contre l'acné des lotions excitantes avec de l'eau *chaude* aromatique, ou légèrement ammoniacale (chlorhydrate d'ammoniaque 10 gr. pour 500 gr.).

Il ordonne les solutions de sublimé au centième, à la dose d'une cuillerée à café dans un verre d'eau tiède, pour des lotions biquotidiennes. Ou bien les pommades

Pronostic. — C'est un fait d'observation que l'acné a une marche éminemment variable. Le pronostic dépend en grande partie de la connaissance que nous pouvons acquérir de ses causes et de la possibilité que nous avons de les éloigner. Souvent c'est chose possible et le succès du traitement démontre l'importance de ce fait. Dans les autres circonstances, au contraire, et les exemples ne manquent pas, dans lesquelles la cause est restée obscure ou introuvable, l'acné résiste généralement avec opiniâtreté. Sa guérison devient alors une affaire de temps; tôt ou tard, la maladie guérit spontanément; toutefois, notons qu'en l'absence de tout traitement,

au peroxyde de fer, au protoiodure ou au biodure de mercure 1/30 à l'onguent citrin 5 à 10 pour 30.

Il prescrit volontiers encore les douches de vapeur, les douches chaudes d'eau sulfureuse et les lavages avec :

Lait d'amandes.	300 gr.
Soufre.	10 gr.

On se sert souvent encore en France de la pommade suivante :

Glycérine	āā 5 gr.
Eau.	(āā 5 gr.)
Protonitrate de mercure.	0gr,05

ou mieux encore de celle-ci :

Cold-cream.	30 grammes.
Teinture de benjoin.	4
Calomel	2

Il faut éviter l'emploi simultané du mercure et du soufre, surtout quand la sécrétion sébacée est abondante, parce que les sulfures de mercure, comme ceux de plomb, tachent la peau en noir.

Hillairet emploie les lotions faites tous les soirs avec :

Eau.	250 grammes.
Alcool camphré	30
Soufre	15

et dans la journée, les applications de pommades à l'oxyde de zinc à 4 pour 30.

On peut encore employer une pommade faite avec :

Huile de cade.	āā 10 grammes.
Savon noir	(āā 10 grammes.)
Huile douce.	(āā 10 grammes.)
Calomel.	4

Cette pommade est irritante. On en mitige les effets à l'aide d'émollients (douches de vapeur, caoutchouc, etc.)

Il faut souvent, dans l'acné simple recourir aux scarifications soit ponctuées, soit linéaires, et dans l'acné miliaire, par exemple, à l'incision et à l'énucléation du follicule malade.

Lailler préconise les bains alcalins ou sulfureux, les *lotions savonneuses*, les pulvérisations d'eau, d'émulsion de Tolu par exemple; les solutions d'alun, de borax, de tannin; les onctions d'huile de noix d'acajou; les pommades à l'iodure de chlorure mercureux, au biiodure de mercure soit seul, soit associé à l'iodure de potassium.

Kaposi (p. 22, t. II de la traduction de Besnier et Doyon) conseille contre l'acné simple et surtout contre l'*acné indurata* (voir musée Saint-Louis, pièces nos 136, 381), la méthode suivante : ouvrir l'un après l'autre avec la pointe du bistouri tous les abcès glandulaires et circumglandulaires que l'on voit ou que l'on sent au toucher. — Faire sortir leur

elle peut se prolonger pendant des années, exerçant sur la peau de véritables ravages. Dans certains cas, en effet, la marche est grave; une vive inflammation se développe, la glande suppure, s'oblitère ou se détruit, et la peau se couvre de difformités ou de cicatrices définitives. Tantôt ces cicatrices sont légères et superficielles, tantôt elles sont irrégulières et profondes; elles peuvent être assez abondantes pour prendre l'aspect de marques de variole. Dans beaucoup de cas cependant, l'acné ne laisse pas de trace; l'inflammation tombe, la glande s'affaisse, soit par suppuration, soit par simple excrétion et la pustule disparaît sans destruction marquée de la glande. La durée de l'acné se prolonge indéfiniment, quelquefois des années, quand elle est abandonnée à elle-même. Elle finit par disparaître, quand on peut en éloigner peu à peu la cause, en modifiant la santé générale et l'hygiène du malade. — Il faut toujours tenir compte dans certaines formes d'acné, et notamment dans l'acné partielle des vieillards, de la transformation possible de l'acné en cancroïde. (Voir au musée de l'hôpital Saint-Louis la pièce nº 162, et dans la collection particulière de Péan, la pièce 438.)

contenu. — Il ajoute qu'il faut parfois consacrer dix à douze séances à ces petites opérations qui donnent lieu à un écoulement de sang assez abondant.

On enlève à l'aide de la cuvette le contenu des loges et l'on excise les lambeaux décollés (voir la note sur le traitement chirurgical des affections de la peau).

C'est alors seulement qu'on fait des lavages savonneux énergiques et répétés, puis les scarifications étendues.

Ensuite on cherche à amener une réaction modérée qui débarrasse les glandes sébacées de leur contenu et qui provoque leur contraction en relevant leur tonicité affaiblie. Les pâtes sulfurées, le glycéré iodé remplissent ces indications :

Iodure de potassium. } Iode. . . . . }	ãã 2 grammes.
Glycérine.	6 grammes.

Voici une des formules qu'il recommande :

Lait de soufre		10	f. s. a. une pâte.
Carbonate de potasse.		5	
Esprit de savon de potasse.		10	
Glycérine		50	
Huile de caryophyllée. . . . . . . } Huile de menthe . . . . } Huile de romarin. . . . . }	ãã	1 gr.	

Le matin on enlève la pâte appliquée la veille, en lavant la peau, qui est rouge et rugueuse, et on l'enduit d'un cosmétique protecteur, comme celui-ci par exemple :

Oxyde de zinc . . . . } Sous-nitrate de bismuth. . . . . }	ãã 5 grammes.
Onguent émollient.	50
Huile de naphe . . . . } Huile de néroli. . . . . }	2 à 4 gouttes.
Huile de réséda.	2 grammes.

ACNÉ ROSÉE OU ROSACÉE.

Définition. — *L'acné rosacée* est une affection chronique, hypérémique ou inflammatoire de la face et plus particulièrement du nez, caractérisée par la rougeur de la peau, par la dilatation et l'augmentation de nombre des capillaires sanguins, par l'hypertrophie des follicules sébacées, et par une plus ou moins grande quantité de pustules.

Symptomatologie. — Il y a lieu de distinguer *trois périodes* à cette affection. La première est caractérisée par une *congestion* plus ou moins vive, plus ou moins étendue, mais sans tuméfaction ni inflammation. Cette congestion affecte la forme passive : la circulation se ralentit dans les capillaires cutanés et le sang a une certaine tendance à la stase. Le nez vient-il à être attaqué, on le trouvera souvent couvert d'un enduit graisseux, séborrhéique, et il donnera au toucher une sensation de froid plutôt que de chaleur. La marche le plus souvent est progressive, mais lente au point que cette affection exige pour son développement des mois et des années.

Au bout d'un certain temps, après des mois ou même des intervalles plus longs, l'affection arrive à la deuxième période. La rougeur s'est établie d'une manière plus nette et plus accentuée; la congestion, d'abord fugace, est devenue de plus en plus fréquente et à peu près permanente. Cette rougeur fixe, prononcée, peut toutefois devenir plus vive encore par instants : souvent en effet, on observe des poussées congestives soit après les repas, soit aux périodes menstruelles (surtout vers la ménopause), soit par le froid.

Quand on examine attentivement les régions affectées, on peut observer la dilatation et le développement des vaisseaux capillaires cutanés qui, se croisant et se ramifiant en tous sens, produisent à la surface de la peau un réseau rouge, fin et délicat, plus ou moins serré et plus ou moins apparent. Les mailles de ce réseau sont formées par les petites arborisations vasculaires qui affectent une disposition irrégulière et des plus capricieuses, tortueuses et sinueuses, et qui font sur leur trajet des crochets et des coudes inattendus. Elles ont de un à plusieurs millimètres de longueur. Elles varient aussi de calibre, et peuvent être excessivement fines et étroites ou larges et épaisses; Kaposi en a vu du volume d'une plume de corbeau. Sur les ailes du nez, elles suivent habituellement une direction parallèle aux cartilages de ces ailes; en dehors et au-dessus du nez, elles ne gardent plus aucune régularité. Tôt ou tard apparaissent, dans la majorité des cas, des papules et des pustules d'acné qui sont disséminées sur la région affectée. Elles se montrent çà et là et se développent sans ordre, leur volume et leur nombre sont très variables; en général, elles sont peu nombreuses.

Dès lors, la véritable *couperose* est constituée. Elle se compose donc de deux éléments : l'un *congestif*, déterminant les plaques rouges (conséquence de la dilatation et du développement variqueux des vaisseaux cutanés), l'autre, *papuleux* ou *pustuleux*, constitué par l'acné surajoutée[1].

Elle présente d'ailleurs tous les degrés; parfois elle est si peu prononcée qu'elle constitue à peine une affection légère, d'autres fois elle atteint des proportions désastreuses; la région attaquée, c'est-à-dire la face, est ravagée, défigurée. Le nez est le siège favori de cette maladie; c'est par lui qu'elle débute, c'est là qu'on la trouve le plus développée. L'acné rosacée se développe primitivement sur le lobule du nez, puis elle atteint bientôt la pointe, les ailes, le dos, et enfin la totalité de l'organe. Les joues sont souvent aussi affectées, que la maladie se soit montrée d'emblée sur elles, ou qu'elle se soit peu à peu propagée du nez aux joues. La partie moyenne du front est également atteinte; j'ai vu l'acné rosée, dans sa forme la plus caractéristique, se localiser nettement dans cette région, respectant complètement le nez et le reste de la face[2]. Fi-

1. Ce sont des médecins français, Devergie et Cazenave, qui ont les premiers, analysé la couperose et distingué ses divers éléments pathologiques. Cazenave a insisté aussi sur la *tendance hypertrophiante* de certaines couperoses; alors il se produit une augmentation en *masse* du volume des organes atteints qui paraissent appartenir à la face d'autres individus. Dans des cas plus graves il se développe des appendices, qui en bas, peuvent pendre jusque sur la lèvre supérieure et oblitérer plus ou moins complètement la bouche (voir, au musée Saint-Louis, la pièce n° 773). D'autres fois, l'hypertrophie des parties molles du nez est uniforme, mais elles s'allongent en forme de trompe et font saillie en avant (voir au musée la pièce n° 186). Cette difformité a été qualifiée de « *nez en betterave* » ou « *en pomme de terre* ».

2. Le menton est atteint quelquefois aussi. La symétrie des lésions de la couperose a fait penser à Misset qu'elle était le fait de troubles de nutrition en rapport peut-être avec des lésions nerveuses : on remarque, en effet, que les régions couperosées sont innervées par des branches superficielles dont la plupart viennent de traverser des canaux osseux et sont accompagnées de vaisseaux. Cet aperçu est ingénieux, mais attend une démonstration.

nalement, toutes les régions énumérées peuvent être simultanément affectées (A).

La marche de la couperose est habituellement chronique, et se poursuit pendant des années. Toutefois, dans quelques cas, elle peut évoluer dans un espace de temps relativement court, en quelques mois. Dans ces circonstances, on n'observe guère que la dilatation simple des vaisseaux ; ils ne deviennent variqueux et ne s'hypertrophient que longtemps après ; rien n'est plus variable, en effet, que le temps que cette affection met à atteindre son complet développement. L'acné rosacée est rarement aussi humide chez la femme que chez l'homme, et il n'est pas rare, en effet que, chez la femme, l'élément congestif constitue toute la maladie.

D'autre part, son évolution n'est pas fatale ; c'est ainsi que, dans l'un et l'autre sexe, après avoir atteint un certain degré de développement, le processus morbide s'arrête et s'enraie spontanément. D'autres fois, il s'accroît sans cesse, devient plus actif et plus menaçant d'année en année et peut atteindre des proportions effrayantes ; les tissus sont épaissis, rugueux, hypertrophiés en masse ; les vaisseaux considérablement distendus et variqueux, les glandes s'hypertrophient et deviennent saillantes, et toute la région malade est profondément altérée.

L'affection est alors à son apogée, à sa troisième période. Ses lésions sont surtout développées sur le nez, dont la déformation, plus ou moins complète, n'est pas un fait très rare. A la suite de poussées successives, l'accroissement des pustules, des capillaires cutanés et du tissu conjonctif devient tel qu'il peut donner lieu à une effrayante hypertrophie de l'organe. Qui n'a eu l'occasion de remarquer, dans les rues des grandes villes, des nez de cette sorte, avec ou sans acné? Dans ces cas, le nez est le plus souvent d'un rouge sombre, d'une coloration livide ; quelquefois il n'est qu'élargi, et ses proportions normales sont conservées, d'autres fois il est recouvert de masses contournées de diverses façons, de formes plus irrégulières les unes que les autres, et disparaît plus ou moins complètement sous les mamelons accumulés, difformes et pendants. Cette lésion a pu acquérir parfois des proportions monstrueuses et

A. Voir Pl. E dans mon *Atlas des maladies de la peau.*

atteindre le volume du poing (Rhinophyma). Quelle que soit la température extérieure, les parties affectées d'acné rosacée sont froides, normales ou brûlantes, selon que la maladie est à une période de son développement ou à une autre. Dans le premier stade, en vertu de l'hypérémie passive, le nez est souvent froid; quand il se fait des poussées abondantes de lésions acnéiques, la région atteinte a une température plus élevée que la normale.

Ces symptômes vont et viennent, disparaissent, puis se montrent encore; ils peuvent d'ailleurs recevoir une très vive exaspération à la suite d'excès de table ou de boissons, ainsi que sous l'impression du froid.

L'affection est rarement accompagnée de symptômes subjectifs.

Étiologie. — Les causes de l'acné rosacée sont multiples, variées, fréquentes. Cette maladie se rencontre dans les deux sexes; mais ses causes peuvent varier avec chaque sexe, elle atteint d'ordinaire un développement plus considérable chez les hommes; dans la majorité des cas en effet, chez les femmes, la lésion ne dépasse pas la première période, c'est-à-dire celle de l'hypérémie et de la stase sanguine. Toutefois, rien ne s'oppose à ce qu'elle parvienne au deuxième stade, et qu'elle se caractérise, comme chez l'homme, par la dilatation permanente des vaisseaux, c'est-à-dire par des varices capillaires. Comme Hébra l'a fait remarquer le premier, l'acné rosacée, chez la femme, se montre surtout à deux périodes de l'existence, dans le jeune âge, à l'époque de la puberté, ou bien, plus tard, à la ménopause; du reste, la couperose est fréquemment liée aux troubles menstruels. A la première de ces périodes, la maladie acnéique n'est pas grave, elle s'accompagne habituellement de séborrhée, et tient manifestement à la même cause. L'acné rosacée guérit généralement en même temps que la séborrhée disparaît; cette guérison est définitive ou peut n'être que temporaire comme le prouve sa récidive à la ménopause. Dans tous les cas, les causes auxquelles on attribue la couperose sont la chlorose, les désordres menstruels quels qu'ils soient, les troubles digestifs, la dyspepsie, et de semblables conditions de santé. A la ménopause, que les femmes soient nullipares ou mères de famille, l'acné est susceptible de revêtir la forme grave avec dilatation variqueuse des capillaires cutanés.

Chez les jeunes gens, je l'ai assez souvent observée, associée à la séborrhée; elle se développe alors dans les mêmes conditions que chez les jeunes femmes. Quelquefois, il est vrai, il y a de l'hypérémie cutanée, mais cette congestion est simple, et la dilatation capillaire n'est ni variqueuse, ni définitive. Le plus souvent c'est le front et le nez qui sont spécialement affectés; ce dernier organe est d'ordinaire froid, bien qu'il ait une vive coloration rose. Ce fait est dû, dans ces circonstances, à l'anémie, à la débilité générale, à la dépression nerveuse, aux accidents dyspeptiques, toutes causes qui ralentissent la circulation et diminuent l'action nutritive, et aux diverses conditions locales qui ont été signalées dans l'étude de la séborrhée. Les liqueurs, les spiritueux sont bien connus pour être une cause fréquente de l'acné rosacée. L'eau-de-vie, les préparations alcooliques dites apéritives, le brandy, le whiskey, le vin et les diverses boissons fortement alcooliques, pris en assez grande quantité et surtout habituellement, donnent naissance à cette affection et l'engendrent à tous ses degrés, non seulement aux parties voisines de la bouche, mais sur toutes les régions de la face. Les expressions anglaises caractérisent fort bien et résument ces faits : le « *brandy-nose* » et le « *vine-nose* », c'est-à-dire le *nez alcoolique* et le *nez vineux* ou *œnilique*, que l'on rencontre fréquemment, sont autant de preuves de la puissance de l'alcool dans la production de la *couperose*. Hébra fait remarquer que dans ces cas il y a du refroidissement du nez.

Toutefois, il faut bien dire que, dans nombre de cas, chez la femme aussi bien que chez l'homme, l'alcool est tout à fait étranger à la maladie dont la genèse reste alors mal expliquée (A). Il est bon de signaler aussi l'exposition habituelle au feu, au soleil, au vent, au grand air, ainsi qu'il arrive chez les cuisiniers, les cochers, les marins, bien que l'on observe dans ces derniers cas, plutôt le hâle ou une simple rougeur uniforme que l'acné rosacée.

Anatomie pathologique. — Nous y avons déjà fait allusion à propos de la *symptomatologie*, nous avons vu trois périodes ou trois degrés de l'acné rosacée; suivant qu'on observe la maladie à l'un ou à l'autre stade, les caractères sont plus ou moins accentués, mais les

(A) Voir, à ce sujet, une leçon clinique de Duhring, publiée dans la *Revue médico-chirurgicale* (*Med. and chir. Reporter*), 14 août, 1875.

différences n'y sont vraiment bien marquées qu'entre le premier et le troisième. Dans la première période, on remarque simplement dans la région affectée un afflux excessif de sang, avec tendance à la stase. Cet état peut persister pendant une durée indéfinie — des mois, des années — sans aggravation de la lésion. Tôt ou tard, toutefois, celle-ci passe à la deuxième période qui est caractérisée par la dilatation permanente, par l'hypertrophie et par l'état variqueux des capillaires, en même temps que par une altération des glandes sébacées aboutissant à l'acné soit papuleuse, soit pustuleuse. L'affection, dès lors, est confirmée et passe à l'état chronique, présentant de temps en temps des exacerbations ou des rémissions, elle peut persister indéfiniment sous cette forme ou bien passer à la troisième période. On observe alors une exagération des caractères précédents qui entraîne une hypertrophie générale des tissus, un épaississement de la peau, dû à une infiltration du derme par un tissu conjonctif de nouvelle formation. C'est alors que le nez particulièrement est atteint de lésions déformantes qui lui donnent les aspects les plus variés, les plus insolites, les plus affreux. Le traitement chirurgical devient l'unique ressource et donne le plus souvent d'heureux résultats. A la suite d'une décortication pratiquée avec succès par le docteur C. Wagner (A), de New-York, l'examen microscopique de la lésion a pu être fait par le docteur Piffard. La couche cornée était atrophiée; le corps muqueux, au contraire, était fort épaissi et infiltré de cellules de nouvelle formation. Les papilles étaient hypertrophiées et gonflées de cellules arrondies et fusiformes. Les glandes sébacées étaient peu altérées; quelques-unes étaient restées normales; d'autres avaient subi la dégénérescence conjonctive. Le chorion, en effet, présentait une augmentation considérable et avait pris l'aspect d'un tissu nouvellement organisé.

Diagnostic. — On n'a aucune difficulté à reconnaître cette affection, grâce aux antécédents, à la marche et aux modifications anatomiques qui lui sont propres. C'est une affection essentiellement chronique; ce caractère la distingue immédiatement des *syphilides tuberculeuses ou papuleuses en nappe*, qui sont les seules syphiloder-

A. *Archives de clinique chirurgicale*, vol. I, p. 21.

mies avec lesquelles on pourrait la confondre. La marche des lésions syphilitiques, en effet, est rapide et s'effectue dans l'espace tout au plus de quelques mois. L'acné rosacée, au contraire, n'atteint qu'au bout de plusieurs années un développement suffisant pour permettre quelqu'hésitation. Dans la syphilis, les tubercules et les diverses lésions signalées n'enveloppent pas spécialement les glandes ; dans l'acné rosacée, la formation des pustules a toujours lieu autour ou aux dépens des glandes sébacées. Dans la syphilis nasale, on assiste, à un moment donné, à l'ulcération de la lésion ; on ne voit rien de pareil dans l'acné rosacée. Les croûtes sont le produit habituel de la syphilis ; on n'en rencontre jamais sur l'acné. Les tubercules de la syphilis sont d'ordinaire plus larges, plus durs, plus prononcés et plus serrés que dans les lésions analogues qui constituent la couperose. La coloration des tubercules syphilitiques est sombre ou d'un rouge cuivré ; celle de l'acné rosacée est d'un rouge éclatant ou violacé, suivant la période et la forme de la maladie. Dans l'acné rosacée, le réseau capillaire superficiel se fait remarquer par des dilatations qui manquent dans la syphilis. L'acné rosacée attaque ordinairement le dos du nez d'une façon uniforme, s'étendant également sur les deux ailes. La syphilis a une certaine tendance à se développer plus fortement d'un côté que de l'autre. Les formes les plus prononcées d'acné rosacée, c'est-à-dire celles qu'on pourrait confondre avec la syphilis, se rencontrent rarement avant l'âge de 40 ou 50 ans, et plus fréquemment chez les hommes ; les lésions syphilitiques apparaissent à tous les âges de la vie. Enfin, les antécédents seront, dans les cas douteux, d'un grand secours pour arriver au diagnostic.

Le *lupus vulgaire* peut avoir quelque ressemblance avec l'acné rosacée, car, ainsi que chacun le sait, cette affection a une prédilection particulière pour le visage et notamment pour le nez. Généralement, le lupus vulgaire se distinguera par des papules ou par des tubercules plus volumineux, plus arrondis, plus mollasses et jaunâtres, qui n'occupent qu'une portion du nez, le lobule ou une aile. Les capillaires ne sont pas dilatés dans le lupus vulgaire. Enfin, les ulcérations, plus ou moins couvertes de croûtes et donnant lieu à des cicatrices, ne manquent pas de succéder tôt ou tard à l'infiltration lupique, tandis qu'elles ne se forment jamais sur l'acné rosacée.

Le *lupus érythémateux* ne peut être confondu avec l'acné rosacée que lorsqu'il siége sur le bout du nez. La surface de la peau, dans le lupus érythémateux, est rude et recouverte de squames minces, adhérentes, à reflets jaunâtres, qui semblent se continuer avec l'orifice des follicules sébacés. Dans l'acné rosacée, on ne trouve rien de semblable. La première période de l'acné rosacée, spécialement celle du nez, affecte quelque ressemblance avec une engelure (frost-licke). Les antécédents, cependant, et les symptômes autres que ceux qui sont purement objectifs, permettront toujours de faire la distinction.

L'*acné rosacée* peut toujours se distinguer de l'*acné*, grâce à la présence de l'hypérémie et de la dilatation capillaire. Les traits qui séparent les premières périodes de l'acné rosacée de certaines formes d'acné sont, à un moment donné, assez mal définis, car, ainsi que nous l'avons vu, cette affection consiste en diverses modifications du réseau vasculaire, en même temps qu'en altérations morbides du côté des glandes sébacées. C'est précisément la prédominance formelle des dilatations capillaires qui doit décider du diagnostic de l'acné rosacée.

Traitement. — Le mode de traitement à adopter dépend de la période de l'affection et de la nature de la cause, dans les cas où celle-ci est déterminable. On doit recourir alors et à la médication générale et au traitement local.

En premier lieu, il faut faire disparaître les causes qui peuvent être incriminées. Chez la femme, les affections utérines, les troubles menstruels, ainsi que les vices de digestion, doivent être d'emblée soumis aux traitements propres à ramener, par la voie indiquée, le plus promptement possible, la santé à l'état normal. Chez l'homme, c'est surtout aux excès alcooliques qu'on devra faire attention : il faut proscrire l'usage même modéré, mais habituel, des liqueurs et recommander l'emploi fréquent des purgatifs salins. Dans l'un et l'autre sexe il faut prescrire un régime léger. Quant au traitement général, c'est celui que nous avons indiqué pour l'acné[1].

Le *traitement local*, dans la majorité des cas, donne de meilleurs

1. Kaposi signale un fait remarquable, l'apparition de la couperose chez les personnes qui, pendant plusieurs années, font des cures hydrothérapiques excessives. Il faut donc

résultats que la médication interne. C'est aux préparations irritantes qu'il faut donner la préférence, à condition de les proportionner au degré du mal.

Dans la première période on emploiera avec avantage le soufre et le bichlorure de mercure. Pour ma part, c'est dans la première de ces substances qu'à ce degré de la maladie j'ai trouvé le plus de ressources. Comme dans l'acné, il faut l'employer sous forme de lotion ou de pommade. Dans ce dernier cas, la proportion que je prescris d'habitude est de 5gr,50 à 10 gr. de soufre précipité pour 30 gr. de récipient. C'est à la même dose que l'on peut prescrire le *sous-chlorure de soufre* anglais (hypochloride of sulphur). Anderson donne une formule dans laquelle il mêle le sous-chlorure de soufre à la pommade de rhubarbe (A) dans la proportion de 7 gr. pour 30 gr.; il se loue beaucoup de cette préparation.

Dans certains cas, les lotions soufrées rendront plus de services que les pommades. On se servira des mêmes formules que pour l'acné. J'ai parlé du sublimé corrosif; c'est surtout au début de l'acné rosacée qu'on le prescrira, à la dose de 0,01 à 0,15 centigr. pour 30 grammes de pommade ou d'alcool. D'ailleurs, toutes les préparations hydrargyriques peuvent être utiles dans ces cas. C'est ainsi que l'emplâtre mercuriel, coupé en bandelettes et appliqué comme un pansement par occlusion, est avec juste raison préconisé dans nombre de cas par Neumann et par Hébra. Kaposi vante la glycérine iodée, appliquée pendant trois ou quatre jours huit à douze fois chaque jour, puis l'enveloppement de papier de gutta-percha[1].

s'en garder comme de toutes les causes capables d'amener la parésie des capillaires cutanés et d'y rendre la circulation plus difficile et plus lente.

Contre la dyspepsie, Kaposi conseille une cuillerée à café, trois fois par jour, du mélange suivant :

Bicarbonate de soude	}	
Phosphate de soude	}	àà 10 grammes.
Carbonate de magnésie	}	
Sucre blanc	}	àà 15 grammes.
Oléo-saccharure de macis	}	

A. Cette pommade se prépare comme il suit : racine de rhubarbe, 270 gr.; axonge, 180 gr.; cire vierge, 30 gr.; eau, quantité suffisante. Laver et écraser les racines, faire bouillir pendant deux heures et filtrer. Évaporer, à 120 gr. Ajouter peu à peu à la cire et à l'axonge préalablement mélangées; enfin, conserver à l'abri de la chaleur.

1. En France, le traitement le plus habituel consiste dans l'emploi de la pommade à l'oxyde de zinc ($\frac{4}{30}$), pour le jour, — de lotions alcooliques de soufre et de camphre. pour la nuit, — de lavages savonneux et de pulvérisations tièdes. — Dans les formes plus tenaces, on se sert du savon noir que l'on fait appliquer pendant trois jours de suite et alterner avec du caoutchouc et des pommades à l'oxyde de zinc ou au calomel.

Ce n'est qu'ensuite qu'on a recours aux scarifications.

Au deuxième degré de la maladie, ces moyens ne suffisent plus : il faut employer des doses plus élevées et d'autres moyens. La distension des vaisseaux n'est plus guérissable par les astringents ; il faut la traiter par les scarifications et laisser saigner. Si l'écoulement de sang est excessif, les compresses d'eau froide suffisent pour l'arrêter. Ces scarifications ne donnent de résultat que si elles sont répétées une ou deux fois par semaine, selon les circonstances. Dans l'intervalle, on frictionne les régions malades avec les lotions soufrées.

A cette seconde période, j'ai encore employé avec un certain succès les solutions de potasse caustique à la dose de 0,60 à 0,80 centigrammes pour 30 grammes, appliquées au moyen d'un pinceau une ou deux fois par semaine ; j'enduis ensuite la partie affectée d'une pommade adoucissante. Dans les cas où il n'y a qu'un faible épaississement de la peau, Neumann se trouve bien de la frictionner tous les deux jours avec une solution d'acide phénique, une partie pour 3 ou 4 d'alcool. Hardavay, de Saint-Louis (A), recommande l'électrolyse en vue d'obtenir l'oblitération des vaisseaux dilatés. On prend une très fine aiguille métallique, on la fixe à l'électrode du pôle négatif en communication avec une batterie à courants constants ; on l'enfonce ensuite assez profondément pour qu'elle pénètre dans l'intérieur de la varice capillaire, puis on établit le courant en mettant dans la main du malade le pôle positif. L'action électrique est produite au moyen d'une batterie de six à dix éléments. Si le vaisseau variqueux a une certaine longueur, il est nécessaire de faire plusieurs électro-punctures perpendiculaires à son trajet ; s'il est court, l'aiguille peut être introduite parallèlement à sa direction et dans l'intérieur même du vaisseau. La faradisation a été employée par Cheadle, de Londres, qui rapporte des résultats favorables dans plusieurs cas (B).

Quand le processus morbide a atteint sa dernière période, l'abrasion de la peau malade et la décortication sont les seuls moyens réellement efficaces.

Pronostic. — Si l'affection n'a pas dépassé le premier degré, on peut espérer un succès. Plus tard, au contraire, quand a eu lieu la

A. *Archives de Dermatologie*, oct. 1879.
B. *The Practitionner* (juillet 1874).

prolifération conjonctive, quand les vaisseaux et les glandes sont intéressés, il faut porter un pronostic plus réservé. Toutefois, alors encore, un traitement bien dirigé pourra donner d'excellents résultats. Abandonnée à elle-même, l'affection n'a aucune tendance à la résolution spontanée; au contraire, elle augmente progressivement et arrive à déterminer dans les tissus les profondes altérations que j'ai signalées.

SYCOSIS NON PARASITAIRE.

Syn. : Sycosis simple, périfolliculite pilaire profonde, mentagre, sycose mentonnière, acné mentagre, folliculite de la barbe; all. : *Bartfinne* ; angl. : *sycosis non parasitica.*

Définition. — Le sycosis non parasitaire est une affection généralement chronique, mais parfois subaiguë, inflammatoire, non contagieuse, siégeant dans les *follicules pileux*, caractérisée par des pustules, des papules et des tubercules que le poil perfore au centre, et accompagnée de vives sensations de cuisson.

Symptomatologie. — L'affection débute par la formation de plusieurs ou de nombreuses papules, ou pustules, autour des follicules pileux; ce sont ordinairement ceux des joues, du menton et de la lèvre supérieure qui sont primitivement intéressés. Il est de règle que de nouvelles lésions se développent ensuite jusqu'à ce qu'il en résulte une large plaque. Elles se développent habituellement et se multiplient par des poussées successives, et siègent d'une façon manifeste immédiatement autour des poils. Les pustules sont ou plates ou acuminées, généralement du volume d'une tête d'épingle; elles contiennent un liquide jaunâtre et n'ont aucune tendance à se rompre. Elles sont discrètes et, ordinairement, restent telles pendant toute la durée de la maladie; il n'est pas rare cependant qu'elles soient assez nombreuses pour être cohérentes. Elles s'accompagnent de rougeur périphérique, de turgescence de la peau, de sensations de brûlure et même de douleur. Chez les personnes qui portent la barbe, elles se recouvrent de croûtes sèches. Outre ces pustules typiques, on observe des papules et des papulo-pustules, et, dans quelques cas, des tubercules. Il existe généralement aussi plus ou moins d'épaississement inflammatoire, surtout dans les cas de longue durée. Les joues, le menton, la lèvre supérieure sont le siège habituel de l'affection. Elle peut se limiter à l'une de ces régions ou les envahir toutes simultanément (A).

La partie chevelue du cou ainsi que les autres régions velues peuvent être envahies [1]. L'affection peut éclater sur toutes les parties à la fois, ou, comme c'est ordinairement le cas, n'attaque qu'une région pour s'étendre progressivement aux autres points.

Les poils sont le plus souvent tellement adhérents à leurs follicules que l'épilation est plus ou moins douloureuse.

La marche de l'affection est chronique. Abandonnée à elle-même, elle peut durer des années.

Etiologie. — Les causes ne sont pas bien connues. L'affection se développe ordinairement entre vingt-cinq et cinquante ans. On la rencontre dans toutes les classes de la société; bien que ce soit une affection vulgaire, elle se montre aussi bien chez les gens bien nourris que chez les misérables, chez ceux qui se rasent aussi bien que chez ceux qui portent toute leur barbe : on ne peut donc l'attribuer au rasoir. Elle n'est pas contagieuse.

A. Un exemple frappant de sycosis généralisé se trouve dans mon *Atlas des maladies de la peau*, planche II.

1. On a aujourd'hui, en France, une grande tendance à assigner *exclusivement* le nom de *sycosis* à l'affection parasitaire de Bazin, au trycophyton de la barbe. L'affection pustuleuse ou tuberculeuse simple, purement inflammatoire, non parasitaire, est désignée sous le nom de *périfolliculite pilaire*, soit isolée, soit agminée. Cette affection est le plus souvent limitée à la barbe; toutefois, on a pu la rencontrer non seulement à toute la face, au cuir chevelu, où elle constitue le *kérion de Celse*, mais encore au thorax et aux épaules, ainsi que l'un de nous en a publié un cas incontestable (*Annales de Dermatologie*, 1881, p. 523). Chez ce malade, les folliculites étaient agminées, remarquablement nombreuses et disséminées sur la tête et le tronc. Une de ces tumeurs a été enlevée. L'examen microscopique a été fait par M. Suchard, répétiteur au Collège de France. Nous ne pouvons que résumer ici cette note : « Autour des follicules pileux, tout le derme est rempli par des cellules embryonnaires en nombre très considérable. Les cellules du corps muqueux sont très notablement hypertrophiées et leurs filaments d'union sont allongés. Entre ces cellules on distingue un grand nombre de cellules migratrices. En somme, les lésions représentent une inflammation de la peau aboutissant à l'atrophie plus ou moins complète des follicules pileux avec suppuration et à une desquamation peu étendue de certaines portions de l'épiderme malade. La lésion ne se passe pas dans une glande sébacée, comme dans l'acné en plaques suppurées, mais dans le tube pilifère et surtout autour du follicule; il y a donc de véritables *abcès des poils* et plus encore une *périfolliculite pilaire primitive suppurée.* » Le pronostic, dans ce cas, fut très favorable : après une durée de plusieurs années et une ténacité excessive pendant tout ce temps, la maladie céda définitivement et rapidement. Le traitement se composa de quelques séances (une tous les huit jours) de raclage avec la dermato-curette et de scarifications; puis, de bains sulfureux et d'un pansement occlusif. Les scarifications ne peuvent agir bien qu'après une épilation soigneuse; après cela on applique d'abord les compresses froides, puis le pansement avec les bandelettes de diachylon, et enfin une pommade à la vaseline et au calomel $\left(\frac{1}{90}\right)$. Dans le sycosis simple des fosses nasales, il faut également inciser les petites tumeurs, puis appliquer une pommade adoucissante comme dans l'eczéma, et enfin cautériser légèrement les points malades avec le nitrate d'argent, ou le nitrate acide de mercure.

Anatomie pathologique. — Le sycosis non parasitaire doit être regardé comme une inflammation simple périfolliculaire. Suivant Robinson (A), qui a fait de nombreux examens microscopiques de biopsie, les altérations primitives ont lieu autour du follicule, dans la zone immédiatement périfolliculaire, et sont celles que l'on rencontre ordinairement dans les inflammations du tissu conjonctif. A sa première période, l'affection est donc une *périfolliculite* et non pas une *folliculite pilaire*. Au fur et à mesure que l'inflammation progresse, les gaines qui enveloppent le follicule s'enflamment, se ramollissent et se détruisent plus ou moins; une partie du liquide purulent, collecté à la périphérie, peut dès lors pénétrer dans l'intérieur du follicule. Quelquefois, le follicule n'est pas envahi par le pus, mais seulement par la sérosité. Les cellules des racines des gaines et des poils subissent un processus régressif qui aboutit d'abord à la destruction des cellules proprement dites et du protoplasme, et il reste une masse granuleuse contenant des corpuscules arrondis qui ne sont autres que les noyaux des cellules détruites.

La gaine folliculaire et le tissu conjonctif de la zone périfolliculaire sont aussi plus ou moins détruits. Le corps muqueux se rompt au niveau de la partie supérieure du collet et le pus apparaît à la surface, en se créant une voie à travers le réseau muqueux. D'après Robinson, le pus ne traverse pas la tige du poil et la gaine folliculeuse, comme le dit Wertheim.

Les poils, au début, sont toujours très adhérents ; plus tard, par suite de la suppuration, ils s'arrachent plus facilement, mais ce n'est pas un fait constant.

L'abondance de la suppuration varie suivant les sujets. Les gaines folliculaires suivent ordinairement le poil, quand on l'extrait des pustules. Sur ce point, le docteur Robinson a une opinion différente, d'après lui il n'en serait pas toujours ainsi. Pour cet observateur, l'état du poil varie selon la période de l'observation. La cavité qui reste après l'extraction d'un poil, là où le follicule n'est pas entièrement détruit, renferme du pus autour des parois et à sa base. Les éléments qui constituent le follicule à sa base, y compris la papille, peuvent être ou non détruits; quand le follicule est détruit, ce qui a

A. *Med. Journ. de New-York*, août et sept. 1877 ; voir à ce sujet une monographie de grand intérêt.

lieu généralement dans la dernière période, il en résulte des cicatrices et une alopécie permanente.

Diagnostic. — Le sycosis non parasitaire doit être distingué avec soin du sycosis tricophytique (tinea sycosis), dont il diffère, non seulement par ses causes, mais par ses caractères cliniques. Ces deux affections déterminent l'inflammation du follicule pileux, mais donnent lieu à des symptômes tellement différents qu'il y a lieu de les séparer nettement.

L'aspect tout particulier de la peau et si caractéristique du sycosis tricophytique, c'est-à-dire la rugosité, l'inégalité, les tubercules et les nodosités, ne se rencontre que rarement dans l'affection qui nous occupe; mais les modifications qui sont propres au poil ont une valeur bien plus grande encore, et peuvent servir de base au diagnostic.

Dans le sycosis tricophytique, les poils sont peu adhérents, faciles à extraire de leurs follicules; ils sont cassés, enchevêtrés et broussailleux; leur racine est sèche et manifestement malade; avec l'aide du microscope, la question du diagnostic n'offre aucune difficulté, car la présence ou l'absence des champignons parasites est aisément constatée.

Le sycosis peut parfois ressembler à l'eczéma, mais il en diffère par l'absence de suintement et de prurit. D'autre part, l'eczéma de la barbe est rarement limité à cette région et attaque les parties voisines. Il ne faut pas oublier que, dans le sycosis, chaque pustule est traversée à son centre par un poil. Il n'y a donc aucune difficulté à distinguer le sycosis vésiculeux de la syphilide pustuleuse acuminée, qui souvent se montre à la face.

L'existence de pustules sur d'autres régions de la face, aussi bien que sur le corps, est un symptôme suffisant pour exclure le sycosis.

Traitement. — Le traitement externe donne de beaucoup meilleurs résultats que les remèdes internes. Dans des cas rebelles cependant, aussi bien que dans ceux qui semblent liés à un vice de nutrition, on peut donner avec avantage du fer, de petites doses d'arsenic, de l'huile de foie de morue.

Quelquefois les alcalins peuvent aussi rendre service. Dans d'autres cas, on aura recours aux purgatifs salins.

Le traitement, dans son ensemble, est donc le même que celui de l'eczéma pustuleux.

Quand il y a un épaississement inflammatoire considérable, Fox recommande la solution de Donavan.

Il faut, dans tous les cas de ce genre, étudier l'état général, comme dans toutes les autres affections d'origine inflammatoire. Il faut, autant que possible, éviter les influences irritantes comme, par exemple, le froid ou la chaleur.

Dans le traitement local, le point le plus important, le point capital, est de maintenir tondues ou rasées les parties malades. D'après mon expérience, on ne saurait faire un emploi exclusif de l'un ou de l'autre moyen. Dans certains cas, la rasure rendra service ; dans d'autres, il suffira de tondre ras. On devra raser tous les deux ou trois jours, suivant la rapidité de croissance de la barbe. La barbe devra d'abord être coupée avec les ciseaux courbes, puis, on appliquera des cataplasmes ; ce n'est qu'alors que le malade pourra être rasé sans trop de douleur. Quelques jours après, la rasure sera encore moins pénible, et plus tard cette opération deviendra à peu près indolente.

Quand l'affection est aiguë et qu'il y a du gonflement, on aura recours aux antiphlogistiques comme dans l'eczéma pustuleux aigu. Les phénomènes inflammatoires devront attirer toute l'attention et seront modifiés sans retard par des applications émollientes.

Les topiques à employer varient avec la période de l'affection. Si l'inflammation est très vive, on aura recours à la « lotion noire » (Blackwash) plusieurs fois par jour, suivie d'une application de pommade à l'oxyde de zinc, à laquelle on ajoute 1^{gr},80 de camphre et 3^{gr},50 d'alcool, qu'on étend sur des compresses que l'on maintient appliquées sur les parties malades. Une pommade faible au calomel, faite avec 1 ou 2 gr. pour 30 gr. de pommade à l'oxyde de zinc, peut être aussi employée avec succès.

Quand l'affection dure depuis quelque temps, la partie malade peut être traitée par le diachylon et par le savon noir. On ouvre les pustules, on frotte soigneusement la peau avec une solution de savon mou, puis on applique des bandelettes de diachylon et on fait un pansement occlusif, qu'on répète deux fois par jour. En même temps on oblige le malade à se raser tous les jours.

Dans d'autres cas, il faut employer un traitement plus énergique : soit une pommade sulfureuse, 1^{gr},80 à 3^{gr},50 pour 30 gr.; soit le mercure ammoniacal, 1 à 2 gr. pour 30 gr.; soit la pommade au nitrate de mercure, 3^{gr},50 à 7 gr. pour 30 gr.; soit l'oxyde rouge de mercure à la dose moyenne de 0,30 centig. à 1 gr. pour 30 gr.; soit le sublimé corrosif en lotion, à la dose de 1 à 5 centigr. pour 30 gr. d'eau et d'alcool; soit des lotions sulfureuses, comme dans l'acné.

Dans les cas où il y a un épaississement considérable et ancien de la peau, le docteur Robinson conseille une faible préparation d'oléate de mercure et de chlorhydrate de morphine, appliquée une fois tous les trois ou quatre jours.

Enfin, l'épilation est fortement recommandée par Hebra, Kaposi et d'autres. On arrache les poils avec la « pince à épiler », en ayant soin de n'épiler chaque jour qu'une petite surface, et la partie ainsi épilée est recouverte de diachylon ou d'une pommade à l'oxyde de zinc.

L'opération est généralement plus ou moins douloureuse; suivant mon expérience, elle ne peut être supportée que quand la suppuration est abondante, et même dans ce cas, elle est parfois impossible. Toutefois, sur ce point, les dermatologistes diffèrent : quelques-uns affirment que dans la période pustuleuse, les poils sont faciles à extraire, si l'on a eu soin de faire des applications préalables de cataplasmes ou de lotions émollientes.

Weill, de Canstadt, se loue de la médication énergique suivante : Les poils sont coupés courts. Les croûtes sont enlevées avec des cataplasmes. Puis on emploie une pommade avec :

Goudron.	2 parties
Savon vert	1 partie

avec laquelle on fait des frictions répétées; on épile ensuite.

Enfin, après l'épilation, on fait, au moyen d'un pinceau, des badigeonnages avec une solution d'acide acétique; alors il se forme une croûte qui tombe au bout de trois ou quatre jours. Lorsque cela est nécessaire, on recommence l'opération dans les mêmes conditions. On complète le traitement en faisant des onctions avec une pommade sulfureuse, et on obtient ordinairement la guérison au bout de quatre semaines.

On doit toujours recommander au malade de continuer à se raser pendant plusieurs mois après la disparition de l'affection. Cette précaution est indispensable pour éviter le risque d'une récidive.

Pronostic. — Il ne faut jamais donner aux malades l'espérance d'une guérison rapide, car, si quelques cas cèdent promptement aux efforts de la thérapeutique, d'autres sont fort longtemps réfractaires aux traitements les plus judicieux [1].

IMPÉTIGO.

Définition. — L'impétigo est une affection inflammatoire aiguë, caractérisée par la formation d'une ou plusieurs pustules, du volume d'un pois ou d'une noisette, arrondies, surélevées, résistantes, et qui ne s'accompagnent généralement pas de démangeaisons.

Symptômes. — Cette éruption est précédée ou non de troubles généraux ; quand ceux-ci existent, ils sont peu importants et consistent en perte d'appétit, constipation ou malaise. L'éruption est constituée par un ou plusieurs boutons qui sont pustuleux dès le début. Quand les pustules ont atteint leur développement complet, elles sont grosses comme un pois ou comme une noisette, elles sont arrondies, et proéminent au-dessus de la peau environnante ; leurs parois sont épaisses, et elles sont entourées au début d'une aréole plus ou moins prononcée. Elles dépassent le niveau de la peau saine d'une quantité souvent assez grande et qui varie de 3 à 6 millim. ; elles sont habituellement demi-globulaires. Elles n'ont pas de dépression centrale ou ombilication ; leur couleur est blanche ou jaunâtre. Elles sont d'ordinaire complètement remplies de liquide, et par conséquent très visibles ; quand elles sont arrivées à maturité, l'aréole dont nous avons parlé s'affaisse et laisse voir la lésion nettement définie et entourée d'un tissu légèrement infiltré.

1. Dans un chapitre qui traite de l'inflammation des éléments constitutifs de la peau, après avoir passé en revue les états inflammatoires des glandes sébacées, il convient tout au moins, de signaler l'*inflammation des glandes sudoripares*. Verneuil, qui a attiré l'attention sur elle, en a décrit le type le plus parfait, qui est réalisé par les abcès dermiques de la région axillaire, sous le nom d'*hydrosadénite phlegmoneuse ;* ce sont des abcès tubéreux ou tubériformes souvent multiples et symétriques. Cette affection est fréquente aussi aux mains et aux pieds.

Mentionnons encore l'inflammation chronique des mêmes glandes, qui, comme celle des glandes sébacées, peut subir la dégénérescence cancroïdale et constituer l'*épithélioma sudoripare*, par opposition à l'*épithélioma sébacé* (Voir Thèse d'Audouard sur la transformation cancéreuse de l'acné sébacée partielle, Paris, 1879). Disons en passant que l'épithélioma peut encore prendre naissance dans les *cellules interpapillaires.*

Pendant toute leur évolution, elles n'ont aucune tendance à la rupture ; elles sont discrètes, disséminées çà et là ; même quand elles seraient rapprochées les unes des autres, comme on l'observe parfois à la main, elles n'ont aucune disposition à se réunir ; il peut n'y en avoir que quelques-unes, une demi-douzaine ou davantage. L'impétigo peut exister sur tous les points du corps, mais on l'observe plus communément à la face, aux mains, aux doigts, aux pieds, aux orteils et au bas des jambes ; parfois on le voit à la paume des mains et à la plante des pieds. Habituellement il n'y a ni démangeaisons, ni sensations de brûlure, c'est une affection qui a une marche aiguë et dure quelques semaines. Les pustules apparaissent quelquefois toutes à la fois ou bien successivement pendant la première semaine. Quand elles ont atteint leur complet développement, elles restent telles pendant un jour ou deux, leur contenu s'altère, devient parfois sanguinolent, et finit par se résorber ou par se transformer en croûtes. Souvent ces pustules sont rompues par le contact d'agents extérieurs, alors elles laissent écouler un liquide séro-purulent qui, en général, n'est pas épais comme pourrait le faire supposer l'aspect des pustules. Quand on les déchire ou qu'on les ouvre avec une lancette avant leur maturité, elles peuvent se remplir de nouveau. L'épaisseur des croûtes est variable, parfois elles sont volumineuses, jaunes ou brunes, d'autrefois elles sont insignifiantes ; le liquide est dans ces cas résorbé. Quand ces croûtes se sont desséchées, elles tombent, laissant au-dessous d'elles une base rouge sans cicatrice ni pigmentation. L'impétigo est une affection bénigne qui se termine spontanément par la guérison ; il n'est pas rare d'observer des récidives (A).

Étiologie. — C'est une affection presque spéciale à l'enfance et que l'on observe entre trois et dix ans. Habituellement elle affecte les sujets bien nourris et bien portants, qui souvent n'ont eu aucune maladie antérieurement. Elle ne me paraît avoir aucun rapport avec l'eczéma[1], et ne s'accompagne pas de troubles de l'estomac ni des intestins. Chez l'adulte, c'est surtout aux mains et aux doigts

A. L'affection que je viens de décrire est la seule à laquelle la dénomination d'impétigo me semble convenir. Ses allures sont spéciales, bien définies, et toujours les mêmes.

1. Nous avons vu que ce n'était pas l'avis de Hebra, de Hardy, ni de l'école française contemporaine, qui considèrent l'impétigo comme une variété d'eczéma, la forme pustuleuse.

qu'on l'observe; elle n'est pas contagieuse : c'est une des maladies de la peau les plus rares.

Anatomie pathologique. — La lésion élémentaire est une pustule type; du commencement à la fin, l'impétigo a le caractère pustuleux; c'est une affection circonscrite s'il en fut; à aucune époque de leur évolution les pustules ne reposent sur une base très enflammée: elles s'élèvent au-dessus de la peau saine d'une façon abrupte, à la manière des bulles du pemphigus. Anatomiquement, la pustule est bien développée, elle possède des parois épaisses qui sont constituées à la fois par la couche cornée et par la couche muqueuse de l'épiderme. J'ai examiné au microscope le contenu de ces pustules aux différentes périodes, et j'ai remarqué que ce liquide est blanc jaunâtre, mais que sa couleur, aussi bien que sa consistance, dépend de l'âge de la pustule; avec un grossissement de deux à cinq cents diamètres, on y reconnaît la présence d'une quantité variable de globules de pus plus ou moins réunis les uns aux autres; çà et là il y a des globules sanguins, des cellules épithéliales et des débris cellulaires.

Diagnostic. — L'impétigo a, ce me semble, suffisamment de caractères distinctifs pour qu'on puisse le distinguer des autres affections avec lesquelles il a des traits de ressemblance. Les pustules d'impétigo se distinguent des pustules d'eczéma par leur grosseur et leur développement spécial; car elles sont larges et saillantes, tandis que celles de l'eczéma sont petites et beaucoup moins proéminentes; les pustules de l'impétigo sont discrètes, n'ont aucune tendance à se réunir; celles de l'eczéma sont habituellement situées très près les unes des autres, et ont une disposition naturelle à se fondre ensemble; les pustules de l'impétigo sont peu nombreuses, celles de l'eczéma le sont. Dans l'impétigo il n'y a que peu d'infiltration, dans l'eczéma l'épaississement plus ou moins considérable de la peau est un caractère distinctif. Dans l'impétigo les pustules n'ont aucune tendance à se rompre, et conséquemment il n'y a pas de suppuration; dans l'eczéma les pustules se rompent de bonne heure, sont remplacées par des croûtes épaisses, et en outre l'exsudation se continue; dans l'impétigo, il n'y a que peu ou pas de démangeaisons; dans l'eczéma, elles sont toujours plus ou moins violentes.

L'aspect général de l'impétigo ressemble un peu à celui de l'impetigo contagiosa, qu'on doit cependant considérer comme une affection essentiellement distincte de l'impétigo. Dans l'impetigo contagiosa, la première manifestation est une vésicule ou une vésico-pustule analogue à celle de la vaccine; dans l'impétigo, c'est une véritable pustule. Le siège de l'impetigo contagiosa est superficiel, celui de l'impétigo est profond. La pustule d'impetigo contagiosa est aplatie et souvent ombiliquée, celle de l'impétigo est arrondie, saillante, et sans dépression centrale. Enfin cette dernière affection n'est pas contagieuse.

L'impétigo ressemble aussi à l'ecthyma; mais les pustules d'ecthyma sont aplaties, entourées d'une zone inflammatoire dure et étendue; celles de l'impétigo sont saillantes, arrondies, et sont entourées d'une aréole pâle. Les croûtes ne sont pas les mêmes dans les deux cas; dans l'ecthyma, elles sont noires ou brunes, elles sont étendues; plates, et recouvrent une portion de peau profondément ulcérée. L'impétigo est une affection des gens forts et bien portants; l'ecthyma appartient plutôt aux individus malades ou cachectiques.

Traitement. — Dans la grande majorité des cas, l'intervention a peu d'importance; dès que les pustules sont arrivées à maturité, il faut les ouvrir avec un bistouri mince pour permettre à leur contenu de s'écouler; ensuite il faut protéger les parties malades contre les influences extérieures, telles que le frottement des habits. On pansera les pustules avec une pommade adoucissante, comme dans l'impetigo contagiosa. On ordonnera le traitement suivant : Huile d'amandes douces, compresses émollientes, douches de vapeurs, caoutchouc, puis, pommades à l'oxyde de zinc et lotions astringentes ou modificatrices. D'ailleurs cette affection guérit spontanément.

Impétigo herpétiforme. — Sous ce nom Hebra (A) a décrit une dermatose rare et grave; jusqu'à présent il en a observé cinq cas [1], dont quatre ont eu une terminaison fatale. D'après cet auteur, la maladie est caractérisée par la formation de pustules jaunâtres,

A. *Atlas der Hautkrankheiten, Heft* IX, *Tafeln* 9 *und* 10. *Wien*, 1876.

1. Kaposi en cite huit cas connus actuellement (1881), sur lesquels il n'y eut qu'une guérison.

disposées en groupes ou en forme d'anneau; elles se réunissent les unes aux autres, puis se dessèchent en donnant lieu à la formation d'une croûte grisâtre ou brunâtre au-dessous de laquelle la surface de la peau est rouge, humide, excoriée, mais non ulcérée comme dans l'eczema rubrum; à la périphérie de ces plaques, il se forme d'autres groupes ou cercles de pustules. Tous les cas observés par Hebra appartenaient à des femmes, toutes étaient enceintes, à la fin de leur grossesse, ou récemment accouchées; dans tous l'affection a suivi une marche analogue[1]. Le siège principal des pustules était le tronc et le pli de l'aine, mais il y en avait aussi aux extrémités, aux jambes, à la nuque, au dos, et même à la face. Chaque poussée de pustules était précédée de malaise, de frisson, de fièvre et de troubles généraux (A). Avant Hebra, Baerensprung (B), Neumann (C), Auspitz (D) et Geber (E) avaient remarqué et signalé, mais sous des dénominations différentes, des cas isolés qui ont été le plus souvent considérés comme des *variétés d'herpès*. Plus récemment, E. Heitzmann en a cité un exemple sous le nom d'*impétigo herpétiforme*, qu'il a présenté à l'association dermatologique américaine (F).

Pendant ces dernières années, j'ai observé, chez les hommes aussi bien que chez les femmes, quelques exemples d'une affection quelque peu différente de celle qui vient d'être décrite. Dans quelques cas, les lésions étaient vésiculeuses et bulleuses (G); dans d'autres, elles étaient pustuleuses; dans d'autres enfin, et c'était le plus grand nombre, il y avait à la fois des bulles et des pustules, ou une alternance de ces lésions (à une période, l'éruption était bulleuse et vésiculeuse, puis à une autre elle était pustuleuse).

1. Cette affection est rare en France. Cependant elle n'est pas inconnue des accoucheurs français, qui la croient d'origine septicémique. (Voir, Thèse de Legendre, Paris, 1881).

A. *Wiener Med. Wochensch.*, n° 48, 1872, et *Lancet*, 25 mars 1872.

B. *Atlas der Hautkrankheiten. Tafel* 8, Berlin, 1867.

C. *Lehrbuch der Hautkrankheiten*, III *Aufl. Wien*, 1873, p. 173.

D. *Archiv. für Derm. und Syph.* II *Heft*, 1869, p. 246.

E. *Jahresb. der K. K. Allg. Krankenhauses zu Wien.* Jahrg 1871.

F. *Arch. of Dermatology.* Janvier 1878. Cette femme avait été atteinte de cette affection quelque temps avant la ménopause. L'*impétigo herpétiforme guérit*, mais à peu de temps de là survint un pemphigus qui devint rapidement mortel.

G. Dans la cinquième observation d'Hebra, il y avait des vésicules et des bulles; c'est à cause de cela qu'il inclinait à considérer cette affection comme une variété d'herpès, d'où le nom d'impétigo herpétiforme qu'il lui a donné.

Dans tous les cas, il y avait plus ou moins de disposition au groupement ou à l'extension périphérique. Ces cas s'accompagnaient d'un certain degré de troubles généraux, et il y avait toujours des démangeaisons violentes. Toujours il y avait tendance aux récidives, sous forme de poussées successives, et le plus souvent l'affection durait des années et n'était que peu modifiée par le traitement. Dans aucun cas la grossesse ne fut en cause, et jamais la terminaison ne fut fatale (A).

Cette affection peut être confondue avec l'eczéma, l'ecthyma, le pemphigus, selon que la lésion au moment où on l'observe est vésiculeuse, pustuleuse ou bulleuse. L'étiologie et l'anatomie pathologique sont inconnues; quelquefois l'impétigo herpétiforme a les allures du pemphigus, ce qui a fait dire à Heitzmann que ces deux affections étaient étroitement unies ensemble; d'autres fois, au contraire, il n'a que peu de disposition à devenir bulleux (B).

IMPETIGO CONTAGIOSA

Définition. — L'impetigo contagiosa est une affection inflammatoire aiguë et contagieuse, caractérisée par la formation d'un plus ou moins grand nombre de vésico-pustules ou de bulles superficielles, isolées, arrondies ou ovalaires, grosses comme un pois ou une noisette, qui se transforment en croûtes[1].

Symptômes. — L'éruption est généralement précédée d'un léger mouvement fébrile, surtout chez les enfants; elle débute sous la forme de vésicules petites, isolées, aplaties ou saillantes, qui, au bout d'un ou de deux jours, se transforment en vésico-pustules ou en pustules. Primitivement elles sont petites, mais elles augmentent rapidement de volume, et acquièrent bientôt les dimensions de petites bulles.

A. *Arch. of Dermatologie*. Janvier 1878.

B. Il est certain que ce processus peut apparaître sous forme de lésions variées et que le terme d'impétigo herpétiforme ne représente qu'une variété de l'affection. Il faut attendre encore avant de lui assigner une place définitive dans la classification.

1. Cette affection n'est pas admise comme entité par tous les dermatologistes. Son caractère contagieux, qui a tant frappé Tilbury Fox, semble à Kaposi devoir être rapporté à une cause parasitaire. Quant à l'impétigo vulgaire, il doit conserver sa dénomination spéciale puisqu'il a des allures cliniques particulières, mais il fait partie en réalité des manifestations eczémateuses. En tous les cas, la question de l'impetigo contagiosa est encore à l'étude. Un certain nombre de ces faits doivent aussi être rangés dans l'ecthyma, dont l'inoculabilité n'est plus contestable, au moins dans la grande majorité des cas.

Elles sont rondes ou ovales et sont quelquefois ombiliquées au centre. Elles sont généralement entourées d'une petite aréole qui disparaît lorsqu'elles ont atteint leur complet développement; il est rare qu'on en observe plus d'une douzaine à la fois; ordinairement elles sont situées près les unes des autres et se réunissent pour former une petite plaque; au bout de quelques jours, elles se rompent, ou elles se transforment spontanément en croûtes; c'est sous cet aspect qu'on les observe généralement pour la première fois. Ces croûtes sont aplaties, mais dépassent d'une quantité variable le niveau de la peau saine; elles sont jaunes ou couleur paille et sont peu adhérentes à la peau. Au-dessous d'elles, la peau est excoriée et donne lieu à un léger suintement purulent. Quand les croûtes sont sèches, elles tombent et laissent à nu une surface rouge sur laquelle elles reposent et qui pâlit graduellement. Les vésico-pustules apparaissent les unes après les autres, ou en groupes successifs. Le siège habituel de l'éruption est la face, les mains, mais on peut l'observer aux bras, à la tête ou sur toute autre région du corps (A)[1]. La muqueuse buccale, la conjonctive sont parfois atteintes; cette affection peut s'étendre par auto-inoculation; sa durée est bien déterminée et d'environ dix jours; il n'est pas rare cependant qu'elle ait une marche irrégulière ou qu'elle avorte; alors les boutons sont peu nombreux, mal définis et ont une évolution variable et indéterminée (B).

Étiologie. — L'impetigo contagiosa s'observe surtout chez les gens mal nourris et mal soignés, quoiqu'on puisse le rencontrer dans les classes élevées; il est plus grave chez les gens malpropres, et s'observe presque exclusivement chez les enfants. Il est à la fois contagieux et auto-inoculable; ses causes sont encore inconnues,

A. J'ai observé récemment un cas d'impetigo contagiosa chez un enfant de douze ans, chez lequel l'affection était très développée, et limitée aux fesses. Dans ce cas, il n'y avait pas eu de contagion.

1. Tout récemment Fournier, dans son service, a pu observer sur un sujet très alcoolique un cas d'impetigo contagiosa dont le caractère virulent a été démontré par deux auto-inoculations positives. Fournier était d'ailleurs d'accord avec ses collègues de l'hôpital Saint-Louis pour porter le diagnostic d'ecthyma.

B. Le docteur F. P. Forster, sous le nom d'herpès contagieux varioliforme, a décrit une variété d'éruption qui ressemble à celle que nous venons de décrire (*Arch. of Dermatology*, janvier 1875). Le Docteur R. W. Taylor de New-York (*Amer. Journ. of Syph. and Derm.*, octobre 1871, p. 368, et *Boston Med. and Surg. Journ.*, 6 juin 1872) a rapporté d'une façon très complète plusieurs cas d'impetigo contagiosa.

souvent cependant il vient à la suite de la vaccination et de la variole (A); parfois il a une allure épidémique (B), et il y a certainement des années où l'on en observe un plus grand nombre que dans d'autres.

Anatomie pathologique. — Tous les observateurs ne s'accordent pas sur la nature de cette affection; quelques-uns soutiennent qu'elle est parasitaire, d'autres qu'on n'a jamais pu le démontrer. Kohn (C), Piffard (D), Géber (E), Kaposi (F), disent que, dans les croûtes, il y a un champignon; cependant les parasites découverts par les deux premiers observateurs ne sont pas identiques. Kohn trouva des spores en grande abondance, contenues dans un mycélium long et mince, divisé en forme de fourche, dont chaque branche se termine par un nœud très réfringent. Ces tubes de mycélium forment un épais réseau, mais par places on peut voir des mailles distinctes. Comme aspect général, ce parasite ressemble au trichophyton de la teigne tondante, mais il en diffère par son épaisseur qui est moitié moindre. Çà et là, Kohn remarqua qu'il était en état de prolifération. Le parasite végétal décrit par Piffard a une forme et une grosseur différentes, il est extrêmement petit, rond, ovale, ou en forme de biscuit ou de baguette; il n'aurait ni mycélium, ni spores (G). Geber considère l'impetigo contagiosa comme une variété de l'herpès circiné, due par conséquent au trichophyton; il est, je pense, le seul observateur qui soit de cet avis [1]. D'autres, et je suis du nombre, n'ont pu démontrer son origine parasitaire;

A. La relation qu'il y a entre l'impétigo contagiosa et la vaccination n'est pas encore clairement connue, mais il semble probable que parfois il y a quelque lien entre ces deux lésions; les cas d'impétigo contagiosa que j'ai observés ont souvent succédé à la vaccination.

B. Voir dans *Med. and Surg. Reporter*, 8 septembre 1877, un article du docteur Arthur Van Harlingen. En quelques semaines, le docteur Van Harlingen et moi-même nous avons observé un grand nombre de cas dans plusieurs institutions de différents quartiers de la ville.

C. *Wien. Med. Presse*, 4 juin 1871.

D. *New-York Med. Journ*, juin 1872.

E. *Wien. Med. Presse*, nos 20, 24, 1876.

F. Kaposi, trad. de Besnier et Doyon. t. I, p. 561.

G. Le docteur Piffard, dans ses recherches, a rencontré deux fois le parasite de Kohn, mais il croit que ce sont des exceptions. Dans le n° de juillet 1872, du *New-York Med. Journ.*, il discute les relations qui existent entre l'impétigo contagiosa et la vaccine. Il examina une série de croûtes vaccinales au microscope, et dans toutes il rencontra le même champignon que dans l'impétigo contagiosa.

1. Lang et Kaposi pensent qu'en effet un certain nombre de cas de tricophytie ont été décrits sous le nom d'impétigo contagiosa.

Tilbury Fox (A) à qui l'on doit la première description de cette affection, n'a jamais trouvé de champignons dans les vésicules; il les a, il est vrai, trouvés dans les croûtes, mais il les considère comme des productions accidentelles ou banales.

Diagnostic. — C'est avec l'eczéma pustuleux et avec l'impétigo simple qu'on peut le plus facilement confondre l'impétigo contagiosa; cependant les antécédents, la nature et la marche des lésions serviront à le faire reconnaître. Ses croûtes sont très superficielles et ont l'air, comme dit T. Fox, d'être collées sur la peau (stuckon); les boutons sont isolés les uns des autres et n'occasionnent que peu de démangeaisons; ces caractères peuvent aussi le distinguer de l'eczéma. La pustule d'impétigo est très saillante, celle de l'impétigo contagiosa est plate ou tend à le devenir. Il ressemble aussi à la varicelle : tous deux apparaissent à la face, mais les vésicules et les vésico-pustules de la varicelle sont plus petites, elles ne se recouvrent pas de croûtes aussi volumineuses, et ces croûtes ont une couleur plus brunâtre et une consistance plus considérable; de plus, l'éruption de la varicelle est soudaine ou se généralise très rapidement et ses boutons sont beaucoup plus nombreux que ceux de l'impétigo contagiosa. Enfin, il suffit d'y penser pour ne pas le confondre avec le pemphigus ou avec l'herpès hydroïque.

Traitement. — Il ne faut employer que des remèdes peu violents, car c'est une affection qui guérit spontanément. Les soins de propreté et la pommade à l'oxyde de zinc suffisent généralement; on peut aussi se servir d'une pommade composée de 0 gr. 60 d'*hydrargyrum ammoniatum* pour 30 grammes.

Pronostic. — Il est toujours favorable.

ECTHYMA.

Définition. — L'ecthyma est caractérisé par la formation d'une ou plusieurs pustules discrètes, larges, aplaties, grosses comme une noisette, situées sur une base dure et enflammée, et qui finissent par s'excorier et donnent lieu à la formation d'une croûte brunâtre.

A. *Brit. Med. Journ.* 1864 et *Journ. of cutaneous Medicine*, 1868.

Symptômes. — Les pustules d'ecthyma sont habituellement bien développées; qu'elles soient isolées ou nombreuses, elles sont arrondies ou ovalaires, circonscrites, parfaitement limitées, aplaties, larges, et rarement très tendues. Primitivement leur couleur est jaunâtre, plus tard elles deviennent généralement rougeâtres ou brunâtres par suite du sang qui se mélange à leur contenu. Elles sont grosses comme une petite ou comme une grosse noisette. La peau qui les entoure est rouge vif et forme une aréole parfois très étendue qui est habituellement dure et douloureuse au toucher. Après quelques jours de durée, les pustules deviennent flasques, se dessèchent et se transforment en croûtes molles et noir brunâtre. Elles ne sont pas adhérentes; quand on les enlève, on voit qu'elles recouvrent une surface excoriée qui sécrète une sanie jaunâtre et très superficielle; la lésion mérite à peine le nom d'ulcération.

Les extrémités et surtout les jambes, les épaules, le dos, les mains, les avant-bras, sont autant de sièges de prédilection de l'ecthyma. Les pustules ont une marche rapide, elles évoluent en cinq à dix jours, puis, quand elles sont transformées en croûtes, le processus inflammatoire s'arrête et au bout d'une quinzaine de jours les croûtes tombent et laissent une plaque plus ou moins pigmentée. Les pustules apparaissent souvent les unes après les autres pendant la première semaine, chaque jour il s'en fait quelques-unes de nouvelles. Si la cause qui les a fait naître persiste, elles peuvent se renouveler pendant un temps infini. L'ecthyma s'annonce quelquefois par un mouvement fébrile qui disparaît quand l'éruption se manifeste; il s'accompagne de sensation de chaleur, de plus ou moins de démangeaisons, et d'une certaine douleur. L'ecthyma se rencontre à toutes les époques de la vie, chez les enfants aussi bien que chez les adultes. On l'observe surtout chez les individus mal nourris, surmenés, mal soignés, cachectiques ou profondément diathésiques.

Etiologie. — L'*ecthyma simple* résulte de toutes les causes qui altèrent la santé générale. Il est fréquent dans les prisons, dans les asiles, dans les maisons de détention, chez les gens malpropres, négligents ou misérables, il est rare dans les classes élevées de la société ou chez les gens qui ont soin de leur personne. Une nourriture malsaine et insuffisante, le manque d'air, le travail excessif, la malpropreté, sont autant de circonstances qui peuvent donner lieu à une éruption (ecthyma *cachectique*) d'ecthyma. Ceux qui y sont prédisposés par les raisons que nous venons de mentionner le voient survenir sous l'influence de causes externes ou irritantes parmi lesquelles les parasites et le grattage tiennent la première place[1]. Il n'est pas contagieux, mais il est auto-inoculable, même après plusieurs auto-inoculations successives, comme le prouvent les expériences de Vidal (A)[2].

Anatomie pathologique. — Cette affection est essentiellement inflammatoire et aboutit à la formation rapide de pus. Les troubles cutanés sont sérieux, le rapide développement de l'éruption, son étendue, la dureté et la sensibilité de la base des pustules le prouvent.

L'ecthyma est le résultat d'un travail ulcératif, consécutif à une prolifération considérable des cellules embryonnaires qui sont pressées les unes contre les autres, tant leur nombre est augmenté; il en résulte qu'elles sont gênées dans leur évolution et qu'elles n'arrivent pas à leur complet développement; au lieu de former un tissu résistant, permanent, elles sont résorbées presqu'aussitôt ou subissent la fonte purulente et la transformation pustulo-croûteuse : de là l'ulcération[3]. Cependant la lésion est superficielle et l'excoriation ne s'étend pas au delà de la couche papillaire du chorion. Parfois il se fait une légère cicatrice, mais elle n'est pas permanente; il y a aussi habituellement une légère pigmentation qui disparaît en quelques jours ou en quelques mois; chez les individus de race colorée, il peut au contraire y avoir décoloration.

Diagnostic. — On peut confondre l'ecthyma avec l'eczéma pustu-

1. La gale s'accompagne fréquemment d'ecthyma. (*Ecthyma symptomatique*). On voit souvent encore l'ecthyma à la suite de la fièvre typhoïde ou de la variole. C'est une des manifestations favorites de la syphilis. Enfin un certain nombre d'éruptions ecthymateuses sont d'origine nerveuse et peuvent être considérées comme des troubles trophiques. Elles sont d'ailleurs, dans ces cas, mélangées à d'autres modes éruptifs.

A. *Annales de Derm. et de Syph.* de Paris, t. IX, n° 5. Communication au Congrès de Genève (1876).

2. C'est cette propriété qui rend si longues et si pénibles les poussées d'ecthyma quand elles ne sont pas soumises au traitement isolant.

3. L'anatomie pathologique de l'ecthyma est tout entière dominée par la formation d'une *pustule*. Nous avons déjà décrit d'après Bouvier, Cornil, Leloir, Renaut, Vagner, le processus de toute pustulation. (Voir page 278).

leux, l'impétigo, l'impétigo contagiosa, l'impétigo herpétiforme et les syphilides pustuleuses, larges, aplaties, disséminées.

On le distinguera de l'eczéma par le volume et par la forme de ses pustules, qui en outre sont toujours discrètes; leur base est congestionnée, douloureuse, dure et entourée d'une aréole inflammatoire, rouge vif, que la pression ne fait pâlir que momentanément.

Les pustules de l'ecthyma sont larges et plates, elles ont une marche aiguë, reposent sur une surface excoriée et se transforment en croûtes brunâtres ou noires et adhérentes; elles présentent donc des caractères tout différents de ceux des pustules et des croûtes de l'impétigo commun. L'ecthyma diffère de l'impétigo contagiosa, parce qu'il n'est pas contagieux et aussi par le caractère des lésions élémentaires, par la couleur et l'apparence des croûtes, par le siège, et par l'état général du malade. Souvent ces lésions ressemblent beaucoup à celles de l'impétigo herpétiforme, mais la marche des pustules, leur groupement, leur façon de s'étendre dans l'impétigo herpétiforme suffiront à faire distinguer les deux affections.

L'ecthyma a des traits frappants de ressemblance avec la grosse pustule plate de la syphilis (A)[1]. Sa marche, cependant, n'est pas la même que celle des syphilides cutanées, car il se développe rapidement et guérit en quelques semaines; il est rare sur le corps et se localise aux membres; enfin, il détermine de la chaleur, de la douleur et d'autres symptômes locaux plus prononcés que ceux qu'on observe dans l'ecthyma syphilitique. Le caractère des ulcérations suffit du reste à distinguer les deux affections; dans l'ecthyma, l'ulcération est légère et superficielle; dans la syphilis, elle est plus profonde, ses bords sont taillés à pic et plus ou moins durs et le fond est recouvert d'un liquide puriforme épais et jaunâtre. Les croûtes de l'ecthyma sont brunes, elles sont moins épaisses et elles ont moins de tendance à s'agglomérer en couches successives que celles de la syphilis qui ont une coloration gris noir. En outre, dans la syphilis, il y a toujours d'autres symptômes qui éclairent le diagnostic. Après la variole, ou dans la con-

A. J'ai remarqué que cette ressemblance était surtout frappante dans les races de couleur, où il n'y a ni aréole, ni coloration.

1. Syphilis ulcéreuse superficielle de Fournier

valescence de la fièvre typhoïde ou d'autres maladies fébriles graves, on observe parfois des poussées ecthymateuses[1].

Traitement. — L'ecthyma cède rapidement à un traitement convenable. Il faut restaurer la santé générale par tous les moyens possibles ; le régime est important, il doit être très réconfortant et consister en viande, œufs, lait, ale, et autres aliments fortifiants. Il faut aussi observer une bonne hygiène, veiller à ce que le malade soit propre, prenne des bains, aille au grand air, etc., car l'ecthyma est souvent le résultat de la misère, de la malpropreté, des épidermatozoaires (poux, punaises) ou des dermatozoaires proprement dits (gale). Ces précautions suffisent souvent pour arrêter le développement de l'ecthyma, mais il est bon de prescrire aussi des toniques, de l'huile de foie de morue, du fer, du quinquina, de la strychnine, des acides minéraux, en même temps qu'on empêchera le malade de se lever et de se tenir sur ses jambes.

Le traitement local varie avec la période de la maladie : au début il faut ordonner des bains amidonnés, puis alcalins (de 100 à 180 grammes de bicarbonate de soude par bain), et des lotions rafraîchissantes comme dans les autres affections inflammatoires de la peau. Quand les croûtes sont formées, il faut les faire tomber avec des cataplasmes ou des lavages et appliquer une pommade légèrement stimulante comme la suivante :

Pommade à l'oxyde de zinc benzoïné.......	30 gr.
Hydrargiri ammoniati...............	1 gr. 20.

Si la guérison se fait attendre, on touchera les ulcérations avec des substances stimulantes comme le nitrate d'argent, l'acide phénique dilué, l'hypochlorite de soude liquide, la glycérine iodée, la poudre d'iodoforme[2]. Il est inutile d'ajouter que, quand il y a

1. Récemment, Hanot a examiné au microscope le contenu de quelques éléments ecthymateux consécutifs à la fièvre typhoïde. Il a trouvé un nombre considérable de bactéries mélangées au pus. Il a constaté qu'en même temps que se faisaient cette *véritable crise bactéridienne* l'état général s'améliorait rapidement.

2. Comme il est à peu près admis aujourd'hui que ces lésions sont causées par des microbes ; que ces microbes sont les causes de l'auto-inoculabilité de l'ecthyma, il faut empêcher les jeunes enfants de se gratter et de transporter çà et là, sur le corps, les semences des lésions. Ensuite, on fera sur chaque pustule ou sur chaque plaie un soigneux pansement par occlusion, soit au moyen du diachylon ou de la baudruche collodionnée, soit surtout au moyen de l'emplâtre de Vigo. Ce n'est que plus tard que les bains sont recommandables. Pendant toute la période aiguë, les cataplasmes, les douches de vapeur, les lotions émollientes et surtout la suppression de la marche et le repos au lit sont les moyens les plus efficaces pour abréger l'affection.

des parasites ou autres agents irritants, il faut d'abord s'en débarrasser par des fumigations cinabrées, des bains sulfureux et des lotions parasiticides[1].

Pronostic. — Il est toujours favorable, quelques semaines suffisent généralement pour refaire la santé du malade ; une fois ce résultat obtenu, la guérison sera rapide.

PSORIASIS.

Définition. — Le psoriasis est une affection chronique de la peau caractérisée par des papules rosées ou à reflets blanchâtres, légèrement saillantes, sèches, enflammées ; le nombre, la forme et l'étendue de ces taches varient ; elles sont recouvertes de squames imbriquées, toujours sèches, abondantes, grisâtres, plâtreuses, argentées ou nacrées. C'est la dermatose la plus fréquente après la gale et l'eczéma.

Symptômes. — Le psoriasis, de même que les autres affections inflammatoires de la peau, est plus ou moins étendu ; le plus souvent, l'éruption est nettement délimitée, d'autres fois elle est mal déterminée. En général, cependant, les symptômes sont tellement bien tranchés que le psoriasis est une des affections cutanées les mieux caractérisées et le plus généralement semblable à elle-même.

Au début, il se fait de petites taches roses ou rouge jaune, qui dépassent à peine le niveau de la peau saine, et qui, presque aussitôt, se recouvrent de squames blanchâtres, imbriquées, sèches, brillantes, lamelleuses. Ces taches gagnent rapidement en étendue, et souvent, en quelques semaines, elles ont la largeur d'une pièce de cinq francs ; dès le début, elles se recouvrent de squames qui cachent une surface rouge et enflammée. La rapidité avec laquelle s'étendent les lésions primitives est quelquefois très remarquable, surtout quand on songe que le processus revêt de bonne heure une marche chronique ; plus souvent, cependant, l'éruption a un développement lent dès le commencement, elle s'étend peu à peu mais peut n'envahir qu'une petite région du corps. La surface cu-

1. Lavages phéniqués, poudres salicylées. Il y a lieu aussi de prescrire à l'intérieur le phénate de soude, soit 1 gr. 50 par jour, tant en potion qu'en lavement.

tanée malade est très variable ; la plus grande partie du corps, le corps tout entier même, peut être atteint par l'éruption ; d'autres fois il n'y a qu'une seule petite tache [1]. Le plus ordinairement, le psoriasis est constitué par de nombreux placards ou îlots qui sont disséminés sur la surface du corps et qui assument une marche variable et lente. Ces plaques, séparées par des portions de peau entièrement saines sont presque caractéristiques, et leurs contours nets et tranchés les font ressortir encore; elles sont pâles, rouge brillant ou rouge noir, selon le degré de l'inflammation et selon leur localisation ; elles sont toujours recouvertes de squames blanches, superposées et habituellement si nombreuses qu'elles masquent plus ou moins la coloration de la peau sous-jacente. Quelle que soit leur étendue, elles sont toujours légèrement saillantes et bien délimitées ; si les squames sont abondantes, l'élévation paraît plus manifeste.

Les squames sont spéciales, caractéristiques dans le psoriasis: elles sont d'ordinaire très abondantes et tombent en grande quantité: plus le travail inflammatoire est actif, plus il se forme de squames et plus elles tombent, de sorte que, quoiqu'il y en ait toujours, leur quantité est très variable. Elles ont une coloration blanche, luisante, nacrée; elles sont imbriquées, lamelleuses, peu adhérentes. Il est facile de les enlever, et, quand la peau en est dépourvue, on voit qu'elle est rouge et facilement saignante, mais à aucune période il n'y a de suintement séreux ; excepté quand le grattage provoque l'écoulement de quelques gouttes de sang, la plaque est sèche et squameuse. Il peut y avoir des fissures, surtout quand l'affection siège aux plis articulaires ou aux parties exposées aux mouvements, mais on peut aussi les rencontrer sur de larges plaques.

L'inflammation de la peau est plus ou moins grande, parfois elle est très intense, d'où une rougeur considérable, de la chaleur, du

1. En général, la première poussée se manifeste par l'apparition de papules miliaires ou lenticulaires, d'une teinte cuivrée ou rosée que l'œil reconnaît bien pour caractériser le psoriasis jeune. Contrairement à ce qu'on observe pour les papules anciennes, le psoriasis jeune est prurigineux, ainsi que le psoriasis exaspéré par des excès alcooliques. Ainsi s'explique, dit Fournier, le désaccord des auteurs qui prétendent, les uns, qu'il y a des démangeaisons, les autres qu'il n'y en a pas (Devergie) dans le psoriasis. Ces papules s'étendent rapidement en *largeur* et en *épaisseur* et leurs squames blanches, recouvrant plus ou moins bien la plaque rouge, réalisent très bien l'aspect de *taches de bougies*.

gonflement et des sensations de brûlure ou de picotement; le plus souvent ces signes sont peu marqués. Cependant il y a toujours plus ou moins de démangeaisons ; les sensations de brûlure existent quand l'éruption est très étendue et la peau très enflammée. Rarement le psoriasis occasionne un mouvement fébrile, c'est bien nettement une affection chronique, et, quoique de temps à autre quelques plaques disparaissent et que d'autres apparaissent, le processus poursuit son évolution. Même quand toute trace d'éruption a disparu depuis quelque temps, les récidives sont possibles, habituelles même à des intervalles plus ou moins éloignés.

La forme et l'étendue des plaques de psoriasis sont très variables, quelques variétés sont si fréquentes qu'on leur a donné des noms spéciaux. Ces dénominations indiquent simplement la forme ou la configuration affectée par la lésion et n'impliquent aucune différence anatomique. Quand le psoriasis consiste en papules petites et du volume d'une tête d'épingle environ, il s'appelle *psoriasis punctata* ou miliaire ; c'est une forme rare, car, bien que le psoriasis commence toujours ainsi, il reste rarement dans cet état, et s'étend généralement. Le nom de *psoriasis guttata* sert à désigner cette affection quand elle a la forme de gouttelettes et les squames qui la recouvrent lui donnent l'aspect de gouttes de mortier ; cette variété est plus commune que la variété punctata, mais elle reste rarement longtemps à ce degré. Le psoriasis est dit *nummulaire* quand les plaques ressemblent à des pièces de monnaie de différentes grandeurs ; souvent l'éruption cesse de s'étendre quand elle a atteint ce degré, et elle reste ainsi stationnaire pendant toute sa durée, qui est indéfinie. Quelquefois les plaques s'éclaircissent au centre, qui reprend la coloration normale de la peau, tandis qu'elles continuent, en vertu de leur tendance à l'extension centrifuge, à s'étendre par leurs bords, à la manière de l'herpès circiné ; on a donné à cette variété le nom de *psoriasis circiné*. Les cercles peuvent se fusionner à une période quelconque de leur développement, formant des demi-cercles irréguliers, des segments de circonférence qui ont une apparence découpée, festonnée, rubanée ; on caractérise ce mode spécial de groupement des papules psoriasiques par le nom de *psoriasis gyrata*. Quand les plaques sont larges, irrégulières, très étendues, on l'appelle *psoriasis diffusa*. La grandeur des plaques varie beaucoup avec l'intensité de l'inflammation et avec d'autres circonstances. Parfois elles peuvent avoir 8, 10, et même 20 centimètres de diamètre; quand deux ou plusieurs placards se réunissent et se confondent, ils peuvent recouvrir une étendue considérable des membres ou du tronc.

Le psoriasis s'observe dans toutes les régions du corps, il a cependant des sièges de prédilection. C'est du côté de l'extension des membres qu'on l'observe le plus souvent (A). Les coudes, les genoux sont presque toujours les premiers atteints et quelquefois seuls malades; c'est là qu'il se plaît et qu'il faut le chercher. Le dos est plus fréquemment atteint que la poitrine; la face est plus rarement affectée, mais il faut faire une exception à cette règle pour le cuir chevelu. La paume des mains et la plante des pieds ne sont pas épargnées[1], elles peuvent être malades isolément, ou en même temps que d'autres régions du corps, mais cette variété est rare. Les ongles mêmes sont quelquefois le siège de psoriasis; rarement cependant, sinon jamais, celui-ci ne s'y fixe exclusivement. Sur la peau, il disparaît sans laisser de cicatrice ni de trace. Il a une remarquable tendance à la dissémination, d'autres fois il affecte une disposition symétrique.

Le psoriasis a des aspects différents suivant les régions où il siège. A la tête, il a souvent la forme de bandes ou de raies irrégulières, ou celle de tumeurs dures et saillantes, il s'étend quelquefois un peu sur les régions dépourvues de cheveux, aux oreilles, au front, par exemple; quand le cuir chevelu seul est malade, le diagnostic est quelquefois difficile. Le psosiaris n'existe peut-être jamais sur les muqueuses (B); je ne l'y ai jamais vu[2]. Le psoriasis n'est pas contagieux.

A. Voir planche B de l'*Atlas des maladies de la peau* de Durhing.

1. Les dermatologistes français s'accordent pour dire que le psoriasis est rare aux mains, mais ils croient que, dans ces cas, la face dorsale est plus souvent atteinte. Les cas de psoriasis palmaires sont prodigieusement rares, contrairement aux syphilides et à l'eczéma.

B. Le prétendu psoriasis buccal, décrit par Bazin, en 1868, et surtout le psoriasis lingual n'est vraisemblablement pas du psoriasis; voir l'article de W. Fairlie Clarke, *Practitionner*, août 1874 et *Brit. Med. Journ.*, 14 et 28 mai 1874. Voir également le *psoriasis buccal* par Debove, Paris 1873. *Voir les leçons de Lailler*, Paris, 1877, p. 55, l'article Mauriac (*Union médicale*, 1879).

2. Tilbury Fox croit également le *psoriasis lingual* beaucoup plus rare que ne l'a dit Bazin. En effet, le prétendu psoriasis buccal se rencontre bien rarement en même temps que le psoriasis du corps. Lailler n'a rencontré qu'une seule fois cette coexis-

Etiologie. — Les causes du psoriasis varient selon les cas; quelquefois il est impossible de le rapporter à une cause connue. On l'observe dans des conditions pathologiques diamétralement opposées, dans l'anémie et dans la pléthore. Il est évident que certains individus y sont prédisposés; il peut être héréditaire ou survenir sans cause appréciable, il peut naître spontanément aux différentes époques de la vie. Le psoriaris s'observe habituellement chez les gens qui ont une excellente santé, qui se nourrissent bien, qui sont forts, chez ceux qui ont la peau fine et délicate; d'autres fois c'est chez les individus dont la santé est délabrée, qui sont pauvres et mal nourris qu'on l'observe. Les deux sexes sont atteints dans une proportion égale. Le psoriasis fait son apparition à toutes les époques de la vie une fois qu'on a dépassé la première enfance, mais rarement avant l'âge de la puberté. On ne le voit jamais chez les tout jeunes enfants. C'est presque toujours vers l'âge de vingt ans qu'il se manifeste pour la première fois, mais il peut n'apparaître que plus tard. Il est quelquefois héréditaire[1], mais rarement

tence. Fournier, sur un nombre considérable de cas, ne l'a pas observé; et dans les cas où existait ce prétendu psoriasis lingual, il ne se montrait pas sur la peau. Les plaques opalines, luisantes et nacrées qu'on observe souvent à la face dorsale de la langue, à la face interne des joues et des lèvres sont la plupart du temps les *plaques nacrées des fumeurs*, ou bien c'est de l'*ichthyose linguale;* en effet, on voit assez fréquemment la langue *scrotale* (comme on dit à Lyon pour exprimer l'aspect fendillé et les sillons multiples et profonds ainsi que l'épaisseur de l'épithélium de certaines langues), coïncider avec l'*ichthyose* du corps. L'état *lichénoïde* de la langue (Gubler, art. *Bouche* du *Dict. Encyclop.*), ou l'*état tigré* (Voir la remarquable thèse de Bridou, Paris 1872) est plutôt un *eczéma lingual*, quand ce n'est pas, comme l'a montré Vanlair (*Revue mensuelle de Paris*, 1880) une *lésion parasitaire cryptogamique* (spores et thallus de leptothrix buccalis). Enfin, il faut signaler encore toutes les altérations de la nutrition normale des couches épithéliales. Fairlie Clarke (*loc. cit.*) insiste sur ce fait que le psoriasis cutané ne dégénère jamais en une lésion grave; il en conclut que le psoriasis lingual ne peut se conduire autrement et que, si l'on voit fréquemment des transformations en épithélioma survenir dans la bouche, les lésions qui y ont donné lieu ne sont pas psoriasiques. Il les décrit alors sous le nom de *tylose.*

Cette affection, dit Lailler (Leçons recueillies par Cuffer, p. 56) est caractérisée par des plaques dures, cornées, verruqueuses, très adhérentes, au-dessous desquelles la muqueuse est ulcérée; enfin, *contrairement au psoriasis*, on observe souvent dans ce cas une dégénérescence épithéliomateuse. Lailler ajoute qu'il croit que les faits rapportés par Trélat (*Soc. de chirurgie*, 1875) sont plutôt des cas de tylose transformée en épithélioma que des cas de psoriasis lingual.

Enfin, certaines lésions blanchâtres, diphthéroïdes, sont de nature syphilitique (syphilides papulo-érosives opalines, porcelainiques, ou gommeuses ou scléro-gommeuses).

Il n'y a pas longtemps que toutes ces lésions étaient confondues sous la dénomination commode de psoriasis buccal. Voir à la fin de cet article une note dans laquelle la question du psoriasis lingual est exposée d'après les données actuelles de la science.

1. Il est incontestablement héréditaire. Dans une famille où l'un des parents est psoriasique, il n'y a parfois qu'un des enfants qui soit psoriasique; c'est rarement l'aîné. Les autres sont *lymphatiques* ou *arthritiques*, ou rhumatisants, ou gastralgiques,

selon moi ; car, le plus souvent je n'ai pu l'observer ni chez le père, ni chez la mère. Ce n'est jamais une manifestation ni directe, ni modifiée de la syphilis ; cette maladie donne lieu à certaines éruptions psoriasiformes, mais le vrai psoriasis, qui est une maladie inflammatoire exclusivement localisée à la peau, doit toujours être distingué de la syphilis. Il est au contraire étroitement lié au lymphatisme et à l'arthritisme.

Le psoriasis atteint le riche comme le pauvre ; il s'observe parmi les gens de toutes les professions, aussi bien chez ceux qui mènent une vie active que chez ceux qui ont une existence sédentaire. C'est une des dermatoses les plus communes dans notre pays ; il vient, par ordre de fréquence, immédiatement après l'eczéma et les affections des glandes sébacées. D'après la statistique de l'Association Dermatologique américaine, il y en aurait 533 cas sur 16 863 cas de maladies de la peau (A). D'après White, sur 5000 affections cutanées observées à l'hôpital général de Massachusetts il y aurait 152 cas de psoriasis. En Écosse, le psoriasis est plus commun que chez nous, Anderson [1] en rapporte 725 cas sur 10 000 (B). Les saisons exercent une influence sur le psoriasis, mais elle est moindre cependant que sur d'autres affections telles que l'eczéma, qui est beaucoup plus fréquent en hiver. La nourriture, les boissons ont un effet nul ou peu important sur la production du psoriasis, mais une fois qu'il existe, il est modifié par l'alimentation. Il accompagne parfois la goutte et le rhumatisme, bien que ses relations avec ces affections soient moins étroites que celles de l'ec-

ou sujets à la gravelle rénale ou hépatique, etc. Quoi qu'il en soit, le psoriasis apparaît plus tôt quand il est héréditaire que quand il est acquis. Dans trois cas, nous avons constaté son apparition dès la troisième, la cinquième et la sixième année. Kaposi cite un cas où le psoriasis héréditaire s'est montré dès le huitième mois. En général, il apparaît à la puberté. Balmanno Squire pense que le psoriasis est vraisemblablement d'origine asiatique ; qu'il est plus fréquent dans la race juive que dans les autres races et que le psoriasis n'est pas autre chose que la lèpre des Grecs ou la lèpre vulgaire. Contrairement à l'avis de Cazenave, de Devergie et Rayer, les dermatologistes modernes, Bazin, Hardy, Gintrac, Lailler, etc., ne font aucune distinction entre le psoriasis et la lèpre commune de Willan.

A. *Trans. Amer. Derm. Assoc. New-York* 1879.

1. Anderson a décrit, sous le nom de *psoriasis rupioïde*, le psoriasis chronique devenant le siège de poussées aiguës et ayant une certaine tendance à la fissuration et aux croûtes, comme on le voit souvent à la suite d'excès alcooliques ou d'applications de topiques irritants.

B. Pour plus de renseignements statistiques, voir l'article de White sur les différentes variétés d'affections de la peau dans les pays d'égale civilisation et sur leur prédominance. *Trans. Internat Med. Congress. Philad.* 1877.

zéma (A). Au point de vue clinique, il y a quelques relations entre le psoriasis et l'eczéma [1], comme le démontrent les observations de Neumann, Campbell, et autres (B).

Anatomie pathologique [2]. — Le psoriasis a des caractères très

A. Pour plus de renseignements sur ce sujet, voir un article sur la nature de la goutte, par le docteur Wm. H. Draper, de New-York. *Amer. Clinical Lectures*, vol, I No. XII, 1876.

1. Suivant Bazin, le psoriasis se transforme parfois en eczéma (?)

B. Voir l'article Eczéma. Neumann et d'autres décrivent un psoriasis traumatique, mais ce fait ne peut avoir lieu que chez les gens prédisposés. *Viertelj. für Derm. und Syph.* 1 *und* 2 *Heft* 1877, p. 262.

2. Lang, de Vienne (1880) est partisan de la *nature parasitaire* du psoriasis. Il a même donné la description des spores du champignon. Si l'on vient, dit-il, à enlever aussi complètement que possible les squames psoriasiques, on arrive sur une pellicule mince à travers laquelle se montre la rougeur du corps papillaire. Les papilles sont en effet très rouges et très congestionnées; d'autre part, la pellicule qui les recouvre est très délicate. Le moindre choc *fait sourdre alors autant de fines gouttelettes de sang qu'on a lésé de papilles*. Si l'on fait l'examen microscopique des lambeaux de la pellicule, on la trouve composée, d'après Lang, d'épithéliums variés et d'éléments parasitaires, spores et filaments, ces derniers étant les débris de champignons dont le protoplasma a été détruit et dont les enveloppes se sont recroquevillées. Lang appelle ce cryptogame *épidermi-tophyton* et le croit aussi fréquent dans le psoriasis que le tricophyton dans l'herpès tonsurant.

Malgré ces recherches, la nature parasitaire du psoriasis n'est pas admise par les cliniciens et par les observateurs. Balzer pense que ces spores sont des spores banales et qu'elles se sont, après coup, insinuées entre les couches de lamelles épidermiques. Les récidives sont déjà un argument contre la doctrine de l'origine végétale; car, les récidives du psoriasis qui ont lieu à intervalles longs et tout à fait indéterminés, ne peuvent se comparer à celles du pityriasis versicolor, par exemple, qui se font à des époques rapprochées. On ne comprend pas bien ce sommeil, cette léthargie du parasite. La non-contagiosité, l'hérédité du psoriasis sont d'autres arguments non moins importants. Le siège du psoriasis aux coudes et aux genoux n'est pas le siège recherché par les dermatomycoses. La marche, les symptômes du psoriasis, son absence constante sur les muqueuses sont autant de raisons pour confirmer l'opinion qui considère le psoriasis comme une affection purement locale, n'occupant jamais que le tégument externe et n'ayant jamais entraîné une maladie organique quelconque, de même qu'elle n'est le résultat d'aucune affection interne (*Wiener med. Iahrbücher Neumann*).

D'après Neumann (1867 et 1880) les lésions du psoriasis débutent par la couche profonde de l'épiderme, par les cellules cylindriques qui sont implantées au moyen de leur extrémité rétrécie sur le corps papillaire. Celles-ci, à l'état normal, ne forment qu'une seule couche sus-jacente aux papilles; dans le psoriasis, au contraire, elles sont disposées en plusieurs rangées superposées. La prolifération cellulaire avec grossissement des noyaux et des nucléoles, descend ensuite dans les espaces interpapillaires pendant que la transformation plus ou moins complète s'effectue du côté des cellules épidermiques qui perdent rapidement leur position verticale et leur adhérence pour prendre, avec la disposition horizontalement stratifiée, l'aspect sec, squameux, brillant caractéristique. Le *psoriasis* serait donc primitivement, comme l'eczéma, une *phlegmasie malpighienne*.

Plus tard, le derme est affecté aussi; les papilles sont considérablement augmentées de volume (douze à quinze fois). Les faisceaux du tissu conjonctif sont tuméfiés, élargis, remplis de cellules rondes qui apparaissent autour des vaisseaux en nombre d'autant plus grand que l'on examine une couche plus superficielle du derme. Dans le tissu conjonctif sous-cutané, Hebra n'a pas constaté de cellules embryonnaires; dans deux cas seulement, Neumann a vu les glandes enroulées sudoripares être entourées de cellules de nouvelle formation.

Dans les couches supérieures du derme, la paroi des vaisseaux est partout infiltrée de cellules embryonnaires, l'anse vasculaire de la papille est également altéré par places

nets, qui varient rarement; son processus pathologique est donc un des mieux définis de la pathologie cutanée. Le degré de l'inflammation est variable et dépend de sa cause.

L'anatomie pathologique du psoriasis a été étudiée par différents observateurs; d'après Hébra, qui a eu l'occasion d'examiner le psoriaris post mortem chez des malades morts d'affections intercurrentes, il reste après la mort très peu de chose sur le corps; à l'œil nu, on voit que la rougeur des plaques a disparu et que les squames sont implantées très superficiellement dans la peau.

Contrairement à l'opinion ancienne, on regarde maintenant le psoriasis comme une affection inflammatoire due à l'hypérémie de la couche muqueuse de l'épiderme. Auspitz (A), dans un article original et très bien fait sur les relations de l'épiderme avec la couche papillaire, fut le premier à établir l'indépendance d'activité des cellules du réseau de Malpighi. Ensuite Tilbury Fox (B), émettant une opinion fondée sur l'observation clinique et sur les examens microscopiques de Neumann (C), croit que le psoriasis n'est pas une inflammation véritable, mais plutôt une hypérémie avec hyperplasie épidermique, constituée primitivement et essentielle-

et de petites hémorrhagies en sont la conséquence. La prolifération peut pénétrer le vaisseau et rétrécir son calibre. Contrairement à des recherches faites tout récemment en France, les faisceaux nerveux gardent leur intégrité normale.

Dans les cas invétérés, les papilles sont détruites et l'espace interpapillaire est comblé par les cellules du réseau de Malpighi, multipliées et hypertrophiées. Les glandes sudoripares sont oblitérées et étouffées par cette prolifération cellulaire, indice d'une inflammation locale violente. Les follicules pileux peuvent avoir aussi leur paroi plus ou moins imprégnée de cellules; mais leur lésion est insignifiante comme le montre l'absence générale de calvitie chez les sujets atteints de psoriasis, même inveterata, du cuir chevelu. Mais ce qu'il faut bien savoir, c'est que, dans le psoriasis, c'est la prolifération des cellules épidermiques qui domine; elle se comporte d'ailleurs comme dans les plaies. Le psoriasis commence par une hypérémie, puis une inflammation de l'épiderme et se continue par une hypertrophie du derme, l'exagération de l'apport sanguin ayant eu pour conséquence un apport plus considérable d'éléments de nutrition. Aussi, toutes les causes qui provoqueront l'hypérémie de la peau amèneront-elles, chez les individus prédisposés au psoriasis, le développement de la maladie; tandis que tout ce qui contribuera à diminuer la congestion sera favorable à la disparition du psoriasis. La disparition se fait d'ailleurs graduellement et sans laisser d'autre trace qu'une tache rouge ou pigmentée temporaire. D'après Balzer, ce qui caractérise l'inflammation psoriasique c'est l'exsudation, parfois considérable, d'un liquide spécial qui vient *empeser* pour ainsi dire les cellules épidermiques et leur donner leur sécheresse, leur éclat et leur blancheur caractéristiques. Au lieu de paillettes micacées, on observe parfois des amas épais, durs, qui ont un aspect tout spécial qualifié de *plâtreux*.

A. *Arch. für derm. und Syph. Erstes Heft* 1870.

B. *Diseases of skin* 3 d. Ed. p. 264, New-York 1873.

C. Neumann considère le psoriasis comme une affection inflammatoire de la couche papillaire et des couches superficielles du chorion qui s'accompagne d'une prolifération excessive de cellules et de l'élargissement des papilles.

ment par un état morbide des éléments cellulaires eux-mêmes, des cellules normales de l'épiderme. Plus récemment, le docteur Robinson, de New-York, a fait des recherches complètes sur ce sujet, et, en s'appuyant sur de nouveaux examens microscopiques, il arrive à la même conclusion. Selon Robinson (A) le psoriasis est dû à une hyperplasie des éléments normaux du réseau de Malpighi; cette hyperplasie siège surtout dans les portions interpapillaires de cette couche, ce qui peut faire croire à une augmentation de volume des papilles du chorion; à un examen plus approfondi, on constate qu'elles ne sont nullement modifiées. A une période plus avancée du psoriasis, les vaisseaux sanguins superficiels du chorion se dilatent, les globules blancs les traversent en plus ou moins grande abondance, les éléments qui sont situés dans le voisinage immédiat des vaisseaux, ainsi que le tissu connectif du chorion, s'infiltrent de cellules rondes et de sérum exsudé qui écartent les fibres et les faisceaux de tissu connectif et les font ressembler à une trame de filet. A la période de résolution, les choses rentrent graduellement dans leur état normal, et l'hyperplasie, la dilatation des vaisseaux, l'infiltration cellulaire disparaissent complètement.

Dans le psoriasis, les poils sont atteints dès le début; en même temps que l'hyperplasie envahit les tissus voisins, elle gagne la gaîne radiculaire externe, qui a une structure analogue à celle de la couche de Malpighi. D'après Hébra, les glandes sudoripares et les glandes sébacées ne seraient jamais affectées; c'est ce qui expliquerait la rareté du psoriasis aux pieds et aux mains, où les glandes sudoripares sont si abondantes. Jamieson (B), d'Edimbourg, et Tilbury Fox (C) ont récemment confirmé l'exactitude des recherches de Robinson.

Diagnostic. — Le psoriasis type n'est jamais difficile à reconnaître, mais il arrive souvent que les lésions élémentaires sont imparfaites et l'aspect de la maladie réclame un examen plus attentif.

La facilité ou la difficulté du diagnostic dépend beaucoup du siège qu'affecte le psoriasis; ainsi au tronc les lésions sont géné-

A. *New-York Med. Journ.*, juillet 1878.
B. *Edimburgh Med. Journ.*, janvier 1879.
C. *Epitome of skin diseases*, 2d *American ed Philad.* 1879.

ralement très nettes, tandis qu'au cuir chevelu elles sont plus mal définies. Habituellement le psoriasis est une éruption diffuse, disséminée, qui occupe simultanément un grand nombre de régions; ces particularités facilitent le diagnostic, mais, quand il y a doute, il faut passer en revue toute l'histoire de la maladie pour arriver à formuler une opinion. On peut confondre le psoriasis avec l'eczéma squameux, les syphilides papuleuses et squameuses, l'herpès circiné, le lupus érythémateux, la séborrhée et le pityriasis rubra.

Eczéma. — Quand le psoriasis est limité à une région circonscrite, il peut avoir de grandes ressemblances avec l'eczéma squameux; c'est surtout quand il n'y a qu'une ou deux plaques mal définies sur les jambes ou sur les bras que l'erreur est possible, et ce n'est guère que dans ces cas que les éruptions peuvent revêtir un aspect plus ou moins analogue. Dans le psoriasis, la démangeaison existe ou non, mais ni sa présence ni son absence ne peuvent aider au diagnostic; dans l'eczéma, elle ne manque jamais, et elle est généralement plus violente que dans le psoriasis. Dans la majorité des cas, l'eczéma est plus ou moins humide à l'une de ses périodes, le psoriasis est toujours sec, squameux, il ne suinte jamais. Les squames du psoriasis sont beaucoup plus abondantes, plus larges que celles de l'eczéma. Les placards de psoriasis ont des contours nets et tranchés, ceux de l'eczéma ont généralement un bord mal défini qui se confond insensiblement avec la peau saine.

Syphilis. — On confond souvent la syphilis papulo-squameuse et le psoriasis; le diagnostic différentiel de ces deux affections est même souvent très difficile à faire; cependant il y a des différences qui permettent de les distinguer. Le psoriasis est généralement symétrique; quand on le trouve d'un côté, il existe généralement sur le point correspondant; il n'en est pas de même des syphilides qui sont rarement symétriques, excepté à la paume des mains et à la plante des pieds. Le psoriasis envahit généralement une large surface à la fois, il en est rarement de même de la syphilis; les squames produites par le psoriasis sont si abondantes qu'elles sont caractéristiques, celles de la syphilis sont rares. Le psoriasis peut siéger à la fois sur deux points éloignés du corps, tels que la tête et les membres inférieurs; la syphilis se confine généralement à une région limitée. Dans le psoriasis, les coudes et les genoux sont souvent atteints, dans la syphilis ils le sont rarement. Quand l'affection siège uniquement à la paume des mains ou à la plante des pieds, elle est plutôt due à la syphilis qu'au psoriasis.

Dans les deux affections la coloration des plaques est rouge, mais, dans le psoriasis, la teinte est plus éclatante, plus inflammatoire, tandis que, dans la syphilis, elle est d'un rouge sombre, ou couleur de maigre de jambon. Les squames du psoriasis cachent la couleur de la peau et donnent au placard une coloration blanche, nacrée; celles de la syphilis sont minces, roses, et ne masquent généralement ni la couleur, ni les ulcérations, ni les cicatrices de la peau sous-jacente. L'infiltration de la plaque de psoriasis est moins marquée que celle de la plaque syphilitique, on peut s'en assurer en saisissant un pli de peau entre les doigts. Dans le psoriasis il y a infiltration et inflammation; dans la syphilis, il y a infiltration de cellules embryonnaires, c'est une *néoplasie*. La syphilis cause l'alopécie; le psoriasis fait peu tomber les cheveux.

L'âge du malade a aussi son importance; le psoriasis apparaît généralement avant vingt ans, la syphilis papulo-squameuse est rare avant l'âge adulte. La marche des deux affections est différente; le psoriasis dure des années, soit d'une façon continue, soit avec des intermittences, la syphilis conserve souvent la forme papulo-squameuse pendant longtemps. Il y a aussi d'autres particularités dans l'histoire de ces affections qui aident au diagnostic; ainsi les démangeaisons sont rares dans la syphilis, tandis qu'elles sont assez fréquentes, et parfois très appréciables, dans le psoriasis. Enfin, dans les cas obscurs le traitement général ne tardera pas à juger la question [1].

1. Le *diagnostic du psoriasis* et de la syphilis doit se discuter soit lorsque l'éruption est à la période papuleuse, soit lorsqu'elle est cerclée ou hémi-cerclée.

Les papules du psoriasis sont plus larges, plus aplaties, plus roses, plus squameuses; elles sont disséminées sans ordre ou très confluentes. Elle se recouvrent de paillettes *micacées* ou de dépôts plâtreux, mais jamais de sang, — ni de véritables croûtes. Les carapaces épidermiques ne se détachent pas facilement, il faut *gratter* pour les enlever. Et quand on a gratté jusqu'à l'excoriation, on voit une surface qui se couvre de sang, non pas en masse, mais par petits points. Chaque gouttelette correspond au sommet d'une papille. C'est le signe du *piqueté sanglant*.

Les papules de la syphilis constituent de petites nodosités plus saillantes, plus foncées, plus dures, qui ont plus de corps, qui ne se recouvrent pas, par le grattage, d'une petite couche blanche, nacrée, et qui ne prennent pas l'aspect de *tache de bougie*. C'est le

Trichophytie. — Le psoriasis ressemble quelquefois à la trichophytie, mais cette dernière affection a un caractère moins inflammatoire, elle est moins rouge, moins profonde, moins infiltrée. Les squames du psoriasis sont toujours plus abondantes que celles de l'herpès circiné, elles sont plus larges, plus épaisses, plus serrées, plus blanches. La trichophytie n'est nullement symétrique et n'affecte ni les coudes, ni les genoux. Enfin, dans les squames de la trichophytie, le microscope révèle la présence d'un parasite; il n'en existe pas dans le psoriasis, qui, du reste, n'est pas contagieux comme la trichophytie.

Séborrhée. — Il n'est pas rare que l'aspect de la séborrhée soit le même que celui du psoriasis; tous deux se rencontrent au cuir chevelu, au dos et à la nuque; mais les squames de la séborrhée sont plus minces, plus petites, plus disséminées que celles du psoriasis, elles sont grises ou jaunâtres, graisseuses, elles ont les caractères du sébum. Le psoriasis du cuir chevelu se manifeste par placards isolés, à contours nettement limités; la séborrhée est presque tou-

signe du *coup d'ongle* (Hébra). Dans le psoriasis, les papules sont nettement séparées les unes des autres, dans la syphilis, elles sont groupées et tendent à se *discipliner* selon une forme arrondie ou *hémi-cerclée* (Fournier), qui rappelle le *pavillon de l'oreille.*

Les cercles du psoriasis se forment souvent d'emblée par la juxtaposition circonférentielle des éléments; leur extension est lente, ou se fait par poussées brusques; ils sont disséminés sur tout le corps. Ils occupent rarement le dos des mains (Voy. pièces nos 389 et 794.)

Ceux de la syphilis sont le plus souvent le résultat de l'extension périphérique d'une lésion qui s'est guérie au centre. Leur durée est plus courte, leur marche plus rapide; leur siège favori est le tronc et surtout sa portion supérieure. Une des régions où ce diagnostic devient le plus délicat est la *paume des mains* ou la *plante des pieds*. Dans le psoriasis palmaire simple, les plaques sont arrondies, sans suintement, à moins qu'il n'y ait des crevasses; la peau est rude et sèche; l'épiderme est très épaissi. Le psoriasis s'étend plutôt du côté du dos de la main, contrairement à l'eczéma qui gagne facilement les parties latérales des doigts.

Dans le psoriasis palmaire syphilitique, l'épaississement de l'épiderme est moindre, les bords sont plus tranchés, plus saillants, d'un rouge plus sombre, et plus croûteux que squameux; ils sont formés d'éléments éruptifs moins complètement fusionnés. Mais c'est surtout lorsque le psoriasis siège *exclusivement sur les ongles* qu'il devient difficile à distinguer de l'eczéma.

Le psoriasis des ongles peut occuper soit la matrice, soit le derme sous-unguéal. Dans le premier cas, les ongles présentent des stries verticales ou transversales (voyez eczéma des ongles, p. 243), l'état ponctué et l'aspect du vieux bois vermoulu bien manifestes si on examine l'*ongle à la loupe.*

Quand il siège dans le derme sous-unguéal, l'ongle est soulevé, détaché en partie; il est sec, se casse facilement, est pour ainsi dire *clivé*, il se sépare en lamelles plus ou moins minces, et repose sur une sorte de lit squameux (Lailler, *loc. cit.*, p. 52).

Le diagnostic entre le psoriasis et l'eczéma des ongles ne peut souvent se faire que par la constatation, sur un autre point du corps, d'une éruption soit de psoriasis, soit d'eczéma.

jours disséminée sur toute sa surface; les plaques de psoriasis sont rouges et infiltrées, ses squasmes sont grisâtres, *plâtreuses*, épaisses; dans la séborrhée, le cuir chevelu est pâle, hypérémié, mais il n'est jamais enflammé, les lésions sont peu considérables et ne composent pas de larges placards. Le psoriasis est rarement limité à la tête, on en retrouve toujours des traces au tronc ou aux membres, tandis que la séborrhée est généralement limitée au cuir chevelu [1].

Lupus érythémateux. — Au début il peut en imposer pour du psoriasis, mais les glandes sébacées sont généralement englobées dans le processus lupique, et les orifices de leurs conduits sont élargis. Le lupus érythémateux se localise presque toujours à la face, et atteint rarement les autres points du corps, tandis que le psoriasis limité à la face est très rare. Dans le lupus érythémateux les squames sont jaunâtres, sébacées; dans le psoriasis, elles sont blanches, sèches, imbriquées, adhérentes, et recouvrent une surface qui est d'un rouge vif. Le lupus érythémateux a une marche lente, le psoriasis peut changer de place et de physionomie de temps en temps [2].

1. Au cuir chevelu on peut encore confondre le psoriasis avec l'eczéma même à la période pityriasique, alors qu'il ne présente plus de plaques élevées; mais, dans l'eczéma, l'éruption est plus diffuse et il y a eu du suintement, les squames sont fines ou furfuracées; du reste on retrouvera de l'eczéma derrière les oreilles, ou du psoriasis aux coudes et aux genoux. Le favus ressemble au psoriasis quand ses croûtes sont anciennes, rendues grisâtres par la poussière ou par la malpropreté, quand elles sont nombreuses et que les godets accumulés se sont fusionnés, mais la teinte des croûtes faviques est toujours plus jaunâtre, la plaque est plus brutalement limitée, les cheveux sont plus rares, plus épais, lanugineux; enfin, il y a souvent des cicatrices à la surface de la peau qui est plus blanche, plus mince et plus facile à plisser.

2. Chaque fois que l'on hésite entre un lupus et un psoriasis, il faut se rappeler que le psoriasis ne laisse pas d'autres traces que des macules (et les macules seront d'autant plus foncées que le traitement arsenical aura été plus énergique et plus prolongé), et que le lupus au contraire présente presque toujours des cicatrices sur un point quelconque.

Comme le fait remarquer Fournier, une éruption n'est rien pour le psoriasis. Ce n'est qu'une des parties d'un grand tout. Les récidives ne sont pas purement éventuelles, elles sont fatales. Il faut considérer le psoriasis comme une affection qui se compose d'un certain nombre de poussées, mais avec des intervalles irréguliers. Certains sujets ne sortent d'une poussée que pour entrer dans une autre, et même au bout d'un certain temps le psoriasis s'immobilise et affecte une persistance désespérante (psoriasis inveterata). Le cas le plus habituel est que le psoriasis reste une dermatose froide, chronique, mais ne devienne pas une *maladie*. Parfois cependant, il y a des troubles de la nutrition. Ce qui distingue le psoriasis de la syphilis, c'est que le psoriasis fait *plus grand* que la syphilis et qu'il reparaît sous des aspects oujours à peu près identiques, tandis que la syphilis passe, par exemple, de la roséole aux gommes.

Traitement. — Le traitement du psoriasis est local et général, il faut presque toujours prescrire ces deux modes de traitement à la fois, car le psoriasis est une des affections les plus rebelles que l'on connaisse, et il réclame l'emploi de tous les moyens capables de le modifier.

Traitement général. — Avant de soumettre le psoriasis à un traitement quelconque, il faut avoir examiné un certain nombre de points, avoir envisagé l'affection dans son ensemble et en avoir fait une étude approfondie. Il faut savoir que différentes méthodes de thérapeutique peuvent être mises en usage, et que les moyens qui réussissent dans un cas sont nuisibles dans un autre. Il faut tenir compte de l'état général, rechercher si le malade est fort et gros ou bien délicat et maigre, et s'il souffre de quelque trouble fonctionnel capable de provoquer la poussée. Il faut s'informer de la durée et de la marche de l'affection, savoir si elle est permanente, ou si elle se manifeste et disparaît de temps en temps, et à quels intervalles, si elle est légère ou étendue, et enfin si elle est invétérée ou passagère, héréditaire ou acquise. Ces considérations et d'autres analogues sont indispensables à connaître quand on veut instituer un traitement rationnel et efficace.

Parmi les médicaments qui sont le plus fréquemment employés contre le psoriasis, il faut citer en première ligne l'arsenic. Le plus souvent, l'arsenic, administré avec discernement, est un des moyens les plus efficaces que nous ayons à notre disposition. J'ai dit qu'il fallait le donner avec discernement, car on l'ordonne souvent à doses mauvaises, et, comme on conseille au malade d'en continuer l'usage pendant un temps indéfini, on finit par déterminer des effets toxiques sans obtenir d'amélioration. L'arsenic, comme tous les médicaments actifs, doit être administré de façon à ce que le malade le supporte sans jamais en être incommodé. Il faut procéder par séries interrompues, comme dans le traitement de la syphilis, pour éviter l'accoutumance ou bien l'accumulation. Il faut prévenir les malades que ce médicament est quelquefois dangereux, et les tenir toujours en observation, afin de ne jamais arriver aux doses toxiques, car outre l'inquiétude et le préjudice qu'on cause au malade, on n'obtient pas de guérison. L'arsenic ne convient pas à tous les psoriasis, et il ne doit pas être prescrit indistinctement à toutes les périodes; pendant la période aiguë, par exemple, il fait plus de mal que de bien; moins le processus pathologique est actif, mieux il est indiqué; s'il survient une poussée aiguë, il faut en suspendre l'emploi jusqu'à ce qu'elle ait disparu; moins il y a d'irritabilité, de chaleur, de démangeaisons, d'infiltration, plus il y a de chances pour que l'arsenic réussisse. On voit donc qu'il faut se garder d'administrer l'arsenic indistinctement à toutes les périodes de la maladie; pour en avoir de bons résultats, il faut l'employer, je le répète, avec discernement[1].

Pour obtenir un résultat efficace avec l'arsenic, il est généralement nécessaire d'en continuer l'usage pendant longtemps, quelquefois pendant des mois[2]. Bien que l'amélioration se fasse sentir habituellement au bout de quelques semaines, il faut continuer à le donner pendant quelque temps après que l'éruption a disparu, en ayant soin de diminuer graduellement les doses. La meilleure manière d'administrer l'arsenic consiste à le donner sous forme de liqueur d'arsénite de potasse (liq. de Fowler) que l'on peut mélanger à d'autres médicaments, tels que le vin ferrique ou une infusion amère, comme la gentiane, le colombo, ou le sirop d'écorce d'oranges, ou encore une infusion de gingembre. Il ne faut jamais la prescrire seule ou pure, en laissant au malade le soin de compter les gouttes, car on ne sait jamais s'il n'en prendra pas un nombre de gouttes trop considérable, et d'autre part, l'arsenic, insuffisamment étendu d'eau, peut produire des douleurs d'estomac, des coliques et de la diarrhée. Il faut donc le diluer convenablement et le prendre soit au milieu des principaux repas, soit aussitôt après les repas.

La formule que j'emploie fréquemment est la suivante :

Liqueur d'arsénite de potasse (Fowler). .	4 gr. 60
Vin ferrique.	120 gr.

1. Les arthritiques, lorsqu'ils sont, comme dit Besnier, en période floride, tolèrent mal l'arsenic. Au contraire les sujets lymphatiques ou débilités, ceux chez lesquels l'irritabilité de la peau permet peu l'emploi des agents externes, s'en trouvent fort bien. L'arsenic modifie moins les dermatoses que l'état général.

2. Hébra, qui affectionne tout particulièrement les pilules asiatiques (chacune renfermant $0^{gr},005$ d'acide arsénieux) en a fait prendre, sans inconvénient, jusqu'à 2000 à un malade. Lailler fait remarquer (p. 64), avec beaucoup de raison, que de tels faits ne plaident guère en faveur de la vertu curatrice de l'arsenic.

Une cuillère à thé dans un verre d'eau, trois fois par jour immédiatement après les repas.

La dose moyenne est de 18 centigrammes par jour; chez l'adulte cependant il est préférable de commencer par une dose moindre qu'on augmente progressivement. Quelquefois on peut en tolérer 25, 30, et même jusqu'à 60 centigrammes, mais en moyenne on ne peut pas en donner plus de 15 à 25 centigrammes pendant longtemps sans inconvénient [1].

On peut prescrire l'acide arsénieux en pilules. Les pilules asiatiques, administrées à quantité variable, jouissent d'une certaine réputation contre le psoriasis, mais elles peuvent donner lieu à des troubles gastriques et sont moins bien supportées que la liqueur de Fowler. Leur composition est la suivante :

Acide arsénieux	0 gr. 12
Poivre noir	1 gr. 80
Poudre de racine de réglisse	1 gr. 80
Eau distillée	qs.

Faire 40 pilules.

Une pilule trois fois par jour aussitôt après les repas [2].

Il faut toujours avoir présents à l'esprit les accidents que peut amener l'arsenic, afin que, s'ils surviennent, ils ne passent pas inaperçus. Ses effets sont très variables, quelques individus sont si impressionnables que les moindres doses déterminent chez eux des symptômes d'empoisonnement. J'ai vu des cas où 0,03 milligrammes ont suffi pour amener des symptômes alarmants, tels que la rougeur, la sécheresse, l'irritabilité de la gorge, la contraction de la pupille, le larmoiement, l'injection de la conjonctive, la douleur de tête et des troubles du tube digestif. Quand on arrive aux doses toxiques, on observe toujours quelques-uns de ces symptômes; chez les individus impressionnables, on les observe

1. Hébra dit qu'on peut porter la dose de la liqueur de Fowler jusqu'à 30 gouttes par jour et qu'on peut en continuer l'administration pendant longtemps. Non seulement, ajoute-t-il, le remède a été sans inconvénient, mais il a été profitable à tous les points de vue. Fournier conseille d'administrer 18 à 20 gouttes de liqueur de Fowler dès le premier jour.

2. En France, on met dans chaque pilule un demi-centigramme d'acide arsénieux. Besnier conseille d'annoter spécialement l'ordonnance, car la confection de pilules contenant exactement chacune 5 milligrammes d'acide arsénieux réclame une attention toute particulière.

avec de petites doses, chez d'autres, il faut que l'organisme soit saturé par de grandes quantités pour qu'ils se produisent. Dans ces cas, il faut cesser l'usage du médicament jusqu'à ce que tout symptôme alarmant ait cessé, puis se mettre en garde contre le retour de semblables accidents qui se calment habituellement dès qu'on supprime l'agent nuisible [1]. L'arsenic est un excellent médicament, mais quand il est administré sous la direction d'un médecin; je ne saurais trop insister sur ce fait qu'il ne faut pas l'ordonner sans en surveiller soigneusement l'emploi, comme on le fait pour le mercure ou la strychnine [2].

Les préparations ferrugineuses sont utiles dans certains cas, et réussissent chez les individus anémiques ou lymphathiques, chez les nourrices, chez les jeunes filles chlorotiques, chez les individus dont la santé générale est altérée. L'huile de foie de morue se donne dans les mêmes conditions et s'associe avec avantage aux préparations ferrugineuses. Mais il faut avant tout déterminer avec soin leurs indications.

L'usage du phosphore a donné de bons résultats, mais son action n'est pas certaine. Hardy, de Paris, Eames, de Dublin et d'autres l'ont employé et ont obtenu des résultats variables; selon moi, il

1. Ce ne sont pas surtout les accidents d'une intoxication brusque qu'il faut redouter, mais plutôt cette débilitation extrême, ce délabrement des fonctions digestives, et cet amaigrissement excessif accompagné d'une teinte grisâtre spéciale et d'ulcérations des mains, qui constituent la *cachexie arsenicale*.

2. Ce n'est plus que dans le lichen ruber que les médecins de Vienne conseillent la médication arsenicale à outrance, c'est-à-dire jusqu'à 20 ou 30 grammes d'arsenic.

Dans le psoriasis, Kaposi ne conseille pas cette pratique. Si, lorsqu'on a prescrit de 400 à 600 pilules asiatiques, l'affection ne s'est pas améliorée, il faut recourir à un autre mode de traitement.

Hébra lui-même n'est pas convaincu de l'efficacité de l'arsenic contre le psoriasis et les dermatoses chroniques en général. Il lui reproche de guérir lentement et de ne pas empêcher les récidives. Lailler se range à cet avis; voici ses conclusions, qui résument assez bien l'opinion actuelle des dermatologistes français.

« Je m'appuie, dit-il, page 66, sur les faits suivants :

« D'abord, la plupart des malades traités par l'arsenic sont soumis en même temps au traitement externe. Ensuite, j'ai expérimenté un certain nombre de fois, et sans résultats favorables, la médication arsenicale en dehors de toute médication locale. Enfin, j'ai obtenu des résultats satisfaisants à la suite d'applications d'agents médicamenteux à l'extérieur, sans association d'un traitement interne.

« Ce n'est donc, à mon avis, qu'avec de grandes réserves qu'il convient d'accepter l'opinion de Devergie, de Bazin, relativement à la propriété curatrice de l'arsenic dans le psoriasis. »

Tout le monde reconnaît que l'arsenic modifie l'état général et qu'il réussit chez les strumeux, de même que les alcalins chez les arthritiques; mais la dermatose est surtout justiciable du traitement externe.

provoque généralement des troubles gastriques. On peut aussi employer le goudron avec succès, Anderson s'est dernièrement prononcé en sa faveur dans les cas où l'arsenic et d'autres moyens avaient échoué.

L'usage des alcalins rend souvent de grands services chez les rhumatisants et chez les goutteux, et même chez ceux qui ne sont pas arthritiques. Chez les arthritiques, les sels d'ammoniaque, de potasse, de soude sont utiles; le carbonate d'ammoniaque à la dose de 60 à 120 centigrammes est préconisé par Mac-Call Anderson. L'acétate de potasse à la dose de 1 gr. 75 donne parfois d'excellents résultats dans les cas où il y a beaucoup d'inflammation. On peut recommander les eaux alcalines naturelles telles que celles de Vichy ou de Saratoga (la source de Vichy). Les purgatifs salins mettent quelquefois l'organisme dans de meilleures conditions de traitement, mais il ne faut les employer que quand la santé générale est altérée.

L'alimentation dans le psoriasis doit être appropriée à chaque cas particulier. En général, peu importe ce que les malades atteints de psoriasis boivent[1] ou mangent, car cette affection ne paraît influencée ni par la quantité ni par la qualité de la nourriture absorbée. Une alimentation exclusivement animale, continuée pendant longtemps, a amené la guérison dans le cas bien connu du docteur Passavant de Francfort. Malheureusement ces exemples sont rares. Dans un cas grave, où un traitement semblable paraissait indiqué, j'ai soumis mon malade à une alimentation exclusivement azotée pendant trois semaines, sans résultats; après, je lui ai fait suivre un régime exclusivement végétal sans plus de succès.

Traitement local. — Les remèdes externes doivent varier selon la durée du psoriasis, son étendue, sa localisation, sa ténacité, sa période, et selon chaque individu en particulier, car on ne doit pas traiter indistinctement les hommes, les femmes, les jeunes filles; il faut s'assurer si le malade pourra supporter le traitement qui lui semble le plus favorable. D'un autre côté le traitement qui

1. Toutefois le psoriasis, *comme toutes les dermatoses*, est exaspéré par les abus alcooliques. L'iodure de potassium lui donne aussi des poussées violentes. Enfin le froid en général cause des redoublements éruptifs. Aussi voit-on les psoriasiques accourir pendant l'hiver sur les bords de la Méditerranée.

peut réussir dans une salle d'hôpital sera peut-être impraticable dans le logement d'un indigent.

Il faut avant tout enlever les squames; on y arrive de différentes façons, avec des lotions savonneuses, avec des bains simples ou alcalins, à l'aide de lavages détersifs ou de pommades caustiques. Le bain remplit le but que l'on veut atteindre d'une façon plus efficace et plus agréable que les autres moyens, il faut toujours l'employer, quand c'est possible, car il n'est pas d'affection cutanée à laquelle il soit plus avantageux. Le malade atteint de psoriasis sait par expérience tout le bénéfice et tout le bien-être qu'il peut retirer d'un pareil traitement[1].

Dans les cas aigus qui s'accompagnent de phénomènes inflammatoires très intenses, il faut faire des applications adoucissantes, soit avec de l'eau, soit avec des pommades, car, à cette période, la peau supporte difficilement les moyens actifs qui conviennent si bien aux autres périodes de la maladie. Les onctions d'huile d'olive ou d'huile de foie de morue (Hébra) réussissent bien, on en frotte les plaques plusieurs fois pendant les vingt-quatre heures; Duckworth, de Londres, vante beaucoup ce moyen, et je puis moi-même témoigner de son efficacité. Le plus grand nombre des psoriasis qui se présentent à l'observation sont chroniques ou torpides[2], et supportent bien les applications stimulantes. Après avoir fait tomber les squames, il faut faire usage de la pommade au goudron, ou du goudron pur; ces préparations sont souvent les plus efficaces, par-

1. En France, on a recours, pour faire tomber les croûtes aux bains d'amidon et aux bains de vapeur alternativement, et pendant la nuit, aux applications de caoutchouc. Mais il faut avoir soin, pour éviter des accidents, de ne pas faire d'emblée et brusquement l'enveloppement total, et recourir aux applications imperméables partielles. Si le cas est très aigu, on emploie, dans la journée, les compresses de tarlatane trempées dans l'eau de mauve, dans l'eau légèrement alcoolisée, et les onctions adoucissantes de glycérolé d'amidon, de vaseline, ou de coldcream.

2. C'est à cette période, en effet, et quand les phénomènes suraigus sont apaisés que l'on emploie, en France aussi, les pommades irritantes destinées à agir par inflammation substitutive. On a recours alors, soit au glycérolé cadique, soit à l'huile de cade pure, soit à la pommade avec l'acide pyrogallique (5 pour 100) soit enfin à la pommade au naphtol (15 pour 100).

On continue l'usage de ces pommades jusqu'à la guérison, en ayant soin d'interrompre, un jour ou deux de temps en temps, tous les quinze jours par exemple, de façon à empêcher, par des onctions ou des bains émollients les éruptions artificielles ou les dermatites par irritation. Le psoriasis est moins une inflammation vraie qu'une dégénération de l'épiderme qui est troublé dans ses fonctions et dont la kératinisation n'arrive plus à son complet développement. C'est pour cela que les substances irritantes, qui agissent en stimulant, guérissent le psoriasis.

fois cependant elles sont mal tolérées même à petites doses, et il faut y renoncer. Aussi ne faut-il jamais appliquer de préparation au goudron sur une large surface sans s'être préalablement assuré qu'elle sera bien supportée. Quand le goudron ne convient pas, les parties sur lesquelles il est appliqué deviennent rouges, gonflées, chaudes, douloureuses, et donnent des démangeaisons.

Le plus souvent cependant il est bien supporté et rend des services, qu'on l'applique en lotions ou en pommades.

Le goudron de bois, le goudron de houille, l'huile de cade ou de bouleau, sont des préparations efficaces qu'on peut accommoder de différentes manières. On peut faire une pommade composée de 3gr,5 ou 7 grammes de goudron ou d'huile de cade pour 30 gr. d'axonge ou de vaseline.

La pommade de Wilkinson a été modifiée par Hébra d'une façon très heureuse ; en voici la formule :

Soufre sublimé.	âà 15 grammes.
Huile de cade.	
Savon vert.	âà 30
Axonge.	
Craie préparée	10

On peut se servir d'une autre préparation composée de 4 gr. d'huile de cade ou davantage pour 30 gr. d'alcool ; on en imbibe un morceau de flanelle ou une brosse molle et on frotte ensuite la plaque de psoriasis. Il est important de n'user de ces préparations qu'en petite quantité, et de les faire pénétrer dans la peau, car il ne suffit pas de les étendre à la surface. C'est là un point important du traitement auquel le médecin doit veiller avec attention. Il faut laver les plaques du psoriasis et les enduire de pommade une ou deux fois par jour. On peut aussi employer le prétendu bain de goudron ; il consiste à débarrasser le malade de ses squames à l'aide de savon de potasse, à appliquer sur la peau du goudron ou un de ses dérivés, puis à mettre le malade pendant plusieurs heures dans un bain chaud. Dans les cas rebelles, on peut se servir du mélange d'Hébra fait avec parties égales de savon vert, d'alcool et de goudron végétal[1]. Anderson a donné à cette préparation le

1. Ou de celui de Lailler qui se compose de parties égales d'huile de cade, de savon noir et de pommade au calomel.

nom de teinture de savon vert et de goudron. La liqueur de goudron alcaline dont nous avons parlé au sujet du traitement de l'eczéma peut être employée de la même façon. Le plus souvent cependant les pommades sont préférables.

Quelquefois l'absorption par la peau du goudron détermine des troubles généraux tels que la fièvre, le mal de tête, les vomissements de liquides noirs, le changement de couleur des matières fécales et des urines; mais ces accidents disparaissent quand on cesse l'usage du goudron, et ils n'ont pas de conséquences fâcheuses. Plus la surface sur laquelle on applique le goudron est grande, plus son absorption est considérable; mais dans les cas ordinaires il est rare qu'on ait à noter de pareils accidents. L'usage longtemps continué du goudron provoque une inflammation des glandes sébacées. On peut également se servir de la créosote en pommade à la dose de 3gr,50 à 14 gr. pour 30 gr. Balmanno Squire, de Londres, se loue de son emploi à la dose de 2 parties pour une partie de cérat simple.

Quand l'odeur que le goudron laisse sur la peau en interdit l'emploi, on peut se servir de pommades analogues. L'acide phénique, en lotion ou en pommade, quoique inférieur au goudron est un bon médicament. Crocker (A) propose de substituer aux préparations de goudron l'acide thymique qui est incolore, et ne laisse pas d'odeur désagréable; on peut composer une pommade faite avec 0,25 centigr. à 1gr,50 de thymol pour 30 grammes d'axonge. Quand les placards sont petits et peu nombreux, on peut se servir d'une pommade au nitrate de mercure (de 3gr,50 à 14 gr. pour 30 gr.). Le biiodure de mercure (0,75 pour 30 gr.) est aussi un remède précieux qui est très estimé en France[1]. Il en est de même d'une pommade au précipité blanc ou au protoiodure de mercure, à la dose de 1gr,50 à 2 gr. pour 30 gr. En Angleterre on emploie beaucoup une pommade faite avec :

Précipité blanc et précipité rouge.	ãã	5 grammes
Vaseline blanche.		30 grammes.

Cependant il est bon de limiter l'emploi du mercure à de petites portions de peau, afin d'éviter les dangers de son absorption. Quand

A. *Brit. Med. Jour.*, 15 février 1878.

1. Et surtout l'iodure double de potassium et le biiodure de mercure au centième ou au cinquantième.

les plaques ont la forme d'une pièce de monnaie, qu'elles sont très tenaces, on peut, comme le recommande Anderson, les traiter par la teinture de cantharides; dans ces cas on peut aussi se servir du raclage avec la curette ou du grattage avec la pierre ponce en même temps qu'on fait des applications de goudron ou d'autres substances; cependant je n'ai pas été satisfait de cette méthode[1]. Les acides chlorhydrique ou acétique, la solution concentrée de potasse (1 sur 2) sont aussi quelquefois utiles à employer[2].

L'acide chrysophanique[3] ou la chrysarobine, comme dit Lieber-

1. Voir plus loin une note sur le traitement chirurgical des affections de la peau.

2. Enfin, il faut encore signaler comme utiles les applications de taffetas de Vigo, agissant par occlusion, et les scarifications linéaires et parallèles faites sur les plaques les plus anciennes et les plus tenaces.

3. Fournier, dans une intéressante et récente leçon clinique, vient de passer en revue les *divers traitements du psoriasis;* nous croyons devoir en citer ici quelques passages résumés.

Les bains prolongés, les bains de vapeur, le caoutchouc, doivent être employés tout d'abord pour obtenir le *décapage* des plaques. Quand ce résultat est obtenu, il faut employer l'*huile de cade*, que l'on retire comme on sait du genévrier (ou oxyœdrus Juniperus). On l'emploie d'abord mitigée, soit sous forme de glycérolé cadique (glycérolé d'amidon 30 gr., huile de cade 6 gr.), soit avec parties égales d'huile d'amandes douces; ensuite, pure et seule. Il faut frotter durement, avec une brosse rude, jusqu'à l'excoriation, mais ne frotter que les points malades. Quand la teinte des plaques psoriasiques est devenue brunâtre, il faut cesser, attendre ce qui va se produire et recommencer s'il y a lieu. Chaque période est de 30 ou 40 jours en moyenne. Ce traitement est efficace, mais rendu insupportable par l'odeur. L'emploi de l'*huile de bouleau* (oleum Russi) est un progrès peu considérable pour la même raison; l'odeur du cuir de Russie n'est agréable qu'à toute petite dose. Deux substances possèdent la même vertu substitutive que les précédentes mais n'ont pas d'odeur; ce sont la *chrysarobine* et l'*acide chrysophanique* qui offrent cet immense avantage. Depuis longtemps on se servait au *Brésil* contre les dermatoses d'une certaine *poudre, dite d'Araroba*, ou de *Bahia*. Importée dans les Indes, elle ne tarda pas à y acquérir une grande réputation sous le nom de *poudre de Goa*. Balmanno-Squire, l'éminent dermatologiste anglais, un des propagateurs du traitement des dermatoses par les scarifications, fit venir de Chine une quantité considérable de poudre de Goa et l'expérimenta sur ses malades psoriasiques avec le plus grand succès. Il reconnut que cette poudre était composée de fragments plus ou moins finement pulvérisés d'écorce de l'*Araroba* (famille des légumineuses). Mais cette pommade était brunâtre et mal fondue. L'idée de rechercher la substance active de cette poudre et de la plante fut mise à exécution par Attfield. Ce chimiste, au moyen du benzol bouillant, en retira 80 à 85 parties pour cent d'une substance jaune qu'il crut être de l'*acide chrysophanique*. Cet acide étant une des substances actives de la rhubarbe, du lichen des murailles, etc., on essaya l'emploi des pommades faites avec les extraits de ces végétaux et l'on eut à peu près les mêmes résultats qu'avec la poudre de Goa. On n'observa qu'une certaine différence au profit de celle-ci qui contient bien plus d'acide chrysophanique que les autres plantes. C'est sur ces entrefaites qu'un chimiste allemand, Liebermann, vint dire que cette substance jaune n'était pas de l'acide chrysophanique, mais seulement une substance voisine de l'acide chrysophanique et il proposa la dénomination de *chrysarobine* ou d'*ararobine*. Cette substance est très active, très subtile, et donne fréquemment à ceux qui l'emploient sans précaution des congestions, des hypérémies et même de violents érythèmes. On l'emploie associée à la vaseline blanche dans la proportion de 5 pour 50, mais en ayant soin de débuter par les doses faibles de 5 pour cent et d'augmenter graduellement. Si l'on vient à dissoudre la chrysarobine dans la potasse concentrée et à la soumettre à

mann, a été introduit dans la thérapeutique des maladies de la peau par Balmanno Squire, de Londres; c'est une poudre cristalline d'un jaune d'or, soluble dans l'alcool, l'acide benzoïque et les graisses chaudes, qu'on extrait de la poudre de Goa. Cette substance est le produit d'un arbre du Brésil, qui a eu pendant long-

l'action oxydante de l'air, on arrive alors à en retirer de l'acide chrysophanique pur. On peut, en effet, au moyen de l'acide acétique bouillant, le faire cristalliser en paillettes brillantes d'un magnifique jaune d'or, analogue à celui de l'iodure de plomb. Cette nouvelle substance a encore été essayée par Balmanno-Squire. D'après les résultats obtenus, on peut conclure que cet acide constitue bien contre le psoriasis le remède le plus puissant qui soit encore connu. *La modification est rapide;* en trois ou quatre semaines la guérison peut être obtenue même pour des psoriasis qui datent de dix ou quinze ans. Bien plus, les *plaques rouges* de psoriasis disparaissent et sont même remplacées par des taches *plus blanches* que la peau saine. Ajoutons d'ailleurs que l'acide chrysophanique est d'une application indolore et qu'il est dépourvu d'odeur. Ce serait donc un remède merveilleux s'il ne présentait deux inconvénients : le premier (qui cessera dès que le remède sera fabriqué en grand) est que le médicament est d'un prix élevé : 30 grammes de pommade reviennent actuellement à 3 francs et il en faut beaucoup pour combattre un psoriasis étendu, même en ayant bien soin de ne toucher que les parties malades. Le second, plus sérieux, consiste dans la production d'inflammations vives de la peau. Même quand on a eu soin de ne *frotter que les parties malades*, même quand on a eu soin de ne pas prodiguer la pommade, il peut y avoir *sur tout le corps* des érythèmes d'une intensité et d'une durée excessives, d'un rouge vif, carminé et même violacé. Ces érythèmes peuvent même s'accompagner de phénomènes généraux de lymphangite et d'adénopathie aiguë. Quand ces *érythèmes*, dits *chrysophaniques*, ne sont pas généralisés, ils occupent la largeur de la main autour d'une friction qui n'a pourtant pas dépassé l'étendue d'une pièce de cinq francs. Cette dermatite a donc un caractère de diffusion fort remarquable. C'est surtout aux membres, aux bras et aux jambes qu'elle s'accentue et qu'elle acquiert sa *coloration violette.* Le meilleur moyen de la combattre consiste dans l'application continue de compresses trempées dans l'eau froide, maintenues autour du membre par une bande roulée et recouvertes d'une feuille imperméable. Cette complication qui survient parfois très soudainement contre-indique donc absolument l'emploi de cette substance contre les lésions psoriasiques de la face. Une autre raison est que l'acide chrysophanique et la chrysarobine colorent les poils et les cheveux d'une teinte jaune dorée ou jaune verdâtre.

Ces inconvénients restreignent donc considérablement l'emploi de ce remède qui reste merveilleux contre les psoriasis très limités et contre ceux qui se sont montrés rebelles à tous les autres médicaments. De petites surfaces à frotter et à guérir, voilà le triomphe de cette médication.

C'est sur les entrefaites que Jarisch, médecin de Vienne, préconisa contre le psoriasis l'*acide pyrogallique* à cause de son affinité chimique avec la chrysarobine et avec l'acide chrysophanique. Ces deux produits sont, en effet, des dérivés de l'*anthracène*, hydrocarbure homologue supérieur de la benzine. L'acide pyrogallique est un des diphénols de la benzine. Il a une constitution chimique analogue à celle du phénol. Or la chrysarobine est aussi un phénol. Mais on sait que les produits sont d'autant plus toxiques que les éléments de carbone sont plus abondants. A ce compte, l'acide pyrogallique est moins toxique que l'acide chrysophanique puisqu'il contient 4 équivalents de carbone au lieu de 13.

D'après ces données, il était rationnel d'essayer contre le psoriasis l'acide pyrogallique comme on pourrait tenter l'emploi d'autres dérivés de l'anthracène. Les résultats obtenus furent en effet assez satisfaisants pour que le traitement par la pommade à l'acide pyrogallique (10 pour cent) devînt rapidement le traitement par excellence de toute éruption psoriasique. Cet agent n'a, en effet, aucun des inconvénients de l'huile de cade ni de l'acide chrysophanique et il en a les propriétés curatives. Les résultats sont certes un peu plus lents à se produire, mais aucun phénomène inflammatoire, aucune irritation de la peau ne se produisent par l'acide pyrogallique quand on en surveille l'emploi. La

temps dans les contrées de l'Est la réputation d'être un énergique parasiticide. On peut employer l'acide chrysophanique en pommade à la dose de 0gr,60 à 3gr,50 pour 30 gr. d'axonge ou de vaseline. Squire et Kaposi se servent d'une pommade faite avec 7 gr. d'acide chrysophanique pour 30 gr., mais dans ces proportions la pommade doit être maniée avec précaution. Quand on en a fait quelques applications, les squames disparaissent, les plaques deviennent

coloration de la peau est presque nulle à la face, un peu plus intense au front et aux extrémités. Cette coloration est alors non plus violette mais brune. Des observations d'*intoxication par l'acide pyrogallique* ont été publiées lorsqu'on ne savait pas encore régler l'emploi de cet agent, mais elles ont servi à montrer que l'on pouvait avoir dans les urines un thermomètre fort sensible. On devra en effet faire cesser l'emploi de la pommade à l'acide pyrogallique dès que l'on observera la coloration noire des urines. Comme pour toutes les intoxications, il n'y a pas de loi applicable à tous les sujets : les uns seront intoxiqués avec une dose insignifiante, les autres en supporteront très bien une forte. Mais on pourra toujours surveiller facilement l'effet du médicament. En effet, les plaques de psoriasis absorbent très bien, comme le montrent les stomatites dans les cas où le mercure a été employé localement sans précaution. L'acide pyrogallique est donc absorbé comme le mercure ; on le retrouve constamment dans les urines. Le perchlorure de fer y détermine une coloration vert-pâle, qui devient noire si l'on ajoute de la potasse, car l'acide pyrogallique a la propriété de se réduire en présence de tous les alcalis. Même plusieurs jours après qu'on a cessé l'emploi de l'acide pyrogallique en frictions, les réactions chimiques peuvent en déceler la présence dans les urines. Il sera donc toujours facile de diriger l'usage de l'acide pyrogallique, si l'on a soin de ne pas prescrire cette préparation aux sujets dont les reins fonctionnent mal ; de débuter par des doses relativement faibles ou par des frictions partielles ; enfin, de surveiller chaque jour les urines et de suspendre la médication dès que la coloration noire apparaîtra dans les urines.

Ce traitement est le seul actuellement employé couramment contre le psoriasis. Il ne tarde pas, en effet, dans tous les cas ordinaires, à faire justice de l'éruption. Il est facile de voir combien, à ce point de vue, il est supérieur à l'arsenic. En effet, même quand on prend l'arsenic à hautes doses et à doses progressivement croissantes, avec des intervalles et des reprises comme on fait du mercure dans la syphilis, c'est-à-dire quand on le prend de la seule façon qui soit efficace, le psoriasis ne guérit que sur les régions qui sont frottées par l'acide pyrogallique. La durée du traitement varie entre trois à cinq semaines. C'est un agent beaucoup moins irritant que le savon noir et qui ne répand pas d'odeur désagréable comme la pommade de Wilkinson. L'acide pyrogallique a été également employé avec succès par Hébra contre l'herpès circiné, contre le lupus et contre les infiltrations syphilitiques, et par Vidal, à la dose de 25 pour 100, contre les chancres simples. On pourrait peut-être l'appliquer contre certaines couperoses rebelles. Outre les accidents généraux signalés et contre lesquels nous avons indiqué la conduite à tenir, l'acide pyrogallique présente encore un inconvénient, mais très léger : c'est qu'il *colore en noir les régions palmaires et plantaires* ; à quoi est dû ce singulier phénomène d'une inégale coloration de la peau suivant les régions ? On a prétendu que ce fait tenait à la plus grande épaisseur de l'épiderme en ces points ; mais la véritable explication est fournie par la chimie. La solution d'acide pyrogallique, en absorbant l'oxygène de l'air, prend une teinte noire. En présence d'une petite quantité de potasse le phénomène est instantané. C'est qu'en effet l'acide pyrogallique s'oxyde en face des alcalis. Or, la sueur de la paume des mains et de la plante des pieds est toujours alcaline, contrairement à celle des aisselles ou du périnée. L'acide pyrogallique noircira donc ces régions à l'exclusion des autres. Il se passe ici un phénomène analogue à celui qu'on constate sur les mains des *écailleurs de noix*. C'est d'ailleurs la même teinte qui se forme. La coloration violette qui suit l'usage de la chrysarobine ou la teinte rouge qu'elle donne aux poils sont aussi des oxydations de même ordre (Pouchet).

d'un rouge pourpre; les bords et les portions de peau saine avec lesquelles la pommade a été en contact deviennent brunâtres. C'est un moyen énergique, qui agit avec rapidité, et qui dans quelques cas amène la guérison avec une rapidité incroyable. Beaucoup de dermatologistes ont dit le plus grand bien de cette substance depuis les quelques années qu'elle a été introduite dans la thérapeutique, d'autres au contraire ne lui accordent pas une aussi grande valeur. Il est bien certain qu'elle a des inconvénients qui, selon moi, sont sérieux et qui en limitent l'emploi; elle irrite et enflamme la peau, provoque une dermatite aiguë, accompagnée de gonflement, de chaleur, de démangeaisons, de douleur et parfois d'inflammation folliculaire ou de furoncles, et elle colore toujours la peau en brun ou en acajou. La dermatite qu'elle provoque s'étend souvent à la peau sur laquelle on l'a appliquée, et quelquefois à distance. Il ne faut jamais l'appliquer à la tête, car elle peut déterminer le gonflement et l'œdème des paupières, ni sur une large étendue. Elle contient une matière colorante qui colore la peau, les poils, les ongles et le linge; les cheveux notamment sont fortement rougis. Dans tous les cas, il faut d'abord se servir d'une pommade faible, et ne l'employer que sur une petite étendue, afin d'éprouver la susceptibilité de la peau.

Le pyrogallol ou l'acide pyrogallique est une substance analogue, amère, blanche, soluble dans l'alcool, l'éther, la glycérine, qui a pour propriété d'absorber l'oxygène de l'air, mais qui, par suite de cette absorption se colore en noir; il a été employé pour la première fois par Jarisch de Vienne. On peut l'incorporer dans une pommade à la dose de 0,50 à 0,75 centigr. et même de 3gr,5 à 5 gr. pour 30 gr., mais dans de plus fortes proportions, il devient caustique. Cette pommade ne détermine pas de douleur, n'enflamme pas le derme, mais elle brunit la peau saine aussi bien que la peau malade; elle teint les poils, les cheveux blonds deviennent bruns, ceux qui sont noirs ne sont pas modifiés. L'action du pyrogallol est plus lente que celle de l'acide chrysophanique, mais elle n'est pas moins efficace; il ne faut jamais l'employer sur une large surface, car son absorption peut donner de la fièvre, des urines noires, comme l'acide phénique, et causer même de l'hématurie.

Il faut dire quelques mots de l'emploi méthodique du savon vert dans le traitement du psoriasis, tel que le recommande Hébra. On applique ce savon, qui a des propriétés caustiques, sans eau sur la peau, ou plutôt on l'étend sur un morceau de flanelle de la dimension des placards à modifier, et on applique sur la peau cette flanelle qu'on fixe avec une bande ; on répète cette opération deux fois par jour pendant quatre à six jours, puis une fois par jour pendant dix jours environ ; après cela on laisse reposer le malade pendant quatre jours, puis on donne un bain. Il ne faut prendre de bain que quand l'épiderme commence à tomber ; si on employait l'eau pendant qu'on fait encore usage de savon, ou avant qu'il y ait exfoliation de l'épiderme, la peau se tendrait, se contracterait et pourrait se fissurer

Le savon mélangé à l'eau ou à l'alcool sous la forme de « spiritus saponatus kalinus » d'Hébra, composé de deux parties de savon pour une d'alcool est très efficace contre le psoriasis du cuir chevelu. Il faut faire suivre cette application d'une onction de « tinctura saponis viridis cum pice » ou d'un mélange d'huile de cade et d'huile d'amandes douces dans la proportion de 3 gr. 5 pour 30 grammes. On peut aussi se servir d'acide phénique dans la proportion de 0 gr. 50 à 0 gr. 75 pour 30 grammes d'alcool ou de glycérine en solution dans l'eau.

Dans les formes tenaces, où le psoriasis est limité, on peut faire usage de la solution au sulfure de calcium, dont voici la formule :

Chaux vive.	500 grammes.
Soufre citrin	1 kilogr.
Eau.	10

Faire bouillir jusqu'à réduction à 6 kilogr., laisser refroidir et filtrer (solution de Vlemincks)[1].

Il faut en frotter les parties malades à l'aide d'un morceau de flanelle jusqu'à ce qu'on détermine un suintement sanguinolent, puis laver les parties avec de l'eau froide et les enduire ensuite d'huile douce ou de cérat. Ce mode de traitement est généralement efficace, mais parfois douloureux, il ne faut pas s'en servir quand

1. Signalons encore la pommade si énergique de Rochard :

Iode.	0gr,50
Calomel.	1gr,50
Onguent rosat..	75 gr.

le psoriasis est étendu, dans la crainte de provoquer un eczéma ou une dermatite.

Nous avons parlé des bains seulement comme d'un moyen d'enlever les squames, mais on peut en faire aussi une méthode de traitement [1]. Les sources minérales peuvent débarrasser d'un psoriasis d'une façon temporaire, sinon efficace; dans ces cas il faut faire usage de bains prolongés; les sources sulfureuses de Virginie et de New-York méritent d'être mentionnées [2].

Quand l'éruption est localisée, l'enveloppement d'eau froide peut réussir. On enveloppe la partie (une jambe par exemple) de linges trempés dans l'eau froide que l'on entoure ensuite de papier huilé, de papier à la paraffine ou de toute autre substance imperméable. Cet enveloppement doit durer toute la nuit. On peut traiter de la même façon une éruption s'étendant à tout le corps; pour cela on l'enveloppe de draps mouillés qu'on recouvre ensuite de couvertures; il faut que le malade soit complètement enveloppé dans le drap, puis bien empaqueté dans une couverture à l'aide de lacs et suffisamment couvert. Après qu'il est resté ainsi pendant une heure ou deux, on le plonge dans un bain d'eau froide, puis on lui fait faire de longues promenades et on lui fait boire une grande quantité de liquide afin de provoquer la transpiration. Cette opération doit être répétée une fois ou deux par vingt-quatre heures [3].

Pronostic. — La règle est que le psoriasis se compose d'un certain nombre de poussées éruptives. Une poussée peut disparaître spontanément ou par un traitement convenable, au bout d'un temps variable; mais, à un moment donné, une autre se montre. Dans les cas graves, les récidives sont fréquentes, subintrantes, ou bien les placards résistent d'une manière absolue à tous les moyens dirigés contre eux, de telle sorte que le malade n'est jamais com-

1. En Allemagne, on a employé, contre le psoriasis les bains prolongés pendant cent jours de suite.

2. En France, on conseille les eaux de Barèges, Aix en Savoie, Schinznach, Bagnères-de Luchon, Aix-la-Chapelle, Saint-Gervais, Louèche, la Bourboule et le Mont-Dore et Vichy.

3. Signalons encore le bénéfice que l'on peut retirer, dans les cas étendus, de l'application du caoutchouc et, dans les cas limités, du pansement occlusif au taffetas de Vigo. Dans les cas invétérés, Fournier conseille de ne s'occuper de l'état local que dans un but palliatif et de le laisser au second plan. Il s'agit alors d'une véritable *cachexie dartreuse*, et les seules indications sont de soutenir l'état général.

plètement débarrassé de son infirmité. Cette ténacité, parfois invincible de certains psoriasis en assombrit singulièrement le pronostic; car elle peut compromettre l'avenir de certains malades et devenir pour eux la cause de profonds chagrins. Dans les cas bénins, rares d'ailleurs, où l'éruption consiste seulement en quelques papules aplaties, brillantes et nacrées, limitées exclusivement aux coudes et aux genoux, le pronostic est plus favorable. Mais comme il est impossible de prévoir quelles seront l'intensité, la fréquence et la ténacité des poussées éruptives, et, comme d'autre part, la menace des récidives est permanente, il y a lieu de considérer une papule de psoriasis comme un phénomène fâcheux. D'ailleurs, chaque cas présente certaines particularités dont il faut tenir compte quand on institue un traitement. Le psoriasis, abandonné à lui-même, a une marche qu'il est impossible de prévoir, tant ses manifestations sont capricieuses. En tout cas, on peut dire que c'est une des dermatoses les plus tenaces que l'on connaisse et que sa résistance à la thérapeutique est un de ses caractères les plus habituels. Car, si on guérit une poussée, on ne connaît pas le moyen de préserver le malade pour l'avenir. Et d'autre part, les cas vraiment invétérés, contre lesquels toute thérapeutique est impuissante ne sont pas rares[1].

DU PSORIASIS DES MUQUEUSES ET NOTAMMENT DU PSORIASIS LINGUAL.

On a vu que le psoriasis pouvait se localiser. Quand elle est exclusive, cette localisation peut donner à l'affection un aspect tout spécial et rendre le diagnostic fort délicat, ainsi qu'on l'a vu pour le psoriasis limité aux ongles, au cuir chevelu, aux régions palmaires ou plantaires, à la face, aux organes génitaux, etc.

Le psoriasis peut se propager de la peau aux *muqueuses,* des grandes lèvres et du pubis, par exemple à la vulve, ou du fourreau pénien au gland. Il peut se présenter

1. Dans quelques cas aigus où l'*exacerbation* est vive, la peau rouge, chaude, sensible et tuméfiée (phlegmasie cutanée) le sujet est fébrile, très malade, asphyxique, sans pouls, presque comateux, et il peut succomber à des congestions viscérales intenses, à la façon des malheureux atteints de vastes brûlures superficielles. Dans d'autres cas étendus ou chroniques, il se fait spontanément ou parfois sous l'action de topiques irritants des poussées aiguës, qui ont pour effet de couvrir le corps de squames larges, luisantes, sèches, écailleuses et imbriquées, et de réaliser le symptôme désigné sous le nom de *dermatite exfoliatrice secondaire*, par opposition à la *dermatite exfoliatrice* primitive, véritable entité morbide décrite par Wilson, Percheron, Brocq, et dont il sera question plus loin.

A certaines périodes, le diagnostic entre ces deux lésions ne peut plus se faire objectivement ; toutefois, dans le psoriasis, il est tout à fait exceptionnel de ne pas rencontrer, au milieu des placards éruptifs, quelques points de peau saine, et, d'autre part, la peau acquiert une rudesse et un épaississement, une induration et une perte de souplesse qui manquent dans la dermatite.

sous la forme habituelle de papules isolées ou d'éléments éruptifs disposés en cercles ; le diagnostic ne peut rester hésitant qu'un instant entre le psoriasis et les syphilides papuleuses ou papulo-circinées ; car la coloration, les squames, l'aspect *tache de bougie*, ou l'éclat micacé mis en relief par le grattage ainsi que la marche de la lésion ne tarderont pas à lever toute difficulté.

Mais il n'en est pas toujours de même. C'est ainsi que nous avons vu une vaste éruption psoriasique envahir la vulve. (Voir, à propos de la vulvite dartreuse psoriasique et eczémateuse, le « *Traité des affections de l'utérus* », de Martineau (t. I, p. 18 à 22, rédigé par Barthélemy). Cette muqueuse était peu douloureuse, peu suintante, tuméfiée, épaissie, résistante, sans élasticité ni souplesse ; on eût dit qu'elle était recouverte d'un *parchemin ;* sa couleur était rouge, mais d'un rouge rose, légèrement violacé ; cette teinte était due à une couche épithéliale très mince qui tapissait la muqueuse et qui *glaçait* pour ainsi dire la lésion. Celle-ci fut très tenace. Il est certain que si l'on n'avait pas assisté à toute l'évolution morbide, il eût été fort difficile de décider si l'on avait affaire à un psoriasis ou bien à un eczéma.

Pour les auteurs qui considèrent le psoriasis comme une affection exclusivement cutanée, ces propagations sont regardées comme des manifestations eczémateuses et non comme des poussées psoriasiques. On peut admettre encore que les téguments du gland et des lèvres sont plutôt cutanés que muqueux. Cependant, même en considérant le psoriasis comme une affection purement locale, on ne voit pas pourquoi une affection spéciale à la peau ne pourrait atteindre les muqueuses, puisqu'au point de vue histologique, les téguments cutanés et muqueux ne présentent ponr ainsi dire pas de différence.

Toutefois nous avons déjà dit que le psoriasis de la muqueuse bucco-linguale présentait des particularités toutes spéciales. Comme le dit très bien Lailler (p. 54), cette variété si intéressante de psoriasis est encore à l'étude et l'on n'est pas encore complètement fixé sur cette affection, malgré les travaux de Bazin (1868), Debove, (1873). Fairlie Clarke le premier a fait remarquer que la description admise par les auteurs français comprenait des affections très différentes. « Si l'on se reporte, dit-il, à la description du psoriasis de la peau, on voit que cette affection est caractérisée par une altération de la nutrition des couches épithéliales ; que la maladie ne s'avance guère plus profondément que les papilles ; que le résultat est une desquamation de l'épiderme qui se détache en écailles et laisse sous ces squames des plaques rouges ». Comme Clarke, Tilbury Fox pense qu'il n'existe qu'un petit nombre d'altérations de la langue qui répondent au type psoriasique : plaque blanchâtre, opalescente, un peu épaisse ; on dirait, et ceci est très exact, que le point a été touché au nitrate d'argent ; puis desquamation, et enfin, surface rouge qui disparaît sans laisser de trace. Clarke fait remarquer de plus que, contrairement aux conclusions de Debove, le *véritable psoriasis lingual ne se transforme en rien de plus grave ;* il reste toujours psoriasis, comme le psoriasis de la peau, contrairement aux cas que Clarke décrit sous le nom de *tylose* (voir page 346), contrairement aussi aux cas de Trélat (*Soc. de chir.* 1875) qui pour Lailler ne sont pas du psoriasis, mais des tyloses ayant subi la *dégénérescence épithéliomateuse*. On peut en dire autant des cas de *psoriasis* vulvaire aboutissant à l'épithélioma (Jouin, Soc. clinique, mai 1882). La question en était là et ne satisfaisait pas les observateurs.

Gubler (Dict. Encyclop. article BOUCHE, 1869), Bridou (Thèse de Paris, 1872) Vanlair de Liège (*Revue mensuelle* 1880), Caspary, de Kœnigsberg, (ueber fluchtige gutartige plaques der Jungenschleimhaut, 1880) et enfin, Gautier, (Georg, éditeur, Genève, 1882) attirèrent de nouveau l'attention sur les diverses affections de la langue, encore si peu connues, comme Fournier l'a fait, en 1877, pour les glossites tertiaires scléreuses ou scléro-gommeuses. Telles sont les principales et récentes publications qu'il faut consulter pour connaître à ce sujet l'état actuel de la science. C'est dans l'opuscule de Gautier que nous trouvons les renseignements bibliographiques suivants : La première mention de la *desquamation de la langue* se trouve dans le traité des *Maladies de la peau* de Rayer (1831). Le sujet est exposé en quelques lignes sous le nom de *pityriasis lingual*. En 1851, Muller, de Kœnigsberg, puis Betz, en 1853, publient des observations, sous les noms, le premier, d'*excoriation linguale*; le second, de pityriasis. En 1854, Santlus décrit l'*intertrigo de la langue*. En 1864, Bergeron (*Union méd.*) fait à la Soc. méd. des Hôpitaux une communication *sur les dessins à contours irréguliers, semblables à des cartes géographiques, qui se montrent sur la langue ;* il est le premier, dit Gautier, qui distingue deux formes de l'affection, la forme à découpures nettes et la forme à contours épais (festonnés). Gubler (*loc. cit.*) compare l'aspect des gauffrures de la muqueuse à celui de certains lichens végétaux il signale l'*état lichénoïde* de la langue et présume que l'affection est de nature parasitaire.

En 1872, Bridou fait sa thèse *sur une affection innominée de la muqueuse linguale*. c'est, dit Gautier, le travail le plus important sur ce sujet ; il renferme, outre la plupart des citations précédentes, des communications orales dues à Barthez, Bergeron, Lailler, Archambault. Ce n'est qu'à la dernière page de son travail, que Bridou hasarde à son tour une dénomination nouvelle : *état tigré de la langue.*

En 1878, Gautier, au congrès médical de Genève, établit un rapprochement entre l'exfoliation de la muqueuse utérine, la *desquamation épithéliale de la langue* et l'ichthyose cutanée.

En 1880, Vanlair publie trois observations de lichénoïde lingual et croit, comme Gubler, à un parasite.

C'est la même année que Caspary se livre à l'étude des *plaques fugitives et bénignes*, ou de bonne nature, de la muqueuse linguale.

En 1881, Parrot fait, à l'hôpital des enfants, une leçon clinique sur l'*affection desquamative de la langue* qu'il attribue, à tort, à la syphilis. En 1881 aussi paraît le mémoire de Unna sur la *desquamation en aires de la paume de la main et de la langue* (exfoliatio areata, Kreisfleakige exfolation) (*Vierteljahreschrift für Dermat. und Syph.*, 2 et 3 H; 1881). Ce mémoire contient sur la nature et sur l'étiologie de ces affections de la langue des idées très intéressantes et des vues très originales. Il insiste sur ce fait qu'il n'y a aucune relation entre la desquamation en aires et la syphilis. Le traitement spécifique n'atténue ni ne diminue l'affection.

Unna cite parmi les causes déterminantes l'anémie, les troubles gastriques, la menstruation et chez les enfants, la dentition; car, jusqu'à plus ample informé, il ne croit pas à l'origine congénitale de la desquamation linguale. Il en conclut que, comme la pelade *tinea areata Celsi*) la *desquamatioareata* est une *trophonévrose*, et qu'elle appartient à la classe des *neurodermatoses*, avec marche acyclique, d'Auspitz. Il se résume (*An. de Dermat.* 1882, p. 66, *Anal.* par Merklen), ainsi qu'il suit :

La desquamation en aires de la langue est une affection épithéliale, bénigne, indolente, caractérisée par des taches circulaires qui rappellent par leur aspect une carte géographique (*langue géographique* de Bergeron, *langue scrotale* des Lyonnais), se développant sous l'influence d'irritations nerveuses par poussées aiguës, affection du reste essentiellement chronique, n'atteignant que les couches superficielles de l'épiderme et respectant le chorion de la muqueuse.

Les *aphthes* intéressent plus profondément la muqueuse, s'accompagnent de douleur et siègent non seulement sur la langue, mais en différents points de la bouche.

Quant aux érosions simples, à la leucoglossie (leucoplakia), il ne peut y avoir confusion ; on doit signaler aussi, pour y prendre garde, ces *desquamations irrégulières*, étendues, atypiques, sans forme circulaire, sans bords particuliers, aboutissant rapidement à une chute et à une régénération de l'épithélium lingual, lésions qui succèdent aux *troubles digestifs légers*.

Unna ajoute ces considérations intéressantes : seuls l'épithélium lingual et l'épithélium de la paume de la main présentent cette grande tendance à la desquamation. Or, ce sont les régions les plus riches en éléments nerveux sensitifs et nulle part il n'existe un épithélium aussi épais : l'épaisseur de l'épithélium rend très apparentes les desquamations partielles qui passeraient inaperçues dans d'autres régions; les troubles trophiques réflexes sont naturellement plus fréquents dans des points aussi richement pourvus de nerfs.

Unna s'est bien trouvé contre la desquamation en aires des préparations sulfureuses, des astringents, qui font disparaître les taches, et des toniques qui les empêchent de reparaître. Contre les cas rebelles, il emploie les courants continus.

Gautier (*loc. cit.*) insiste sur ce fait que les classiques et même les mémoires relatifs au psoriasis lingual (Debove, Nedopil, Schwimmer, Mauriac) sont muets sur la desquamation épithéliale. Il ne l'a trouvée signalée que dans le traité des *Maladies des enfants* de Gerhardt, par Bohn, de Kœnigsberg. Gautier distingue trois formes dans l'affection décrite par Gubler, Bridou, Unna et Vanlair et les compare entre elles. La première est la desquamation *géographique;* la deuxième est la desquamation *festonnée* (celle de

Bridou); la troisième est la desquamation *lichénoïde* (celle de Vanlair). Leurs principaux caractères sont les suivants :

Leur siège habituel, mais non constant, des taches desquamatives sur les bords de la langue; leur couleur bleuâtre ou grisâtre (1re forme), quelquefois d'un blanc d'argent un peu jaune (2e forme), leurs dessins gyroïdes (2e forme), se modifiant chaque jour, s'entrecroisant en tous sens; leur indolence; leurs bords surélevés (1re forme), qui sont constitués par de l'épithélium tuméfié, moins altéré que celui du centre, ayant par conséquent moins de tendance à se détacher de la muqueuse; leur mode de propagation (2e et 3e forme), qui contrairement à la marche des lésions parasitaires, n'est jamais excentrique, mais qui est dû à la confluence de petites taches simultanées et voisines; leur rapidité de développement et de disparition; leur dissémination sur plusieurs points de la langue, toujours avec la même forme et des dimensions toujours peu considérables. Il nous apprend qu'elles (1re forme) durent de trois à quatre semaines pour se renouveler régulièrement à trois ou quatre semaines d'intervalle; c'est donc une (1re forme) affection essentiellement chronique, bien qu'elle puisse être observée à l'état aigu, transitoire dans le cours des maladies aiguës.

Gautier fait remarquer ensuite que les deux premières formes s'observent plus fréquemment chez l'enfant, la troisième chez l'adulte, et notamment chez les gens débilités. C'est à la cachexie qu'il fait jouer le principal rôle (dyspepsie, hystérie, tuberculose, excès, veilles, vers). La syphilis, invoquée par Parrot, n'agirait pour Gautier, que comme cause dépressive. La non-contagiosité de l'affection, l'impuissance du traitement spécifique, comme aussi l'existence de la desquamation linguale chez des enfants certainement indemnes de syphilis ont des arguments irréfutables contre la nature syphilitique de cette lésion. (Voir au musée pièce n° 338, col. part. de Fournier.)

Si nous avons insisté aussi longuement sur cette question, c'est qu'elle est toute d'actualité; c'est que d'autre part, comme les glossites syphilitiques, la desquamation épithéliale ou la glossite cachectique a été longtemps confondue avec la glossite psoriasique.

De même, il faut bien en distinguer encore les *aphthes* pour les raisons énumérées plus haut; les *plaques laiteuses* des commissures latérales, de la face interne des lèvres et de la surface de la langue, que l'on observe chez les fumeurs (plaques opalines, glossite nicotique); la *leucoglossie*, dont la cause est encore mal connue; les affection épithéliales susceptibles de dégénérescence; les véritables glossites superficielles et desquamatives (*en prairie fauchée*) d'origine syphilitique (plaques lisses et plaques opalines secondaires); la *desquamation ichthyosique* qui est plus fréquente qu'on ne le croit généralement et qui coïncide avec l'ichthyose cutanée; et enfin l'eczéma lingual (v. page 243)

Si l'on rejette avec soin toutes ces affections du cadre des glossites psoriasiques, on verra que celles-ci sont en réalité fort peu communes, relativement surtout au nombre considérable de psoriasiques que l'on observe. Et l'on restera toujours frappé de l'extrême rareté de la coïncidence d'un psoriasis lingual et d'un psoriasis cutané. Toutefois, il faut bien savoir que l'existence du psoriasis *lingual n'est pas douteuse;* on peut en voir de très remarquables moulages au musée de l'hôpital Saint-Louis (pièces nos 118 153).

D'ailleurs cette affection est extrêmement rebelle et nous ne l'avons jamais vu céder ni aux émollients, ni aux astringents, ni aux caustiques, ni aux modificateurs généraux. Voici toutefois le traitement qu'on s'accorde à prescrire en France :

Douches de vapeur ou pulvérisations émollientes tièdes dans la bouche, tous les matins.

Toucher les points malades, suivant l'acuité des lésions, avec le glycérolé de tannin, la glycérine iodée au sixième, la teinture d'iode pure, le crayon de nitrate d'argent, ou l'acide chlorhydrique, suivant la ténacité.

Gargariser fréquemment avec une infusion de guimauve et de pavot; puis avec les solutions de tannin, les solutions légères de borate de soude, ou d'acide phénique (au centième).

Enfin prendre à l'intérieur les solutions alcalines pendant un mois et les solutions arsenicales pendant un autre mois, alternativement.

Il faut aussi avoir bien soin d'éviter toutes les excitations locales (mets épicés, poivre, vinaigre, alcool, et surtout tabac).

PITYRIASIS RUBRA.

Définition. — On appelle ainsi une dermatose inflammatoire qui occupe habituellement toute la surface du corps ; elle est caractérisée par une coloration rouge sombre de la peau et par une exfoliation épidermique abondante et continue, qui se fait sous forme d'écailles, larges, minces, feuilletées, blanchâtres, sans avoir été précédée de suintement.

Symptômes. — Au début, il se forme généralement de petites plaques rouges, squameuses, sur une ou plusieurs régions du corps. Ces petits îlots augmentent bientôt d'étendue et se réunissent pour former de larges plaques, qui, en peu de temps, recouvrent la plus grande partie, et même la totalité du corps. Le pityriasis rubra fait son apparition soudainement; le corps a une rougeur uniforme, et il est recouvert de squames blanches ou grises, qui tombent dès qu'elles sont formées et se renouvellent incessamment. La coloration de la peau est généralement rouge brillant ou violacée. Les squames sont en général très abondantes, minces, sèches, papyracées; elles sont larges, et ont de 2 ou 3 millimètres à 2 centimètres de diamètre et même davantage; ce sont de véritables folioles dont la disposition rappelle celle des tuiles d'un toit qui se recouvrent les unes les autres. Elles sont détachées, libres à un de leurs bords, plus ou moins recroquevillées, et se laissent facilement enlever sans causer la moindre douleur. Quand la peau est dépourvue de ces écailles, elle a un aspect luisant. Quand le pityriasis rubra est intense, la desquamation est rapide et abondante, et dans l'espace de vingt-quatre heures, la quantité d'épiderme qui tombe est considérable. Pendant la nuit ces squames tombent par poignées et donnent lieu à un véritable *catarrhe épidermique*.

Généralement la peau n'est pas épaissie; elle peut être soulevée avec les doigts, et diffère en cela de la peau eczémateuse ou psoriasique. Quelquefois cependant, dans les cas chroniques, il y a çà et là un épaississement considérable, mais cette infiltration varie beaucoup d'intensité. En tout cas, lorsqu'elle existe, il ne faut pas exclure l'idée de pityriasis rubra (A). Cette dernière affection est

A. Voir un cas instructif que j'ai eu en observation pendant six mois à University

sèche, superficielle, et n'atteint généralement que les couches les plus superficielles de la peau. Quelquefois il y a de l'œdème, surtout aux jambes, et de la raideur des jointures. Il se fait rarement des fissures; les ongles peuvent devenir malades, et dans les cas graves, ils se ramollissent et s'exfolient. Généralement le pityriasis rubra occupe tout le corps; aucune région n'est épargnée, quelquefois cependant la paume des mains et la plante des pieds restent indemnes.

Le plus souvent il n'y a ni démangeaisons, ni sensations de brûlure. Le malade se plaint de l'état de sa peau, mais n'éprouve pas de symptômes subjectifs excepté dans les cas graves. Généralement les malades accusent une extrême sensibilité au froid, et grelottent dès que la température s'abaisse. Les symptômes généraux sont le plus souvent légers ou manquent tout à fait; quelquefois cependant il y a un mouvement fébrile caractérisé par une élévation marquée de la température, et des troubles généraux. L'affection est aiguë ou chronique le plus souvent; elle dure des mois, des années; les rechutes ne sont pas rares; il peut y avoir de longues périodes sans récidive, comme dans le cas que Meghie eut en observation pendant dix-sept ans.

C'est une affection de l'âge adulte, elle est assez rare, et a été pour la première fois décrite par Devergie (A). Ses causes sont obscures.

Anatomie pathologique. — D'après les recherches de Hans Hébra (B), au début, et même alors qu'il y a une infiltration prononcée dans les différentes couches du derme et du réseau muqueux, la forme générale des papilles et l'aspect normal des glandes et des poils seraient conservés. Mais quand l'affection dure depuis longtemps, il y a des modifications très prononcées dans la structure de la peau. Dans toutes ses couches, il y a une abondante prolifération cellulaire, mais principalement immédiatement au-dessous de l'épiderme qui est épaissi et qui recouvre une couche mince de cellules comprimées et entremêlées de cellules d'infiltration. Plus profondément encore, on trouve une couche de tissu conjonctif qui

Hospital où il y avait un épaississement considérable de la peau, *Phila. Med. Times*, 17 janvier 1880.

A. *Traité pratique des maladies de la peau*, p. 442, Paris 1857.

B. *Vierteljahresschr. f. Dermatologie und Syph.* 4 Heft 1876.

est épaisse mais qui contient moins de cellules d'infiltration que la précédente; enfin, au-dessous il y a encore une couche de tissu élastique épais. Ces trois couches contiennent des granulations pigmentaires jaunâtres. Les papilles sont complètement comprimées et atrophiées; les vaisseaux sanguins qui se distribuent aux tissus sous-épidermiques sont entourés de nombreuses cellules d'infiltration, ils ont une direction horizontale, et ne forment pas de réseaux; les glandes sébacées et les glandes sudoripares sont détruites presque en totalité; les poils sont rares et leur gaîne est infiltrée de cellules.

Diagnostic. — Le pityriasis rubra peut être confondu avec l'eczéma squameux, le psoriasis, le lichen ruber, le pemphigus foliacé. Il a des traits de ressemblance avec toutes ces affections, mais il est difficile de le confondre avec elles, si on a bien présents à l'esprit ses caractères. Il diffère de l'eczéma érythémateux et squameux parce qu'il est superficiel, parce que l'éruption est généralisée, et parce qu'il n'y a pas d'épaississement de la peau; il en diffère encore par les caractères et par le mode particulier de formation de ses squames, par leur étendue et leur abondance, et enfin par l'absence de toute sensation de brûlure ou de démangeaison. Il est rare que le psoriasis soit généralisé ou même très étendu, tandis que c'est l'ordinaire dans le pityriasis rubra; de plus, les caractères des squames diffèrent, et à elles seules elles suffisent le plus souvent pour faire éviter l'erreur. Les plaques de psoriasis sont toujours plus ou moins épaisses, et quand le processus est actif, les démangeaisons et les sensations de brûlure sont toujours violentes. Le pityriasis rubra et le pemphigus foliacé se ressemblent par leur distribution et par le caractère de leur desquamation; mais dans le pityriasis, le processus est toujours sec, et il n'y a jamais formation préalable de bulles[1].

1. D'après Hébra et Kaposi, le pronostic du pityriasis rubra serait très grave. Tous les malades que ces médecins ont observés auraient succombé après avoir été cachectiques pendant plusieurs années. Sur 15 sujets, 15 appartenaient au sexe masculin; 1 seul avait vingt ans; 14 avaient de quarante à cinquante ans, et étaient tombés malades, vers cette époque, sans cause appréciable. C'est d'ailleurs une affection rare, et peut-être plus encore en France qu'en Autriche. Les cas qui ont été observés à l'hôpital Saint-Louis n'ont pas toujours eu l'évolution funeste signalée par Hébra, toutefois nous avons pu voir l'année dernière un cas de pityriasis rubra qui se termina assez rapidement par la mort. Il y a donc lieu d'admettre une variété bénigne et une variété grave, comme il y a la forme aiguë et la forme lente, qui est la plus fréquente. Depuis Dever-

Traitement. — Le plus souvent, il est inefficace ; il faut toujours avoir égard au cas particulier auquel on a affaire, et baser ses prescriptions sur les principes généraux de la thérapeutique. Localement les onctions adoucissantes, le glycérolé d'amidon, les bains de son et les bains de vapeur sont indiqués ; à l'intérieur, il faut administrer des amers et des toniques, des préparations salines, des diurétiques, du fer, du quinquina et de l'arsenic ou du bicarbonate de soude, selon les cas (A).

Pityriasis maculata et circinata. — Sous cette dénomination, Bazin (B), Hardy (C) et plus récemment Horand (D), ont décrit une

gie, on distingue deux espèces de pityriasis rubra : le *pityriasis rubra simplex* ou scarlatinoïde, *lisse*, c'est celui que décrit Duhring et le *pityriasis rubra pilaris* qui constitue la forme acuminée, papuloïde ou conique, *cum asperitate epidermica.* Besnier, qui a insisté beaucoup sur cette dernière espèce et qui a beaucoup contribué à en vulgariser la connaissance, propose de l'appeler *maladie de Devergie*, (voir au musée de l'hôpital Saint-Louis, les moulages n°s 369-669-670-691-692-728. Consulter aussi la thèse de Richaud, 1877). C'est la kératose pilaire de Duhring. Le pityriasis rubra pilaris devrait presque être étudié avec les maladies des glandes sébacées. C'est une affection d'une grande ténacité, qui est sujette aux récidives, mais qui est curable, comme la forme lisse. Elle peut atteindre le système épidermique tout entier, mais elle se développe surtout autour des follicules pilo-sébacés et occupe par conséquent spécialement les régions pilaires. Sa limitation autour de ces éléments épidermiques est assez exacte pour que, même dans les régions où les follicules forment des bouquets, comme à la face dorsale des phalanges, les points rouges restent distincts et ne se confondent pas en plaques rouges plus ou moins larges. L'épiderme tout entier est intéressé mais il l'est seul ; le derme ne s'enflamme pas et ne s'épaissit pas. Cette affection siège surtout sur les membres supérieurs, à la face antéro-externe, mais elle peut se généraliser. Il est fort intéressant de bien remarquer sa disposition à la région dorsale des mains, car, limitée aux follicules pilo-sébacés, elle signale, par sa présence ou par son absence, la démarcation précise des modifications anatomiques, la peau du dos des mains, de la peau des faces palmaires ; Besnier a attiré l'attention sur l'épaississement des ongles dont l'extrémité inférieure devient *striée en forme de moëlle de jonc.* Le pityriasis rubra pilaire peut donner à une surface très étendue du corps, l'aspect de la *chair de poule* plus prononcée ou l'apparence rugueuse de certaines ichthyoses avec lesquelles il a, du reste, été longtemps confondu, bien qu'il ne soit pas congénital comme celles-ci. Dans les cas déjà anciens, la rougeur vive de la peau est dissimulée par les épaisses gaînes épidermiques pilo-sébacées (cônes épidermiques). Kaposi et Besnier préconisent, contre cette affection, l'usage interne de l'acide phénique, à la dose quotidienne de 0^{gr},80 à 1^{gr},20, mais ce remède est loin d'être infaillible. Les cas légers ne peuvent guère se confondre à un examen superficiel, qu'avec l'acné pilaris, l'eczéma papuleux ou le lichen et le psoriasis pilaris. Voir à l'article dermatite exfoliatrice, l'anatomie pathologique, le diagnostic et la bibliographie du pityriasis rubra, pages 383 et 384.

A. Des observations intéressantes de pityriasis rubra ont été rapportées par Meghie, *Glascow. Med. Jour.* vol. V, p. 431, 1858 ; Wilks, *Guy's Hosp. Rep.* p. 310, 1861 ; Wilson, *Med. Times and Gaz.* 29 janvier 1870 ; Benson et Smith, *Dublin Jour. of Med. Sci.* vol. XLIX, p. 451 ; Tilbury Fox, *Lancet*, janvier 1874, p. 294 ; G. H. Fox, *Arch. of Derm.* juillet 1875, p. 296 ; Finny, *Dublin Jour. of Med. Sci.*, mars 1876 ; Hans Hébra, *loc. cit.*; Mac Call Anderson, *Brit. Med. Jour.* 8 décembre 1877.

B. Affections cutanées arthritiques et dartreuses, Paris, 1868, p. 200.

C. *Leçons sur les maladies de la peau*, Paris 1868, p. 204.

D. *Ann. de Derm. et de Syph.*, t. V, n° 5 (1875, 1876).

affection particulière que j'ai quelquefois eu l'occasion d'observer. Elle est constituée par une inflammation cutanée, de moyenne intensité, qui donne lieu à une éruption occupant de préférence le tronc, et surtout les régions sous-claviculaire et scapulaire, caractérisée par des macules discrètes ou confluentes, ou par des maculo-papules légèrement surélevées, celles-ci sont primitivement grosses comme une tête d'épingle, puis comme la moitié d'une pièce de cinq francs en argent; habituellement elles sont larges comme un pois ou comme une pièce de cinquante centimes; elles sont arrondies, circulaires ou ovalaires, nettement circonscrites, superficielles, elles sont de niveau avec la peau, ou légèrement surélevées, ou bien même déprimées de sorte que leurs bords ont souvent l'aspect d'un rond. Elles affectent d'abord une coloration rosée ou rouge pâle, plus tard elles deviennent jaunâtres ou brunâtres; quelquefois elles sont d'un rouge plus sombre et bigarrées. Ces plaques sont toujours sèches, et plus ou moins squameuses, leur desquamation est furfuracée, habituellement rare comme dans le pityriasis versicolor ou l'herpès circiné; elle est toujours plus prononcée sur les bords qu'au centre, où l'éruption pâlit à mesure qu'elle s'étend par la périphérie. La peau est légèrement épaissie, quelquefois son épaisseur paraît normale quand on la prend entre les doigts. Les symptômes subjectifs sont variables; quelquefois il y a des démangeaisons violentes, surtout quand le malade s'expose à la chaleur, d'autres fois c'est à peine si les sensations éprouvées par le malade sont assez marquées pour l'avertir qu'il a une éruption.

Le pityriasis maculata a, si j'en crois mes observations, une marche toujours identique; il dure habituellement de un à trois mois, quand on l'abandonne à lui-même; il guérit en donnant lieu à une desquamation et une pigmentation qui durent environ de quinze jours à un mois. La poussée est rapide ou progressive, et alors il se fait de nouvelles taches de temps en temps. Le plus souvent les lésions sont nombreuses et rapprochées les unes des autres; en s'agrandissant, elles finissent par se réunir et donnent lieu à des plaques de forme et d'étendue variables, souvent très grandes. Comme dans le pityriasis versicolor toute la poitrine et la nuque peuvent être recouvertes par une plaque compacte ou irrégulière.

Horand semble n'avoir observé cette affection que chez les enfants; je l'ai vue le plus souvent sur des adultes des deux sexes dont la santé était florissante. C'est une affection bénigne, non contagieuse et rare.

On peut la confondre avec l'herpès circiné, le pityriasis versicolor, la séborrhée du corps, le lichen ruber, le psoriasis et la syphilis, mais surtout avec les deux premières de ces affections. Elle a toutes les apparences et la marche des maladies parasitaires; mais au microscope, on ne découvre pas de parasites dans les squames. Dans tous les cas que j'ai observés, la maladie était bien définie, très apparente, elle formait de larges placards et guérissait spontanément[1].

1. Les progrès récents, réalisés dans l'étude des maladies de la peau, ont absolument modifié la manière de voir des dermatologistes sur les affections cutanées qu'on désignait sous le nom de *pityriasis maculata et circinata*. Un certain nombre d'affections, distinctes par leur marche et par leur nature, ont été, malgré les symptômes communs de rougeur, de disposition plus ou moins annulaire et d'extension centrifuge sous lesquels elles s'étaient longtemps dissimulées nettement séparées les unes des autres dans ces derniers temps. Les unes sont *parasitaires*, les autres sont *pseudo-exanthématiques*.

Nous ne ferons, dans ce chapitre, qu'énumérer les premières. Le *pityriasis versicolor aigu* peut affecter une vive coloration rose et une forme exceptionnelle dans laquelle la disposition annulaire régulière serait le résultat de l'extinction du microsporon au centre de la plaque. Il en est de même de la *tricophytie aiguë* cutanée qui produit, dans ses poussées jeunes et aiguës, une foule de taches ou de cercles rouges, disséminés sur la peau, dont les médecins de Vienne ont bien démontré la nature parasitaire. Quelques autres de ces cas ont été désignés par Kaposi sous le nom d'*herpès tonsurans maculosus* (variété de tricophyton); d'autres par Bœrensprung sous celui d'*érythrasma* (microsporon minutissimum, parasite de Burkchardt); d'autres enfin, attribués par Vidal à un nouveau parasite qu'il appelle *microsporon anomœon dispar* (V. An. de Dermatol. 1882). On peut encore citer, dans cette énumération, l'*eczéma marginé*, dont il sera longuement question plus loin.

Besnier (t. II, p. 435) est très affirmatif sur la nature parasitaire des dermatoses englobées jadis sous le nom de pityriasis circinata. Il est de ceux qui ont le plus contribué à répandre ces notions importées à Paris, en 1878, par Kaposi. Toutefois il ne faut pas être trop exclusif, et voir des lésions parasitaires dans toutes les taches rouges et desquamatives.

Il faut distraire encore des pityriasis un certain nombre de cas d'*eczémas simple, érythémateux et squameux*. Parfois, en effet, on ne sait absolument pas sous quelle influence l'eczéma se comporte *d'une façon si complètement opposée à son évolution classique*. Au lieu de former çà et là sur le corps un certain nombre de placards jetés au hasard sur la peau, à bords géographiques, à configuration irrégulière, à limitation mal arrêtée, il se montre parfois sous l'aspect d'une éruption nettement circonscrite, arrondie ou présentant des bords régulièrement festonnés, et, fait tout à fait remarquable, disposés d'une façon absolument symétrique au niveau de tous les plis articulaires (aisselles, aines, plis du coude, creux poplités) ou de flexion (cou, oreilles, yeux, régions sousmammaires, etc.) Cette éruption est formée de taches rouges et couvertes de squames, mais elle suinte ou bien elle a suinté; c'est ce qui la distingue du pityriasis, qui, par définition, ne fait jamais que desquamer et donne même lieu à une forme spéciale de desquamation, la *desquamation furfuracée* (Πιτυρον, son).

C'est encore le symptôme *desquamation* qui fait qu'on sépare du pityriasis l'affection connue sous le nom d'*érythème marginé ou circiné;* ici, en effet, il n'y a pas de desquamation. Dans ces cas, on observe une plaque arrondie de peau saine et blanche qui est

Dermatite exfoliatrice. — Sous le nom de dermatite exfolia-

entourée de deux anneaux concentriques. La zone externe est la plus récente, elle est aussi la plus rouge ; la zone interne est plus pâle. Cette différence de coloration donne lieu à l'apparence d'une cocarde. Elle est due à la tendance au développement excentrique de cet érythème. En effet, l'érythème marginé grandit circulairement : à mesure qu'un cercle guérit et pâlit, il s'en produit un autre, plus externe et plus rouge. Quelquefois, au début, la plaque est rouge sur toute sa surface et le centre ne redevient blanc que plus tard. On n'a jamais observé de parasites dans cette affection qui s'accompagne souvent de fièvre et qui est, par conséquent, pseudo-exanthématique (voir hydroa, érythèmes, etc.).

Mais s'il faut ainsi réduire considérablement le domaine des pityriasis, il est une dermatose qui doit être formellement maintenue dans ce cadre, en dépit des partisans trop exclusifs de la genèse parasitaire des maladies de la peau, c'est le *pityriasis rosé*, de Gibert. Fournier lui donne encore le nom de *roséole squameuse*, par opposition à la roséole syphilitique, qui ne desquame jamais. (Voir au musée la pièce n° 218.)

C'est cette affection que Duhring nous semble avoir décrite. Toutefois, la règle n'est pas que les taches rouges soient, même quand elles sont confluentes, aussi larges qu'il le dit. L'auteur américain a choisi le nom donné par Bazin qui avait, à tort, dédoublé l'affection, décrivant le pityriasis maculata et le pityriasis circinata. Gibert, frappé de la fréquence d'une éruption intermédiaire au pityriasis simplex et au pityriasis rubra, donna à cette variété le nom de pityriasis rosé et en fit le premier une bonne description (3e édition 1862). Nous renverrons donc à cette description, à celle de Duhring et aux thèses de Metton (1877) et de Nicolas (Paris 1880). Synonymes : Pityriasis rubra aigu disséminé (Bazin); érythème papuleux desquamatif (Vidal); pseudo-exanthème érythémato-desquamatif (Besnier). Nous ajouterons seulement quelques détails.

Le pityriasis rosé se montre surtout chez les gens qui ont une peau délicate, aussi est-il plus fréquent chez les femmes et les jeunes gens que chez l'adulte, chez les blonds que chez les bruns. Il n'a de rapport ni avec l'alimentation, ni avec la manière de vivre ; il est *plus fréquent au printemps ou dans les saisons chaudes ;* il ne s'accompagne que rarement de symptômes généraux, et en tout cas, ceux-ci sont passagers ; le moment de son apparition est généralement marqué par des sensations de chaleur ou de cuisson. Il est formé de poussées successives, affectant une marche descendante, les premières occupant le thorax et le tronc, les suivantes envahissant progressivement le cou, les épaules, les cuisses, les bras, mais ne dépassant que par quelques papules égarées les genoux et les coudes. Il ne se montre *presque jamais* aux mains et aux pieds; on le voit quelquefois à la face, où il peut donner lieu aussi à une conjonctivite aiguë. Au début, les taches sont miliaires, très légèrement papuleuses et entourées d'une zone érythémateuse, elles sont ensuite lenticulaires, puis, à leur période d'état, arrondies, ou plutôt ovalaires et elliptiques et de la largeur de l'ongle environ. C'est alors qu'on voit les deux colorations, l'une légèrement lustrée au centre, l'autre rose, à la périphérie. Par leur confluence, les taches forment les dessins les plus variés, disques, croissants, segments de cercles, comme dans la rougeole ; mais celle-ci est fébrile, rouge et non rose, elle dure moins longtemps et ne présente jamais de reflet jaunâtre comme les taches anciennes du pityriasis rosé. Ce pityriasis ne donne jamais lieu à un suintement mais à une desquamation furfuracée qui commence au centre et s'arrête irrégulièrement à la périphérie ; aussi la tache du pityriasis rosé, arrivée à la période de desquamation, réalise-t-elle le type le plus parfait de la collerette épidermique déchiquetée. Le pityriasis rosé disparaît *spontanément*, comme il est venu, c'est à dire successivement, laissant quelques macules comme trace de son existence ; il évolue complètement dans l'espace de six à huit semaines. C'est une affection essentiellement bénigne, qu'il faut se garder de traiter par des moyens énergiques et surtout de confondre avec la roséole syphilitique. Le coup d'ongle n'entraîne pas non plus de lambeaux épidermiques comme dans le pityriasis versicolor aigu dont le pityriaris rosé peut à la période maculeuse présenter la coloration café au lait. Enfin, le microscope démontre l'absence constante de spores et de mycélium dans les squames ; la rapidité de développement et de généralisation, ainsi que la disposition symétrique distinguent le pityriasis rosé de la tricophytie cutanée aiguë avec laquelle il a été longtemps confondu ; c'est sans doute cette erreur qui a pu faire

trice (A), de dermatite exfoliative généralisée (B), de dermatite exfoliative périodique (C), d'érythème desquamatif scarlatiniforme (D), d'eczéma aigu périodique (E), de dermatite aiguë généralisée (F), d'érythème exfoliatif périodique (G), on a décrit des affections d'un caractère grave qu'il faut distinguer des variétés de l'eczéma et du psoriasis que l'on connaît, ainsi que du pityriasis rubra et du pemphigus foliacé. Il y a de grandes divergences d'opinion sur la nature véritable des cas qui ont été décrits sous les dénominations sus-indiquées, et il est difficile de dire s'ils se rapportent tous à un seul et même processus, ou s'ils appartiennent à des maladies différentes. Fagge, par exemple, considère l'observation qu'il a citée comme un cas probable d'eczéma, mais il pose un point d'interrogation et ajoute qu'il se sert du terme *eczéma* parce qu'il ne trouve pas de meilleure dénomination. Il me semble cependant que ce n'est pas un cas d'eczéma, mais plutôt une affection spéciale et rare que pour le moment on peut désigner sous le nom de *dermatite exfoliatrice*.

Le cas de Bulkley est sans doute une forme de cette affection dans lequel les pieds et les mains seuls ont été atteints. Dans le cas de Féréol, c'était une dermatite exfoliatrice généralisée scarlatiniforme qui s'accompagnait d'un léger mouvement fébrile et qui se termina par une desquamation; il se fit ainsi plusieurs desquamations successives et généralisées; c'était sans doute une autre variété de dermatite exfoliatrice. J'ai vu un exemple remarquable de cette variété qui, au premier abord, avait beaucoup d'analogie avec une éruption de scarlatine, mais qui ne ressemblait en rien à l'eczéma, au psoriasis, au pityriasis rubra ni au pemphigus foliacé. En passant, je dois signaler à l'attention le rapport pathologique probable qu'il y a entre certains cas de ce qu'on a appelé

croire à la contagion possible de ce pityriasis rosé. (Horand, *An. de Dermat.*, 1875) On peut en voir plusieurs beaux exemples au musée de l'hôpital Saint-Louis.

A. Wilson, *Maladies de la peau*, Londres, 1867.

B. Baxter, *Brit. Med. Jour.* vol. I, 1879, et Percheron, *Étude sur la dermatite exfoliatrice généralisée*, Paris, 1875.

C. Bulkley, *Arch. of Dermatology*, juillet 1878.

D. Féréol, *Bull. Gén. de Thérap.*, 5 février 1876.

E. Fagge, *Guy's Hosp. Reports*, 3e série, vol. XIII, 1868.

F. Pye-Smith, *Guy's Hosp. Reports*, 3e série, vol. XXII, 1877.

G. G.-H. Fox, *Arch. of dermatology*, juillet 1879, p. 264.

la dermatite exfoliatrice localisée (comme le cas de Bulkley), et ce que nous avons décrit sous le nom de *cheiro-pompholyx.*

Dans toutes ces observations publiées sous le nom de dermatite exfoliatrice, localisée ou généralisée, l'éruption consistait en un érythème aigu ; plus rarement elle était vésiculeuse ou bulleuse, elle s'accompagnait de phénomènes fébriles plus ou moins marqués et avait pour conséquence une desquamation ou exfoliation épidermique plus ou moins abondante, avec une tendance prononcée aux rechutes (A) [1].

A. Ritter (*Centralzeit für Kinderheilk*, octobre 1878, et *Viertelj. für Derm. und Syph*, Heft I, 1879) décrit sous le nom de *dermatite exfoliatrice des enfants à la mamelle* une maladie non contagieuse qui fait son apparition de la seconde à la cinquième semaine qui suit la naissance et qui est caractérisée par de la rougeur et une desquamation, d'abord localisée, puis généralisée, avec épaississement de l'épiderme, et exsudation d'une petite quantité de sérosité à sa couche profonde. L'épiderme s'en allait par grandes masses, et la peau mise à nu était rouge noir, ressemblant à celle qui aurait été le siège d'une brûlure étendue. Les mains et les pieds étaient particulièrement malades, en ces points l'épiderme s'enlevait par larges écailles. Ritter signala plusieurs variétés de cette affection et dans l'une d'elles, il y avait formation de vésicules et de bulles. La dessication était rapide, Ritter distingua cette affection de l'eczéma, de l'herpès et du pemphigus. C'est surtout à l'asile des enfants trouvés de Prague, où en dix années il en nota près de trois cents cas, qu'il observa cette affection. La mortalité fut de 50 pour 100. Je n'ai jamais observé cette affection.

1. Comme on le voit par l'article de Duhring qui est un exposé assez fidèle de l'état de la question, les auteurs sont loin d'être d'accord sur la nature de la *dermatite exfoliatrice*. La lumière ne semble même pas encore près d'être faite; car, ainsi qu'on en pourra juger par l'aperçu bibliographique qui se trouve à la fin de cette note, les auteurs ont décrit sous un même nom des affections toutes différentes, ou bien sous des noms différents une seule et même maladie.

Les points sur lesquels les auteurs s'accordent sont importants, mais peu nombreux; ce sont les suivants : Rougeur très étendue, sinon généralisée, de la peau. Puis, desquamation abondante, se faisant par larges et minces lambeaux épidermiques.

Sur tous les autres points, les observateurs se contredisent : pour les uns, l'affection apparaît brusquement; progressivement pour les autres. Pour les uns, le début est marqué par des phénomènes fébriles ; il se fait sans fièvre pour les autres. Pour les uns, la rougeur commence par des plaques ou par des traînées disséminées ; elle est d'emblée généralisée pour les autres. Pour les uns, la desquamation est écailleuse, furfuracée même; pour les autres, elle est lamelleuse et procède par squames larges imbriquées par une extrémité et frisottantes par l'autre, et par lambeaux scarlatiniformes; pour les uns, cette desquamation est simple; elle est double, triple, composée d'actes successifs, pour les autres. Pour les uns, la maladie est saisonnière, printanière, de nature arthritique, sujette aux récidives, légère ou curable; pour les autres, elle est l'indice de troubles graves dans la nutrition de la peau en rapport avec une atteinte plus ou moins profonde de la santé générale; elle ne se montre que chez les sujets cachectiques et âgés; elle est longue, mais fatale.

Ces propositions suffisent pour montrer que le classement de cette dermatose n'est pas encore établi. Cependant, il y a lieu d'en éliminer dès maintenant un certain nombre d'éruptions squameuses qui trouvent, de l'avis unanime des auteurs, leur place dans d'autres cadres : telles sont : la maladie de Hébra ou pityriasis rubra, dont il a été question précédemment; la maladie de Devergie ou pityriasis rubra pilaire; la maladie de Gibert ou pityriasis rosé, avec ou sans la double dénomination que lui attribuait Bazin : pityriasis rubra aigu *circinata* et *maculata*.

FURONCLE.

Syn. — Angl. : Boil, furunculus, furuncle ; all. : Blutschwör.

Définition. — Le *furoncle* est une affection inflammatoire profonde, caractérisée par la formation d'une ou plusieurs tumeurs de grosseur variable, circonscrites, arrondies, plus ou moins acumi-

On peut se reporter aux descriptions précédentes qui ont été faites de ces maladies. Elles sont aujourd'hui assez bien connues pour ne plus prêter à la confusion ; si nous en parlons, c'est que récemment encore, J. Magée-Finny, dans son mémoire intitulé *Dermatitis exfoliativa or pityriasis rubra* (in the *Dublin Journal of méd. Sciences*, mars 1876) réédite encore ces erreurs.

Nous ne citerons que pour mémoire les exanthèmes prééruptifs ou rash, et les érythèmes papuleux ou scarlatiniformes d'origine rhumatismale, qui, quoi qu'on en ait dit, n'ont rien à faire avec la dermatite exfoliatrice. Nous n'admettrons sous cette dénomination que les cas que Bazin appelait jadis *herpétides exfoliatrices malignes* et ceux qu'a étudiés, en 1875, Percheron dans sa thèse sur la *dermatite exfoliatrice généralisée*.

Cette maladie doit se diviser en deux variétés : 1° La dermatite exfoliatrice primitive, qui est une entité morbide indépendante de tout autre maladie, douée de ses caractères propres, et restant elle-même pendant toute sa durée. 2° La dermatite exfoliatrice secondaire, qui est un symptôme que peuvent, dans certaines circonstances, et à un moment donné de leur évolution, revêtir passagèrement un certain nombre de dermatoses.

La première forme est la seule véritable dermatite exfoliatrice ; c'est d'ailleurs une entité morbide qui s'impose par ses caractères tranchés, ses allures particulières, sa marche spéciale et par son pronostic grave. C'est elle qu'Alibert désignait déjà sous le nom de *dartre squameuse maligne* et qu'il considérait comme de mauvais augure : « Avec elle, dit-il, les vieillards, après une durée plus ou moins longue, présentent une sécheresse absolue de la peau, une langueur générale et succombent dans la cachexie scorbutique. »

En effet, la dermatite exfoliatrice survient habituellement chez les personnes âgées ou débilitées — toutefois, il n'en est pas toujours ainsi : on l'a vu frapper des hommes adultes et robustes et les surprendre en pleine santé.

L'anatomie pathologique en a été faite tout récemment. Vidal a lu à la Société médicale des Hôpitaux (mars 1882) le résultat de ses examens faits sur un morceau de peau vivante. Ce maître a même eu l'obligeance de mettre ses préparations à notre disposition ; nous sommes heureux de pouvoir ici lui adresser nos remerciements et de citer ses conclusions, qui, ainsi qu'il nous l'a fait remarquer lui-même, concordent avec celles de Buchanan-Baxter.

D'abord, on voit que le derme est le siège d'une congestion et d'une inflammation vives. Les vaisseaux sous-papillaires sont dilatés, les cellules embryonnaires multipliées ; la couche papillaire est très épaissie ; les cellules malpighiennes sont augmentées de volume, elles sont pressées et serrées les unes contre les autres ; leurs noyaux sont très apparents ; çà et là, parmi elles, se trouvent des globes épidermiques. Mais tous ces phénomènes sont communs à toutes les inflammations.

Ce qui distingue celle que nous étudions, c'est l'augmentation du nombre des cellules épidermiques et c'est la rapidité avec laquelle cette prolifération se fait. Ce qui le prouve c'est que la couche des cellules à noyaux est très épaisse, et que celles-ci passent pour ainsi dire sans interruption de l'état de cellules à noyaux à celui de cellules cornées. Autrement dit, les couches connues sous les noms de *stratum lucidum* et de *stratum granulosum* font défaut. Dans le pityriasis rubra pilaire, cette rapide prolifération cellulaire se constate cliniquement par des signes spéciaux : d'abord, par la desquamation si remarquablement abondante que, si l'on vient à frotter

minées, dures, douloureuses, qui se terminent généralement par suppuration centrale et élimination de *bourbillons*.

légèrement la peau, pellicules et squames couvrent la terre de plaques blanches (ichthyose), par la séborrhée que l'on constate simultanément, à la face surtout, due à l'hypersécrétion sébacée, par la pousse rapide des ongles et des cheveux qu'on est obligé de couper bien plus souvent qu'à l'état normal (Voir la pièce n° 708 où Lailler montre que les ongles se sont renouvelés presque en totalité pendant le cours d'un érythème scarlatiniforme). Ce fait montre bien que l'épiderme tout entier est en état de suractivité morbide; ce qui le prouve encore c'est que les poils sont aussi beaucoup plus nombreux; il y en a même dans les points qui en sont dépourvus à l'état normal; on voit de jeunes enfants être tout couverts de poils follets et en présenter même au niveau des plis de flexion, et notamment des plis des coudes. Vidal qui, le premier, a remarqué ces faits intéressants regarde le pityriasis rubra pilaire comme une maladie de nature toute différente du pityriasis rubra lisse; il considère le premier comme une simple *hyper-épidermotrophie* et le second, comme l'expression d'un état général mauvais.

La *dermatite exfoliatrice* peut survenir chez des adultes robustes aussi bien que chez des vieillards fatigués ou malades, contrairement au *pityriasis rubra* lisse qui se rencontre plutôt chez les gens cachectiques et atteints de lésions viscérales profondes et anciennes. Le *pityriasis rubra* est plutôt que la dermatite une affection cutanée en rapport avec une épuration insuffisante du sang et l'indice d'une sorte d'auto-intoxication. C'est une affection rare. En 1881, nous avons pu observer un malade qui est mort de pityriasis rubra. Vidal, dans la même année, a assisté à l'évolution et à la guérison d'un autre cas. Dans les deux cas, l'affection a débuté au niveau des plis articulaires, la peau était rouge, chaude et n'a jamais suinté. Le cuir chelevu, aussi bien que les mains, devient écailleux à la période d'état.

La *dermatite exfoliatrice* au contraire est une sorte d'affection aiguë, qui a une existence indépendante, d'autres lésions et une marche plus déterminée. Tout à fait au début, le derme est rugueux, la rougeur se fait par plaques; ces plaques sont rouges avant même que les écailles soient formées; elles s'agrandissent et se réunissent. Alors la peau se tuméfie, rougit considérablement, suinte légèrement et répand une odeur fade assez intense; elle se dessèche ensuite, se crevasse, se fendille et se couvre d'écailles épidermiques minces, lamelleuses, larges et régulières. Selon certains auteurs il peut y avoir chute des ongles et des cheveux; l'épiderme tout entier tombe, ces squames écailleuses sont libres et frisottantes à l'une de leurs extrémités, elles sont adhérentes à l'autre, qui semble un peu recouverte par la squame la plus voisine, de façon à paraître *imbriquées comme les ardoises d'un toit*. Cette disposition ne se rencontre pas, croyons-nous, dans le pityriasis rubra qui donne lieu à une desquamation soit scarlatiniforme, soit plutôt encore simplement furfuracée. Elle est pour nous pathognomonique de la dermatite. La dermatite exfoliatrice ne dure guère que 7 à 8 mois au plus; le pityriasis rubra peut durer pendant des années.

Le *pityriasis rubra pilaire* diffère du pityriasis rubra lisse et de la dermatite par la marche moins rapide, par une gravité moindre, et localement, par la présence des cônes épidermiques caractéristiques, et par la présence des plaques jaunâtres et dures de kératodermie palmaire et plantaire (pityriasis palmaire et plantaire).

Le *lichen ruber*, de Hébra, ressemble fort aussi à ces affections, quand il est généralisé. On y observe en effet un grand nombre de squames minces, larges, occupant de vastes surfaces, reposant sur un derme rouge, ainsi que des symptômes généraux graves; mais il en diffère, au début, par la présence de *papules* caractéristiques, et, à la fin, par l'épaississement de la peau.

Quant à la *dermatite exfoliatrice secondaire*, elle s'observe dans certaines circonstances, à la suite d'insolation, d'érysipèle, de pemphigus foliacé, d'eczéma ou de psoriasis généralisés. Fournier, l'année dernière, en a eu, dans son service, un fort bel exemple, chez un vieux malade atteint depuis quarante-trois ans d'un psoriasis invétéré généralisé, compliqué de *lésions trophiques* des os et des articulations (scléro dactylie avec atrophie et ankylose) et de déformations des mains et des pieds analogues à celles qu'on observe dans le rhumatisme noueux déformant. Tous les matins, on retirait du lit de ce

Symptômes. — Il peut n'y avoir qu'un seul furoncle à la fois, mais le plus souvent ils sont nombreux ; habituellement ils appa-

malade des *poignées* de squames qui ressemblent à un amas de sciure de bois de sapin. Les squames tombent et se renouvellent sans cesse. Cette desquamation quotidienne si abondante, réalisant le type du *catarrhe de la peau*, constitue à elle seule pour le malade, une puissante cause de débilitation. De temps en temps, il se fait des poussées aiguës de cette dermatose chronique. Par leur généralisation à toute la peau, ces poussées caractérisées par la chaleur, la douleur, la turgescence et la rougeur, sont graves et s'accompagnent de fièvre, de frissons, d'albuminurie et de symptômes qui rappellent ceux des vastes brûlures de la peau. Après une durée plus ou moins longue, elles se terminent par une exaspération de la desquamation habituelle ; sur le tronc, et notamment sur les épaules, on ne tarde pas à voir, aussi parfaite que possible, la disposition imbriquée des squames, que nous avons signalée comme caractéristique de la dermatite exfoliatrice. Accidentellement et passagèrement, un processus analogue peut survenir soit spontanément, soit à l'occasion d'un traitement irritant, *sans toutefois cesser d'être de l'eczéma ou du psoriasis*, comme dans le cas rapporté précédemment. Enfin on a décrit la *dermatite exfoliatrice généralisée des nouveau-nés ;* et *l'érythème scarlatiniforme* dans ses rapports avec le rhumatisme, c'est-à-dire une dermatose accompagnée de douleurs rhumatoïdes.

Tel est sur cette question l'état actuel de la science. On voit que de nouvelles études sont nécessaires. Sans insister davantage, nous indiquerons les principales publications faites sur la dermatite exfoliatrice Ces renseignements bibliographiques proviennent de la riche et précieuse collection du professeur Fournier.

— On dermatitis exfoliativa, by Wilson (*Med. Times*, 1870, t. I, p. 118).

— Dermatitis toxica, by Wilson (*Journal de Henry*, 1870, t. I, p. 81).

— Dermatite exfoliatrice des extrémités, avec troubles des centres nerveux : pemphigus foliacé, par Lancereaux : (Hayem, *Rev. des sc. méd.*, t. VII, p. 839 ; *Soc. méd. Hôp.*, Paris, 3ᵉ série, 1874, p. 122 ; Discussion p. 136 ; *Gaz. méd.*, Paris, 1874, p. 255).

— Dermite exfoliatrice généralisée par Blachez : (Analyses diverses in : *Archiv. of Dermat.*, 1874, p. 338 ; *Revue des sciences méd.*, Hayem, t. VI, p. 373).

— Dermatite exfoliatrice, par Vidal : (*Archiv. of Dermat.*, 1874, p. 538 ; *Soc. méd. Hôp.* Paris, 2ᵉ série, 1874, p. 256 ; *Lyon médical*, 1874, t. XVII, p. 494 ; *Bulletin de Thérapeutique*, 1874, t. LXXXVII, p. 423 ; *Gaz. Hôp.*, 1874, p. 1031.

— Dermite exfoliatrice, par Besnier (*Gaz. Hôp.*, 1875, p. 562).

— Dermatite exfoliatrice généralisée, par Percheron, Thèse 1875 (Analyses diverses : Hayem, *Revue des sc. méd.*, t. I, p. 766 et t. VI, p. 195 ; *An. de Dermat. et Syph.*, 1875-1876, t. I, p. 383 ; *Gaz. Hôp.*, 1875, p. 259 ; *Arch. gén. de méd.*, 1875, t. I, p. 486 ; *Journal de méd. et chir. prat.*, 1875, p. 355 ; *France médicale*, 1875, p. 238 ; *Union méd.*, 1875, t. II, p. 826).

— Dermatite exfoliatrice, par Féréol (*Gaz. Hôp.*, 1876, p. 293).

— Érythème scarlatiniforme rhumatismal (Devrécagaix, 1874, thèse de Paris).

— Érythème marginé. Rapport de cette affection avec le rhumatisme, par Sevestre. (Hayem, *Rev. des sc. méd.*, t. III, p. 668 ; *Gaz. Hôp.*, 1874, p. 164).

— Érythème marginé rhumatismal de tout le corps et devenant bulleux. M. Martin (Hayem, *Rev. des sc. méd.*, t. VIII, p. 810 ; *Archiv. of Dermat.*, 1877, p. 151).

— Exanthèmes provoqués par la grossesse, par Vrain (*Archives gén. de méd.*, 1878, t. II, p. 233).

— Exanthèmes scarlatiniformes, par Bernouilli (*Rev. des sc. méd.*, Hayem, 1877, t. X, p. 191).

— Érythème papuleux dans ses rapports avec le rhumatisme (Couland, thèse de Paris, 1875).

— Érythème desquamatif scarlatiniforme (Trembly, 1876, thèse de Paris).

— Érythèmes scarlatiniformes, par Vogler et Burckhardt-Mérian (*Rev. des sc. méd.*, Hayem, 1877, t. X, p. 190).

— Dermatitis exfoliativec of the hands and feet, by D. Bulkley (*Archiv. of Dermat.*, 1878, p. 226 et 235).

raissent par groupes successifs de deux, trois, ou davantage à la fois, et quand les uns disparaissent, il s'en forme d'autres. Ils sont généralement isolés et souvent très éloignés les uns des autres. Le furoncle débute par un petit point rouge vif, arrondi, mal délimité, qui est situé dans la profondeur de la peau ; même à cette période, l'inflammation est très vive, et la lésion est extrêmement douloureuse. Cette petite tumeur grossit progressivement, sa base s'élargit, son sommet devient légèrement saillant, acuminé, et au centre, le plus souvent au niveau du poil, il se fait un point blanchâtre qui indique la formation de pus. Le furoncle atteint son complet développement en huit ou dix jours ; quand il est arrivé à maturité, il est saillant, conique, pointu au sommet, très enflammé, son centre est occupé entièrement par le *core*, petite masse jaunâtre ou verdâtre, spongieuse et molle, que les Français appellent *bourbillon*.

Quelquefois il n'y a pas de point suppuré, et alors on dit que le furoncle est fruste « blindboil ». Sa grosseur est très variable; quelquefois petit comme un pois, il peut atteindre la largeur d'une pièce de cinq francs en argent ; il est d'une couleur rouge sombre, qui est plus intense au centre et qui disparaît insensiblement à mesure qu'on s'approche de la périphérie, où elle donne lieu à une aréole rose. La douleur qu'il détermine est profonde, lancinante, et généralement plus marquée pendant la nuit ; on l'a comparée à celle que produirait un *clou* enfoncé dans les tissus. Elle augmente d'intensité jusqu'à ce que la suppuration s'établisse ; à partir de ce moment elle disparaît. Le furoncle est d'une sensibilité exquise; le moindre contact est très pénible.

— Dermatite exfoliatrice par Finny (*Rev. des sc. méd.*, Hayem, t. VIII, p. 276).
— Seborrhea capillitis (*Atlas* de Hébra, Heft III, pl. IX).
— Dermatite exfoliatrice des nouveau-nés par Ritter (*Lyon méd.*, 1879, t. XXXI, p. 525; *Gaz. hebd*, 1873, p. 815); Ritter von Rittersheim, *Rev. des sc. méd.*, Hayem, 1879, t. XIV, p. 234 et p. 778; *Archiv. of Dermat.*, 1879, p. 72).
— Expériences sur le traitement de la dermatite érysipélateuse, par de Renzi (Hayem, *Rev. des sc. méd.*, t. V, p. 372).
— Dermatite exfoliatrice généralisée, par Buchanan-Baxter (*Gaz. méd.*, Paris, 1879, p. 626).
— Cas de dermatite exfoliatrice généralisée accompagnée de fièvre et d'adynamie par Sparks (Hayem, *Rev. des sc. méd.*, t. VII, p. 641).
— Herpétide maligne exfoliatrice, par Guibout (*Union méd.*, 1880, t. I, p. 361-373).
— Pityriasis rubra, de Hébra (Kaposi, *Trad. Besnier et Doyon*, t. I, p. 517, et note 1 des traducteurs).
— Enfin, on consultera avec profit la thèse de Brocq sur la dermatite exfoliatrice (Paris, 1882).

On observe cette affection sur tous les points du corps; aucune région n'y échappe; celles qui sont le plus fréquemment atteintes sont la face, les oreilles, le cou, le dos, les aisselles, les seins, les fesses, l'anus, le périnée, le scrotum, les grandes lèvres et les jambes. Les troubles généraux sont légers ou prononcés; ils varient avec le volume et le nombre des tumeurs inflammatoires et aussi avec la durée et la persistance des poussées[1]. Les tissus environnants sont affectés sympathiquement, ils sont douloureux; les glandes voisines s'engorgent. Le furoncle survient quelquefois comme complication d'autres affections cutanées telles que l'eczéma, les dermites causées par les vésicatoires, les frottements (la gale, le grattage, l'équitation), les substances irritantes, les poussières, etc.

Étiologie. — Les causes qui donnent lieu à la production des furoncles sont nombreuses; elles sont *générales* ou *locales*. Parmi les premières, il faut citer les troubles de nutrition, le mauvais état général, l'adynamie et la dépression du système nerveux, consécutifs aux fièvres éruptives, aux convalescences de fièvres graves, aux excès de fatigue, à une nourriture malsaine ou excessive, et toutes les perturbations organiques ou fonctionnelles. Il n'est pas rare de les observer dans le cours d'autres affections, telles que la chlorose, le diabète, l'alcoolisme, l'albuminurie, etc.; ils sont alors très nombreux. Ils surviennent également dans le cours de la cholémie, de l'urémie, de la pyohémie et d'un grand nombre d'intoxications. Mais parfois, ils se développent en grand nombre et pendant des semaines ou des mois chez des individus bien portants; leur apparition dépend de désordres organiques que nous ignorons. On les rencontre à toutes les époques de la vie, mais surtout chez les jeunes gens, et chez les vieillards. Les principales causes locales sont les poussières, la malpropreté, les topiques irritants, les frottements répétés (soldats, cavaliers), les contusions et autres traumatismes : mais ces causes n'ont pas d'influence chez tous les individus; il faut donc admettre une prédisposition. On a observé des *épidémies furonculeuses* (Kinglake, Tholosan, Lœvenberg).

1. Ces poussées sont parfois tellement abondantes et tellement persistantes qu'elles occasionnent des phénomènes généraux graves, pâleur, adynamie, glycosurie passagère pouvant disparaître avec les furoncles (Vulpian); on les a même attribuées à une sorte de *diathèse furonculeuse*.

Anatomie pathologique[1]. — Le furoncle siège dans le chorion et dans les tissus profonds de la peau. Selon Kochmann (A), il peut avoir son origine dans les glandes sébacées du chorion, dans les glandes sudoripares, dans les follicules pileux, ou même dans le tissu connectif sous-cutané (inflammation circonscrite d'un îlot cellulo-fibreux). Cette dernière variété est ce que l'on appelait autrefois le furoncle du tissu cellulaire sous-cutané. Il a toujours son origine dans une glande, et ne commence jamais par les fibres du derme ou par les mailles du tissu conjonctif[2]. Quand il a son point de départ dans les glandes sudoripares, comme cela a lieu généralement à l'aisselle, au sein, à la paume des mains, à la plante des pieds, à l'anus, au périnée, il constitue ce que Verneuil (B) et Bazin (C) ont décrit autrefois sous le nom d'*hydrosadénite;* mais cette variété ne diffère de la forme commune qu'en ce qu'elle est plus profondément située. Le furoncle est une affection inflammatoire d'un type particulier qui augmente jusqu'à ce qu'il ait atteint son maximum de développement; alors il suppure, en donnant lieu à la formation d'un point central ou bourbillon ou *core*, composé du tissu de la glande dans laquelle le furoncle a pris naissance, et qui s'élimine soit par lambeaux, soit d'une seule pièce, en même temps que le pus. C'est une affection inflammatoire toujours circonscrite qui n'a aucune tendance à s'étendre[3]; cependant, le volume de tous les furoncles n'est pas toujours le même. Après l'expulsion du bourbillon, il reste une cavité, plus ou moins profonde, limitée par des tissus indurés et infiltrés; au bout de quelques jours, d'une semaine au plus, cette cavité se comble en bour-

1. Voir la note de la fin de cet article.

A. Beitrage zur Lehre von der Furonculösen Entzündung. *Arch. für Derm. and Syph.*, Heft 3 n. 4,1873.

2. Denucé (*Dict. de méd. et de chir. prat.*) et Terrier ne croient pas que le furoncle soit toujours une inflammation gangreneuse limitée aux glandes tégumentaires. L'examen microscopique du bourbillon fait voir des globules blancs, des débris de glandes, des fibres conjonctives, du tissu cellulaire, le tout agglutiné en amas par un exsudat plastique. La mortification des éléments cutanés est incontestable, mais on ne peut dire si elle a commencé par les glandes ou par un paquet cellulo-fibreux. L'inflammation furonculeuse est par elle-même de nature gangreneuse, a-t-on dit. L'étranglement n'est pas nécessaire pour expliquer le sphacèle bourbillonneux.

B. *Arch. gén. de méd.*, 1854, Paris.

C. *Affect. génériques de la peau*, vol. II, p. 310, Paris, 1865.

3. Cependant, la suppuration du bourbillon peut envahir le tissu voisin et donner lieu, par propagation inflammatoire, soit à un abcès (furoncle phlegmoneux), soit à une eschare (furoncle gangreneux, fréquent dans le diabète.)

geonnant ; elle peut subir par la suite la transformation inodulaire et donner lieu à une cicatrice permanente. Le bourbillon est composé d'une masse blanchâtre, visqueuse, pultacée de tissus mortifiés, et dont la grosseur dépend de l'étendue et de la profondeur de l'inflammation ; il a été considéré autrefois à tort comme un produit pseudo-membraneux.

Diagnostic. — Les signes du furoncle sont si faciles à reconnaître, qu'il est presque impossible de commettre une erreur[1]. Il diffère de l'anthrax en ce qu'il ne suppure que par un point, tandis que, dans l'anthrax, il y a plusieurs points de suppuration. De plus le furoncle a une base large et arrondie, et un sommet pointu, conique, tandis que l'anthrax a des limites moins régulières et qu'il est plat. Le furoncle dépasse rarement le volume d'une noix, l'anthrax peut avoir jusqu'à 12 à 25 centimètres de diamètre. Le furoncle est très sensible et douloureux au toucher ; l'anthrax n'est pas particulièrement sensible au toucher, mais la douleur qu'il détermine est spontanée.

Il y a généralement plusieurs furoncles à la fois, ou ils viennent par groupes successifs ; l'anthrax est presque toujours unique. Le furoncle détermine rarement des phénomènes généraux graves. L'anthrax est souvent symptomatique, et d'autre part il donne fréquemment naissance à des complications sérieuses et notamment à des accidents encéphaliques.

Traitement. — Il faut instituer en même temps un traitement général et un traitement local, afin de prévenir la formation de nouvelles lésions et de remédier à celles qui existent. Chaque cas réclame un examen spécial, en vue d'en reconnaître la cause. Si les fonctions sont troublées, il faut y parer par les moyens appropriés. Les toniques sont presque toujours indiqués, et on prescrira avec avantage en même temps les amers et les alcalins, seuls ou associés à d'autres moyens dont nous avons parlé à propos de l'acné. L'arsenic, le fer, le quinquina, les acides minéraux sont aussi des

1. Quand le sommet du furoncle porte une vésicule, ou quand il se termine par gangrène, il faut toujours rechercher si l'on n'a pas affaire à une pustule maligne plutôt qu'à un furoncle.

Certains petits furoncles devront être examinés avec soin pour ne pas être confondus avec des pustules enflammées d'acné indurata ou avec une folliculite simple.

médicaments utiles. Je recommande la solution arsenicale de Fowler, à la dose de 5 à 14 gouttes par jour ; on se trouvera bien aussi de l'emploi du sulfite de soude et de l'hyposulfite à dose de 0gr,80 à 1gr,50 toutes les deux ou trois heures, des préparations sulfureuses et surtout du sulfure de calcium, à la dose de 0gr,008 à 0gr,015 toutes les deux heures, qui a été vanté par Ringer. Dans quelques cas, la liqueur de potasse à dose de 10 à 20 gouttes dans une infusion amère, telle que le quassia, le quinquina, la gentiane, la pensée sauvage ou le houblon, sera prescrite avec avantage. La levure fraîche, à dose de trois à quatre cuillerées à soupe par jour, est dit-on excellente aussi (Masse). Piffard se loue de l'usage du sirop d'hypophosphite de chaux, de fer, de soude et de potasse. Hardy dit qu'il a obtenu de bons résultats avec l'eau de goudron. On a recommandé également les préparations de phosphore. L'alimentation doit être généreuse, réconfortante ; chez les individus débilités, on prescrira avec avantage le vin rouge, la bière. Aucun moyen hygiénique ne doit être négligé, et il n'est pas rare qu'un changement d'air réussisse.

Au début, on peut quelquefois faire avorter les furoncles en appliquant au centre des caustiques tels que le crayon de nitrate d'argent, le nitrate acide de mercure, l'acide nitrique, le cautère actuel. Plus tard, il faut employer les cataplasmes de fécule ou de riz, les bains émollients pour amollir les parties et favoriser l'expulsion du bourbillon. Les lotions froides soulagent au début.

Pronostic. — Quand les furoncles apparaissent par groupes, ils sont généralement rebelles au traitement ; quand ils sont nombreux, la santé générale du malade est souvent altérée ; dans les cas rebelles il faut instituer un traitement énergique, quelquefois il faut conseiller le changement d'habitation, d'alimentation, de climat, ou les voyages[1].

1. Nous ne pouvons passer sous silence la question, toute d'actualité, de l'*origine parasitaire de la furonculose*. Tout récemment Lœvenberg (*Progrès médical*, 1881, nos 27 et seq.) a bien exposé l'état de la science à ce sujet. Le furoncle est le résultat de la pénétration dans le follicule pilo-sébacé d'un schizophyte entrevu par Hueter (1874), décrit et cultivé par Pasteur (*Bul. Acad. méd.*, 1880) qui l'a classé parmi les microbes aérobies. La ténacité désespérante, les récidives indéfinies des poussées furonculeuses tiennent à une sorte d'auto-inoculation locale, d'auto-infection régionale, le malade propageant lui-même, par grattage et par excoriation, comme il arrive pour l'ecthyma (Vidal, *Congrès de Genève*, 1876), les microbes provenant d'une tumeur pilo-sébacée suppurée dans un des

Sous le nom de *bouton*, *clou ou mal d'Alep*, de *clou de Delphes*,

follicules pilo-sébacés voisins. Dans la forme bénigne, le sang, même quand il est recueilli à la base du furoncle, ne donne que des cultures stériles, mais le pus renferme des amas de microbes caractéristiques, capables d'être ensemencés. Dans la forme qui se complique de troubles généraux, ataxo-adynamiques et d'accidents cérébraux, le sang lui-même est infecté; Lœvenberg pense que les granulations graisseuses des caillots phlébitiques des veines, ainsi que les granulations brillantes de l'urine (voir *Anthrax*), signalées par Reverdin en 1870, sont des amas de micrococcus, absolument comme Balzer le pense pour les prétendues stéatoses infectieuses du foie et des viscères. Les microbes aérobies schizomicètes ont été étudiés par Rindfleich (*Archiv Wirchow's*, 1871, p. 404); ils proviennent de la décomposition de certaines substances organiques et se trouvent dans l'air et dans les eaux. Toutes les fois que d'une façon quelconque (ablutions, bains, courants d'air, etc.) le micrococcus spécial est mis en contact avec la surface cutanée, ses germes, pour lesquels l'épiderme ou les épithéliums sont imperméables, peuvent au contraire être portés jusque dans l'intérieur des follicules pilo-sébacés, des glandes sudoripares et cérumineuses. Les glandes pilo-sébacées sont plus souvent atteintes parce que le poil ou le cheveu qui se trouve implanté au centre leur trace pour ainsi dire le chemin, leur sert de *collecteur* (*Eberth Virchow's Archiv.*, 1874, p. 504 et seq.) et les attire ou les recueille jusque dans leur intérieur (Hallier, *Parasitologishe Untersuchungen*, 1868, p. 74).

Une fois dans ces appendices cutanés, les germes attendent, comme dans un nid, l'époque de l'éclosion. Celle-ci se fait dès que certaines circonstances déterminent ou favorisent un affaiblissement capable de diminuer la résistance de l'organisme contre les germes. Il ne faut pas oublier en effet qu'au-dessus de tous ces germes envahisseurs et ennemis invisibles il y a toujours la *réceptivité morbide* qui domine toute la médecine. L'éclosion des micrococcus déterminera des phénomènes d'autant plus inflammatoires que les tissus envahis seront plus vasculaires et d'autant plus dangereux que le nombre plus considérable de veines (face) permettront mieux l'absorption. Il n'est pas impossible, ajoute Lœvenberg, que ces microbes donnent lieu à la sécrétion d'une substance particulièrement irritante. (Comparez, à ce sujet, l'hypothèse de Koch sur un produit sécrété par les microbes inoculés, avec du sang pourri, sur l'oreille de la souris, 1878, p. 49.)

Telle serait la *genèse de la furonculose* et notamment des furoncles auriculaires et axillaires. Le conduit auditif réalise, comme le vestibule des fosses nasales, grâce aux poils rigides, aux vibrissés, les conditions d'un réservoir parfait. L'*évolution ultérieure* est celle que décrit Duhring. Les furoncles apparaissent presque épidémiquement aux changements de saison, au printemps et à l'automne. La chaleur et l'humidité de ces saisons favorisent la putréfaction, et les matières organiques en décomposition infestent probablement davantage alors les eaux destinées aux boissons et aux lavages.

De cette nouvelle théorie de la genèse infectieuse de la furonculose découle un certain nombre de précieuses indications pour le *traitement*. Celui-ci doit être rigoureusement *antiseptique et tonique*. Il faut relever les forces de l'organisme dont la dépression a pu permettre l'envahissement par les microbes. Il faut combattre ces derniers, soit par les injections sous-cutanées d'acide phénique (0gr,50), soit par les lavements de permanganate de potasse au millième, les potions de salicylate (6 gr.), ou de phénate de soude (1gr, 50); on sait que ce dernier sel est un puissant auxiliaire dans le traitement des affections de nature infectieuse. Le phénate de soude possède sur l'acide phénique l'immense avantage de ne pas exposer le malade aux accidents toxiques. Il s'administre sous forme pilulaire (0gr, 50 en trois pilules) et en lavement (0gr,50). On a encore préconisé le sulfate de quinine et l'hyposulfite de soude alternativement à la dose de 1gr,50 à 2 gr., en trois ou quatre fois par jour.

Le traitement local consiste au début en bains généraux, en bains locaux, et en pulvérisations antiseptiques, pour tempérer les phénomènes inflammatoires.

Si l'on assiste tout à fait au début du furoncle, un débridement précoce pourra le faire avorter (Le Fort). Quand les douleurs sont très vives, ou plus tard, pour faciliter la sortie du bourbillon, l'incision transversale ou cruciale est encore très utile. Si les malades redoutent l'intervention, il faut toucher de temps en temps avec la glycérine

de *bouton de Biskra*[1], on a décrit des affections analogues. La première se rencontre à Alep, à Bagdad et aux environs; la seconde en Italie; la troisième en Algérie et le long des côtes d'Afrique. Ces affections sont endémiques dans ces contrées, atteignent les indigènes entre la première et la septième année et les colons après un séjour d'un ou de deux ans. Ces nodosités inflammatoires se comportent à la façon de furoncles qui auraient une marche chronique (six à huit mois).

Cette affection consiste au début en papules ou en tubercules, qui se transforment bientôt en pustules et qui se terminent par ulcération et cicatrisation. Il est très probable que ces trois affections sont identiques, et que leurs différences sont dues au pays et au climat.

Pour plus de détails sur ces affections, je renverrai le lecteur aux travaux de Tilbury Fox et Farquhar (A) et de Edward Geber (B). Ce dernier, qui a habité Alep, arrive à cette conclusion que ce que l'on appelle souvent en Orient bouton d'Alep est une forme modifiée, ou une poussée méconnue de syphilides, de lupus ou de scrofulides.

ANTHRAX.

Syn. — Angl. : Anthrax, Carbunculus, Carboncule; all., : Brandschwär.

Définition. — L'anthrax est une maladie inflammatoire de la peau et des tissus sous-cutanés, plus ou moins bien circonscrite,

iodée qui est aussi un antiparasitaire puissant. Au lieu des cataplasmes de fécule de pommes de terre ou de riz (car il ne faut jamais employer la graine de lin, si prompte à s'altérer), on aura recours aux compresses de tarlatane, qui s'adaptent bien mieux que les cataplasmes et qui sont bien plus émollientes. On aura soin de les maintenir humides en les recouvrant de toile de caoutchouc ou de taffetas imperméable.

Elles seront trempées dans une solution d'acide phénique (2 pour 100), d'acide salicylique, ou d'acide borique (3 pour 100). Quoi qu'il en soit, dès qu'un furoncle est formé, il faut l'isoler avec soin pour empêcher les auto-inoculations. Un des meilleurs moyens consiste dans la superposition d'un certain nombre de feuilles de baudruche collodionnée sur le furoncle préalablement incisé et vidé de son bourbillon.

Pour l'oreille, on fait des pulvérisations et des lavages phéniqués; on peut encore recommander l'emploi du bourdonnet de ouate salicylée et l'application de glycérine. D'après Tyndall, c'est cette substance qui fixerait le mieux les microbes.

1. *Syn.* : Aleppo Bouton, Boil of Evil, Delhi Boil, Biskra bouton.

Il y a encore les boutons du Nil qui sont évidemment aussi d'origine parasitaire ou virulente. Il paraît que cette affection n'attaque pas deux fois le même sujet. Kaposi (p. 483, t. I) croit à l'existence incontestable d'une affection spéciale.

A. *Loc. cit.*, et de « Certaines maladies endémiques cutanées et autres, de l'Inde et des climats chauds en général, » par T. Fox et Farquhar. Londres, 1876.

B. *Viertelj. für Derm. und Syph.* Viertes Heft, 1874.

douloureuse, dure, profondément située, d'une coloration rouge sombre, d'une étendue variable et qui se termine par la chute d'une escharc.

Symptomes. — L'*anthrax* est généralement précédé de frissons, d'anorexie, de courbature, de fièvre et d'autres symptômes généraux. La peau est chaude et douloureuse, puis il se forme une tuméfaction inflammatoire circonscrite, dure, aplatie, rouge ou violacée qui s'étend profondément au-dessous de la peau. L'anthrax est toujours douloureux, mais moins relativement que le furoncle, et s'accompagne généralement de sensations de brûlure; il arrive à son complet développement au bout de quatre à huit jours environ : à ce moment, il a l'apparence d'une masse empâtée, circonscrite, dure, profondément située, rouge noir ou violacée. Ensuite les parties centrales se ramollissent, la peau se mortifie, se perfore en *pomme d'arrosoir*. Ces nombreux points ulcérés laissent voir sous la peau décollée une masse blanchâtre, jaunâtre ou verdâtre, qui plonge dans un liquide séro-sanguinolent.

La surface de l'anthrax a l'aspect d'un crible ou d'une écumoire, qui ne tarde pas à s'ulcérer en totalité. Alors, toute la masse morbide est transformée en eschare qui finit par se détacher en bloc ou par lambeaux, mais toujours au milieu d'une abondante suppuration, contenant des débris de peau et de tissu cellulaire mortifiés. Il en résulte un ulcère large, profond, dur, à bords renversés, à fond inégal. A moins de complications, la fièvre et les douleurs diminuent alors notablement. Après l'élimination, la poche devient granuleuse et se comble lentement; il se fait ensuite une cicatrice permanente et plus ou moins pigmentée, mais qui paraît toujours très petite en comparaison de la plaie à laquelle elle succède.

La marche de l'anthrax varie avec l'âge du malade, la vitalité des tissus, leur puissance de réaction, et d'autres circonstances. Sa durée dépend de son étendue; quand il est grand, il peut durer de cinq à six semaines et même davantage. Il est habituellement unique, et siège généralement à la nuque, au dos, aux épaules et aux fesses. C'est une maladie grave qui peut se terminer par la mort quand elle est étendue, surtout chez les vieillards. Des furoncles peuvent apparaître sur ses bords, soit isolément, soit sous forme de groupes. L'anthrax survient parfois chez les diabétiques.

Étiologie. — Les causes de l'anthrax sont mal connues, elles sont sans doute les mêmes que celles du furoncle ; l'anthrax affecte surtout les gens dont la santé générale est mauvaise, quelle qu'en soit la cause. Il survient chez les individus sobres aussi bien que chez ceux qui sont intempérants ; on l'observe surtout chez les adultes et chez les vieillards, et plutôt chez l'homme que chez la femme.

Anatomie pathologique. — L'anatomie pathologique de l'anthrax ressemble à celle du furoncle, puisqu'il n'est qu'un vaste furoncle ou plutôt qu'une agglomération de furoncles ; mais le processus est plus destructif. Dans le furoncle, la mortification des tissus se limite à un point, dans l'anthrax elle est étendue. Commençant par un grand nombre de points qui correspondent aux glandes sébacées et aux glandes sudoripares, l'anthrax s'étend en profondeur vers le tissu conjonctif en même temps qu'il gagne en largeur ; il englobe tous les tissus qu'il rencontre dans son processus destructif, en détermine la gangrène et l'escharification. Il s'étend plus en profondeur que le furoncle, et atteint souvent les fascia musculaires.

Diagnostic. — L'anthrax se distingue du *furoncle* par son étendue, par sa marche, par son aplatissement, par son cratère muni de nombreux points de suppuration et par les phénomènes généraux qui l'accompagnent. Au début, il peut en imposer pour un *érysipèle*, mais plus tard l'erreur n'est plus possible à cause de sa circonscription, de sa dureté et de la douleur qu'il détermine.

Traitement. — Le traitement de l'anthrax doit être général et local, et le traitement constitutionnel doit tenir compte de la diathèse des individus. Il faut le plus souvent instituer un régime réconfortant, consistant en œufs, lait, whiskey, vin rouge. Il faut donner du quinquina, de la teinture de ferri chloridi ; du sulfate de quinine à dose de 0gr,60 à 1gr,50 toutes les douze ou vingt-quatre heures. Ringer s'est bien trouvé des sulfureux, comme pour le furoncle. Les calmants, et surtout l'opium, sont utiles pour combattre la douleur et faciliter le sommeil. L'hygiène est importante ; il faut envoyer le malade au grand air, lui faire faire de l'exercice, quand l'anthrax est situé dans une région qui le permet.

Le traitement local a aussi son importance ; quand l'anthrax est très dur, très douloureux, il faut faire des incisions cruciales ; le plus souvent cependant on fait aussi bien de ne pas inciser (A). Le docteur W. H. Agnew conseille de badigeonner le pourtour de l'anthrax avec du collodion cantharidé; la vésication qui en résulte diminue la tension cutanée. On a recommandé différentes lotions. Hébra préconise au début les applications froides, faites avec des compresses d'eau glacée ou avec une vessie remplie de glace, et il prétend que ce moyen donne plus de soulagement que l'application de cataplasmes. Cependant, dès que la suppuration commence, il faut se servir de fomentations chaudes qui diminuent la tension des tissus, hâtent la suppuration et l'escharification. Il faut se servir de cataplasmes émollients, qu'on renouvelle fréquemment. On hâte les éliminations soit par des excisions soit par des cautérisations au fer rouge. Il faut laver les parties avec un soin scrupuleux, et enlever le pus dès qu'il est formé, afin d'éviter qu'il séjourne à la surface. Il faut enlever l'eschare avec des pinces dès qu'elle est détachée, et laver l'ulcération à l'eau phéniquée. L'ulcère qui reste se traite comme un ulcère simple qu'il est bon de stimuler par les badigeonnages iodés. Les toniques, les préparations d'acides minéraux, l'alcoolature d'aconit, ont été préconisés.

Pronostic. — Il faut toujours le réserver. Au début il est impossible de dire jusqu'où s'étendra l'anthrax, car il peut avoir 4, 10 et même 16 centimètres de diamètre. Il peut entraîner la mort, surtout chez les vieillards affaiblis; cependant la mortalité n'est pas aussi grande qu'on le suppose généralement[1].

A. Comme confirmation de cette manière de voir, lire la Clinique de sir James Paget sur le traitement de l'anthrax, dans *Clinical Lectures and Essays*, Londres, 1875.

1. On admet généralement que l'anthrax est composé d'un certain nombre de furoncles. C'est donc une *tumeur bénigne*, qu'il faut distinguer de l'*anthrax malin* que l'on voit dans la peste (Tholozan) et dans le charbon (Rayer, Ἄνθραξ, charbon). L'anthrax a donc aussi une origine parasitaire (voir la note du furoncle); comme le furoncle, il peut se montrer d'une manière épidémique (Tholozan). D'après Holpryn, l'anthrax serait une affection du tissu cellulaire, due à des amas de micrococcus qui y seraient parvenus, s'y seraient déposés et qui détermineraient tout un processus devant aboutir à les éliminer. Hénocque a trouvé les pelotons adipeux du tissu aréolaire du derme détruits par des masses purulentes; il y aurait des abcès miliaires dans le tissu cellulaire sous-cutané et jusque dans les muscles. Les glandes sébacées sont intactes; et si on en trouve des débris dans les bourbillons, ce n'est qu'aux points où la peau a été ulcérée (Daniclopoulo, Follin et Terrier, p. 383). Au début, certains anthrax paraissent peu volumineux ou limités comme le furoncle, et prennent ensuite de vastes dimensions; il faut donc ne se prononcer qu'avec réserve au début. C'est dans ces cas que l'excision précoce rendrait le plus de services. Contrairement à ce qui se passe pour l'anthrax, on ne trouve dans la pustule maligne qu'une eschare noire et jamais de pus (Trélat). Suivant son siège, l'anthrax peut être plus ou moins grave; c'est ainsi qu'il a pu causer de-

A la suite de ces dermatoses inflammatoires, il y a lieu de mentionner diverses affections de la peau et des tissus sous-cutanés qui

nécroses osseuses et ouvrir des cavités articulaires ou même, quand il siège au cou ou au thorax, amener l'asphyxie. Quand il s'est développé sur un siège insolite, l'anthrax est parfois difficile à reconnaître immédiatement; tels sont l'anthrax du dos, de la main ou du poignet, de la fesse ou de la vulve, qui peut simuler une *syphilide gommeuse* en voie d'élimination (syphilide ulcéreuse tertiaire) (voir, au musée de l'hôpital Saint-Louis, la pièce n° 151 de la collection particulière de Fournier), l'anthrax de la racine de l'aile du nez qui peut faire penser soit à un *ostéome gommeux ulcéré*, soit à une *tumeur lacrymale*, et enfin l'anthrax de la lèvre qui peut simuler plus ou moins le *chancre syphilitique*, la *gomme ulcérée* ou même l'*épithéclioma*.

L'anthrax peut déterminer la production d'un phlegmon diffus; ses autres complications sont l'adénite, l'angioleucite, l'érysipèle, qui quelquefois est salutaire, la fièvre hectique et l'épuisement par l'abondance et la durée de la suppuration, enfin l'infection purulente et la phlébite. Cette dernière complication est surtout grave quand l'anthrax siége à la face et notamment aux lèvres à cause de la communication directe qui existe, par l'intermédiaire de la veine ophthalmique, entre les nombreuses veines de la face et les sinus de la dure-mère : de là, des phénomènes cérébraux (excitation, délire, puis coma) d'ordre ataxo-adynamique, pouvant rapidement entraîner la mort, soit par infection purulente, soit par phlébite propagée et thrombose des sinus. Il en résulte que l'exophthalmie est, dans les anthrax des lèvres, un symptôme de la plus haute gravité.

Cette question de la gravité beaucoup plus grande des anthrax de la face et surtout des lèvres que de toute autre région n'a été réellement élucidée qu'en 1870 par *Reverdin*. Voici d'ailleurs un résumé de l'historique :

Wagner, en 1857, publie deux cas d'anthrax de la face suivis de mort (*Beitrage zür Kentniss.... Archiv für path. Anat.*, t. III, p. 401).

En 1851-52, dans la *Lancette* anglaise, Stanley et Lloyd, frappés de l'extrême gravité des anthrax des lèvres les assimilent à un virus plus ou moins analogue à celui de la pustule maligne.

En 1857, Weber (de Kiel) en rapporte encore quelques cas (*Virchow's Archiv*, XI, p. 221).

En 1858, une discussion a lieu à la Société médicale de Berlin entre Ulrich, Wegscheider, Virchow, Schultz et V. Græfe.

Mais c'est un médecin danois, Trude (*falle von platzlichem Tode*, etc. (*Hosp. Tidende*, 48, 1858-60, *Analyse Schmidt's Jahrbücher*, t. CX, p. 302, 1861), qui fit paraître les premières observations rigoureuses.

Citons ensuite Follin (t. II, p. 27), Guntner, de Salzbourg (*Schmidt's Jahrb.*, 1862, t. LXIV, p. 42) qui conclut à la facile complication de phlébite de la face; c'est là en effet la vraie cause de la gravité de ces lésions. Dubreuil (*Gaz. hebdomad.*, 1863) deux cas. Nadaud (*Thèse de Paris*, 1864), rapporte un cas de Cazin et un de Ledentu. En 1865, Ledentu (*Gaz. hebd.*) publie deux autres cas mortels; on en trouve trois autres dans *Canstatt's* (*Guttenberg*, 1865).

En 1868, Verneuil rapporte (*Gaz. hebd.*) six cas de mort à la suite d'anthrax de la lèvre supérieure. Enfin, en 1870, Reverdin fait paraître son mémoire (*Arch. de Physiol.*) où l'on trouve la plupart des détails qui précèdent.

Traitement (voir la note relative au Furoncle). — Le traitement chirurgical de l'anthrax a donné lieu à bien des discussions.

Autrefois, on vantait la *cautérisation par le fer rouge*, mais, par ce procédé, le foyer n'était pas ouvert d'emblée, l'élimination était lente à se faire; il fallait attendre que l'eschare se détachât; on perdait par conséquent beaucoup de temps. Cette cautérisation

sont produites par des venins, des poisons, ou par des virus (A).

I. PLAIES ENVENIMÉES.

Les blessures de cette espèce sont faites par des insectes (guêpes, abeilles, frelons), des arachnides (tarentules, scorpions), ou par des animaux d'une organisation plus complète (vipères, crotales, trigonocéphales, botrops et autres reptiles).

Les troubles qu'elles occasionnent sont locaux ou généraux, mais plutôt locaux. Nombre de petits insectes, certaines espèces de puces,

actuelle ou potentielle était en honneur quand on croyait à la tumeur maligne dans l'anthrax.

L'*excision prématurée* a été conseillée par Broca. Cette opération trouve rarement l'occasion d'être appliquée.

C'est surtout à l'*incision* soit circulaire (Lallement), soit cruciale (Dupuytren), soit étoilée (Velpeau) qu'on avait recours. Elle a été ensuite condamnée (Gosselin, *Archives générales de médecine*) et abandonnée. C'est alors que Reverdin publia une statistique de quarante-trois cas; sur ce nombre, l'incision avait été omise dans dix-huit cas; douze malades étaient morts. Plus tard, l'intervention chirurgicale revint en honneur. Ullrich, Weber, conseillèrent d'*inciser largement*, *profondément et prématurément*. Adoptée pendant un certain temps, cette conduite n'empêcha pas quelques cas malheureux de se produire; aussi fut-elle abandonnée de nouveau par un certain nombre de chirurgiens. Une discussion (6 avril 1881), à la Société de chirurgie, montra combien les chirurgiens étaient divisés sur ce sujet. Et de fait, bien qu'avec des avis opposés, chacun peut avoir raison; car, cliniquement, il y a plusieurs sortes d'anthrax. Il y en a auxquels il ne faut pas toucher (Desprès, Tillaux); d'autres qui sont justiciables de l'incision (Anger, Marjolin), d'autres de l'incision sous-cutanée (A. Guérin); d'autres enfin qu'il convient d'enlever comme s'il s'agissait d'une tumeur (Labbé). Il y a, pour l'intervention chirurgicale, deux grandes indications : 1° si l'anthrax est douloureux ; 2° s'il ne se limite pas. Verneuil ajoute qu'on ne sauve d'anthrax chez les diabétiques que lorsqu'on les débride, parce que ces anthrax ne se limitent pas. Comme les hémorrhagies sont à craindre chez les diabétiques, il est bon de se servir du thermocautère pour faire des incisions grandes et qui dépassent les limites de la tumeur. (Incision circulaire, incision transversale, débridements multiples, 6 à 10, rayonnés ou étoilés à 7 ou 8 branches), et pour cautériser les tissus sphacéliques. Quand ceux-ci sont bien expulsés, on fait un pansement antiseptique, des pulvérisations phéniquées. Si l'élimination est difficile, on mettra des flèches de Canquoin, et quand, au bout de quelques jours, elles seront enlevées, on badigeonnera avec la teinture d'iode pour faire tomber les derniers lambeaux mortifiés.

D'autre part, si l'on a affaire à un anthrax muni d'un grand nombre de petites ouvertures par lesquelles la pression fait facilement sortir le pus, on peut être certain que cet anthrax guérira sans incision; dans d'autres cas, il faudra, pour obtenir l'évacuation de la tumeur, détruire par des incisions les petites brides qui séparent les foyers les uns des autres : c'est le cas d'employer la méthode sous-cutanée. Enfin, les *anthrax ligneux*, d'une dureté et d'une étendue considérables, dont les bourbillons sont séparés par des intervalles de 4 à 5 centimètres de tissu dur comme du bois, devront être traités par l'ablation; car les incisions ne font rien sortir, et il est impossible que le malade suffise à l'élimination d'une telle masse. Aussitôt après l'extirpation, les symptômes généraux graves disparaissent (Labbé). Quoi qu'il en soit, sur cent anthrax, il y en a quatre vingts qu'il ne faut traiter que par les émollients (Verneuil).

La thérapeutique de l'anthrax est donc très variable et présente des indications qu'il faut savoir saisir (Trélat).

A. Si l'on veut étudier plus en détail ces affections, voir *Agnew's Principles and Practice of Surgery*, vol. I, Philad., 1878, et *Gross's System of Surgery*, Phila., 1872.

de cousins, le maringouin, le moustique (A), la punaise, déterminent des blessures dont l'intensité varie selon la sensibilité de la peau. Les piqûres de ces insectes ressemblent à l'urticaire ou au purpura et sont constituées par de la rougeur, du gonflement et de la douleur passagère. Les piqûres d'abeilles ou de guêpes[1], quand elles sont très multipliées, peuvent donner lieu à des désordres constitutionnels et même à la mort, soit par excès de douleur, soit par altération du sang[2]. Les piqûres de la tarentule n'ont jamais donné lieu qu'à quelques phénomènes inflammatoires ou généraux, mais jamais aux accidents graves ou grotesques qui ont été décrits. Quant à celle que le scorpion fait avec son aiguillon caudal, elle est plus sérieuse, surtout s'il s'agit du scorpion d'Afrique; dans ces cas, au lieu de quelques phlyctènes et d'un peu de fièvre, il peut y avoir des lésions inflammatoires plus sérieuses, mais qui ont rarement des conséquences mortelles. Contre la piqûre de la vipère, il faut employer sans retard l'acide phénique, l'iode, ou même encore le fer rouge et l'acide azotique. Les alcooliques à haute dose, l'acétate d'ammoniaque et les injections sous-cutanées d'éther sont également indiqués[3].

II. PLAIES EMPOISONNÉES.

Piqûres anatomiques. — Les troubles résultant des inoculations de substances cadavériques sont multiples; ils peuvent se localiser à la région où siège la plaie empoisonnée ou bien entraîner des troubles généraux tantôt bénins, tantôt très graves. C'est généralement

A. Voir un article du Dr White « Sur l'immunité acquise contre certains poisons animaux à la suite d'inoculations successives » *Boston Med. and Surg. Jour.*, 9 novembre 1871.

1. (Voir, musée de l'hôpital Saint-Louis, collection de Péan, une bulle énorme due à une piqûre d'insecte, pièce n° 499).

2. Le traitement local des piqûres de guêpes consiste dans l'emploi des émollients (bains de guimauve et de tête de pavot); en lotion de chloral 1 gr. pour 300 gr., en liniments éthérés et chloroformes; puis en frictions avec le vinaigre aromatique, l'eau ammoniacale, avec les solutions de chlorhydrate d'ammoniaque 3 pour 100, de borax 5 pour 100, de permanganate de potasse 1 pour 1000, ou encore avec de l'eau de chaux.

3. De Lacerda a préconisé (*Acad. des sciences*, 1881) les injections sous-cutanées de permanganate de potasse comme un moyen de combattre les piqûres de vipère et même celles, beaucoup plus graves, des ophidiens. Ces injections peuvent réussir même dix à onze heures après la piqûre. Le savant brésilien conseille de préparer d'avance des petits paquets de ce sel de 0gr,1 et un flacon pouvant contenir 10 gr. d'eau. On a ainsi une solution exacte au centième. Injecter une demi-seringue dans chaque blessure faite par les dents de reptile et plusieurs sur les limites de l'enflure. *Malheureusement, les résultats salutaires de ces injections ont été absolument controuvés par Vulpian.*

ment au niveau d'une écorchure ou d'une piqûre, à la main, par exemple, que commencent les désordres; au début, ils consistent en une ou plusieurs vésicules remplies de sérosité sanguinolente, ou en papules qui reposent sur une base rouge livide indurée et tuméfiée, ou bien en une plaque infiltrée rouge ou violacée. Au début, elle occasionne plus ou moins de chaleur et de démangeaisons, puis survient une douleur, qui s'étend généralement au bras et à l'aisselle, de la lymphangite ou de la phlébite et une inflammation des gaines tendineuses ; d'où un phlegmon de l'aisselle ou du thorax et des troubles généraux qui indiquent qu'il y a infection dans tout l'organisme. D'autres fois la lésion reste locale, elle est très indurée, circonscrite, peu douloureuse; l'épiderme s'épaissit, se fendille et il se fait une sécrétion puriforme, liquide ou concrète, puis une croûte. D'autres fois enfin le processus commence par une papule ou un tubercule, violacé, surélévé, saignant par le frottement, caractérisé par une hypertrophie papillaire et une desquamation plus ou moins abondante; dans ce cas la lésion tuberculeuse ou verruqueuse est indolente; Wilks (A) décrit cette lésion sous le nom de *verrue anatomique;* on l'appelle aussi *tubercule anatomique* ou *tubercule de dissection.* C'est généralement aux doigts qu'on l'observe, et surtout à la face dorsale des articulations métacarpo-phalangiennes. La lésion consiste en une plaque d'infiltration ou en un tubercule, sa marche est chronique, elle est généralement rebelle au traitement; elle récidive plus facilement chez certains sujets que chez certains autres. Cette inoculation de matières septiques peut même parfois atteindre la gravité d'une septicémie aiguë quand elle résulte de certaines autopsies, de celle d'une femme morte de péritonite puerpérale par ex. Le traitement local consiste dans l'emploi de pommades excitantes, d'iode, de nitrate d'argent, de sels mercuriaux, du nitrate acide de mercure, de la potasse et de l'acide acétique. On a recommandé aussi les cautérisations au fer rouge et les scarifications (Vidal), puis le pansement par occlusion. En même temps il faut avoir recours aux toniques, aux évacuants, aux sudorifiques et aux antiseptiques.

A. *Guy's Hosp. Reports*, 3e série, vol. VIII.

III. PLAIES VIRULENTES.

Pustule maligne. — *La pustule maligne*, appelée aussi en France *charbon*, a quelque ressemblance avec les piqûres anatomiques de forme grave (forme maligne de Schaw). Cette affection est septique et gangreneuse ; elle est due à la pénétration dans nos tissus d'un virus spécial qui se développe chez certains animaux accidentellement atteints du *charbon* ou *clavelée*. Elle est toujours consécutive à une inoculation qui se fait surtout aux endroits où la peau est fine, c'est-à-dire apte à se laisser pénétrer par le virus ; elle se manifeste le plus souvent sur les mains chez les individus qui vivent au milieu des bestiaux, ou chez les tanneurs, les mégissiers, les cardeurs de matelas et même les bouchers[1].

La période d'incubation est très courte, le plus souvent elle est de quelques heures seulement ; alors la partie inoculée devient prurigineuse et brûlante, mais elle n'est pas *douloureuse* spontanément ; il s'y forme une vésicule ou une pustule entourée d'une *aréole* dure, rouge, violacée, livide, sur laquelle apparaissent de petites phlyctènes remplies de sérosité roussâtre. La partie centrale de la pustule qui est noirâtre, s'agrandit peu à peu, et devient large comme une pièce de deux francs ; à cette eschare succède bientôt une ulcération d'où s'écoulent, non pas du pus, mais des liquides de mauvaise nature. Les symptômes généraux apparaissent seulement quand l'œdème malin envahit le tissu cellulaire ; ils sont habituellement graves, et la mort est souvent la conséquence de cette intoxication devenue générale. L'*œdème malin des paupières* est parfois le début de l'affection. Le *charbon* est le résultat de l'infection générale primitive.

1. Le corps des animaux atteints de charbon est dangereux longtemps après leur mort. C'est ce qui a pu faire penser à tort, dans certains cas, à un développement spontané de la pustule maligne.

Les écorchures, les coupures, souillées par le sang d'un animal charbonneux, peuvent permettre à l'infection de se produire. Raimbert et Davaine ont dit que les mouches pouvaient devenir des agents de transmission, en déposant sur les parties dénudées des molécules septiques qu'elles transportent avec l'extrémité des pattes. Un certain nombre de cas de pustules malignes observés sur le prépuce et sur le gland ne peuvent pas avoir cette origine, aussi dit-on admettre l'inoculation, par simple imbibition, sur des téguments très minces.

La pustule maligne, ordinairement transmise des animaux à l'homme, peut être inoculée de l'homme aux animaux et même de l'homme à l'homme (Terrier, p. 191). La

Le *farcin*, aussi appelé *équinia* ou *morve*, est une affection de mauvaise nature, contagieuse, qui nous est transmise par les chevaux et qui se manifeste par des désordres constitutionnels graves, de l'inflammation de la muqueuse du nez et des voies respiratoires, ainsi que par une éruption profondément située, pustuleuse, hémorrhagique, purulente et ulcéreuse. La période d'incubation qui suit l'inoculation est de quelques jours à une semaine. Alors surviennent des troubles généraux graves, de la prostration, des douleurs rhumatismales, des lésions viscérales, puis il se fait sur la peau de tout l'organisme une éruption de pustules analogues à celles de la variole ou de la vaccine qui contiennent un pus épais mélangé de sang. Parfois l'éruption se compose de tubercules ou de végétations (boutons de farcin) qui se désagrègent rapidement et donnent lieu à des ulcérations plus ou moins larges, d'hémorrhagie et de gangrène. Les lymphatiques s'enflamment, çà et là il se fait des traînées rouges, des plaques d'érysipèle, des bulles, qui plus tard suppurent et donnent lieu à des ulcérations sanguinolentes. Il survient aussi des tumeurs dures et douloureuses de grosseurs différentes, qui se transforment rapidement en abcès. La peau tout entière est œdémateuse, gonflée, ecchymotique. La muqueuse du nez et des voies respiratoires sécrète une matière extrêmement virulente, d'où un écoulement par les narines de flots de matière épaisse, jaunâtre, sanguinolente ; la bouche et la gorge s'enflamment ; les glandes se gonflent, s'ulcèrent et se gangrènent, et le malade finit par succomber. Les lésions siègent à la fois sur la peau et sur les muqueuses, mais on peut n'observer que l'une de ces variétés sur un malade. La morve nous est toujours transmise par le cheval, elle est extrêmement contagieuse et elle se transmet par l'inoculation ou même à distance. C'est une affection heureusement rare contre laquelle nous ne possédons aucun traitement spécifique[1].

lésion est toujours limitée au tissu cellulaire sous-cutané ; jamais les muscles ne sont envahis par la gangrène (Gendrin). L'affection évolue dans l'espace de deux à quinze jours, elle peut guérir spontanément. C'est dans la pustule et dans la sérosité que se trouvent les *bactéridies* qui ont été l'objet des études récentes de l'illustre Pasteur (13 juin 1881). Dans les cas graves, le sang contient aussi une grande quantité de bactéridies charbonneuses que l'on voit s'agiter entre les globules. Pasteur a découvert, pour les animaux, un *virus charbonneux vaccinal*.

1. Les maladies virulentes qui nous viennent des animaux sont appelées à disparaître

DERMATITES

Sous cette dénomination, qui signifie tout simplement inflammation de la peau, sans avoir égard aux causes ni aux manifestations cliniques, j'ai groupé un certain nombre d'affections inflammatoires analogues au point de vue anatomique, et déterminées par des agents extérieurs, tels que le chaud, le froid, les irritants de la peau, les caustiques, etc. Ces lésions se rencontrent tous les jours, elles sont profondes ou superficielles, elles sont du domaine de la chirurgie aussi bien que de celui de la dermatologie. Les causes,

ou du moins à devenir plus rares, sous l'influence des belles découvertes de Pasteur. Les vaccinations contre le charbon se comporteront vis-à-vis de cette maladie comme la vaccine vis-à-vis de la variole : elles rendront, chez les animaux, cette maladie beaucoup plus rare. La conséquence forcée de cette *méthode préventive* et sans danger sera de diminuer proportionnellement les cas de transmission à l'homme. Il nous a paru utile d'exposer brièvement ici les données qui ont guidé Pasteur dans cette voie si féconde et encore inexplorée. C'est par ses expériences sur le *choléra des poules* que l'illustre savant est arrivé pour la première fois à résoudre le problème de l'*atténuation d'un virus.* En laissant le microbe spécial de ce choléra en contact avec l'air pur pendant quelque temps, Pasteur vit que le virus perdait de ses propriétés virulentes d'autant plus que le séjour à l'air avait été plus prolongé. Ce virus, ainsi atténué, vient-il à être inoculé à une poule, cet animal le supporte au prix d'une maladie bénigne, et de plus il est réfractaire à l'inoculation d'un virus mortel. Mais ce procédé d'atténuation ne réussit pas pour le microbe du charbon, c'est-à-dire pour la bactérie charbonneuse, ce qui prouve qu'on ne peut obtenir des résultats dans cette voie que par la connaissance approfondie de la physiologie des microbes spéciaux à chaque maladie infectieuse. Le microbe cholérique s'engendre par scissiparité ; il est d'abord à l'état de mycélium et il ne se reproduit que par des fragmentations successives. L'oxygène de l'air, auquel il offre peu de résistance, lui fait subir une modification qui diminue peu à peu sa vitalité. Au contraire le microbe charbonneux ne se reproduit pas par scissiparité, mais, selon les milieux, soit par des filaments (sang vivant), soit par des spores (liquides de culture). L'observation a montré que c'est sous cette forme que le microbe jouit de la plus grande puissance de vitalité. Pour l'atténuer, il faudra donc arriver à maintenir la bactérie à son état d'activité moindre, c'est-à-dire à l'état de filaments. Pasteur a découvert que c'est en élevant et *en maintenant* la température du bouillon de culture entre 42 et 43 degrés que l'on réalise les conditions où les liquides bactéridiens sont le moins actifs, tout en restant suffisamment vivaces pour produire, non des spores, mais des filaments. C'est alors que, comme le microbe cholérique, le filament charbonneux fut exposé au contact de l'air atmosphérique. Dès lors Pasteur obtint, par le même procédé, la même atténuation du virus, et même plus rapidement, puisque six semaines suffisent pour obtenir ce résultat.

Il continua ses expériences et vit que les bactéridies atténuées par la chaleur et maintenues à l'état de filaments ou de mycélium, c'est-à-dire à un état d'activité moindre par l'exposition à l'air, peuvent engendrer des spores dont la virulence est atténuée aussi. Car la virulence d'un produit est fatalement proportionnelle à la virulence du germe dont elle dérive. On peut donc avoir à volonté un virus *titré* (Raymond), pouvant servir à l'inoculation préventive. Dès lors on pouvait donner aux animaux inoculés une maladie bénigne qui les rendait réfractaires au virus mortel pour tout autre. La société d'agriculture de Melun fournit à Pasteur les moyens de confirmer par la pratique la réalité des résultats de laboratoire. Sur un nombre considérable d'animaux, le *virus vaccin charbonneux fut efficace.* On peut donc entrevoir la possibilité d'être un jour en possession de *virus vaccinaux contre toutes les autres maladies infectieuses.*

l'intensité, la susceptibilité individuelle et d'autres conditions, donnent à ces lésions des allures différentes. Tout d'abord c'est de l'érythème à des degrés variables; il reste érythème ou devient vésicule, bulle, pustule, gangrène. En clinique, il se traduit par de la rougeur, de la chaleur, du gonflement, de la douleur, de la démangeaison à des degrés variables. Ces dermatites sont diffuses, comme celles qui résultent d'un empoisonnement, ou elles sont localisées comme celles qui tiennent à un traumatisme. Les plus fréquentes sont les suivantes.

Dermatites traumatiques. — Dans cette classe rentrent les inflammations actives ou passives qui sont le résultat de violences directes exercées sur la peau ; elle comprend les contusions et autres traumatismes semblables, tels que ceux qui résultent de vêtements, de chaussures, trop serrés, ainsi que des lésions occasionnées par des objets dont on se sert journellement. Ces traumatismes restent simplement érythémateux, ou bien ils s'enflamment à des degrés variables. Comme je l'ai dit à propos de l'érythème simple, il est impossible d'établir une ligne de démarcation entre l'hyperémie et l'inflammation; souvent le premier de ces états se transforme en inflammation sans qu'on puisse saisir le moment exact de cette transformation.

Les excoriations sont une des plus importantes variétés de dermatites traumatiques. Nous avons déjà parlé de celles qui sont superficielles, qui consistent en pertes de substance intéressant l'épiderme et le chorion, et qui s'accompagnent de plus ou moins d'inflammation, comme celles qui résultent du grattage. Elles sont fréquentes dans les affections pédiculaires, et elles peuvent avoir pour conséquence l'épaississement et la pigmentation de la peau.

Dermatites vénéneuses. — Dans ce chapitre nous comprenons un grand nombre d'états inflammatoires de la peau résultant du contact de substances vénéneuses; elles peuvent donner lieu à des lésions inflammatoires à tous les degrés. Selon que le poison sera plus ou moins concentré, la peau plus ou moins susceptible, il y aura érythème, vésicules, pustules ou bulles. Parmi les végétaux, il en est qui possèdent des propriétés vénéneuses ou irritantes quand on les applique sur la peau; de ce nombre sont les différentes variétés de sumac, l'ortie, le mézéréon ou bois gentil, l'arnica (A). Les plantes de la famille des Sumacs exercent une influence particulièrement nuisible sur la peau (B). Le contact ou même le voisinage de certaines de ces plantes peut suffire à produire une éruption. Le poison qu'elles contiennent est un acide très volatil, que le professeur Maisch a reconnu être de l'acide toxicodendrique. Tous les individus ne sont pas également impressionnables par cet acide; quelques-uns y sont complètement réfractaires et peuvent impunément tenir les plantes dans leurs mains; d'autres n'en souffrent que modérément et après le contact seulement, tandis que chez d'autres elles provoquent une inflammation très intense, érythémateuse ou vésiculeuse, avec gonflement, chaleur et désordres généraux. Certains individus même sont influencés par ces plantes à distance. Par le grattage, on transporte le poison sur des points du corps qui étaient indemmes primitivement; la face et les parties génitales sont souvent atteintes. L'action de ce poison est généralement rapide; il lui suffit de quelques heures pour produire son effet, quelquefois il n'agit qu'au bout de plusieurs jours.

L'éruption est érythémateuse ou plus souvent vésiculeuse; il se forme des vésicules types, de forme irrégulière, grosses comme des têtes d'épingle ou des pois, qui siègent sur des portions de peau enflammée et plus ou moins œdémateuse. Ces vésicules peuvent se transformer en pustules ou en bulles. Quand l'éruption est à son summum, le gonflement, l'œdème, la chaleur, les démangeaisons, sont très marqués. Les mains, les bras, la face, les parties génitales chez l'homme, sont habituellement affectés, et les malades sont défigurés. Quelquefois la maladie envahit la plus grande partie du corps, sous forme de plaques disséminées, à la fois érythémateuses et vésiculeuses. Cette éruption évolue rapidement, les vésicules se rompent, et il en sort un liquide qui donne lieu à des croûtes jaunâtres; elle peut durer de une à six semaines selon la violence du poison et le traitement. Avec un traitement local convenable, la maladie guérit généralement en cinq jours.

A. Voir un article de J.-C. White « Sur l'action délétère de la teinture d'arnica sur la peau ». *Boston Med. and Surg. Journ.*, 21 janvier 1875.

B. Voir l'article de J.-C. White « Sur l'action du Rhus venenata et du Rhus toxicodendron sur la peau humaine ». Dans le *New-York Med. Journ.*, mars 1873.

Les modifications anatomiques que ces poisons impriment à la peau sont probablement du même ordre que celles que détermine l'huile de croton, elles sont aiguës, et guérissent spontanément comme de simples inflammations de la peau. Les eczémateux sont affectés d'une façon plus sérieuse, et, chez eux, il n'est pas rare que l'éruption artificielle se complique d'un eczéma plus ou moins chronique, ou plutôt, qu'un eczéma succède à l'éruption artificielle.

Le traitement doit se composer de lotions émollientes, ou légèrement astringentes, puis d'application de pommades ou de poudres adoucissantes. L'extrait de Saturne dilué est un remède populaire. White recommande de faire des lotions toutes les trois ou quatre heures pendant un quart d'heure avec la *lotio nigra*. Les astringents végétaux, comme la décoction d'écorce de chêne vert ou d'aulnée, sont aussi très utiles.

Plus tard, on peut se servir d'une lotion au sublimé corrosif à la dose de 0gr,05 pour 30 grammes d'eau. Le meilleur remède est encore l'extrait liquide de *grindelia robusta* dilué à la dose de 3gr,5 d'extrait pour 120 à 160 grammes d'eau. Selon Brown, le brome à la dose de 5 à 10 gouttes pour 30 grammes d'huile d'olive ou de vaseline serait excellent (A); il en est de même du sulfate de zinc.

L'*aniline* et la *coralline*, qui servent à teindre les vêtements immédiatement en contact avec le corps, tels que les chemises, les caleçons, les bas, déterminent des inflammations analogues, surtout quand il fait chaud et que les vêtements n'ont pas encore été lessivés. J'ai vu plusieurs femmes ayant des irritations semblables aux pieds et aux jambes, et chez lesquelles la matière colorante de la doublure des chaussures avait passé à travers les bas[1].

Nous avons déjà mentionné les accidents que peut produire l'arnica sur la peau. La *teinture d'arnica* est un remède populaire contre les plaies et les contusions, mais il n'en est pas moins dangereux, et il détermine des accidents analogues à ceux qui sont

A. *New-York med. Record*, 20 avril 1878.

1. Nous avons observé deux cas de dermatites eczémateuses très violentes, causées par l'usage, au moment de longues courses, de chaussettes récemment teintes par l'aniline.

produits par les végétaux de la famille du sumac. La *moutarde*, les *cantharides*, la *sabine*, le *tartre stibié*, le *mézéréon*, peuvent produire des accidents sur la peau quand on les y applique sans précaution. Les frictions à *l'huile de croton* déterminent une éruption vésiculeuse et pustuleuse qui s'accompagne d'œdème, de gonflement, de douleur, et de sensations de démangeaison dont l'intensité dépend de la quantité d'huile employée. Les *frictions mercurielles* sont dans le même cas, cependant il faut, pour qu'elles produisent de l'irritation de la peau, qu'elles soient faites sans discernement et dans les points où la peau est très sensible. Il est inutile de rappeler les effets délétères des applications d'acides forts, tels que l'acide nitrique ou l'acide acétique, ainsi que ceux des alcalis ou autres caustiques; ces préparations peuvent déterminer jusqu'à la gangrène de la peau. Les simulateurs emploient quelquefois les substances pour provoquer des éruptions telles que le pemphigus, l'ecthyma, etc.[1].

Dermatite calorique. — Le chaud et le froid sont capables d'enflammer la peau en donnant lieu à des brûlures ou à des engelures. Que les brûlures résultent d'un coup de soleil ou d'un foyer de chaleur artificielle, elles se traduisent par les mêmes symptômes que ceux dont nous avons parlé précédemment. Selon que la brûlure sera plus ou moins profonde, il y aura érythème, vésicules, bulles, desquamation ou sphacèle et cicatrice; le froid détermine des phénomènes de même ordre, mais qui sont moins prononcés[2].

Dermatite gangréneuse. — La gangrène est le résultat de causes nombreuses, le plus souvent obscures; elle est idiopathique ou symptomatique; elle se manifeste sous forme de plaques circon-

1. Voir un article de M. Startin, de Londres, sur les affections de la peau simulées. *Brit. Med. Journ.*, 8 janvier 1830, et un article sur le même sujet par le docteur Fagge, dans *Brit. Med. Journ.*, 12 février et 26 mars 1870.

2. Duhring ne décrit évidemment que la rougeur et la cyanose que le froid fait apparaître chez les lymphatiques et chez ceux dont la circulation périphérique n'est pas très active, car l'engelure et la gelure proprement dites sont parfois profondes et graves, et s'accompagnent de dermatite suraiguë avec douleurs, lymphites (musée de l'hôpital Saint-Louis, pièce n° 800, et collection de Péan n°s 82, 83), phlyctènes, soulèvements épidermiques et menace de suppuration. A un degré plus avancé, il y a ulcération, sphacèle et perte de substance, comme on n'en a vu que de trop nombreux exemples à Paris pendant l'hiver 1879, et comme le prouvent plusieurs pièces du musée de l'hôpital Saint-Louis. Hutchinson a décrit l'*engelure chronique*. Voir aussi : « De quelques éruptions de la peau qui ressemblent aux engelures », par Hutchinson (*Rev. des sc. méd.*, Hayem, 1879, t. XIX, p. 385 et 782).

scrites, ou bien elle est diffuse. La gangrène idiopathique est généralement symétrique; elle commence habituellement par une plaque plus ou moins étendue, circulaire, rouge ou violacée; cette plaque est sensible, douloureuse ou indolore; après un temps variable, elle se sphacèle, puis se cicatrise ou entraîne la mort. La gangrène spontanée est généralement précédée de malaises, de fièvre, de faiblesse. Le docteur Fagge (A), de Londres, a décrit une variété de gangrène symétrique survenant vers l'âge de cinquante ans et se manifestant aux extrémités : dans ces cas la peau est violacée, avec des points blanchâtres au centre qui sont entourés d'une aréole rougeâtre. Brodie (B), sous la dénomination de « Espèce particulière de gangrène sèche de la peau », et Stockwell (C), ont décrit des cas analogues. Rooke (D) en rapporte un exemple remarquable qu'il a observé chez une femme de trente-neuf ans non mariée. Après plusieurs jours de fièvre il se forma une plaque rouge de la largeur de 5 centimètres entre le sein gauche et les côtes, qui donnait lieu à un léger chatouillement comme si la peau était irritée. Quelques jours plus tard cette plaque envahit le tiers de la mamelle; les jours suivants, au centre de cette plaque rouge il se forma une plaque blanche, de la largeur d'une pièce d'un franc, plate, molle, insensible, et qui ne tarda pas à augmenter d'étendue et devint large comme la moitié d'une orange; la peau avait l'aspect de suif ou de cire blanche, et les tissus étaient insensibles. Pendant les quatre mois qui suivirent, différentes parties du tégument furent le siège de gangrène analogue, et on compta jusqu'à trente-six plaques. Sur quelques-unes d'entre elles il n'y eut que de l'érythème et la peau sous-jacente resta saine; d'autres fois la gangrène se manifesta avec une grande rapidité. Les taches étaient généralement séparées par des intervalles de peau saine et symétriques. La malade guérit.

Le docteur Petri (E) a récemment publié sa propre observation. Antérieurement à l'affection dont il s'agit, il jouissait d'une bonne santé; il fut pris de malaise, de troubles généraux, avec élévation

A. *Guy's Hosp. Reports*, vol. XIII, 3e série, 1868.
B. *The Works of sir Benjamin Brodie*, 1865, vol. III, p. 392.
C. *Brit. med. Journ.*, 12 février 1870.
D. *Lancet*, 1874, vol. II, p. 486.
E. *Berliner klin. Wochenschr.*, 1879, et *Philad. Med. Times*, 3 janvier 1880.

de la température, puis d'une éruption de nombreuses macules hémorrhagiques symétriques avec une hyperesthésie qui fit bientôt place à de l'anesthésie presque complète ; ensuite de larges bulles se développèrent ; les unes étaient remplies d'un liquide citrin, les autres sanguinolentes ; l'épuisement était extrême. Au bout de six semaines, il y eut une gangrène superficielle des bras, et au bout de six mois la guérison était complète. Dans le cas de Rooke, le traitement consista d'abord en scarifications avec la lancette, puis en applications de teinture d'iode qui parurent enrayer l'affection.

La gangrène est quelquefois consécutive à des lésions nerveuses, ou à des affections cérébrales ou médullaires ; c'est ce que Charcot (A) a désigné sous le nom de *decubitus acutus ;* alors les désordres cutanés surviennent peu de temps après l'apparition des lésions nerveuses, quelquefois au bout de quelques jours ou même de quelques heures[1].

Toutes les fois qu'on a affaire à une gangrène cutanée, il faut avoir soin de la distinguer des gangrènes artificielles produites par des caustiques dans un but de simulation, et que Tilbury Fox (B) a décrites sous le nom d'*Erythème gangréneux des simulateurs.*

Dermatites médicamenteuses. — Les éruptions cutanées consécutives à l'absorption de substances médicamenteuses sont relativement rares. Toutefois, un certain nombre de médicaments sont capables de les produire dans des conditions déterminées, surtout chez les individus qui y sont prédisposés. Les substances suivantes sont celles qui donnent le plus fréquemment lieu à des éruptions de différentes natures. Je vais les étudier par ordre alphabétique (C).

Arsenic. — Les éruptions arsenicales ont été étudiées par Imbert-Gourbeyre (D), Hilton Fagge (E) et d'autres. Selon ces auteurs l'éruption arsenicale est papuleuse et ressemble à l'érythème mul-

A. *Maladies du système nerveux.*

1. Voir la thèse de Leloir (Paris, 1882). Dans ces derniers temps Vidal a conseillé de panser ces lésions avec de la poudre de sous-carbonate de fer ; on peut encore employer des cataplasmes et des compresses phéniqués, du diachylon et surtout de la poudre de charbon et quinquina. La poudre de café grillé est un des meilleurs désinfectants.

B. *Lancet,* 30 octobre 1875.

C. Je remercie cordialement mon ami le docteur Van Harlingen du concours qu'il m'a prêté dans la rédaction de cet article.

D. Histoire des éruptions arsenicales, *Moniteur des Hôpitaux,* 1857.

E. *Med. Times and Gaz.,* 29 février 1868.

tiforme, à la rougeole ou aux syphilides de la face, d'autres fois elle ressemble à l'urticaire ; elle survient principalement à la face et au cou, moins souvent aux mains et ailleurs[1]. Quand l'éruption arsenicale est papuleuse, elle dure de cinq à dix jours ; parfois elle se manifeste à la face sous forme de rash érysipélateux, il est plus rare qu'elle soit bulleuse, pustuleuse ou eczémateuse. On a aussi décrit une éruption arsenicale purpurique (A). Les formes pustuleuse, ulcéreuse, gangréneuse, sont le plus souvent le résultat de l'action directe de l'arsenic sur la peau, comme cela se voit chez les ouvriers employés à la préparation de l'arsenic, et dans les teintureries.

Belladone, atropine. — L'éruption due à l'absorption cutanée ou à l'ingestion de la belladone et de son alcaloïde est remarquable, et constitue un des rash médicamenteux les mieux connus. Cette efflorescence, très commune chez les enfants, n'est pas très rare chez les adultes ; elle apparaît quelques minutes ou quelques heures après l'ingestion du médicament, et disparaît rapidement ou graduellement. Elle se manifeste habituellement à la face, au cou, à la poitrine, il est rare qu'elle recouvre tout le corps ; ce sont des plaques érythémateuses ou scarlatiniformes, qui s'accompagnent de sécheresse de la gorge et de mal de tête. Habituellement il n'y a ni fièvre, ni démangeaison, ni desquamation. Lusana (B), Jolly (C), Berenguier (D), Dreyfous (E), en ont cité des exemples. J.-G. Wilson (F) cite une observation d'érythème belladoné consécutif à une

1. Lailler a observé à l'entrée des narines des *ulcérations arsenicales*. Rollet en signale sur les muqueuses nasale et oculaire. On peut en voir au musée de l'hôpital Saint-Louis qui siègent aux mains (pièces n° 795 et n° 379), elles occupent les faces latérales de l'index et du médius ; elles sont creuses, ovalaires, à fond lisse et grisâtre, à bords taillés à pic (Hardy). Il en est de même de la pièce n° 41 (Lailler), où elles sont plus nombreuses ; il y en a sous les ongles, à la face dorsale des doigts, à la face antérieure des poignets. Dans ce cas encore les ulcérations sont creuses, rongeantes, taillées à l'emporte-pièce. Le malade sur lequel cette pièce a été moulée travaillait au vert de Schweinfurt. Depuis quelques années des mesures d'hygiène ont été prescrites dans les ateliers par le conseil d'hygiène. Ces précautions ont rendu ces ulcérations très rares. Tout récemment, un malade, *porteur d'ulcérations arsenicales du scrotum*, est venu dans le service de Fournier.

A. Imbert-Gourbeyre, *loc. cit.*
B. *Union méd.*, 1854, p. 757.
C. *Arch. gén.*, 1re série, t. XVIII, p. 92.
D. *Thèse de Paris*, 1874, p. 35.
E. *France méd.*, décembre 1877.
F. *Dublin Journ. med. sc.*, février 1872, p. 198.

friction belladonée faite sur la poitrine. On peut confondre l'éruption belladonée avec la scarlatine[1].

Brome, bromures. — Le bromure de potassium donne lieu à une éruption acnéique disséminée ou furonculeuse; elle apparaît d'abord à la face, à la poitrine, au dos, et survient quelquefois vingt-quatre heures après l'ingestion du médicament, mais le plus souvent elle ne se manifeste que trois ou six semaines après. Quelquefois, d'après Echeverria (A), le front et le cou se pigmentent en brun d'une façon très prononcée. Il peut se faire des papules aux coudes, sur le dos des mains, aux genoux, aux jambes. Echeverria a observé des cas où il y eut des suppurations douloureuses, et un notamment où il y eut une ulcération de la face postérieure de l'avant-bras. Neumann (B) a constaté des éruptions analogues à l'acné sébacée survenant par poussées successives; il observa aussi la variété anthracoïde avec de larges pertes de substance. Le docteur Cholmeley (C) rapporte sous le titre d'acné confluente l'observation d'une éruption bromique qui ressemblait aux cas décrits par Neumann, mais qui était plus intense; l'aspect général de l'éruption ressemblait beaucoup à celle que j'ai observée une fois à la suite de l'administration d'iodure. Lees (D) et Crocker (E) ont rapporté et dessiné des cas semblables. J'ai publié l'observation d'un malade chez lequel l'éruption ressemblait beaucoup à des maculo-papules de syphilis (F). Dans ce cas, le malade avait pris du bromure à doses modérées d'une façon presque continue pendant trois ans; tout d'un coup on diminua la dose, et au bout de quatre ou six jours il se fit une éruption érythémateuse de la face, des mains, du cou, avec des maculo-papules et des petites pustules; l'éruption envahit toute la surface du corps. On supprima l'usage

1. Récemment on a signalé des cas d'éruptions de psoriasis sous l'influence de l'ingestion d'une certaine quantité de borax (traitement anti-épileptique). Nous croyons bien plutôt qu'il s'agit là tout au plus de la provocation de poussées éruptives chez des sujets préalablement voués au psoriasis.

A. *Philad. Med. Times*, 30 novembre 1872.

B. *Wien. med. Wochenschr.*, n° 6, 1873. *Amer. Journ. of Syph. and Derm.*, 1873, p. 252.

C. *London clin. Society's Trans.*, vol. III, 1870, p. 38.

D. *Ibid.*, vol. XXXVIII, 1877, p. 247.

E. *Ibid.*, vol. XXIX, 1878, p. 252.

F. Éruption maculo-papuleuse occasionnée par le bromure de potassium, *Med. and surg. Reporter*, 30 novembre 1878.

du bromure : deux jours après le malade avait la face violacée, chaude ; elle était le siège d'une éruption de macules et de papules confluentes, avec élargissement des orifices des glandes sébacées, et çà et là il y avait de minces croûtes sébacées. Sur le cuir chevelu, il y avait des croûtes sébacées, molles, grosses comme un pois. L'éruption s'étendit sur tout le corps et sur les jambes ; à la nuque elle était violacée, tandis que sur le reste du corps elle était jaunâtre ou bistrée. Le malade éprouvait de légères sensations de brûlure. L'éruption disparut spontanément quinze jours après la cessation du bromure.

Le docteur Seguin, de New-York (A), a cité un cas semblable dans lequel l'éruption siégeait à la face et au cou. Il y avait des papules, des pustules et de petits nodules rouge pourpre, légèrement saillants, de la grosseur d'un pois ou d'une noisette. Le docteur Seguin dit qu'il a observé plusieurs cas d'éruption analogue à du rupia chez des épileptiques saturés par le bromure de potassium. Voisin (B) rapporte un cas d'eczéma rubrum et de pityriasis grave du cuir chevelu qui dura quelques mois après la cessation du bromure. Wiglesworth (C) décrit une éruption bromique bulleuse. On a retrouvé du brome dans les pustules de l'éruption (D). Selon Voisin (E) et Veiel (F), les éruptions bromiques seraient plus fréquentes chez les personnes grasses, et surtout chez les femmes. Leur apparition serait entravée ou mitigée par l'administration de médicaments stimulants, tels que l'arsenic.

Haschisch. — Le docteur J. Nevins Hyde (G), de Chicago, a rapporté l'observation d'un gentleman qui avait pris 0gr,05 d'extrait de chanvre indien avant de se coucher, et qui se réveilla le lendemain avec le corps presque totalement couvert d'une éruption de vésico-papules et de vésicules disséminées et grosses comme une tête d'épingle ou comme un pois ; à la face l'éruption était livide ; il

A. Lettre à l'auteur.

B. Éruptions cutanées par l'usage interne du bromure de potassium, *Gaz. méd. des Hôp.*, p. 603, 1868.

C. *Proceedings of the Amer. Derm. Association. Arch. of Derm.*, vol. V, n° 4, 1er octobre 1879, p. 541.

D. Guttmann, *Virchow's Arch.*, 1868, Bd LXXIV, p. 541.

E. *Loc. cit.*

F. *Ueber Bromkalium. Acne Viertelj. für Derm. und Syph.*, 1874, p. 25.

G. *New-York med. Record*, 11 mai 1878.

y avait un prurit considérable, et l'éruption disparut spontanément au bout de quelques jours. Je n'ai jamais vu semblable éruption, et je ne sache pas qu'aucun cas analogue ait été signalé.

Chloral. — L'ingestion d'hydrate de chloral donne souvent lieu à une efflorescence érythémateuse, scarlatiniforme ou ortiée; cette éruption semble favorisée par l'absorption de substances stimulantes; elle a une couleur rose sombre, et occasionne de vives démangeaisons. Selon Martinet (A), son siège favori est la face, le cou, la poitrine, le voisinage des grandes articulations, les mains et les pieds. Ludwig Kirn (B) dit qu'il y a gonflement et chaleur des parties affectées, avec fièvre et sensibilité de la peau. Quelquefois la lésion est papuleuse aux extrémités, d'autres fois, selon Kirn, il y a de l'œdème généralisé; ailleurs enfin il y a des engorgements ganglionnaires. Parfois, si on continue l'emploi du médicament, il se fait des vésicules et des plaques pétéchiales avec ulcération et gangrène qui peuvent entraîner la mort avec des symptômes de purpura hémorrhagique (C). Crichton Browne (D) rapporte une observation d'exanthème purpurique consécutif à l'absorption de chloral[1].

Copahu. — L'éruption copahique suit souvent de très près l'absorption du médicament; elle est d'un rouge cerise, ou gelée de groseille, ou d'un rose vif, maculo-papuleuse ou papuleuse, elle ressemble à la fois à l'urticaire et à l'érythème multiforme. Elle se montre de préférence aux mains, aux bras, aux pieds, aux genoux,

A. *Thèse de Paris*, 1879.

B. *Practitionner*, vol. X, p. 362.

C. Dans le cas de Kirn, où le chloral fut administré à larges doses (de 2gr,50 à 5 gr., chaque soir ou deux fois par jour) et continué pendant un mois et même davantage, il se fit d'abord une éruption confluente de papules à la face. La température s'éleva à 41° centigr. (106° Fahr.) et la peau devint œdémateuse. Ensuite l'éruption prit le caractère de l'impétigo et de l'eczéma squameux, puis il y eut une desquamation qui dura plusieurs semaines et qui entraîna une chute de l'épiderme de tout le corps avec chute des poils et des ongles. Enfin, il se fit une série d'abcès à l'aisselle et à l'épaule et le malade mourut avec tous les symptômes d'un empoisonnement chronique.

D. *Lancet*, avril 1871, p. 440-473.

1. Mayor (Soc. clinique de Paris, 28 novembre 1878) rapporte aussi plusieurs cas d'éruptions consécutives à l'absorption prolongée de fortes doses (14 gr.) de chloral: taches rouges, ou d'un rose vif, soudaines, éphémères, d'aspect framboisé, causées par de petites élevures, occasionnant de vives démangeaisons et s'accompagnant de quelques malaises généraux. Les éruptions continuèrent cinq ou six jours après la suppression du médicament (Gubler, Vilkie Burmann, Schule, etc.).

Chez d'autres personnes, 2 et 3 gr. de chloral ont suffi pour produire l'éruption érythémateuse (taches et plaques), quelle que soit la voie d'absorption.

Cette éruption est due plutôt à l'action dilatatrice des vaso-moteurs qu'à une action directe du chloral éliminé par la peau.

à l'abdomen, quelquefois son apparition est soudaine, et elle s'étend sur tout le corps. Elle dure généralement quelques jours seulement; elle s'accompagne de démangeaisons qui parfois sont intolérables. Gubler (A) a vu des éruptions miliaires et scarlatiniformes produites par le copahu[1].

Cubèbe. — Le cubèbe provoque rarement des éruptions, à moins qu'on ne le donne à fortes doses et chez de jeunes sujets. Chez le malade dont Berenguier (B) rapporte l'observation le cubèbe avait été administré pendant dix jours, quand apparut une roséole papuleuse diffuse avec de nombreuses papules miliaires réunies en forme de plaques de la largeur d'une pièce de cinquante centimes. L'éruption était confluente à la face, au bras, au tronc, elle était moins abondante aux membres inférieurs, il n'y avait ni fièvre, ni mal de gorge, ni prurit, et elle disparut en donnant lieu à une desquamation furfuracée, quelques jours après la cessation du cubèbe.

Digitale. — Selon Behrend (C), Traube aurait observé deux cas d'éruption scarlatineuse ou papuleuse consécutivement à l'ingestion de la digitale.

Iode, iodures. — L'iodure de potassium peut engendrer des éruptions érythémateuses, papuleuses, vésiculeuses, pustuleuses, bulleuses, purpuriques et ortiées[2].

La forme érythémateuse n'est pas très rare relativement aux autres variétés, elle siège généralement aux avant-bras, sous forme

A. Berenguier, *loc. cit.*

1. Voir les pièces n°s 243, érythème papuleux; 690, roséole copahique. Il n'y a pas de desquamation (musée de l'hôpital Saint-Louis).

La résine de copahu (Gubler, Commentaires) passe surtout dans les urines. Le passage de l'huile volatile dans les glandes sudoripares et dans les glandes sébacées de la peau appelle aussi de ce côté des phénomènes d'irritation qui se traduisent par de l'érythème, de la roséole, de l'urticaire, de la miliaire rouge et des érythèmes scarlatiniformes.

Donc, puisque c'est la résine qui passe de préférence dans les urines, il serait rationnel de l'administrer seule contre la blennorrhagie. Sur ces indications, Paquet a fait ses capsules de copahu privées d'huile essentielle. Celles-ci sont efficaces. Elles sont bien mieux tolérées par l'estomac. Enfin, elles seraient peut-être inoffensives pour la peau, comme semble le prouver le fait suivant : Un jeune malade vient à l'hôpital Saint-Louis, atteint de blennorrhagie aiguë et de roséole copahique; quand sa roséole fut éteinte, on lui rendit le copahu, mais sous forme de capsules sans huile volatile. Malgré sa prédisposition, malgré de fortes doses de balsamique, il guérit de sa chaudepisse sans avoir eu de nouveaux accidents cutanés (*Progrès médical,* avril 1882). Toutefois il faut reconnaître que le copahu ordinaire, pris malgré une roséole copahique, n'empêche pas celle-ci de guérir rapidement (Mauriac, An. de Dervaud, 1880).

B. *Loc. cit.*

C. *Die Hautkrankheiten*, p. 152, Brauschweig, 1879.

2. Besnier (*Ann. de Dermat.*, 1882, p. 168) a publié un cas d'éruption bulleuse pem-

de plaques discrètes ou confluentes, ainsi qu'à la face et au cou. Si on continue l'usage de l'iodure, cet érythème devient papuleux. On a observé les variétés vésiculeuses et eczémateuses chez les malades qui avaient suivi un traitement prolongé. Certains auteurs disent que les éruptions iodiques sont plus fréquentes au cuir chevelu et au scrotum, d'autres que c'est à la poitrine et aux membres qu'on les observe le plus souvent, et qu'elles s'accompagnent de démangeaisons intenses et de desquamation. Mercier, cité par Bumstead et Taylor (A), rapporte un cas où, par deux fois, chez le même individu, de faibles doses d'iodure de potassium donnèrent lieu à une éruption analogue à l'eczéma rubrum généralisé avec fièvre, dyspnée, et une transpiration si abondante que le lit sur lequel reposait le malade fut traversé par la sueur.

La variété pustuleuse ressemble beaucoup à l'éruption occasionnée par le bromure de potassium ; habituellement on l'observe sous forme d'acné à la face, aux épaules, au dos, à la poitrine et aux bras. Quelquefois les pustules sont remplacées par une induration persistante. J'ai récemment décrit, sous le titre de *dermatite phlegmoneuse circonscrite* due à l'iodure de potassium (B), un cas singulier dans lequel, après l'administration de l'iodure de potassium à doses modérées pendant quelques semaines, il survint sur le front du malade une plaque inflammatoire d'un demi-pouce de diamètre; cette plaque était constituée par de nombreuses vésico-pustules grosses comme une tête d'épingle et ressemblait à un paquet de vers[1]. Elle s'étendit rapidement, et il se fit plusieurs éruptions analogues à la face. Au bout de quinze jours la première plaque avait environ 5 centimètres de diamètre, elle était violacée, circonscrite, bien limitée, irrégulièrement arrondie, saillante, dure, inflammatoire. Son centre était déprimé et croûteux ; il y avait des pustules disséminées sur cette plaque, mais surtout à la périphérie; elles n'avaient aucune tendance à se rompre, quand on les pressait

phigoïde, et un autre cas d'éruption acnéique géante, anthracoïde, dus à ce médicament. Besnier pense que le mode éruptif, dans ces cas, dépend bien plus de l'intolérance du sujet que de la propriété spéciale de l'agent.

A. *Maladies vénériennes*, 3e édition, p. 815. New-York, 1879.

B. *Med. and Surg. Reporter*, 13 décembre 1879, p. 516.

1. Fournier a actuellement dans son service un cas analogue dans lequel les joues sont complètement occupées par les plaques inflammatoires. Les paupières sont aussi très gonflées et les conjonctives très enflammées.

ou qu'on les incisait, on les faisait saigner, mais il n'en sortait pas de pus. Ce cas ressemblait beaucoup à celui que Cholmeley a observé consécutivement à l'absorption de bromure de potassium. Adamkiewiez (A) a retrouvé de l'iode dans les pustules.

L'éruption iodique bulleuse a été décrite pour la première fois par le docteur John O'Reilly, de New-York (B) ; depuis, Bumstead (C), Tilbury Fox (D), R. W. Taylor (E), J. Nevins Heyde (F), moi-même (G) et d'autres, en avons cité d'autres observations. Le docteur Hyde, dans sa publication, fait l'analyse symptomatique de quatorze cas d'éruption iodique bulleuse; elle paraît plus fréquente au cou, au front et aux extrémités supérieures, elle est moins fréquente aux membres inférieurs et rare au tronc. Parfois on l'a observée dans la bouche. Cette éruption commence par des vésicules grosses comme une tête d'épingle, ou par des traînées de papules au centre desquelles naissent des vésicules qui sont pâles ou jaunâtres. Généralement l'affection ne dépasse pas ce degré, mais, si l'iodure est administré à hautes doses, si l'on n'en interrompt pas l'emploi, il se fait des bulles noirâtres ou violacées; le liquide qu'elles contiennent, primitivement citrin, devient sanguinolent et purulent; dans quelques cas seulement le liquide contenu dans les bulles était du sang pur. Quand on cesse l'emploi de l'iodure, les lésions disparaissent en quelques jours ou une semaine.

Le purpura iodique[1] est une des variétés les plus rares de l'éruption médicamenteuse dont nous nous occupons. Elle a été très bien décrite par Fournier (H); elle se manifeste généralement aussitôt après qu'on a institué un traitement ioduré; elle siège de préférence aux jambes, et elle est rare au cou, à la face et sur les autres parties du corps. Fournier décrit une forme miliaire dont il a observé quinze exemples ; dans tous, à l'exception d'un seul, l'éruption siégeait aux jambes. D'autres fois l'éruption a la forme de larges

A. *Charité Annalen*, vol. III, p. 381, 1878.
B. *New-York Med. Gaz.*, janvier 1854.
C. *Amer. Journ. of the med. sc.*, juillet 1871, p. 99.
D. *Clin. Society's Trans.*, vol. XI, 1877.
E. *Arch. of Derm.*, avril 1877, p. 217.
F. *Ibid.*, octobre 1879, p. 333.
G. *Med. and Surg. Reporter*, 4 août 1877, p. 89.
1. Nous avons vu une malade, qui prenait 4 grammes d'iodure de potassium par jour, mourir de *variole hémorrhagique*.
H. *Rev. mens. de méd. et de chir.*, septembre 1877.

plaques, et quelquefois même elle revêt l'apparence du purpura hémorrhagique et elle est alors très grave. Mackenzie (A) cite l'observation d'un enfant qui succomba à un purpura hémorrhagique survenu consécutivement à l'administration de $0^{gr},15$ d'iodure de potassium. Duffey (B) a aussi récemment fait connaître une observation de purpura iodique. Selon Ringer (C) il paraît y avoir quelques différences dans les effets produits sur la peau par les différents iodures. C'est l'iodure d'ammonium qui est le plus actif et l'iodure de sodium qui l'est le moins.

Mercure. — Autrefois on a rapporté un certain nombre de cas d'éruptions mercurielles en connexion avec l'empoisonnement par le mercure ; aujourd'hui il y a doute, et on refuse au mercure, pris à l'intérieur, la puissance de déterminer des éruptions. Hébra (D) déclare positivement que jamais l'usage interne du mercure n'a donné lieu à des éruptions cutanées ; pour ma part, je n'en ai jamais observé. Cependant récemment Fournier et Hallopeau (E), Engelmann (F) et d'autres, ont cité des observations irréfutables dans lesquelles, à la suite de l'administration de faibles doses de mercure, il y eut une éruption érythémateuse partielle ou généralisée. La peau devint lisse, luisante, sèche, rouge et enflée, comme dans l'érysipèle ; l'éruption commença par la face, puis s'étendit graduellement sur les autres portions du corps. Les éruptions consécutives aux frictions sont beaucoup plus fréquentes (*Hydrargyrie externe*, scarlatiniforme).

Opium, morphine. — Les éruptions dues à l'opium et à ses préparations sont généralement érythémateuses et ressemblent parfois beaucoup à la fièvre scarlatine. Behrend (G) cite le cas d'un homme qui, après avoir pris un centigramme et demi d'opium toutes les heures et environ $0^{gr},15$ dans les vingt-quatre heures, fut pris de démangeaisons violentes et d'un rash scarlatiniforme ponctué surtout sur la poitrine, au pli du coude, du poignet, des genoux

A. *Med. Times and Gaz.*, février et mai 1879, p. 280 et 507.
B. *Dublin Journ. of med. sc.*, avril 1880.
C. *Practitioner*, vol. VIII, mars 1872.
D. Hebra u. Kaposi, *Lehrbuch der Hautkr.*, 2 Auff, 1872, Bd 1, p. 452, Erlangen.
E. *Du mercure*, Paris, 1878, p. 110.
F. *Berlin. klin. Vochenschr.*, 1879, 27 octobre.
G. *Ibid.*, 1879, 20 octobre.

et des chevilles. Au bout de huit ou quinze jours, il se fit une desquamation sous forme de larges lamelles, surtout aux mains et à la plante des pieds. Seguin (A) cite un cas d'éruption survenue trois fois chez un même individu avec trois préparations d'opium différentes. L'éruption morphinique est une des roséoles médicamenteuses.

Bérenguier (B) dit que l'opium pris à l'intérieur provoque souvent des sueurs profuses et quelquefois des sudamina. Les éruptions légères disparaissent en quelques heures sans desquamer, celles qui sont prononcées durent plus longtemps, et s'accompagnent souvent d'une desquamation complète. Appolant (C) a donné à un malade quelques gouttes d'une solution contenant $0^{gr},10$ de morphine pour 10 grammes d'eau ; peu de temps après il se fit une éruption, avec sensation de chaleur et démangeaisons, la face devint œdémateuse, il se fit des élevures d'urticaire aux mains et aux pieds, et cinq jours après il y eut une desquamation.

Acide phosphorique. — Hasse (D) observa une éruption bulleuse, qu'il appelle pemphigus, chez une jeune fille qui prenait de l'acide phosphorique ; cette éruption disparaissait quand on supprimait le médicament, pour reparaître dès qu'on y revenait.

Quinine. — L'éruption occasionnée par ce médicament est généralement érythémateuse et peut se produire, même sous l'influence de faibles doses. Elle est ordinairement précédée de frissons, de nausées, de vomissements, de mal de tête et de fièvre. Un peu plus tard, il survient le plus souvent un érythème avec œdème et injection des conjonctives, rougeur et sécheresse du pharynx et des fosses nasales. La manifestation cutanée apparaît d'abord à la face et au cou, puis elle s'étend sur le corps, sous forme de taches de différentes formes qui peuvent être confluentes et constituer une éruption généralisée.

Elle s'accompagne de brûlures et de démangeaisons prononcées ; quelquefois l'éruption ressemble étroitement à celle de la scarlatine, puis il peut se faire une desquamation qui dure plusieurs semaines.

A. *Arch. of med.*, n° 1, février 1879.
B. *Loc. cit.*
C. *Berlin. klin. Wochenschr.*, n° 25, 1879, p. 361.
D. *Zeitschr. für Natur u. Heilk.* Dresden, 1820 i., 3 Stück, p. 362.

D'autres fois l'éruption ressemble à la rougeole (A), c'est une véritable roséole médicamenteuse ; parfois elle est papuleuse, ou ressemble à l'érythème papuleux multiforme (B), à l'urticaire (C). On dit que l'éruption quinique est plus fréquente chez les femmes. Köbner (D) cite le cas d'un individu chez lequel la quinine déterminait toujours un érysipèle du scrotum, et Morrow (E) cite l'opinion de Panas qui affirme que des doses élevées de quinine donnent lieu à des éruptions bulleuses. Bergeron et Proust (F) l'ont observée chez les individus qui préparent ce médicament. Dans ces cas, l'éruption fut toujours eczémateuse[1] et elle était le résultat de l'action directe de la quinine (ou des matières dont on se servait dans cette manufacture) sur la peau, plutôt que de l'absorption de la quinine par l'organisme. Cinq fois, selon Morrow, l'éruption aurait été purpurique. Dans un de ces cas (G), $0^{gr},13$ administrés pendant quatre jours auraient suffi à provoquer l'éruption avec hémorrhagie des gencives.

Acide salicylique. — Les lésions cutanées déterminées par l'acide salicylique sont de différentes sortes. Heinlein (H) a soigné un malade auquel on avait donné une dose de $0^{gr},45$ de salicylate de soude pendant dix jours, qu'on porta ensuite à 4 grammes : après la première dose de 4 grammes, il fut pris de chaleur et de picotements de la peau, puis de fièvre et enfin d'une éruption érythémateuse diffuse du côté gauche de la face, de la poitrine et des extrémités inférieures, en même temps que d'œdème des paupières, des lèvres et des membres inférieurs. On diminua la dose, et l'éruption disparut, mais on y revint ensuite, et il se fit une éruption d'urticaire qui, en moins d'une demi-heure, s'étendit à la plus

A. Köbner, *Berlin. klin. Wochenschr.*, 28 mai 1877.
B. Heusinger, *Berlin. klin. Wochenschr.*, 18 juin 1877.
C. Dumas, *Journ. de Thérap.*, 1876, p. 288, et Morrow, *New-York Med. Journ.*, mars 1880. L'article de Morrow contient une bibliographie.
D. *Loc. cit.*
E. *Loc. cit.*
F. *Annales d'hygiène*, juillet 1876.
1. Fournier vient d'en avoir un remarquable cas dans son service. La dermatite était eczématiforme, mais avait formé sur le dos des mains et dans les espaces interdigitaux des soulèvements épidermiques assez considérables. Peu développée aux régions palmaires, l'éruption était très intense sur le dos des mains et des avant-bras, au scrotum et à la face. Elle ressemblait exactement à la belle description donnée par Bazin.
G. Gauchet, *Bull. gén. de Thérap.*, t. LXXIX, p. 373.
H. Rundschau, XIX, 1878.

grande partie du corps, et s'accompagna d'œdème des paupières et des bras; elle se modéra en quelques heures et disparut le jour suivant. De faibles doses d'acide salicylique ne semblent pas déterminer d'éruption. Freudenberg (A) cite l'exemple d'un malade qui, après avoir pris de l'acide salicylique, eut le dos couvert de plaques ecchymotiques qui s'étendirent sur les côtés de la poitrine; on cessa l'usage du médicament pendant six jours, et les plaques disparurent; le malade était anémique. Wheeler (B) observa un malade atteint de vésicules et de pustules des mains et des pieds qui disparurent après la cessation de l'acide salicylique.

Santonine.— Sieveking (C) rappelle le cas d'un enfant chez lequel 0gr,15 de santonine occasionnèrent une urticaire généralisée avec gonflement considérable de la face et œdème des paupières. On mit l'enfant dans un bain chaud, et l'éruption disparut au bout d'une heure environ.

Stramonium (Datura). — Deschamps (D) a observé une éruption érythémateuse à la suite de l'emploi du datura stramonium.

Strychnine. —Skinner (E) cite un cas où 0gr,05 de quinine donnés trois fois par jour firent éclore une éruption scarlatineuse après la seconde dose, 3 dixièmes de milligramme de strychnine lui furent substitués, mais ils provoquèrent identiquement les mêmes accidents.

Térébenthine. — La térébenthine à hautes doses provoque une éruption érythémateuse, quelquefois papuleuse, qui se manifeste surtout à la face et à la partie supérieure du tronc. Cette éruption est quelquefois diffuse, d'autres fois, selon Bérenguier (F), elle est vésiculeuse et ressemble à celle de l'eczéma.

D'après Behrend (G), qui a publié un mémoire intéressant sur les dermatites médicamenteuses, les manifestations cutanées qu'engendrent les médicaments peuvent se diviser en deux grandes

A. *Berlin. klin. Wochenschr.*, n° 42, 1878.
B. *Boston Med. and Surg. Journ.*, 17 octobre 1878.
C. *British Med. Journ.*, 18 février 1871.
D. *Gaz des Hôp.*, 1878, n° 124.
E. *British Med. Journ.*, 29 janvier 1870.
F. *Loc. cit.*
G. *Berliner klin. Wochenschr.*, 1879, nos 42 et 43.

classes : 1° les éruptions pustuleuses, qui comprennent les éruptions causées par l'iode et le brome; 2° les éruptions diverses provoquées par les autres médicaments.

Dans la première classe, les manifestations cutanées sont tardives, et elles paraissent dues à la saturation, ou tout au moins à l'imprégnation de l'organisme par le médicament. L'éruption se manifeste chez tous les individus qui ont pris des doses suffisantes de médicament, elle augmente quand on augmente les doses, s'éteint quand on les diminue. Il y a cependant des différences individuelles; les personnes qui ont la peau épaisse, huileuse, sont plus disposées à les contracter. Ce fait, que l'iode et le brome donnent lieu à la formation de pustules, prouve qu'elles sont le résultat de l'élimination du médicament par la peau. Cependant cette manière de voir est contraire à l'examen microscopique du cas de Cholmeley fait par Dyce Duckworth, dans lequel l'auteur conclut que les pustules ne sont pas de nature acnéique, mais qu'elles sont dues à une dermatite superficielle localisée (A).

Dans la seconde classe, les manifestations cutanées envahissent de larges surfaces, elles sont aiguës, précédées d'un mouvement fébrile, et s'accompagnent ordinairement d'élévation de la température et de troubles gastriques; quelquefois cependant ces symptômes font défaut. L'éruption suit généralement de près l'absorption du médicament, et est en rapport avec l'état de la circulation. Cependant il y a des exceptions, par exemple, il faut prendre de l'arsenic pendant un certain temps avant que l'éruption se produise, même chez les individus qui sont sujets à ces manifestations cutanées[1].

CLASSE IV. — HÉMORRHAGIES

L'aspect extérieur, la forme, l'étendue des hémorrhagies cutanées les ont fait désigner sous les noms de *pétéchies*, « *vibices* », *ecchy-*

A. *Trans. of the London Phoh. Soc.*, vol. XXX, 1879, p. 476.

1. On pourrait encore citer au nombre de ces dermatites les *érythèmes ortiés* que l'on observe à la suite de l'ingestion des *moules* et l'*érythème pellagreux* qui est consécutif à l'usage prolongé du *maïs altéré par le verdet* (musée de l'hôpital Saint-Louis, pièce n° 5), l'*ergotisme*, qui sera étudié en même temps que la pellagre, et enfin les

moses, *bosses sanguines*. On peut les définir de la façon suivante :

Les *pétéchies* sont des taches sanguines de la grosseur d'un pois ou d'une pièce de cinquante centimes, elles sont arrondies, ovalaires ou de forme irrégulière.

Les « *vibices* » ont la forme de sillons, de raies, de stries, dont la longueur varie de quelques millimètres à 3 centimètres et même davantage.

Les *ecchymoses* sont des taches superficielles larges, d'étendue variable, arrondies ou irrégulières, et non surélevées.

Les *bosses sanguines* consistent en extravasations de sang qui apparaissent sous forme de plaques ou de tumeurs, de forme et de volume variables, qui sont profondément situées, aplaties ou saillantes.

Les hémorrhagies cutanées se font par diapédèse ou par extravasation : elles résultent de chocs extérieurs, c'est-à-dire qu'elles sont *idiopathiques*, ou bien elles sont *symptomatiques* de certaines maladies.

Hémorrhagies idiopathiques. — A cette catégorie appartiennent toutes celles qui sont causées par des blessures, des contusions ou toute autre violence exercée sur la peau, ou bien celles qui résultent d'altérations vasculaires, telles que l'état variqueux, ou de la violente congestion qui accompagne certaines éruptions. Dans ces conditions les vaisseaux se rompent et le sang se répand en plus ou moins grande quantité dans la peau et dans les tissus ou organes sous-jacents. Il faut ranger dans cette catégorie les petites hémorrhagies produites par les piqûres d'insectes, les poux, les puces, les punaises, etc.

Hémorrhagies symptomatiques. — Dans ces cas l'hémorrhagie

éruptions qui surviennent à la suite de la *médication phéniquée*, quoique des interprétations toutes différentes aient été données de ces dermatoses.

Hanot (*Archiv. générales de méd.*, 1881) a vu se développer dans le cours de la fièvre typhoïde, sous l'influence du *phénate de soude*, le deuxième ou le troisième jour de traitement (un gramme par jour), une éruption généralisée, presque confluente, de taches rouges. En deux jours, l'exanthème a revêtu le type franchement pustuleux, d'aspect varioliforme. Examiné au microscope, le contenu de ces pustules renfermait un nombre considérable de bactéries s'agitant dans le pus. En même temps, l'état général s'est brusquement amélioré et le malade s'est rapidement rétabli : Hanot considère donc cette éruption non comme un indice d'activité cutanée morbide ou d'intoxication, mais comme un phénomène salutaire provoqué par la puissance antiseptique de l'acide phénique. C'est, dans ce cas, une véritable *crise bactéridienne*, comme la plupart des éruptions de sudamina ou de miliaire, et non une éruption médicamenteuse.

Voir les *Érythèmes chrysophaniques* (note de la page 365).

se fait spontanément, elle constitue toute l'affection comme dans le purpura, ou bien elle est un symptôme de certaines affections constitutionnelles graves comme la variole, la fièvre typhoïde, le scorbut, ou enfin elle est un symptôme secondaire d'autres affections cutanées telles que le pemphigus, l'ecthyma, l'érythème noueux.

Nous avons déjà indiqué les caractères généraux des hémorrhagies cutanées au chapitre de l'anatomie pathologique générale de la peau.

PURPURA.

Syn. — Angl. : Purpura, hæmorrhœa petechialis ; all. : purpura, blutfleckenkrankheit.

Définition. — Le *purpura* consiste dans le développement de taches hémorrhagiques, de forme et d'étendue variables, saillantes ou plates, lisses, rougeâtres, et qui ne disparaissent pas sous la pression du doigt.

Symptômes. — Il y a trois variétés de purpura, elles diffèrent l'une de l'autre par les symptômes qui précèdent la manifestation cutanée, le degré des troubles généraux qui les accompagnent, l'étendue de l'hémorrhagie, sa localisation et ses causes. La forme extérieure des taches, leur grosseur, leur étendue, leur quantité, leur couleur sont également très différentes.

Purpura simplex. — Cette variété s'accompagne rarement de troubles organiques. L'éruption est la seule manifestation morbide; quelquefois elle occasionne si peu de perturbation qu'elle échappe à l'attention du malade. Il en est cependant qui se plaignent de malaise, de perte d'appétit, de fatigue à la suite de la marche pendant les quelques jours qui précèdent l'apparition de l'éruption. Généralement elle survient brusquement, souvent en une nuit; d'autres fois elle se fait d'une manière graduelle, sous forme de plaques hémorrhagiques rouge brillant, de couleur vineuse ou purpurique; elles sont nettement circonscrites, arrondies ou ovalaires, ou bien elles ont une forme irrégulière (A). Leur grosseur varie de celle d'une tête d'épingle à celle d'un pois ou d'un haricot; elles sont généralement nombreuses et symétriques, elles siègent de

A. Rarement elles revêtent une forme annulaire ou circinée, comme dans le cas que j'ai publié dans le *Med. and Surg. Reporter*, 3 août 1878.

préférence aux membres inférieurs et surtout dans les points de flexion (A), cependant elles peuvent se manifester sur d'autres régions. Elles sont généralement disséminées, occupent une large surface et ne s'accompagnent d'aucun symptôme subjectif. Quelquefois, chez les individus dont la peau a une tendance à la formation rapide d'élevures, ces élevures se montrent en même temps que l'hémorrhagie, d'où le nom de *purpura urticans*[1] alors l'éruption provoque des démangeaisons plus ou moins vives. Dans quelques cas le système nerveux est manifestement en cause, d'où le nom de *purpura nerveux*. Mitchell (B) et Tyrrell (C) ont tous deux appelé l'attention sur cette variété ; dans toutes les observations de Tyrrell, les malades étaient sous le coup de l'impaludisme qu'il considère comme la cause première de l'éruption.

On a aussi observé la production de bulles en même temps que le purpura, comme dans le cas de White (D) où l'hémorrhagie périodique de la peau s'accompagnait d'éruption ortiée et bulleuse. Parfois, l'hémorrhagie est liée à l'absorption de médicaments, comme chez les malades de Fournier (E), Abie (F), Tilb. Fox (G) et Mackensie (H), qui prenaient de l'iodure de potassium, chez celui de Crichton Brown (I), qui absorbait du chloral, celui de Jeudi de Grissac (K), qui avalait de la quinine, celui de Freudenberg (L), qu'on traitait par l'acide salicylique.

Le purpura simplex est plus fréquent chez les femmes que chez les hommes ; chez les vieillards et chez les jeunes gens que chez les adultes ; sa durée varie de 15 jours à plusieurs mois, les récidives sont fréquentes, ainsi que la formation de nouveaux groupes pendant la durée de la maladie, car il donne lieu parfois à un grand nombre de poussées successives. Ses causes sont le plus

A. Voir l'*Atlas des maladies de la peau* de Duhring, planche K.

1. Dans la plupart de ces cas, l'ecchymose n'est pas le fait principal, mais seulement un épiphénomène. Voir p. 160.

B. *Amer. Journ. of med. Sc.*, juillet 1879, p. 116

C. *Pacific. Med. and Surg. Journ.*, juin 1876.

D. *Boston Med. and Surg. Journ.*, 10 octobre 1878.

E. *Revue mensuelle*, septembre 1877.

F. *Arch. of Derm.*, avril 1878.

G. *Brit. Med. Journ.*, 31 mai 1879.

H. *Med. Times and Gaz.*, vol. I, 1879.

I. *Lancet*, vol. I, 1871.

K. Des éruptions quiniques, *Thèse de Paris*, 1876.

L. *Berliner klin. Wochenschr.*, n° 42, 1878.

souvent obscures, car il survient aussi bien chez les gens qui se nourrissent bien que chez ceux qui sont débilités. On peut le confondre avec les piqûres de puces (purpura miliaire), mais alors il y a toujours un point central (piqûre) hémorrhagique, entouré d'une zone plus ou moins congestive.

Purpura rhumatismal. Péliose rhumatismale. — Cette variété est annoncée par plus ou moins de fièvre, de perte d'appétit, de lassitude et de dépression de l'intelligence ; en même temps il y a des douleurs rhumatismales, surtout au niveau des articulations des membres inférieurs. Après quelques jours ou une semaine, le purpura fait son apparition, il est localisé ou généralisé, mais il est plus marqué aux bras, aux cuisses et surtout aux jambes. Il consiste en petits points hémorrhagiques plus ou moins bien définis, roses, rouges ou pourpres, gros comme un pois ou une pièce de 20 centimes. Ils sont légèrement saillants ou de niveau avec la peau environnante, ils ne s'accompagnent pas de symptômes subjectifs, bien que le malade éprouve des sensations pénibles sur toute la peau. La coloration de l'éruption subit des modifications : elle devient successivement pourprée, violacée, brunâtre, jaune, grisâtre, et finalement elle disparaît complètement par suite de la résorption du sang.

Le purpura rhumatismal dure de quelques semaines à plusieurs mois, il se fait parfois de nouvelles petites hémorrhagies sous forme de récidives. Les symptômes généraux tels que la dépression, la courbature, la fatigue et autres sensations analogues, persistent souvent pendant toute la durée de l'éruption, ils sont généralement très-prononcés et inquiètent le malade. Les douleurs pénibles du rhumatisme qui précèdent l'hémorrhagie se calment souvent quand elle apparaît. C'est une affection de l'âge moyen plus fréquente chez les femmes que chez les hommes; dans certains cas elle s'accompagne d'érythème multiforme, et, en général, on ne peut la rapporter à aucune cause (A).

Le diagnostic du purpura rhumatismal est parfois difficile, surtout chez les individus chez lesquels l'hémorrhagie est mal développée ; il ressemble quelquefois à la syphilide papuleuse (B), mais

A. Voir des observations de cette forme de purpura dans un article du docteur Kinnicutt, de New-York, *Arch. of Derm.*, vol. I, p. 193.
B. Voir un article de Duhring dans le *Philad. Med. Times*, vol. III, p. 545, 1873.

alors il faut rechercher les symptômes concomitants et tenir compte de l'absence de démangeaison des lésions syphilitiques. Cependant, avec un peu d'attention, il sera facile de reconnaître le caractère hémorrhagique de l'éruption. Avant l'apparition de l'éruption on peut prendre cette affection pour du rhumatisme.

Purpura hémorrhagique. Maladie de Werlhoff. Scorbut endémique ou scorbut de terre. — Cette affection débute généralement par des signes prodromiques caractéristiques qui consistent en faiblesse, perte d'appétit, langueur, mal de tête, malaise généralisé. Les hémorrhagies se font d'abord aux jambes, et de là s'étendent rapidement au tronc et aux membres supérieurs ; leur apparition est généralement soudaine, et leurs manifestations sont très-nombreuses. Leur étendue égale celle d'une pièce de 20 centimes ou celle de la main ; il n'est pas rare de voir deux ou trois plaques hémorrhagiques se réunir pour former une large plaque très irrégulière. En même temps que du côté de la peau il se fait des hémorrhagies dans les autres organes et notamment du côté de la bouche, des gencives, du nez, des intestins et du foie. Elles sont peu importantes ou considérables, et les symptômes généraux de dépression et de faiblesse persistent tant qu'il y a hémorrhagie.

La marche et la durée du purpura hémorrhagique sont variables, il dure plus ou moins longtemps, les récidives sont fréquentes, quelquefois il se termine en huit ou quinze jours. C'est une affection grave, souvent mortelle. L'hémorrhagie cesse tout d'un coup ou progressivement. C'est une maladie plus fréquente chez les enfants que chez les adultes, on l'observe chez les individus vigoureux. qui ont soin de leur personne, aussi bien que chez ceux qui sont faibles et mal nourris.

Le purpura hémorrhagiqne diffère du scorbut, qui est la maladie avec laquelle il a le plus de ressemblance ; d'abord il s'observe habituellement chez les individus qui n'ont pas été exposés aux influences qui déterminent le scorbut, telles que l'hygiène défectueuse, la mauvaise nourriture, le manque d'aliments végétaux ; ensuite, dans le purpura, les symptômes prémonitoires ne sont pas toujours caractéristiques, quelquefois ils font complètement défaut ; dans le scorbut au contraire ils existent toujours, ils sont presque pathognomoniques, et consistent en faiblesse, en débilité générale avec troubles de la circulation, tuméfaction et saignement des gencives, chute des dents. Le purpura peut se manifester d'une façon soudaine, l'apparition du scorbut est toujours lente.

Anatomie pathologique. — Dans la majorité des cas, il y a extravasation soudaine du sang dans les tissus, il s'infiltre entre les différentes couches, parfois c'est dans le tissu chorial et dans les couches sous-cutanées qu'il se collecte, d'autres fois c'est autour des glandes et des follicules pileux. Selon que la quantité de sang extravasée est plus ou moins grande, que les tissus sont plus ou moins perméables, les noyaux hémorrhagiques sont grands ou petits, circonscrits ou diffus, arrondis ou irréguliers. La marche de l'hémorrhagie est parfaitement définie, elle ne s'accompagne ni d'inflammation, ni de symptômes subjectifs bien nets, souvent le malade n'éprouve aucune sensation. Quelquefois le purpura se complique d'autres éruptions, comme dans le cas de White dont nous avons parlé. Le sang une fois extravasé se comporte comme un corps étranger dans la peau, et ne peut disparaître que par résorption. Cette résorption se fait lentement, graduellement, le liquide et sa matière colorante subissent des changements qui sont indiqués par la coloration jaune, grise, bleue et pourpre, que prend la peau quand le sang se résorbe. Tôt ou tard, après une durée de quelques semaines ou de quelques mois, les tissus reprennent leur physionomie normale.

Traitement. — Le traitement du purpura doit varier avec les différents cas, car, si le symptôme est toujours identique à lui-même, les causes en sont très différentes, et le même traitement général ne peut pas s'appliquer à tous les cas. Il faut faire grande attention à l'alimentation, qui doit être à la fois reconstituante et variée ; quand l'hémorrhagie est très abondante, il est de la plus grande importance que le malade garde le repos au lit.

Dans le purpura simplex, l'ergot de seigle, le fer, le quinquina, les acides minéraux, les frictions stimulantes, les bains froids, sont très indiqués. Le purpura rhumatismal réclame des soins hygiéniques et une nourriture convenables, le grand air, la bonne nourriture, les boissons toniques et stimulantes, la régularité des fonctions, sont nettement indiqués. Dans le purpura hémorrhagique, les symptômes sont inquiétants, et parfois même mortels : il faut donc intervenir promptement. Le malade doit garder le repos au lit, il faut lui prescrire du fer, du quinquina, de l'ergot de seigle, des acides minéraux, comme dans les autres variétés de purpura. Les injections d'ergotine ont produit d'excellents effets dans les cas publiés par Lane (A), Minich (B), Armaingaud (C). L'essence de térébenthine, l'acétate de plomb associé à l'opium, la digitale, le sulfate de quinine, la belladone, comptent aussi des succès. L'électricité a parfaitement réussi entre les mains de Shand (D), alors que les autres moyens avaient échoué.

Le traitement externe consiste en lotions astringentes d'alun, de tannin, de vinaigre, etc. L'application locale de glace est peut-être un des meilleurs moyens; les boissons glacées sont également très indiquées dans les cas d'hémorrhagies intestinales[1].

Pronostic. — Il dépend de la variété de purpura à laquelle on a affaire, et aussi du cas particulier. Dans le purpura simplex, le pronostic est toujours favorable; la guérison est certaine, quoique lente. Il en est de même du purpura rhumatismal, bien qu'il soit

A. *Brit. Med. Journ.*, 5 septembre 1874.
B. *Philad. Med. Times*, 1875, 8 mai.
C. *Mouvement médical*, 1878, p. 552.
D. *Lancet*, 19 juillet 1879.

1. Normalement le sang est contenu dans des canaux spéciaux, dans les vaisseaux : *il n'y a pas de suffusion sanguine normale.*

Dans le purpura, le sang est sorti des vaisseaux; il s'est répandu au dehors et donne lieu au pointillé purpurique ou à des taches intradermiques, à des ecchymoses ou à des épanchements sous-cutanés, ou à des hémorrhagies, soit cutanées, soit muqueuses.

Tous les *mécanismes* par lesquels s'effectue le purpura peuvent se ramener à deux : rupture des parois vasculaires, ou diapédèse des globules. Toutes les *causes* sont comprises dans les 3 termes suivants :

(1°) Modifications du sang.	Exagération des propriétés normales des éléments sanguins. Pléthore.	
	Diminution.	Défibrination du sang. Déglobulisation. Maladies ou intoxications.
(2°) Modifications des vaisseaux.	Défaut de résistance congénital. Hémophylie.	
	Défaut de résistance acquis.	Sénilité, athérome, ramollissement, infiltration colloïde, artérite, thrombose.
(3°) Modifications de l'impulsion.	Augmentation, diminution, perturbation : affections cardiaques, troubles de l'innervation vasomotrice, lésion nerveuse centrale, trophonévrose, lésions des centres vaso-moteurs médullaires. Extravasation consécutive à une hyperémie active ou à une stagnation.	

Rayer, dans sa *classification du purpura*, fait jouer à la *fièvre* le rôle capital. C'est ainsi qu'il distingue *deux grandes classes* selon qu'il y a ou non de la fièvre, et u'il di-

souvent rebelle, très long à guérir et sujet aux récidives. Dans le

vise chacune de ces classes en *trois subdivisions*. C'est cette classification que nous adopterons.

P

- **I. Cum febre** — L'accélération du pouls ne suffit pas pour déterminer l'existence de la fièvre. L'élévation de la température centrale est indispensable à noter.
  - (1°) Simple.
    - Sporadique. — Rhumatismal ou arthritique, s'accompagne parfois de phénomènes articulaires ou de gonflement douloureux dans les masses musculaires. Rarement on observe des épistaxis, des hématuries, etc.
    - Épidémique (caractérisé par la fréquence de l'hématurie). — Rash, fièvres pétéchiales ou infectieuses (typhus, variole, diphthérie, scorbut (forme aiguë), choléra, etc.
  - (2°) Hémorrhagique. — Fièvre pourprée hémorrhagique, œdème pourpré de Soyer, *Thèse de Paris* (1878). Pronostic généralement grave.
  - (3°) Urticans. — Sorte de fièvre éruptive au petit pied admise par Villan et Bateman. C'est, pour Bazin, le *purpura des rhumatisants*, l'urticaire n'est qu'un épiphénomène, le fait du grattage, par exemple.
- **II. Sine febre**
  - (1°) Simple.
    - Idiopathique. — Marche excessive, danse, excès alcooliques, nourriture débilitante, vieillesse, séjour dans les prisons, misère physiologique.
    - Symptomatique. — Diarrhée chronique, choléra, varices, affection du foie, des reins, du cœur, de la rate, des poumons, cachexie paludéenne ou diabétique, embolies capillaires consécutives à des intoxications (mercure, alcool, iode, oxyde de carbone) médicamenteuses, ou enfin, friabilité congénitale et permanente des vaisseaux (hémophylie).
  - (2°) Hémorrhagique. Lasègue (*Archiv. de Méd.*, 1877) insiste aussi sur l'absence de fièvre. Exceptionnellement la fièvre peut exister, elle est légère, secondaire, *tardive*. Cette forme a été considérée comme un cas sporadique de scorbut. — *Purpura hemorrhagica* vrai, *apyrétique*, maladie de Werlhoff. { forme bénigne fréquente, forme mortelle rare. Pas de prodrome. *Début brusque* par une hémorrhagie gingivale ou nasale, mais jamais viscérale, telle que entérorrhagie, hématurie; dès le lendemain, pétéchies *généralisées* et hémorrhagies multiples. Guérison habituelle et rapide, mort exceptionnelle causée par anémie.
  - (3°) Urticans. — Pseudo-exanthème arthritique (*Thèse de Laget*, 1875). Ici, c'est le purpura qui est l'épiphénomène; le purpura est formé autour de l'érythème ortié et témoigne pour ainsi dire de l'intensité du processus qui a présidé à l'hyperémie cutanée. Il peut se montrer d'ailleurs dans d'autres dermatoses que l'urticaire.

purpura hémorrhagique, il faut toujours réserver le pronostic, c'est

Telles sont les diverses variétés que l'on peut reconnaître au purpura en se servant de la classification de Rayer. V. *Anatom. path.* de Cruveilhier, *Thèse* de Bucquoy et *Pathologie* de Gintrac.

Un certain nombre d'auteurs modernes ne distinguent que le purpura simplex, le purpura rhumatismal, le purpura médicamenteux, le purpura hémorrhagique vrai et le purpura nerveux. Cette dernière forme est chaque jour plus étudiée. Marotte l'a signalée un des premiers, à la suite de névralgies. Vulpian l'a reproduite expérimentalement par une hémisection de la moelle. Couty (*Gaz. hebd.*, 1874) l'attribue à une excitation du grand sympathique. Faisans (*Du purpura myélopathique, Thèse de Paris*, 1882) le constata dans le cours d'une névrite le long du nerf enflammé et le croit causé par une altération diffuse, de nature congestive, du système postérieur de la moelle. D'autre part, l'apparition du purpura est incontestable, soit dans le cours de lésions nerveuses matérielles (Des ecchymoses tabétiques, Strauss, *Archives de Neurologie*, 1880-1881, p. 555), soit à la suite d'émotion vive. (Nous rappellerons à ce sujet une malade de Fournier qui, le soir bien portante, réussit à grand'peine à échapper à des malfaiteurs, et qui, le lendemain au réveil, présentait un purpura généralisé très intense.)

Dans une remarquable observation de dermatosclérose partielle (*Ann. de Dermat.*, 1880, p. 93), Besnier décrit un cas de purpura nerveux comme il suit :

« A deux ou trois reprises, au niveau des points hyperesthésiés, il s'est produit, spontanément ou sans cause connue, des plaques ecchymotiques simples, une fois phlycténoïdes, mais sans eschare ni ulcération, se terminant au contraire rapidement par la résorption et la guérison. »

Dans tous les points, l'apparition des ecchymoses, des plaques, des stries, des nodosités, a toujours été précédée pendant un ou plusieurs jours par des douleurs occupant exactement les points qui deviendront le siège de la dystrophie cutanée. Les ecchymoses sont toujours précédées de sensations particulières, de chaleur et de brûlure. Cependant les plaques de dermatosclérose ne sont ni douloureuses à la pression, ni anesthésiées (hyperesthésie centrifuge). Les douleurs reviennent par accès, elles sont souvent nocturnes, elles ont un caractère intolérable, amènent une agitation extrême, des plaintes incessantes et amères, elles se propagent du centre vers la périphérie et existent non-seulement dans les plaques qui vont se produire ou qui sont produites, mais dans la profondeur des membres, dans la région lombaire et dans l'abdomen. Besnier a vu se produire sous ses yeux, dans l'espace de peu de jours, les rides douloureuses, les stries, les plaques, les *ecchymoses*, et même les saillies kéloïdiennes.

Bien des hypothèses ont été émises sur la nature intime du purpura, mais cette question est loin d'être résolue. Il faut reconnaître d'ailleurs que, d'une façon générale, l'origine des espèces morbides présente encore bien des obscurités. Certains auteurs, comme Rayer, comme Lasègue, attachent une importance capitale à l'existence ou à l'absence de la fièvre. Certains autres refusent aux diverses variétés de purpura, avec ou sans fièvre, toute essentialité générique, et ne voient que des degrés d'une même série morbide entre le purpura le plus simple et les cas terribles où les vaisseaux sont pour ainsi dire impuissants à contenir le sang qui s'en échappe de tous côtés. On prétend même que le purpura n'est pas une entité morbide, mais simplement « une *expression symptomatique* présentant des variétés nombreuses et pouvant se rattacher à des modifications générales de l'organisme avec prédominance des altérations nutritives des capillaires et des troubles de leur innervation, ces conditions pathologiques étant, du reste, engendrées par les états morbides les plus divers » (Rigal, *Société Méd. des Hôp.*, mars 1879). Notre maître ajoute : « Toutefois, il y a lieu de ne pas mettre sur le même plan des situations morbides absolument sans parité en clinique. » Certaines conditions morbides, et parfois peut-être une *cause infectieuse*, créeraient une *diathèse hémorrhagique aiguë*, ainsi appelée par opposition à l'hémophylie ou *diathèse hémorhagique permanente*.

Dans les cas de purpura hémorrhagica grave, fébrile, accompagné d'œdème et d'une affection cardiaque, Cornil a trouvé l'épanchement sanguin entre l'épiderme superficiel et le corps muqueux d'une part, et le corps papillaire et le derme de l'autre. Les papilles sont hypertrophiées, leurs vaisseaux sont très dilatés, et elles sont toutes infiltrées de globules rouges. Les fibres du tissu conjonctif sont dissociées par du sang épanché : d'où la formation d'ecchymoses, de soulèvements épidermiques, de phlyctènes et même

une affection sérieuse et insidieuse, dont il est impossible de prévoir le dénouement.

Hématidrose [1]. — Cette affection, connue aussi sous les noms d'hémidrose, d'éphidrose sanguine, de sueur de sang, consiste dans l'apparition à l'orifice des conduits excréteurs des glandes sudoripares d'un liquide rougeâtre contenant des globules sanguins. Ce liquide est généralement peu abondant, et il est exsudé sans qu'il y ait aucune lésion de l'épiderme. On peut considérer cette affection comme une hémorrhagie cutanée qui survient au niveau des glandes sudoripares et qui se fait par l'intermédiaire de leurs conduits glandulaires. C'est une maladie très-rare; Hart (A) en a cité une observation très intéressante; Mac Call-Anderson (B) en a rapporté également plusieurs exemples. On a pris des cas de chromidrose pour des cas d'hématidrose, et *vice versâ;* mais dans le liquide de la chromidrose il n'y a jamais de globules sanguins comme dans celui de l'hématidrose. C'est une affection qu'on observe surtout chez les jeunes filles mal réglées et hystériques. Le traitement est le même que celui du purpura.

Erasmus Wilson (C) a signalé sous le nom de *neurotic excoriations* un certain nombre de faits qn'on peut, je pense, regarder comme des exemples d'hématidrose anormale. Les cas appartenaient à des jeunes gens des deux sexes de constitution débilitée, et étaient caractérisés par des excoriations superficielles, de forme et d'étendue variables, avec démangeaisons plus ou moins vives. La lésion élémentaire dans ce cas est variable, mais généralement érythémateuse, papuleuse ou bulleuse, et s'accompagne de sensations de brûlure, de démangeaisons et de picotements.

Par le grattage, le malade détermine une excoriation sanguinolente ou non, qui peut persister pendant un temps variable ou guérir rapidement; c'est une affection habituellement chronique et sujette à de fréquentes récidives.

C'est ici le cas de dire quelques mots de ce que l'on a désigné

de gangrène cutanée par destruction des éléments cutanés infiltrés de sang. Sur les plaques simples de purpura l'épiderme était normal, mais le réseau papillaire et le derme étaient infiltrés de sang.

1. Voir la note de la p. 139.

A. *Richemond and Louisville med. Journ.*, janvier 1875, p. 98.

B. *Journ. of cutaneous Medicine*, octobre 1867, et *Lectures on Clin. med. London*, 1877.

C. *Lecture on Dermatology*, 1875, p. 292.

sous le nom de stigmates de sang. Cette affection est sans aucun doute une forme de l'hématidrose, elle est parfois précédée de la formation de bulles, et elle coïncide avec l'hystérie, l'extase, comme dans le cas bien connu de Louise Lateau, qui a fait le sujet d'études intéressantes de Warlomont (A) et de Lefebvre (B). Le suintement sanguinolent se faisait par un ou plusieurs points dont la forme et l'étendue variaient. Cet écoulement durait peu ou longtemps, habituellement quelques heures, et il revenait à intervalles réguliers. La quantité de sang exsudé était généralement peu abondante. Chez Louise Lateau cependant, les stigmates étaient nombreux et la quantité de sang perdue à la première attaque fut estimée à 100 grammes; les hémorrhagies ultérieures furent, paraît-il, moins abondantes. Un exemple analogue a été observé à Bahia (C), et publié sous le titre de *Stigmatisée de Bahia*, mais dans ce cas il n'y eut pas d'extase comme dans celui de Louise Lateau.

CLASSE V. — HYPERTROPHIES.

Un certain nombre d'affections cutanées se rangent d'elles-mêmes dans cette classe. Ce sont celles qui se caractérisent par une augmentation de masse des éléments normaux de la peau. Les diverses couches qui constituent le tégument sont toutes sujettes à l'hyperplasie; le processus peut se borner à attaquer l'un des tissus, ou bien il en atteint plusieurs, soit successivement, soit simultanément.

Ces affections peuvent avoir leur siège exclusivement dans l'épiderme, comme dans le chloasma et la callosité; ou bien elles se développent aux dépens de l'épiderme et des couches papillaires, comme dans l'ichthyose et la verrue. Dans d'autres cas, le derme est le siège principal du processus, comme, par exemple, dans l'éléphantiasis. Les cheveux et les ongles peuvent aussi participer à l'hypertrophie.

Les hypertrophies, sauf quelques exceptions, sont caractérisées

A. Louise Lateau, *Rapport médical*, Paris et Bruxelles, 1875.
B. Louise Lateau de Bois d'Haine, sa vie, ses extases, ses stigmates, Louvain, 1873.
C. *Le mouvement médical*, n° 1, 1877.

par l'absence de phénomènes inflammatoires. Dans la plupart des cas, elles ne donnent point naissance à de sérieux inconvénients et doivent être considérées comme de simples difformités. Leur marche est lente. Elles peuvent durer pendant des années ou même pendant toute la vie. Elles sont congénitales ou acquises ; le plus grand nombre se montre après la naissance.

Leurs traits pathologiques ont déjà été esquissés à propos de l'étude de la pathologie générale de la peau.

LENTIGO.

Syn. — Angl. : lentigo, freckle ; all. : sommersprosse ; fr. : taches lenticulaires, lentigines, taches pigmentaires spontanées.

Définition. — Le *lentigo* consiste en un dépôt de pigment de forme irrégulière ; son étendue varie de la grandeur d'une tête d'épingle à celle d'une lentille, sa coloration est jaunâtre ou brunâtre, et il apparaît le plus souvent sur la figure ou sur le dos des mains.

Symptômes. — Les caractères de l'affection varient extrêmement selon le degré de son développement. Quelquefois les lésions sont peu nombreuses et disséminées, tandis que, dans d'autres cas, et ce sont les plus fréquents, elles sont très nombreuses. Elles sont ordinairement petites, minces, ont une grosseur qui varie de celle d'une tête d'épingle à celle d'une lentille (d'où leur nom de tache lenticulaire) ; elles sont arrondies, déchiquetées irrégulièrement ou même angulaires. Elles sont isolées, et, dans ce cas, sont très faciles à étudier, ou agglomérées, et tendent à devenir confluentes. Elles n'affectent aucune régularité dans leur distribution, mais elles sont fréquemment symétriques. Leur coloration varie du jaune pâle au jaune brun ou au noir. Elles sont parfois assez abondantes pour donner au corps un aspect de malpropreté fort désagréable. Leur siège de prédilection est la face, et surtout les joues ; elles se montrent très fréquemment aussi sur le dos des mains et sur les avant-bras ; d'autres régions peuvent également en être atteintes. Leur apparition est précédée de démangeaisons ou d'autres signes subjectifs ; leurs bords sont ordinairement très nettement limités. Les individus de tout âge, les enfants aussi bien que les vieillards, y sont exposés ; cependant, on ne les observe jamais chez les tout petits enfants, et rarement avant l'âge de trois ans. Elles sont communes aux deux sexes; généralement elles se montrent chez les personnes au teint blanc, et il est rare que les sujets roux n'en présentent pas; cependant on les rencontre aussi chez les personnes au teint noir. Les mulâtres en ont souvent une grande quantité.

Les taches pigmentaires ont une marche chronique; elles durent pendant des années, et le plus souvent toute la vie. Généralement, elles font leur apparition en été, quelquefois soudainement, et durent pendant toute cette saison pour disparaître, incomplètement, il est vrai, avec la saison froide, jusqu'à la saison suivante. Lorsque l'individu avance en âge, elles peuvent disparaître définitivement.

Les *Éphélides ou taches de rousseur* ont une coloration qui varie du brun pâle au brun très foncé; on les considère comme l'un des symptômes de certaines formes rares d'atrophie de la peau, compliquées de télangiectasie, comme dans les cas rapportés par Hébra et Kaposi, Taylor et moi-même (Voir Atrophie de la Peau).

Étiologie. — On sait que les taches pigmentaires sont toujours plus marquées pendant l'été et surtout lorsqu'on a subi l'action des rayons du soleil; Hébra a particulièrement insisté sur ce fait que les éphélides apparaissent quelquefois sur des parties du corps qui sont rarement exposées, si elles le sont jamais, à la lumière ou au soleil, comme, par exemple, le dos, les fesses et le pénis [1] (A).

Si donc l'action des rayons solaires est incontestable, on peut en conclure qu'elle n'est pas indispensable et que d'autres causes peuvent provoquer cette lésion : certaines diathèses, telles que la tuberculose, la syphilis, prédisposent puissamment aux taches pigmentaires, et d'autre part elles peuvent se développer dans cer-

1. Chez les individus à peau fine et blanche, et notamment chez les sujets roux, les éphélides sont parfois extraordinairement abondantes; elles sont isolées et criblent les bras et la poitrine; ou bien elles sont confluentes et couvrent les régions de placards plus ou moins vastes qui peuvent ressembler soit à du pityriasis versicolor, soit à toute autre hyperchromie cutanée morbide. Leur persistance après la pression et le grattage, l'absence de desquamation, la localisation, l'indolence, servent à les distinguer de ces autres affections.

A. J'ai eu l'occasion de voir plusieurs cas dans lesquels le lentigo s'était manifesté sur ces régions. Voir aussi l'*Atlas des maladies de la peau* de Hébra. Lieferung VIII, Tafel V.

taines formes rares d'atrophie cutanée. Je pense toutefois que, dans la majorité des cas, le soleil est la cause déterminante.

Anatomie. — Au point de vue anatomique, l'éphélide est constituée par une augmentation limitée de la quantité du pigment normal. Elle diffère du chloasma, non par sa nature, mais seulement par sa forme particulière, par sa coloration spéciale et par ses dimensions moindres. — Dans l'un et l'autre cas les granulations pigmentaires sont plus nombreuses et plus serrées dans les cellules profondes du corps muqueux.

Traitement. — Les moyens qu'on emploie pour faire disparaître ces taches sont les mêmes que ceux dont on se sert contre une altération plus sérieuse de la peau, le chloasma, dont je vais maintenant m'occuper.

CHLOASMA.

Définition. — Le chloasma est une affection pigmentaire consistant en taches unies, lisses, de grandeur et de forme variées, plus ou moins nettement limitées, d'une coloration jaune-verdâtre, brunâtre, ou même noirâtre, occupant le plus souvent la face.

Symptômes. — La surface de la peau n'est le siège d'aucune altération organique ; le changement de couleur fait toute la maladie. Les taches peuvent avoir toutes les dimensions, celle d'un centime, celle de la paume de la main ou même davantage. Elles peuvent de même affecter toutes formes, mais fréquemment elles sont rondes ou ovales et présentent généralement une ligne de démarcation assez nette. Elles ont une couleur jaune-sale, jaune-verdâtre, brun-terreux, ou même noire (mélasma, melanodermie) (A). Le chloasma peut aussi se montrer sur toute l'étendue de la peau, sous l'aspect d'une tache unique, d'un véritable masque, qui recouvre la peau tout entière comme d'un enduit dont la couleur varie. Ce fait s'observe quelquefois dans le cours de certaines maladies viscérales (maladie d'Addison, cachexie paludéenne, tuberculose, etc.).

Ces taches pigmentaires *acquises* qu'on appelle *chloasma* comprennent le chloasma *idiopathique* et le chloasma *symptomatique.*

A. On trouvera une bonne description des différentes formes de mélanodermie dans un article du docteur White, *Boston Med. and Surgery Journal*, vol. I, 1878.

Sous le premier chef sont comprises toutes les hypertrophies pigmentaires de cause externe, telles que l'état spécial (mélasma) résultant de grattages prolongés et d'irritations répétées, qu'on observe dans toutes les affections prurigineuses et surtout dans celles qui durent longtemps (prurigo, pemphigus, lichen, eczéma, phthiriase). Des produits chimiques, ainsi que diverses substances médicamenteuses, comme, par exemple, les sinapismes et les vésicatoires, produisent également des accumulations pigmentaires plus ou moins considérables. La chaleur et surtout les rayons du soleil sont une cause bien connue de pigmentation épidermique [1]. Si l'action de ces agents est prolongée, leurs effets peuvent persister indéfiniment. Ils disparaissent au contraire au bout de quelque temps quand la cause cesse.

Dans le *groupe symptomatique*, nous trouvons la variété connue sous le nom de *chloasma uterinum*, masque utérin, et le *chloasma cachecticum*, c'est-à-dire les taches qui sont en rapport avec certaines maladies générales, telles que la tuberculose, le cancer, l'impaludisme; dans ce dernier cas, la pigmentation est ordinairement diffuse et généralisée (mélanodermie).

Dans la maladie d'Addison ou maladie bronzée, on rencontre une mélanodermie généralisée qu'on peut considérer comme le type de cette forme de chloasma [2]. Dans ces cas typiques, la coloration de la peau est brune avec une teinte jaune-verdâtre ou vert olive; elle est plus ou moins généralisée, mais la pigmentation est toujours plus spécialement prononcée dans les régions qui sont naturellement et normalement le siège de dépôts pigmentaires, comme à l'aisselle, à l'aréole du sein et aux organes génitaux. Les cheveux aussi peuvent en être atteints.

La face et les mains, ainsi que les parties soumises à des frottements ou à des pressions faibles, mais répétées, de la part des vêtements, du corset, par exemple, sont les régions où la colo-

1. C'est le *hâle* des paysans et des matelots, qui ne se montre en général que chez les personnes robustes et bien portantes. Fournier a fait photographier dernièrement un magnifique cas de pigmentation unilatérale produite par un bandage herniaire.

2. Il faut signaler, dans cette maladie, la coloration bronzée des muqueuses et notamment de la région antérieure et inférieure de la langue et du voile du palais.

Dans la mélanose simple, Cornil a signalé l'existence de granulations pigmentaires dans les cellules épithéliales des acini mammaires.

ration est plus foncée. On observe plus ou moins de chloasma dans l'atrophie sénile et dans le cours de diverses autres maladies de la peau, telles que la sclérodermie, la morphée, la lèpre, la syphilis et la pellagre.

Chloasma utérin. — Cette variété consiste dans la présence d'une ou de plusieurs taches, formées de dépôts pigmentaires, qui se montrent de préférence sur quelques points ou sur la totalité du front. On peut encore le rencontrer sur d'autres parties de la face (paupières, commissures palpébrales, lèvre supérieure, menton, joues) et même sur le thorax, sur les seins, autour du mamelon, sur l'abdomen (ligne brune médio-verticale). A la face ce phénomène se présente sous l'aspect de taches isolées, ou de vastes plaques continues qui recouvrent le front tout entier. Il s'étend habituellement en hauteur de la racine des cheveux à l'arcade sourcilière et transversalement d'une tempe à l'autre. Tantôt la tache est nettement délimitée, tantôt elle se fond insensiblement dans la coloration normale de la peau. Parfois la face tout entière est recouverte d'une couche pigmentée diffuse, d'une sorte de masque dont la coloration varie du jaune sale au brun, sa surface est toujours lisse et n'est le siège d'aucune desquamation. On observe le chloasma utérin depuis la puberté jusqu'à la ménopause; dans la majorité des cas, il est en rapport avec des modifications physiologiques ou pathologiques, survenues dans les fonctions de l'utérus; la grossesse est l'une de ses causes les plus ordinaires, mais il se manifeste encore dans diverses affections utérines chroniques (métrite, fibromes, lésions ovariennes, etc.). Il se développe chez les femmes non mariées aussi bien que chez les femmes mariées, toutefois il est relativement rare chez les premières; dans ce cas, il est sous la dépendance des troubles de la nutrition engendrés par la dysménorrhée, la chlorose, l'anémie ou l'hystérie, et s'observe alors plus communément de trente à quarante ans; après la ménopause, on ne le rencontre plus ni chez les femmes mères, ni chez les nullipares [1].

Étiologie. — Les causes qui donnent naissance au chloasma sont

1. Le chloasma de la grossesse, ainsi que les mélanodermies partielles consécutives aux troubles survenant dans la nutrition à l'occasion d'affections utérines (voir le *Traité des*

nombreuses et de nature très différente; il faut les étudier dans les diverses variétés de cette affection, qui, du reste, sont basées sur l'étiologie; nous avons indiqué les plus importantes d'entre elles.

Anatomie pathologique. — L'affection a son siège dans les couches muqueuses de l'épiderme. Elle consiste en une augmentation des dépôts normaux de pigment qui continue à s'accumuler aussi longtemps que la cause efficiente persiste. Dès qu'au contraire elle disparaît, le pigment se résorbe et la peau ne tarde pas à reprendre sa coloration physiologique.

Diagnostic. — On pourrait confondre le chloasma avec le *pityriasis versicolor*, à cause de la ressemblance de couleur des taches. Toutefois c'est la seule analogie qu'aient ces deux affections. Les taches du pityriasis versicolor sont habituellement plus nombreuses que celles du chloasma; elles occupent toujours le thorax, qui est rarement le siége du chloasma, excepté lorsqu'il est généralisé. La face, qui est au contraire le siège favori du chloasma, n'est jamais attaquée par le microsporon furfur. D'autre part, les caractères de ces taches sont assez différents pour permettre de les distinguer les unes des autres par un examen attentif.

affections de l'utérus de Martineau, rédigé par Barthélemy, t. I, p. 103 et seq.), peuvent être considérés comme des troubles trophiques, comme des *phénomènes nerveux réflexes*. En 1863, E. Wilson signale déjà l'épuisement nerveux et l'hypochondrie comme des causes capables de déterminer souvent la formation de colorations anormales. En 1868, Peigel, puis Parrot, insistent sur la coïncidence fréquente de la pigmentation exagérée de la peau dans certaines affections du système nerveux. Pouchet, Brown-Séquard, voient aussi chez certains poissons aux écailles colorées les fonctions chromatiques se suspendre dans une région par la section du nerf correspondant. Jaccoud, Erichsen, Martineau, Maire, Semmola, font intervenir surtout les lésions du *grand sympathique* et de ses annexes. Dans les cachexies, l'hémoglobine adhère moins aux globules qui perdent ainsi leur matière colorante; celle-ci est retenue dans les mailles des tissus et forme des taches pigmentaires d'autant plus prononcées et plus tenaces que l'hyperémie est habituellement plus grande dans la région. La pigmentation du front disparaît en général après l'expulsion du produit de la conception ou dans les deux mois qui suivent le retour des menstrues; mais pendant les grossesses ultérieures il se développe de nouveau passagèrement un masque qui affecte identiquement les mêmes régions. La pigmentation des aréoles, des nymphes, de la ligne pubio-ombilicale, persiste seule indéfiniment.

Les affections utérines peuvent provoquer un masque aussi prononcé que celui de la grossesse; on le voit chez des femmes qui n'ont jamais conçu, et il a le même aspect. L'intensité pigmentaire s'accentue à chaque période menstruelle, surtout pendant l'été. La muqueuse du vagin même a pu acquérir une teinte plus foncée.

Longtemps après la ménopause (six ans, par exemple) le masque peut encore se développer et coïncider avec l'apparition d'une tumeur ovarique ou utérine. Il peut se produire dans le cours des affections utérines chez des femmes qui n'ont pas présenté d'hyperchromie pendant leurs grossesses; dans ces cas, les taches pigmentaires disparaissent rapidement après la guérison de l'affection utérine.

Les taches chloasmatiques sont lisses, dépourvues de squames, et ne s'accompagnent d'aucune altération dans la texture de la couche cornée de l'épiderme; celles du pityriasis versicolor sont toujours plus ou moins furfuracées, fait qu'il est facile de mettre en relief en grattant sans violence la peau avec l'ongle. Une fois que le chloasma a atteint une certaine étendue, il n'a aucune tendance à s'étaler encore en surface; le pityriasis versicolor au contraire s'élargit à vue d'œil et, le plus souvent, ne s'arrête qu'après avoir recouvert un espace assez vaste. Le chloasma ne donne lieu à aucun symptôme subjectif; le pityriasis versicolor est souvent prurigineux.

Traitement [1]. — Les pigmentations persistantes du chloasma et du lentigo ont des conséquences toutes différentes de celles des pigmentations passagères (syphilides pigmentaires, éphélides); les unes causent un enlaidissement véritable, les autres sont sans importance. Le traitement doit être proportionné à la gravité des lésions, et il est souvent nécessaire d'agir contre le lentigo et le chloasma. Le médecin devra d'abord s'inquiéter des causes de l'affection qui, dans le cas de chloasma, sont la plupart du temps faciles à déterminer. Ces causes une fois connues, il faut prescrire et employer sans relâche les moyens capables de modifier l'état morbide.

Les agents externes, destinés à agir directement sur l'épiderme et à détruire les couches profondes du réseau muqueux où s'est accumulé le pigment, ont ici leur indication naturelle. Parmi les nombreuses substances auxquelles on a eu recours à cet effet, je citerai le bichlorure de mercure, le *mercure ammoniacal*, le sous-nitrate de bismuth, le savon de potasse, le soufre et ses préparations. Le sublimé corrosif est l'agent le plus actif, on le prescrit en solution aqueuse ou alcoolique, ou bien dans une émulsion d'amandes. Sa dose varie

1. Semmola croit que la mélanodermie viscérale est primitivement due à un épuisement fonctionnel des centres ganglionnaires abdominaux. Aussi conseille-t-il d'appliquer des courants continus, entre la partie latérale du cou et l'épigastre, pendant plusieurs mois.

L'indication thérapeutique locale consiste à détruire les couches profondes du réseau muqueux où se trouve le dépôt pigmentaire : l'acide chlorhydrique, l'acide acétique, la potasse, la soude, les savons de potasse, la teinture ou le glycérolé d'iode, etc., peuvent servir à cet usage. On peut encore obtenir la guérison par des lavages quotidiens avec l'esprit de savon de potasse.

D'une façon générale, Kaposi recommande d'éviter l'emploi simultané du soufre, du plomb et du mercure.

de 0,05 à 30 centigrammes pour 30 grammes, selon la susceptibilité de la peau, la gravité de la maladie et l'effet produit; la dose de 0,10 centigrammes pour 30 grammes est suffisante dans la plupart des cas. Une solution contenant 0,10 centigrammes de sublimé corrosif, 2 grammes de teinture de benjoin et 30 grammes d'émulsion d'amandes, est une formule généralement appréciée.

Hardy recommande la suivante :

Sublimé corrosif.	0,50 centigr.
Sulfate de zinc.	2 gr.
Acétate de plomb.	2 gr.
Eau distillée	125 gr.
Alcool.	q. s.

Mêlez. — Faites une lotion, matin et soir.

L'acide acétique seul ou combiné au soufre, sous forme de pâte, est préconisé par Neumann. Les solutions d'acide chlorhydrique ont aussi donné des succès. Il en est de même des solutions de potasse ou de celles d'acide phénique dans l'alcool.

Bulkley se loue de la préparation suivante :

Sublimé corrosif.	0,50 centigr.
Acide acétique dilué	7 gr.
Borax.	2 gr.
Eau de roses.	120 gr.

Mêlez. — Faire une lotion à appliquer trois fois par jour.

Dans les cas où l'on veut obtenir une disparition rapide des taches pigmentaires, on peut employer le procédé suivant, indiqué par Hébra. On prépare une solution composée de

Sublimé corrosif	0,30 centigr.
Eau ou alcool	30 gr.

On trempe dans cette solution de fines compresses; on les applique exactement sur les points pigmentés et on les maintient saturées du liquide médicamenteux en ayant soin de les humecter de temps en temps. On doit les laisser pendant quatre heures environ, c'est-à-dire jusqu'à ce que la peau soit recouverte de phlyctènes qu'on perce au point le plus déclive, on peut même enlever l'épiderme soulevé. On recouvre ensuite les surfaces dénudées ou les phlyctènes affaissées avec de la poudre d'amidon. Il se fait une croûtelle, et au-dessous un épiderme nouveau qui est débarrassé de toute pigmentation.

Mais il est rare que l'amélioration soit définitive ; la règle au contraire est qu'au bout d'un temps variable l'épiderme reprenne sa coloration foncée.

On peut encore se servir de pommade à base de vératrine, 0,60 centigr. à 1 gr. 30 pour 30 grammes, ou de mercure ammoniacal, de nitrate de mercure, à la dose 3 gr. 50 à 7 grammes pour 30 grammes d'onguent simple.

Neumann et d'autres médecins font l'éloge d'une pommade composée de mercure ammoniacal et de sous-nitrate de bismuth (3 gr. 50 de chaque pour 30 grammes), mais l'essai que j'en ai fait n'a pas été satisfaisant.

On peut rattacher à l'étude du chloasma celle de diverses colorations anormales qui sont également dues au dépôt, dans l'épiderme, de certains pigments. Quoique de nature différente, elles donnent lieu à des altérations transitoires ou permanentes de la coloration de la peau selon leurs causes, et présentent parfois une analogie frappante avec le chloasma : telles sont les taches dues à l'extravasation du sang, comme dans les hémorrhagies sous-cutanées (taches ecchymotiques), à la matière colorante de la bile, comme dans la jaunisse, et à l'usage interne longtemps prolongé du nitrate d'argent.

La pigmentation de la peau, qui résulte de l'usage interne du nitrate d'argent, constitue ce qu'on appelle l'*argyrie;* ses teintes varient du bleu ou gris-bleu aux nuances ardoisée, bronzée ou même noire. L'argyrie est habituellement généralisée, toutefois elle est plus prononcée sur les parties ordinairement exposées à la lumière, comme la figure et les mains. D'après Riemer (A) et Neumann (B), qui ont étudié avec soin ce sujet, la matière colorante, sous forme d'argent réduit, se trouve dans toutes les parties de la peau, excepté dans l'épithélium qui tapisse les glandes et dans les cellules de la couche muqueuse de l'épiderme ; c'est immédiatement au-dessous de ces couches, où elle se dessine nettement sous forme

A. *Archiv. der Heilkunde*, 1875 u. 1876.
B. *Lehrbuch der Hautkrankheiten,* 5te Auflage, Vien, 1880.

d'une bordure noire, qu'on la retrouve en plus grande quantité. Cette matière colorante est composée de granulations extrêmement fines disposées en groupes et en bandes (îlots et traînées), le dépôt pigmentaire se fait également dans le tissu conjonctif des organes internes.

Plusieurs médecins ont essayé de traiter cette difformité par l'iodure de potassium, mais je ne connais que deux cas rapportés par le Dr L. P. Yandell (A) où ce moyen, associé aux fumigations mercurielles, ait réussi. Les malades étaient syphilitiques et prirent en trois fois dans la journée de 0,65 centigr. à 6 gr. 50 d'iodure de potassium, dont ils continuèrent l'usage pendant plusieurs mois; dans ces deux cas la peau se décolora graduellement, dans l'un il resta une légère teinte, dans l'autre la guérison fut complète.

La coloration anormale de la peau est encore, comme on le voit si souvent, le fait du *tatouage*. L'opération consiste à introduire dans l'épaisseur de la peau et à y faire pénétrer au moyen d'aiguilles une matière colorante, qui est généralement de l'indigo, du vermillon, ou même du charbon et de la poudre à canon. Ces matières colorantes, étant inaltérables et insolubles, restent indéfiniment dans le derme où elles ont été portées mécaniquement. Un exemple des plus remarquables du tatouage fut observé il y a quelques années à Vienne (B). Il s'agissait d'un homme dont le tégument tout entier était couvert de figures entremêlées et de dessins combinés [1].

A. *American Practitionner*, september 1872.

B. Le cas a été rapporté par le professeur Hébra dans son Atlas (*Atlas der Hautkrankheiten*, Lieferung VIII, Tafel X, Wien, 1872. Cet homme, « le tatoué de Birmanie », a, depuis cette époque, fait en Autriche et dans d'autres pays l'exhibition publique de son curieux épiderme. Le mot *tatouage* vient du mot polynésien *tatahou*, qui signifie *dessins tracés sur la peau*.

1. D'autres tatouages sont involontaires ou professionnels, tels que ceux des aiguiseurs, des forgerons, des artificiers. Comme le tatouage voulu des marins et des ouvriers, cette coloration est indélébile et ne peut disparaître que par les cautérisations (feu, pâte de Vienne, etc.) capables de détruire le derme. Les Arabes appliquent pour cela un emplâtre composé de savon noir et de chaux vive. On ne peut donc remplacer le tatouage que par une cicatrice. Le tatouage a une certaine valeur, en médecine légale, pour la recherche de l'identité. Il est parfois utilisé en chirurgie pour diminuer l'effet disgracieux de certaines cicatrices. On tatoue la cicatrice avec une matière colorante (chromates) qui se rapproche de l'incarnat de la peau. Certaines personnes se font tatouer des grains de beauté ou des mouches. On a observé des épithéliomas ayant pris naissance sur des tatouages. Voir *Étude anthropologique et médico-légale des Tatouages*, par Lacassagne, Paris, 1881.

D'autres pigmentations acquises sont encore importantes à signaler, ce sont celles qui se forment autour des foyers d'inflammation chronique, autour des ulcères variqueux, par exemple. Aux membres inférieurs, d'ailleurs, à cause de la difficulté circulatoire

NŒVUS PIGMENTAIRE.

Syn. — Angl. : Pigmentary mole, Nœvus pigmentosus ; all. : Pigmentmal, Fleckenmal ; fr. : tache pigmentaire congénitale. Tache de café.

Le *nœvus pigmentaire* peut consister simplement en un dépôt bien circonscrit de pigment dans la peau sans altération des éléments du tissu connectif ou du système pileux ; ou bien, outre l'augmentation parfois considérable du pigment, il peut y avoir hypertrophie de toutes les parties constitutives de la peau et surtout des poils.

Les nœvi varient beaucoup de grandeur et de forme ; ils peuvent être petits, du volume d'un demi-pois ou d'un haricot, ou bien être assez larges pour occuper une surface considérable. Ils sont généralement de forme ronde ou ovale ; cependant ils peuvent avoir des contours irréguliers. Le pigment est plus ou moins abondant et s'étend plus ou moins en profondeur ; sa couleur varie du jaune au brun et au noir. Les nœvi sont plats, de niveau avec la peau qui les entoure ou plus ou moins surélevés ; leur surface est molle, souple, lisse et unie, sans modification de texture de la peau, et c'est alors le *nœvus spilus ;* ou bien elle est inégale, ridée, rugueuse, rude et verruqueuse, d'où le *nœvus verrucosus.*

Quelquefois ils forment une tumeur plus ou moins volumineuse, proéminente, épaisse, molle et élastique à la fois, infiltrée de tissu conjonctif de nouvelle formation et de tissu adipeux, et constituent les *nœvi lipomatodes.* Ils sont assez fréquemment glabres et lisses ; d'autres sont recouverts de poils très longs, disposés en touffes et lanugineux, ou, au contraire, durs et raides. On donne au nœvus velu le nom de *nœvus pilosus.* On a signalé encore le *nœvus molluscoïde.*

Les nœvi pigmentaires sont uniques ou multiples, simples ou composés (A). Ils se montrent sur différentes parties du corps,

qu'entraîne la déclivité, toutes les éruptions, taches ou plaies, sont plus foncées en couleur que partout ailleurs. Enfin, les tuberculeux et surtout les syphilitiques, en vertu de l'altération de leur sang, ont une grande tendance à l'hyperpigmentation.

(A) Le docteur J. Nevins Hyde, de Chicago, rapporte un intéressant cas de nœvus pigmentaire composé, unilatéral gauche, disposé en forme de rubans à la surface desquels le pigment anormal était disséminé (*Chicago Med. Journal and Exam.*, octobre 1877). Un autre cas de nœvi multiples a été observé, par T. de Amicis, sur une jeune fille de dix-sept ans, au teint brun très foncé. La surface entière du tégument externe était criblée de centaines de nœvi pigmentaires disséminés irrégulièrement, mais surtout dans la moitié supérieure et plus particulièrement sur la figure, sur la nuque et sur le dos. On en a quelquefois vu qui suivaient d'une façon manifeste le trajet des troncs nerveux.

Ils s'observent dans les deux sexes ; la plupart sont congénitaux, d'autres apparaissent plus ou moins longtemps après la naissance. Les nœvi pigmentaires petits, plats, lisses et mous, qu'on voit si communément sur le tronc, sont presque toujours acquis. Quand ils ont atteint une certaine dimension, qui excède rarement celle d'un grain de café, avec lequel ils ont d'ailleurs parfois une grande ressemblance de forme et de couleur, ils n'ont plus aucune tendance à s'accroître et ils persistent pendant un temps indéfini sans subir de modifications. D'autre part, les nœvi étendus, proéminents, pileux, sont habituellement congénitaux et permanents. Leur matière colorante consiste en un dépôt plus serré et plus abondant de cellules et de granulations pigmentaires qui se fixent dans la couche muqueuse de l'épiderme et dans le chorion[1].

On peut les détruire par l'excision, le raclage, ou à l'aide de caustiques ; quand ils sont petits et plats, on peut les traiter par la potasse, l'éthylate de soude et même le fer rouge.

KÉRATOSE.

Syn. — Fr. : Callosité, durillons ; angl. : tyloma, tylosis, callositas, callus, calosity.

Définition. — La *kératose* consiste dans l'apparition sur la peau de plaques superficielles épaisses, dures et cornées, de dimensions et de formes variables, grisâtres ou jaunâtres, indolentes, et occupant la plupart du temps la paume des mains et la plante des pieds.

Symptômes. — La peau est le siège d'épaississements plus ou moins nettement circonscrits, de consistance dure et sèche. Cette

remarquables par leur coloration brune ou noire, dont le volume variait de celui d'une tête d'épingle à celui d'un haricot ; quelques-uns portaient des bouquets de poils. Dans la paume de la main gauche il y en avait un de la largeur d'une pièce de 20 centimes (*Il Mov. medico-chirurgico*, Napoli, 1875, et *lo Sperimentale*, March 1876).

1. Pour Hébra, ces nœvi sont scientifiquement analogues aux taches que présente la robe des animaux (Kaposi, p. 80) ; ce seraient des *troubles trophiques*. Il est incontestable en effet que parfois ces nœvi, soit vasculaires, soit pigmentaires, suivent exactement les trajets nerveux : d'où le nom de *nævus nerveux* (Simon, Bærensprung, Campana) ou *zoniformes* (Fournier). Fournier a fait récemment photographier deux magnifiques cas dont les observations ont été publiées dans les *Annales de Dermatologie*, mai 1882, par Barthélemy.

dureté présente de nombreux degrés, depuis le simple épaississement avec perte de souplesse jusqu'à l'état corné. Les plaques ont ordinairement la grandeur d'une pièce de monnaie ; elles sont arrondies et font une légère saillie au-dessus de la peau qui les environne. Elles sont grises, jaunes ou brunes, mais cette coloration dépend de l'intensité des frottements auxquels la région a été soumise et de la profession du malade. Les callosités occupent ordinairement la paume de la main, les doigts, la plante des pieds, les orteils, et plus particulièrement toutes les parties exposées à une pression répétée quelconque. C'est ainsi qu'on les observe surtout sur les mains des mécaniciens et des ouvriers qui se servent d'outils, tels que les cordonniers, les forgerons, les charpentiers, etc.[1]. On les voit aussi sur les doigts des violonistes et des harpistes. Aux pieds, ils occupent principalement les régions plantaires, et particulièrement la face inférieure des gros orteils et la face latérale du petit orteil. Quelquefois ils restent stationnaires pendant longtemps ou bien ils disparaissent spontanément quand la cause qui les a produits cesse d'agir. Leur développement est toujours graduel; quelquefois ils s'enflamment et finissent par suppurer.

Étiologie. — Les durillons sont, dans la majorité des cas, le résultat de causes externes ; quelquefois cependant ils paraissent s'être développés en dehors de toute influence provocatrice ou extérieure. Ordinairement ils se développent à la suite de pressions continues ou de frottements comme ceux qu'on voit dans les mains des ouvriers qui manient habituellement des outils ; au pied[2] ils surviennent chez les gens qui portent des chaussures trop étroites, mal ajustées, et à la suite de marches excessives ; ils sont plus com-

1. Ces callosités professionnelles ont leur rôle en médecine légale et servent de « signes particuliers » utiles pour la recherche de l'identité (voir les traités de médecine légale, Lutaud, Lacassagne, etc.).

2. On recommande aujourd'hui en France l'emploi d'un petit appareil en caoutchouc, sorte de plastron, moulé sur le pied malade et destiné à combattre soit le durillon, soit l'hygroma enflammé qui se trouve entre le durillon et l'os, soit une hyperplasie rhumatismale ou goutteuse du périoste de la tête de la première phalange du gros orteil, par exemple (oignon). La plaque de caoutchouc est assez mince, mais elle se bombe, se renfle et s'épaissit, au niveau de la lésion, protégeant le centre et ne prenant d'appui qu'à la périphérie. L'action du caoutchouc, l'occlusion, l'humidité, l'absence de tout frottement, ne tardent pas, sinon à guérir, du moins à rendre supportable une pénible infirmité capable d'empêcher la marche.

muns chez les hommes que chez les femmes. Ils surviennent à tout âge, bien qu'ils soient plus fréquents chez l'adulte et chez le vieillard.

Anatomie pathologique. — La callosité est composée purement et simplement de couches épidermiques superposées. Sur une section transversale, on voit, d'après Simon (A), que l'hypertrophie porte exclusivement sur la couche cornée et que le corps muqueux et le derme ne subissent aucune modification. Les cellules de l'épiderme sont tellement serrées les unes contre les autres qu'elles ressemblent à de la corne.

Traitement. — Quand la callosité gêne, le mieux est de l'enlever avec un bistouri; en tous les cas, il faut baigner fréquemment les durillons dans l'eau chaude, de façon à les ramollir et à en rendre l'extirpation facile avec l'ongle, une rugine, ou à en permettre l'ablation couche par couche avec le bistouri. Souvent un cataplasme ramollira les couches superficielles beaucoup mieux qu'un bain; on peut aussi utiliser avec avantage une solution de potasse caustique plus ou moins concentrée, selon les cas, mais il faut toujours l'employer avec précaution, afin de ne pas atteindre et détruire la couche papillaire. Quand la callosité est le résultat du travail manuel, il vaut mieux ne pas l'enlever, car souvent au bout d'un certain temps elle finit par ne plus augmenter, et par disparaître spontanément.

COR.

Syn. — Angl. : Clavus; corn; all. : Leichdorn, Hühnerauge; fr. : Œil-de-perdrix.

Définition. — Le cor est une production petite, nettement limitée, ordinairement plate, profondément située, plus ou moins cornée, douloureuse à la pression, et qui siège généralement aux orteils.

Symptômes. — Le cor présente ordinairement l'apparence d'une callosité; il est constitué extérieurement par l'épaississement de la couche épidermique; il a une surface plus ou moins polie et ressemble au toucher à de la corne. Toutefois, il peut être mou et présenter les mêmes caractères que la verrue; il est arrondi, bien circonscrit, et varie comme grandeur entre une tête d'épingle et la

A. *Ueber die Hautkrantheiten*, Berlin, 1851, p. 29.

moitié d'un pois. Il est douloureux à la pression, mais parfois il provoque des élancements qui sont indépendants de toute pression. Si la cause qui a produit le cor persiste, elle peut engendrer des symptômes inflammatoires.

Le siège habituel du cor est la face supérieure et externe du petit orteil; quelquefois il se développe dans les espaces interdigitaux et à la face plantaire des orteils. Quand il siège entre les orteils, il est plus ou moins macéré, et a une apparence molle et spongieuse; c'est le *cor mou* (softcorn), en opposition avec le *cor dur* (hardcorn).

Un, deux, et même un plus grand nombre de cors, peuvent exister simultanément. Ils sont quelquefois assez douloureux pour empêcher la marche et même la station verticale.

Étiologie. — Ils sont le résultat soit d'une pression continue, soit de frottements répétés. Dans la grande majorité des cas, ils tiennent à l'usage de chaussures trop étroites ou mal faites.

Anatomie pathologique. — Les cors sont des néoformations limitées formées aux dépens de l'épiderme dont la couche cornée subit un épaississement excessif et dont les lamelles affectent une disposition concentrique, comme dans la callosité. Outre cette portion périphérique, ils se composent, de plus, d'une portion centrale, appelée le *cœur du cor*. Cette portion pénètre profondément dans les tissus, sous forme d'un cône renversé et à base dirigée vers la surface cutanée sur laquelle il apparaît comme un point rond. Il est composé d'une substance blanchâtre, opaque, ferme, résistante. Le sommet du cône repose sur la couche papillaire du chorion, la déprime, puis la pénètre : de là inflammation chronique et atrophie. Sa structure se réduit à une accumulation de cellules cornées, superposées, épaissies et disposées concentriquement, au centre il y a parfois de petits foyers hémorrhagiques[1].

Le cor peut avoir un ou plusieurs cœurs. Au-dessous de lui, le derme peut être ou atrophié ou hypertrophié. La douleur produite par le cor provient de la pression sur le derme du cor qui comprime et irrite les filaments nerveux des papilles.

1. On prétend que les lamelles épidermiques sont très hygrométriques ; que sous l'influence de l'humidité atmosphérique elles gonflent et augmentent de volume : de là une compression plus forte entre la chaussure et l'os, et une douleur plus vive pendant les mauvais temps.

Traitement[1]. — Quand on a supprimé la cause occasionnelle, le traitement est bien simple; au contraire, quand on continue à porter des chaussures mauvaises ou à subir des pressions intempestives, la guérison est difficile et longue à obtenir; quand le malade est obligé de marcher beaucoup, il faut protéger le cor avec une plaque de feutre ou de cuir qu'on entoure de petites bandelettes d'emplâtre adhésif (emplâtre simple, mercuriel, ou bien de litharge)[2].

Il faut tremper fréquemment le pied dans l'eau chaude de façon à macérer, à ramollir les couches superficielles qu'il sera aisé d'extirper, soit par le grattage, soit avec la pointe d'un instrument. Quelquefois l'application sur la partie malade d'un cataplasme de pain et de lait qu'on recouvre de taffetas imperméable et qu'on fixe à l'aide d'un bandage soulage beaucoup. Ce traitement répété pendant plusieurs nuits de suite ramollit le cor et en facilite l'extraction. On peut encore avoir recours à divers emplâtres composés de résine, de galbanum ou de poix, et mélangés d'acide acétique, de sous-acétate de cuivre, de chlorhydrate d'ammoniaque, de carbonate de potasse ou de substances analogues. L'emplâtre de diachylon même peut rendre service. Le nitrate d'argent, sous la forme de crayon, peut être utile quand le cor a été suffisamment ramolli ou quand on a affaire aux cors mous interdigitaux[3]. On peut recouvrir les cors mous et douloureux d'une couche de collodion élastique. Quand l'épiderme est dur et épais, on peut le traiter par une solution aqueuse et alcoolique de potasse, dans la proportion de 1^{gr},50

1. Le traitement consiste à ramollir ou à extirper; après avoir avivé la surface avec un rasoir, on applique une couche de *collodion cantharidé*. Le cor, dit-on, se dessèche complètement au bout de trois ou quatre jours et tombe. La cantharidine a enflammé et mortifié les premières couches de la tumeur épidermique. Il suffit de la racler avec l'ongle et d'y faire une nouvelle application de collodion. Au bout de deux ou trois applications, la production cornée est détruite jusqu'à la racine. On pourrait encore recouvrir la partie malade d'un vésicatoire ne dépassant la circonférence du cor que de quelques millimètres, il se fait alors une phlyctène annulaire autour du cor qui s'est ébranlé et qu'on arrache sans difficulté. Ce procédé est plus rapide, mais plus violent que le premier.

2. En France, on passe autour du doigt malade une sorte de petite bague de caoutchouc. Au niveau du cor, l'anneau élastique est renflé et épaissi en forme de cuirasse convexe en avant, protégeant le centre du cor contenu dans sa concavité, tout en ne portant que sur ses bords. Si l'on pose cette bague après avoir bien coupé le cor, comme l'imperméabilité du caoutchouc ramollit l'épiderme, et que l'épaississement de la plaque s'oppose aux frottements, le cor finit par disparaître au bout d'un certain temps.

3. On peut encore le traiter par la teinture d'iode, le perchlorure de fer ou le tannin et l'alun, et aussi par l'isolement au moyen d'une petite feuille de ouate placée dans l'espace interdigital et saupoudrée d'oxyde de zinc.

à $5^{gr},50$ de potasse pour 50 grammes de liquide, mais il faut en surveiller l'application avec soin et la limiter exactement au point sur lequel on veut agir.

CORNE CUTANÉE[1].

Syn. — Corne humaine, excroissance cornée, tumeur ou production cornée; all.: Hauthorn; angl. : cutaneous horn, cornu cutaneum.

Définition. — La *corne cutanée* est caractérisée par le développement d'une véritable production cornée qui s'élève à la surface de la peau, et qui varie de grosseur et de forme.

Symptômes. — Quand elle est complètement développée, cette excroissance est une véritable corne qui diffère bien peu, si même elle en diffère, de celles qu'on observe normalement chez certains animaux. C'est une production solide, dure, sèche, plus ou moins lamelleuse, qui présente une surface inégale et rugueuse. Sa forme est ordinairement allongée, arrondie ou conique; parfois elle est aplatie quand elle s'élève peu au-dessus du niveau de la peau environnante. Les cornes varient de forme : elles ont une certaine tendance à se courber, à se tordre, et à s'enrouler; elles sont rarement droites et se terminent, soit en pointe, soit par une extrémité mousse. Leur couleur est habituellement grisâtre, mais elle peut être aussi jaunâtre, brunâtre ou même noirâtre. Leur taille est très variable et peut être de quelques millimètres ou de plusieurs centimètres; leur diamètre est toujours plus grand à la base qu'à l'extrémité libre.

Leur base est creuse ou plate, elle repose directement sur la peau au-dessus de laquelle elle s'élève à pic. Autour de leur racine, les tissus sont normaux ou forment une légère saillie; quelquefois ils sont le siège d'une simple hyperémie aréolaire ou d'une véritable inflammation qui peut se terminer par suppuration.

Les cornes sont habituellement uniques; toutefois, on a pu en observer plusieurs. Bötge (A) rapporte deux cas : l'un d'un homme de soixante ans, porteur de six cornes, quatre sur le nez et deux sur la joue gauche; l'autre est celui d'une jeune fille de dix-neuf ans qui, à l'âge de deux ans, eut une éruption étendue suivie de

1. Voir au musée de l'hôpital Saint-Louis les pièces n°s 500-505-597.

A. *Deutsche Zeitschrift für Chir.*, Bd VI, 1876, adso *Viertelj. für Dermat. und Syph.* Heft, I, II, 1877.

l'apparition de productions multiples, analogues à des verrues. La partie inférieure du corps, depuis la crête de l'os iliaque, était parsemée d'un grand nombre de cornes de toutes grandeurs. Les aines notamment étaient véritablement criblées de ces productions qui se faisaient encore remarquer par une distribution presque exactement symétrique. Près du nombril, il y en avait une qui mesurait environ 15 centimètres et, près de la lèvre droite, une autre, bien plus petite.

Les cornes peuvent se montrer sur tous les points du tégument, mais elles sont plus communes sur la face et sur le cuir chevelu.

Pick (A) a publié un cas dans lequel des productions cornées, analogues à des végétations acuminées, siégaient sur le pénis, et s'implantaient sur le sillon balano-préputial qu'elles comblaient dans toute sa circonférence. Elles mesuraient 5 centimètres de longueur et environ 1 centimètre d'épaisseur. Le malade n'avait que vingt-deux ans et la tumeur ne datait que de six mois. Le même auteur rapporte neuf autres cas de cornes du pénis.

Rarement elles font leur apparition avant quarante ou cinquante ans; cependant elles se montrent parfois dans le jeune âge. En général, elles sont indolentes, mais, si on les blesse ou si on les irrite, elles peuvent s'accompagner de souffrances vives surtout à leur base. Leur marche est lente; leur développement est plus ou moins rapide jusqu'à ce qu'elles aient atteint une certaine grandeur; alors il n'est pas rare de les voir se détacher et tomber, laissant à leur base une ulcération; alors une récidive est possible.

Étiologie. — Cette affection est rare. Ses causes n'ont pas encore été déterminées d'une manière satisfaisante. Un certain nombre de cas ont été publiés par Lebert (B), Wilson (C), Bergh (D) et Damon (E). Un cas intéressant, avec photographie, a été rapporté par Pancoast (F).

Anatomie pathologique. — D'après Lebert (G), les cornes cutanées

A. Deux planches coloriées accompagnent l'article *Viertelj. für Dermat. und Syph.*, 1875, p. 315.

B. *Ueber Haratose oder die durch Bildung von Hornsubstang erzengten Krankheiten und ihre Behandlung.* Breslau, 1864.

C. *Med. chir., Transactions*, 1844, vol. XXVII, p. 52.

D. *Archiv für Derm. und Syph.*, Heft, 2, p. 185, 1875.

E. *Structural lesions of the skin*, Philadelphie, 1869.

F. *Photographic review of Medicine and Surgery*, vol. I, n° 1, 1870.

G. *Loc. cit.*, p. 76.

naissent de la couche profonde du corps muqueux de l'épiderme et consistent dans une hyperplasie des cellules. Et, comme cette couche n'est pas seulement en contact avec les papilles du derme, mais comme elle forme encore la membrane qui tapisse les follicules et les glandes, on voit que l'affection peut se développer dans ces derniers éléments (glandes sébacées surtout) aussi bien qu'à la surface de l'épiderme. Le même auteur a fait plusieurs examens microscopiques : sur des coupes longitudinales, on voit une masse composée de petites colonnes épidermiques soudées dans leur longueur; elles sont composées de bâtonnets et de faisceaux rangés les uns près des autres, et si intimement unis par une substance connective, qu'ils semblent former un tout homogène. Chaque colonne a un aspect strié et finement divisé et est entièrement composée de « cellules épidermiques imbriquées ou stratifiées ». Les coupes transversales laissent voir des zones arrondies, à stratification concentrique, entre lesquelles sont disséminées irrégulièrement des cellules épidermiques qui semblent être la substance unissante des coupes longitudinales. Les cellules, comme on pouvait s'y attendre, sont pour la plupart dépourvues de noyau, et c'est là un caractère spécial des cellules épidermiques. En même temps, Lebert et Virchow ont démontré la présence de vaisseaux sanguins à la base des cornes. A ce niveau, la peau, en rapport avec les prolongements radiculaires de l'excroissance, présente des caractères variables; en général les papilles sous-jacentes sont hyperplasiées, elles peuvent se développer dans l'intérieur de la corne, mais elles ne s'élèvent jamais bien haut.

Traitement. — Après avoir détaché la corne de la peau, il est nécessaire, pour que la guérison soit définitive, d'en détruire la base par les caustiques (chlorure de zinc, potasse caustique) ; en cas de récidive, il faut recommencer l'opération sans retard.

VERRUE.

Syn. — Angl. : Verruca ou Wart; all. : Warze.

Définition. — La *verrue* est le fait d'une hypertrophie soit papillaire, soit épidermique, ou bien à la fois épidermique et papillaire;

cette production est dure ou molle, plate ou acuminée, arrondie, bien circonscrite et de grosseur variable.

Symptômes. — La verrue affecte un grand nombre de formes, assez différentes les unes des autres pour nécessiter une mention particulière.

Verrue vulgaire. — Elle a pour siège habituel les mains. Elle consiste en une production saillante, peu volumineuse, bien limitée. ordinairement de la grosseur et de la forme d'un pois fendu par la moitié, elle est plus large à la base et fortement implantée dans la peau. Elle a une consistance ferme et même dure, et peut avoir l'apparence cornée. Sa surface, qui est lisse ou rugueuse, présente un certain nombre de saillies minuscules, qui ne sont autres que des papilles hypertrophiées. Celles-ci sont quelquefois irrégulièrement développées et donnent à la tumeur l'aspect lobulé et papillomateux. Sa couleur est celle de la peau environnante ou plus foncée, quel quefois elle est jaunâtre, brunâtre ou noirâtre. Il peut y en avoir une, plusieurs, ou un grand nombre. Les verrues se groupent et forment des plaques confluentes, alors elles sont si rapprochées les unes des autres qu'elles se touchent et se compriment mutuellement. Elles siègent habituellement sur les mains et principalement sur les doigts où elles sont douloureuses quand elles occupent les faces latérales ou palmaires, mais on les voit également sur toute autre région.

Verrues planes. — Celles-ci diffèrent des précédentes par leur forme aplatie et très large; elles ont aussi le volume d'un pois cassé, mais leur base est plus large, sessile, et peut atteindre les dimensions de l'ongle du petit doigt. Le sommet a la forme d'un plateau qui ne s'élève pas plus que les bords au-dessus de la peau environnante. Elles sont isolées ou nombreuses et se montrent surtout dans le dos chez les vieillards[1], chez lesquels elles ont une

1. Besnier (t. II, p. 96, Kaposi) signale la production parfois soudaine et inexplicable de ces verrues planes chez les enfants sur le dos des mains et sur le *visage*. Il faut être prévenu de la possibilité de cette localisation insolite. S'il existe des écorchures, elles se développent, comme le lichen plan, plus abondamment à ce niveau.

Chez les vieillards, les verrues planes prennent un aspect graisseux qui leur a fait donner le nom de *verrues plates séborrhéiques des vieillards* (voir au musée la pièce n° 701 et une observation de Barthélemy, *Ann. de Dermat.*, 1881). On pourrait croire qu'il s'agit d'une simple hypersécrétion sébacée, concrétée à la surface de la peau, mais si, au moyen de quelques frictions au *savon noir*, on fait tomber cet enduit, on se trouve en face de papilles hypertrophiées et saignantes, véritables papillomes qu'il faut traiter par les moyens ordinaires après les avoir bien *décapés*.

coloration brunâtre ou noirâtre (verrues séniles ou kératose pigmentée).

Verrue filiforme ou molluscoïde. — Cette variété revêt l'aspect d'une production filiforme, petite, mince, conique, ayant environ trois millimètres de hauteur. Ces verrues se développent isolément ou forment des groupes, bien qu'elles soient rarement nombreuses. On les voit surtout à la face, sur les paupières ou sur le cou. Elles sont pédiculées, molles, lisses, et revêtues d'un épiderme normal (molluscum pendulum).

Verrue papilliforme. — Cette production, comme la verrue plate, consiste en une excroissance large et peu saillante ; comme elle, elle varie du volume d'un pois cassé à celui de l'ongle du petit doigt ; elle se fait remarquer seulement par le nombre des *prolongements digitiformes* qui partent des bords. Ceux-ci peuvent être assez développés pour donner à la tumeur l'aspect d'un crabe. On les trouve d'habitude sur le cuir chevelu, où elles peuvent être très nombreuses, et sont remarquables par leur aspect granuleux.

Verrues acuminées ou végétations (A). — Cette classe comprend les tumeurs à forme acuminée ou irrégulière, disposées en groupes, rapprochées les unes des autres, de façon à constituer des masses plus ou moins considérables, plus ou moins épaisses de *végétations* ou *condylomes acuminés*. Chaque proéminence peut avoir une forme très différente de la voisine. En général, cependant, elles ont une certaine tendance à se terminer en aigrettes, ou en touffes granuleuses et en massues framboisées ; dans quelques cas, les excroissances sont épaisses, soudées les unes aux autres, de façon à prendre l'aspect d'une masse charnue. Elles peuvent être sessiles ou pédiculées. Leur couleur est rosée ou rougeâtre ; parfois elles sont d'un rouge brillant, purpurin dans d'autres cas ; ceci dépend du degré de vascularisation, de desquamation épithéliale et d'humidité, c'est-à-dire de leur siège. On les rencontre la plupart du temps sur les organes génitaux de l'un et l'autre sexe, particulièrement sur le pénis et sur les lèvres.

A. Cette variété est désignée encore par les noms suivants : verrues à pointe, verrue en forme de figue, condylome acuminé, condylome pointu, excroissance en choux-fleurs, verrue saillante, molle et humide, végétation dermique. Angl. : Moist wart, fig-wart, venereal wart ; all. : Spitze-Condylom.

Sur le pénis, elles occupent surtout le gland et la face interne du prépuce. Au vagin, elles se développent à la face interne, ainsi qu'aux lèvres et à la vulve.

On les rencontre encore à l'anus, à la bouche, aux aisselles, à l'ombilic et entre les orteils.

Suivant les régions, elles sont sèches ou humides; sur les organes génitaux, leur surface est généralement couverte d'une sécrétion jaunâtre et puriforme, due au frottement et à la macération; la chaleur des parties fait que cette sécrétion se décompose facilement, prend des propriétés fortement irritantes, et finit par donner lieu à la formation de croûtes mélangées de sang. L'odeur de ces condylomes est habituellement très forte, pénétrante et fétide. Quelquefois ces végétations prennent des proportions effrayantes, il n'est pas rare d'en voir du volume d'un gros œuf de poule, du poing, ou même d'une tête de fœtus, mais elles n'atteignent d'aussi grandes dimensions que chez la femme. Selon leur disposition et leur arrangement, elles prennent des apparences variées. On a pu les comparer à une tête de chou-fleur, à des crêtes de coq, à des champignons, à des framboises, ou à d'autres productions analogues. Leur développement est rapide : l'espace de quelques semaines suffit pour qu'elles prennent les proportions que j'ai indiquées. Elles sont douées d'une végétation luxuriante, et tendent toujours à s'accroître en nombre et en grosseur. Si l'on n'intervient pas, leur développement peut être indéfini. On les rencontre chez l'homme aussi bien que chez la femme, mais surtout chez les jeunes gens.

Étiologie. — Les causes qui font naître les verrues sont obscures, certaines personnes placées dans certaines circonstances en sont atteintes, tandis que d'autres exposées aux mêmes influences n'en ont pas.

Les diverses influences auxquelles on les attribue communément sont d'ordres variés, mais elles sont par elles-mêmes incapables de faire naître de toutes pièces l'affection. Elles existent dans les deux sexes, mais plus souvent chez l'adolescent que chez l'adulte et plus fréquemment encore chez l'enfant. La *variété acuminée* et plus particulièrement le *condylome pointu* ont leurs causes les plus fréquentes dans les sécrétions irritantes d'un mal vénérien, et notamment d'une blennorrhagie ; mais elles ne sont jamais l'expression de la syphilis. La leucorrhée, les sécrétions de la grossesse, peuvent les faire naître sans le concours de la blennorrhagie. Le néoplasme syphilitique ne saurait être confondu avec cette hypertrophie papillaire.

Anatomie pathologique. — L'anatomie des verrues diffère quelque peu suivant les variétés, mais, dans toutes les formes, elles sont essentiellement constituées par une hypertrophie de l'élément conjonctif : de là l'augmentation excessive des papilles qui sont recouvertes par un corps muqueux en voie de prolifération. A l'intérieur de l'excroissance on observe une augmentation plus ou moins considérable des mailles et des anses vasculaires dont le néoplasme tire sa vitalité. Communément, dans la verrue hémisphérique, les papilles ne diffèrent pas de la papille normale par l'adjonction d'un élément nouveau, mais seulement par l'augmentation de volume et de quantité des parties normales : c'est ainsi que l'épiderme qui recouvre les verrues sèches s'épaissit assez pour leur donner une apparence dure et cornée. Les verrues acuminées ou condylomes pointus sont plus vasculaires que les précédentes, et ne sont composées que de tissu conjonctif, de vaisseaux et de nerfs, accumulés et réunis en masses résistantes. L'épithélium qui les enveloppe participe à l'exubérance générale, et ses cellules sont augmentées non seulement de volume, mais de nombre. La couche cornée des verrues des muqueuses n'a pas la même importance que celles des verrues de la peau, mais cette différence ne tient qu'au siège spécial de l'excroissance.

Traitement. — Le seul traitement efficace est l'excision. L'opération se fait au moyen du bistouri ou de ciseaux courbes suivant la forme et le siège de la verrue. Il faut exciser les petites végétations, puis cautériser leur base avec un crayon de nitrate d'argent; au lieu du bistouri ou des ciseaux on peut employer la curette tranchante quand l'excroissance est assez volumineuse et que, par son siège, elle est capable de déterminer une hémorrhagie, ainsi qu'il arrive après l'ablation des végétations des organes génitaux. On peut avoir recours à la ligature élastique ou même au fil galvanocaustique; enfin, il est bon de faire des lavages astringents et des applications de poudres dessiccatives de calomel, d'oxyde de zinc, de sous-acétate de plomb, de sabine ou d'alun calciné. Pour combattre les végétations isolées et sessiles, il faut employer les acides nitrique, chromique ou carbolique (phénique); on n'a d'ailleurs que l'embarras du choix entre les caustiques pulvérulents (soude, alun), ou liquides (nitrate acide de mercure, acide acétique, acide nitrique fumant, etc.). Contre les verrues ordinaires, le nitrate d'argent est insuffisant et ne fait que maculer la peau ; il faut d'abord les exciser avec le rasoir et appliquer ensuite un caustique énergique, tel que la potasse, le nitrate acide de mercure, le chlorure de zinc, l'acide chlorhydrique, l'acide acétique, l'acide nitrique monohydraté, qu'on appliquera au moyen d'un pinceau ou d'un petit tampon de ouate légèrement imbibée. Il faut, en général, répéter un certain nombre de fois ces applications, surtout si, comme chez les gens pusillanimes, on a recours au perchlorure de fer. Le choix du mode de traitement dépend de la variété, de la grandeur et du siège de l'excroissance ; pour la verrue cutanée rien ne vaut le rasoir ; pour la végétation muqueuse le fer rouge est parfois le seul moyen efficace. Si on préfère les caustiques, on doit également proportionner la force de la solution à la nature et à l'épaisseur du revêtement épithélial de la verrue, mais il faut toujours avoir bien soin de protéger la peau saine environnante ; une couche de cire molle placée autour de l'excroissance peut servir à délimiter exactement une cautérisation. Si l'on a affaire à de larges groupes de végétations sessiles ou plates, on pourra les badigeonner avec un mélange d'égales parties d'acide acétique et de glycérine réduits en pâte au moment de s'en servir.

Pronostic. — Le pronostic est favorable. Quand la masse est considérable, il vaut mieux ne pas l'enlever d'un seul coup dans le but d'éviter les hémorrhagies[1].

1. Fournier, dans une récente leçon clinique, signale la plus grande fréquence et l'abondance des papillomes ou *végétations des papilles du derme* chez la femme que chez l'homme. Il insiste sur leur coloration rouge et leur vascularité, sur leur sensibilité extrême, contrairement aux autres excroissances du derme, sur leur aspect mûriforme et sur leur disposition rameuse qui les fait ressembler parfois à une végétation vraiment arborescente. Dans ces cas, l'hypertrophie porte surtout sur la papille et sur ses éléments, vasculaires ou nerveux ; l'épiderme reste souvent normal. Ce n'est qu'exceptionnellement que celui-ci participe à l'hyperplasie ; les végétations deviennent alors cornées. Leur début est indolent, passe inaperçu, mais, une fois nées, elles pullulent : sur la cuisse, Fournier en a pu compter jusqu'à 300. Elles sécrètent alors un liquide âcre et fétide et sont le siège de démangeaisons et de poussées inflammatoires : de là grattage, excoriations, insomnie et troubles de la nutrition. L'inflammation peut causer une véritable *pénitis*, tout au moins de la balanite et de la balano-posthite, du phimosis et par-

PAPILLOMES.

Sous cette dénomination on peut ranger les affections qui ont été décrites sous différents autres noms par Beigel (A), Bergh (B), Rœser (C) et Weil (D). Le véritable papillome de la peau, auquel la description de Weil peut servir de type, est une production ou une tumeur de nature inflammatoire de grandeur variable, de structure

fois du sphacèle. Chez un des malades cités par Fournier, les végétations du gland avaient perforé le fourreau pénien et avaient formé sur le pénis de véritables touffes. Chez la femme, elles donnent lieu à de la vulvite, de l'intertrigo érosif des cuisses, des fesses, à de très vives douleurs et parfois à des hémorrhagies et même à des troubles de la défécation, ou bien à un accouchement laborieux; cependant, en général, il y a tassement de ces lésions et la délivrance se fait comme si elles n'existaient pas. D'ailleurs c'est une lésion purement locale et qui n'atteint que secondairement l'état général; en outre ces végétations ne dérivent pas d'une contagion quelconque et ne sont nullement inoculables. Toutefois, en dehors des affections vénériennes, il n'y a que la leucorrhée et la grossesse qui les engendrent; et encore, dans ce dernier cas, se flétrissent-elles spontanément après la délivrance. Le diabète, qui entretient un certain état d'irritation et d'humidité préputiale, a pu être parfois diagnostiqué rien que par la présence de végétations.

Le diagnostic se fait par les signes mêmes de la lésion. C'est une tumeur saillante, rouge, granulée en surface, divisible en lobes, lobules, ramuscules, rameaux, etc. Les syphilides sont toujours sessiles, plus larges, plus plates, plus lisses. Relativement à leur siège, les végétations ont une préférence marquée, chez l'homme pour le sillon balano-préputial; chez la femme, pour les grandes et les petites lèvres, ainsi que pour l'entrée du vagin. Mais on peut les rencontrer partout sur la peau, à l'ombilic, au sein, dans l'intérieur du conduit auditif, sur la langue, les lèvres, le voile du palais. Elles sont parfois symptomatiques, et leur seule présence à la verge a pu permettre à Fournier de porter le diagnostic de diabète. Comme traitement, Fournier rejette la ligature élastique, l'écraseur, l'acide chromique, qui peut donner lieu à un empoisonnement mortel, et n'admet que le nitrate acide de mercure et l'excision. Dans les cas intenses, il faut agir par fragmentation du néoplasme. Souvent l'anesthésie est indispensable pour l'opération. Il faut toujours maintenir les végétations en état de dessiccation et recommander la propreté la plus minutieuse pour éviter les récidives.

Les *verrues* forment parfois sur la peau une véritable difformité, tant elles sont nombreuses. Elles apparaissent d'ordinaire les unes après les autres et lentement; d'autres fois elles se développent très rapidement; tantôt elles disparaissent spontanément, tantôt elles sont d'une ténacité extraordinaire, surtout chez les manouvriers. On a dit qu'elles étaient parfois contagieuses. Kaposi le nie formellement; pour notre part, malgré de nombreux essais, nous n'avons jamais pu déterminer d'inoculations positives. Dans les cas où les verrues sont très nombreuses, comme il arrive parfois chez les enfants, Hardy conseille de tremper les mains, deux fois par jour, dans du vinaigre pur. Les verrues ne tardent pas à se flétrir et à disparaître, comme les végétations, sans laisser la moindre trace. Certains sucs végétaux, et notamment ceux de la grande chélidoine et du figuier, ont été employés avec succès; on en frictionne fortement les mains, le soir, en se couchant; on met des gants pour la nuit; on se lave avec soin le lendemain. Au bout de deux ou trois applications, les verrues disparaissent. Nous avons observé un succès par ce moyen. En cas d'insuccès, il faut exciser et cautériser ensuite pour éviter les récidives.

A. Papilloma area elevatum, *Archiv de Virchow*, Bd XLVI, Heft 3 u. 4, 1869. Extraits in *Americ Journ. of Syph. and Derm.*, vol. I, p. 82, 1870.

B. Pessema, *Archiv für Derm. und Syph.*, Heft 4, p. 578, 1870. Extraits in *Philad. Med. Times*, vol. II, p. 247, 1871-1872.

C. Das entzündliche Hautpapillom (*Archiv der Heilkunde*, 1866, p. 8).

D. Das entzündliche Hautpapillom, *Vierteljahresschrift für Derm. und Syph.*, Erstes Heft, p. 37, 1874 (*with chromolithogr*).

analogue à celle de la verrue acuminée ou condylome. Il consiste en une excroissance généralement élevée, ayant l'aspect d'un chou-fleur étalé, s'accompagnant de phénomènes inflammatoires ; il a une coloration rouge foncé, livide ou même violacée. On remarque fréquemment au milieu des groupes végétants des fissures et des crevasses d'où s'écoule un liquide jaune et puriforme.

La marche de la tumeur est habituellement rapide, comme celle de la verrue acuminée. Cette production se développe indifférem-ment sur toutes les parties du corps et à toutes les périodes de l'existence. Elle est de nature bénigne et n'est jamais occasionnée par la syphilis. Un cas remarquable de cette affection a été décrit par Kaposi (A) sous le nom de « *dermatitis papillaris capillitii* ». La région malade était couverte de papules serrées les unes contre les autres, isolées, ou rangées par groupes, mais ayant toutes la dimension d'une tête d'épingle; elles semblaient émerger d'une sorte de plaque cicatricielle, sur laquelle on remarquait çà et là des touffes de poils séparées par des intervalles de tissu glabre. On ne pouvait pratiquer l'épilation qu'avec difficulté, car les poils étaient cassants, broussailleux et atrophiés. La maladie avait débuté par le cuir chevelu au voisinage de la nuque, puis s'était étendue à la région occipitale, qui était couverte de végétations saillantes, papillomateuses, donnant lieu par place à une sécrétion séro-sanguinolente, ailleurs à la formation de croûtes répandant une odeur infecte. — Kaposi pensait que ce processus était de nature purement inflammatoire, idiopathique, local et indépendant de toute diathèse[1].

ICHTHYOSE.

Syn. —Xérodermie, xérodermie ichthyoïde, ichthyose vraie ou congénitale; angl.: Ichthyosis, fishskin disease; all. : Fischschuppenausschlag.

Définition. — L'*ichthyose* est une difformité de la peau, dérivant d'une disposition congénitale de nature hypertrophique, ordinaire-

A. *Pathol. und Therap. der Hautkrankheiten*, Vienne, 1880.

1. Les papillomes sont primitifs ou secondaires, suivant qu'ils se développent sur une surface saine ou sur un point déjà atteint depuis longtemps d'une lésion quelconque; celle-ci, dans ce cas, subit la *dégénérescence papillomateuse*. Les cas primitifs sont les plus fréquents. Voir au musée les pièces n°s 22, 45, 55, 54, 61, 129, 295, 297, 303, 414, 497, 641, 642, 717. Un certain nombre ont été traités par le *raclage*, dont on peut voir les résultats parfois surprenants sur des pièces faites de la même lésion avant et après le traitement. Des papillomes ont pu se développer à la nuque et simuler des plaques

ment généralisée, caractérisée par la sécheresse, la rugosité et l'aspect écailleux de la peau, ainsi que par un développement exagéré, mais variable, des *saillies papillaires*.

Symptômes. — On distingue deux variétés de cette affection : l'*ichthyose simple* et l'*ichthyose hystrix*. Elles peuvent se rencontrer isolément ou simultanément. Cette affection se montre à des degrés fort différents de développement : chez certains sujets elle est à peine apparente ; chez d'autres elle est si prononcée qu'elle constitue une véritable infirmité et une difformité sérieuse.

Ichthyose simple. — C'est la variété qu'on rencontre le plus communément. Lorsqu'il n'existe que de la sécheresse et de la rudesse de la peau, avec plus ou moins d'exfoliations furfuracées, mais sans formation de squames lamelleuses, on dit qu'il y a *xérodermie*. C'est le type le plus atténué de l'affection. Mais, dans la forme qu'on rencontre le plus souvent, il y a une altération de la peau caractérisée par une rudesse et une sécheresse de toute la surface avec une production de squames réticulées, dont la grandeur et l'aspect varient. Elles sont ou petites, minces, furfuracées, comme du son (ichthyose pityriasique ou farineuse), ou bien elles sont larges, épaisses, comme des écailles de poisson (ichthyose foliacée, lamelleuse, squameuse ou nacrée). Cette disposition est en rapport avec les lignes et les sillons normaux de la partie cutanée à la surface de laquelle elles se sont développées (de là des fissures qui donnent un remarquable *aspect craquelé*). Sur les extrémités, elles prennent un aspect brillant, diamanté, forment des lamelles polygonales, séparées les unes des autres par des stries et des sillons qui pénètrent jusqu'à la peau normale (A). La quantité des squames et l'activité du travail exfoliateur dépendent de l'âge du malade, de la gravité de l'affection et du traitement externe qui aura été suivi (bains, par exemple). Si les écailles ne sont pas enlevées de temps en temps, elles tendent à se superposer en couches épaisses. Elles sont ordinairement blanchâtres, grisâtres ou jaunâtres, et ont

d'acné indurata ou d'acné hypertrophique en nappe appelés à tort *papillome sous-unguéal*, longtemps confondu avec l'exostose sous-unguéale, il réclame d'ailleurs le même traitement. Enfin pour Cornil *certains noevi verruqueux* ne sont que des *papillomes cornés très vasculaires*.

A. Cette disposition se voit très bien sur une cuisse, dans la planche F de mon *Atlas des maladies de la peau*. Voyez aussi les planches photographiées des *Maladies de la peau*, de Fox, 2e partie, représentant une forme légère de la maladie.

très souvent des reflets brillants et argentés (ichthyosis nitida). Dans d'autres cas leur couleur est jaune tirant sur le gris olive; plus rarement, on les voit prendre une teinte gris-olive foncé et même noirâtre. Même dans les cas où l'affection est légère, la peau a une teinte jaune sale, comme si les soins de propreté avaient été longtemps négligés. Les frottements qu'on exerce sur la peau déterminent un bruit spécial d'autant plus intense que la peau est plus rude.

Ichthyose hystrix. — Cette variété a des aspects très différents selon le degré de son développement; quelquefois elle affecte la forme de plaques nettement circonscrites et bien localisées; d'autres fois elle a l'aspect d'une affection diffuse inégalement distribuée sur la plus grande partie de la surface cutanée. Elle est caractérisée par des placards de forme et de grandeur inégales, mal délimités, durs, raboteux, jaunâtres, brunâtres, ou grisâtres, composés de papilles considérablement hypertrophiées et plus ou moins cornées (ichthyose cornée). Ces placards (*ichtyosis areata*) peuvent se montrer sur n'importe quelle partie du corps et lui donner l'aspect d'une *mosaïque*. Je l'ai vue localisée sur les bras sous forme de plaques dures et verruqueuses, et sur le dos, sous forme de plaques allongées, linéaires; il existait aussi des placards dans le creux axillaire, autour du cou, autour de l'ombilic et dans d'autres régions. Plusieurs régions peuvent être atteintes à la fois chez le même malade ou bien l'affection peut se limiter à certaines d'entre elles telles que les bras, le dos, par exemple. Ces placards n'ont aucune régularité dans leur forme, qui dépend absolument de la région sur laquelle ils reposent, quelquefois ils suivent exactement le trajet d'un nerf. Ils peuvent être formés par des excroissances papillaires rugueuses et plissées, ou bien par des granulations ou des élevures inégales, cornées, mousses ou pointues, rocheuses, rocailleuses et verruqueuses. Dans ce dernier cas, ces néoplasmes peuvent atteindre plusieurs millimètres et s'élever au-dessus du niveau de la peau à la façon des piquants qui se dressent sur le dos du porc-épic : d'où le nom d'*ichthyose hystrix* (A). De même que l'ichthyose simple, cette variété se développe davantage à mesure que

A. On trouvera dans l'Atlas d'Hébra, livraison III, Vienne, 1859, une photographie d'un des cas de la forme rare (ichthyose serpentine). Voir aussi celles de l'Atlas d'Alibert.

le sujet avance en âge. Ce sont en effet des affections congénitales qui varient d'intensité, comme le prouvent les divers termes de comparaison : peau de crapaud, de couleuvre, de serpent, de rhinocéros. L'ichthyose simple est habituellement généralisée ; toutefois elle est toujours plus prononcée dans certaines régions, telles que les extrémités inférieures, depuis les hanches jusqu'aux chevilles, les bras et les avant-bras. Les coudes et les genoux sont dans la plupart des cas les points où l'affection prend le plus de développement : la peau y est remarquablement épaisse, ridée, râpeuse, écailleuse. Au contraire, les points de flexion, les plis du coude, les creux poplités, les aisselles et les aines, sont généralement indemnes[1]. Il y a ainsi, au niveau des articulations, entre les surfaces d'extension et de flexion, un remarquable contraste. Le cuir chevelu et la face sont rarement atteints d'ichthyose à un degré marqué ; toutefois, la tête et les cheveux participent à la sécheresse générale et ces derniers sont rudes et cassants. La peau des mains et des pieds est toujours plus ou moins sèche et froncée, et présente, au lieu des plis normaux qui permettent les mouvements, des sillons profonds et creux[2]. Elle donne au toucher une singulière sensation de râpe, elle semble flétrie, et est à la fois desséchée et froide. La plante des pieds offre un épaississement épidermique considérable et quelquefois des callosités. Exceptionnellement le dos des pieds et les chevilles se recouvrent de squames qui affectent alors la forme de petites lamelles polygonales ; cependant ce fait existe dans les cas les plus prononcés, la peau ressemble alors beaucoup à celle du caïman. Quelquefois, les lamelles et les écailles sont d'un gris foncé ou de couleur noire ; on a alors l'*ichthyosis nigricans*[3]. J'ai observé récemment un remarquable exemple de cette variété chez un jeune

1. La verge est indemne aussi.
On a pris pour de l'ichthyose des cas de séborrhée, de pityriasis ou de kératodermie symétrique ; mais, quoique très rares, les cas *d'ichthyose locale* sont incontestables. Bazin a vu un cas d'ichthyose, limité exclusivement aux coudes, chez un homme dont l'enfant avait une ichthyose généralisée.

2. *L'ichthyose palmaire et plantaire* est tellement rare qu'elle est mise en doute par presque tous les observateurs français. Ils ont pu voir, en effet, que l'épaississement épidermique de la paume des mains et de la plante des pieds coïncidait rarement avec l'ichthyose des membres et que, d'autre part, il existait souvent seul. Aussi pensent-ils que l'on a affaire alors plutôt à la *kératodermie simple* qu'à l'ichthyose vraie.

3. On sait que l'on discute aujourd'hui la question de savoir si cette coloration est due aux poussières atmosphériques ou *plutôt* à des modifications organiques pigmentaires.

homme. L'ichthyose est toujours plus intense en hiver qu'en été. Dans la majorité des cas, c'est seulement à cette époque de l'année que l'affection devient une incommodité, et pour disparaître plus ou moins complètement pendant la saison chaude. Même quand l'hypertrophie papillaire est prononcée, la chaleur la modifie favorablement. Les personnes atteintes d'ichthyose transpirent très peu, et cette transpiration n'est appréciable qu'en certains endroits tels que les aisselles, la face, la paume des mains et la plante des pieds. L'hypersécrétion sudorale exerce sur l'épiderme une action qui produit les meilleurs effets et qui débarrasse à peu près le malade de son affection pendant toute la saison chaude. L'ichthyose est une affection symétrique, sa marche est essentiellement chronique, car elle dure toute la vie, mais son intensité varie avec les saisons. Elle ne donne lieu à aucun symptôme subjectif important. Il y a parfois une légère démangeaison qui, ordinairement, se fait sentir lorsque la peau est exposée à l'air, et qui peut même devenir pénible quand pendant la nuit on se découvre.

Étiologie. — On considère l'ichthyose comme une affection congénitale; cependant, elle ne se manifeste guère avant un ou deux ans. Au début elle est très peu prononcée, mais elle s'accentue davantage d'année en année jusqu'à l'âge adulte; à partir de cette époque elle demeure stationnaire pendant le reste de la vie. Elle est héréditaire dans quelques cas, mais non toujours[1], et, s'il n'est pas rare de l'observer chez les ascendants, il y a cependant des exemples (et ils sont fréquents, selon moi) où ni les parents ni les grands-parents ne présentaient de traces de cette affection. Dans une famille nombreuse, il n'y a quelquefois qu'un enfant d'atteint; d'autres fois il y en a plusieurs. Les parents des enfants ichthyotiques sont ordinairement bien portants et indemnes de toute tare constitutionnelle. De même les individus atteints d'ichthyose jouissent habituellement d'une aussi bonne santé générale que s'ils n'avaient rien à la peau. On peut donc dire que cet état pathologique n'est qu'une simple difformité, analogue, au point de vue étiologique, aux nœvi, à l'albinisme

1. La famille Lambert est connue de tous les dermatologistes ; elle présentait cette rare monstruosité de trois générations d'hommes écailleux, d'hommes *porcs-épics*. Les femmes étaient exemptes de ce vice héréditaire. D'une façon générale, l'ichthyose est plus fréquente chez l'homme que chez la femme. La *dysménorrhée pseudomembraneuse* accompagne souvent l'ichthyose.

et aux divers autres vices de conformation. L'ichthyose appartient aux deux sexes, à toutes les races et à toutes les classes de la société. D'après les statistiques de l'Association dermatologique américaine, sur 16 383 cas d'affections de la peau, il n'y eut que 36 cas d'ichthyose. Mais, à mon avis, l'affection est beaucoup plus commune que ne le font supposer ces chiffres.

Anatomie pathologique. — Dans l'ichthyose, les altérations de la peau varient selon qu'on les examine dans l'une ou l'autre variété. Ainsi dans la forme légère, dans la xérodermie, la peau a un aspect tout différent de celui qu'elle a dans la forme plus grave ou hystrix. Toutefois, on peut dire que la maladie consiste dans une prolifération excessive et une accumulation des cellules de l'épiderme[1], en même temps qu'il y a une hypertrophie plus ou moins considérable du corps papillaire du derme. Sur une coupe d'ichthyose de moyenne intensité, on voit que la couche cornée est fortement épaissie, sèche et jaunâtre[2]. Dans le corps muqueux, on observera également des cellules de nouvelle formation. Les papilles sont plus développées qu'à l'état normal et infiltrées de cellules embryonnaires; de plus, les vaisseaux sont dilatés. Kohn (A) a trouvé, dans un cas type d'ichthyose hystrix, que la maladie avait débuté dans les réseaux vasculaires du derme. Les papilles étaient coniques, allongées et élargies à leur base. Cette hypertrophie était due à la formation nouvelle de tissu conjonctif. Les couches muqueuses et cornées étaient considérablement augmentées et composées d'un grand nombre de lamelles superposées[3].

Diagnostic. — Les caractères de cette affection sont tels que le diagnostic n'offre aucune difficulté. La rudesse, la sécheresse, les rides de la peau, la prolifération et l'accumulation des cellules

1. Les cellules épidermiques sont augmentées de nombre et de volume.

2. Aussi trouve-t-on par l'analyse de squames ichthyosiques quinze fois plus de matériaux organiques (silice, fer, etc.) que dans les produits normaux. Fournier insiste sur ce fait que tous les ichthyosiques sont maigres et que la couche graisseuse sous-dermique est extrêmement diminuée. Neumann a signalé aussi des altérations dans les glandes et notamment dans les follicules pilo-sébacés. Le cheveu ne peut sortir de sa glande qui est oblitérée par un couvercle épidermique : de là l'enroulement que l'on constate. Si dans ces conditions les glandes sébacées viennent à s'enflammer, il se produit ce que certains auteurs ont décrit sous le nom d'*acné cornée*.

A. *Archiv für Dermatol. und Syphilis*, Heft 3, p. 418, 1869.

3. Récemment on a fait jouer dans la production de cette affection un certain rôle aux altérations des nerfs cutanés correspondants. Il faudrait démontrer d'abord que ce fait est bien une cause et non un épiphénomène.

épidermiques, l'hypertrophie papillaire, la noirceur, la coloration jaunâtre des squames, la profondeur des sillons et des lignes, surtout au niveau des articulations, la distribution diffuse de l'affection et ses sièges de prédilection, sont autant de symptômes objectifs qu'on ne rencontre que dans l'ichthyose, affection qui du reste n'a pas de symptômes subjectifs.

De plus, la distribution des lésions affecte une symétrie remarquable, et chez l'adulte il est facile de s'assurer que la maladie remonte à l'enfance, qu'elle est chronique, qu'elle ne disparaît jamais complètement ; on la distinguera des phlegmasies cutanées qui se terminent par desquamation et par l'absence totale de phénomènes inflammatoires[1].

Traitement. — Le traitement externe seul a quelque utilité, les remèdes internes les plus variés, tels que le fer, l'arsenic, l'huile de foie de morue, l'iodure de potassium, ont été de temps en temps employés, mais toujours sans succès. Quant aux topiques, ils exercent une influence favorable sur l'affection et constituent la seule méthode de traitement qu'on emploie aujourd'hui contre cette ennuyeuse inflammation. De tous les moyens employés, l'eau paraît être le plus efficace en bains simples ou médicamenteux. Son action sur la peau est toute mécanique ; elle agit en détachant les couches accumulées de cellules épithéliales, et en mettant à nu les couches épidermiques jeunes et minces. L'amélioration ainsi obtenue est temporaire; néanmoins, elle procure au malade un notable soulagement, du bien-être, et, si on continue cette médication assez longtemps, on peut modifier suffisamment la peau pour éviter qu'elle arrive à la période hypertrophique. On peut dès lors établir comme règle générale que plus un ichthyosique prendra de bains,

1. A la suite d'inflammations chroniques de la peau ou de néoplasies, il survient parfois, surtout sur les membres inférieurs, un état spécial, pachydermique, de la peau, que l'on peut considérer comme une des *fausses ichthyoses.* C'est aussi ce qu'on observe dans l'eczéma squameux, le psoriasis pityriasiforme inveterata, l'acné sébacée, l'acné ou le lichen pilaire, l'acné fluens ou la séborrhée, les tannes séborrhéiques, l'ichthyose pilaire ou la maladie de Devergie (pityriasis rubra pilaire, kératose pilaire de Duhring), les callosités professionnelles et à la suite de certaines dermatites. L'ichthyose sénile n'est qu'une simple desquamation de la peau en rapport avec la diminution de vitalité que l'âge inflige à tous les organes. Au contraire, la *xérodermie pilaire* de la face externe et postérieure des bras, que l'on rencontre sur les sujets légèrement strumeux, est un *véritable état ichthyosique* de la peau, fort atténué, il est vrai. Le frottement de la peau sèche et rude des ichthyosiques, même peu atteints de cette lésion, produit un bruit analogue à celui de la *soie qu'on froisse.*

plus il pourra rester de temps dans l'eau, moins sa difformité sera apparente. Les bains de vapeur sont particulièrement précieux, on peut ensuite employer les bains alcalinisés par 60 à 120 grammes de carbonate de soude. Ceux-ci pourtant échouent quelquefois; il faut alors avoir recours au traitement par le savon.

Le savon, et plus spécialement le savon mou, est un remède inestimable. Il peut être employé soit dans les bains, soit isolément comme substitutif et résolutif. Mais il faut alors l'appliquer d'après les règles suivantes : On fait avec une quantité suffisante de savon une friction sur la peau deux fois par jour, pendant 5 ou 6 jours; le malade doit pendant cette période s'abstenir de bain; après la dernière friction, il faut au contraire prendre pendant 4 ou 5 jours un bain quotidien. Ce bain devra être assez chaud, assez prolongé pour décharger complètement les téguments. Il suffira ensuite d'une simple onction pour éviter les gerçures ou la fissuration du nouvel épiderme. Dans ce but, on se servira d'huile d'amandes douces, d'huile d'olives, d'axonge benzoïnée, de glycérine pure ou en solution aqueuse, et de vaseline.

Je recommande la formule suivante :

Axonge benzoïnée.	30 gr.
Glycérine.	2 gr.
Vaseline.	15 gr.

Frictionner chaque jour, après les lotions ou après les bains.

L'iodure de potassium sous forme de pommade a aussi quelque valeur. J'en ai quelquefois retiré du profit à la dose de 30 à 60 centigrammes ou 30 grammes. Milton vante beaucoup la préparation:

Iodure de potassium	1 gr. 75
Huile bubuli. . . . . }	15 gr.
Axonge . . . . }	
Glycérine	3 gr. 50

Mélangez. Outre les moyens précédents, on aura recours, dans la variété hystrix ou serpentine, à l'emploi des caustiques plutôt qu'au bistouri pour détruire les plaques cornées[1].

1. Fournier et Lailler conseillent les bains de son pris très fréquemment et une lotion biquotidienne du corps avec :

Eau.	1 litre.
Glycérine parfumée	100 grammes.

Pronostic. — L'ichthyose est incurable; on peut, il est vrai, l'améliorer par un traitement approprié, mais, passé cela, l'action thérapeutique est nulle. Cette difformité, car c'en est une véritable, persiste toute la vie, et sa marche est à peine modifiée, si toutefois elle l'est, quand on atteint l'âge adulte; on devra toujours avertir le malade de la nature de son affection. Deux seuls cas de guérison, obtenus l'une par une variole, l'autre par une rougeole, sont connus dans la science, et encore, pour les admettre, il faut qu'ils soient couverts par l'autorité de Hébra.

LICHEN PILARIS.

Syn. — Angl : Keratosis pilaris, pityriasis rubra pilaris.

Définition. — Le *lichen pilaris* est une affection hypertrophique caractérisée par l'apparition sur l'épiderme de saillies grosses comme une tête d'épingle, coniques, blanchâtres, situées autour des follicules pileux[1].

Symptômes. — La maladie consiste essentiellement dans une prolifération épidermique autour des follicules pileux. Ces accumulations épidermiques forment, autour des poils, des papules ou des saillies coniques. Ces lésions ont la grosseur d'une tête d'épingle et sont constituées par un mélange de cellules épithéliales et de matières sébacées contenant souvent à leur centre un poil enroulé ou tordu. Chaque saillie est traversée par un poil autour duquel l'épiderme se dispose en gaines concentriques, minces et lamelleuses; d'autres fois les poils sont contenus dans l'intérieur de la petite tumeur, ou bien ils sortent par l'orifice central. Fréquemment ils sont brisés au niveau de la surface cutanée et n'apparaissent que sous forme d'un point noir au centre de la papule. Les saillies sont blanchâtres, grisâtres ou brunâtres. La peau sur laquelle elles reposent a une coloration normale ou rosée, elle est toujours sèche, dure, squameuse et rugueuse comme dans l'ichthyose. En passant la main à sa surface, on perçoit facilement ces petites aspérités, dures et coniques, qui donnent une sensation râpeuse comme l'écorce de la noix muscade.

1. Voir la note que nous avons faite à l'occasion du pityriasis rubra pilaire, p. 375.

L'affection siège habituellement sur les membres et plus particulièrement du côté de l'extension. C'est ainsi qu'on l'observe ordinairement sur les cuisses, les bras et les avant-bras, mais parfois aussi sur le tronc. Elle se développe en général chez les gens qui n'ont pas l'habitude de se baigner; cependant, je l'ai rencontrée chez des personnes très soigneuses de la toilette. Son développement est variable, souvent elle constitue un désordre si léger qu'il passe presque inaperçu. En règle générale, elle s'accompagne de démangeaisons; sa marche est chronique.

Diagnostic. — Le lichen pilaris se distingue de la chair de poule (cutis anserina) à cause de la permanence des saillies.

Dans la chair de poule, il s'agit en effet d'un trouble passager, disparaissant avec la cause, comme, par exemple, le froid ou une excitation nerveuse. L'affection peut encore être confondue avec la syphilide papuleuse miliaire ou granuleuse à la période de desquamation; la ressemblance est en effet assez frappante, mais, dans la syphilide, les lésions sont disposées en groupes, elles sont plus dures, plus profondes et moins squameuses.

Enfin on la distinguera encore du *Lichen strofulosorum*, dans lequel les papules sont plus résistantes, moins squameuses et moins disséminées au hasard.

Traitement. — Le traitement consiste dans l'emploi de bains chauds ou de bains de vapeur, puis de frictions faites avec le savon vert ou un autre savon fort, et en bains alcalins. Dans les cas rebelles, les préparations graisseuses ou huileuses, comme, par exemple, la glycérine, l'huile de pétrole, peuvent être employées avec autant de succès que dans l'ichthyose.

SCLÉRODERMIE [1].

Syn. — Fr. : Sclérémie (Chaussier), scléréme des adultes, scleremia circonscripta (Alibert); angl. : Sclerema, scleroderma, sclériasis, scleroma adultorum, sclérosténosis, cutis tensa chronica; chronionitis; all. : Hautsclerem.

Définition. — La *sclérodermie* est une maladie chronique ou aiguë, caractérisée par une altération spontanée, diffuse ou circonscrite, sous l'influence de laquelle la peau se pigmente plus ou

1. Besnier (*Ann. de Dermat.*, 1881, p. 86) propose d'appliquer le nom de *sclérodermie* (Gintrac) aux dermatoscléroses en plaques, aux morphées de Wilson, de Fox et de

moins et devient rigide, dure, ligneuse, tendue, impossible à plisser, et adhérente aux os sous-jacents.

Cette maladie fut décrite pour la première fois par Alibert (A), sous le nom de « *sclérémie des adultes* »[1]. Plus tard, Thirial (B) en publia deux cas qui peuvent être considérés comme des types de cette affection.

Pour étudier la sclérodermie et la distinguer des morphées, je me suis reporté aux cas de Hencke (C), Bouchut (D), Rilliet (E), Gilette (F), Forget (G), O'Donnell (H), Fagge (I), Kaposi (J), Piffard (K), Van Harlingen (L), White (M), Crocker (N) et Madar (O).

Tous ces observateurs signalent les mêmes symptômes et décrivent le même processus. Le cas le plus récent est celui qu'a rapporté le docteur Van Harlingen, que j'ai pu observer aussi et qui peut être regardé comme un exemple réalisant le type de cette maladie. On peut la décrire ainsi qu'il suit : cette affection débute soudainement par une raideur plus ou moins prononcée ou par un épaississement du tégument qui s'hypertrophie rapidement ou

Duhring, à la sclérodactylie de Ball, aux troubles trophiques et à l'asphyxie des extrémités digitales, et de réserver le terme de *sclérémie* à la dermatosclérose simple, généralisée, progressive. Voir au musée les pièces n°s 215, 328, 425, 426, 453, 817.

La pièce 791 représente des plaques sclérodermiques, presque confluentes, qui forment une sorte de bracelet enserrant le poignet.

A. *Nosologie naturelle*, t. I, p. 498, Paris, 1817.

1. Besnier fait remarquer avec raison que les enfants n'en sont pas exempts.

B. Du sclérème chez les adultes. *Gaz. méd. de Paris*, 1845, p. 523. *Journal de médecine*. Voir également *Union médicale*, 1847, p. 422.

C. *Handbuch zur Erkenntniss und Heilung der Kinderkrankheiten*, 1809.

D. *Gaz. méd. de Paris*, 1847, p. 771.

E. *Rev. méd. chir.*, 1848, p. 49. *Traité clin. et prat. des maladies des enfants*, Rilliet et Barthez, vol. II, p. 107, 1861.

F. Du sclérème simple. *Arch. générales de médecine*, 1854, p. 657.

G. *Gaz. de Strasbourg*, n° 6, 1847, et aussi *Schmidt's Jahrb.*, I. VI, p. 184-185.

H. *Dublin Hospital Gazette*, 1855, vol. II, p. 6. *Ibid*, 1856, vol. III, p. 296.

I. *Guy's Hospital Reports*, 3d série, vol. XV, 1870, p. 298-299. On trouvera là les détails de deux observations. Grâce à la complaisance du docteur Fagge, il m'a été donné de pouvoir observer moi-même la femme A. D., âgée de soixante-trois ans, qui fait l'objet de la deuxième observation. Chez cette malade, l'affection était remarquable par l'existence, à la surface cutanée, de bandes dures, pigmentées, ressemblant à des cicatrices ou à des vergetures. Ces bandes étaient couvertes de papilles hypertrophiées, comme dans l'ichthyose hystrix; elles étaient surtout marquées au niveau de chaque coude. Des plaques semblables se trouvaient à la nuque et dans l'aisselle.

J. Cas de Catarina Schira. *Maladies de la peau*, Hébra et Kaposi, *New. Syd. Soc. Trans*. London, 1874.

K. Cas de David G. *Maladies de la peau*, p. 366. New-York, 1876.

L. *Americ. Journal of Syphil. and Derm.*, octobre 1873.

M. Cas I et II, *Archives de Dermatol.*, juillet 1875.

N. *Brit. Med. Journal*, 21 décembre 1878.

O. *Viertelj. für Dermat. und Syph.*, Heft 2, 1878.

graduellement, jusqu'à ce que la partie attaquée soit devenue le siège d'une sclérose marquée. En général, le processus survient et évolue sans que le malade en soit averti par un trouble quelconque dans sa manière d'être; il n'y a ni chaleur, ni douleur, ni tuméfaction, en un mot, aucun changement apparent de la peau. Le premier symptôme subjectif consiste, comme il a été dit plus haut, dans la sensation de raideur et de tension des téguments. Dans quelques cas rares, la maladie est précédée de frissons et de fièvre, en même temps qu'il y a localement de l'œdème et de l'engourdissement. D'autres fois, c'est le changement de coloration de la peau qui ouvre la scène. La maladie peut évoluer dans l'espace de quelques semaines ou de quelques mois. Dans les cas typiques et à la période d'état, la peau est raide, tendue, immobilisée, dure, impossible à plisser et à rider ; on dirait qu'elle est congelée, si ce n'était l'absence de la sensation de froid ; ou bien encore on pourrait croire que l'on touche du carton-bois ou une pétrification. La peau semble collée aux tissus sous-jacents, et parfois si intimement qu'on ne peut l'en détacher ni la faire glisser sur les aponévroses, et elle paraît faire partie des muscles, du périoste ou même des os. La peau est lisse, tendue, immobile, à cause de la disparition des sillons et des plis normaux de la région : aussi les personnes de l'âge moyen ou même plus âgées prennent-elles une physionomie beaucoup plus jeune. La dégénération s'étend insensiblement et gagne la peau saine, sans être ni circonscrite, ni arrêtée par aucune ligne ; elle est diffuse et occupe généralement une grande étendue de la surface cutanée, comme, par exemple, la nuque, les joues, le dos et quelquefois les bras ; souvent la maladie est même plus ou moins généralisée. D'autres fois, elle se présente sous la forme de plaques[1] irrégulièrement limitées, ou disposées à la façon de bandes ou de rubans ; alors elle affecte de grandes ressemblances avec la morphée ou la kéloïde. Dans certains cas, la nuance qui sépare les deux affections est presque indéfinissable, et

1. Lire l'article, déjà cité, de Besnier, dans les *Annales de Dermatologie* de 1880, et la note de Barthélemy, dans celles de 1881, sur la *sclérodermie en plaques*. Cette affection est parfois congénitale ; dans certains cas, les points dégénérés sont disposés circulairement autour des membres. Si ceux-ci sont très grêles, comme pendant la vie intra-utérine, ils peuvent être soit amputés (amputations congénitales des auteurs), soit plus ou moins fortement compromis dans leur développement (voir Aïnhum).

la dégénérescence kéloïdienne semble superposée à la sclérodermie. La surface affectée n'est en général ni élevée, ni déprimée par rapport à la peau environnante. Il peut exceptionnellement en être autrement à cause de l'œdème ou de la formation de plaques rubanées, ou encore dans les dernières périodes atrophiques de la maladie. En effet, la surface est même généralement douce, veloutée ou luisante ; quelquefois seulement elle est sèche, plus ou moins squameuse et recouverte d'un épiderme sec et ridé. Dans d'autres cas, qui se rencontrent surtout dans la forme circonscrite donnant lieu à des plaques disséminées çà et là, il peut y avoir une hypertrophie papillaire légère ou très marquée, comme dans l'ichthyose. Il existe en général des bandes hyperpigmentées soit jaunâtres, soit brûnâtres (*bistrées* ou *violacées*), qui circonscrivent des plaques décolorées, achromiques, ou qui se montrent sous forme de taches irrégulières d'étendue et de disposition ; ce qui donne à la peau une apparence tigrée ou bigarrée. D'autres fois, la peau est plus pâle qu'à l'ordinaire, par suite de la tension extrême à laquelle elle est partiellement soumise, et prend un aspect raide, grisâtre ou jaunâtre, lardacé et cireux. La température locale est normale ou légèrement abaissée. Les symptômes subjectifs ne sont pas constants; ainsi que je l'ai déjà dit, ce n'est qu'exceptionnellement qu'il y a de l'engourdissement, de la douleur, des fourmillements ou des démangeaisons, et en même temps des névralgies profondes ou des douleurs analogues à celles des crampes, surtout dans les membres. Enfin, dans d'autres cas, les malades éprouvent des sensations bizarres de constriction, de rétraction, qui leur font croire que la peau est fortement tiraillée, étirée, raidie, et qu'elle devient trop courte.

Cette maladie peut attaquer toutes les régions indifféremment, mais son siège le plus fréquent et, en tout cas, son siège de prédilection au début, est la nuque, les épaules, le dos, la poitrine, les bras et la face.

Quand la face est atteinte, la physionomie est modifiée et devient sans expression, fixe, immobile, inanimée, ou bien elle prend un aspect hagard, grimaçant, anxieux. La maladie peut envahir les doigts et les déformer en les fléchissant ou en les rendant raides et impossibles à mouvoir (*sclérodactylie de Ball*). Cette maladie peut donc constituer une véritable infirmité; elle est habituellement symétrique; les deux côtés du corps, les deux extrémités, sont ordinairement atteints, mais ils ne le sont pas toujours avec la même intensité ni dans des régions exactement correspondantes.

L'invasion peut avoir lieu soudainement ou graduellement; c'est ce dernier mode que l'évolution suit le plus souvent. La marche de la sclérodermie est variable : tantôt aiguë, comme dans les cas de Piffard et de Crocker, tantôt chronique, ainsi qu'on l'observe le plus souvent. Avant que l'affection arrive à sa période d'état et qu'elle soit complètement développée, il peut s'écouler plusieurs semaines ou même plusieurs mois. Ensuite, on la verra rester stationnaire pendant des mois ou des années, soit définitivement, soit provisoirement, *car elle peut subir une régression spontanée* : dans ce cas, les altérations disparaissent progressivement et la peau revient à l'état normal. D'autres fois des phénomènes atrophiques sont la conséquence de la sclérodermie, qui est caractérisée par une rétraction ou une condensation des téguments, ainsi que par une disparition du tissu cellulaire sous-cutané, de telle façon que la peau semble être collée aux os (*peau périostique*, face de momie). Au niveau des articulations, la peau peut devenir tellement immobile et adhérente qu'il en résulte des excoriations, des gerçures et des ulcérations. Il en est de même à la face; la peau peut y être assez tendue pour empêcher tout mouvement et imprimer à la physionomie un air d'impassibilité complète, comme dans le cas, rapporté par Fagge, où l'affection était tellement prononcée sur les joues et à la bouche, que le malade succomba par épuisement et par inanition, à cause de l'impossibilité où il fut de s'alimenter.

La règle est que l'état général soit satisfaisant et ne reçoive aucune atteinte de l'affection. Dans quelques cas, on a constaté des douleurs rhumatismales et névralgiques. D'autres observateurs ont noté une grande gêne de respiration, due à la tension et au resserrement de la peau du thorax. Les glandes sudoripares et sébacées sont indemnes ordinairement, excepté quand la sclérodermie est très marquée; alors elles s'atrophient. Diverses autres maladies cutanées peuvent apparaître sur la peau sclérodermique : tels sont l'érysipèle, l'eczéma, l'herpès zoster, la variole et l'acné. Des taches et d'autres manifestations moins prononcées de sclérоdermie partielle peuvent accompagner l'affection que nous étudions, comme dans les cas de MM. *** rapportés par Hutchinson (A), et celui d'Elisabeth Nicholls, publié par Fagge (B). Et, en effet, la coexistence de certains symptômes communs à chacune de ces affections n'est pas rare. Dans le cas d'Elisabeth Nicholls, on remarquait une véritable kéloïde qui était venue compliquer la dermatosclérose.

Étiologie. — La cause de la sclérodermie est encore très obscure. L'étude des observations publiées ne jette que peu de lumière sur ce point. On la rencontre à toute période de l'existence, mais plus fréquemment dans la jeunesse et à l'âge adulte. Elle est plus rare chez l'homme que chez la femme. Dans une analyse de 28 cas, Van Harlingen trouve 20 cas sur la femme et 8 sur l'homme. Dans nombre de cas, le rhumatisme, et spécialement le rhumatisme articulaire, précède l'éclosion de la maladie. On peut en conclure que l'humidité et le froid ou les changements brusques de température peuvent être considérés comme les principales causes provocatrices. De même les émotions vives et les secousses violentes du système nerveux peuvent en favoriser l'apparition. Comme on l'a déjà dit, la santé générale est communément bonne et reste telle pendant toute la durée de la maladie. Dans les cas où la mort est survenue, elle fut occasionnée par une affection intercurrente. Cette maladie est excessivement rare (C). Les statistiques de l'Association américaine de dermatologie n'en signalent que deux cas sur 16,863 cas de maladie de peau. Pour ma part, je n'en ai observé que quelques cas.

Anatomie pathologique. — On a beaucoup écrit récemment sur la place de la sclérodermie dans la classification nosologique et dans ses relations avec les autres maladies et spécialement avec les morphées; mais les idées des auteurs diffèrent tellement qu'on ne peut encore rien avancer de positif sur la nature de cette affection.

A. *Leçons de chirurgie clinique*, vol. I, part. II, p. 540, Londres, 1879.

B. *Guy's Hospital Reports*, 1867; v. aussi *Catalogue of New Sydenham Society's, Atlas of skin diseases*, part. II, London, 1875 (Hutchinson).

C. Un certain nombre de cas ont été récemment publiés par Arnold (*Amer. Journal of the med. sc.*, juillet 1869), par Day; *Amer. Journ. of the med. sc*,, april 1870, par Piffard, *New-York med. Gaz.*, 24 juin 1871, par Van Harlingen, qui a imprimé un mémoire dans le *Journal américain de syphilis et de dermatologie*, octobre 1873; enfin, par White (*Archives de Dermatologie*, juillet 1875).

Pour un certain nombre de dermatologistes, la sclérodermie en plaques et les morphées doivent être regardées comme des manifestations différentes d'une même affection. Cette manière de voir a été soutenue pour la première fois par Fagge en 1867, dans un remarquable mémoire analytique, et elle a été adoptée par beaucoup d'observateurs en Angleterre, en Allemagne et en Amérique[1].

Personne ne peut nier, en effet, que ces deux affections aient de grandes analogies, tant dans leur nature que dans la forme de certaines de leurs manifestations cutanées, que certains symptômes

1. Il faut, à notre avis, nettement séparer les unes des autres les *sclérodermies en plaques disséminées* et les *sclérodactylies avec troubles trophiques* et asphyxie des extrémités digitales. Pour notre part, nous avons observé un certain nombre de ces cas, et jamais nous n'avons constaté leur coexistence. Au contraire, nous avons rencontré la sclérodactylie en même temps que la sclérémie ligneuse des membres et de la face. Nous croyons donc que la *sclérodermie lardacée ou partielle* doit être distinguée comme une forme tout à fait spéciale. C'est Erasmus Wilson et surtout Tilbury Fox qui les ont fait connaître en Angleterre et Ernest Besnier en France. Au début, la lésion se montre sous l'aspect d'une tache violacée, couleur mauve, *lilacée*, ou même un peu plus foncée et comme contusiforme. Peu à peu la plaque s'élargit et la zone rose lilacée est repoussée à la périphérie, car elle marque toujours la limite entre la surface malade et le tégument normal. C'est le fameux *lilac-ring* des auteurs anglais. Immédiatement en dedans de la zone violacée se trouve la zone *bistrée* ou *pigmentaire* à peine estompée. Dans ces deux zones, la peau conserve sa souplesse et sa consistance normales. Plus en dedans, on trouve la troisième zone, la *zone blanche* ou légèrement jaunâtre, mais lisse, brillante et dure. « Cette dureté commence à cette zone, brusquement, sans transition, et comme si la partie malade était enchâssée dans les tissus sains. » C'est cette consistance qui a fait donner le nom de *lardacées* à ces plaques. Enfin, on arrive à la quatrième zone, à la *zone rouge* ou plaque centrale, qui est sèche, rugueuse, squameuse à la périphérie, lisse au centre, où l'on voit des arborisations capillaires comme sur un nez couperosé. La sclérodermie partielle se manifeste donc, dans les *cas-types*, par son aspect multicolore et par sa forme de *cocarde ovalaire à quatre couleurs*. Cette disposition et surtout l'anneau violacé assurent le diagnostic et empêcheront toujours de confondre une plaque de sclérodermie avec une kéloïde au début ou avec une macule à zones pigmentées, consécutive à une syphilide ulcéreuse des membres inférieurs. On ne pensera plus désormais à la lèpre, au vitiligo, au psoriasis, avec lesquels cette forme de sclérodermie était autrefois confondue. Dans un cas observé par Besnier, la consistance a pu en imposer à un chirurgien pour un début de *cancer en cuirasse*. L'erreur est grande ici; car la sclérodermie s'immobilise ou bien elle disparaît spontanément au bout d'un temps ordinairement très long. Le traitement consiste dans l'application du massage, de bains sulfureux, de douches froides, d'électrisation cutanée (courants continus pendant la nuit, séances répétées pendant le jour de courants faradiques), et dans l'administration de toniques (fer, iodures, noix vomique, inhalations d'oxygène; on a préconisé contre la *rétraction momique* de la face les inhalations de nitrite d'amyle. Il y a lieu aussi de tenir compte de la diathèse rhumatismale et de prescrire le traitement approprié.

Au point de vue de la nature des plaques sclérodermiques, parcheminées, spontanées, on ne peut encore faire que des hypothèses. Elle semble être d'origine nerveuse, mais l'on ne sait encore si elle débute par une trophonévrose périphérique exclusivement cutanée ou si elle a son point de départ dans une affection centrale. Certains auteurs, ne voulant tenir compte que des faits encore connus, la considèrent comme une *cutite localisée* ou *dermite partielle*.

leur soient communs, et enfin que ces manifestations puissent survenir soit simultanément, soit à différentes époques, chez un même malade. La difficulté de décider si ces deux modalités morbides sont différentes ou identiques tient à ce que l'une et l'autre peuvent revêtir des formes bien variables et à ce que leurs manifestations cliniques sont très différentes selon la période à laquelle on les observe. Ces particularités sont surtout vraies en ce qui concerne ce que j'ai décrit sous le nom de *morphée*, et c'est surtout à cause d'elles qu'il me semble qu'actuellement on doive étudier séparément ces divers phénomènes pathologiques. Il est très rare qu'on observe, comme je l'ai déjà dit, à la fois sur un même sujet les symptômes caractéristiques de la morphée et de la sclérodermie, mais il est impossible de ne pas leur trouver de l'analogie ; le plus souvent c'est la morphée qu'on rencontrerait, mais il ne faut pas restreindre le mot *morphée* à la signification restreinte que lui ont appliquée quelques auteurs ; j'ai vu, pour ma part, peu d'exemples très nets de sclérodermie, tandis que j'ai bien observé douze à quinze cas de morphée, et dans aucun d'eux, je le répète, je n'ai rencontré les symptômes que je considère comme étant caractéristiques de la sclérodermie. Il faut donc donner une dénomination spéciale à ces importantes modifications cutanées qui diffèrent sous tant de rapports de la sclérodermie type (A). L'anatomie pathologique de la sclérodermie a été étudiée avec soin par Forster (B), Auspitz (C), Arning (D), Neumann (F), Fagge (G), Kaposi (H), Chiari (I) et d'autres. Ces auteurs n'indiquent pas des lésions identiques, probablement parce qu'ils ont étudié la sclérodermie d'après des cas qui n'étaient pas à même période. On a pris des lambeaux de peau sur le cadavre et sur le vivant. Quelle que soit la divergence des opinions, tous les auteurs s'accordent à reconnaître que, même

A. Fagge et d'autres ont proposé de désigner ces deux variétés morbides sous le terme unique de sclérodermie en distinguant une forme diffuse et une forme circonscrite ; mais cette nomenclature est défectueuse, car, comme je l'ai démontré, la morphée est loin d'être toujours circonscrite.

B. *Würzburger med. Zeitschr.*, 1861, Bd II, p. 294.

C. *Wiener med. Wochenschr.*, 1863, cité par Neumann, 3e édition, p. 354.

D. *Würzburger med. Zeitschr.*, 1861, vol. II, p. 186.

F. *Loc. cit.*, 3e édition, 354.

G. *London Path. Soc. Trans.*, 1871.

H. *Loc. cit.*, vol. III, p. 119.

I. *Viertelj. für Derm. und Syph.*, Heft 2, 1878.

dans les formes cliniques les plus développées, la peau a à peu près la même structure que la peau normale. Cependant on peut observer les modifications suivantes. L'épiderme ne subit pas d'altération de structure, mais il y a un dépôt pigmentaire dans les couches profondes du réseau de Malpighi et dans la couche papillaire du chorion.

Les papilles conservent leur volume normal, excepté quand il y a hypertrophie papillaire, comme, par exemple, quand il y a des bandes ou des taches qui sont devenues raboteuses. C'est dans le chorion et les tissus sous-cutanés que siègent les lésions; ces couches sont épaissies, il y a prolifération des fibres conjonctives, et épaississement des fibres élastiques. Les mailles du tissu conjonctif contiennent peu de graisse et sont formées de faisceaux conjonctifs volumineux. Tous les tissus sous-cutanés sont ainsi tranformés en une masse compacte formée de fibres réunies en faisceaux denses et plus ou moins entrelacées et unies ensemble. Kaposi dit que « les vaisseaux sont diminués de calibre, et enserrés dans du tissu conjonctif. Çà et là, et sous forme de traînées, le tissu conjonctif qui entoure les vaisseaux paraît être séparé de leurs parois par des cellules petites, nucléées (cellules lymphatiques), intimement unies les unes aux autres. Les parois des vaisseaux paraissent alors avoir un volume cinq ou six fois plus considérable, et être entourées d'une gaine de cellules. » Le même observateur a émis cette idée que la sclérodermie est due à un épaississement et à une stase de la lymphe résultant d'un défaut de nutrition, la stase se manifestant dans les espaces lymphatiques. Chiari a récemment observé dans un cas que la moelle épinière et les ganglions étaient anormaux. On dit que les glandes sébacées et sudoripares, ainsi que les fibres musculaires libres, ne subissent pas d'altération. Madar (A) croit que la sclérodermie est une trophonévrose d'origine centrale. Quant à moi, je crois qu'actuellement on doit la considérer à son origine comme une variété d'hypertrophie due probablement à quelque trouble nerveux mal connu, et capable de se résorber ou de s'atrophier plus ou moins tôt ou tard.

A. *Viertelj. für Derm. und Syph.*, Heft 2, 1875.

Diagnostic. — Quand on a présents à l'esprit les caractères spéciaux de la sclérodermie, qui sont le plus souvent bien définis, le diagnostic ne présente aucune difficulté. L'état solide, raide, dur, plus ou moins pigmenté de la peau, ainsi que l'absence apparente d'altération de structure au début, suffisent à eux seuls à la distinguer des autres formes de la maladie. La morphée, qui, comme je l'ai déjà dit, lui ressemble tant par sa nature en même temps que par ses caractères cliniques, s'en distingue par les caractères suivants : La sclérodermie envahit généralement soit dès le début, soit plus tard, de larges surfaces telles que la plus grande partie du tronc; la morphée au contraire se limite à de petites surfaces qui ne dépassent pas ordinairement la largeur d'une pièce de vingt centimes. — La sclérodermie est toujours diffuse, elle a une marche extensive, et n'a jamais de limites définies; la morphée en plaques est circonscrite et entourée d'une ligne de démarcation nette constituée par un liséré lilas, qui se confond insensiblement avec la peau saine. — Dans la sclérodermie il y a toujours un degré variable de rudesse, de dureté, de rigidité, les plaques de morphée sont molles ou fermes, mais rarement dures. Souvent la peau des sclérodermiques ne présente pas d'altération de structure apparente, elle ressemble à une peau normale raide et gelée ; dans la morphée il y a toujours au début une hyperémie plus ou moins intense, il y a formation de plaques molles et rouges, qui ne revêtent que plus tard leur aspect caractéristique. Le début de la sclérodermie est généralement insidieux, il n'y a pas de symptômes subjectifs, souvent au début de la morphée il y a de la douleur et des élancements. — La sclérodermie n'est pas symétrique, elle n'a pas de rapports avec les filets nerveux, la morphée est symétrique et suit souvent le trajet des nerfs. Dans la sclérodermie les vaisseaux ne sont pas dilatés, superficiels et violacés, et il n'y a pas de stries atrophiques comme dans la morphée. La sclérodermie a souvent une marche aiguë, tandis que la morphée a généralement une marche beaucoup plus lente et met quelquefois des années avant que les lésions soient complètement développées.

Traitement. — On a essayé différents moyens, quelques-uns ont amené une amélioration, mais on ne sait si la guérison tient aux remèdes, ou bien si elle est survenue spontanément. Il faut prescrire un traitement général consistant en arsenic, quinquina, huile de morue, en même temps que des bains, du massage, des frictions stimulantes, faites avec des liniments ou des pommades; l'onguent mercuriel est peut-être ce qui agit le mieux. Fieber (A) et Piffard (B) ont conseillé avec avantage l'application de courants continus.

Pronostic. — La marche et la durée de la sclérodermie sont variables. Il faut toujours réserver le pronostic. Souvent la sclérodermie disparaît par résorption, d'autres fois elle dure toute la vie. Quelquefois il se fait des contractures et de l'ankylose qui donnent lieu à des difformités plus ou moins gênantes et à des souffrances plus ou moins vives.

MORPHÉE.

Symptômes. — La morphée (C), primitivement connue sous le nom de *kéloïde d'Addison*, est caractérisée par une variété de lésions qui subissent de grandes modifications pendant la durée de leur évolution [1]. Ce n'est que lorsqu'on est familiarisé avec les nombreuses phases de cette affection qu'on peut se faire une idée de son évolution complète. Son mode d'apparition est très variable ; souvent elle commence par le développement d'un plus ou moins grand nombre de taches grosses comme une pièce de vingt centimes ou comme une pièce de cinq francs; isolées, rondes, ovalaires ou irrégulièrement arrondies ou allongées, rosées ou violacées et hyperémiques. Ensuite elles se délimitent et se circonscrivent nettement, s'entourent d'un liséré très net, rose, violet ou noirâtre, de plusieurs millimètres de large et constitué par de très fins capillaires.

Au début ces taches sont légèrement boursouflées ou saillantes, mais plus tard elles se mettent de niveau avec la peau, et même

A. *Wiener med. Wochenschr.*, 26 novembre 1870.

B. *Loc. cit.*

C. Je réunis sous le terme unique de morphée deux affections décrites sous les noms de *kéloïde d'Addison* et de *morphée*, pensant que ces deux genres ne sont que des manifestations différentes d'un seul et même processus. Ce qu'on désigne sous le nom de *lèpre-morphée*, qui ressemble souvent à la morphée, n'est qu'une des nombreuses manifestations cutanées de la lèpre, et n'a aucune relation naturelle avec la maladie que je décris.

1. Il nous semble que la maladie que décrit ici Duhring est la même que celle que nous avons étudiée sous le nom de sclérodermie lardacée ou de dermatosclérose partielle.

finissent par être légèrement déprimées. Quand elles sont complètement développées elles sont habituellement fermes au toucher, mais sans être dures, d'autres fois elles donnent une sensation analogue à celle de la peau normale, d'autres fois enfin elles sont dures, charnues, elles ont la consistance du cuir et sont très difficiles à saisir entre les doigts. La sensibilité générale n'est pas altérée. La surface de ces plaques est lisse, luisante, et ressemble quelquefois à de l'ivoire poli; d'autres fois, quand les plaques sont anciennes, elles se recouvrent de squames sèches, adhérentes et recroquevillées. La couleur de ces plaques est rose pâle, violacée, jaune clair, ou même blanchâtre et cireuse; quelquefois elles ressemblent à des morceaux de lard de jambon qu'on aurait déposés sur la peau, ce qui lui donne une apparence lardacée. Quelquefois, au début, on voit de fines arborisations vasculaires à leur surface, et presque toujours autour d'elles il y a une pigmentation plus ou moins prononcée.

Les lésions se développent sur différentes régions, mais surtout à la face, au cou, à la poitrine, aux seins, au dos, à l'abdomen, aux bras, aux cuisses. Elles ne sont pas symétriques ; quelquefois elles se disposent le long des troncs nerveux, par exemple, sur le trajet de la cinquième paire. La sécrétion sudorale y est rare ou fait défaut, selon le degré d'atrophie des lésions.

Leur marche est variable, mais presque toujours chronique. Elles apparaissent souvent d'une façon insidieuse, mais quelquefois elles sont précédées de douleur et de fourmillement; elles augmentent lentement de largeur, et atteignent graduellement le diamètre d'une pièce de cinq francs en argent, ou même celui de la paume de la main. Quelquefois deux plaques voisines se confondent. Il est rare qu'il y ait des symptômes subjectifs, quelquefois cependant il y a des démangeaisons, des chatouillements, des engourdissements, d'autres fois de la douleur.

Quand elles ont atteint leur grandeur définitive, ou bien elles ne subissent plus de modifications pendant des mois, des années même, ou bien elles se résorbent ; cette résorption est quelquefois très rapide, et au-dessous la peau est parfaitement saine. D'autres fois elles subissent la dégénérescence atrophique, la peau se rétracte, devient mince, parcheminée ou ridée, et enfin se déprime en donnant lieu à la formation de cicatrices plus ou moins grandes, arrondies ou allongées, qui se rétractent et sont disgracieuses. Les tissus sous-cutanés et même les muscles peuvent être détruits, rétrécis, et occasionner des difformités qui, aux jambes, par exemple, entraînent une perte de la mobilité.

Au lieu d'être maculeuses ou en forme de taches comme celles que nous venons de décrire, les lésions peuvent présenter des caractères nettement atrophiques et donner lieu à des dépressions cutanées confluentes ou disséminées, petites, cratériformes ou en forme d'entonnoir, qui ressemblent à des cicatrices d'acné atrophique, à des dilatations de vaisseaux sanguins qui sont rougeâtres, bleuâtres, violacés, plus ou moins tortueux et courts ou longs, et enfin à des stries blanchâtres, perlées, lisses, vitreuses, légèrement déprimées en forme de rainures (vraies stries atrophiques de la peau). Çà et là, soit isolément, soit en même temps que ces différentes altérations, il se fait des télangiectasies d'étendue variable, rosées ou pourpres, et des plaques plus ou moins légèrement pigmentées, diffuses, molles, qui au toucher ont la sensation de la peau normale; ces plaques sont entourées d'une zone pigmentée en brun, et tôt ou tard elles se résorbent spontanément; d'autre part, elles peuvent se transformer en lésions plus caractéristiques circonscrites, jaunâtres, lardacées ou ressemblant à de l'albâtre.

Le processus de la morphée est donc extrêmement complexe, et les lésions très variées qu'elle entraîne en sont la caractéristique même ; toutes peuvent exister à la fois sur le même sujet, ou bien il n'y en a qu'un petit nombre. La kéloïde vraie (kéloïde d'Alibert) en est une complication possible comme dans le cas très rare d'Élisabeth Nicholls, et dans un autre cas rapporté par Hutchinson (A).

La morphée a une marche chronique, mais, excepté dans les formes graves, *elle a une tendance naturelle à la guérison.* — Dans quelques cas il faut des années avant qu'elle subisse des modifications sensibles, d'autres fois elle s'aggrave d'année en année, et finit par entraîner de sérieuses difformités. — C'est une affection rare, elle l'est moins cependant que la sclérodermie. Les statistiques de l'Association de dermatologie américaine n'en relatent

A. *Loc. cit.*, p. 329.

qu'un cas sur 16 863 cas de maladies de la peau, mais elle est plus commune que cette statistique ne pourrait le faire supposer.

Pour voir des exemples-types de morphée il faut lire les observations d'Addison (A), de Wilson (B), de Bulkley (C), de Morrow (D), de Gibney (E), de Graham (F), de Hutchinson (G).

Etiologie. — On ne connaît aucune cause bien positive de la morphée; toutefois, comme dans la sclérodermie, le système nerveux en est probablement quelquefois le point de départ[1]. Elle est beaucoup plus fréquente chez les femmes que chez les hommes. Presque tous les cas que j'ai vus appartenaient à des femmes; on l'observe aussi bien chez les sujets qui sont forts que chez ceux qui sont faibles, et à tous les âges.

Anatomie pathologique. — L'anatomie pathologique de la morphée est très obscure; pour ce qui concerne les relations de la morphée avec la sclérodermie, je renvoie le lecteur au chapitre précédent. Ce qu'on peut dire jusqu'à présent, c'est que ces deux variétés morbides qui ont une symptomatologie et une anatomie si analogues doivent cependant être distinguées et étudiées séparément. — Wilson (H), Hutchinson (I) et Crocker (J) ont appelé l'attention sur les rapports assez fréquents des lésions avec les troncs nerveux; mais, si cette remarque est vraie pour certains cas, elle est loin de s'appliquer à tous. Hutchinson insiste tout particulièrement sur l'origine nerveuse de la morphée; cette manière de voir n'est nullement confirmée, selon moi, par les nombreux exemples

A. *A Collection of the published Writings of the late Thomas Addison*, in *New Syd Soc.*, Londres, 1869. Cas III (E.-W.) et IV (L.-B.). Voir aussi une étude sur ces cas dans l'article de Fagge sur la kéloïde d'Addison, *Guy's Hospital Reports*, 1867.

B. *Diseases of the Skin*, London, 1867, p. 173. Voir aussi un article dans le *Journ. of cut. med.*, vol. II, n° 6.

C. *Arch. of Derm.*, janvier 1877. Cas I (B.-M.), cas II (Ann. B.), et *Arch. of Derm.*, janvier 1879, cas de Bessie Lindsey.

D. *Ibid.*, avril 1879, cas de Mary Marshall.

E. *Ibid.*, avril 1879, cas d'Alice Dowling.

F. *Ibid.*, avril 1880. J'ai observé ce cas, et il est la copie exacte de plusieurs autres cas que j'ai actuellement en observation.

G. On Morphea, *Lect. on Clin. Surg.*, vol. II, Part. II, Londres, 1879.

1. Toutefois quelques auteurs ne la considèrent que comme une lésion locale, une *cutite* proprement dite.

H. *Loc. cit.*

I. *Loc. cit.*

J. *Lancet*, 22 novembre 1879. Dans cette observation les lésions avaient une disposition remarquable, le long des troncs nerveux du bras et de l'avant-bras.

dans lesquels les lésions occupaient une distribution très différente de celle des troncs nerveux. Je suis au contraire entièrement de l'opinion de ceux qui pensent que le système nerveux peut-être quelquefois intéressé et qui ont fait de certains cas de morphée des trophonévroses.

L'anatomie pathologique des plaques caractéristiques de morphée varie considérablement selon la période de la maladie. A l'examen d'une tache molle, facile à pincer, blanchâtre, qui durait depuis quelques mois et prise sur le dos, je constatai surtout une condensation prononcée du tissu conjonctif du chorion avec rétraction de la couche papillaire.

Crocker examina des plaques blanchâtres à leur début, et constata une désagrégation partielle des couches les plus profondes de l'épiderme ; une atrophie de la couche papillaire, des thromboses des vaisseaux longitudinaux du plexus superficiel et une abondante infiltration cellulaire autour des glandes sébacées, des follicules pileux et des vaisseaux. A une période plus avancée, il nota la transformation de ces cellules en tissu conjonctif dont la rétraction a pour conséquence l'oblitération des vaisseaux sanguins et l'atrophie des glandes sébacées et sudoripares.

Diagnostic. — Les relations qui existent entre les états que l'on désigne dans la littérature médicale sous les noms de morphée, kéloïde d'Addison, sclérodermie et stries ou macules atrophiques, sont différemment interprétées par les auteurs. Ces affections se distinguent cependant par les différences suivantes : la morphée diffère de la sclérodermie en ce que ses lésions sont plus ou moins bien circonscrites ; ce caractère est surtout évident dans la forme maculeuse où les plaques sont bien délimitées, bien arrêtées, jaunâtres, à aspect graisseux, molles ou dures ; elle s'en distingue également par l'absence de l'induration spéciale à la sclérodermie. — A une période plus avancée, à la période atrophique et cicatricielle de la morphée, il est impossible de la confondre avec la sclérodermie. Il y a en outre un autre cortège de symptômes tels que la pigmentation, les cicatrices qui existent dans les périodes avancées de la morphée et qui éloignent l'idée d'une sclérodermie (voir Sclérodermie).

Les stries ou macules atrophiques qu'on observe dans une des variétés de la morphée sont souvent difficiles à distinguer des vergetures nacrées qu'on rencontre si fréquemment sur l'abdomen.

Les plaques arrondies, bien circonscrites de la morphée ont une grande analogie avec les plaques anesthésiques de la lèpre; souvent ces deux affections ont un ensemble de prodromes communs, et qui relèvent probablement de la même cause, c'est-à-dire d'un trouble de l'innervation; on sait en effet que dans la lèpre les nerfs sont affectés, et les troubles trophonévrotiques de la morphée sont identiques. Les taches ou macules de la lèpre ont une coloration rougeâtre ou jaunâtre qu'on observe dans la variété tuberculeuse aussi bien que dans la forme anesthésique. Mais quand elles ont atteint leur complet développement, il y a toujours de l'anesthésie en même temps que d'autres symptômes caractéristiques de la lèpre.

Les plaques blanches de la morphée ont quelque ressemblance avec le vitiligo; mais le vitiligo est une affection localisée exclusivement aux couches pigmentaires dans laquelle la peau conserve toujours sa texture normale, tandis que la morphée s'accompagne toujours de modifications structurales plus ou moins profondes.

Traitement. — Il faut s'adresser à l'état général, prescrire de hautes doses d'huile de morue, de fer, et surtout d'arsenic; je crois que ce médicament, administré pendant longtemps, a une valeur incontestable et que, quand on le prescrit avec discernement, il donne de meilleurs résultats que les autres moyens. Quand on doit l'administrer pendant de longs mois, il est important de commencer par des doses faibles qu'on augmente insensiblement et d'une façon continue tant qu'il est bien supporté par le malade. Les courants continus méritent d'être essayés, et j'ai vu des cas où ils m'ont semblé avoir une action très favorable[1].

Pronostic. — La morphée est une maladie chronique qui a une évolution lente et graduelle, et qui peut durer toute la vie. Quelquefois cependant elle évolue dans un temps relativement court, dans l'intervalle de quelques mois, par exemple. Les formes légères ont tôt ou tard une tendance relative à la guérison, qui, quelquefois, sur-

1. On peut se trouver fort bien du massage, des bains sulfureux, des douches générales froides, des lotions locales stimulantes, des inhalations d'oxygène et surtout des inhalations répétées de *nitrite d'amyle*. On sait que l'inhalation de cette substance a la propriété de congestionner très rapidement et très vivement la face, et par conséquent de stimuler sa circulation et sa nutrition.

vient au moment où on s'y attend le moins. Quand le processus atrophique date déjà de quelque temps, il ne faut jamais compter sur une guérison complète.

Trophonévrose de la face, aplasie lamineuse progressive de la face. Comme forme ou variété de la morphée, je dois signaler ici la plupart, sinon tous les cas d'une affection connue dans la littérature médicale sous les noms de hémiatrophie faciale ou atrophie unilatérale de la face (*trophonévrose faciale, aplasie lamineuse progressive de la face*). Cette affection consiste en une atrophie, à degrés variables, d'une partie ou de tout un côté de la peau. Cette atrophie atteint la peau, le tissu cellulaire sous-cutané, les organes plus profonds et même quelquefois les os. Les modifications qu'on observe sur la peau sont, selon moi, de même nature que celles de la morphée dans d'autres régions, et il m'a été impossible d'établir une différence essentielle entre la morphée et les quelques cas de trophonévrose faciale que j'ai vus. Ici l'origine nerveuse est manifeste, et si évidente que c'est surtout les médecins qui s'occupent spécialement des maladies nerveuses qui ont étudié cette affection. Parmi les auteurs qui ont écrit sur ce sujet, je puis citer, Parry (A), Romberg (B), Moore (C), Londe (D), Eulemburg (F), Frémy (G), Hammond (H), Bannister (I) et Robinson (K).

SCLÉRÈME DES NOUVEAU-NÉS.

Syn. — Fr. : Sclérodermie des nouveau-nés. Algidité progressive (Nerrheux). Décrépitude ou Athrepsie infantile (Parrot). Angl. : Induratio telæ cellulosæ neonatorum. Algor progressivus. Sclerema of the Newborn. Allem. : Das Sclerem der Neugeborenem; Zellgewebsverhärtung der Neugeborenen. Die Greisenhaftigkeit der Kinder.

Définition. — Le *sclérème des nouveau-nés* est une maladie du premier âge, apparaissant habituellement dès la naissance, con-

A. Cité par Romberg dans *Lehrbuch der Nerven Krank. des Menschen.* Berlin, 1854.

B. *Trophoneurosis Facialis, Klinische Wahrnehmungen und Bæbachtungen,* Berlin, 1851.

C. *Unilateral atrophy of the face.* Dublin, *Quarterly Journ. of Med. Sc.* 1852.

D. *Essai sur l'Aplasie lamineuse progressive.* Paris, 1868.

F. *Lehrb. der fonctionnellen Nervenkrankh,* Berlin, 1871.

G. *Étude critique sur la trophonévrose faciale.* Paris, 1872.

H. *Progressive faciale Atrophy. A Treatise on Diseases of the Nervous System.* 6 th *Ed. New-York* 1876, et *Journ. of Nervous and Mental Diseases,* avril 1880.

I. *Progressive facial Hemiatrophy. Ibid.*, octobre 1876.

K. *A Case of unilateral atrophy of the face,* etc., *Amer. Journ. of the med. Sc.,* octobre 1878.

sistant en raideur, tension et induration de la peau et des tissus sous-cutanés, et s'accompagnant de refroidissement, d'œdème, de gonflement, de changements dans la coloration de la peau qui prend une teinte rouge, purpurine, lie de vin ou violacée, revêt l'aspect livide. On observe en même temps des troubles dans la circulation générale.

Symptômes[1]. — Cette maladie peut être congénitale ou apparaître pendant la première enfance. Elle débute d'ordinaire par les extrémités inférieures et s'étend de là sur le tronc, sur les membres thoraciques et sur la face. Le plus souvent, la peau prend un aspect luisant et une coloration rouge ou pourprée ; dans d'autres cas, elle est jaunâtre ou même brunâtre. Il en résulte une apparence pommelée plus ou moins marquée. Les téguments deviennent plus raides et plus durs. Au toucher, ils offrent une induration vraiment remarquable et souvent très prononcée. La peau est tendue, raide, dure, rigide, impossible à pincer entre les doigts. L'intensité de la raideur et de l'induration varie selon les points affectés ; en général, le sclérème est surtout marqué sur les jambes. La température périphérique est abaissée spécialement aux extrémités. A la pression, on constate un degré plus ou moins considérable d'œdème associé à une sorte d'infiltration et d'hypertrophie consécutive des tissus. La rigidité des parties malades entrave leur fonctionnement. Ces effets sont surtout frappants à la face où les traits s'immobilisent au point de rendre la mine hagarde et cadavérique. Quand la maladie se généralise, la peau affecte une grande ressemblance avec celle d'un corps à demi gelé aussi bien à la vue qu'au toucher. L'enfant est incapable de se mouvoir ; il mange à peine, respire difficilement et ne tarde pas à succomber. Il est très rare que la guérison spontanée succède à cet état. La maladie se complique généralement de broncho-pneumonie ou d'autres affections des voies respiratoires ou de l'appareil circulatoire.

1. Depuis les travaux de Parrot sur l'Athrepsie, les médecins français s'accordent à penser que le sclérème des nouveau-nés n'est pas une affection spéciale de la peau, mais qu'elle est la résultante d'une dénutrition générale progressive, de lésions gastro-intestinales, d'une alimentation vicieuse ou insuffisante, en un mot d'une cachexie, soit acquise, soit congénitale et diathésique. Elle peut être considérée comme l'effet de pertes abondantes de liquides faites par l'enfant (diarrhée, etc.), (Damaschino).

Étiologie. — Cet état a des causes obscures ou plutôt multiples. On l'observe surtout dans le bas-âge. La circulation capillaire est manifestement vicieuse et compromise ; mais il n'est pas possible d'affirmer si ce phénomène est primordial, ou bien, au contraire, s'il est une conséquence d'altérations organiques des tissus.

Anatomie pathologique. — Après la mort, la peau change peu ; ordinairement, elle devient encore plus livide ; l'induration persiste également. Si l'on incise le derme il s'en écoule une grande quantité de sérosité jaunâtre ; cet écoulement rend aux tissus une certaine souplesse et les ramène en quelque sorte à l'état œdémateux. Le tissu cellulaire sous-cutané est infiltré d'une substance solide, ferme, qui remplit ses mailles comme ferait la stéarine. Virchow (A), Förster (B). Löschner (C), Jenk (D) et autres auteurs, ont fait des examens microscopiques, mais les résultats auxquels ils sont arrivés ne concordent pas entre eux. Il y a une infiltration œdémateuse très marquée dans tous les tissus ; le tissu conjonctif du derme serait considérablement hypertrophié, suivant Löschner et Jenk, mais il en serait autrement suivant les autres observateurs. La substance gélatineuse ou cireuse qui se dépose entre les éléments est surtout abondante dans les couches sous-cutanées.

Diagnostic. — Les caractères de cette maladie sont tellement nets qu'il est impossible de la méconnaître. L'induration, l'œdème, la coloration spéciale de la peau, l'algidité, la gêne de la respiration, les troubles circulatoires sont autant de signes pathognomoniques de la maladie. Le sclérème des nouveau-nés diffère du sclérème des adultes par la nature du dépôt intra-dermique ainsi que par les antécédents et par la marche de la maladie.

Traitement. — On ne doit avoir en vue que l'état général. Il faut recommander les excitations cutanées, les frictions légères, des lotions chaudes, un massage doux et d'autres moyens semblables. Tous ces agents doivent être employés avec persévérance. Le *pronostic* est très défavorable.

A. *Die Krankzten Geschwülste*, Bd. t. I, p. 302.
B. *Path. Anatom.*, Bd II, p. 1070, 2e édition, Leipzig, 1863.
C. *Prager Vierteljahrschrift*, 1868.
D. *American Journal of obstetrics*, May 1871, p. 129.

ÉLÉPHANTIASIS

Syn. — Morbus Herculeus (Arétée); elephantopus (Swediaur); elephantiasis des Arabes; pachydermie. Angl. : Morbus elephas; bucnemia tropica (Good); elephant leg; barbadoes leg; spargosis dal-fil (pied d'éléphant), (mot arabe); hypersarcosis (Kämfer); glandular disease of Barbadoes (R. Towne, Hillairy, Hendy).

Définition. — *L'éléphantiasis* est une maladie hypertrophique et à marche chronique de la peau et du tissu cellulaire sous-cutané. Il est caractérisé par l'élargissement et la déformation de la partie affectée, et s'accompagne de lymphangite, de gonflement, d'œdème, d'épaississement, d'induration, de pigmentation et d'excroissances papillaires.

Symptômes. — L'affection commence généralement par une inflammation de nature érysipélateuse, accompagnée de symptômes généraux, de fièvre, de douleur, de chaleur, de lymphangite[1], de gonflement, d'œdème et quelquefois de suintement. Tous ces phénomènes aboutissent à une augmentation plus ou moins considérable de la région. Les *accès* de cette nature, de courte durée d'ailleurs, se renouvellent à des intervalles variables, et le membre ou la région subissent ainsi un certain nombre de poussées; c'est la règle qu'ils augmentent légèrement de volume dans chacune de ces attaques. Il en résulte qu'après une ou plusieurs années pendant lesquelles une série de ces manifestations inflammatoires se seront produites, la région a le plus souvent atteint un volume considérable; elle présente un gonflement chronique et de l'œdème, en même temps qu'elle est tendue et remarquablement dure. Ordinairement, toute la jambe, mais surtout la peau, est hypertrophiée et paraît indurée, sa surface est parsemée de papilles élargies et proéminentes, présente des fissures et un degré plus ou moins prononcé de décoloration et de pigmentation. Ce processus s'arrête rarement avant que la région n'ait pris une extension telle qu'il en résulte une sérieuse déformation; cette hypertrophie atteint non seulement la peau et le tissu cellullaire sous-cutané, mais aussi les muscles et même les os.

La maladie présente quelques caractères différents, suivant qu'elle affecte telle ou telle partie du corps. Le plus fréquemment,

1. Certains auteurs ont décrit ces poussées sous le nom d' « *érysipèles à répétition* », se montrant à des intervalles de temps parfois séparés par des mois ou par des années.

l'affection siège aux extrémités inférieures, spécialement aux jambes. Un membre seulement est ordinairement atteint et il est exceptionnel de voir la maladie se développer symétriquement. Après les membres inférieurs, ce sont les organes génitaux qui sont le plus souvent affectés, et l'éléphantiasis attaque le pénis, le scrotum, les lèvres et le clitoris avec une égale fréquence. Les autres régions sont plus rarement atteintes, bien que l'on ait rapporté des cas d'éléphantiasis de la face, du nez, des bras, de la poitrine (Éléphantiasis partiel).

La jambe étant le siège ordinaire de la maladie, nous devons donner une courte description de l'aspect qu'elle revêt ordinairement. Quand l'affection existe depuis quelque temps et quand l'observation a lieu pendant la période de calme qui sépare deux paroxysmes inflammatoires, la jambe apparaît manifestement hypertrophiée; l'augmentation de volume commence généralement au-dessous du genou et s'étend en bas, jusqu'au cou-de-pied; le pied ne participe pas toujours à l'hypertrophie, dont il est séparé par un sillon tibio-tarsien profond. Le membre est gonflé, les tissus se laissent légèrement déprimer par le doigt et présentent des signes d'épaississement et d'induration généralisés; bref, la région est informe, deux ou trois fois plus volumineuse qu'à l'état normal et parfois monstrueuse. L'hypertrophie de la peau porte sur tous ses éléments; elle est lisse ou rugueuse, et quand elle est lisse, c'est que le plus souvent un eczéma s'est greffé sur l'éléphantiasis; quand elle est rugueuse on voit à sa surface des excroissances papillaires, des saillies verruqueuses, de forme et de volume variables qui sont plus développées aux pieds et aux orteils que partout ailleurs. Les plis normaux sont souvent exagérés et sont quelquefois le siège de fissures; presque toujours l'épiderme est macéré et recouvert de matières étrangères (sécrétions altérées, débris épidermiques) qui s'accumulent surtout au niveau des plis et qui, par leur décomposition, constituent une nouvelle source d'irritation. Il y a généralement des squames, des *écailles* épidermiques et des croûtes; ces dernières sont dues au suintement de sang et de matières sébacées qui filtrent à travers les crevasses et entre les productions verruqueuses. Il se fait, de temps en temps, des ulcères qui sont causés et entretenus par l'état variqueux du membre. On observe encore une dyschromie et surtout une pigmentation plus ou moins accusées, qui donnent au membre un aspect rougeâtre ou brunâtre (éléphantiasis brun ou même noir, comme dans l'ichthyose serpentine).

L'intensité de la douleur est variable; tantôt elle est violente, surtout pendant les attaques inflammatoires, tantôt elle se réduit à un léger malaise. Le poids de la partie malade est toujours incommode; si c'est un membre ou le scrotum qui en est atteint, la gêne peut être assez considérable pour empêcher la marche. Quand il y a des poussées d'eczéma, la démangeaison peut constituer un épiphénomène pénible. L'évolution de l'affection est essentiellement chronique.

Étiologie. — L'éléphantiasis s'observe dans tous les pays du monde, mais il est plus fréquent dans certaines contrées que dans d'autres; il est endémique et commun dans les climats tropicaux. Les Barbades, les Indes Orientales, le sud de l'Amérique, les Indes, la péninsule de Malacca, la Chine, le Japon, l'Égypte, l'Arabie et l'Afrique sont les pays où on l'observe le plus communément. Certaines formes se rencontrent aussi en Europe et dans notre propre pays sans que l'on puisse invoquer l'influence de la latitude et du pays. La maladie, dans les contrées où elle est endémique, sévit surtout dans les plages basses, infestées par la malaria et les moustiques de toutes sortes, dans les îles et le long des côtes (contrées humides et marécageuses). Les conditions climatériques, si j'en crois mon observation, favorisent dans une certaine mesure son développement. Il est de plus très probable, que le défaut d'hygiène, la misère, le *manque de soins* et la mauvaise nourriture jouent un rôle important dans la production de la maladie, et on sait combien sont défectueuses les conditions d'existence des habitants des pays tropicaux. L'éléphantiasis est le résultat d'une inflammation et d'une obstruction des lymphatiques dont on ne connaît pas encore bien les causes. D'après les observations que Lewis, Manson et Bancroft (A) ont recueillies aux Indes, en Chine et en Australie, la présence de filaires dans le sang et dans les lymphatiques serait une des condi-

A. Voir un intéressant article de sir Joseph Fayrer sur la relation de la filaire du sang chez l'homme avec les maladies endémiques de l'Inde. *Lancet*, Feb. 8 and 15, 1879.

tions qui expliqueraient le mieux la fréquence de cette maladie dans les contrées intertropicales de l'Est. Du reste on a fréquemment constaté d'une façon incontestable la présence des filaires dans le sang et dans la lymphe d'individus atteints d'hypertrophie du scrotum (*Scrotum lymphangitique « lympho-scrotum »*) avec exsudation lymphatique (*lymphorrhagie*) (A). Toutefois, la question de l'identité de ces maladies tropicales (éléphantiasis, scrotum lymphatique, chylurie, craw-craw, hématochylurie, etc. est encore un sujet de discussion. Le Dr Manson (B), dans un récent article, apporte un certain nombre de faits à l'appui de l'identité de ces modes pathologiques. Le même auteur ajoute que le *Mosquito* (moustique) est un agent très actif de propagation de la filaire[1] et par suite de la maladie que Bourel-Roncière appelle *helminthiase Wuchérienne* ou *maladie de Manson*. Tout le monde s'accorde à dire que l'éléphantiasis attaque spécialement les classes pauvres et les sujets qui prennent peu de soins de leur personne; il est beaucoup plus rare dans les classes aisées et soigneuses. On le rencontre dans les deux sexes, mais il est plus fréquent chez les hommes et apparaît rarement avant la puberté. Il n'est ni héréditaire ni contagieux ; l'éléphantiasis congénital, dont on a observé quelques exemples, a attiré récemment l'attention du Dr Buscy (C) de Washington.

Anatomie Pathologique. — *L'anatomie pathologique* de l'éléphantiasis a été soigneusement étudiée par Virchow, (D) Kaposi (E) et d'autres. A la coupe, les tissus sont fermes et résistants, leur surface de section est jaunâtre ou blanchâtre, et, à la pression, ils laissent sourdre un liquide jaunâtre. L'énorme volume qu'atteignent les régions tient à l'hypertrophie du tissu conjonctif et surtout à l'hyperplasie conjonctive du tissu sous-cutané. Le derme participe

A. Voir « Observations de scrotum lymphangitique et d'affections similaires », par Patrick Manson, *in the Medical Times and Gazette*, novembre 13 and 20, 1875.

B. Notes additionnelles sur la filaire du sang de l'homme et de la maladie née sous son influence (filaria disease). Voir *Customs Medical Reports*, XIII, 30; XIV. 1. Shanghaï, (réimprimé).

1. On sait que la filaire est un helminthe nématode blanc, lisse, fin comme un cheveu mais long de 7 à 10 centimètres. (Voir plus loin la *filaire de sang*.) Sujet aux métamorphoses comme le tœnia, cet hématozoaire continue son évolution dans le corps de certains moustiques. C'est la *filaire de Lewis*.(Voir *Parasites animaux*).

C. Oblitération et dilatation des canaux lymphatiques, lésions congénitales, New-York, 1878.

D. *Die Krankhaften Geschwülste*, Band I, p. 308 (Elephantiasis tuberosa seu nodosa).

E. *Loc. cit.*, vol. III, p. 140.

aussi au processus hypertrophique mais à un moindre degré. Cette néoplasie est formée de faisceaux volumineux de fibres conjonctives qui s'entrecroisent dans diverses directions, et forment un réseau serré, entrelacé de fibres plus petites, dont les mailles contiennent des cellules à noyaux.

Le chorion et l'épiderme varient d'épaisseur et de structure suivant que la surface éléphantiasique est lisse ou recouverte de saillies papillomateuses; le corps papillaire est souvent très développé et verruqueux; suivant que ces papilles hypertrophiées siègent dans un point ou dans un autre elles sont recouvertes ou non d'épiderme. Les vaisseaux sanguins des régions malades sont considérablement dilatés [1]. Quand la maladie dure depuis longtemps diverses modifications peuvent se produire dans les parties profon-

1. On a signalé depuis longtemps une dilatation et une néoformation des vaisseaux sanguins et notamment des veines (éléphantiasis veineuse) qui, suivant l'expression de Bouillaud, *s'artérialisent*. (Bouillaud, *Archiv. de méd.*, 1824; Gaide, *Archiv. de méd.*, 1828; Landi, *Gaz. de Toscane*, 1844; Marcassi, *An. de Dermat.* 1880, p. 767.)

Aujourd'hui, on tend généralement à accorder le rôle prépondérant aux *altérations primitives du système lymphatique* dans l'éléphantiasis vrai. (Virchow, *Traité de tumeurs*, t. I; Teichman, 1861, *Das Saugadersystem*, Leipzig; Lebert, Berlin, 1848; Vulpian, *Soc. Biol.*, 1856, p. 303 et 1857, 309; Renaut, *Soc. Biol.* mai et juin 1872). D'après les recherches les plus récentes, l'*anatomie pathologique* de l'éléphantiasis peut se résumer à ce qui suit :

Hypertrophie du derme et de ses divers éléments ; hypertrophie inégale des glandes cutanées (O. Weber), Hypertrophie des glandes sudoripares (Nepveu); papilles allongées, ramifiées, recouvertes de plaques cornées (éléphantiasis papillaire ou verruqueux).

Hypertrophie du tissu cellulaire sous-cutané. Transformation scléreuse des mailles du derme et du tissu cellulaire (Forster). Ces mailles communiqueraient entre elles et avec les lymphatiques (Rindfleich) et renfermeraient une substance molle (Rindfleich). Enfin, hypertrophie des vaisseaux (varices) lymphatiques du derme qui sont dilatés (Teichmann), ont un endothélium épaissi (Virchow, Renaut) et un calibre inégal et monilliforme (Ranvier et surtout Renaut, *loc. cit.*). Ce fait distingue l'*éléphantiasis* de l'œdème cutané et en fait un œdème ou mieux une phlegmasie lymphatique (*Lymphangites tabulaires*).

La prolifération du tissu conjonctif est aussi le fait, non pas de l'infiltration d'une matière fibrineuse gélatiniforme, mais d'une irritation inflammatoire. En effet, Cornil et Ranvier ont constaté la présence de cellules embryonnaires. Enfin la peau contient une quantité énorme de fibres musculaires lisses (Frayer, Renaut).

D'après ce qui précède, on peut donc conclure que l'éléphantiasis résulte d'une altération primitive et prépondérante du système lymphatique qui détermine ensuite une sorte d'inflammation particulière du derme et du tissu cellulo-adipeux sous-cutané. On tend actuellement à rapporter cette inflammation, que Renaut qualifiait de « particulière », en 1872, à la *présence dans les canaux lymphatiques d'un animalcule* quelconque. L'opinion en vertu de laquelle la filaire serait cet animalcule, semble s'accréditer de plus en plus (voir un mémoire de H. Barth, *An. de Dermat.*, 1881). L'affection débuterait par le tissu conjonctif, dont les mailles sont distendues comme par une injection de gélatine ; d'où les varices et la stase dont tout le système lymphatique est le siège. On sait en effet que Ranvier a rigoureusement démontré que le tissu conjonctif doit être considéré comme un vaste sac lymphatique. (Lire, dans les *Archiv. de Physiol.*, 1872, p. 501, la belle observation de Renaut). Dans ce cas, la dilatation des canaux lympha-

des ; telles sont la dégénérescence graisseuse et l'atrophie des muscles, et l'épaississement des os avec production d'exostoses. Czerny a constaté surtout la présence de névromes.

Diagnostic. — Après que le gonflement s'est produit, après la succession d'un certain nombre d'*accès éléphantiaques*, il ne peut y avoir de difficulté pour établir le diagnostic; l'inflammation érysipélateuse spéciale, ainsi que le siège de la lésion, sont caractéristiques de l'éléphantiasis. D'une manière générale, la répétition fréquente sur un membre de poussées lymphangitiques ou érysipélateuses devraient être considérées comme l'indice d'un processus hypertrophique évoluant dans le tissu conjonctif. Il est inutile de répéter qu'il n'existe aucun rapport entre l'éléphantiasis des Arabes c'ést-à-dire l'affection décrite ici, et la lèpre ou *éléphantiasis des Grecs*. Les deux maladies peuvent exister en même temps comme l'a montré Vincent Richards (A).

Traitement. — Pendant l'attaque inflammatoire, la partie malade doit être traitée par le repos absolu et les applications émollientes froides ou chaudes. Après que la douleur et la chaleur ont disparu le membre doit être frotté avec une pommade mercurielle et enveloppé d'un bandage exactement occlusif. Les bandages inamovibles et compressifs en caoutchouc durci associés aux pommades simples ou composées, rendent ici de grands services. Cette méthode de traitement combinée avec le repos doit être continuée aussi longtemps que son emploi semble donner de bons résultats. Les symptômes généraux concomitants doivent être traités suivant le cas. La quinine est incontestablement utile pour diminuer la gravité des attaques érysipélateuses. L'iodure de potasssium, est, dit-on, utile dans les premiers degrés de la maladie. Il faut aussi

tiques commençait dans les mailles du tissu conjonctif et se poursuivait, à travers les vaisseaux variqueux, jusque dans les ganglions. Cet état est défini, d'après Virchow, sous le nom de *leucophlegmasie*. Les recherches relatives à la filaire du sang, ce curieux parasite auquel on tend de plus à attribuer l'éléphantiasis sont poursuivies avec ardeur par les médecins anglais de la métropole et des colonies et continuent l'œuvre de Wucherer (embryon de l'urine chyleuse, 1873), de Lewis (embryon du sang, 1874), et surtout de Manson (1875). On ne trouve d'embryon de filaire dans le sang que lorsque le filaire même s'est placé de façon à ne pas oblitérer complétement la lumière du tronc lymphatique. (Voir *An. de Dermat.*, 1881 et 1882, les analyses de Barth.) Il suffit de piquer une des varices lymphatiques et de porter sur le champ du microscope une goutte, soit du liquide, soit du sang qui s'écoule. On peut de même trouver des œufs dans l'urine.

A. Endemic and other Disease of Hot Climates, by Drs. Farquhar and Tilbury Fox, London, 1876.

tenir compte du changement de climat; suivant Fayre, aucun moyen n'a mieux réussi dans les provinces de l'Est, et si on le met en pratique dès le début, il peut arrêter complètement la maladie. La ligature de l'artère principale du membre peut être pratiquée, mais, bien que dans quelques cas elle ait donné des résultats satisfaisants, elle ne saurait être recommandée; Wernher (A) a analysé les résultats obtenus dans 32 cas; 23 fois on fit la ligature de la fémorale, le volume de la jambe diminua aussitôt après l'opération, mais, dans 3 cas seulement, le résultat fut durable; dans 4 cas où l'on fit la compression digitale et instrumentale de la fémorale, le volume du nombre diminua aussi rapidement et le résultat fut aussi permanent qu'après la ligature de l'artère[1].

Quand les organes génitaux sont atteints, le bistouri est le meilleur moyen d'enrayer le mal. Les auteurs estiment que l'abrasion du scrotum constitue un moyen relativement sûr et facile. Osgood (B) établit que, sur 60 cas d'éléphantiasis du scrotum, traités chirurgicalement en Chine dans les 15 dernières années, tous, à l'exception d'un seul, ont guéri. D'un autre côté, Fayre (C) démontre que sur 193 opérations de ce genre faites à Médical collège Hospital de Calcutta dans l'espace de 12 ans (1859-1871) 18 pour 100 eurent une issue fâcheuse ; toutefois il faut dire qu'un certain nombre de décès furent dus aux mauvaises conditions où se trouvaient les opérés.

Pronostic. — Au début on peut faire beaucoup pour arrêter la marche de la maladie. Quand la tuméfaction est très développée, le traitement ne peut plus être que palliatif. La région envahie peut, sous l'influence de cette intumescence progressive, atteindre des proportions et un poids énormes et souvent, après des années, le membre devient si volumineux que par sa forme et son volume il rappelle le pied d'éléphant. Cette comparaison est même trop faible pour qualifier les tristes et hideuses déformations qui sont parfois le fait de cette maladie. Le pénis, le scrotum, les lèvres[2] prennent

A. *Deutsche Zeitschrift für Chirurgie*, 1876.

1. En France, ces moyens n'ont compté que des insuccès. On a recours, d'après Bentley, (the Lancet, 1878) aux frictions mercurielles et à la compression élastique.

B. On the treatment of elephantiasis, with a Table of fifty cases *New-York, Medical Record*, april 8, 1876.

C. *Lancet*, March 29, 1879.

2. Si l'éléphantiasis d'un seul ou des deux membres inférieurs est de beaucoup le cas le plus fréquent (voir, au musée de l'hôpital Saint-Louis, les pièces n°s 292, 147, et un

quelquefois un volume colossal et forment des tumeurs solides qui pèsent plusieurs livres, et peuvent même atteindre cent livres (A). On conçoit que, dans ces cas, la locomotion, qui reste longtemps facile, finisse par être non seulement gênée, mais impossible. Les malades atteints d'éléphantiasis meurent rarement de l'effet de la maladie, cependant, quelquefois, la mort peut être le résultat d'une poussée inflammatoire[1].

moulage de la collection de Péan), il n'est pas absolument rare de voir tout autre région atteinte d'un *éléphantiasis localisé*, et cela sans que les membres inférieurs soient atteints. Voir, à l'hôpital Saint-Louis, un cas de prodigieux éléphantiasis du fourreau pénien, (pièce n° 85). De même on voit celui du scrotum, des lèvres, ou même du cuir chevelu (Bœckel). Voir le chapitre suivant.

A. Lire une observation récente d'un éléphantiasis du scrotum à l'hôpital de l'Université de Pensylvanie, par le Dr John Neill. *Amer. Journal of the med. Sc. July and* octobre 1875.

1. Les *accès éléphantiasiques*, qu'il ne faut plus confondre avec des érysipèles ou des lymphangites à répétition, peuvent durer de trois à huit et à douze jours. Ils sont plus ou moins éloignés les uns des autres (en moyenne deux ou trois mois); chaque crise augmente notablement le volume de la région atteinte. Au bout de deux ou trois accès, il semble que le membre inférieur attaqué n'appartienne pas au même corps que son congénère. La peau, d'abord lisse, ne se couvre de rugosités et de fissures qu'au bout d'un certain temps. La peau adhérente aux parties profondes perd toute mobilité. Elle offre des papillomes, des bosselures, des tubercules (*lymphangite valvulaire de Bazin, lymphangite en table ou en plateau de Lailler*). Il y a parfois des indurations en nappe; Renaut pense qu'elles sont dues à des extravasations de la lymphe coagulée dans le tissu périvasculaire. Peu à peu, les accès deviennent plus rares et plus espacés et la pachydermie éléphantiasique s'immobilise. Les malades peuvent tomber dans le marasme et mourir, ou bien ils peuvent guérir; mais le fait de beaucoup le plus commun est l'état stationnaire pouvant persister pendant de très longues années sans que la santé générale soit compromise. Cette marche se rencontre surtout chez les gens qui se soignent. En effet la plupart des complications (fissures, crevasses suintantes, odeur fétide, ulcère, phlegmons et même gangrène), ne sont que les conséquences d'un manque complet d'hygiène.

On ne peut confondre l' *éléphantiasis vrai* avec l'*œdème chronique* (varices, lymphangites chroniques, etc.), la *phlegmatia alba dolens*, la *lèpre éléphantiasique* ou la *sclérodermie*. Chez les strumeux, les angioleucites répétées peuvent déterminer à la lèvre supérieure, par exemple, une augmentation plus ou moins considérable de volume. De même chez les syphilitiques, Fournier a signalé plusieurs cas où certaines régions prenaient un développement exagéré (syphilis léontiasique) sous l'influence d'irritations répétées et d'infiltrats spécifiques ou simplement inflammatoires. Mais l'aspect des régions atteintes, la marche de l'affection, tout diffère de l'éléphantiasis, même très limité. Il en est de même de la déformation que nous avons observée, cette année même, à l'hôpital Saint-Louis, avec Legroux, sur un malade qui avait eu, à la face, trois érysipèles à de courts intervalles. La face était bouffie et les paupières étaient gonflées comme dans un cas d'albuminurie, d'anasarque ou de gêne circulatoire du côté de la veine cave supérieure. Cependant rien d'analogue n'existait, les paupières étaient élastiques et elles ne gardaient pas, par la pression, l'empreinte du doigt. D'ailleurs l'affection consistait tout entière dans la déformation et ne causait aucune douleur. Un appareil compressif élastique apporta quelque amélioration. Aucune confusion ne pouvait donc avoir lieu entre ce fait et une manifestation d'éléphantiasis vrai. Au contraire, ce n'est que tout récemment qu'on en a séparé le myxœdème sur lequel nous allons maintenant insister.

Le *myxœdème* (Ord) ou *œdème crétinoïde* (Gull), ou *cachexie pachydermique* (Charcot) n'est connu que depuis moins de dix ans. Les médecins français l'avaient déjà remarqué jadis et désignaient sous le nom de *polysarcie adipeuse* (Lasègue) les cas qu'ils n'avaient pu faire rentrer dans aucun cadre pathologique connu jusqu'alors. Mais cette affection

DERMATOLYSIS.

Syn. — Hypertrophie simple et localisée des téguments; molluscum pendulum; fibrolipomes multiples, nœvus molluseiforme. Bœckel, Thirion, Robert de Chaumont, Duplay, (t. III, p. 569). Angl. : Cutis pendula ; pachydermatocèle.

Définition. — La *Dermatolyse* consiste en une hypertrophie plus ou moins circonscrite des tissus cutanés et sous-cutanés, ca-

n'a été nettement distinguée comme une entité morbide, autonome et indépendante, que depuis les communications de Gull à la Société clinique de Londres (1873), les travaux de Ord (1877) et ceux de Charcot (1879). Depuis ce temps, une trentaine de cas ont été étudiés par divers observateurs avec assez de soin pour qu'il soit possible aujourd'hui de résumer brièvement les caractères de la nouvelle affection. Le début est lent et progressif; dans deux cas seulement, il a été brusque; il a lieu d'ordinaire vers l'âge de quarante ans, mais peut se montrer dès l'enfance, dès l'âge de quinze mois. Il est plus fréquent chez la femme, mais n'a aucun rapport avec les fonctions utérines, avec la syphilis, l'alcoolisme, la strume ou l'arthritisme. Dans deux cas seulement, la multiplicité des grossesses, les chagrins et l'hérédité nerveuse ont été rencontrés.

Autant qu'on peut le croire d'après trois autopsies seulement, l'affection consiste en une maladie, en une dégénérescence du tissu conjonctif. Comme celui-ci se rencontre dans tous les organes, la dégénérescence ou l'infiltration mucoïde peut les envahir tous (peau, muqueuses, tissu cellulaire, estomac, intestin, foie, cerveau, etc.) et même la paroi des vaisseaux. On voit les fibres conjonctives dissociées par une substance amorphe, gélatiniforme, résistant à la coupe élastique, à la pression, donnant toutes les réactions chimiques de la mucine et possédant tous les caractères du tissu muqueux. Cette infiltration donne lieu à une augmentation du ciment intercellulaire et par conséquent à une hypertrophie des tissus. Aussi voit-on au début un gonflement des paupières, un aplatissement du nez qui est comme épaté, un épaississement des lèvres qui deviennent charnues et violacées et une déformation générale de la face, des joues, du cou, du cuir chevelu, des oreilles, qui sont le siège d'une bouffissure spéciale. Les membres sont envahis à leur tour, ils deviennent pesants, massifs, énormes; les pieds rappellent réellement les *extrémités des pachydermes* (Charcot) et les *mains* prennent une *forme de bêche* (spade-like de Gull). Comme conséquences de cette infiltration du tissu cellulaire et du derme, on a : au cuir chevelu, une calvitie plus ou moins complète, se faisant par larges places ; un état progressivement, puis absolument glabre des sourcils, des aisselles, du pubis, etc., un état cassant des ongles ; une rudesse et une sécheresse accentuées de la peau qui est épaissie, rugueuse, à cause de la compression par l'infiltrat des follicules et des glandes sébacées et sudoripares; de là l'absence de transpiration et de sebum; la paume des mains et la plante des pieds prennent la consistance du cuir. De plus, la peau devient écailleuse et se recouvre de squames larges et épaisses; les lamelles épidermiques se reforment presque aussi vite qu'elles se détachent. La peau prend une coloration jaunâtre, elle perd la transparence normale, on constate une pâleur cireuse, porcelainique de la peau et des muqueuses ; seule, la coloration des pommettes persiste à la face. Les muqueuses, avons-nous dit, participent à l'épaississement : les gencives sont gonflées, violacées, boursouflées et ne retiennent plus les dents. La bouche devient trop étroite pour loger la langue ce qui rend la parole lourde, embarrassée comme si la bouche était remplie de bouillie. Le voile du palais, la luette sont hypertrophiés aussi et ajoutent encore à la gêne des malades. Toutes ces modifications se font d'ailleurs insensiblement, silencieusement, sans douleur, sans fièvre ; il y a au contraire de l'abaissement de la température périphérique et centrale ; c'est ainsi que la température axillaire, qui ne dépasse jamais 36°,2 peut s'abaisser jusqu'à 35°. La peau est le siège de picotements, peu intenses, qui s'exagèrent par la chaleur ou par l'émotion. Les extrémités nerveuses sont, comme tous les autres éléments, enveloppées par la substance mucoïde et comprimées ; de là, un assez notable engourdissement de la sensibilité. Les malades accusent une sensibilité remarquable au froid et une diminution de l'excitabilité faradique.

ractérisée par la mollesse et le relâchement de la peau, et par la tendance à la production de plis plus ou moins nombreux et plus ou moins prononcés.

Cet empâtement général amène une déformation considérable des traits et donne à la physionomie une immobilité, une fixité d'autant plus complètes que les malades sont tristes et sombres et qu'ils ont l'air « malheureux ». Mais le point sur lequel il faut surtout insister dans cette description, c'est la dureté, l'élasticité de ce *pseudo-œdème, qui n'est pas dépressible et sur lequel la pression du doigt ne réussit pas à former de cupule.*

Nous avons, dans cette description, accordé la place principale aux *phénomènes qui se passent du côté de la peau*, mais il faut bien savoir que la maladie se compose de faits de deux autres ordres : les *symptômes cérébraux* et les *troubles de la digestion et de la nutrition générale.*

Les premiers sont caractérisés par une paresse et par une torpeur intellectuelles surprenantes. Les malades redoutent tout effort et reculent devant toute tentative d'activité. Cependant ils ont conservé tout leur raisonnement et, d'autre part, toute leur puissance musculaire. Leur caractère est aigri; au début de la maladie, ils peuvent encore se mettre en colère et sont alors capables des efforts les plus énergiques. Peu à peu ils deviennent plus lourds, plus passifs, plus engourdis, plus torpides ; de là le nom d'*œdème crétinoïde* proposé par Gull, mais ce sont des paresseux, des *hibernants et non des crétins.* L'idiotisme ne survient par exemple, que lorsque la maladie débute dans l'enfance (à quinze mois, comme dans le cas que Charcot a montré à sa clinique), c'est-à-dire dans la période de l'évolution cérébrale. Il y a dès lors un arrêt de développement du cerveau et une sorte de crétinisme, ainsi qu'on peut en trouver des exemples dans les asiles spéciaux. Les réponses leur coûtent tellement, qu'ils les font rares, courtes et lentes; la parole est d'ailleurs mécaniquement gênée et l'œdème spécial du larynx donne de la raucité à la voix.

La déchéance intellectuelle est accompagnée de la déchéance organique. L'œdème des voies digestives détermine une dyspepsie opiniâtre, une constipation, une diminution des forces d'absorption, une langueur fonctionnelle qui aboutissent lentement mais fatalement à la cachexie. De là le nom de *cachexie pachydermique*, adopté par Charcot, de préférence à tout autre, parce qu'il ne préjuge pas de la nature de l'affection qui, malgré de nombreuses théories plus ou moins admissibles, reste encore mal connue. C'est ainsi que loin de croire, comme Ord, que l'affection est la résultante de l'infiltration périphérique, Charcot incline à penser que cette maladie est consécutive à un état particulier du cerveau.

Le diagnostic du myxœdème intéresse directement le dermatologiste ; toutefois il ne présente pas de difficulté sérieuse, à cause de la netteté des signes spéciaux de la maladie : celle-ci en effet consiste dans une torpeur physique et intellectuelle avec intégrité des appareils cardiaque et rénal; l'anasarque n'est qu'apparent. L'*œdème pachydermique* est pour ainsi dire fixe; il ne subit pas de variations sensibles et rapides dans sa marche, soit en plus, soit en moins; il n'y a jamais d'hydropisie des séreuses, ni d'ascite, comme chez les *cardiaques.* L'*œdème de la néphrite parenchymateuse* est dépressible, de plus il est mobile, transitoire et rarement généralisé. Tous ces caractères sont opposés à ceux du myxœdème. D'autre part, il y a des phénomènes nerveux qui manquent chez les *cardiaques et les brightiques.* L'*hypocondrie* et la *polysarcie* ne peuvent longtemps faire hésiter le diagnostic.

On peut confondre l'*éléphantiasis* et le myxœdème, mais l'éléphantiasis est toujours localisé à un membre ou à une partie du corps qui acquiert un volume énorme. La disproportion peut devenir telle qu'on ne croirait pas que les deux jambes, par exemple, appartiennent au même corps. Ce n'est plus un simple épaississement de la peau. Enfin l'état général n'est pas celui de la cachexie pachydermique.

Dans l'*ichthyose*, la peau est sèche, rude, recouverte d'écailles nacrées ; mais il n'y a ni épaississement, ni œdème vrai ou faux, de la peau. Il n'y a pas de déformation de la face ou des membres. Il n'y a aucun trouble général. L'ichthyose est congénitale, c'est une malformation plutôt qu'une maladie. La desquamation a des caractères spéciaux ;

Symptômes. — Elle peut exister à l'état léger ou bien d'une manière assez prononcée pour causer de sérieux inconvénients. La peau et toutes ses parties constitutives, y compris les ongles, les

elle est plus abondante, plus active, plus argentée; des soins de toilette peuvent la dissimuler complètement dans l'ichthyose simple et il ne peut être question ici de l'ichthyose hystrix.

Enfin, il y a lieu peut-être encore d'établir la distinction qui existe entre le myxœdème et la *sclérémie*. Il ne peut être question ici de la sclérodermie partielle. La sclérémie s'accompagne, il est vrai, d'épaississement et d'induration de la peau sur laquelle le doigt ne peut imprimer sa marque, mais la peau est épaissie parce qu'elle est devenue adhérente, collée aux tissus sous-jacents avec lesquels elle fait corps et non parce que ses éléments propres se sont gonflés ou hypertrophiés; la peau est tendue dans la sclérémie et non bouffie; elle est aussi plus résistante, plus dure que dans le myxœdème. L'immobilité du visage, l'absence de ride et d'expression tiennent à la rétraction et non à l'empâtement de la peau. Dans la sclérodermie, ce qui frappe le plus, c'est la tension de la peau qui devient en quelque sorte trop courte. La face ne ressemble en rien à la face arrondie, énorme des pachydermiques. La sclérémie imprime aux extrémités une déformation toute différente et presque opposée; c'est dans la flexion forcée que sont immobilisés les doigts et ceux-ci portent des os atrophiés ou des articulations et des phalanges en moins, notamment la troisième; on ne trouve rien de pachydermique aux pieds et rien de *la bêche* aux mains. En un mot, il n'y a aucune ressemblance vraie, quoi qu'on en ait dit (*Paris médical*, 23 décembre 1880, n° 2).

Les personnes que la question intéressera, pourront trouver des renseignements complets dans les indications suivantes. Ici, en effet, comme pour toutes les questions encore discutées ou mal résolues, nous donnons l'index bibliographique.

1873 octobre	*W. Gull,* (On a cretinoïd state supervening in adult life in Women. Trans. of the clin. soc. of London, octobre, vol. VII, p. 180.
1877 octobre	*M. Ord.* On myxœdema Med chir. Transact., vol. XLI, p. 57. Le même, Clinical lecture on myxœdema, Brit. Med. Journal.
1878 avril	T. I, p. 626. Transactions of the Clinical Society of London, 10 octobre 1879, t. XV, p. 15, vol. XIII, 1880.
Juin 1859	*Olive*, sur le myxœdème, Arch. gén. de méd., juin, t. I, p. 677.
Décembre 1879	Leçon clinique de Charcot à la Salpêtrière : cachexie pachydermique.
1880 janvier	*Savage*, Myxœdema and its nervous symptoms. Journal of mental science, janvier 1880, p. 417.
1880 mai	*Goodhart*, Cretinism sporadic and myxœdema, Med. Times and Gaz., 1er mai 1880.
Juillet 1880	*Hadden*, Du myxœdème, Progrès médical, nos 30 et 31, 1880.
1880 24 juillet	*Ballet*, Une observation de cachexie pachydermique, myxœdème des auteurs anglais, in Progrès méd., n° 30, 1880.
1880 août	*Thaon*, Cachexie pachydermique, œdème crétinoïde, myxœdème, in Revue mensuelle de méd. et de chir., Paris médical, 23 décembre 1880 n° 82, p. 614.
1880 20 août	*Bourneville* et *d'Olier*, Note sur un cas de crétinisme avec myxœdème, cachexie pachydermique, Progrès médical, 20 août 1880, n° 35.
1880 25 septembre	*Thomas Inglis*, Two cases of myxœdema, The Lancet, page 496, vol. II.
Juillet 1880	*Hammond*, Saint-Louis, clin. Record, n° 4, p. 97.
1880 12 novembre	*Dyce Duckworth*, n° 12, Clinical soc., Two cases of myxœdema, Lancet, t. II, p. 815.
1880	Leçon de Charcot, Gazette des Hôpitaux, n° 10, 1881; Gazette médicale de Paris, n° 51.
1881	*Hammond*, On myxœdema, witle special reference to its cerebral and nervous symptoms. In neuro logical contributions, vol. I, n° 3.
1881	*Clarck*, The Lancet, 1881, p. 138.

cheveux, les follicules, les glandes et leurs conduits, aussi bien que les parties plus profondes sont hypertrophiées. Les tissus sont épaissis, très volumineux, et tendent à former des plis qui forment généralement plusieurs couches et se recouvrent mutuellement comme les plis d'un vêtement trop ample. Au toucher, la peau est molle et flexible, élastique et mobile, sa laxité est remarquable et rappelle celle du tissu adipeux. La surface est rugueuse par suite de l'hypertrophie des follicules et de l'exagération des plis, des lignes et des sillons naturels de la région, et elle a l'apparence de la peau normale vue à travers un verre grossissant. La peau est au moins pigmentée et présente quelquefois une coloration brunâtre.

L'affection peut être limitée à une région comme le dos ou peut apparaître sur plusieurs points distincts comme sur la face et le bras. On l'a vue sur la tête, la face, la nuque, le dos, les bras, l'abdomen, les organes génitaux et les cuisses. Il n'y a qu'une tumeur ou bien il y en a un grand nombre. La marche de la maladie est généralement lente. Elle n'occasionne ordinairement aucun trouble en dehors des inconvénients qui résultent de la masse et du volume.

Les tissus peuvent prendre un volume énorme, comme dans le cas de Nélaton, rapporté par Keen (A), dans lequel la maladie partait de la nuque et des épaules, retombait en étage, à la façon d'un large manteau, en recouvrant toute la surface du dos jusqu'aux fesses. J'ai pu observer dernièrement un cas presque semblable. Valentine Mott fut le premier dans notre pays qui appela l'attention sur cette maladie; il en a rapporté cinq cas dont deux sont figurés dans sa communication (B). Un remarquable exemple, comparable au point de vue de l'étendue du développement au cas bien connu de Eléanor Fitzgerald, figuré par Bell (C), est rapporté par

1881	*Lloyd*, The Lancet, 1881, p. 138.
1er mai 1881	*Ridel-Saillard*, Thèse de Paris.
13 mai 1881	*Merklen*, Gaz. hebdomad., 13 mai 1881, Revue.
1882 février	*Blaise*, Revue et observ. nouvelle, Archiv. de Neurologie, vol. III, nos 7 et 8, observation de cachexie pachydermique avec aliénation mentale transitoire.

A. *Phot. Rev. of med. and Surg.*, vol. II, p. 45.
B. *Med. Chir. Soc. Trans.*, vol. XXXVII, p. 155.
C. *Principes de Chirurgie*, vol. III, London, 1808.

Fritsche, de Pologne (A). Stokes, de Dublin, a aussi publié le dessin et l'observation d'un cas dans lequel il tenta une opération qui fut couronnée par le succès (B). Le cas de Weeden Cooke, que j'ai eu la bonne fortune de voir, peut aussi être mentionné ici. Le sujet était une fille de 17 ans qui était affectée d'une énorme hypertrophie des téguments de la hanche et de la cuisse gauches; la tumeur s'étendait jusque sur le genou et se terminait brusquement en ce point. Les téguments étaient fortement hypertrophiés et formaient quatre ou cinq plis qui se recouvraient l'un l'autre si bien qu'ils pouvaient être soulevés séparément. Cela ressemblait, au point de vue de la forme, à une jambe *de large pantalon turc.* La tumeur datait de trois ans et s'était accrue dans les derniers temps avec une grande rapidité.

Anatomie pathologique. — La tumeur consiste en une hypertrophie simple des téguments; elle comprend tous ses éléments et même le tissu conjonctif sous-cutané : au microscope, on voit qu'elle consiste en un tissu lâchement fibreux, lipomateux ou formé en proportion variable de l'un et l'autre de ces tissus. On ne peut assigner de cause à ce développement aussi anormal que singulier. Quelquefois il est congénital; dans d'autres cas, comme dans celui de M. Cooke, il n'apparaît qu'au moment de la puberté et même plus tard. Kaposi (C) et H. Hébra croient que la dermatolysis a des relations étroites avec l'éléphantiasis et la désignent sous le nom d'*elephantiasis telangiectodes*[1]; ils disent qu'elle est toujours congénitale, mais ce fait n'est pas toujours vrai; cette affection ressemble intimement au *molluscum fibrosum*, et survient quelquefois en même temps que cette néoformation.

A. *Trans. London Clinical Society,* 1873. On peut voir cette figure dans l'*Atlas des maladies de peau* de Tilbury Fox.

B. *Dublin Journal of med. Sc.*, janvier 1876.

C. Kaposi, classe VI, 1879, p. 498.

1. La description de Duhring s'adresse évidemment à plusieurs affections différentes. Celle qui est surtout étudiée ici est connue en France sous le nom de *molluscum pendulum, molluscum fibrosum* ou de *fibrolipome pédiculé.* Mais cette lésion n'est jamais congénitale. Ce n'est donc pas cette affection que Duhring a en vue; il faut porter son attention, d'après sa description, sur certains *nævi éléphantiasiques et mollusciformes.* Voir dans les *Annales de Dermatol.*, 1880, une observation de ce genre publiée par Galliard (Dermatome hypertrophique congénital pigmentaire, plan, généralisé, ou nævus lichénoïde généralisé). Voir plus loin le nævus.

Voir aussi, au musée de l'hôpital Saint-Louis, les pièces n°s 415 et 416 de nævus fibromateux, hypertrophique généralisé, pigmentaire et vasculaire, dont Besnier a donné la description et le dessin dans les *Ann. de Derm.* 1879.

Traitement. — Il n'y a qu'un seul moyen de se débarrasser de cette tumeur, c'est l'excision. L'indication de l'opération dépend du siège et du développement de la tumeur.

HYPERTROPHIE DES POILS. HIRSUTIE.

Syn. — Hypertrichosis; hypertrichiasis; trichauxis; polytrichia; hirsuties.

Définition. — Sous ce nom sont compris tous les cas dans lesquels les poils se développent d'une façon insolite au point de vue de la grosseur, du nombre et de la longueur, soit dans des régions normalement velues, soit dans des points qui sont ordinairement glabres. Le poil peut présenter des dimensions plus considérables ou moindres; une douceur, ou au contraire une rudesse plus grandes qu'à l'état normal. Quelquefois plusieurs poils partent d'un seul follicule. C'est surtout au cuir chevelu que, dans les deux sexes, le poil atteint sa plus grande longueur et se montre en plus grande quantité. C'est donc là que la disposition morbide qui nous occupe devra surtout être recherchée, et c'est là en effet qu'on la voit atteindre des proportions extraordinaires. Wilson (A.) mentionne plusieurs cas chez des femmes où la chevelure mesurait six pieds de long, et j'ai vu une femme chez laquelle la chevelure *balayait* la terre; ce développement inusité avait débuté après une maladie sérieuse à l'âge de 17 ans.

Les poils peuvent aussi devenir plus abondants et prendre un développement excessif dans les régions telles que les sourcils, les aisselles, le pubis, et la face chez les hommes où ils existent normalement Eble (B) a cité plusieurs exemples de barbe assez longue pour toucher la terre, et, plus récemment, Léonard (C) a rapporté le cas d'un homme de 44 ans dont la barbe mesurait plus de 7 pieds de longueur et qui avait mis 12 ans à atteindre cette croissance.

La plus grande partie de la surface cutanée est, comme on le sait, recouverte de poils petits et fins; ce *duvet* se transforme en une véritable toison qui occupe la totalité des téguments, ce qui est le cas le plus habituel, ou seulement certaines régions comme la

A. *Dermatology London*, 1878.
B. *Die Lehre von den Haaren* (Wien, 1831).
C. *The Hair*. Détroit 1880.

face; ces états constituent ce que l'on appelle la *polytrichie partielle* ou *générale*. Il n'est pas très rare de voir des individus dont le corps tout entier est recouvert de poils longs et rudes. Wilson (A) a récemment publié un nouvel exemple de polytrichie généralisée; il s'agissait d'une femme célibataire, âgée de 33 ans, chez laquelle l'hypertrichose datait de la puberté. A l'exception du sommet de la tête, qui était seulement devenu chauve, le reste du corps, y compris les côtés de la tête, la face, le cou, le tronc, les membres, était recouvert de poils durs, noirs, ayant de 2 à 5 centimètres de long et assez épais pour cacher complètement la peau. La femme était robuste, mais aménorrhéique et strumeuse, et présentait ceci de remarquable que la polytrichie n'était pas congénitale. Ce développement excessif, local ou généralisé, peut se produire dans les deux sexes et à toutes les périodes de la vie. Il n'est pas rare de voir cette affection, localisée à la figure, défigurer les femmes en formant des moustaches ou de la barbe. Le docteur Hardaway (B) et moi-même (C), nous avons rapporté des cas analogues.

De temps en temps on voit des exemples extraordinaires de « *homines pilosi* » ou d'*hommes velus*, chez lesquels le développement est généralement à la fois congénital et héréditaire. Tel est le cas de Shevemaong, le « *homo hirsutus* » de Burmah, et sa famille (D). Quelques races comme les Aïnos, de l'île de Yesso, sont cités pour leur degré prononcé d'hirsutie [1].

La présence de poils rugueux, durs et quelquefois longs se rencontre souvent chez des femmes qui ont eu une môle utérine. Quand il n'y a qu'une plaque velue congénitale et lisse, on l'appelle *nævus spilus pilosus;* tandis que si elle présente une surface rugueuse, irrégulière, verruqueuse, on l'appelle *nævus verrucosus*. Ces nævi se rencontrent dans des régions variées, ils peuvent exister sur la tête; les cheveux sont alors considérablement épaissis, si bien que parfois ils ressemblent aux poils des animaux inférieurs.

A. *Lectures on Dermatology*, London 1878.
B. Saint-Louis, *Med. and Surg. Journ.*, nov. 1877.
C. *Archiv. of Derm.*, April 1877.
D. Pour la statistique de cas analogues, voir Wilson, *Maladies de la peau*, Londres 1867, p. 716, et *Lectures de Dermatologie*, London 1878.

1. Tout Paris se souvient encore de l'exemple qu'on lui montra, en 1873, des *hommes-chiens*, atteints de cette monstruosité héréditaire.

Les poils peuvent présenter des anomalies au point de vue de la direction dans laquelle ils croissent, que ce soit à l'intérieur du follicule ou bien après qu'ils l'ont quitté. Cet état se nomme le *Trichiasis*. On l'observe sur la tête et les sourcils et sur les cils; dans ce dernier cas les poils ont parfois une tendance à se retourner en dedans du côté du globe de l'œil; cette affection, connue sous les noms de *trichiasis* et d'*entropion*, est du ressort de la chirurgie.

L'état morbide connu sous le nom de *Plica polonica*, de *Plique polonaise*, était jadis très commun en Pologne et s'observait de préférence parmi les classes pauvres; cet état des cheveux résulte la plupart du temps d'une négligence longtemps prolongée, de la malpropreté, et parfois de la présence de poux et d'eczéma. Cet entremêlement et cette saleté s'unissent pour former une sorte de masse (*mop*), dont la description ne serait pas ici à sa place (Voir p. 223). Ce n'est pas une maladie, comme on le supposait autrefois, mais c'est bien plutôt un état entretenu par la négligence et par la malpropreté de la chevelure et de la tête. Dans les pays où cette affection est endémique, les populations apportent une surprenante incurie à peigner, à couper ou à laver cette région du corps. Son traitement consiste dans l'emploi d'huile, de savon et d'eau, du peigne et de la brosse et dans la coupe ou la rasure des cheveux. C'est d'ailleurs une affection qu'on rencontre assez rarement en Amérique.

Étiologie. — On ne peut rien dire de précis au sujet des causes de l'hypertrichie. Elle est congénitale, c'est même le cas le plus fréquent, ou bien elle est acquise; dans ces cas, la disposition à l'exagération du système pilaire ne se manifeste qu'assez tard. Elle est plus commune chez les personnes brunes que chez celles qui ont le teint pâle ou clair. Avec l'hypertrichose acquise, chez les femmes, on voit se produire souvent des signes de virilité (virago). Cet état se développe de préférence à l'époque de la ménopause, chez les femmes stériles ou bien chez celles dont la fonction menstruelle a été arrêtée ou est imparfaite. Une excitation ou une irritation locales peuvent aussi engendrer la polytrichie. Enfin on a rapporté des cas dans lesquels sur la place d'un ancien vésicatoire, les follets normaux s'étaient transformés en poils durs, gros et touffus;

certaines autres substances ont la même propriété (cantharides, liniments excitants, onguents mercuriels, pilocarpine, ainsi que l'occlusion).

Traitement. — L'extirpation de ces hypertrophies pilaires est généralement réservée pour les cas où celles-ci sont limitées, comme par exemple sur les *nævi pilosi*, à la lèvre supérieure, et généralement au visage des femmes. La meilleure méthode est l'électrolyse, que recommandent Michel (A), Hardaway (B), Piffard (C) et Fox (D). Je suis heureux de pouvoir joindre mon suffrage à l'avis de ces éminents praticiens. Il suffit d'introduire la pointe de l'aiguille dans le follicule pileux et de déterminer la destruction du bulbe pilogène à l'aide d'un courant galvanique. L'aiguille est en continuité avec le pôle négatif, tandis que le pôle positif, réuni à un électrode en éponge, est tenu par le malade. Dans ma pratique, je me sers de 12 aiguilles à coudre; d'après ce que j'ai vu, leur ténuité est une condition essentielle de succès, et je les fixe à un petit soutien de la forme d'un porte-mine de poche. Il faut se servir d'une batterie galvanique de 8 à 12 éléments récemment chargés. L'aiguille est introduite avant l'extraction du cheveu[1], et elle peut rester en contact avec la papille du cheveu et du follicule jusqu'à ce que le cheveu soit devenu assez peu adhérent pour être détaché par la plus légère traction. Dans les cas où la base du follicule n'a pas été atteinte, l'aiguille doit être réintroduite. On ne doit jamais pratiquer l'épilation avant que le poil soit détaché et bien séparé de la papille. C'est alors seulement que l'on fait passer le courant ; on ferme le circuit en faisant toucher au malade l'éponge électrode ; afin d'éviter toute impression désagréable, le malade ne devra pas interrompre le circuit avant que l'aiguille ait été retirée. Suivant les circonstances, il faut consacrer à chaque poil de 10 à 30 secondes. Un léger gonflement, une congestion plus ou moins vive, la formation d'une élevure, suivie quelquefois d'une petite papule, d'une pustule, mais le plus souvent d'une simple

A. Saint-Louis, *Courrier of medicine*, Feb. 1879.
B. *Trans. Amer. Derm. Assoc.*, 1878, et aussi *Phil. Med. Times*, Feb. 14, 1880.
C. *Diseases of theskin*, p. 307, New-York, 1876.
D. *New-York Medical Record*, March 22, 1879.

1. Bulkley conseille même de tirer le poil avec une pince pour tendre le follicule et d'y enfoncer seulement alors l'aiguille.

tache rouge, tels sont les phénomènes qui surviennent autour de l'orifice pilo-sébacé. Quand l'opération a été habilement faite, il n'y a pas d'eschare ou elle est insignifiante. La douleur qui accompagne l'opération a varié, dans mes expériences, suivant les sujets; elle est légère ou assez marquée, mais elle est rarement assez grande pour devenir insupportable. Le plus souvent, après quelques séances les individus les plus sensibles s'y habituent. L'opération est plus pénible dans la région de la lèvre supérieure, sur certains points du cou et sur le trajet de certains nerfs. Il faut toujours que l'éclairage soit bon; souvent même, quand l'œil ne suffit pas, ou bien quand la tension oculaire doit être forte et prolongée, il convient d'avoir recours à une lentille grossissante. Pour combattre ce qu'on est convenu de nommer « *duvet superflu et importun* » développé sur le visage d'une femme, il suffira d'opérer l'extraction des poils durs, épais et colorés sans se préoccuper des poils follets. — Je dois dire que ce simple procédé ne m'a pas donné de résultats satisfaisants dans ma pratique. Dans le cas de *nævus pilaire*, l'extirpation ou la cautérisation de la difformité cutanée constitue dans la plupart des cas la méthode de traitement la plus efficace et la seule qui soit radicale. On sait combien l'épilation a été recommandée. Les applications de caustiques, qui agissent en détruisant les cheveux jusque dans leur follicule, rendent quelquefois service contre les poils anormalement implantés en touffes. Les pâtes *épilatoires* sont composées de diverses substances mélangées en proportion variée: les plus actives sont l'orpiment ou sulfure jaune d'arsenic, le sulfure de sodium, le sulfure de baryum, le sulfure de calcium ou bien la chaux vive. A mon avis, le sulfure de baryum est un des meilleurs agents. Je recommande la formule suivante :

Sulfure de baryum	7 gr.
Poudre d'oxyde de zinc.	} ā 10 gr.
Poudre d'amidon.	

ou bien celle-ci :

Sulfure de sodium.	7. gr.
Craie préparée.	20 gr.

M. — Ajoutez de l'eau jusqu'à consistance pâteuse. Avec une spatule on étale une légère couche de cette pâte sur la partie velue que l'on veut détruire; on la laisse en place pendant dix ou quinze minutes. Aussitôt qu'il se produit un certain degré de chaleur on enlève le topique, puis on lave soigneusement la surface cutanée, qu'on recouvre immédiatement d'applications émollientes. La poudre d'amidon ou de magnésie réussit ensuite à apaiser toute irritation cutanée. On peut encore se servir d'une pommade au chlorure de bismuth et au sulfate de baryte (5 gr. de chaque pour 15 gr.) ou au précipité blanc (2 gr. pour 10 gr.). Ces pâtes épilatoires ne doivent être employées qu'avec de grandes précautions, et seulement sous la direction d'un médecin; en raison de leurs propriétés caustiques, elles sont la source de dangers et la cause de fréquents accidents. D'ailleurs, leurs effets ne sont que temporaires, et il faut en répéter l'application au bout de peu de temps ou même d'une façon périodique.

HYPERTROPHIE DES ONGLES.

Définition. — Le développement anormal de l'ongle peut avoir lieu dans tous les sens, en longueur, en largeur ou en épaisseur, il est total ou partiel. Le terme « *hypertrophie de l'ongle* » s'applique à toute augmentation de volume, quelle qu'en soit la cause et l'étendue.

On observe quelquefois des ongles surnuméraires qui se développent sur des points du corps où cette production cornée n'existe pas à l'état normal, comme à l'extrémité de doigts amputés, et dépourvus de tout vestige de la matrice unguéale (A).

L'hypertrophie peut être idiopathique et indépendante de toute autre affection, ou bien elle est symptomatique de certains désordres généraux ou constitutionnels, comme l'ichthyose et la syphilis, etc. Il y a simplement accroissement anormal de l'ongle, c'est-à-dire l'*onychauxis ;* ou bien, comme c'est plus généralement le cas, il y a en même temps changement de couleur, de consistance et de forme. Quand l'ongle se développe en avant et sur le côté, en affectant une sorte d'incurvation ou de torsion qui rappelle plus ou moins la corne d'un bélier, on dit qu'il y a *onychogryphose;* les ongles sont alors généralement très épaissis, durs et cornés, de couleur jaune ou brune, et recourbés dans diverses directions; un, plusieurs ou tous les ongles peuvent être atteints.

A. Wilson, *loc. cit.*, p. 709.

Cette altération est plus fréquente sur les orteils que sur les doigts et se rencontre ordinairement chez les vieilles gens. Quelquefois la peau qui limite l'ongle de tous côtés en formant la rainure onguéale se transforme en un bourrelet qui recouvre l'ongle, et auquel on a donné le nom de *ptérygion de l'ongle.*

L'hypertrophie des ongles est le plus souvent le résultat de certaines maladies de la peau telles que le psoriasis, l'ichthyose, la lèpre et la syphilis[1]. L'aspect des ongles, dans ces affections, varie; généralement la matrice unguéale est plus ou moins ramollie et exfoliée, plus rarement il y a une hypertrophie papillaire qui occasionne un épaississement de l'ongle suivant son épaisseur. L'augmentation de la matière pigmentaire de l'ongle donne lieu à une coloration jaune, brune ou noire qu'il ne faut pas confondre avec les ecchymoses qui se font entre les diverses couches cornées constituantes de l'ongle. L'hyperchromie unguéale vraie est un état anormal assez fréquent; elle est idiopathique ou en relation avec d'autres maladies générales. Quelquefois l'ongle conserve sa structure normale, mais il s'accroît suivant une direction vicieuse; c'est ainsi qu'il peut s'élargir et s'enfoncer dans les parties molles limitantes en donnant lieu à de la douleur, de l'inflammation, et à la formation de fongosités suintantes et saignantes. Cet état constitue les *paronyxis*. La matrice est assez souvent le siége d'inflammations, de bourrelets ou de bourgeonnements qui s'accompagnent de changements dans la structure de l'ongle et qui déterminent un véritable *paronyxis* de cause extérieure ou constitutionnel. L'eczéma, le psoriasis, la lèpre et la syphilis sont les maladies qui attaquent le plus souvent la matrice des ongles, et auxquelles on doit opposer la médication qui leur convient le mieux. Enfin les affections des ongles sont souvent le résultat de *troubles trophiques*, (Tabes, etc.).

1. Voir au musée de l'hôpital Saint-Louis les pièces n°s 91 et 506 d'onyxis syphilitique, les pièces n°s 481 et 725 d'onychogryphose. Citons encore comme cause d'hypertrophie des ongles l'eczéma (pièce n° 606), le lichen ruber, le pityriasis rubra pilaire, le pemphigus (pièce n° 463), l'éléphantiasis des Arabes. Les traumatismes répétés, comme l'usage habituel de chaussures dures ou mal faites, les dermatites, les panaris périunguéaux, certains érythèmes scarlatiniformes (Lailler), déterminent aussi de l'hypertrophie des ongles, mais alors celle-ci est simple, tandis que dans le premier cas, les lésions des ongles sont identiquement de même nature que celles que l'on observe sur le reste du corps. Parfois même les affections unguéales existent seules. Leur diagnostic différentiel est alors à peu près impossible. Il y a même des *lésions héréditaires* des ongles (voir au musée de l'hôpital Saint-Louis la pièce n° 364).

L'*onyxis syphilitique* est dû à une infiltration spécifique de cellules embryonnaires autour de la matrice de l'ongle; celle-ci est dès lors troublée dans son fonctionnement et le produit de sa sécrétion; la matière cornée unguéale subit dans sa structure des modifications proportionnelles à l'altération dont elle est le siège. En d'autres termes, les lésions des ongles sont des syphilides au même titre que les éruptions cutanées; elles n'ont un aspect différent qu'à cause de la disposition anatomique spéciale de la région où elles sont développées. La syphilis peut n'atteindre qu'un seul ongle ou les attaquer tous. Le processus s'étend fréquemment des ongles aux tissus cutanés environnants et y détermine de la rougeur, du gonflement, des ulcérations et un abondant écoulement de pus fétide (*Périonyxis ulcéreux*). L'ongle se détache souvent de la matrice, d'autres fois il est nécessaire de l'extirper pour obtenir la guérison à laquelle il s'oppose comme un corps étranger.

Les parasites végétaux de la teigne trichophytique et surtout de la teigne faveuse s'insinuent parfois entre les lamelles cornées des ongles, les pénètrent dans toutes les directions et y déterminent des épaississements, des bosselures, puis une modification de texture qui aboutit à la désagrégation générale; cet état morbide constitue l'*onychomycose*, qui affecte un, plusieurs ou tous les ongles à la fois [1], et sera étudiée plus loin.

1. Lésions histologiques de l'ongle dans les inflammations de cet organe, (Suchard, Soc. de Biol. 1882.)

« Depuis les recherches de M. Ranvier, on sait que la kératinisation de l'ongle coïncide avec la présence, dans la couche granuleuse de la matrice et du lit de l'ongle, d'une substance spéciale qu'il a nommée substance onychogène. Cette substance se colore en brun par le picrocarminate d'ammoniaque après l'action de l'alcool. Elle diffère par cette réaction de la substance qui se trouve dans la couche granuleuse de l'épiderme. Cette dernière substance, à laquelle Ranvier a donné le nom d'éléidine, se présente sous la forme de gouttelettes arrondies qui se colorent sous l'influence du picrocarminate en rouge vif. Toutes les fois qu'il y a *inflammation néoformatrice de l'épiderme, il y a accumulation d'éléidine au point enflammé* (Ranvier, académie des sciences, 30 juin 79). » Suchard ajoute :

« Je me suis proposé de rechercher si, dans les inflammations du corps muqueux de l'ongle, il y avait de même accumulation de substance onychogène. Le problème étant ainsi posé, j'ai examiné ce qui se passait dans la matrice et le lit de l'ongle, dans l'onyxis développé sur des orteils atteints de mal plantaire perforant.

Sur des coupes parallèles à l'axe du doigt, perpendiculaires à la surface de l'ongle, j'ai reconnu que, au lieu d'accumulation de substance onychogène, il y avait, au contraire, disparition de cette substance et que, de plus, elle était remplacée par de l'éléidine en très grande abondance.

J'ai observé le même fait dans un onyxis développé au voisinage d'une tumeur blanche et dans l'onyxis syphilitique.

Dans d'autres inflammations qui sont localisées en un point de la matrice ou du lit

Traitement. — Il varie suivent la cause ; il faut donc rechercher soigneusement l'origine de chaque affection unguéale. Suivant la nature du mal, on aura recours à l'emploi isolé ou simultané des remèdes locaux ou constitutionnels. L'hypertrophie idiopathique de l'ongle peut être détruite par le raclage, par la rugination ou par la section. Il faut au préalable ramollir l'ongle par des bains prolongés et répétés et par des cataplasmes. Malgré ces précautions, l'ongle est parfois tellement dur et cassant qu'il vaut mieux n'enlever tout d'abord qu'une partie de l'hypertrophie. Quand l'hypertrophie unguéale est excessive, il faut avoir soin d'éviter les phénomènes de compression et détruire au fur et à mesure les productions nouvelles qui se forment rapidement. Enfin il faut protéger les parties molles à l'aide de brins de charpie que l'on glisse fil par fil au-dessous du prolongement unguéal et au-dessus du bourrelet cutané. On peut du reste réprimer ce bourrelet par la cautérisation et la compression ou bien l'endurcir par l'alun ou le perchlorure de fer. Contre l'onyxis constitutionnel, syphilitique par exemple, le traitement interne, puis les cautérisations au nitrate d'argent ou bien à la teinture d'iode, et surtout le pansement occlusif avec l'emplâtre de Vigo, avec conservation ou après ablation de l'ongle

de l'ongle, comme par exemple, pour les pustules de variole sous-unguéales et le psoriasis unguéal, j'ai remarqué la même modification.

J'en ai conclu que dans toutes ces maladies, la *kératinisation unguéale* était remplacée par une *kératinisation épidermique* généralisée ou localisée, et qu'au lieu d'ongle, il se développait au point enflammé de l'épiderme corné.

Lorsque l'inflammation a cessé, la kératinisation unguéale recommence et s'accuse par une production nouvelle de substance onychogène; c'est ce que j'ai pu constater sur un ongle repoussant avec tous ses caractères, après un onyxis simple.

Ces faits m'ont paru intéressants au point de vue spécial de la dermatologie, et aussi au point de vue de la pathologie générale.

En premier lieu, ils expliquent le mécanisme de certaines inflammations de l'ongle. Dans les onyxis généralisés, la forme de l'ongle est modifiée dans toute son étendue. Dans les onyxis localisés en un point de la matrice ou du lit, il se forme de l'épiderme corné au point enflammé, tandis qu'à la périphérie l'ongle persiste avec tous ses caractères. A mesure que l'ongle pousse, l'épiderme corné se desquame, et par suite il se produit une perte de substance dépendant uniquement de l'étendue de l'inflammation et non pas de sa nature.

Au point de vue de la pathologie générale, il est intéressant de voir que la kératinisation épidermique remplace, dans les inflammations de l'ongle, la kératinisation unguéale. Les cellules enflammées tendent ainsi à revenir à un type plus simple, la kératinisation épidermique étant un phénomène d'un ordre moins élevé que la kératinisation unguéale.

L'étude comparée des sabots des différents animaux montre, du reste, que la substance cornée épidermique et la substance cornée unguéale peuvent se remplacer l'une l'autre pour concourir à la formation de parties homologues. »

malade, selon les cas, rendront les plus grands services. Les ulcères scrofuleux seront traités par les cautérisations substitutives et surtout par le raclage. Enfin, dans l'onyxis parasitaire, c'est aux *parasiticides* qu'il faut avoir recours (Voir plus loin le *traitement des teignes*).

CLASSE VI. — DES ATROPHIES.

Syn. — Atrophiæ.

Dans cette classe, on peut grouper toutes les affections de la peau et de ses parties constitutives, qui sont caractérisées par une diminution, par une dégénérescence où par une disparition des éléments qui composent sa structure normale. Les altérations qui vont être étudiées ici peuvent être la conséquence d'une atrophie simple, comme celle du pigment dans les cheveux blancs, ou d'un processus mixte, caractérisé par la coexistence de l'atrophie et de l'hypertrophie, mais avec prédominance de l'atrophie. Tel est par exemple le *vitiligo* (*dyschromie cutanée*), où l'on voit certaines parties devenir absolument blanches (*achromie*), tandis que d'autres sont brunes, noires, et, en tout cas, plus pigmentées que normalement (*hyperchromie*). Telle est encore l'atrophie dégénérative que l'on observe dans la *morphée*.

L'absence de matière colorante dans la peau produit une difformité plus ou moins considérable, proportionnelle à l'étendue de la surface où le pigment fait défaut. Cette altération peut être congénitale ou acquise. Dans le premier cas, elle donne lieu à *l'albinisme*. Dans le second, l'absence de pigment est idiopathique, comme dans le vitiligo, où elle survient consécutivement à d'autres affections, ainsi qu'on le voit dans la morphée, par exemple. Un des points d'où le pigment normal disparaît le plus fréquemment, c'est la chevelure. Ce fait constitue la *canitie*, qui est susceptible de présenter tous les degrés. La peau elle-même est frappée occasionnellement d'atrophie *idiopathique* prématurée, soit que l'altération affecte une disposition mal définie, diffuse, soit que, et c'est le cas le plus fréquent, elle soit circonscrite et nettement limitée, comme on peut le voir dans les stries et les macules atrophiques et dans la morphée. Les cheveux et le cuir chevelu lui-même sont fréquemment le siège d'atrophie, comme cela arrive dans l'*alopécie*, qui reconnaît des causes si variées, et dans la pelade (*alopecia areata*). Les ongles mêmes peuvent être atteints, ainsi qu'on l'observe dans certains cas de tabès médullaire, dans la sclérodactylie et dans un certain nombre de troubles trophiques.

ALBINISME.

Syn. : — Fr. Achromie cutanée congénitale; leucodermie; vitiligo achromateux. Angl. : Albinismus; congenital achroma; congenital leucopathia and leucoderma; congenital leucasmus. All. : Kakerlaken; dondos.

Définition. — L'état appelé *albinisme* consiste en une absence congénitale du pigment normal. L'albinisme est *universel* ou *partiel* (aspect pie), selon que le pigment manque sur tout le corps, ou sur certains points seulement.

L'albinisme universel s'observe sur des sujets appartenant à des races variées, qu'on désigne sous le nom d'*albinos*. Chez ces individus il y a une absence plus ou moins complète de matière colorante dans la peau, dans les cheveux, dans les poils, dans l'iris et dans la choroïde. La peau est d'un blanc laiteux ou d'un rose plus ou moins tendre. Les cheveux et les poils des diverses parties du corps sont d'un beau blanc ou d'un blanc jaunâtre. Parfois ils sont blancs comme la neige et ont une magnifique nuance argentée, tandis que dans d'autres cas, très rares il est vrai, ils peuvent avoir des reflets rouges[1] comme dans le cas rapporté par Folker (A). Ils sont de plus généralement fins, minces, dociles et soyeux.

Les yeux sont très sensibles à la lumière, et peuvent être incommodés par la lumière du jour[2]. Les pupilles se dilatent et se contractent constamment, les globes oculaires ont une tendance à osciller (nystagmus), et les paupières vascillent continuellement et involontairement. La couleur de l'iris est bleu pâle ou rosée et les

1. Il faut se méfier de toutes les colorations artificielles et teintures, aujourd'hui si fréquentes, de la chevelure. On se rappelle que la pommade, faite avec l'acide chrysophanique, employée contre le psoriasis, a pour propriété de teindre les cheveux en rouge.

A. *Lancet*, 31 mai, 1879.

2. D'où le nom d'*héliophobes* que leur a donné Buzzi.

pupilles ont un aspect rosé ou rouge brillant qui tient à l'absence de pigment dans la choroïde. Les albinos sont généralement faibles de complexion, ils sont chétifs et inintelligents, ce qui tendrait à prouver que l'arrêt de développement n'atteint pas que les téguments. On sait que les albinos sont ordinairement prédisposés aux affections de poitrine.

L'*albinisme partiel* se rencontre souvent chez les nègres. Il consiste en un certain nombre de taches ou de bandes, de siège et d'étendue variables, d'une coloration laiteuse ou rosée. Les cheveux ou les poils, follets ou non, de cette région sont blancs comme dans le cas d'albinisme universel. Les yeux ne sont pas dépourvus de pigment. Les nègres atteints de ce vice de conformation sont désigné sous le nom de *nègres pies* (pied ou piebald). Ils ne sont pas rares en Amérique, dans les États du Sud. Il est tout à fait exceptionnel que la distribution du pigment redevienne plus tard normale. Cependant, dans un cas publié par le docteur T. F. Vood, la peau d'un nègre, après avoir été longtemps blanche, est redevenue noire. D'un autre côté, les cas ne sont pas rares où l'atrophie pigmentaire a pris progressivement une telle extension que la plus grande partie du corps est occupée par de larges aires décolorées. Marcy a fait un intéressant mémoire sur le célèbre albinos Cape May, dont le père et la mère étaient « de beaux types de la race africaine ». Il y avait dans cette famille trois nègres et trois albinos. Les deux aînés étaient deux nègres robustes; les deux suivants furent des négresses albinoses. Les enfants de ces véritables négresses blanches furent tous d'un fort beau noir. L'enfant qui venait immédiatement après les deux femmes albinoses était une négresse vraiment noire. Enfin le dernier enfant de cette famille fut un garçon albinos. L'albinisme, bien que rare, est une affection de toutes les races, des climats froids comme des pays chauds. C'est ainsi qu'on l'observe en Afrique, dans les diverses contrées d'Europe et dans notre pays d'Amérique, mais principalement sur les nègres.

Les causes de cette affection sont tout à fait inconnues. Comme nous l'avons vu, cet état est fréquemment, mais non constamment

A. Medical Examiner, 19 juillet 1877.

B. Am. Journal of the Med. Scienc. 1839.

héréditaire. Parfois, seul de toute une famille, un enfant peut être atteint de cette difformité que Hebra compare à l'*état tacheté de la robe de certains animaux.*

VITILIGO.

Syn. — Fr. : Leucodermie; dystrophie pigmentaire ; dyschromie cutanée ; dermatose à la fois achromateuse et hyperchromateuse. Angl. : Acquired leucoderma ou leucopathia ; acquired leucasmus ; acquired achroma ; acquired piebald skin, vitiligo.

Définition. — Le *vitiligo* est une affection acquise qui consiste dans la formation successive de disques, généralement bien limités, ronds, ovalaires ou de forme irrégulière, de grandeur et de distribution variables, lisses, blanchâtres, c'est-à-dire dépourvus de pigment, tandis que leurs contours se font remarquer le plus ordinairement par une exagération de la pigmentation.

Symptômes. — La maladie consiste dans la disparition du pigment cutané sur un ou sur plusieurs disques de volume variable, qui augmentent lentement ou rapidement de grandeur et qui se multiplient peu à peu par l'apparition de nouvelles taches blanches. Leur nombre varie de plusieurs à une douzaine et plus ; généralement cependant ils ne sont pas nombreux. Leurs bords sont nettement arrêtés et se continuent sans transition avec la peau saine, qui est généralement plus foncée qu'à l'état normal et qui prend une teinte brunâtre. Ils ont une surface lisse, non squameuse, qui se trouve sur le même plan que la peau saine, sans présenter de saillie ni de dépression. Ils sont pour la plupart arrondis, ou encore assez fréquemment ovales ; parfois même, mais beaucoup plus rarement, et surtout à la face, ils sont déchiquetés et irréguliers. Leur étendue varie suivant leur âge et la rapidité avec laquelle ils s'accroissent. Ils sont généralement de dimensions inégales, de telle façon que, sur le même sujet, on en voit simultanément qui ont l'étendue d'une pièce de monnaie ou bien celle de la paume de la main et plus. En dernier lieu, comme ils se développent les uns près des autres, ils finissent par se fusionner et par former des taches assez larges pour occuper une grande partie d'un membre ou même du tronc. Ils présentent la couleur blanche du lait, ou bien les nuances variées qui sont en rapport avec la présence incomplète ou l'absence absolue de la matière pigmentaire. Les poils des régions décolorées peuvent être blancs ou non. Les fonctions des glandes sébacées et sudoripares ne sont pas modifiées. La peau est normale au toucher. La sensibilité est intacte et l'on ne constate ni squame, ni démangeaison, ni douleur, ni anesthésie. L'hyperchromie de la peau qui limite la tache décolorée est un fait constant : parfois elle est faible, d'autres fois elle est très marquée. Cette hyperpigmentation, diffuse au loin, devient plus intense au fur et à mesure qu'on approche de la tache; au contraire, elle se décolore graduellement du côté de la peau saine.

Le vitiligo peut se développer sur toutes les parties du corps depuis le vertex jusqu'aux pieds, sur les régions velues comme sur celles qui sont glabres. Dans la majorité des cas, il se produit sur le dos des mains et sur le tronc; il est souvent symétrique. La marche de l'affection est extrêmement chronique et persiste toute la vie sans subir de modifications. Ce n'est qu'exceptionnellement que les disques leucodermiques se multiplient et s'élargissent au point d'occuper une grande partie de la surface cutanée. Cette alternative de coloration insuffisante ou très intense défigure les malades d'une façon frappante et est une source d'ennui sérieux pour le malade surtout quand les lésions occupent des régions accessibles au regard, sur la face par exemple; elles sont ordinairement plus marquées en été qu'en hiver.

Etiologie. — L'affection est rare. On la voit dans les deux sexes, plus souvent chez les personnes blondes que chez les brunes, dans toutes les races. Elle n'est jamais congénitale et apparaît généralement dans l'adolescence ; cependant il n'est pas rare de la voir se manifester dès l'enfance. Elle n'exerce aucune influence sur l'état général. Jusqu'à présent aucune explication satisfaisante n'est venue éclairer l'origine de cette affection dont le développement est vraisemblablement dû à quelque trouble de l'innervation. On l'observe quelquefois à la suite d'affections graves, débilitantes, telles que le typhus, la malaria, ou bien associée à d'autres lésions de la peau, telles que la maladie d'Addison, la pelade et la dermatosclérose. Des parents doués de coloration normale peuvent avoir des enfants atteints d'atrophie pigmentaire partielle. Un albinos a ordinairement des enfants normalement pigmentés.

Anatomie pathologique. — Le processus est double : il consiste d'une part en une atrophie, d'autre part en une hypertrophie de la pigmentation cutanée ; ces deux altérations existent et apparaissent à peu près simultanément. Une portion de peau semble payer pour la dépense excessive de l'autre. L'examen microscopique montre une absence totale de matière colorante dans les portions blanches, tandis que la coloration jaune ou brune qui limite chaque disque est due à un excès de pigment[1].

Diagnostic. — La maladie ne doit pas être confondue avec le chloasma qui lui ressemble. Dans le vitiligo, les points atteints sont décolorés, nettement limités et entourés par une zone hyperpigmentée. Dans le chloasma toute la lésion consiste dans l'hyperchromie, jaunâtre ou brune et elle ne s'accompagne d'aucune décoloration. Il faut bien faire attention de ne pas prendre les taches blanches pour les parties qui ont conservé la coloration normale de la peau. Il est difficile de confondre le vitiligo avec le pityriasis versicolor, ou le chloasma, qui consiste dans la formation de points foncés de couleur jaune ou plus souvent café-au-lait qui sont séparés par des intervalles de peau véritablement saine. Dans le vitiligo, la peau est parfaitement lisse, sans saillie, sans desquamation; dans la teigne versicolore, la surface est toujours le siège d'une desquamation furfuracée plus ou moins grande qu'il est facile de provoquer par le grattage. Dans les cas douteux, l'examen au microscope dévoilera facilement la présence ou l'absence du microsporon furfur. Le vitiligo ne donne lieu à aucune démangeaison, à aucune modification de la sensibilité.

Il ne faut pas non plus confondre le vitiligo avec la morphée, les perturbations pigmentaires consécutives aux cicatrices, à la syphilis, à la grossesse, et enfin à la lèpre; ces maladies, du reste, en diffèrent tellement qu'une confusion est à peine permise. Les zones dyschromiques de la *morphée* sont faciles à reconnaître grâce au siège chorial de l'altération principale. Dans la lèpre, il y a une saillie hyperchromique à la périphérie et une analgésie très nette au

1. Cette affection a son siège exclusif dans les régions profondes de l'épiderme où les granulations pigmentaires cessent de se déposer.

Certains cas de vitiligo, comme certains cas d'ichthyose, sont des affections d'origine nerveuse en rapport avec des altérations, des dégénérescences des nerfs périphériques. Des faits cliniques font également présumer que certains cas de vitiligo sont liés à des affections des centres nerveux (tabès, lésions médullaires, troubles trophiques). Voir Leloir, *Thèse de Paris*, 1882, p. 197).

centre. La syphilis pigmentaire survient dans des conditions spéciales et se manifeste sous forme de mailles hyperpigmentées circonscrivant autour du cou des îlots de peau saine.

Traitement. — Il est inutile de dire que, dans les cas où la santé générale est intéressée, ou bien quand il existe un trouble fonctionnel quelconque, il faut tout d'abord y remédier. Le traitement stimulant, sous toutes ses formes, est, à mon sens, le meilleur remède, et doit être administré pendant un certain temps. On se met ainsi dans les meilleures conditions pour enrayer le processus anormal. L'antimoine, l'arsenic, l'asclepias gigantea, ont été conseillés (Biett, Wilson, etc.). Le traitement local s'adresse aux plaques décolorées et aux zones hyperchromiques. On applique sur les premières la teinture de cantharides, l'iode, l'huile de croton et les autres stimulants locaux (courants continus, douches froides, etc.). L'hypertrophie pigmentaire, plus encore que l'atrophie, doit être l'objet des efforts du médecin, car elle contribue autant que l'albinisme partiel à défigurer le malade; on la traitera comme le chloasma. On emploiera pour cela les solutions de sublimé, d'acide acétique ou chlorhydrique, d'acide phénique et d'alcool. Mais ces divers traitements, il faut le reconnaître, ne donneront guère de résultat que dans les premières périodes du vitiligo, et bientôt la dyschromie reprendra ses droits, son évolution et ses effets[1].

Pronostic. — Le plus habituellement le vitiligo s'immobilise au bout d'un certain temps. Dans quelques cas rares, les anciennes taches augmentent d'étendue en même temps qu'il s'en forme de nouvelles. Dans d'autres cas plus exceptionnels encore, la peau reprend son aspect normal. Dans certains cas de vitiligo partiel, les poils restent colorés sur la région achromique, mais le plus souvent ils participent à la décoloration. D'autres fois, on observe une touffe blanche sans que la peau soit affectée. Quelle que soit d'ailleurs sa forme, le vitiligo respecte toujours l'état général et il n'est grave que parce qu'il constitue une lésion indélébile et qu'il peut défigurer.

1. Parmi les remèdes employés, il faut citer encore la brosse, électrique qui n'a pas été efficace (Alibert), les vésicatoires répétés et les injections de pilocarpine qui auraient réussi, le premier moyen entre les mains de Hardy, le deuxième entre celles de Besnier. En général, l'amélioration est de courte durée, et Wilson préfère conseiller les moyens artificiels capables de dissimuler la bigarrure des mains et du visage (*Thèse de Chabrier*, Paris, 1880).

CANITIE[1]

Syn. — Canities; grayness; whiteness; blanching of the Hair; trichonosis cana; trichonosis discolor.

Définition. — La *canitie* peut se produire prématurément, en pleine jeunesse ou, comme c'est plus communément le cas, à une période plus avancée de l'existence. Elle est alors l'une des premières manifestations de la caducité, d'où son nom de *canitie sénile.*

La blancheur prématurée des cheveux peut être généralisée et atteindre la totalité de la chevelure, ou bien partielle et ne se montrer que sur certaines places qu'elle recouvre de boucles et de touffes de cheveux blancs. La chevelure ne passe pas d'emblée du noir ou du brun au blanc; habituellement la couleur grise sert de transition. Les cheveux peuvent être décolorés dans toute leur longueur ou seulement par places. La nuance, d'ailleurs, varie aussi en général suivant les points considérés. Wilson (A) mentionne un cas où chaque cheveu présentait sur toute sa longueur une série alternative d'anneaux bruns et blancs. Les parties blanches étaient dues à l'accumulation de globules d'air dans le cheveu[2]. L'atrophie pigmentaire peut survenir à tout âge, mais rarement avant l'âge adulte. Quand elle s'est développée, ou bien les cheveux restent décolorés, sans reprendre leur coloration normale pendant le reste de la vie, ou bien, rarement, il est vrai, après un temps plus ou moins long, ils la reprennent, comme dans le cas cité par Wilson et comme dans plusieurs autres rapportés par Léonard (B). Dans des cas très

1. Besnier propose d'appliquer le mot *canitie* à la décoloration *isolée des cheveux* et celui de *poliose* à l'atrophie pigmentaire *des poils* en général.

A. *Lectures on dermatology*, London, 1878.

2. Kaposi (t. II, p. 158) proteste contre cette interprétation : il n'admet pas que, sous l'influence d'une émotion, par exemple, des gaz se développent ou s'insinuent dans des poils entièrement organisés, ni surtout que ces gaz masquent, par leurs bulles, le pigment normal; il ajoute que souvent des cheveux qui ont leur coloration normale contiennent de l'air. On sait de plus que dans nombre de cas l'air des poils n'est qu'un vice ou un artifice de préparation et n'a pénétré qu'après coup dans le cheveu.

Pincus a établi que la coloration des poils dépend principalement de la pigmentation de la substance corticale qui possède des granulations pigmentaires libres. Celles-ci sont plus serrées dans le poil brun. Dans les poils roux, le pigment ne se montre qu'en molécules disséminées. Les couches centrales n'ont aucune influence sur la couleur du poil; il en est de même du contenu gazeux (Neumann). La variation dans le *grisonnement* des poils dépend du dépôt inégal des granulations pigmentaires.

C'est toujours par la base que les cheveux commencent à blanchir, ce fait physiologique est le meilleur argument contre les canities soudaines.

B. *The Hair*, Detroit, 1880, p. 127.

rares, on peut voir survenir successivement plusieurs changements de coloration. C'est ainsi que les cheveux peuvent changer de couleur avec les saisons, devenant gris en hiver et retrouvant leur coloration noire en été (A). Wallenber (B) rapporte un cas intéressant où, après une scarlatine qui s'accompagna d'une desquamation intense et exceptionnellement généralisée, les ongles et les poils de toute la surface du corps tombèrent et furent remplacés par une peau d'un blanc laiteux recouverte de cheveux blancs comme ceux des Albinos ; et pourtant, le malade les avait auparavant très foncés.

Le temps qu'il faut aux cheveux pour changer de couleur varie extrêmement. Les observateurs sont très divisés sur la question de savoir si les cheveux peuvent être privés de leur couleur subitement, par exemple, en 24 heures ; je crois, pour ma part, qu'il est démontré jusqu'à l'évidence que ce phénomène est possible. Un grand nombre d'auteurs l'admettent aussi ; je citerai, entre autres, Wilson (C), Landais, (D) ; ce dernier a même tenté de donner la cause de ce fait, il l'attribue à la présence de bulles d'air qui pénétreraient dans le cheveu[1]. Quel qu'en soit le mécanisme, le fait existe, nombre de faits le prouvent, comme on peut le voir dans les ouvrages de Wilson (E), de Tuke (F), de Léonard (G) et d'autres. L'atrophie pigmentaire subite se produit ordinairement à la suite d'un choc nerveux ou d'une forte émotion, et particulièrement de la peur ou de la douleur. D'un autre côté Hébra et Kaposi (H) nient que le changement de coloration puisse avoir lieu autrement que graduellement et mettent fortement en doute les cas où les cheveux seraient brusquement devenus gris, par exemple, dans l'es-

A. Wilson, *loc. cit.*, p. 171.

B. *London medical Record*, June 15, 1876.

C. *Loc. cit.*, p. 732.

D. Voir un intéressant cas de canitie subite rapporté par cet auteur, dans les *Archives de Virchow*, avril 1866.

1. Il ne reste donc pas d'autre ressource pour dissimuler cette infirmité que d'avoir recours aux teintures. L'application des substances colorantes doit être répétée aussi souvent qu les cheveux blancs ont repoussé. Kaposi et Neumann donnent des détails sur diverse méthodes de coloration artificielle (voir trad. de Besnier et Doyon, t. II, p. 158, Neumann, p. 392) des cheveux par les substances métalliques, comme par les substances végétales (nitrate d'argent, brou de noix, henné indien, etc.).

E. *Loc. cit.*

F. Influence de l'esprit sur le corps (*Am. ed.*, p. 276, Phil., 1873).

G. *Loc. cit.*

H. *Loc. cit.*, vol. III, p. 192.

pace d'une seule nuit. Les remèdes internes ne paraissent avoir aucune influence pour faire renaître le pigment[1].

ATROPHIE DE LA PEAU.

Syn. — Atrophie simple, atrophie sénile, atrophie dégénérative.

Définition. — L'*atrophie de la peau* est caractérisée, soit par la diminution dans l'épaisseur, soit par la dégénérescence de ses éléments.

L'*atrophie simple* est marquée par la diminution générale de l'épaisseur ou du nombre des éléments constitutifs du tissu tégumentaire ; la peau est amincie, plus ou moins déprimée, et présente une augmentation de consistance et de tension.

L'*atrophie dégénérative* présente une altération de structure avec ou sans perte de substance. La portion tégumentaire affectée paraît être durcie, jaune ou blanche, et prend un aspect cireux, graisseux, lardacé. L'atrophie de la peau peut être généralisée, comme dans l'atrophie sénile, et dans certaines formes rares de maladie, ou bien elle peut être partielle et nettement circonscrite, comme dans les stries et les taches atrophiques et dans la morphée dermato-sclérose.

Elle peut survenir, autant que nous permettent de le dire nos connaissances, à titre de maladie essentielle consécutivement à certains désordres, à certaines lésions (*atrophie idiopathique*), ou bien intéressant un ou plusieurs nerfs importants d'une région (*atrophie symptomatique*) ; suivant le cas, cette atrophie se manifeste par des stries longitudinales ou transversales, par des taches blanches et sinueuses ou par des plaques. L'atrophie sénile, par exemple, est liée à certains désordres locaux ou constitutionnels, tels que la

1. Dans ces derniers temps, on a vanté les injections hypodermiques de pilocarpine. Voici ce que Neumann (p. 393) conseille contre ce désagréable phénomène :

Contre la canitie des blonds. (Pfaff)	Soufre à l'intérieur.		
	Onctions avec l'huile de jaune d'œufs.		
Contre la canitie des bruns (Eble).....	Fer à l'intérieur.	Huile d'œufs récente....	āā 50 gr.
	Onctions avec...	Huile de noix ou de maïs.	āā 50 gr.
		Lactate de fer..........	2 gr. 50.
		Huile éthérée de Cassis..	1 gr. 50.

et d'une façon générale à l'intérieur :

L'acétate de fer en solution...............	Un jour l'un, un jour l'autre.
Le soufre précipité dans une huile grasse.	

séborrhée, le lupus, la syphilis, la teigne faveuse, etc. Quand l'atrophie s'est développée sous l'influence de lésions nerveuses, ainsi que Mitchell (A) en a établi la possibilité, les tissus sont souvent altérés à un degré prononcé, les muscles disparaissent, ainsi que le tissu cellulaire sous-cutané, et la peau devient mince, luisante, brillante, lisse, et prend une couleur uniforme (B) jaune ou brune. Les cheveux et les ongles participent fréquemment à ces troubles atrophiques.

C'est dans ces conditions encore et sous l'influence d'une nutrition défectueuse que l'on rencontre l'état connu sous le nom de *peau parcheminée*, *peau luisante* (*glossy skin*), qui a été décrit par Paget (C) et par Mitchell, Morehouse et Keen (D), et plus récemment encore par Mitchell (E). La peau, spécialement celle des extrémités, et surtout celle des doigts, devient rose ou rouge, lisse, brillante, luisante et comme vernissée; les lésions ressemblent à des engelures. Les parties atteintes se dépouillent des poils qui les garnissent; la peau perd ses plis et ses sillons naturels et quelquefois présente des excoriations et des fissures; on observe bientôt des douleurs lancinantes, paroxystiques, atroces, des névralgies, puis des bulles, des phlyctènes, des ulcérations, des gangrènes même et tout le cortège habituel des troubles trophiques. Des phénomènes analogues se présentent quelquefois dans l'atrophie musculaire progressive, et sont également sous l'influence de troubles trophiques. Balmer (F) a réuni une série de cas de troubles trophiques siégeant surtout sur les mains et déterminant une inflammation spéciale de la matrice unguéale. L'ongle devient cassant, rugueux, strié, se brise, se délite, se couvre de plaques laiteuses, ou bien s'épaissit irrégulièrement. Le lit unguéal devient le siège d'excoriations, de fissures, d'ulcérations, de bourrelets œdémateux et inflammatoires qui forment une ampoule où s'accumulent le pus et le sang. Dans d'autres cas même, l'ongle, après s'être aminci

A. *Injuries of nerves and their Consequences*, Philadelphie, 1872.

B. Cet auteur rapporte un cas très remarquable. Une partie du plexus brachial fut réséquée pour un névrome. Les régions cutanées correspondantes présentèrent bientôt de notables modifications atrophiques.

C. *Medical Times and Gazette*, 24 mars 1864.

D. *Gunshot Wounds and others Injuries of the nerves*, *Philadelphia*, 1864.

E. *Loc. cit.*, p. 155.

F. *Archiv der Heilkunde*, 1875, p. 327.

graduellement, disparaît complètement et la peau se continue sur la phalangette sans trace de lit unguéal (Tabes dorsalis, etc.).

L'atrophie générale idiopathique de la peau est un état très rare; cependant, un certain nombre d'observations ont été publiées. Je rapporterai, comme exemple, le cas d'*atrophie générale de la peau* que Wilson (A) a observé sur Mme L... Cette dame, qui jouissait auparavant d'une bonne santé, fut prise de chagrin, de tristesse, de faiblesse et d'asthénie, elle accusait une vive douleur dans le côté au-dessous du cœur. La peau en peu de jours devint terne, décolorée par places, et gonflée surtout aux mains et aux pieds. Très peu de temps après, cette malade éprouva une sensation de constriction comme si elle avait été soumise à une vive étreinte. Quelques mois plus tard elle tomba dans un état de dépression profonde, elle ne pouvait dormir et refusait de parler et de manger. Les deux mains à ce moment étaient très tuméfiées, plus tard elles devinrent raides; les mains et les pieds étaient toujours froids; par le massage et les frictions, ils devenaient de la couleur de son nez et présentaient une teinte rouge et pourprée. La peau des bras, de la face, du cou, de la poitrine, ne tarda pas à devenir également dure, contractée, et d'une couleur olive foncée. Enfin, la malade devint très maigre; sa peau se rétracta tellement qu'elle paraissait trop petite pour son corps, la lèvre inférieure s'abaissa et laissa voir les dents et les gencives. Les doigts étaient pliés, contractés et ulcérés. La sensibilité de la peau avait disparu et les mouvements du corps s'effectuaient avec difficulté.

Comme on peut le voir, cette affection présente un certain nombre de caractères communs avec la morphée et avec la sclérodermie; elle devrait, à mon sens, être regardée comme une forme spéciale et grave de ces maladies.

Des cas semblables ont été décrits par Hébra et Kaposi (B) sous le nom de *Xérodermie*[1] ou de *peau parcheminée* qu'ils regardent

A. *Loc. cit.*, p. 393-394.
B. *Loc. cit.*, vol. III, p. 252.
1. Besnier, dans ses notes si instructives, fait remarquer avec raison que ce néologisme est mauvais, puisqu'il ferait double emploi avec la dénomination universellement admise pour désigner une forme d'ichthyose. En dermatologie, il faut s'efforcer à l'avenir de préciser et non de compliquer la terminologie déjà trop confuse. D'ailleurs, comme le dit fort bien Duhring, cette affection n'est pas autre chose qu'une variété de

comme une forme d'atrophie diffuse idiopathique de la peau. Ils en citent deux observations : la première est celle d'une jeune fille de 18 ans chez laquelle la maladie remontait à la première enfance. La peau de la face, des oreilles, du cou, de la nuque, des épaules, des bras et de la poitrine jusqu'au niveau de la 5e côte, était fortement rétractée, et difficile à saisir avec les doigts, tant elle était tendue. Elle paraissait amincie, et sur quelques points sa surface était très lisse, tandis que sur d'autres elle était recouverte de lamelles épidermiques plus ou moins abondantes. Çà et là on observait des rides ou des dépressions et des sillons plus ou moins marqués sur l'épiderme, si bien que les téguments rappelaient fort bien une feuille de parchemin tendue ou ridée. La peau était manifestement ratatinée. Par places, elle avait une coloration blanche et était privée de pigment, tandis qu'ailleurs elle présentait des points hyperchromiques ponctiformes, lenticulaires, ou larges comme l'ongle. Ces taches pigmentaires d'une couleur jaune ou brun-foncé cachaient en partie la peau sous un masque de rousseur et la faisaient ressembler à un damier. Çà et là, on constatait de petites tumeurs télangiectasiques du volume d'une tête d'épingle ou d'une lentille et colorées en rouge vif. Le tissu cellulo-adipeux sous-cutané paraissait avoir son épaisseur normale; la sensibilité était bien conservée. A l'exception de cette sensation de raideur ou de constriction, la malade ne ressentait aucun symptôme subjectif. Cette altération de la peau s'arrêtait brusquement par une ligne de démarcation presque abrupte au niveau de la troisième côte et du tiers supérieur du bras ; au-dessous, la peau des seins, du tronc et des membres, était lisse, souple, flexible, fine et normale. L'état général était bon. Cette rétraction cutanée avait donné lieu à la formation d'un ectropion des paupières inférieures, et, d'un côté, la cornée était ulcérée. Les ailes du nez étaient rétractées, aplaties, et il était presque impossible d'écarter les lèvres l'une de l'autre.

Le second cas est celui d'une fille âgée de 10 ans, chez laquelle l'affection remontait également à l'enfance. La peau de la figure jusqu'à la région sous-maxillaire, celle de la face postéro-externe

sclérodermie ou mieux de sclérémie. C'est contre cette affection que Glax, cité par Neumann (p. 377), préconise les inhalations répétées six fois par jour d'alcool amylique.

des avant-bras et des mains, présentaient une pigmentation ponctuée comme dans le premier cas. L'épiderme, et surtout celui des paupières et des joues, était plissé et ratatiné, et, comme dans le cas précédent, il y avait un ectropion de la paupière inférieure, et une sténose de l'orifice des narines et de la bouche. La peau semblait collée aux tissus sous-jacents, elle ne pouvait être plissée et pincée qu'avec difficulté et à la face elle avait un aspect luisant et une teinte terreuse remarquables; les tissus sous-cutanés n'avaient subi aucune altération; en outre, il y avait sur le nez une tumeur de nature épithéliomateuse piriforme, rouge, granulée, fissurée, sécrétant un liquide sanieux.

Des cas analogues ont été publiés par Glax (A) et Geber (B). Tous ces faits, y compris ceux qui sont rapportés par Glax, sont manifestement des exemples de morphées; toutefois il convient de les signaler dans un chapitre où l'on étudie les lésions atrophiques de la peau[1]. C'est encore à ce titre qu'on peut rapprocher des précédents les cas qui ont été publiés par Taylor (C) et par moi-même (D) sous le nom de *xérodermie de Hébra*. Le Dr Taylor préfère la dénomination de *angiome* pigmentaire et atrophique; il en a observé 7 cas et il a eu l'amabilité de m'en faire voir 3. *Cinq* de ces cas survinrent dans *deux* familles. La maladie, à sa période d'état, est caractérisée *en premier lieu* par la présence de nombreuses taches pigmentaires disséminées, du volume d'une tête d'épingle et d'un pois, jaunes, brunes ou noires, qui ne diffèrent ni par leur nature ni par leur aspect des lentilles et des taches de rousseur qu'on observe si souvent à la face, au cou, au tronc, aux bras, aux avant-bras et aux mains. *Un second caractère* de ces lésions tient au développement de noyaux télangiectasiques dont le volume varie de celui d'une pointe ou d'une tête d'épingle au volume d'un pois ou d'une noisette; quelquefois il se fait çà et là, et sans cause, des

A. *Viertelj. für Derm. und Syph.*, Heft I, 1874; *Abstract in Archives of Dermatology*, vol. I, nov. 3.

B. *Allg. Wiener Med. Ztg.*, n° 35, 1874; *Abstract in Viertelj. für Dermat. und Syph.*, Heft I, 1875, p. 114.

C. *Trans. Amer. Derm. Assoc.*, 1878.

D. *Amer. Journ. of the Med. Sc.*, octobre 1878.

1. Glax (*Allg. med. Zeitung*, 1875) publie une observation de pseudo-xérodermie dans laquelle l'inhalation d'alcool amylique, répétée six fois par jour, provoqua une dilatation des artérioles qui activa la circulation et amena une amélioration (Neumann, 1880, p. 377).

dilatations capillaires au milieu de taches superficielles de la peau, mais elles ne sont jamais aussi nombreuses que ces dernières. La variabilité de volume et de forme de ces taches qui sont blanchâtres, lisses, minces, vitreuses, semblables à des cicatrices, qui ne diffèrent en rien des macules atrophiques ordinaires, constitue *un troisième symptôme* de cette altération.

Finalement, dans les formes graves, quand la maladie siège à la face, il se développe, comme dans les cas du Dr Taylor, des tumeurs de volume variable, et de la nature des *angiomyxomes*.

La marche de la maladie, suivant Taylor, est la suivante. Il y a tout d'abord une période d'hyperémie généralisée avec dilatation des capillaires et formation de tumeurs télangiectasiques. Au bout d'un certain temps, ces productions nouvelles aboutissent à l'atrophie et laissent à leur place des taches brunes, c'est la deuxième période ; à la troisième période, il se fait de nouveaux vaisseaux à la place de ceux qui se sont atrophiés et consécutivement la peau elle-même s'atrophie ; l'examen du cas que j'ai observé, qui était peu prononcé, m'a amené à cette conclusion que les lésions pigmentaires apparaissent les premières et qu'après un temps variable il se développe des télangiectasies qui se rétractent ultérieurement, s'atrophient, disparaissent et sont remplacées par des taches atrophiques. On doit cependant se demander si le processus a une marche bien définie et toujours identique à elle-même.

Les cas rapportés par Taylor servent puissamment à élucider cette question et montrent que la maladie peut revêtir un type léger ou sévère. Tous ces cas, à l'exception d'un seul, se sont développés chez des filles et dans les premiers temps de la vie ; presque toujours l'affection a débuté dans la première année. La santé générale reste bonne.

Toutefois Hutchinson (*loc. cit.*, p. 344) mentionne un cas dans lequel un grand amaigrissement et une asthénie profonde se développèrent en même temps qu'un état morbide spécial de la peau qui semblait être *de cuir*. La malade était une jeune juive qui devint extrêmement maigre, presque diaphane ; sa face était dure, raide, lisse, vitreuse, si bien qu'elle pouvait à peine fermer les yeux et la bouche. La peau du tronc et des extrémités offrait les mêmes caractères, mais à un degré moins prononcé. Atkinson a aussi rapporté un cas d'*atrophie cutanée unilatérale* affectant la plus grande partie de l'abdomen, du flanc et de la jambe gauches, dans lequel il y avait hyperchromie et dilatation des capillaires cutanés.

Les cas analogues à ceux que je viens de citer sont si rares et si spéciaux qu'il est difficile de leur assigner une place exacte dans la classification ; jusqu'à présent il est impossible de les placer ailleurs que dans les atrophies où on les avait placés primitivement. Je crois cependant que quelques-uns d'entre eux trouveraient une place plus naturelle dans la morphée, comme le cas d'Atkinson, par exemple, ou dans la sclérodermie. Le groupe pathologique auquel appartiennent la morphée et la sclérodermie est de ceux qui, selon moi, peut embrasser certaines autres variétés morbides qui en ont été distinguées jusqu'ici, que ces variétés soient de nature atrophique ou de nature hypertrophique[1].

STRIES ET MACULES ATROPHIQUES.

Syn. — Angl. Striæ et maculæ atrophicæ ; Atrophie lines and spots.

Cette variété d'atrophie est *idiopathique* ou *symptomatique*.

Variété idiopathique. — Cette atrophie survient sans cause connue, quelquefois son apparition est si peu douloureuse et se fait si lentement que le malade ne la remarque qu'alors qu'elle existe déjà depuis longtemps. Ce processus atrophique se développe sous forme de lignes, de traînées (*atrophie cutanée linéaire*, *stries atrophiques*, *atrophie linéaire*) ou de plaques (*macules atrophiques*). La première disposition est de beaucoup la plus commune. Les traînées ont généralement de 2 à 5 millim. de large, et de un à plusieurs centim. de long; les plaques sont arrondies ou ovalaires, larges comme la tête d'une épingle, comme une lentille ou comme un ongle.

A leur état de parfait développement, ces stries ou ces macules atrophiques ont un aspect lisse, luisant, cicatriciel; elles sont minces quand on les saisit entre les doigts, elles sont légèrement déprimées ou creuses, et ont une coloration blanchâtre, gris bleuâtre ou perlée. Les stries sont ordinairement irrégulières, bri-

1. Nous devons rappeler encore que l'affection que Duhring nomme *morphée* est désignée en France sous le nom de *sclérodermie*, et que la sclérodermie de Duhring est notre *sclérémie*.

sées, courbes ou serpentines ; généralement il y en a plusieurs sur la même région ; alors elles sont disposées parallèlement les unes aux autres, et obliquement relativement à l'axe du corps. Les macules sont habituellement isolées, elles se développent sur toute la surface de la peau, mais surtout aux fesses, dans la région trochantérienne, sur l'abdomen et aux cuisses, aussi bien du côté de l'extension que de la flexion. Ces lésions ne causent d'ordinaire aucun trouble, elles ont une marche lente et durent des années. Leurs causes sont obscures ; on les observe dans les deux sexes et à toutes les périodes de la vie ; quelquefois elles constituent l'un des symptômes de la morphée.

Wilson (A) et Living (B) ont démontré, et moi-même j'ai constaté que ces altérations (du moins certaines d'entre elles) se manifestent au début sous la forme de lignes ou de plaques érythémateuses, roses ou violacées ; elles sont dues à une hyperémie capillaire (comme à la première période de la morphée), et tôt ou tard subissent la dégénérescence atrophique et se transforment en ulcérations caractéristiques auxquelles on a donné le nom de *stries* ou *macules atrophiques*. Le premier degré de ce processus n'est donc pas une atrophie, mais plutôt une hypertrophie. Living rapporte le cas d'un malade qu'il eut en observation pendant six ou sept ans, chez lequel il put observer les différents stades du processus, y compris le stade plus ou moins atrophique des lésions les plus anciennes. Wilson (C) et Taylor (D) ont cité des observations analogues.

Il n'est pas besoin de faire remarquer que cette affection a des relations étroites avec la morphée ; elle est sans doute due aux mêmes causes. Le début de cette variété d'atrophie ressemble, comme je l'ai déjà indiqué, à celui de certains cas de morphée, et plusieurs fois j'ai observé des stries et des macules atrophiques bien développées chez des individus qui étaient affectés de morphée type.

Kaposi (E) a fait l'examen microscopique d'une strie atrophique,

A. *Diseases of the Skin*. London, 1867.
B. *British Med. Journ.*, 19 janvier 1878.
C. *Journ. of Cutaneous Medicine*, vol. I, n° 2, 1867. Cet article contient des observations qui sont des exemples évidents de morphée.
D. *Arch. of Derm.*, vol. I,, n° 2, 1876.
E. *Loc. cit.*, vol. III, p. 262.

et il a trouvé que l'épiderme, et principalement sa couche muqueuse, était strié et atrophié ; les papilles étaient presque complètement affaissées, les fibres du tissu conjonctif et du tissu élastique étaient très minces, les vaisseaux sanguins étaient rares et rétrécis, les cellules graisseuses manquaient, et les glandes sébacées étaient altérées et dégénérées.

Variété symptomatique. — Dans ces cas, l'atrophie résulte de causes diverses, telles que la distension de la peau par la grossesse, par des tumeurs de l'abdomen ou d'autres régions, par le lait pendant l'allaitement. Dans ces conditions la peau est considérablement tendue, elle éclate par places sous forme de lignes qui s'atrophient ensuite (*vergetures*). Selon Langer (A) ces stries sont dues non à la déchirure, mais au déplacement du tissu conjonctif. Les fibres conjonctives de la peau forment des mailles arrondies, qui se brisent suivant le grand axe des faisceaux quand les téguments se distendent : il en résulte que ces faisceaux deviennent parallèles et restent dans cette situation, d'où la formation des stries.

ATROPHIE SÉNILE.

Cette forme d'atrophie, comme son nom l'indique, est le résultat de l'âge; les altérations auxquelles elle donne lieu ont des caractères variables et affectent non seulement le chorion, mais aussi ses parties constituantes et les tissus sous-cutanés. L'atrophie est simple ou dégénérative; mais le plus souvent elle est les deux en même temps. Dans l'atrophie simple, la peau (et surtout le derme) est mince, sèche, ridée, plus ou moins décolorée, et est le siège d'un amaigrissement plus ou moins considérable. Selon Neumann (B), l'épiderme est aminci, les papilles du derme sont complètement atrophiées ou diminuées de volume; les modifications pigmentaires ne sont pas constantes, et les follicules pileux restent intacts ou sont détruits. Il n'y a pas de poils, ou bien ils sont réduits à l'état de duvet. Les glandes sébacées sont toujours le siège de modifications importantes qui varient avec les régions. Dans les endroits recouverts de poils follets, elles sont détruites ou trans-

A. *Anzeiger der K. K. Gesellschaft der Aerzte in Wien*, n° 28, 1879.
B. *Loc. cit.*, p, 302. Voir aussi Hébra et Kaposi, vol. III, p. 258.

formées en kystes (milium); dans les points où les poils sont gros, elles sont dilatées. Les glandes sudoripares ne subissent aucune modification de structure.

Dans l'*atrophie dégénérative*, le tissu conjonctif du derme subit la dégénérescence granuleuse (infiltration de matière fine granuleuse) ou se transforme en une masse homogène et compacte (dégénérescence vitreuse). Quelquefois il y a en même temps dégénérescence graisseuse et pigmentaire.

ALOPÉCIE[1].

Définition. — L'*alopécie* a des causes variées : elle consiste dans un vice de nutrition plus ou moins profond et même dans une atrophie des follicules pileux qui détermine, sinon la chute immédiate, du moins un arrêt passager ou définitif dans la croissance des cheveux. L'alopécie aboutit à la calvitie, c'est-à-dire à la dénudation irrémédiable d'une région normalement velue.

Les variétés de l'alopécie se distinguent d'après ses causes et d'après ses symptômes caractéristiques. Il vaudrait mieux décrire les *alopécies* que l'*alopécie*[2].

Alopécie congénitale. — L'absence partielle ou totale de poils peut être congénitale. Il est très rare que les enfants viennent au monde sans un seul poil; cependant Schède (A) a cité une observation dans laquelle l'examen microscopique d'un morceau de peau enlevé sur le cuir chevelu montrait qu'il n'y avait pas de bulbes pileux. Beaucoup plus fréquemment les poils sont rares et exis-

1. Ce mot vient du mot grec Αλωπηξ, renard, parce qu'à certaines périodes de son existence le renard perd ses poils.

2. Fournier propose la division suivante :

I. *Alopécie avec lésions apparentes du cuir chevelu* soit contemporaines, soit préexistantes, toute maladie du cuir chevelu pouvant faire tomber les cheveux.

1° Toutes les ulcérations traumatiques ou diathésiques;

2° Toutes les inflammations : dermatite, érysipèle, séborrhée sèche (pellicules), eczéma, impétigo, pityriasis en général.

3° Les affections parasitaires, telles que le favus et le tricophyton.

II. *Alopécie sans lésions apparentes.*

1° Alopécie sénile, alopécie sénile précoce. Celle-ci est parfois héréditaire, elle est symétrique et presque élégante de forme.

2° Alopécie de convalescence.

3° Alopécie de cachexie (defluvium capillorum).

4° Alopécie de la vérole.

5° Alopécie de la pelade (alopecia areata).

A. *Archiv für klin. Chir.*, Bd. XIV

tent seulement dans certaines régions. Cette anomalie est généralement héréditaire, et il y a des familles entières où cette absence de développement pileux est très remarquable.

Alopécie sénile, calvitie sénile. — Cette variété correspond à l'usure progressive de tous les organes sous l'influence de l'âge. Elle consiste dans la chute lente, graduelle, mais progressive et permanente, des cheveux, en même temps qu'en une atrophie générale de la peau. Le plus souvent elle débute sur le vertex et s'observe surtout chez les vieillards. L'âge auquel elle apparaît varie considérablement selon les individus. Habituellement les cheveux deviennent gris, puis, au bout d'un certain temps, ils deviennent plus minces, plus secs, et tombent, lentement ou rapidement, mais ils ne repoussent pas. Tout le monde sait que cette forme de la calvitie affecte les hommes de préférence, mais on ne sait pas encore quelle en est la raison. Les poils des autres régions sont en même temps plus ou moins atrophiés, mais rarement au même degré ou aussi rapidement que les cheveux. Neumann (A) et Pincus (B) ont étudié les altérations de la peau dans la calvitie sénile, et ils ont trouvé que les modifications structurales auxquelles elle donne lieu varient quelque peu selon que cette alopécie est plus ou moins chronique, et selon d'autres circonstances : cependant généralement elle consiste en une atrophie très appréciable des follicules pileux, des glandes sébacées et de la peau elle-même.

Alopécie prématurée idiopathique. Calvitie prématurée idiopathique. Alopécie simple. — Dans cette variété le processus est rapide, dure quelques semaines ou quelques mois, ou bien le plus souvent il est lent et se continue pendant plusieurs années. Ces sujets, le plus souvent goutteux ou arthritiques, perdent leurs cheveux avant même de grisonner.

Les cheveux commencent à tomber un temps variable après la puberté, rarement cependant avant vingt-cinq ou trente ans. Le cuir chevelu paraît sain, il n'est le siège ni de séborrhée, ni d'aucune autre maladie ; au début il tombe seulement, de temps en temps, quelques cheveux qui sont remplacés par des cheveux plus courts et

A. *Lehrbuch der Hautkrankh.*, Wien, 1880.
B. *Virchow's Arch.*, Bd. XLIII.

plus fins, puis ces derniers tombent à leur tour et sont remplacés par de plus fins encore, et au bout d'un certain temps ils ne repoussent plus, d'où la calvitie.

Quelquefois ce processus atrophique s'arrête partiellement dans sa marche, quelquefois même les cheveux normaux repoussent, mais cette amélioration n'est pas permanente, et tôt ou tard il se fait une alopécie analogue à la calvitie sénile.

Cette variété d'alopécie est très commune; on l'observe dans les deux sexes, mais surtout chez les hommes. Comme l'alopécie sénile elle débute généralement par le vertex, puis elle s'étend vers le front et descend jusque sur les protubérances occipitales. Pincus (A) a trouvé au microscope une augmentation de la substance connective du derme qui pénètre dans les couches profondes, et qui, grâce à sa disposition en réseau, exerce une compression destructive sur la racine des cheveux. Cette variété d'alopécie est donc plutôt le résultat d'une induration que d'une atrophie.

Alopécie prématurée symptomatique. — Sous ce titre on a groupé un certain nombre de formes de calvitie plus ou moins complète, consécutives à différentes affections locales ou générales. Cette alopécie est, du reste, temporaire ou permanente. La chute rapide des cheveux s'observe souvent à la suite de certaines maladies générales telles que les fièvres graves : alors elle est habituellement passagère. Les troubles nerveux, les violents ébranlements du système cérébral, les impressions morales, occasionnent fréquemment la chute rapide ou graduelle des cheveux. Les maladies qui intéressent directement les glandes sébacées et les follicules pileux sont assurément celles qui entraînent le plus souvent la chute permanente des cheveux. La séborrhée sèche chronique, par exemple, est une cause féconde d'alopécie, par suite de l'atrophie glandulaire qu'elle détermine. Le lupus érythémateux du cuir chevelu a généralement pour conséquence une calvitie permanente sous forme de plaques.

Parmi les causes locales, il faut citer certaines inflammations du cuir chevelu telles que l'érysipèle, le psoriasis, l'eczéma, la variole; dans ces cas, les cheveux repoussent habituellement après

A. *Berlin. klin. Wochenschr.*, nos 4 et 5, 1875.

la guérison de la maladie qui les a fait tomber. Les maladies parasitaires, le favus, la tondante, sont des causes locales très fréquentes de l'alopécie, qui est habituellemeut temporaire, à moins que les follicules n'aient été détruits. La syphilis, la lèpre et d'autres maladies constitutionnelles peuvent déterminer la calvitie.

Alopécie syphilitique. — La chute des cheveux s'observe à deux périodes de la syphilis; elle peut en être un des premiers accidents, ou bien elle survient plus tard comme conséquence de l'infiltration et de l'ulcération spécifique circonscrite du cuir chevelu, ou de la cachexie dans laquelle les malades peuvent tomber. Elle peut être le résultat d'une cause locale, telle qu'une syphilodermie érythémateuse, papuleuse ou pustuleuse disséminée, ou d'une cause générale, sans lésion cutanée. La première variété s'observe dans la période secondaire de la syphilis; les cheveux deviennent ternes, secs, ils se cassent, sont fragiles et tombent d'une façon très irrégulière sur tous les points du cuir chevelu. La quantité des cheveux qui tombent ainsi est très variable; quelquefois elle est très peu considérable et à peine appréciable, d'autres fois au contraire elle est telle qu'il en résulte une calvitie plus ou moins complète[1]. Les poils des autres régions sont quelquefois atteints de la même façon. Au bout de peu de temps, et surtout quand le malade se soumet à un traitement convenable, les cheveux repoussent, et il est rare que l'alopécie soit permanente. La chute des cheveux s'observe aussi dans la période tertiaire; dans ces cas elle est permanente ou non. Les ulcérations syphilitiques entraînent d'ordinaire après elles une alopécie localisée permanente.

Traitement. — Les moyens qu'on emploie pour remédier aux diverses variétés que nous venons de décrire varient selon les causes. L'alopécie congénitale est rarement assez intense pour né-

1. Ricord et Fournier ont vu une malade, atteinte d'alopécie syphilitique, à laquelle il ne restait plus que *dix-sept cheveux*, bien comptés. Cette alopécie ne fut d'ailleurs que passagère et la malade retrouva une chevelure opulente quand, par les toniques et par le traitement spécifique, elle fut sortie de l'état de dépression où l'infection syphilitique l'avait d'abord plongée, et cela sans avoir eu recours à un traitement local quelconque. Fournier insiste fortement sur la *disposition en clairières* de l'alopécie syphilitique. Il montre que cette alopécie s'étend aux sourcils et même aux cils. Il décrit le *sourcil syphilitique* qui devient clair, broussailleux, et qui se *coupe* au niveau de son tiers interne. La syphilis est la seule cause de cette alopécie sourcilière symétrique qui constitue un élément, parfois précieux, de diagnostic, de *diagnostic d'omnibus*, comme dit familièrement Fournier.

cessiter un traitement; cependant, quand elle est assez prononcée pour être apparente, il faut stimuler le cuir chevelu à l'aide de préparations huileuses et de médicaments stimulants, tels que ceux dont nous parlerons à propos de la pelade. La calvitie sénile est au-dessus des ressources de la thérapeutique. Dans l'alopécie simple permanente, il faut surveiller l'état général, et faire avec discernement et patience des lotions alcalines ou alcooliques suivies d'applications d'huiles stimulantes comme dans la pelade.

La calvitie symptomatique de maladies générales ou d'affections des glandes sébacées doit être traitée selon la nature de l'affection primitive. Quand il y a inflammation du cuir chevelu, comme dans le psoriasis, il faut agir contre cette inflammation par des moyens locaux et généraux, propres à guérir la maladie qui engendre l'alopécie. Dans les affections parasitaires, il faut détruire les parasites et épiler. La calvitie consécutive à des affections constitutionnelles graves, telles que la syphilis, est passible des préparations huileuses et des lotions stimulantes, en même temps que d'un traitement interne approprié. On trouvera à l'article Séborrhée chronique les moyens de remédier à l'alopécie consécutive à cette affection; du reste, on peut se servir des moyens qui sont indiqués dans les articles Pelade et Séborrhée pour traiter les différentes variétés d'alopécie dont nous avons parlé.

Pelade (Bazin).

Syn. — Angl. : Alopecia areata (Sauvages); area Celsi ; alopecia circumscripta ; porrigo decalvans ; tinea decolorans.

Définition. — La *pelade* est une atrophie du système pileux caractérisée par l'apparition, généralement soudaine, d'une ou de plusieurs plaques complètement glabres, très nettement circonscrites, de couleur blanche, de forme et d'étendue variables, et qui entraînent une calvitie plus ou moins durable.

Symptômes. — La pelade attaque le cuir chevelu, la face, les aisselles, le pubis et les autres portions velues du corps; son siège le plus habituel est le cuir chevelu; vient ensuite, par ordre de fréquence, la barbe chez les hommes; ce n'est que rarement qu'on l'observe dans d'autres régions; quelquefois le corps tout entier est atteint, depuis les cils jusqu'aux poils de l'anus. Sur le cuir chevelu, la pelade donne lieu à la formation d'une, de deux ou d'un plus grand nombre de plaques chauves (A); elles sont habituellement arrondies et forment des aires bien circonscrites et très visibles; parfois leurs contours sont irréguliers, allongés où rubanés ; elles ont la largeur d'une lentille ou de la main, mais quelquefois elles se réunissent pour donner naissance à des plaques qui occupent la plus grande partie d'un ou des deux côtés de la tête[1]. L'extension des plaques est centrifuge et constitue la deuxième phase de la pelade. Leur siège le plus fréquent est la région pariétale et rétro-auriculaire, mais on les observe également à l'occiput et ailleurs; la pelade est souvent unilatérale. Sur les plaques, la calvitie est généralement complète, leur surface est blanche, scléromateuse, remarquablement lisse, polie et souvent complètement dépourvue de cheveux; d'autres fois elles sont parsemées de cheveux rares et grêles. Quand une plaque a cessé de grandir, ses limites sont recouvertes de cheveux qui sont d'habitude aussi solides qu'à l'état normal et qui ne sont nullement altérés, quelquefois cependant ils sont un peu plus petits, brisés, et ressemblent aux cheveux en balai de la teigne tondante; c'est ce caractère qui a fait dire à quelques auteurs que la pelade était une affection parasitaire, mais en réalité ce sont des cheveux nouveaux et atrophiés[2].

Quand la maladie dure depuis quelque temps, il n'est pas rare de voir à sa surface des cheveux fins et lanugineux (3e période de la pelade, calvitie avec follets, cheveux avortés et blancs). Cette période est parfois désespérante par sa persistance, mais, à moins que la guérison survienne, ils tombent au bout d'un certain temps. La plaque a généralement une couleur blanche ou rosée, quelquefois elle est le siège d'une légère hyperémie, mais elle diffère peu de la peau normale. Les follicules pileux sont moins saillants : ils sont en partie rétrécis et oblitérés et souvent même à peine appréciables; il en résulte que le cuir chevelu devient lisse et mince comme celui d'un vieillard; au toucher la peau est douce et

A. Voir la planche N de l'*Atlas des maladies de la peau*, de Duhring.

1. Voir, au musée de l'hôpital Saint-Louis, la pièce n° 703 d'une pelade absolument symétrique.

2. Ce sont les *pelades à cheveux fragiles*, les *pseudo-tondantes* de Bazin, Lailler et Besnier.

mobile, elle est sèche et n'est ni squameuse, ni recouverte d'enduit sébacé. Au début la plaque de pelade est de niveau avec la peau environnante, légèrement surélevée ou boursouflée, plus tard elle est plus ou moins déprimée. La sensibilité est généralement bien conservée, quelquefois cependant, selon Neumann, il y a de l'anesthésie.

La marche de la pelade est variable; généralement elle se développe subitement sans prodromes. Souvent on voit que les cheveux tombent pendant la nuit, et au réveil le malade les ramasse à la poignée et voit qu'il a des plaques d'alopécie. D'autres fois la chute des cheveux se fait graduellement, et il s'écoule plusieurs jours et même des semaines avant que la plaque soit formée; dans ces cas, on voit qu'elle s'agrandit de jour en jour jusqu'à ce qu'elle s'arrête d'une façon abrupte. Une plaque de pelade atteint rapidement sa largeur, puis reste stationnaire ; c'est là un phénomène caractéristique qui distingue la calvitie des autres variétés d'alopécie. Quelquefois cependant la chute des cheveux est irrégulière. Quand il y a plusieurs plaques, elles se développent les unes après les autres plutôt qu'en même temps, de sorte que les cheveux tombent à droite et à gauche pendant des semaines ou des mois. La durée de la pelade est extrêmement variable et peut être de quelques semaines ou de plusieurs mois; chez les jeunes gens cependant elle finit par guérir; chez les adultes et chez les vieillards le pronostic est moins favorable. Il peut s'écouler des mois ou des années avant que la guérison soit complète, quelquefois même les cheveux ne repoussent jamais. Quand la pelade est en voie d'amélioration, les progrès sont rapides; les cheveux repoussent d'abord très fins, puis ils grossissent comme tous les poils nouveaux. Les rechutes sont possibles. Quelquefois les cheveux repoussent irrégulièrement, ils sont d'abord minces, blancs ou multicolores, et ne reprennent leur coloration et leur épaisseur primitives que progressivement.

Il n'y a généralement pas de symptômes subjectifs tels que démangeaison, brûlure, douleur. Le malade est ordinairement très étonné de voir que ses cheveux tombent et qu'il a des plaques blanches sur la tête; quelquefois cependant la chute des cheveux est précédée de démangeaisons, d'autres fois il y a une douleur véritable.

Étiologie. — Les causes de la pelade sont inconnues ; on l'observe dans les deux sexes, aussi bien chez le riche que chez le pauvre. D'après la statistique de l'Association dermatologique américaine il y en eut 96 cas sur 16 865 cas de maladies de la peau. La pelade n'est pas parasitaire, elle n'est pas contagieuse, elle est sans doute le résultat d'un trouble nerveux spécial, d'une trophonévrose. On l'a observée à la suite des névralgies, des émotions violentes, des affaiblissements résultant de différents états. Dans bien des cas cependant on ne peut lui appliquer aucune cause.

Anatomie pathologique. — Il faut considérer la pelade comme le résultat d'un trouble de l'innervation : c'est une trophonévrose. La soudaineté du début, qui est un des caractères les plus importants de l'histoire de la maladie, ne peut guère avoir d'autre cause qu'un état pathologique du système nerveux. L'influence morbide qui détermine l'alopécie se manifeste avec une rapidité remarquable, et il n'est pas rare que le processus destructif se fasse en si peu de temps qu'il est impossible de l'expliquer autrement que par une influence nerveuse; c'est du reste ce que tendraient à démontrer encore la blancheur et l'état lisse et atrophique des plaques malades.

C'est en étudiant à la fois le cheveu et la peau qu'on peut arriver à reconnaître la cause de la pelade. Pour faire l'examen microscopique, il faut prendre les cheveux qui sont tombés ou ceux qui sont courts, en forme de balai, et qui siègent à la périphérie de la plaque: on voit alors qu'ils se terminent brusquement du côté de la racine par une extrémité en forme de poire ou de massue, analogue au bulbe long et épais des cheveux sains. La racine conserve son aspect normal, mais elle est plus petite ; quand on examine la tige du poil, on voit, à mesure qu'on se rapproche de son extrémité libre, qu'elle se distend d'une façon égale et graduelle, et qu'elle se termine par un renflement ovalaire; tout près de l'extrémité ce renflement s'effile et finit par se briser. Si l'on examine les cheveux longs qui sont situés sur les bords de la plaque, on voit qu'ils ont subi des altérations analogues à celles que nous venons de décrire, mais moins prononcées. Cet état atrophique se retrouve également sur les cheveux normaux, il est donc le résultat de la maladie dans un cas, tandis que dans l'autre c'est un processus normal.

Dans la pelade, comme dans l'alopécie simple, il y a un arrêt subit de nutrition dû à une cause quelconque, et il en résulte une chute et une atrophie des poils. On peut expliquer de la façon suivante la production du renflement bulbaire qu'on observe à l'extrémité de la tige : les principes nutritifs fournis par la papille ne suffisent plus à l'alimentation du poil, et c'est l'extrémité de la tige qui souffre le plus. Les filaments constitutifs du cheveu, n'étant plus nourris comme à l'état normal, perdent leur vivacité et tendent à se séparer les uns des autres, leur membrane épidermique se distend, d'où l'apparence que nous avons décrite. Cette dilatation est presque constante (A)[1].

Diagnostic. — On confond souvent la pelade avec la tondante, mais la soudaineté de l'apparition, la rapidité de l'évolution, la calvitie plus ou moins complète, l'absence de desquamation, la blancheur frappante et la douceur des téguments à la surface des plaques qui sont si remarquablement lisses, rendent presque toujours le diagnostic facile entre la pelade et la teigne tondante. Il n'y a de difficulté que dans les cas très anciens de teigne tondante alors que les cheveux, courts et caractéristiques par leurs cassures, ont disparu; mais alors il y a toujours une desquamation plus ou moins prononcée.

La tondante, au début, est une petite plaque qui s'étend graduellement et souvent lentement sur les parties périphériques. La pelade, au contraire, a une marche très rapide, elle atteint son maximum de développement en peu de temps, puis elle reste stationnaire. Généralement, dans la teigne tondante, on peut remonter à la cause première, la contagion, et, dans les cas douteux, l'examen microscopique viendra lever toute incertitude; en outre, l'aspect de ces deux affections est très différent: dans la pelade il y a de l'atrophie des poils qui est surtout apparente au niveau de la racine où il n'y a jamais de champignons ; de plus, la peau est absolu-

A. Voir un article de Duhring dans *Amer. Journ. of Med. Sc.*, juillet 1870, et un autre du Dr Duckworth, *Saint Bartol. Hosp. Reports*, vol. VIII.

1. En résumé, la doctrine qui règne aujourd'hui sur la nature de la pelade est celle de l'éclectisme. On croit, non plus *à la pelade*, mais *aux pelades*, les unes d'origine parasitaire, les autres d'origine nerveuse. Besnier cite le cas de quatre employés travaillant dans le même bureau, et atteints en même temps de pelade. Il est en vérité bien étonnant que ces hommes aient été simultanément atteints d'une même lésion de nutrition. D'autre part, les cas bien observés sont très nombreux où nulle contagion ne s'est faite. En tout cas, personne n'a encore trouvé le parasite de la pelade (Gruby, Lailler, Nystrom, Eichkors, Malassez, etc.).

ment lisse, blanche, privée de toute rougeur ou de toute desquamation. Les cheveux font complètement défaut ou bien ils ont à peu près leur longueur et leur consistance habituelles; mais ils ne sont pas irrégulièrement cassés et situés au milieu d'une plaque de peau altérée ou rouge, comme on le voit dans la tondante, dans laquelle il est toujours facile de retrouver le trichophyton, reconnaissable à ses longues chaînes de spores et aux tubes de mycélium. — La pelade se distingue également du favus par l'absence d'ulcération, de rougeur et des godets croûteux jaunes caractéristiques, et par l'absence de tissu cicatriciel qui ne manque jamais dans les cas de favus ancien.

Il est presque impossible de confondre la pelade avec le vitiligo, qui est un trouble de la distribution pigmentaire. Quand le vitiligo affecte les régions pileuses, les poils se décolorent, mais ils ne tombent jamais; du reste, le vitiligo se développe généralement sur les régions glabres[1]. On reconnaîtra souvent la pelade à la soudaineté de son apparition et à la rapidité de l'alopécie consécutive.

Traitement. — Les résultats qu'on obtient avec les nombreux médicaments employés pour combattre la pelade sont très variables; leur valeur dépend, dans bien des cas, plutôt du peu d'ancienneté de la maladie que de leur efficacité.

Cependant on peut combiner avec avantage la médication interne et le traitement externe. Quand c'est nécessaire, il faut instituer une médication tonique et prescrire l'emploi du fer, de l'arsenic à petites doses, du quinquina, du soufre, de l'huile de foie de morue; ce sont les meilleurs médicaments dont nous disposions, et je suis convaincu que, quand on les administre avec discernement, on en obtient d'excellents résultats, car dans les cas rebelles il faut toujours veiller avec soin à l'état général et instituer une médication appropriée. — L'hygiène a aussi son importance.

Les différents moyens externes qu'on a conseillés sont tous plus ou moins excitants : ce sont des lotions alcooliques, des prépara-

1. L'*ecthyma* et l'*impétigo* laissent parfois des îlots dénudés, mais les commémoratifs mettront sur la voie du diagnostic. Il y aura eu du suintement, des croûtes ou bien de la rougeur ou des squames. Parfois même le derme aura été entamé et l'on verra des cicatrices. Ce dernier caractère ne se présente jamais dans la pelade.

L'*alopécie syphilitique* est, comme la pelade, une alopécie en aires (alopecia areata), mais, quelle que soit son intensité, elle ne *dénude* jamais complètement, elle *éclaircit*. D'où la dénomination de Fournier : alopécie en *clairières*.

tions cantharidées, des huiles essentielles, la glycérine, l'huile de ricin, l'acide phénique, le goudron, l'iode, l'ammoniaque, les sels de mercure, la vératrine, l'acide acétique, le tannin, la noix vomique, le poivre, le soufre, etc. On peut prescrire ces différentes substances en pommade ou en lotions que l'on emploie deux fois par jour et on proportionne les doses selon les cas, de façon à déterminer la rubéfaction de la peau. — Généralement les préparations fortes sont bien supportées.

Avant d'appliquer l'un quelconque de ces médicaments sur le cuir chevelu, il faut d'abord le laver au savon noir, ou bien avec le savon alcoolique de potasse, l'essuyer avec un linge un peu rude et le frotter avec une brosse dure jusqu'à ce qu'il rougisse modérément. — Il ne faut pas craindre d'augmenter l'alopécie, car, une fois que la pelade a produit son effet, les cheveux qui restent sont très résistants et très adhérents.

Un excellent moyen consiste à faire de temps en temps, selon la susceptibilité individuelle, des applications de vésicatoires sur le cuir chevelu.

Généralement c'est l'alcool qui constitue la base de presque toutes les lotions usitées, beaucoup de dermatologistes lui associent l'acide phénique comme dans la formule suivante :

Acide phénique liquide	1 gr. 75.
Alcool	50 gr.
Huile de ricin	7 gr.
Essence d'amandes amères	X gouttes.

Les cantharides s'emploient en pommade ou sous forme de teinture; la pommade s'emploie à la dose de 4 à 10 grammes pour 30. — La formule composée suivante est excellente :

Teinture de cantharides.	ãã 45 gr.
Teinture de capsicum.	
Huile de ricin.	7 gr.
Eau de Cologne.	30 gr.

L'ammoniaque liquide a pendant longtemps été en faveur, Wilson et Duckworth en font grand cas, et Wilson se servait journellement de la préparation suivante :

Huile d'amandes douces	30 gr.
Ammoniaque liquide	30 gr.
Alcoolat de romarin	150 gr.
Huile de citron	3 gr. 50.

M. S. A. — A employer en lotions.

Wilson recommande également les frictions faites avec parties égales d'huile camphrée, de liniment chloroformé, de liniment ammoniacal, de teinture d'ergot de seigle et de teinture d'aconit. Erlach et Duckworth se sont servis avec succès de l'essence de térébenthine qu'ils employaient en frictions, faites à l'aide d'une brosse un peu dure, jusqu'à ce que le cuir chevelu devienne sensible. Tilbury Fox recommande de déterminer une vésication sur les plaques de pelade à l'aide de la préparation suivante:

Teinture de noix vomique	15 gr.
Teinture de cantharides	20 gr.
Glycérine	7 gr.
Vinaigre de bois	45 gr.
Eau de roses.	90 gr.

M. S. A. — En faire des lotions.

Hébra et Kaposi font usage d'huiles éthérées et surtout de beurre de muscade; ainsi que d'alcaloïdes stimulants en solution dans l'alcool[1]. Rindfleisch recommande un mélange fait avec parties égales de glycérine et d'essence de menthe poivrée. Waldenström (A) a employé l'électricité; on peut y avoir recours contre les pelades tenaces et rebelles.

Pronostic. — Il est impossible de dire quelle sera la durée d'une pelade; quelquefois la guérison suit de près la chute des cheveux, d'autres fois au contraire la pelade dure des mois et même des années, en moyenne de six à douze mois. Plus le malade est jeune, plus il a chance de guérir vite, et il est rare que les cheveux ne repoussent pas d'une façon complète. En général, chez les jeunes gens, il faut encourager les malades à se soigner avec

1.

Vératrine.	0gr,70
Alcoolat de lavande.	ãã 20 gr.
Glycérine	
Aconitine	0gr,30
Esprit-de-vin	160 gr.

A. *Deutsche Klinik*, 1873.

persévérance pour hâter la guérison et en même temps pour ne pas laisser la maladie devenir incurable, ce qui arrive quelquefois[1].

Atrophie des poils.

Syn. — Angl. : atrophy of the hair, atrophia pilorum propria.

Définition. — L'*atrophie des cheveux* par altération de structure est la conséquence des différentes affections du cuir chevelu, telles que la séborrhée et les maladies parasitaires ; elle est également le résultat d'un défaut de nutrition consécutif à certaines maladies constitutionnelles telles que la syphilis, les pyrexies, etc. Dans ces cas l'atrophie des cheveux est dite *symptomatique*. Elle atteint partie ou totalité de la substance du cheveu et elle est habituellement caractérisée par l'amincissement, la sécheresse, la friabilité, la bifidité du cheveu, et par la désagrégation de ses éléments constituants.

L'atrophie *idiopathique* des cheveux, c'est-à-dire celle qui est indépendante d'altérations des autres éléments de la peau, s'observe également, comme cela se voit dans les affections suivantes :

1. L'un de nous, dans le service de Fournier, a enlevé, pour la biopsie, un lambeau de peau sur un pubis rendu *entièrement* glabre par la pelade. Balzer a trouvé la papille et la portion radiculaire du poil atrophiées. Celui-ci était réduit aux proportions les plus chétives, mais il n'avait pas disparu même dans les points où la peau était le plus lisse et le plus dépouillée. Il y a donc tout lieu, dans le traitement de la pelade, de stimuler la vitalité des poils par les moyens généraux (toniques, douches sulfureuses ou froides, alimentation, noix vomique, fer), et par les moyens locaux.

En France, ces moyens consistent dans l'*emploi de la méthode révulsive :* Rasures fréquentes autour des plaques, applications d'iode, de crayon d'huile de croton, 25 pour 100, de vésicatoires répétés, en lotions alcooliques (eau de Cologne, teinture de capsicum), ou en frictions stimulantes. Lailler recommande le liniment ammoniacal suivant :

Ammoniaque liquide.	6 gr.
Teinture de pyrèthre	ãã 100 gr.
Alcool camphré	
Baume de Fioraventi	

ou

Huile de macis.	ãã q. s.
Huile de térébenthine	

Quand les cheveux commencent à revenir, il faut les raser fréquemment. Les poils follets doivent même être épilés un certain nombre de fois avant de pouvoir être considérés comme adultes et définitifs. On devra aussi faire un savonnage quotidien de la tête avec la décoction de sauge et de quinquina. Besnier conseille les frictions avec l'huile de térébenthine, la teinture de romarin, de cantharides et de noix vomique (ãã 10 pour 100), et chaque soir l'application d'une pommade au soufre ou au turbith minéral (4 pour 100). Vidal préconise la rasure suivie de l'emploi de vésicatoires volants et répétés tous les huit jours. On peut faire porter perruque. Il vaut mieux prescrire l'isolement relatif du malade. Même traitement pour la pelade du visage.

Fragilité des cheveux. — Dans ces cas, la tige du cheveu est fragile et se brise facilement. La forme la plus commune de cette affection est celle dans laquelle la tige des cheveux ou de la barbe est irrégulière, d'un calibre inégal et plus mince en certains points que dans d'autres. En outre, son extrémité libre est généralement terminée en forme de balai. Quelquefois cet état n'est qu'une légère anomalie, d'autres fois au contraire il est si prononcé que les poils perdent leur aspect normal.

Récemment j'ai décrit (A) une autre variété d'*atrophie des poils de la barbe* qui consiste en une atrophie du bulbe pileux et une division de la tige qui commence au voisinage du follicule, et qui détermine une irritation de la peau. L'atrophie commence par le bulbe, et aussitôt après la tige se divise en un certain nombre de rameaux qui prennent toutes sortes de formes, et qui quelquefois s'élargissent considérablement, de sorte qu'on observe le phénomène curieux d'une atrophie du bulbe et d'une apparente hypertrophie de la tige. Cette variété n'est pas d'origine parasitaire.

Trichoptilose de *Devergie.*—*Trichorexis nodosa.*— Une autre variété de fragilité des poils a été décrite pour la première fois par Beigel (B) sous le nom *de gonflement et éclatement des poils.* Récemment Kaposi (C) l'a dénommée *Trichorexis nodosa.* Elle consiste dans la formation d'une série de petits renflements bulbeux et fusiformes qui se forment à intervalles irréguliers le long de la tige du poil de façon à lui donner l'aspect moniliforme. On observe cette affection surtout sur les poils de la barbe et de la moustache; mais elle se rencontre également dans les cheveux, et plus rarement sur les autres parties du corps. Les poils ont une apparence brillante et quelque peu transparente, les renflements ressemblent à des lentes. Les poils se cassent de bonne heure au niveau d'un renflement, et leur extrémité ressemble à un balai composé de filaments dentelés.

Il faut se souvenir que l'on trouve souvent dans une chevelure saine des cheveux terminés en fourche ou en balai. Il ne faut donc pas prendre pour un début de maladie

A. *Amer. Journ. of the med. Sc.*, July 1878.

B. *Sitzungsbericht der K. Akad. der Wissenschaft.* Bd, XVII, p. 612, 1855. Cette affection a également été décrite par Wilks à peu près à la même époque dans ses *Lectures on Pathological Anat.*

C. *Hebra et Kaposi.* Trad. Doyon, vol. II, p. 242.

une disposition presque normale ou pour une maladie une exagération de cette disposition normale. Voici, d'après les examens microscopiques, les terminaisons normales les plus habituelles des cheveux :

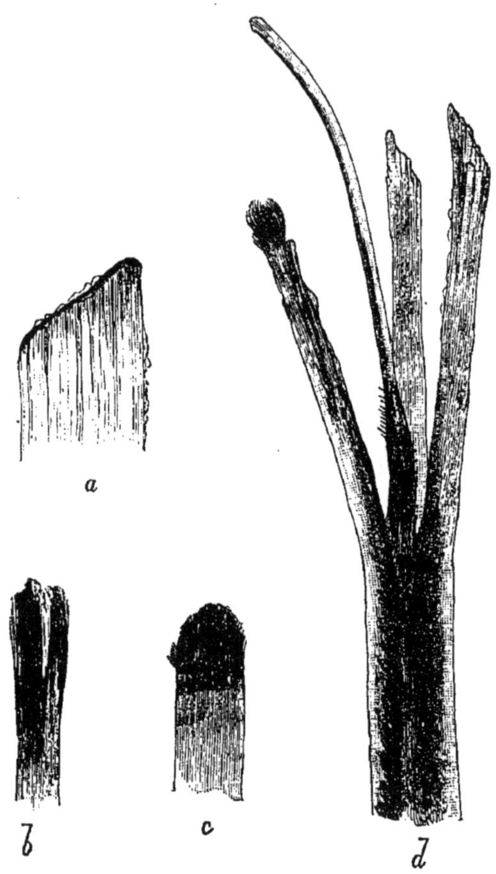

Fig. 30. — Différentes formes de pointes de cheveux normaux. — *a*. Pointe sectionnée. — *b*, *c*. Pointe en balai. — *d*. Pointe fendillée.
(*Guide de Micrographie* de Beauregard et Galippe).

Devergie (A) a publié deux observations de cette maladie sous le nom de *trichoptilose*. Billi (B), Rœser (C) Schwimmer (D) et Sherwel (E) ont publié des cas analogues.

Cette affection est très disgracieuse; elle n'est nullement parasitaire ; le meilleur moyen de la soigner est de raser ou de couper les poils d'une façon continue, bien que, dans les observations qui

A. *Annales de Derm. et de Syph.*, n° 1, 1871.
B. *Giornale ital. delle mal. Ven. e della Pelle.* Milan, 1872.
C. *Annales de Derm. et de Syph.*, n° 3, 1878.
D. *Viertelj. für Derm. u. Syph.*, Heft 4, 1878.
E. *Arch. of Derm.*, juillet 1879.

ont été publiées, cette façon d'agir, pas plus que les autres moyens du reste, n'ait donné de résultats réels.

W. G. Smith (A), de Dublin, a publié il y a peu de temps une observation rare d'*état noueux* (*rare nodose condition*) *des cheveux*, qui, à mon avis, n'est autre chose qu'une variété de trichoptilose. Cette observation est celle d'une jeune fille de dix-neuf ans atteinte d'alopécie partielle et d'amincissement de tous les cheveux. Sur la tige des cheveux les plus courts, il y avait une suite régulière de nombreux renflements distincts, opaques et fusiformes, commençant immédiatement au-dessus de la racine; ces renflements étaient disposés comme les grains d'un chapelet à un millimètre les uns des autres. Les poils n'étaient pas brisés au niveau des nodosités, au contraire, quand il y avait une cassure du poil, elle se faisait toujours entre deux renflements. Les nodosités contenaient une grande quantité de pigment brun, et les portions intermédiaires en étaient dépourvues, de sorte que le cheveu, regardé à l'œil nu, paraissait de deux nuances, et alternativement brun et blanc. Il n'y avait pas de parasites dans ce cas qui se distingue par plusieurs particularités des cas ordinaires de trichoptilose.

Piedra. — Dessenne (B) et Morris (C) ont décrit sous cette dénomination une affection qui, dans ses manifestations extérieures, a de nombreux points de ressemblance avec la trichoptilose. Ils l'ont observée dans la province de Cauca, en Colombie; elle consiste en un nombre variable de petites nodosités visibles à l'œil nu et disposées le long de la tige du poil ; quelques-unes d'entre elles entourent le cheveu complètement, d'autres siègent d'un côté seulement. Elles sont remarquablement dures et graveleuses. Dessenne et Morris croient que cette affection est occasionnée par un parasite qui se fixe à la surface du poil (il est bien entendu qu'il ne peut être ici question de *lentes pédiculaires*). Morris dit que ces renflements, vus au microscope, sont composés *de masses ressemblant à des spores pigmentées et disposées comme des rayons de miel*[1];

A. *Brit. med. Journ.*, mai 1880.
B. *Comptes rendus*, juillet 1878.
C. *Lancet*, mars 1879, p. 407, et Cheadle et Morris, *Lancet*, février 1869, p. 190, avec une gravure sur bois.
1. Dick a observé sur les poils des masses rougeâtres de bactéries (The Sancet, 11 mars 1882), qui seraient cause aussi de certains cas de *sueurs rouges*.

toutes ces masses sont contenues dans une cellule qui se développe dans toutes les directions. Cette affection n'est pas contagieuse, on suppose qu'elle est due à l'usage d'une huile particulière dont se servent les naturels du pays; on l'observe sur les poils de la tête et surtout chez les femmes. On dit que les poils ont une saveur acide. Beigel (A) a décrit et dessiné un parasite analogue dans un ouvrage sur les poils sous le nom de *champignons des chignons*. Dans le cas décrit par Hoggan (B), il semble qu'on ait encore affaire à une maladie analogue; dans ce cas, les nodosités ou les dilatations après leur rupture laissaient écouler une masse de petits corps ressemblant à des œufs de poissons ou à des spores de champignons; la nature de ces corpuscules ne paraît pas encore bien déterminée. Les poils malades (de la barbe ou de la moustache), qui étaient blancs, devinrent bruns [1].

Atrophie des ongles.— Onychatrophie.— Quelquefois cette affection est *congénitale*, mais beaucoup plus souvent elle est *acquise*.

A. *The Human Hair*, London, 1869.
B. *Lancet*, septembre 1878.

1. La pommade de Dupuytren est encore ce qu'il y a de mieux dans ces cas. Dans tous ces cas d'affections rares, l'examen microscopique montre une dissociation constante des éléments fibrillaires des couches corticale et médullaire. Parfois, on ne trouve aucun élément étranger dans le poil même. Mais l'altération porte surtout sur le bulbe, ce qui fait que le cheveu est atteint dans sa nutrition, et que ses parois s'amincissent. D'autres fois, les dilatations ne tiennent qu'à une nutrition défectueuse de la tige. Celle-ci peut s'infiltrer de bulles d'air. Le poil se brise alors dans les points où il est distendu.

Le *traitement* conseillé contre les *cheveux brisés* consiste en frictions avec les mixtures suivantes :

1°
Teinture de Fowler. . . . . 5 grammes.
Eau distillée. . . . . 120 grammes.
Essence de bergamotte . . . . X gouttes.
(Pincus).

2°
Teinture de fourmis. . . . . 60 grammes.
Sulfate de quinine. . . . . 1 gramme.
Eau de Cologne . . . . 50 grammes.
(Neumann).

3°
Alcool rectifié. . . . . 240 grammes.
Teinture d'ellébore blanc. . . . . 5 grammes.
Teinture de benjoin. . . . . 40 grammes.
Teinture de myrrhe. . . . . 15 grammes.

4°
Acide chlorhydrique. . . . . 5 grammes.
Eau. . . . . 40 grammes.
Vératrine 0gr,01
Alcoolat de lavande. . . . . 40 grammes.

5°
Acide salicylique . . . . 5 grammes.
Baume du Pérou. . . . . } āā 10 grammes.
Glycérine . . . . }
Alcool. . . . . 300 grammes.

Elle est caractérisée par un arrêt de développement de la substance de l'ongle qui, selon les cas, est plus petit, plus mince qu'à l'état normal, ou brisé et fendillé, cassant, rugueux, pointillé et couvert d'opacités granuleuses, ou bien encore mou et pulvérulent, c'est surtout au bord libre qu'il se détache de petits fragments. Il est altéré aussi dans sa coloration, qui est blanchâtre, opaque ou noire. Ce que l'on désigne sous les noms d'*état ponctué*, d'*état vermoulu* des ongles est généralement dû à un état atrophique de causes diverses.

L'atrophie des ongles est une affection purement locale, ou bien elle est la conséquence d'altérations nerveuses (troubles trophiques, sclérodactylie, maladie de Basedow (Besnier, p. 167, 2e volume) ou d'affections constitutionnelles telles que la syphilis et l'ataxie locomotrice. Certaines dermatites, telles que l'eczéma, le psoriasis[1], envahissent également les ongles et peuvent en déterminer l'atrophie. Les champignons qui se développent sur la peau attaquent parfois également les ongles (onychomycose), les empêchent de pousser ou les détruisent même en partie. Rappelons encore qu'il y a des substances qui altèrent directement ou mécaniquement les ongles et qui en arrêtent le développement.

CLASSE VII. — NÉOPLASMES CUTANÉS.

Syn. — Dermatomes (Besnier) ; angl. neoplasmata ; new groths.

Définition. — Dans cette classe, on a groupé un grand nombre de maladies importantes ; bien que souvent très dissemblables en apparence, elles sont toutes dues au développement de tissus de nouvelle formation dans la peau.

Les néoplasmes cutanés sont composés de tissu conjonctif ou cellulo-adipeux, comme le *lipome*, la *kéloïde*, le *molluscum fibreux*, le *xanthélasma ;* ou bien ils sont dus à des infiltrations de cellules

1. Voir, au musée de l'hôpital Saint-Louis, les pièces suivantes, qu'on peut prendre pour exemples :
N°s 91-506, lésions syphilitiques des ongles.
N° 606, eczéma unguéal.
N° 468, lésion consécutive à un pemphigus généralisé.
N° 364, lésion dystrophique héréditaire des ongles.
A la suite de certaines affections, de papillomes, de pityriasis rubra pilaire, il y a encore des dystrophies unguéales dont on peut voir de nombreux exemples au musée.

embryonnaires ou à des dépôts caséiformes, comme le *lupus érythémateux*, le *lupus tuberculeux*, la *syphilis*, le *carcinome*, etc.; ils sont dus à la néoformation de vaisseaux sanguins, comme dans le *nœvi vasculaire*, ou à la formation nouvelle de lymphatiques ou de nerfs, comme dans le *lymphangiome*, le *névrome*.

Au point de vue clinique, les néoplasmes sont de nature *bénigne* ou *maligne*; on peut dire qu'en général ceux qui sont dus à des néoformations conjonctives sont bénins, tandis que certains néoplasmes cellulaires tels que la lèpre et le cancer sont de nature maligne; ils détruisent les tissus dans lesquels ils se développent, et à la longue ils compromettent l'existence. Ils sont douloureux ou non selon leur nature; le plus souvent ils ne causent pas de douleur. Ils ont une évolution lente, chronique, silencieuse et durent habituellement toute la vie; parfois cependant ils ont une marche relativement rapide, comme certains cas de syphilis et de cancer. Souvent l'intervention chirurgicale offre une précieuse ressource contre eux. Ils sont infectants ou non. J'ai déjà indiqué quels étaient leurs caractères pathologiques généraux.

Kéloïde.

De χηλή. Fr.: *pince d'écrevisse* (*Alibert*).

Syn. — Angl. : Keloid ; kelis ; kelos ; all. : knollenkrebs.

Définition. — La *kéloïde* est une néoformation fibro-plastique, caractérisée par des tumeurs rares ou nombreuses, de forme irrégulière, de grosseur variable, saillantes, lisses, résistantes, légèrement élastiques, rosées, qui finissent par donner lieu à un tissu de cicatrice (plaques, brides ou tubérosités)[1], et qui ont une remarquable tendance à récidiver localement.

Symptômes. — Habituellement, au début, la kéloïde ressemble à un petit tubercule ou à un petit nodule pâle, ayant la forme d'un pois ou d'un haricot, et qui est solidement implanté dans la peau. Puis il se développe lentement, souvent il met plusieurs années à atteindre son développement complet. La forme de cette tumeur est spéciale : généralement elle est formée d'une portion centrale de laquelle partent un plus ou moins grand nombre de prolongements

1. Bazin.

qui s'étendent en tous sens dans la peau saine; d'autres fois au contraire ce néoplasme se termine d'une façon nette au milieu de tissus sains. Sa forme est très variable, elle peut être ovalaire, allongée, cylindrique, avoir la forme d'une croix de Malte, de pinces de crustacés ou de lignes brisées; c'est, en un mot, une affection très remarquable par l'irrégularité de ses formes. Son volume varie également beaucoup, car la kéloïde peut avoir l'étendue d'un pois, d'un haricot, ou celle de la main; en général elle a à peu près les dimensions du pouce. Les contours de cette néoplasie sont généralement bien définis, sa moitié profonde est cachée dans l'intérieur de la peau, et sa portion centrale est proéminente de quelques millimètres, tandis que sa périphérie ne dépasse pas le niveau de la peau voisine. Sa surface est lisse et généralement dépourvue de poils. Quand on la saisit entre les doigts, on sent qu'elle est ferme, dense et légèrement élastique. Elle est rosée ou rougeâtre et souvent luisante. Sa coloration est en rapport avec sa vascularité. Aussi distingue-t-on les kéloïdes *rouges* et les kéloïdes *blanches*.

Il peut y avoir un plus ou moins grand nombre de tumeurs, le plus habituellement, cependant, il n'y en a qu'une. Le siège le plus commun de la kéloïde est le tronc, et surtout la région sternale; il n'est pas rare que, dans cette région, elle s'étende beaucoup en largeur parallèlement aux côtes, et qu'elle envoie au loin des prolongements dans toutes les directions. On l'observe également aux seins, au cou, aux oreilles, aux bras et ailleurs. Elle détermine peu de douleur, tout au plus quelques élancements et quelquefois des picotements, mais ces symptômes ne sont pas constants. La douleur est surtout appréciable quand on exerce une pression.

La kéloïde a une évolution lente ou rapide, une fois qu'elle a acquis un certain volume elle peut rester stationnaire; elle ne s'ulcère jamais et persiste généralement toute la vie, il est très rare qu'elle disparaisse spontanément[1].

1. La douleur est intense et spontanée au début de la formation de la kéloïde, quand le néoplasme enserre et comprime les extrémités nerveuses. C'est alors que les scarifications, proposées par Vidal, en sectionnant les branches nerveuses douloureuses, soulagent considérablement les malades. Wallerand rapporte un cas d'ulcération spontanée de kéloïde. Alibert et Firmin admettent sa disparition spontanée. Nous croyons, pour notre part, qu'il *n'y a pas de kéloïde réellement spontanée* (voir au musée de l'hôpital Saint-Louis la pièce n° 762), mais que toujours il y avait antérieurement une cicatrice qui, insignifiante, a pu passer inaperçue (égratignure, vaccine, acné, voir p. 301).

Étiologie. — La kéloïde survient quelquefois spontanément, d'où la dénomination de *kéloïde spontanée;* d'autres fois au contraire elle se développe sur d'anciennes lésions cutanées, alors on l'appelle *kéloïde cicatricielle*[1] (Alibert); cette variété s'observe souvent à la suite des brûlures par le feu ou les agents chimiques, des coupures, de la bastonnade, et de blessures de toute espèce (A). Elle siège parfois au niveau d'anciennes piqûres de sangsues, de cicatrices de ventouses scarifiées, d'acné, ou bien des trous qu'on pratique aux oreilles pour y mettre des boucles. La différence qui sépare ces deux variétés de kéloïde est uniquement causale; au microscope on voit que leur structure est identique. Hawnkins leur a donné le nom de *tumeur verruqueuse* des cicatrices.

C'est une maladie commune aux deux sexes, habituellement elle se développe dans l'adolescence ou dans l'âge moyen de la vie. Elle est beaucoup plus fréquente dans les races colorées que dans la race blanche. La statistique de l'Association dermatologique américaine en rapporte 24 observations sur 16 863 cas de maladies de la peau.

On ne peut assigner aucune cause à la kéloïde spontanée. L'autre se développe à la suite d'irritations des cicatrices et surtout chez des sujets scrofuleux.

Anatomie pathologique. — Langhaus (B), Warren (C), Kaposi (D) et d'autres, ont étudié l'anatomie des kéloïdes : ce sont des tumeurs composées de tissu fibreux, dense, blanchâtre; elles sont situées dans le derme. Au microscope on voit que la couche cornée et la couche muqueuse de l'épiderme sont normales, il en est de même de la couche papillaire du derme. Le chorion tout entier au contraire est envahi par le néoplasme, qui consiste en bandes de tissu conjonctif disposées plus ou moins parallèlement à la surface de la tumeur, quelques-unes ont une direction verticale. Ces faisceaux fibreux sont étroitement reliés les uns aux autres et forment des masses très denses. Il y a peu de cellules, excepté le long des

1. Voir au musée de l'hôpital Saint-Louis la pièce n° 792. (*V. Kéloïdes spontanées*, p. 502, note).

A. Le Dr Maury a publié dans la *Phot. Rev. of med. and Surg.*, octobre 1878, un remarquable exemple de kéloïde cicatricielle fongoïde chez le nègre.

B. *Virchow's, Arch.*, Bd. XL, p. 334.

C. *Sitzungsbericht der K. Akad. der Wissenschaft.*

D. *Hébra et Kaposi*, traduction Doyon, vol. II, p. 278.

vaisseaux, et surtout des artères, où elles sont disposées en couches le long de leurs parois; elles sont nucléées, fusiformes, et sont plus visibles dans les portions de kéloïde qui sont de formation récente. Warren a montré que cette affection a son point de départ au pourtour des vaisseaux, et que les cellules dont nous venons de parler sont les altérations premières qui se transforment ultérieurement en tissu conjonctif [1].

Diagnostic. — Les symptômes de la kéloïde sont si nets, si faciles à reconnaître, qu'il est difficile de la confondre avec une autre affection; cependant on peut la prendre pour une cicatrice simple végétante ou présentant des brides fibreuses et irrégulières; on la reconnaîtra néanmoins par le siège, la couleur, les contours, la saillie, la consistance, et souvent aussi par la douleur qu'elle provoque. Cette affection, qui est la *kéloïde d'Alibert*, n'a rien de commun avec la *kéloïde d'Addison* connue sous le nom de *morphée* ou de sclérodermie.

Traitement. — Il donne rarement des résultats satisfaisants, car, quand on opère la kéloïde avec les caustiques ou le bistouri, elle récidive presque toujours, et souvent même elle se développe davantage. On a préconisé différentes substances caustiques, qui généralement ne donnent que des insuccès. Quand on ne peut se dispenser d'opérer, c'est à la potasse caustique qu'il faut s'adresser de préférence, mais il ne faut s'en servir que lorsque la kéloïde reste stationnaire. On calme les douleurs à l'aide d'injections de morphine, on peut également faire des applications locales de chloroforme ou d'autres liniments calmants [2].

On peut essayer de favoriser la résorption de la kéloïde à l'aide d'emplâtres à l'iodure de potassium, au plomb ou au mercure. Wilson (A) a imaginé de badigeonner la surface de la tumeur avec 3 gr. 5 d'iodure de potassium dissous dans 30 grammes de savon

1. On constate aussi l'augmentation des éléments élastiques, l'existence d'une substance amorphe et la présence d'un tissu embryonnaire et fibro-plastique : de là le nom de *diathèse fibro-plastique*, donnée par Bazin, à la prédisposition des malades sujets aux kéloïdes. Plus tard, la transformation fibreuse, puis inodulaire, est complète. Les vaisseaux et les glandes résistent longtemps à la compression.

2. On peut également essayer de calmer les douleurs que causent les kéloïdes en faisant à leur surface des scarifications superficielles quadrillées, comme dans le lupus ou le nævus vasculaire planus (Vidal). On applique ensuite un pansement occlusif avec des bandelettes imbriquées d'emplâtre de Vigo.

A. *Lectures on Dermatology*, London, 1875.

vert et 30 grammes d'alcool, puis d'y appliquer un emplâtre de plomb étendu sur un morceau de cuir mou qu'on laisse en place pendant huit jours et qu'on remplace ensuite par un autre.

On a recommandé l'iodure de potassium et l'arsenic à l'intérieur; il est douteux cependant que ces médicaments aient une influence quelconque sur le développement de la kéloïde. On a dit aussi que la quinine modérait les accès douloureux paroxystiques, mais c'est très contestable.

Pronostic. — Quelquefois les kéloïdes disparaissent spontanément; il n'est pas rare qu'elles cessent de se développer après avoir acquis un certain volume, mais généralement elles progressent d'une façon continue avec des temps d'arrêt plus ou moins longs. Elles peuvent parfois entraîner des difformités sérieuses au visage.

MOLLUSCUM FIBREUX.

Syn. — Fr. : Molluscum vrai de Cornil et Ranvier; fibrome cutané, fibro-lipome; angl. : molluscum fibrosum; fibroma molluscum de Virchow; molluscum simplex de Willan; molluscum pendulum non contagiosum de Bateman.

Définition. — Le *molluscum fibreux* est un néoplasme conjonctif, sessile ou pédiculé, mollasse ou dur, arrondi, indolore. Cette tumeur est grosse comme un pois, un œuf ou même davantage, elle se développe dans la peau et les tissus sous-cutanés.

Symptômes. — Quelquefois il n'y a qu'une seule tumeur, d'autres fois au contraire, et c'est même la règle, il y en a un grand nombre qui sont disséminées sur la plus grande partie du corps. Leur grosseur et leur forme sont très variables, même chez le même individu; quelquefois elles sont globulaires et situées dans la peau et le tissu cellulaire sous-cutané; d'autres fois au contraire elles sont piriformes, noueuses et suspendues à un pédicule. Elles ont généralement une consistance molle, mais, quand on les saisit entre les doigts, on voit qu'elles ont une certaine résistance, les plus volumineuses paraissent un peu élastiques et dures au toucher. Elles sont bien circonscrites ou n'ont pas de limites précises, selon leur forme. La peau qui les recouvre est lisse et normale, rosée ou rouge; sa structure et sa couleur sont plus ou moins modifiées selon que la tumeur est grosse ou petite, sessile ou pédiculée; le molluscum est flasque ou tendu, atrophié ou hypertrophié.

La grosseur de ces tumeurs n'est pas moins variable que leur forme; quand elles sont nombreuses, elles sont habituellement grosses comme un pois ou une cerise, mais dans le nombre il y en a çà et là qui ont le volume d'une noix ou d'une poire. Quand il n'y a qu'une seule tumeur elle se pédiculise généralement, peut atteindre un volume considérable et peser plusieurs kilogrammes (12 et même 16 kilogrammes. — Cas de Nélaton, cas de Virchow); dans bien des cas, il y en a des centaines sur le même individu, alors elles sont disséminées sur la plus grande partie du corps sans aucune régularité; on les observe cependant plutôt là où la peau est extensible, et principalement au tronc, à la nuque, au dos, aux reins, au bassin. Elles ne sont jamais douloureuses; cependant, quand elles sont volumineuses et très lourdes[1], elles sont très gênantes (A). Elles apparaissent à toutes les époques de la vie, souvent dès l'enfance, et elles se développent plus ou moins rapidement, soit d'une façon continue, soit par saccades. Quand elles ont atteint un certain volume, elles restent généralement stationnaires; les plus volumineuses, celles qui sont pédiculées, s'ulcèrent quelquefois, comme du reste les autres néoplasmes volumineux.

Étiologie. — On observe le molluscum fibreux dans les deux sexes et dans toutes les races. La statistique de l'Association dermatologique américaine n'en relate que 9 cas sur 16 863 cas de maladies de la peau, mais c'est, je crois, une affection plus commune que ne l'indique la statistique. Ses causes sont inconnues; Hébra a remarqué que tous les malades atteints de molluscum fibreux qu'il a observés étaient remarquablement peu développés au physique et au moral; d'autres observateurs et moi-même nous avons pu contrôler la justesse de cette remarque (B). Le molluscum fibreux ne retentit pas sur la santé générale, quelquefois il est

1. Voir au musée de l'hôpital Saint-Louis le moulage d'un de ces énormes fibromes. Il pesait 11 kilogs et avait mis dix ans pour acquérir ce développement. Son pédicule très étroit était fixé à la région mammaire et son sommet tombait jusque sur les cuisses. Toujours indolent, il ne fut enlevé que parce que le malade était lassé de le porter. On peut en voir aussi une bonne photographie qui a été offerte au musée par Pozzi, qui remplaçait alors Ledentu.

A. On trouvera dans les *Arch. of Derm.*, juillet 1875 et avril 1876, de remarquables exemples de cette affection, avec les dessins. rapportés par les docteurs Octerlony, de Louisville, et Wigglesworth, de Boston.

B. *Philad. med. Times*, mars 1876.

héréditaire, et, de plus, on le voit quelquefois chez plusieurs membres d'une même famille (A).

Anatomie pathologique. — La structure intime du molluscum fibreux diffère quelque peu quand la tumeur est petite ou grosse, récente ou ancienne. Quand on examine une de ces tumeurs complètement développée, qu'on la coupe suivant son plus grand axe, on voit qu'elle est composée de lobules blanchâtres, consistants, dont la pression fait sortir une petite quantité de fluide jaunâtre et séreux qui imbibe les faisceaux fibreux. La tumeur est dense et compacte à sa base où elle est composée de faisceaux rudes et irréguliers formés de tissu fibreux; au centre, elle est mollasse, presque pulpeuse, tandis qu'à la périphérie sa consistance est plus ferme et ressemble plus à celle du derme. Il n'y a pas de ligne de démarcation entre elle et le chorion, on ne peut l'énucléer, car elle est intimement unie par son pédicule aux tissus sous-cutanés. Les tumeurs anciennes, qui se sont transformées en un tissu dense et fibreux, sont moins adhérentes au chorion et peuvent être plus facilement disséquées, les attaches de la base sont cependant toujours très résistantes.

Quand on examine au microscope les tumeurs petites et récentes, on voit qu'elles sont composées de tissu conjonctif jaune et gélatineux et de cellules plasmatiques qui occupent surtout la périphérie et qu'elles sont sillonnées en tout sens par des faisceaux de fines fibrilles. Dans les cas anciens, on ne trouve presque plus que des faisceaux fibreux résistants, denses et intimement unis les uns aux autres. Quand les tumeurs sont volumineuses, elles sont très vasculaires à la base. Selon Rokitansky et d'autres, les tumeurs ont leur point de départ dans le tissu conjonctif des couches profondes du derme, Virchow croit qu'elles se développent aux dépens du tissu conjonctif qui entoure les cellules adipeuses; cette manière de voir est partagée par Kaposi (B) et je m'y rattache.

Diagnostic. — Le siège, le nombre, l'inégalité, le pédicule, la forme de sac ou de besace, l'aspect de poche mal remplie, rendent le diagnostic presque toujours facile. Le molluscum fibreux se dis-

A. Le Dr Atkinson, *New-York med. Journ.*, décembre 1875, en a rapporté deux cas; le Dr John Murray, *Lancet*, mars 1873, en a cité trois exemples.
B. *Path. u. Ther. der Hautkrank.* Wien, 1880.

tingue du kyste sébacé parce qu'il n'a aucune dépression ou orifice à son sommet; de plus il siège au-dessous de la peau dont la structure paraît normale, tandis que les tumeurs sébacées sont superficielles, très saillantes, et recouvertes d'une peau mince et tendue. Il ne faut pas non plus confondre le molluscum fibreux avec les névromes multiples de la peau dont il se distingue par l'absence de douleur, ni avec les lipomes qui sont lobulés, et qui présentent le phénomène de la « *fausse fluctuation* ».

Traitement. — Quand les tumeurs sont trop nombreuses, il faut les enlever au bistouri, comme on le fait pour les autres tumeurs; quand elles sont grosses et pédiculées, on peut les traiter par la ligature élastique ou les enlever avec le thermo-cautère par l'anse galvano-caustique.

Pronostic. — Cette affection dure généralement toute la vie, quelquefois elle disparaît spontanément en partie. Les tumeurs, dans certains cas, suivent une marche progressive et continue; d'autres fois, après avoir atteint un certain développement, elles restent stationnaires [1].

XANTHÉLASMA (*Wilson*).

Syn. — Vitiligoïdea (Addison); molluscum cholestérique (Bazin); Xanthome, Fibrome lipomatodes (Virchow); taches hépatiques.

Définition. — Le xanthélasma est une néoplasie conjonctive caractérisée par la formation de taches ou de tubercules jaunâtres, bien circonscrits, de forme irrégulière, de différentes grosseurs, non indurés, aplatis ou saillants.

Symptômes. — Il y a deux variétés de xanthélasma, la variété maculeuse (*xanthelasma planum*), et la variété tuberculeuse (*xanthelasma tuberosum*) [2].

La première variété est caractérisée par la formation de petites taches larges comme une lentille, un pois ou une amande, légèrement allongées, qui se développent dans le derme, où elles sont pour ainsi dire enchâssées.

Elles sont de niveau avec la peau environnante, ou très légère-

1. Ce n'est qu'exceptionnellement qu'elles déterminent à la longue un marasme qui peut être fatal. Guibout a publié un exemple remarquable dont le moulage est au musée de l'hôpital Saint-Louis, pièces n°s 76 et 77. Voir au musée de nombreux cas de fibromes bénins, pièces n°s 82, 188, 488, 515, 637. La pièce 515 appartient à la collection particulière de Péan.

2. Besnier admet une troisième variété, *le xanthélasma en tumeurs*.

ment saillantes, elles ont souvent l'aspect d'une mosaïque. Elles sont généralement bien délimitées, ont une surface lisse, sont douces au toucher et paraissent avoir la texture de la peau normale. Elles sont arrondies ou allongées; lorsqu'elles se développent aux paupières, elles prennent la forme de petites plaques semi-circulaires de deux ou trois millimètres de large, elles s'étendent souvent d'un angle de l'œil à l'autre. Leur couleur est d'un jaune dont les tons varient du brun à la couleur orange; quelquefois elles sont plus pâles, blanc jaunâtre ou couleur crème; elles sont opaques et ressemblent à la *peau de chamois*. Il y a une, deux ou un plus grand nombre de ces plaques situées très près les unes des autres comme aux paupières, ou bien disséminées dans différentes régions; quelquefois ces plaques se réunissent. Au début, ce sont de petites taches grosses comme une tête d'épingle ou comme une lentille, elles augmentent d'habitude lentement, et pendant plusieurs années. Le siège favori de cette variété de xanthélasma est la paupière et surtout la paupière supérieure; mais on l'observe occasionnellement sur d'autres portions de la face et du corps. Il est rare que ces néoformations troublent en quoi que ce soit la santé.

La variété *tuberculeuse* se manifeste sous forme de papules ou de tubercules gros comme une tête d'épingle, un pois ou davantage; ces lésions ne diffèrent pas, au point de vue matériel, de celles de la forme maculeuse, cependant elles ne se rencontrent que rarement aux paupières; elles siègent plus volontiers au cou, sur le tronc et aux extrémités. Elles sont quelquefois un peu douloureuses, surtout à la pression, et elles peuvent exister en même temps que les macules.

Le xanthoma est une maladie de l'âge mûr et de la vieillesse[1]; quelquefois cependant on l'observe chez les jeunes gens comme dans l'exemple rapporté par T. Colcott Fox (A) dans lequel les lésions multiformes apparurent avant l'âge de deux ans. La variété

1. Dans un certain nombre d'observations récentes, les lésions étaient *sinon congénitales*, du moins très anciennes. Leur début remontait aux premiers mois ou aux premières années de la vie.

Besnier ajoute que leurs sièges d'élection sont les *points soumis à des pressions*, ceux qui répondent à l'extension, les coudes, les genoux, comme pour le psoriasis. Les lésions peuvent être dermiques, hypodermiques, péritendineuses, périostiques, viscérales. Voir au musée de l'hôpital Saint-Louis les pièces n°s 55, 123, 124, 366, 542, 654, 655, 656.

A. *Lancet*, nov. 1879.

où on observe toutes les formes simultanément est rare. Les lésions sont uniques, peu nombreuses ou nombreuses, le plus souvent c'est aux paupières qu'elles apparaissent d'abord sous la forme de macules, et surtout à l'angle interne de la paupière supérieure; puis viennent, par ordre de fréquence, la paume des mains, la plante des pieds, la face, les oreilles, les plis de flexion des articulations, les membres et enfin le tronc. Quelquefois la forme maculeuse s'étend à la muqueuse des voies digestives et notamment aux lèvres, aux gencives, sur la langue, au palais, à la trachée et sur la cornée. On a observé des plaques opaques analogues sur la rate, sur la membrane d'enveloppe des conduits biliaires; sur le péritoine viscéral, l'endocarde auriculaire, la tunique interne des gros vaisseaux, etc. Le xanthélasma est une affection qui a une marche progressive et lente; il dure habituellement toute la vie. Quelquefois, mais rarement, il disparaît spontanément comme dans les cas rapportés par Hilton Fagge (A), W. F. Smith (B), Hegg (C). Il est plus commun chez la femme que chez l'homme[1].

Étiologie. — Les causes du xanthélasma sont obscures; dans beaucoup d'observations il y avait eu antérieurement ou il y avait en même temps de l'ictère. Mais il y a bien des cas au contraire dans lesquels on n'a mentionné ni ictère, ni affection hépatique; quand les lésions sont multiformes, il y aurait ordinairement, selon Pye-Smith, de l'ictère qui serait souvent de cause organique; cependant Fox (D) et Corcy (E) ont récemment publié des observations dans lesquelles il n'y eut ni ictère ni affection hépatique antérieurs. Pye-Smith (F) et Tilbury Fox (G) pensent l'un et

A. *Trans. Lond. Path. Soc.*, vol. XIX.
B. *Ibid.*, vol. XXVIII.
C. *Lancet*, oct. 1879

1. Les caractères du xanthélasma, son siège, sa couleur, sont assez nets pour que le diagnostic soit toujours facile. Cependant il faut se souvenir qu'au pénis, et surtout au scrotum, ainsi que sur les paupières, il peut y avoir parfois un assez grand nombre de kystes sébacés. Ceux-ci se reconnaîtront à leur forme aplatie, à leur nombre plus restreint, à la lenteur de leur développement et surtout à leur coloration qui est grisâtre ou blanchâtre et non pas jaunâtre.

Quelquefois les *verrues planes* pourront être, à la face, assez nombreuses pour rendre un instant le diagnostic indécis. Leur consistance, leur coloration, leur siège extra-dermique, seront autant de signes distinctifs. La difficulté de diagnostic ne peut exister qu'à cause de leur abondance et de leur siège insolite. Il suffit d'en être prévenu.

D. *Lancet*, nov. 1879.
E. *Annales de Derm. et de Syph.*, t. I, n° 1, 1880.
F. *Trans. Lond. Path. Soc.*, vol. XVIII.
G. *Epitome of Skin Diseases*, Philad., 1879.

l'autre que le xanthélasma tient à la pénétration du pigment biliaire dans le torrent circulatoire, cependant cette opinion ne peut s'appliquer à tous les cas. White (A) rapporte des cas, observés par lui, dans lesquels cette cause ne pouvait être invoquée, et je suis arrivé à la même conclusion. La forme maculeuse du xanthélasma palpébral s'accompagne rarement de jaunisse[1].

Anatomie pathologique. — Le xanthélasma est un néoplasme constitué par des mailles de tissu conjonctif englobant des îlots de cellules graisseuses. Cette opinion a été émise par la plupart des auteurs qui ont étudié cette question; parmi eux je dois mentionner[2] Pavy (B), Smith (C), Fagge, Waldeyer (D), Virchow (E) et Kaposi (F). — Pye-Smith (G), qui a également étudié avec grand soin cette affection, dit qu' « anatomiquement le xanthélasma est une hyperplasie chronique des couches les plus profondes de la peau, dans laquelle les papilles et l'épiderme d'une part, le tissu conjonctif sous-cutané d'autre part, ne sont que secondairement atteints. Cette hyperplasie peut se faire suivant deux processus : dans le premier cas, on a ce qu'on pourrait appeler le type régressif, il se fait

A. *Boston Med. and Surg. Journ.*, oct. 1879.

1. D'après les travaux les plus récents et les plus exacts, il n'y a jamais, à moins de complication insolite, d'affection hépatique. La coloration de la peau est une variété spéciale de chromodermie que Besnier propose d'appeler *xanthochromie*. On ne trouve d'ailleurs aucun des signes de la jaunisse. Sur la muqueuse bulbo-oculaire, il n'y a pas de coloration jaune, pas plus qu'il n'y a de coloration anormale sur la muqueuse buccale ou linguale; enfin, l'analyse chimique des urines ne décèle pas la matière colorante de la bile.

2. Récemment en France le xanthoma a donné lieu à des observations fort importantes (Hillairet, *Acad. de Med.*, 1879; Chambard, *Archiv. de Physiol.*, 1879; Carry, *Annales de Derm.*, 1880) et à des recherches des plus instructives. C'est ainsi que Balzer a montré (Acad. de médecine, 1881) que les éléments que les observateurs antérieurs avaient pris pour des cellules graisseuses n'étaient autres que des amas de vibrions et de microbes. Le xanthélasma serait donc une affection parasitaire, une maladie infectieuse à la façon de la lèpre, par exemple. Mais il faut dire que le pronostic est tout différent; il est en effet bénin, excepté quand il est généralisé, à cause de l'atteinte portée aux viscères et à la membrane interne des gros vaisseaux.

Besnier a fait une tentative encourageante de traitement interne par l'administration du phosphore suivie de l'emploi de la térébenthine. Huile phosphorée, en capsules contenant un milligr. de phosphore chacune. Dose progressivement croissante jusqu'à six capsules. Pendant dix jours, trois fois de suite. Le mois suivant, prescription d'essence de térébenthine, portée à la dose quotidienne maxima de 10 gr. En même temps, onctions avec alcoolat de térébenthine.

B. *Guy's Hosp. Rep.*, 1866.
C. *Journ. of cut medicine*, oct. 1869.
D. *Virchow's Archiv*, 1873, 1871.
E. *Ib.*
F. *Path. u. Ther. der Hautkr.*, Wien, 1880.
G. *Guy's Hosp. Rep.*, 1877.

de petites cellules inflammatoires arrondies ou de jeunes leucocytes qui subissent rapidement la dégénérescence graisseuse et qui finalement disparaissent sous forme de gouttes huileuses, de masses calcaires ou de cristaux de cholestérine. Dans le second cas, ou processus irritable, il se fait un réveil analogue à celui que l'on observe dans les néoplasmes vrais, il y a néoformation de cellules qui, au lieu de subir rapidement la dégénérescence graisseuse, se développent considérablement et donnent lieu à la formation de faisceaux fusiformes et de corpuscules étoilés de tissu conjonctif. Ces éléments peuvent également subir la transformation graisseuse, mais le processus est plus lent, moins destructif, et ressemble à la transformation normale du tissu conjonctif ordinaire en tissu graisseux.»

Traitement. — Quand on est obligé d'intervenir, il n'y a qu'une chose à faire, c'est de pratiquer l'excision, l'extirpation ou le raclage des lésions. Ces opérations sont généralement faciles, sans danger, et réussissent bien. Afin d'éviter l'ectropion, quand le xanthélasma siège aux paupières, il est bon de ne pas porter le bistouri trop profondément. Après l'ablation des tumeurs il faut suturer les bords de la plaie et la traiter comme une plaie simple.

DÉGÉNÉRESCENCE COLLOÏDE DU DERME.

Syn. — Colloïdplasma (Besnier).

Il nous faut ici mentionner la *dégénérescence colloïde de la peau* dont Wagner (A), et plus récemment Besnier (B), ont publié des exemples. Cette affection est caractérisée par la formation de lésions plates ou légèrement saillantes, nombreuses et disséminées, grosses comme une tête d'épingle, arrondies et pâles ou couleur citron. Ces lésions sont luisantes et transparentes, elles ressemblent à des vésicules jaunâtres, mais ce n'est qu'une apparence, car elles sont fermes et résistantes ; quand on les pique avec une épingle ou qu'on les ouvre à une profondeur suffisante, elles saignent et on peut en exprimer une substance gélatineuse blanchâtre ou jaunâtre.

A. Dascolloid Milium der Haut. *Arch. für Heilk.*, Bd VII, p. 463, 1866.

B. Sur un cas de *dégénérescence colloïde du derme*, *Gaz. hebdom.*, octobre 1879, et *Annales de Derm. et de Syph.*, t. X, 1879. Cette lésion ferait partie du groupe des maladies cutanées qui consistent en tumeurs de la peau et devrait être rangée sinon au nombre des dermatomyomes (Besnier), du moins parmi les dermatomes, *Ann. de Dermat.*, 1880, p. 25.

Cette affection se manifeste surtout à la face, et plus particulièrement dans sa moitié supérieure, au niveau de la racine du nez, du front et des régions orbitaire et temporale. On l'observe chez les gens de l'âge moyen et chez les vieillards; elle ressemble au xanthélasma, mais les lésions sont luisantes et transparentes. On ne la confondra pas non plus avec les *verrues plates multiples* de la face ni avec le *nœvus molluscoïde*.

Wagner considère cette affection comme une variété de milium qui a subi la dégénérescence colloïde, mais Besnier a démontré qu'elle était due à une dégénération colloïde du tissu conjonctif du chorion ayant son siège initial dans les couches superficielles, immédiatement au-dessous des couches papillaires ; l'épiderme, les glandes et les follicules pileux, ne sont envahis que secondairement et par suite de la compression. (Voir au musée de l'hôpital Saint-Louis la pièce n° 614.) C'est un simple phénomène de dégénérescence du derme qui est sans retentissement sur la santé générale.

RHINOSCLÉROME.

Définition. — Le *rhinosclérome* est une néoplasie du tissu cellulaire qui donne lieu à la formation de nodosités cutanées ou muqueuses ou de tubercules nettement circonscrits, de forme irrégulière, aplatis, remarquablement durs et denses, qui se développent sur le nez, et envahissent ensuite les lèvres et même le maxillaire.

Symptômes. — Le rhinosclérome a été décrit pour la première fois par Hébra et Kaposi (A). Il est composé d'une série de tumeurs vasculaires et cartilagineuses, arrondies, qui sont toujours délimitées par des bords ou des lignes de démarcation bien franches, et séparées les unes des autres par des fissures suintantes; d'ailleurs, les tissus voisins ou sous-jacents sont normaux, quoiqu'ils soient toujours plus ou moins saillants. Le rhinosclérome a une surface aplatie en forme de plateau et inégale; ces inégalités sont le résultat de l'agglomération de tubercules de grosseur variable, isolés, réunis ou confluents. Ces tubercules ont la coloration de la peau normale, ou bien ils sont rouges ou brunâtres. Les tissus qui

A. *Wiener med. Wochenschr.*, n° 1, 1870.

composent le rhinosclérome sont extrêmement résistants, d'une dureté cartilagineuse, et ne peuvent être saisis entre les doigts, comme ceux de la sclérodermie. L'épiderme est sec, çà et là il y a des fissures qui sécrètent un liquide visqueux qui se concrète sous forme de croûtes jaunâtres et adhérentes. Ce néoplasme est d'une densité qu'on a comparée à celle du bois ou de la pierre ; il est légèrement élastique et douloureux à la pression ; à aucune de ses périodes il n'est enflammé, gonflé ou œdémateux. Cette affection se localise au nez et aux régions contiguës, elle se développe surtout aux ailes du nez, à la cloison, empiétant sur la muqueuse et sur la lèvre supérieure. Il en résulte une gêne considérable de la respiration et de la déglutition.

Étiologie. — Elle est inconnue, ce n'est pas une lésion syphilitique. On l'observe dans les deux sexes, surtout à l'âge moyen. C'est une affection rare. Kaposi (A) dit en avoir observé vingt-cinq cas. Dans notre pays, comme en France, elle est extrêmement rare, et je ne sache pas qu'on en ait observé d'exemple à Philadelphie.

Anatomie pathologique. — Kaposi (B) fait remarquer que, quand on pratique la section d'un rhinosclérome, on est surpris de la facilité avec laquelle le bistouri le pénètre, surtout quand on songe à la dureté qu'il présente au toucher. La surface de section est rouge pâle, uniformément, finement granuleuse, et saigne légèrement. Kaposi, Geber (C), et plus récemment Mikuliez (D), l'ont soigneusement étudié au microscope. Kaposi en donne la description suivante : L'épiderme et la couche du réseau de Malpighi ont un aspect normal. Les papilles sont remplies de petites cellules intimement unies ensemble, cette *infiltration granuleuse* s'étend en quelques points jusque dans le chorion, qui est uniformément dense. Le réseau de la couche vasculaire et des papilles est rempli de cellules qui sont plus petites, surtout dans les points où elles se développent, que les cellules dites de granulation (cellules embryonnaires), telles que celles qu'on rencontre dans la peau atteinte d'inflammation aiguë ou chronique, ou encore dans les endroits qui

A. *Traité des maladies de la peau*, trad. Doyon, vol. II.
B. *Traité des maladies de la peau*, p. 386.
C. *Arch. für Derm. u. Syph.*, 1872, Heft 4.
D. *Arch. für Klin. Chirurg.*, Bd XX.

sont le siège d'une lymphangite chronique ou d'une hyperplasie conjonctive. Le noyau de ces cellules est petit, peu réfringent et finement granuleux.

Ces cellules paraissent simplement déposées dans la trame conjonctive des papilles et des couches superficielles du derme ; elles se détachent facilement sous l'influence des secousses imprimées à la préparation.

Ces cellules de nouvelle formation ne présentent jamais l'apparence de cellules mal délimitées, à noyaux à peine visibles contenant de fines granulations, que l'on rencontre dans le lupus et dans la syphilis. Les couches profondes du chorion présentent un feutrage conjonctif serré. Selon Kaposi, le néoplasme se rapproche surtout du *sarcome granuleux* (Virchow), ou sarcome à petites cellules. Geber et Mikuliez font une description anatomique du rhinosclérome analogue, mais ils le regardent comme un processus inflammatoire chronique.

Diagnostic. — La localisation du rhinosclérome, sa dureté toute spéciale, ses limites précises, l'indolence, l'absence d'ulcération et de tout retentissement ganglionnaire, sa bénignité, sa marche lente, la déformation des narines, suffisent à le distinguer de sautres affections. Cependant on peut le confondre avec les nodosités syphilitiques, l'acné hypertrophique, la kéloïde, l'épithélioma et l'éléphantiasis du nez[1], mais avec un peu d'attention on verra qu'il se distingue de ces affections par bien des caractères spéciaux et par les antécédents.

Traitement. — Abandonné à lui-même, le rhinosclérome s'accroît jusqu'à oblitérer complètement les narines, aussi le traitement offre-t-il un caractère d'urgence. Il faut le détruire à l'aide des caustiques, par exemple, avec le crayon de nitrate d'argent ou de potasse caustique. Cette cautérisation ne détermine aucune réaction inflammatoire, et n'a aucune tendance à le transformer en tumeur maligne. Malheureusement toutes les cautérisations n'ont qu'un effet passager, car au bout de peu de temps l'affection reprend une marche envahissante. On peut avoir encore recours à l'ignipuncture et enfin à la décortication chirurgicale.

1. Et le *Rhinophyma*, décrit par H. Von Hebra (Vierteljahresschrift für D. und S. 1881, nº 4). Ce néoplasme du nez est décrit en France avec l'acné hypertrophique (Voir p. 315, note).

Pronostic. — Il n'est jamais favorable : le rhinosclérome est une affection rebelle qui, abandonnée à elle-même, dure toute la vie.

LUPUS[1].

1° LUPUS ÉRYTHÉMATEUX.

Syn. — 1° Lupus érythémateux ou érythématode de Cazenave (1851). Scrofulide érythémateuse; érythème centrifuge; séborrhée congestive. Angl. : Lupus erythematosus; érythème centrifuge; seborrhea congestiva; lupus superficialis; lupus sebaceus. All. : Lupus erythemathosus ou seborrhagicus (Volkmann).

Définition. — Le *lupus érythémateux* est une dermatose chronique commençant par une infiltration cellulaire qui est caractérisée par la formation d'une ou plusieurs plaques circonscrites, arrondies ou irrégulières, de largeur variable, rouges, recouvertes de squames grises ou jaunes et adhérentes et se terminant par l'atrophie définitive du derme.

Symptômes. — Le lupus érythémateux débute sous la forme d'une tache unique, habituellement arrondie et circonscrite, qui s'agrandit par ses bords et qui augmente indéfiniment (infiltration en foyers). Quelquefois au lieu d'une tache il y en a deux, trois ou un plus grand nombre qui, d'abord isolées, s'élargissent, se rapprochent graduellement les unes des autres et finissent par se confondre en une plaque plus ou moins étendue (infiltration diffuse). Au début, ce sont de petites taches grosses comme une tête d'épingle ou comme un pois qui se développent lentement; elles sont généralement bien circonscrites et leurs bords sont le plus souvent recouverts de squames minces, mais adhérentes, grisâtres ou jaunâtres, qui masquent imparfaitement les plaques rouges et inflammatoires. En général, elles s'agrandissent d'une façon lente et graduelle; exceptionnellement elles prennent un développement considérable dans l'espace d'un ou deux mois, mais le plus souvent elles ont une évolution chronique et il se fait de temps en temps des poussées aiguës qui s'accompagnent d'un mouvement fébrile, pendant lesquelles la plaque érythémateuse se transforme en tubercule miliaire.

Lorsqu'il a atteint son développement complet, le lupus érythémateux consiste en une, deux ou un plus grand nombre de plaques,

1. Cette dénomination est due à Roger de Parme (1230), ou à Guillaume de Salycet « instar lupi famelici ».

larges comme une lentille, une pièce de cinq francs en argent, ou la paume de la main, et qui ont généralement des bords nettement délimités et marginés. Ces plaques sont arrondies, ovales ou irrégulières; leur couleur est rougeâtre ou violacée, avec toutes les variations de nuances qui s'étendent du rose au rouge bleu. Leur surface est toujours recouverte de squames fines, résistantes, grises ou jaunes et très adhérentes. Ces squames sont habituellement rares; quelquefois cependant elles sont si abondantes qu'elles ressemblent à une *croûte séborrhéique* analogue à celle qui se fait dans la séborrhée du visage; elles sont très adhérentes aux orifices des glandes sébacées, qui sont souvent distendus et ouverts. De là le nom de séborrhée congestive centrifuge que lui avait donné Hébra.

Ces plaques s'étendent par leurs bords, qui sont nettement délimités et très colorés, tandis que les portions centrales sont plus pâles, légèrement déprimées, et semblent s'être atrophiées. Après une durée variable, ces plaques atteignent une grandeur définitive et peuvent rester stationnaires. Jamais dans le lupus érythémateux il n'y a d'humidité ni de suintement.

Le siège habituel de cette affection est la face. Les joues et surtout la région malaire et la racine du nez, le menton, le front, le pavillon de l'oreille et le conduit auditif externe, sont les régions le plus souvent affectées. Il arrive fréquemment que le dos du nez et les joues soient atteints en même temps, la symétrie de l'affection est alors si parfaite qu'elle a la forme d'une chauve-souris ou d'un papillon dont les ailes seraient étendues (A). La muqueuse des lèvres, le cuir chevelu, les doigts et les orteils, la paume des mains, la poitrine, le dos, le cou, la cuisse, l'épaule, la verge et enfin les autres parties du corps, peuvent aussi devenir le siège du lupus érythémateux ; mais c'est plutôt par propagation que par lésion primitive.

Cette affection est remarquable par sa chronicité, elle peut persister toute la vie avec des poussées nouvelles de temps en temps; d'autres fois le travail inflammatoire s'arrête, les plaques deviennent moins turgides, s'affaissent, se flétrissent, se dépriment, s'exfolient en donnant lieu à la formation d'une plus grande abondance de

(A) Voir pl. C. *Atlas des maladies de la peau* de Duhring.

squames. Finalement, il se fait un tissu de cicatrice nacré ou jaunâtre, gaufré, mou ou résistant, qui est superficiel ou légèrement déprimé ; le derme est détruit sans ulcération : *destruction sèche.*

Les symptômes subjectifs sont variables et dépendent de l'acuïté de la maladie ; quelquefois il y a des sensations de brûlure et des démangeaisons, d'autres fois au contraire il n'y a que fort peu de sensations subjectives, spontanées ou provoquées.

L'état général est habituellement bon et reste tel. D'après Kaposi, le lupus érythémateux peut se compliquer d'érysipèle, de gonflement ganglionnaire et d'un œdème sous-cutané particulier. Je n'ai jamais observé ces complications.

Étiologie. — Les causes du lupus érythémateux sont obscures, c'est une des plus rares maladies de la peau ; les rapports de l'Association de dermatologie américaine en mentionnent 43 cas sur 16 863 maladies de la peau. Les femmes y sont plus sujettes que les hommes. Il est rare avant la puberté, contrairement à ce qu'on observe dans le lupus vulgaire. Tous les tempéraments y sont sujets, mais surtout les individus lymphatiques et de préférence ceux qui sont atteints d'affections des glandes sébacées : d'où le nom de *lupus acnéique* qui caractérise encore assez bien cette lésion. Il n'est pas rare qu'il survienne sous l'influence de causes analogues à celles qui déterminent la séborrhée, et chacun sait que le lupus érythémateux commence comme une séborrhée localisée.

Anatomie pathologique. — Les travaux récents nous permettent de considérer le lupus érythémateux comme une maladie inflammatoire de la peau aboutissant à une dégénérescence atrophique. En général il a son siège primitif dans les glandes sébacées et dans les follicules pileux. C'est à Hébra (1845) qu'on doit cette découverte, et c'est pour cela qu'il l'avait appelé *séborrhée congestive*, mais maintenant on sait que la séborrhée n'existe pas dans tous les cas[1].

1. Neumann (p. 435) a fait l'examen histologique d'un lupus érythémateux incontestable. Or, ce lupus siégeait à la face palmaire des mains où l'on sait qu'il n'y a ni follicules pileux, ni glandes sébacées. La vascularisation plus grande au niveau des glandes est en rapport avec la disposition normale des vaisseaux autour de ces éléments.

Dans une note fort instructive, Besnier (t. II, p. 237) nous apprend que c'est Rayer le premier qui formula cette notion (1835). Vers la même époque (1833), Biett distinguait déjà nettement le lupus *érythémateux non exedens*, comme il l'appelle, des autres formes de lupus (Villan), de l'ichthyose (Bateman). Enfin le nom de lupus érythémateux a été créé par Cazenave. L'herpès crétacé, l'acné atrophique, n'en sont que des variétés.

Kaposi (A) et Thin (B) ont démontré que les glandes sudoripares sont intéressées à l'égal des glandes sébacées. D'autre part, Geber (C) et Stroganow (D) ont prouvé que tous les éléments constitutifs de la peau, et même le tissu cellulaire sous-cutané, peuvent être, selon les cas, les premiers envahis et le siège principal du processus morbide.

Dans les points malades depuis peu de temps, il y a non seulement une accumulation de cellules embryonnaires autour et même dans l'intérieur des glandes et des follicules en même temps que les divers produits habituels de l'inflammation histologique, mais il y a aussi, selon Kaposi, dilatation des vaisseaux, œdème, infiltration cellulaire dans le derme, dans les parois glandulaires, et prolifération de corpuscules de tissu conjonctif. Ces altérations s'observent dans les portions superficielles ou profondes du derme et indiquent qu'il y a une inflammation violente de tous les éléments et notamment dans les glandes, où elle donne lieu à la séborrhée; il en résulte une infiltration et un gonflement de la peau, ainsi qu'une desquamation de l'épiderme, qui sont autant de caractères cliniques du lupus érythémateux. Plus tard, ces phénomènes augmentent encore et la prolifération cellulaire détermine une hypertrophie considérable des papilles, une infiltration des glandes qui s'oblitèrent, deviennent globuleuses et se rapprochent d'autant plus de la surface libre de la peau qu'elles sont infiltrées de cellules. C'est à cette période de la maladie que commence le travail de résolution; les cellules d'infiltration se résorbent, quelquefois cette résorption est si complète que les plaques lupiques disparaissent sans laisser de traces, mais, le plus souvent, au travail inflammatoire succède un travail de dégénérescence qui aboutit à la destruction et à l'atrophie de la peau [1]. Dans ces cas, le pigment

A. *Loc. cit.*, t. II, p. 395.
B. *Med. Chir. Trans.*, vol. LVIII, 1875.
C. *Viertelj. für Derm. u. Syph.*, III, Jahr 1876. Heft I.
D. *Centralbl. für Med.*, 1877, n° 48.

1. En un mot, il y a rougeur et épaississement de la peau; ces phénomènes correspondent à l'hypérémie et à l'infiltration du réseau papillaire et des glandes. Plus tard la peau s'atrophie et se sclérose, les vaisseaux, les glandes, les cellules pigmentaires, les follicules pileux, les nerfs, disparaissent. *La peau est intéressée dans toute son épaisseur.*

La caractéristique objective du lupus érythémateux peut se résumer ainsi :

Une plaque saillante, turgescente, rénitente, érythémateuse et desquamative entourant une zone centrale décolorée, aplatie, déprimée, atrophiée, cicatricielle; cette cicatrice apparaît rapidement.

disparaît et il se fait de véritables cicatrices blanches, lisses ou déprimées. Cette atrophie cutanée s'est produite sans suppuration ni ulcération.

On peut résumer ce processus en disant avec Virchow et Neumann que le lupus érythémateux consiste en une production de granulations miliaires et dans la résorption interstitielle de ces petits foyers néoplasiques.

Diagnostic. — Lorsque le lupus érythémateux est complètement développé, il a des caractères si nets et si tranchés qu'il est impossible de le confondre avec aucune autre affection. Il a en effet pour caractères la localisation à la face et surtout aux joues et au nez; la nature des plaques, qui sont circonscrites, arrondies, rouges et marginées; la nature des squames, qui sont grises ou jaunes et adhérentes; enfin la marche, qui est essentiellement lente.

Il n'y a pas, comme dans le lupus vulgaire, des papules, des tubercules ni des ulcérations. Les orifices des glandes sébacées sont ouverts et généralement élargis, ce qu'on n'observe jamais dans le lupus vulgaire. Le lupus érythémateux est très rare avant la puberté, le lupus vulgaire au contraire débute dans l'enfance. Le lupus érythémateux est une affection relativement superficielle, le lupus vulgaire siège plus profondément, tôt ou tard il donne lieu à des ulcérations et à des cicatrices non pas lisses, mais bridées, irrégulières et vicieuses.

Quelquefois le *psoriasis* ressemble au lupus érythémateux, il s'en distingue par sa marche et par ses symptômes particuliers[1],

Rappelons enfin que le lupus érythémateux ne s'éparpille pas à la façon de l'eczéma ou du psoriasis, qui sont toujours plus ou moins généralisés. Le lupus érythémateux au contraire est une *affection régionale*, qui aime à se cantonner dans des siéges spéciaux, de prédilection (Fournier).

1. Les squames psoriasiques sont plus petites, plus sèches, plus abondantes; les orifices sébacés ne sont pas béants comme dans le lupus érythémateux; enfin, quand ce dernier est dépouillé de ses squames, on sait qu'il subsiste une notable infiltration de la peau.

Pour l'acné rosée et le lupus érythémateux du nez, voir p. 320. De même pour celui du cuir chevelu, voir les articles Favus et Trichophyton.

La *dépression cicatricielle centrale* que l'on observe dans le lupus, dont l'*extension lente* est toujours *centrifuge*, rendra grand service pour le distinguer de certains psoriasis, eczémas impétigineux, herpès tonsurants, et de diverses autres dermatoses, parmi lesquelles il ne faut pas oublier les engelures.

Les bords des syphilides sont plus nettement arrêtés, plus régulièrement et plus largement festonnés, plus durs, plus luisants, et ne sont pas entourés d'une zone érythémateuse, facile à constater par la pression du doigt.

Voir un peu plus loin les caractères différentiels de la syphilis et du lupus vulgaire.

qu'on devra parfois minutieusement rechercher en s'aidant au besoin de la loupe (voy. p. 350). La syphilis s'en distingue également par ses manifestations cliniques, son étiologie et sa marche.

Traitement. — Le lupus érythémateux est une affection extrêmement rebelle aux traitements, plus rebelle même que certaines autres formes de lupus qui ont pourtant des apparences plus terribles. Les médicaments internes doivent être appropriés à chaque cas particulier. Quelquefois les malades ont une santé générale excellente, alors il faut instituer uniquement une médication externe. Toutefois, dans la plupart des cas, l'iode et l'arsenic seront prescrits avec avantage. Mac. Call Anderson recommande l'iodure d'amidon qu'on prépare avec 1^{gr},50 d'iode pour 50 grammes d'amidon; on dissout l'iode dans l'eau, et on y ajoute graduellement l'amidon. Ce médicament se donne à la dose d'une à trois cuillerées à thé par jour. L'iodure de potassium, l'huile de foie de morue, le phosphate de chaux, sont des reconstituants très utiles, surtout quand la santé générale est débilitée[1].

Toutefois le traitement externe est de beaucoup le plus important. Dans les formes légères, les plaques lupiques disparaissent quelquefois spontanément sans laisser de cicatrices ou seulement une cicatrice très superficielle : il ne faut donc pas, dans ces cas, employer de moyens capables de déterminer des cicatrices plus laides que celles qu'entraînerait tôt ou tard la maladie abandonnée à elle-même. Dans les cas plus prononcés, les applications stimulantes et les caustiques donnent d'excellents résultats. Le savon vert est un des meilleurs modificateurs que nous ayons; et, dans les formes légères, il n'y a pas besoin d'avoir recours à d'autres moyens. Pour l'appliquer, on l'étend sur un linge de façon à faire un emplâtre; on peut le combiner à l'eau, ou mieux encore à l'alcool dans la proportion de deux parties pour une d'alcool

1. Les auteurs s'accordent pour conseiller l'iode de préférence aux autres médicaments. Récemment Besnier s'est bien trouvé de l'emploi, à l'intérieur, de l'iodoforme à la dose de 0^{gr},50 ou d'un gramme par jour, en pilules de 0^{gr},10, prises au moment des repas; 0^{gr},20 seraient bien supportés par les enfants.

On voit que le traitement interne consiste surtout dans l'emploi des médicaments antistrumeux. En effet, il est incontestable que la scrofulo-tuberculose domine la pathogénie du lupus en général, y compris celle du lupus érythémateux.

Récemment Fournier a obtenu rapidement un beau succès par les badigeonnages de glycérine iodée à 5 pour 15. On peut recommander encore l'usage des vésicatoires répétés et le pansement occlusif par l'emplâtre de Vigo.

alors on se sert de cette solution pour frotter et laver la plaque jusqu'à ce qu'on ait complètement fait disparaître les squames, puis on y applique un peu de glycérine ou de cérat simple; quelquefois il vaut mieux ne rien mettre après avoir fait la friction savonneuse. Outre son action thérapeutique, le savon est un excellent moyen pour nettoyer la plaque et pour la préparer ainsi à recevoir d'autres topiques.

L'onguent mercuriel, sous forme d'emplâtre et maintenu continuellement sur la plaque, réussit quelquefois très bien; il en est de même du soufre en pommade à la dose de 4 à 10 grammes pour 30, de l'acide chrysophanique et de l'acide pyrogallique en pommade à la dose de quelques centigrammes à 3 grammes pour 30. Les solutions phéniquées, le goudron pur ou incorporé dans une pommade, méritent d'être essayés; on peut, par exemple, frictionner les taches, matin et soir, avec un mélange fait à parties égales d'huile de cade, d'alcool et de savon vert. Hébra a recommandé la teinture d'iode pure ou associée à la glycérine; Anderson s'en est également bien trouvé et a recours à la formule suivante:

Iode	ãã 15 gr.
Iodure de potassium	
Glycérine	3 gr. 50

On fait des badigeonnages avec cette solution jusqu'à ce qu'il se forme une croûte.

Dans les cas rebelles, il faut souvent avoir recours aux préparations plus fortes, aux caustiques, mais il ne faut s'en servir qu'après l'emploi persistant et l'échec des moyens moins énergiques. Quelquefois une solution de potasse caustique au sixième ou au tiers réussit quand les autres moyens ont échoué; il faut appliquer cette solution avec un pinceau de charpie, et faire attention à ce que son action ne s'étende pas trop profondément; aussitôt après l'application de la potasse, il faut en neutraliser l'excès avec un peu d'acide acétique dilué, ensuite on panse la plaque à la glycérine ou au cérat simple. Anderson cite des observations où les applications de teinture de cantharide ont réussi. Le nitrate acide de mercure, le sublimé, l'acide chromique, l'acide nitrique, le chlorure de zinc, le nitrate d'argent, l'arsenic, l'iodure rouge de mercure, ont été employés dans des proportions variables, mais sans succès appréciable.

Il faut toujours se servir de ces moyens avec précaution, parce qu'ils sont de puissants destructeurs et qu'en même temps leur application est très douloureuse.

Souvent on a obtenu des succès par le raclage comme on le pratique dans le lupus vulgaire. Hébra, Kaposi, Auspitz, Neumann et Wigglesworth (A), se sont très bien trouvés de cette méthode [1]. Les scarifications ou les ponctuations multiples, que Volkmann a recommandées le premier dans le lupus vulgaire, donneraient, d'après Veiel et Kaposi, un résultat analogue dans le lupus érythémateux. Dans quelques cas, on a employé avec succès le galvanocautère pour détruire les infiltrats profonds.

Pronostic. — Il faut toujours le réserver. Quand le lupus érythémateux est très développé, il est presque toujours très rebelle ; ce n'est que dans des cas rares qu'il a parfois cédé rapidement au traitement. Le résultat que l'on obtient alors dépend de l'étendue de la maladie, de sa distribution, du nombre des plaques, de l'activité du processus et de sa durée. Souvent il y a des récidives. On doit toujours craindre que le visage ne soit plus ou moins défiguré [2].

II. LUPUS VULGAIRE.

Syn. — Lupus profond ; lupus tuberculeux, tuberculo-ulcéreux, ulcéro-croûteux ; scrofulide maligne; esthiomène ; herpès rodens ; herpes esthiomenes; dartre rongeante ; lupus exedens; lupus vorax. Angl. : Lupus vulgaris ; lupus tumidus ; lupus famelicus; noli me tangere. All. : Fressende Flechte.

Définition. — Le *lupus vulgaire* est un néoplasme cellulaire

A. Voir un article du Dr Wigglesworth, où il décrit la curette et la manière de s'en servir (*Boston Med. and Surg. Journ.*, février 1876).

1. On doit ajouter à cette liste des partisans et des propagateurs du traitement chirurgical des maladies de la peau les noms de Balmanno Squire et de Vidal. Voir plus loin un article détaillé sur cette méthode si efficace (p. 579).

2. On voit que dans cet article il n'a pas été question des dénominations si nombreuses dont on qualifiait jadis le lupus non exedens. C'est qu'il ne s'agit là que de modalités qui changent peut-être l'aspect, mais non la nature de la lésion. Pourquoi Devergie l'a-t-il nommé *herpès ?* c'est parce que nos pères caractérisaient ainsi toutes les dermatoses douées d'une tendance à l'extension. On a voulu tout simplement indiquer qu'il se conduisait à la façon d'une *dartre expansive*. Si le lupus venait à desquamer plus abondamment que d'habitude, il était qualifié de *pityriasiforme*, ou même de *psoriasiforme*, quand la desquamation devenait lamelleuse. Se recouvrait-il d'une croûtelle grasse, d'un enduit huileux concret, en rapport avec l'hypersécrétion des glandes sébacées, comme le prouvent les petits filaments qui relient l'intérieur des glandes à la face profonde des croûtes, il constituait le lupus *sébacé* ou *séborrhéique*. C'est pour une raison analogue qu'on l'appelait *acnéique*, et non pas parce qu'il s'était compliqué d'éléments acnéiques. Enfin le fameux *lupus crétacé* n'est pas autre chose qu'un lupus érythémateux recouvert d'un enduit plus épais, plus compact, plus concret que les précédents, mais composé comme eux de débris épidermiques et d'une quantité plus ou moins grande de matière grasse.

caractérisé par le développement de *papules*, de *tubercules* ou de *plaques* d'infiltration de forme et d'étendue variables, de coloration rouge foncé, et qui habituellement s'ulcèrent et se recouvrent de croûtes épaisses, molles et noirâtres, sous lesquelles se constitue lentement un tissu de cicatrice.

Symptômes. — Le lupus vulgaire a des aspects très variables selon les périodes auxquelles on l'observe. Généralement, au début, il consiste en petits points, nombreux, groupés ou disséminés, situés au-dessous de l'épiderme. Ils sont d'un rouge brun tirant un peu sur le jaune, ils siègent dans le chorion, et donnent à la peau une apparence ponctuée. Finalement ils se réunissent et forment des plaques irrégulières, arrondies ou serpigineuses, mal définies, dont l'étendue est très variable et qui souvent se réunissent. Puis les points sous-épidermiques dont nous avons parlé augmentent, deviennent plus saillants, donnent lieu à la formation de papules, puis de tubercules (*lupus tuberculeux*). C'est souvent à cette période que les malades viennent consulter le médecin. Ces lésions sont de toutes les tailles, depuis celle d'une tête d'épingle jusqu'à celle d'une lentille, elles sont rouge brun et recouvertes d'une couche d'épiderme imparfaitement développée. Elles sont résistantes ou molles, mais indolores. A cette période, les contours des plaques sont plus accentués et mieux définis. Alors, ou bien les lésions se résorbent en laissant après elles un tissu squameux, atrophié et partiellement cicatriciel (*lupus exfoliatif*), ou bien elles se désagrègent, et toute la peau infiltrée est complètement éliminée, il en résulte des ulcérations et des croûtes (*lupus ulcéreux, lupus exedens*). Quand il se fait des bourgeons exubérants à la surface de l'ulcération, on dit que le *lupus est hypertrophique*. Anderson (A) en décrit une autre variété qu'il distingue de la forme verruqueuse ordinaire et pour laquelle il propose la dénomination de *lupus verruqueux*. Cette variété est caractérisée au début par la formation de petites taches ou papules rouge sombre ou violacées qui se recouvrent ensuite d'excroissances verruqueuses faciles à énucléer, et au-dessous desquelles on voit la surface des papilles hypertrophiées et non ulcérées.

A. *Lect. on Clin. Med.*, Londres, 1879.

D'après ce que je viens de dire de la marche du lupus vulgaire, on voit que les différentes formes que j'ai décrites ne sont que des périodes différentes d'un même processus qui peut s'arrêter à un moment quelconque de son évolution et constituer ainsi une variété. Il n'est pas rare d'observer plusieurs de ces lésions, ou même toutes en même temps, sur le même individu, qui présente alors une éruption multiforme sur laquelle on peut étudier le lupus vulgaire à toutes ses phases.

Dans les premières périodes, ce néoplasme ne s'accompagne pas de phénomènes subjectifs très prononcés; plus tard, il y a toujours plus ou moins de douleur. Son siège de prédilection est la face (A) et surtout le nez, les joues et les oreilles ; il se développe quelquefois aux extrémités et surtout aux doigts, où il entraîne des difformités graves; il peut envahir le tronc également. Il ne limite pas ses ravages à la peau, mais il atteint également les autres tissus, tels que les muqueuses et les cartilages, et attaque la bouche, les cartilages du nez, les oreilles, le larynx et même les yeux.

Étiologie. — Les causes du lupus vulgaire sont obscures ; il apparaît généralement dans l'enfance, avant la puberté. Il n'est jamais congénital, il est rarement héréditaire, si toutefois il l'est. Il atteint les deux sexes à peu près dans la même proportion; il est beaucoup plus fréquent dans certains pays que dans d'autres : ainsi il est commun en Allemagne, en Autriche et en France, moins fréquent en Angleterre et en Irlande, et beaucoup plus rare aux États-Unis. D'après les rapports de l'Association dermatologique américaine, il ne serait guère plus fréquent que le lupus érythémateux (42 cas sur 16 865 cas de maladies de la peau). Il est certainement plus rare à Philadelphie qu'à New-York. La plupart des lupiques de ce pays sont des pauvres d'origine irlandaise ou allemande.

Dans le lupus vulgaire, l'état général est très variable; quelquefois les malades sont débilités, mal nourris, indigents, d'autres fois, au contraire, ils ont toutes les apparences d'une excellente santé.

Ce n'est pas une affection d'origine syphilitique, car ces deux affections ont une étiologie et une marche essentiellement diffé-

A. Voir planche BB de l'*Atlas des maladies de la peau* de Duhring.

rentes [1]. Au point de vue clinique, le lupus et la scrofulodermie sont deux processus distincts, car souvent le lupus atteint des individus auxquels il est impossible d'appliquer le qualificatif de scrofuleux.

Anatomie pathologique. — L'anatomie du lupus a été étudiée avec soin par Virchow (A) et Auspitz (B), et plus récemment par Lang (C), Kaposi (D), Friedlander (E), Thoma (F), Thin (G) et Jarish (H). Ces observateurs sont arrivés à des conclusions quelque peu différentes, selon qu'ils ont examiné telle ou telle manifestation du lupus et surtout selon la période à laquelle ils l'ont examinée. On peut dire en quelques mots que le lupus est un processus inflammatoire essentiellement chronique, caractérisé par des infiltrations cellulaires qui se développent sous forme de masses agglomérées, ayant, ainsi que l'a prouvé Auspitz, leur siège primitif dans le chorion. Récemment Kaposi a exprimé la même opinion, et il décrit avec tant de clarté l'état de nos connaissances à ce sujet, que je me permets d'emprunter beaucoup à sa description.

Quand, à l'aide d'un faible grossissement, on examine une coupe microscopique pratiquée dans les nodosités lupiques les plus récentes, on voit qu'elles se présentent toujours sous l'aspect d'amas plus ou moins arrondis de cellules accumulées et situées dans le chorion sous la couche vasculaire, qui, selon Kaposi, paraît normale ainsi que la couche papillaire. A un grossissement plus fort,

1. Nous avons observé un cas fort instructif à ce sujet. Il s'agissait d'un malade atteint d'une vaste dermatose serpigineuse et tuberculo-croûteuse de la cuisse. Le diagnostic de syphilide avait été porté et le traitement ordonné et suivi. Mais on ne constatait pas de modification, malgré l'énergie croissante de la médication. Le malade, lassé lui-même, sortit au bout d'une année fort peu amélioré. Sur ces entrefaites, il contracta la syphilis et revint quelque temps après avec un chancre syphilitique qui fut suivi des accidents caractéristiques. Sa lésion ancienne était un lupus qui guérit par les scarifications.

Ce fait montre bien que la syphilis et le lupus sont des accidents de nature fort différente, puisque le second ne protége pas contre le premier. Il montre ensuite que le traitement préventif, même hydrargyrique, n'exempte pas de la vérole; enfin, que le mercure et l'iodure de potassium sont impuissants contre les lésions lupiques.

A. *Die krankhaften Geschwülste.*

B. *Die zellen Infiltration der Lederhaut; Med. Jahrb.*, Wien, 1864.

C. *Viertelj. für Derm. u. Syph.*, Heft II, 1874; Heft I, 1870; *Wiener med. Jahrb.*, Heft I, 1876; *Wiener med. Jahrb.*, Fune, n°s 6 et 8, 1878.

D. *Loc. cit.*

E. *Virchow's Arch.*, Bd LX, 1874.

F. *Ibid.*, Bd LXV.

G. *Med. Chir. Trans.*, vol. LXII, 1879.

H. *Viertelj. für Derm. u. Syph.*, Heft I, 1880.

ces foyers ou agglomérations de produit lupique paraissent très nettement délimités au milieu du tissu conjonctif normal environnant, qui les entoure de faisceaux épais. Ces amas de nouvelle formation consistent en un réseau fibreux délicat traversé par des vaisseaux sanguins dilatés. Les mailles les plus larges de ce réseau fibreux délicat sont remplies de cellules très petites à noyau net et fortement réfringent, qui se colorent très facilement ; les plus petites mailles de ce réseau contiennent en outre des cellules beaucoup plus petites avec un grand nombre de noyaux mal définis. Les cellules enclavées dans les foyers du chorion s'en détachent très-facilement, et laissent des réseaux vides à côté d'autres qui sont remplis d'éléments. Mais ces particularités ne s'observent que dans les nodules de formation récente.

A une période plus avancée, et lorsque survient la métamorphose régressive consécutive, il se fait des changements très complexes dans les tissus du lupus, ainsi que dans la plupart des éléments constitutifs de la peau. Selon les observateurs les plus récents, tels que Kaposi (A), Lang (B), Stilling (C), Jarish (D) et Thin (E), ce seraient les vaisseaux sanguins qui joueraient le principal rôle dans la genèse des tissus pathologiques. Les lésions récentes sont formées de tissus qui prolifèrent rapidement, et qui sont riches en vaisseaux ; quand elles subissent la métamorphose régressive, le centre du nodule devient moins vasculaire, et les éléments qui le constituent se nécrobiosent. Alors ces éléments se résorbent, ou bien, comme on le voit quand les nodules sont superficiels, ils s'éliminent, et les parties de la peau primitivement envahies subissent un retrait cicatriciel. Cependant il y a une partie du lupus qui s'organise et se transforme en tissu conjonctif jeune qui plus tard devient dense ; cette transformation conjonctive partielle du lupus établit, d'après Kaposi, une différence fondamentale entre cette affection, la syphilis et la lèpre. Lang (F) soutient la même opinion. Çà et là, on voit au microscope ce que Schuppfel (G) et Fried-

A. *Loc. cit.*
B. *Wien. med. Presse*, 1878, n°s 3, 4 et 8.
C. *Deutsche Zeitschr. für Chir.*, Bd VIII, p. 72.
D. *Viertelj. für Derm. u. Syph.*, 1880, VII Jahr, p. 3.
E. *Loc. cit.*
F. *Viertelj. für Derm. u. Syph.*, Heft I, 1875, p. 1.
G. *Untersuchungen über Lymphdrusen, Tuberculose.* Tübingen, 1875.

lander (A) ont appelé des *cellules géantes;* ce sont des masses larges, arrondies ou irrégulières, bien délimitées, homogènes, finement granuleuses et contenant de nombreux noyaux oblongs très réfringents. Autrefois on avait cru que ces cellules étaient caractéristiques du tubercule, mais aujourd'hui on sait qu'elles existent dans différents néoplasmes. Thin (B) en a récemment fait l'objet d'études spéciales, et il est arrivé à cette conclusion que ce ne sont en réalité que des vaisseaux sanguins altérés.

En même temps que certaines lésions subissent les modifications que nous avons décrites, d'autres s'étendent dans différentes directions, se réunissent et déterminent une infiltration cellulaire diffuse, qui s'étend à tous les éléments constituants de la peau, et qui finalement amène, en général, une rétraction cicatricielle. Quand le processus lupique dure depuis plusieurs années, il en résulte une hypertrophie générale de la peau comme dans l'éléphantiasis. Quelquefois il y a un développement considérable des papilles, qui prennent le caractère verruqueux d'où la variété de *lupus hypertrophique* ou *verruqueux.*

Selon Kaposi, l'épithélium est altéré de bonne heure, le réseau de Malpighi devient le siège d'une infiltration et d'une prolifération cellulaires qui pénètrent entre la couche papillaire et la couche muqueuse. Quand la couche de Malpighi a été détruite par la desquamation ou la suppuration, il se fait une ulcération. Les glandes sébacées et sudoripares, ainsi que les follicules pileux, sont englobés dans le processus destructif, d'où la perte des poils. Quand les conduits glandulaires ont été détruits, les acini se remplissent, d'où la formation de globes ou de nids épithéliaux analogues à des corpuscules de milium, qui ressemblent à des perles enchatonnées dans la peau.

Quelquefois il y a hyperplasie épithéliale, l'épithélium envoie dans l'intérieur du chorion des prolongements qui se réunissent à des altérations analogues ayant leur point de départ dans les glandes ou les follicules, de sorte qu'on retrouve des lacunes complètement entourées d'épithélium. Ces espaces peuvent devenir l'o-

A. *Loc. cit.*
B. *Loc. cit.*

rigine d'un épithélioma. Différents auteurs, et entre autres Lang (A) et Kaposi (B), ont signalé la présence simultanée du lupus et de l'épithélioma[1].

L'évolution d'un lupus se réduit à deux temps : la constitution d'un néoplasme et sa destruction, laquelle peut se faire par ulcération ou par régression sèche : donc deux dénoûments, par voie sèche ou par voie humide, comme dit Fournier. Mais, quel que soit le processus, il y a toujours destruction ; et c'est là le lien de parenté qui relie le lupus tuberculeux et le lupus érythémateux. Ces deux affections diffèrent d'abord en ce que l'une est superficielle, tandis que l'autre occupe toute l'épaisseur de la peau. Le tégument tout entier, dans le lupus vulgaire, est devenu le siège des hyperplasies qui envahissent les vaisseaux, les glandes, tous les éléments de la peau, toutes ses annexes, ainsi que parfois l'hypoderme, les muscles, les cartilages et même les os.

Les parties que le lupus infiltre de préférence au début sont le corps papillaire, le chorion et le pannicule graisseux qui double la face profonde de la peau, les vaisseaux, surtout leur tunique adventive, les glandes sébacées et les glandes sudoripares, ou mieux, d'après Neumann, le tissu conjonctif périglandulaire. D'après la plupart des histologistes modernes, c'est la *tunique adventive des capillaires sous-papillaires* qui serait le siège du début de l'affection. Les vaisseaux faciliteraient ensuite l'irradiation du néoplasme. Comme c'est au voisinage des glandes que le plexus capillaire est le plus abondant, c'est là aussi que la lésion acquiert son plus rapide développement. C'est ce qui explique l'erreur de Rindfleisch et de ceux qui ont cru que le début du lupus se faisait par les glandes.

Comme dans le lupus érythémateux, on trouve donc encore une infiltration diffuse et une infiltration en foyer. Celle-ci est due à une prolifération abondante de cellules embryonnaires. Ces cellules se réunissent ensuite en granulations et en amas qui forment ce que l'on est convenu d'appeler les *tubercules du lupus*. Cette lésion est l'élément constitutif de tout lupus. Ces tubercules ne peuvent se produire qu'en écartant les fibres du derme. Ces fibres sont si bien écartées que quand, plus tard, le tubercule se ramollit et s'énuclée, une loge vide apparaît fort manifestement. Ce phénomène a lieu quand le tubercule entre dans sa *période de régression,* ou bien quand, sans l'atteindre, on détermine mécaniquement l'énucléation du néoplasme.

La régression se fait graduellement, par une dégénérescence granulo-graisseuse, puis par une transformation du tissu conjonctif et enfin par une sclérose des tissus. Le processus aboutit à une véritable atrophie de la peau, à la cicatrice. Celle-ci est blanche, lisse ou bien irrégulière et fibreuse, selon que l'évolution s'est faite par une sorte de résorption interstitielle sèche ou bien à la suite d'une ulcération plus ou moins prolongée.

En résumé, tout lupus est constitué par un seul et même élément éruptif.

Le lupus est une affection régionale par excellence ; il se cantonne en quelques points dont il n'aime guère sortir. Une plaque lupique se compose de deux ou trois tubercules ou de plusieurs centaines de tubercules, les uns indépendants, les autres agminés (voy. lupus nodulaire, lupus en nappe, lupus serpigineux, excentrique ; ce dernier, remarquable par une sorte d'avant-garde de tubercules avancés qui marquent la tendance du foyer à l'accroissement) ; toutes ces formes ne sont que des variétés d'une même entité morbide qui, parfois, se trouvent toutes réunies.

L'évolution est remarquable par son excessive lenteur. Le lupus peut même s'immobiliser pendant un laps de temps indéfini. C'est à peine si de temps en temps quelques poussées aiguës se produisent soudainement. Ces phénomènes sont d'ailleurs peu durables, et l'on peut dire que le lupus n'a pas de retentissement sur la santé générale.

A. *Viertelj. für Derm. u. Syph.*, 1874, Heft I, p. 165.

B. *Ibid.*, 1879, Heft I, p. 75.

1. Verneuil, qui a fait de remarquables études sur les produits de la combinaison des diathèses, sur les *néoplasmes hybrides* (Congrès de Londres, 1881), etc., signale aussi la transformation épithéliomateuse de plaques lupiques, de même qu'il a observé, notamment à la langue, des syphilides ulcéreuses subissant la dégénérescence épithéliale.

L'étendue de la lésion, son siège fréquent à la face, ses conséquences désastreuses au point de vue plastique, les infirmités, les difformités affreuses, hideuses, qui arrachaient des cris de désespoir à Devergie, font du lupus une affection grave ; ses conséquences éloignées sont graves aussi. Car, quoi qu'en aient dit un certain nombre d'observateurs, la plupart des individus atteints de lupus sont exposés à toutes les autres manifestations de la scrofule grave, et succombent tôt ou tard à des lésions viscérales, rénales et surtout pulmonaires. Ici se représente la grande question de la scrofulose et de la tuberculose.

D'après ce qui précède, il n'est pas besoin de faire une description spéciale du lupus ulcéro-croûteux. La lésion vraie est constituée par le ramollissement, par la fonte des tubercules lupeux et par la formation consécutive de cavernes. Les croûtes ne sont qu'un masque que les émollients font promptement tomber, mais qui sont parfois utiles pour la distinction d'avec la syphilis.

I. Les caractères des croûtes lupiques sont les suivants :

1° Les croûtes sont enchâssées;

2° Elles sont à la fois dures et molles, contrairement à ce qui s'observe dans la syphilis ;

3° Elles sont d'un brun jaunâtre et deviennent exceptionnellement noires, et ne sont pas brunes ou verdâtres comme dans la syphilis ;

4° Enfin ces croûtes sont encadrées d'une zone rouge bleuâtre qui n'existe pas dans la syphilis.

II. Les ulcérations lupiques sont rougeâtres, ont des bords usés, érodés (Lailler).

Elles sont molles, flasques, irrégulières, bourgeonnantes, granuleuses, dépressibles; leur fond est mollasse comme leurs bords. Le lupus ulcéreux conserve donc encore ce symptôme qui, avec la coloration jaune *sucre d'orge*, caractérise le lupus tuberculeux. Le fond bourgeonnant de ces ulcères peut même parfois s'exagérer en forme de lésion frambœsioïde, presque papillomateuse. Mais même dans ces cas la consistance élastique et molle persiste. Toutefois le volume des parties atteintes est alors considérablement augmenté (lupus exuberans, exedens, vegetans, frambœsia hyposa). Le nez, victime si fréquente du lupus, semble hypertrophié ; mais cette apparence est trompeuse, car il est déjà en partie détruit, comme on le verra lors de la cicatrisation. On sera presque effrayé de la perte de substance. Le médecin doit être prévenu de ce fait; bien plus, il doit prévenir le malade ou sa famille pour ne pas s'exposer à de très-désagréables mécomptes. (Fournier, clinique du 11 mars 1880.)

Dans les cas ordinaires, la perte de substance est proportionnelle à l'ulcération et la cicatrice est elle-même, suivant les cas, relativement plus ou moins prononcée. Il faut voir au musée ou dans les salles de l'hôpital Saint-Louis les terribles résultats de cette épouvantable affection. Un grand nombre de cas sont représentés au musée, nous n'en citerons qu'un seul, à titre d'exemple. Voir le moulage n° 247 d'un lupus térébrant observé par Ledentu.

Parfois, le lupus est susceptible de revêtir une forme suraiguë. C'est le *lupus vorax*. Fournier a vu un exemple de cette variété de lupus avoir une issue fatale chez un jeune homme, dans l'espace de trois mois. Il s'agissait d'un lupus aigu envahissant le pharynx et qui entraîna la mort par inanition et par douleur. Ces cas sont heureusement très rares, mais il faut les connaître pour ne pas être pris au dépourvu. Un érysipèle a parfois presque subitement guéri en deux ou trois semaines un lupus qui durait depuis de longues années ; c'est l'érysipèle salutaire d'Alibert et de Bazin. Mais le plus souvent l'érysipèle n'a aucune influence sur le lupus.

Diagnostic. — Il faut distinguer le lupus vulgaire de la *syphilis*, qui est peut-être l'affection avec laquelle il est le plus facile de le confondre. On distinguera ces affections à la nature des papules, des tubercules, des ulcères, des croûtes, et enfin à l'étiologie et à la marche spéciale de chacune de ces affections. C'est surtout à la période ulcéreuse que ces deux dermatoses se ressemblent. Mais, en général, les ulcérations lupiques sont relativement su perficielles, celles de la syphilis sont au contraire profondes et souvent taillées à pic. L'ulcération du lupus est généralement moins étendue que celle de la syphilis. De plus, dans le lupus il y a plusieurs ulcérations primitives [1] qui finissent par se réunir, tandis que, s'il y a plusieurs ulcérations syphilitiques, elles restent isolées et se développent plus rapidement en profondeur qu'en étendue. Les bords de l'ulcère syphilitique sont bien définis, il n'en est pas de même de ceux du lupus. La sécrétion des syphilides ulcéreuses est généralement abondante et de mauvaise nature, celle des ulcères lupiques est peu abondante et inoffensive. Les croûtes lupiques sont habituellement rares et rouge brun, celles des syphilides sont épaisses, dures et grises, analogues à des *écailles d'huîtres*. La marche de ces deux affections est essentiellement différente ; celle du lupus est lente, celle des syphilides est relativement rapide. Quatre à six semaines suffisent généralement pour rendre caractéristique une syphilide ulcéreuse, tandis qu'il faut des mois et même des années au lupus pour produire une perte de substance égale. Quand on a affaire à une syphilide, on retrouve généralement sur différents points du corps d'autres traces de cette maladie. Les cicatrices du lupus sont habituellement gaufrées, dures, rétractiles et jaunâtres ; celles de la syphilis sont lisses, blanches, arrondies ou ovalaires, nacrées au centre, pigmentées à la périphérie, et n'entraînent que peu de dommages relativement à l'étendue de l'ulcère qui les a précédées [2].

1. Le lupus en effet, selon la remarque de Fournier, est, réserve faite pour les cas exceptionnels, une *affection régionale*, aimant à se circonscrire, à se cantonner dans une même région.

2. Voici, d'après Fournier, l'exposition succincte des caractères différentiels du lupus et de la syphilis. Comme la vérole, le lupus présente deux formes, la *forme sèche* et la *forme humide*.

I. Forme sèche.

a) Même dans ces cas, la *consistance* du lupus est plus mollasse que celle des syphilides qui offrent plus de dureté.

b) La *coloration* des syphilides est plus sombre, plus violacée ; c'est le maigre de jambon qui a été oublié quelque temps dans une armoire. Celle des plaques lupeuses est plus jaunâtre, et présente une sorte de transparence.

c) Le *groupement* est moins méthodique dans le lupus que dans la syphilis. Les syphilides sont circinées et sont surtout (signe de Fournier) *hémi-cerclées*.

d) La syphilis se fait en général remarquer par la *multiplicité* des plaques. Le lupus est pauvre ordinairement en manifestations et ne produit qu'un ou deux groupes.

e) Les syphilides présentent une configuration générale presque caractéristique, une

Il ne faut pas non plus confondre le lupus avec l'*épithélioma*. Comme je l'ai déjà dit, ils peuvent se développer simultanément, mais c'est assez rare. La localisation de l'épithélioma, les douleurs qu'il occasionne, son siège, sa délimitation, son induration, la facilité avec laquelle il saigne, les adénopathies, l'âge du malade, servent généralement à faire le diagnostic [1].

A la période ulcéreuse cependant ces deux affections ont quelque analogie. L'épithélioma a une tendance destructive remarquable, mais cependant rarement aussi considérable que le lupus. L'ulcération épithéliale part d'un point et s'étend par la périphérie, tandis que celle du lupus commence généralement par plusieurs endroits à la fois. Les bords de l'épithélioma sont durs et renversés, ce qui ne se voit jamais dans le lupus. L'ulcération épithéliomateuse est profonde et a une base inégale, tandis que celle du lupus est superficielle et recouverte de fines granulations. La marche de

correction de contours parfois irréprochable, une régularité presque parfaite. On est frappé de la tendance à l'hémi-circularité présentée par la plaque entière et en même temps par la disposition cerclée de chacun des éléments qui la composent. C'est presque au contraire par l'irrégularité de ses limites que le lupus est frappant.

f) Enfin les *tubercules syphilitiques* sont plus *durs*, plus *secs*, plus *petits* et plus *serrés* que ceux du lupus. Nous avons déjà signalé le caractère humide et la coloration noirâtre des *croûtes lupeuses* et la coloration grisâtre, crétacée ou vert florentin des croûtes dures et sèches de la syphilis.

II. Forme humide.

a) Les ulcérations scrofuleuses ont les *bords* souvent décollés; de plus, ces bords ne sont taillés ni à pic, ni en falaise.

b) Elles n'ont pas, comme les syphilides ulcéreuses, l'aspect anfractueux, étagé, *raviné*, suivant le mot si expressif de Ricord.

c) Enfin le fond est bourgeonnant, granuleux, *mûriforme* dans la syphilis, tandis que, dans la scrofule, il a la couleur rose pâle des plaies atoniques. C'est qu'en effet le lupus est essentiellement stationnaire, tandis que la syphilis *fait vite*.

Toutefois, il ne faut pas compter sur la coexistence constante de tous ces symptômes. Presque tous parfois peuvent faire défaut, et le diagnostic devient extrêmement ardu même pour l'œil le plus exercé. Il faut alors recourir aux renseignements d'un autre ordre, aux antécédents, aux commémoratifs, aux phénomènes concomitants. Il faut se rappeler la loi d'Hébra : « Le lupus est une affection de jeunesse ». Les ulcérations syphilitiques, relevant de la période tertiaire, se développent au contraire en général chez l'adulte.

Enfin, on se voit parfois contraint, en dernier ressort, d'avoir recours à la *pierre de touche thérapeutique*. L'épreuve thérapeutique, Fournier est très affirmatif sur ce point, devient dans ces cas pour le médecin un véritable devoir.

1. Les *ulcérations de la verge* sont parfois très difficiles à diagnostiquer. Cette réflexion nous est inspirée par l'observation récente d'un lupus ulcéreux du pénis. Ce n'est que par une observation longue et minutieuse de tous les symptômes et en faisant appel à toutes les ressources fournies par la marche, les antécédents, les commémoratifs et les inoculations, que l'on arrive à faire le diagnostic quand on n'a pas assisté au développement de la lésion. Il faut alors discuter la possibilité d'un chancre simple phagédénique, d'une syphilide ulcéreuse, serpigineuse ou phagédénique, d'un épithélioma, d'une ulcération diabétique, de la pustule maligne et enfin du lupus.

l'épithélioma est généralement plus rapide que celle du lupus. Enfin l'épithélioma est rare chez les jeunes gens, tandis que le lupus débute habituellement dans l'enfance.

Dans le *lupus érythémateux*, il n'y a jamais d'ulcération ; ce symptôme suffit à lui seul pour le faire distinguer du lupus vulgaire. Les plaques du lupus érythémateux sont superficielles, uniformément rouges et recouvertes de squames adhérentes et grisâtres ; elles sont bien circonscrites et ne possèdent ni papules, ni tubercules. Les glandes sébacées et les follicules pileux sont habituellement très développés dans le lupus érythémateux ; dans le lupus vulgaire ils restent normaux.

L'*acné rosacée* ressemble quelquefois au lupus vulgaire, mais on l'en distinguera facilement à la dilatation des vaisseaux, à la couleur, aux pustules acnéiques, et enfin à son histoire et à sa marche [1].

Traitement. — Le lupus vulgaire est une des plus tenaces des maladies de la peau; cependant je crois qu'on peut, surtout dans notre pays, l'amender par le traitement, et principalement par le traitement constitutionnel; en Autriche, au contraire, il ne semble pas qu'il soit modifié par un traitement général.

Il faut interroger avec attention l'état général du malade, s'enquérir de son âge, de ses antécédents, de sa façon de vivre, de son état actuel. Il faut insister sur l'importance de l'hygiène, avoir soin que les fonctions digestives s'accomplissent bien, que les garde-robes soient régulières, etc. L'alimentation a également son importance, et doit se composer d'aliments très substantiels, tels que la viande, le lait, les œufs, la bière. Puis il faut recommander l'usage longtemps prolongé de l'huile de foie de morue à hautes doses, de l'iodure de potassium, qui a une valeur presque égale; ce médicament m'a souvent admirablement réussi, et il faut toujours l'essayer avant d'avoir recours aux moyens externes violents. L'iode et le phosphore sont aussi très utiles, surtout lorsqu'on les associe à l'huile de foie de morue. Selon Neumann, les bains sulfureux donnent quelquefois d'excellents résultats.

1. Les *esthiomènes ano-vulvaires* ne sont probablement que des lupus térébrants de la vulve et de l'anus. Il faut bien les distinguer des phagédénismes tertiaires de la syphilis.

En général, cependant, ce sont les moyens externes qu'on doit placer en première ligne. On a recommandé un grand nombre de préparations, dont beaucoup ont des propriétés caustiques. Il faut toujours tenir compte de l'étendue et de l'âge des lésions; dans les premières périodes, il faut faire usage de préparations stimulantes en vue de favoriser la résorption des exsudats, et badigeonner, par exemple, les parties malades avec parties égales de teinture d'iode et de glycérine, ou les recouvrir d'un emplâtre mercuriel, de goudron ou d'une pommade à l'iodure rouge de mercure. Dans la forme non ulcéreuse, Vidal (A) recommande de faire des frictions tous les trois ou quatre jours avec de l'huile de noix d'acajou. Mais le plus souvent les caustiques sont nécessaires, et parmi eux on peut recommander surtout la potasse, le nitrate d'argent, l'arsenic, l'acide pyrogallique, l'acide phénique, l'acétate de zinc, l'iodure rouge de mercure, le sulfure rouge de mercure, le chlorure de zinc.

Quand on veut produire un effet énergique, il faut employer la potasse, mais il faut toujours la manier avec précaution, à cause de son action violente; sous forme de crayon, elle peut servir à détruire les tubercules ou les végétations hypertrophiques. On peut employer une solution faite avec 3 gr. 50 à 7 gr. de potasse caustique pour 30 gr. d'eau, que l'on applique avec un bourdonnet de charpie. Cette application est douloureuse, mais ne dure pas longtemps: elle cesse dès qu'on neutralise l'excès d'alcali avec de l'acide acétique dilué, et c'est là une précaution à laquelle il ne faut jamais manquer après une cautérisation.

Le nitrate d'argent, sous forme de crayon ou en solution dans une quantité égale d'eau, est un des meilleurs caustiques qu'on puisse employer, et il ne laisse pas de cicatrice; il ne pénètre jamais profondément, et on peut détruire les papules et les tubercules en cautérisant leur intérieur avec le crayon, tandis que la solution est plus avantageuse dans le traitement des plaques; on en fait des applications répétées avec un pinceau de charpie. C'est le plus doux et le plus sûr de tous les caustiques : on l'utilisera donc contre le lupus de la face, car il faut y éviter autant que possible les cicatrices.

A. *Gaz. des Hôp.*, mars 1879, n° 35.

Pendant longtemps on s'est servi d'arsenic : il a l'avantage de n'attaquer et de ne détruire que les tissus malades, mais son application est très douloureuse. La pâte de Cosmos modifiée par Hébra est la meilleure préparation arsenicale à employer ; en voici la formule :

Acide arsénieux.	0 gr. 50
Cinabre artificiel	2 gr.
Onguent rosat	15 gr.

On en étend une couche assez épaisse sur une pièce de flanelle, et on l'applique ensuite exactement sur la plaque lupique pendant deux ou trois jours consécutifs, jusqu'à ce que les nodules et les tubercules soient noirs et détruits. Quelquefois le second et le troisième jour la douleur est très intense, mais on obtient parfois d'excellents résultats. L'acide pyrogallique est aussi un excellent moyen qui produit des effets analogues à ceux de l'arsenic, mais il est moins douloureux. On peut l'employer en pommade à la dose de 3 gr. 50 à 7 gr. pour 30 grammes.

L'acide phénique a été essayé à maintes reprises sans succès, son action est superficielle et très douloureuse. Néligan et plus récemment Weisse (A) ont vanté l'acétate de zinc, que l'on emploie en cristaux ; il faut en faire une application toutes les semaines jusqu'à ce qu'on obtienne une cicatrisation. On dit qu'il détermine quelquefois une violente douleur, mais elle n'est pas continue, et on peut la soulager à l'aide d'applications froides. Hardy emploie fréquemment une pommade faite avec parties égales d'axonge et d'iodure rouge de mercure ; cette pommade est caustique et, au bout de six à douze heures, il y a un suintement suivi de croûtes.

On peut également essayer le chlorure de zinc mis en pâte, comme dans la formule suivante indiquée par Hébra :

Chlorure de zinc	ãã
Beurre d'antimoine.	ãã
Acide chlorhydrique	q. s. pour dissoudre le chlorure de zinc.

Quand le chlorure de zinc est complètement dissous, on ajoute de la poudre de racine de réglisse, jusqu'à formation de pâte consis-

A. *Amer. Journ. of Syph. and Derm.*, oct. 1870.

tante, que l'on étend sur un linge et que l'on applique tant qu'elle est encore molle. On la laisse en place pendant 24 heures; quand on la retire il s'est fait une eschare. C'est un caustique très énergique dont il faut se servir seulement quand on veut détruire la plaque tout entière, car il attaque aussi bien les tissus malades que les tissus sains.

La pâte de Vienne, qui contient parties égales de potasse et de chaux, s'emploie dans les mêmes conditions, on la transforme en pâte avec de l'alcool au moment de s'en servir, puis on l'étend sur la peau pendant cinq à dix minutes seulement : elle détruit tous les tissus qu'elle touche en donnant lieu à la formation d'une eschare noire. Il faut modérer l'action du caustique à l'aide de l'acide acétique, puis on panse l'eschare avec une compresse d'eau ou du cérat. Quand on fait usage des deux dernières substances que nous venons d'indiquer, il faut protéger les parties environnantes avec des morceaux de diachylon.

La méthode qui consiste à traiter le lupus par le raclage ou le grattage à l'aide d'une curette, comme l'a enseigné Volkmann (A) de Halle, donne d'excellents résultats et doit être placée au rang des meilleurs moyens d'action[1]. L'instrument dont on se sert est une petite cuillère ou curette métallique ronde ou ovale dont les bords sont tranchants. On a fait des curettes de toute forme et de toute dimension selon les cas auxquels on a affaire, et les tissus que l'on veut attaquer. Il est toujours bon d'anesthésier la plaque sur laquelle on veut opérer, à l'aide de mélanges réfrigérants ou de pulvérisations d'éther, puis on la racle ou on la creuse jusqu'à ce qu'on arrive sur les tissus sains. Tant qu'il reste quelque point malade, une récidive est à craindre, il faut donc toujours que l'opération soit complète. Quand il est impossible de détruire tous les produits lupiques par le grattage, il faut compléter l'opération à l'aide de caustiques tels que l'acide pyrogallique, l'arsenic, le chlorure de zinc, ou se servir du galvano-cautère.

Hébra a employé le cautère actuel et le galvano-cautère, qui sont recommandés, surtout le dernier, par Neumann, Kaposi et Piffard. On peut employer, pour faire le grattage, des instruments pointus

A. *Sammlung klinische Vorträge*, n° 13. Leipzig, 1870.
1. Voir plus loin la note sur le traitement chirurgical des affections cutanées.

ou cylindriques ou des bistouris, ou encore, dans quelques cas, des rugines. Quand il faut détruire une grande quantité de tissus, on peut employer avec avantage le thermo-cautère de Paquelin.

Les piqûres multiples ou les scarifications sont très utiles; elles agissent en provoquant une inflammation traumatique curatrice. Balmanno Squire (A) a imaginé de faire des scarifications linéaires à l'aide d'un couteau muni d'un grand nombre de lames paralèlles.

On commence toujours par anesthésier la peau à l'aide d'un mélange de glace et de sel, ou à l'aide de pulvérisations d'éther, puis on fait un certain nombre d'incisions parallèles sur la surface lupique, à la suite desquelles on fait des scarifications analogues, perpendiculairement aux premières. L'écoulement sanguin est léger, et la douleur que provoque cette opération disparaît dans l'intervalle d'une heure ou deux. Quand l'inflammation consécutive est trop vive, on la calme à l'aide de compresses froides.

Auspitz (B) et d'autres ont employé les ponctions multiples à l'aide d'instruments pointus chargés de glycérine iodée. Schiff (C) s'est servi d'une seringue à injections hypodermiques en caoutchouc; il l'emplissait d'une solution caustique, et il injectait dans les nodules lupiques, et exactement au point voulu, une goutte de cette solution.

Pronostic. — Il dépend de la variété du lupus vulgaire, de son âge, de l'âge du malade et de son étendue. C'est toujours une affection lente et essentiellement chronique ; quand elle est limitée à une ou deux plaques, le pronostic est relativement favorable. L'attention que l'on porte au traitement externe modifie également le pronostic. Souvent le lupus guérit en laissant des cicatrices vicieuses, hideuses, des rétractions articulaires ou des atrésies plus ou moins complètes des orifices naturels. L'état général n'est jamais compromis par le fait d'un lupus.

DU TRAITEMENT CHIRURGICAL DES AFFECTIONS DE LA PEAU.

Nous n'insisterons pas sur l'*extirpation et sur l'excision* qu'on emploie cependant très souvent en dermatothérapie (acné varioliforme, certaines tumeurs de la peau épithéliomateuses ou non, végétations et papillomes, kystes sébacés, molluscum, nœvi,

A. *Trans. of Brit. Med. Ass. Arch. of Derm.*, 1879, p. 413. Voir sur le même suje un article de Vidal dans les *Archives de Dermatologie et de Syphiliographie*, janvier 1880, p. 144.

B. *Ueber die mechanische Behandlung der Hautkrank.*, *Viertelj. für Derm. u. Syph.*, III Jharg, 1876, p. 562.

C. *Viertelj. für Derm. u. Syph.*, VII, Jahrg. 1880.

tatouages, lésions unguéales, etc...). Nous arriverons immédiatement à la *méthode du raclage et des scarifications*, qui, avec l'*emploi du caoutchouc*, constitue les plus *grandes conquêtes* réalisées par la science moderne dans la thérapeutique des affections cutanées.

Historique. — Depuis très longtemps, on avait coutume de faire sur les lésions cutanées des vésications destinées à favoriser le contact et la pénétration des caustiques modificateurs. En 1864, *Dubini* (de Milan) eut l'idée de remplacer les vésicatoires, tout en visant le même but, par des ponctions, piqûres ou incisions faites au moyen du « Réveilleur ». Ce fait n'a donc aucun rapport avec la *méthode du raclage* proprement dit, inventé par *Volkmann* (de Halle) en 1870. C'est ce médecin qui eut le premier l'idée de détruire les tissus malades au moyen d'une *curette d'acier à bords tranchants* et qui inaugura le traitement *brutal*, le traitement *chirurgical des dermatoses*. Cette méthode eut d'abord un grand succès. Veiel et Hébra généralisèrent son emploi et l'appliquèrent à presque toutes les dermatoses : lupus, couperose, eczéma chronique, psoriasis, ulcères de jambe, voire épithéliomas. Lailler et Besnier, à Paris (*Ann. de dermat.*, 1880, p. 701), Dron, à Lyon, l'essayèrent vers la même époque ; mais les résultats ne furent pas satisfaisants. La méthode du raclage fut alors modifiée, d'abord par Veiel qui y substitua les scarifications ponctuées, multiples, suivies de l'application de caustiques, soit alcool et chlorure de zinc à parties égales ; puis par Volkmann lui-même qui, après plusieurs séances de raclage, termine son traitement par des scarifications linéaires. Malgré ces modifications, la méthode était délaissée quand elle fut reprise (1874) par Balmanno-Squire en Angleterre et par Vidal en France.

Le premier remplaça la grosse curette de Volkmann par de toutes petites qui lui permirent de ménager les tissus sains et d'*énucléer* de sa loge le tubercule lupique. *Consécutivement* au raclage, il faisait des scarifications avec une aiguille presque identique à l'aiguille à cataracte; ces scarifications étaient linéaires, il est vrai, mais faites à quatre millimètres, c'est-à-dire à une grande distance les unes des autres, et ne servaient encore qu'à rendre plus efficace l'action des cautérisations faites immédiatement après.

Le second laissa de côté le raclage préalable et les cautérisations consécutives et fit consister toute sa méthode dans des scarifications linéaires, parallèles, puis quadrillées, mais aussi rapprochées que possible les unes des autres, faites au moyen d'une lame courbe analogue au scarificateur conjonctival de Desmarres ou d'un petit couteau droit. C'est donc bien à E. Vidal que l'on doit la méthode curative des dermatoses, telle qu'elle est pratiquée aujourd'hui. Certes, il ne peut nous convenir en aucune façon d'amoindrir le mérite de Balmanno-Squire, mais nous ne saurions davantage laisser se répandre plus longtemps un fait d'attribution inexacte. On verra d'ailleurs plus loin que E. Vidal a généralisé cette méthode curative de la façon la plus heureuse et la plus efficace, et qu'il a rendu ainsi à la médecine pratique et utile un service des plus signalés. Ce n'est qu'ultérieurement, et sur les avis mêmes de Vidal, que B.-Squire cessa le *raclage* et les *cautérisations* pour faire exclusivement les *scarifications* serrées et répétées, soit linéaires, soit quadrillées. Il est vrai que F. B.-Squire avait déjà dirigé les scarifications *ponctuées* contre un certain nombre de dermatoses, entre autres contre les *nœvi vasculaires plans* (v. thèse de Colson, 1878). Tel est l'historique de cette importante méthode du raclage et des scarifications à laquelle s'attachent les noms de *Volkmann* (de Halle), de *Vidal* (de Paris), et de *B.-Squire* (de Londres), et qui a déjà donné tant de résultats magnifiques entre les mains de Fournier, Besnier, Lailler et d'autres médecins (voir au musée les pièces avant et après le traitement).

Instruments. — Les instruments les plus employés sont : le scarificateur à lame courbe, le scarificateur à lame droite et à deux tranchants, de Vidal, le scarificateur à lames multiples (8 à 16), de B.-Squire ; la curette à bords tranchants, soit pleine, soit fenêtrée, et le *racleur* de Vidal.

Manuel opératoire. — *Scarifications linéaires* (procédé de Vidal). — « Il faut inciser perpendiculairement à la surface de la peau et non obliquement. Il faut pénétrer jusqu'à la dernière limite du tissu malade, parfois jusqu'à un centimètre et plus de profondeur, jusqu'à ce que l'on éprouve cette sensation de résistance particulière caractéristique du tissu sain ; c'est là la condition de la réussite. Avec la pointe fine de l'instrument, il est facile d'aller chercher le tissu néoplasique à toutes les profondeurs et en tout lieu. » Ce procédé diffère de celui de B.-Squire en ce que les incisions parallèles sont aussi rapprochées que possible les unes des autres. On les croise immédiatement par d'autres incisions obliques formant hachures, et même parfois cette scarification est encore insuffisante. Il faut alors pratiquer de nouvelles incisions quadrillant les précédentes obliquement ou perpendiculairement, de façon à hacher et à dilacérer en tout sens la surface malade. D'ailleurs, toutes ces incisions vont se refermer immédiatement et par première intention : au bout de trois à cinq jours, il n'en restera plus trace. On fait une nouvelle séance toutes les semaines. Si l'on scarifie rapidement et que l'on comprime avec de la ouate ou de l'amadou, la perte de sang est insignifiante. On fait panser ensuite avec des compresses émollientes fraîches, puis avec de petits cataplasmes de fécule, enfin par la vaseline boriquée. On applique ensuite sur le lupus et sur les surfaces scarifiées le pansement choisi, en attendant la nouvelle séance de scarification, le pansement occlusif par les bandelettes de Vigo, par exemple.

Après un certain nombre de scarifications, on voit les tissus devenir plus fermes et blanchir et la transformation cicatricielle envahir la plaque. Cette cicatrice ne vient pas, à proprement parler, des incisions, mais de la transformation des tissus lupeux. La cicatrice est blanche, lisse et souple. Parfois les sujets sont tellement strumeux que la cicatrice devient *kéloïdienne*. Il faut alors recommencer les scarifications, qui constituent encore le seul moyen actuellement connu de lutter victorieusement contre les kéloïdes.

Les scarifications guérissent en facilitant et en hâtant l'élimination des cellules lupiques les plus avancées, de celles qui ont subi la dégénérescence granulo-graisseuse et en modifiant les cellules embryonnaires jeunes de façon à les faire concourir à la réparation et à la formation du tissu conjonctif.

La méthode des *scarifications linéaires quadrillées* est peu douloureuse ; elle le devient d'autant moins que les extrémités nerveuses ont été plus souvent hachées. On n'emploie l'anesthésie locale — par les pulvérisations d'éther — que chez les sujets pusillanimes et pour les premières séances. De plus, cette précaution nécessite la présence d'aides, rend l'opération plus longue, partant moins pratique, et aussi plus difficile et moins sûre. « En effet, les tissus malades et surtout les tubercules de lupus infiltrés sont moins faciles à voir quand la partie est gelée. On sent moins bien les différences de consistance des tissus ; les hémorrhagies consécutives sont plus abondantes ; enfin le malade éprouve, après l'opération, plus de douleur dans la partie scarifiée. » D'ailleurs, pour le lupus de la face, l'éther a des inconvénients, il pénètre entre les paupières et cause de vives cuissons. Le plus souvent, les malades réclament d'eux-mêmes la suppression de l'anesthésie locale dès la deuxième ou la troisième séance.

Mais les lupus sont parfois très rebelles, ou bien ils sont sujets aux récidives. Il faut alors faire revenir les malades tous les deux ou trois mois et passer la revue des cicatrices. Si, à travers le tissu cicatriciel de nouvelle formation, on aperçoit de petits points jaunâtres, il faut les attaquer. Ce sont autant de tubercules tout prêts à repulluler. Il faut traverser la couche superficielle qui est légèrement résistante, et l'aiguille — car Vidal emploie volontiers alors l'aiguille de B.-Squire — tombe à leur niveau dans un tissu mou, friable, souvent assez profond. Il faut détruire minutieusement tous ces infiltrats. Ce n'est que lorsqu'ils ont complètement disparu qu'on peut cesser le traitement. Il faut encore se défier de la guérison apparente tant que l'on voit de la rougeur persister sur les bords ; cela indique le plus souvent que le travail néoplasique n'est pas terminé.

Parfois le lupus est tellement étendu, qu'on ne peut scarifier toute sa surface en une séance ; il faut alors opérer par fragmentation. Mais la première chose à faire est de scarifier les bords de la lésion pour en arrêter la marche envahissante. Il ne faut pas oublier de toujours dépasser les bords de l'infiltrat lupique apparent. Car, dit Vidal, qui le premier a donné ce précepte, les vaisseaux de la périphérie sont dilatés et malades ; autour d'eux, il s'est déjà fait une prolifération de cellules embryonnaires, prolifération qu'il faut atteindre et enrayer sous peine de voir le mal grandir, malgré les scarifications répétées, mais faites trop en dedans. Il ne faut pas craindre de faire des incisions dans la peau saine, car, pourvu que le derme ne soit pas incisé dans *toute* son épaisseur, il n'y a pas de cicatrice. D'autre part, il ne faut pas croire que l'on déformera la cicatrice en l'incisant de nouveau : *plus on la scarifiera souvent, plus elle sera mince et belle.*

Telle est cette méthode des *scarifications linéaires serrées et quadrillées* qui donne des résultats vraiment merveilleux contre le lupus vorax, le lupus galopant ou le lupus tuberculo-ulcéreux, et contre le lupus tuberculeux non exedens. Dans le lupus acnéique, il faut faire les scarifications particulièrement profondes. Les lésions, en effet, infiltrent toute l'épaisseur du derme et même le tissu cellulaire sous-cutané. Il est donc indiqué d'aller atteindre le processus surtout vers la zone d'envahissement; autrement, si l'on s'en tient aux scarifications superficielles, la lésion continuera à se développer par les couches profondes du derme sur lesquelles on n'agit pas. Il faut faire les scarifications très courtes, très serrées, se croisant en trois ou quatre sens différents et atteignant jusqu'à l'extrême limite du derme. Le lupus érythémateux est également extrêmement rebelle, mais il ne l'est pas seulement aux scarifications. La lésion ici est très superficielle, mais généralement très étendue. La scarification peut ne pas dépasser un millimètre et demi ou deux et non pas quatre ou cinq comme dans le cas précédent. C'est dans ce cas qu'est éminemment utile le scarificateur de B.-Squire. Cet instrument est composé de seize lames parallèles distantes d'un demi-millimètre et présentant deux ailettes latérales qui assurent l'égalité de profondeur des incisions et qui limitent leur pénétration dans la peau.

Quant aux curettes, elles servent surtout à énucléer les tubercules de lupus isolés, ceux qui surviennent dans les mailles cicatricielles. Nous les employons aussi pour *racler* les gommes scrofuleuses et les productions fongueuses et bourgeonnantes que l'on trouve à la surface de certaines ulcérations de mauvaise nature. Les curettes sont utiles aussi contre le lupus des muqueuses. Elles sont indispensables, par exemple, contre les lupus de la face interne des narines, du voile du palais, du pharynx, elles servent aussi contre les fongosités, les végétations ou les papillomes. Vidal employa d'abord pour le raclage de ces affections la petite curette de B.-Squire, puis il eut recours à la curette fenêtrée, c'est-à-dire perforée à son centre et plus facile à nettoyer. Maintenant il se sert d'un *racleur* spécial. C'est un instrument qui a trois millimètres de largeur, qui a la forme d'un crochet, qui coupe par son extrémité antérieure et qui est plus commode que les autres instruments pour opérer les lupus des cavités. Le raclage, puis le pansement par occlusion, unis à l'emploi interne du chlorate de potasse (Bergeron), constituent un des meilleurs procédés connus contre les épithéliomas cutanés, les *noli me tangere* de jadis.

D'ailleurs, pour plus de renseignements, nous renvoyons aux thèses des élèves de Vidal (Lelongt, 1877. — Fraîche, 1878) à sa communication à l'Académie de médecine, (Vidal, 1879), à ses leçons cliniques (*France médicale*, 1881), à la revue de Besnier (*Ann. de dermat.*, p. 686, 1880), à la thèse de Bartoszewicz (Paris, 1882), aux travaux de Hutchinson, de Anderson, et surtout au mémoire de B.-Squire (in *Med. Times and Gazette*, 1876). Voir aussi, à titre d'exemples, les moulages 76 et 77 et 576 et 645, qui représentent des lésions cutanées avant et après les scarifications.

Vidal a non seulement perfectionné cette importante méthode et l'a amenée au point d'efficacité où elle est aujourd'hui, mais il l'a encore appliquée à *un grand nombre de dermatoses rebelles* sur lesquelles il a remporté de brillants succès.

Citons : la *couperose*, contre laquelle le scarificateur multiple de B.-Squire rend particulièrement service en coupant les vaisseaux dilatés et variqueux et en faisant disparaître l'ectasie vasculaire et la rougeur après que le scarificateur linéaire aura eu raison des pustules acnéiques. — La *séborrhée fluente*, même très ancienne, dans laquelle, seize scarifications ont atrophié les glandes et les autres éléments morbides alors qu'ils n'avaient pu être modifiés par le savon de potasse, l'alcool camphré et soufré, la pommade à l'oxyde de zinc, etc.

L'*eczéma* ou l'*impétigo sycosiforme*, le *sycosis arthritique non parasitaire*, et notamment l'*eczéma récidivant* ou *hypertrophiant des narines et de la lèvre supérieure*, sont justiciables aussi des scarifications. Dans ces cas Hebra, Bazin, Hillairet, Guibout, avaient déjà essayé les piqûres ou les incisions multiples, mais le procédé de Vidal est infiniment préférable. Contre l'eczéma récidivant Besnier a préconisé aussi le traitement par l'épilation et les émollients et enfin par les scarifications profondes quadrillées. Celles-ci doivent être parfois de 6, 7, 8 et même 9 millimètres, mais il faut toujours avoir soin de permettre la réunion par première intention.

Nous avons déjà indiqué les améliorations et même les guérisons obtenues sur les *kéloïdes* par les scarifications linéaires répétées. Dès la première séance, les douleurs si violentes de la production morbide disparaissent à la suite de la section des filets nerveux comprimés.

Ce sont ces succès qui ont amené Vidal à combattre par le même moyen les *hyperesthésies cutanées partielles* et notamment le *prurit vulvaire* ou *scrotal*, idiopathique ou symptomatique d'un eczéma chronique. Plusieurs malades qui, privés de tout repos et de tout sommeil depuis plusieurs années, voyaient leur santé devenir chancelante, ont été rapidement délivrés de leurs souffrances par la section des filets nerveux superficiels. Enfin B.-Squire a employé les scarifications linéaires multiples contre les *taches de vin, nævi vasculaires* (thèse de Colson, 1878). Il faut dire que les résultats n'ont pas été toujours aussi satisfaisants que contre les autres affections précédemment énumérées et surtout que contre le lupus tuberculeux, ulcéreux ou non. C'est là en effet le triomphe de la méthode, nous ne saurions trop le répéter et nous efforcer de vulgariser un procédé de thérapeutique qui a *certainement modifié complètement le pronostic* de ces cruelles dermatoses.

SCROFULODERMIE [1].

Symptômes. — Sous la dénomination de *scrofulodermie*, je comprendrai les états morbides de la peau qui sont l'expression d'une diathèse spéciale connue sous le nom de *scrofule*, *scrofulose* ou *strume*.

Les manifestations cutanées de la scrofule sont très variables, cependant elles ont certains caractères généraux particuliers qui servent à les distinguer des autres dermatoses. En général, la scrofulodermie débute par l'engorgement d'un ou plusieurs ganglions lymphatiques qui gonflent, augmentent de volume et donnent lieu à la formation de tumeurs dures, rondes ou ovales, qui, au début, ne sont ni rouges ni douloureuses. Elles augmentent lentement ; quand elles ont atteint un certain volume, celui d'une amande, par exemple, elles restent stationnaires, ou, comme c'est le plus souvent le cas, elles se ramollissent; la peau qui les recouvre s'hypérémie, devient le siège d'une inflammation chronique de couleur violacée, puis s'amincit progressivement et devient sensible.

Au bout d'un certain temps, souvent après plusieurs mois, elles deviennent fluctuantes et s'ouvrent en donnant lieu à un écoulement contenant du pus, du sang, de la sérosité et une matière caséeuse, floconneuse, blanchâtre ou jaunâtre. Les caractères de ce liquide varient : quelquefois il est épais et purulent, d'autres fois il est clair et aqueux. Généralement cet écoulement persiste pendant très longtemps, quelquefois il se fait des fusées qui s'étendent plus ou moins profondément et qui peuvent décoller les tissus sous-jacents. Cette suppuration persiste pendant des années d'une façon chronique avec des alternatives de mieux et de pire. Tôt ou tard cepen-

1. Il y a des scrofulides des muqueuses, comme il y a des scrofulides de la peau. Les gommes scrofuleuses de la peau sont généralement assez larges et peu nombreuses. Exceptionnellement elles peuvent être très nombreuses, petites, presque miliaires. Un cas fort remarquable a été observé dans le service de Fournier et publié par Barthélemy (*Ann. de dermat.* 1882), sous le nom de *strumodermie polymorphe*.

dant la glande se transforme en un ulcère qui est l'aboutissant habituel de la scrofulodermie.

Ces ulcères ont une forme, une étendue, une profondeur et des caractères généraux variables selon leur siège et d'autres particularités individuelles. Ils sont habituellement allongés et ont la forme d'une amande; leurs bords sont irréguliers, plus ou moins bien définis, et ils ont une couleur violacée ou rouge pâle. Leur base est inégale, blanchâtre, sans vitalité, et se recouvre de granulations mollasses; elle saigne facilement, se recouvre de croûtes plus ou moins épaisses selon la quantité et la nature de la sécrétion, mais ces croûtes sont rarement très volumineuses : elles sont grises ou brunes, habituellement minces et adhérentes; l'ulcère saigne facilement quand on les enlève.

L'ulcération scrofuleuse n'a aucune tendance à la guérison, sa marche est chronique et le travail de réparation est toujours lent; en général elle n'est pas douloureuse et les cicatrices qui en résultent sont dures, irrégulières, rétractiles et gaufrées.

La scrofulodermie a son siège principal à la face, au-dessous de la mâchoire inférieure et au cou. Généralement la manifestation cutanée est accompagnée de tout un cortège de symptômes qui trahissent la diathèse scrofuleuse du sujet; souvent les yeux sont le siège d'inflammation chronique, il y a du catarrhe du conduit auditif externe, du coryza, surtout chez les enfants; d'autres fois les articulations sont gonflées, les os sont épaissis. La peau est habituellement pâle, décolorée, molle et quelquefois boursouflée. Parfois on retrouve dans un point ou un autre d'anciennes cicatrices résultant d'atteintes antérieures.

Telles sont les manifestations habituelles de la scrofulodermie, mais cette affection peut se développer avec des caractères différents, qu'on rencontre plus rarement, mais qu'il faut néanmoins mentionner. Quelquefois elle se manifeste sous forme de pustules plates, de grosseur variable, arrondies, ovalaires ou irrégulières, jaunâtres et entourées d'une aréole rouge sombre ou violacée. Les croûtes se forment lentement, commencent au centre de la pustule et la recouvrent en totalité ou en partie; elles sont habituellement plates et peu épaisses et se distinguent par ces caractères de celles de la syphilodermie. Elles sont brunes et adhérentes, et, après qu'on les a enlevées, on voit qu'elles recouvrent une ulcération superficielle qui a tous les caractères de l'ulcère scrofuleux. Le nombre des pustules varie, leur marche est chronique, elles se développent dans n'importe quelle région, mais souvent au-devant du sternum, elles donnent lieu à la formation de cicatrices minces et superficielles.

Dans une autre variété, ce sont des excroissances papillaires verruqueuses ou fongueuses de grosseur variable, de forme irrégulière et sans limites précises; elles sont pâles, rouge terne ou violacées, elles sont parsemées d'excoriations jaunâtres, ponctuées ou profondes, qui suppurent ou se recouvrent de croûtes. C'est surtout aux mains qu'on observe de semblables altérations; généralement elles entraînent des difformités qui sont dues à ce qu'elles s'étendent profondément, et qu'elles altèrent même les os. La marche de ces lésions est éminemment chronique, et il ne faut pas les confondre avec les variétés verruqueuses ou hypertrophiques du lupus vulgaire auquel elles ressemblent. Elles comportent toujours un pronostic grave.

Une autre variété de scrofulodermie que je n'ai jamais vue signalée dans les ouvrages de médecine, et qui, selon moi, doit être considérée comme une manifestation de la scrofule, consiste dans la formation de pustules plates, grosses comme une tête d'épingle ou comme une lentille, disséminées et jaunâtres, qui sont habituellement entourées d'une aréole saillante et violacée. Les caractères généraux de ces pustules sont à peu près les mêmes que ceux des petites pustules syphilitiques : elles se transforment progressivement en croûtes dans l'espace de quelques semaines; ces croûtes sont déprimées, recroquevillées, dures, cornées, jaunes ou grises et très adhérentes, à la longue elles tombent et il reste au-dessous d'elles des cicatrices déprimées et indélébiles qui ressemblent à celles de la variole. Ces pustules évoluent sourdement, lentement, et durent des mois entiers[1]. Elles se développent par intervalles; il s'en fait de nouvelles au fur et à mesure que les anciennes disparaissent, de sorte qu'il est rare qu'à un moment quelconque

1. Un cas de ce genre (scrofulodermie ecthymateuse) a été observé récemment dans le service de Fournier, mais il a évolué dans l'espace de six semaines et avec une acuité très intense et tout à fait anormale. L'observation a été publiée par Barthélemy (*Ann. de dermatol.*, 1882).

le malade n'en ait pas quelques-unes en voie de développement. Cette scrofulide persiste pendant des années, on la voit sur toutes les régions, mais, dans le cas que j'ai observé, la face et les extrémités étaient particulièrement affectées ; les manifestations habituelles de la scrofule l'accompagnent généralement.

Étiologie. — La scrofule est héréditaire ou acquise; généralement elle est héréditaire, et souvent la conséquence de la consanguinité. La scrofule acquise a pour cause l'alimentation insuffisante et de mauvaise qualité, les causes de débilitation extérieure de toute espèce telles qu'un séjour prolongé dans des climats froids et pluvieux, une atmosphère viciée, un logement sombre et humide, le manque d'exercice, etc. Elle est aussi la conséquence de certaines maladies, telles que la rougeole, la scarlatine, et peut-être de la syphilis chez les ascendants. La scrofule se manifeste de bonne heure dans l'enfance, elle est plus fréquente chez les individus de race colorée et surtout chez les mulâtres que chez les blancs; elle n'est pas contagieuse et sa nature est encore entourée de bien des nuages.

Diagnostic. — La scrofulodermie se distingue du lupus vulgaire et de la syphilis par la présence concomitante de symptômes de scrofule et par les caractères spéciaux des lésions qui diffèrent cliniquement, car, dans ces trois affections, les manifestations primitives, les ulcérations, les croûtes et la marche des lésions, sont essentiellement différentes[1].

Traitement. — Il faut avoir recours au traitement général, et les meilleurs médicaments sont l'iode, le fer, le soufre, le phosphore et l'huile de foie de morue. Le séjour au bord de la mer et la bonne hygiène ont aussi leur importance, ainsi que l'alimentation qui doit être substantielle, et consister surtout en viandes rôties.

Il faut traiter les ulcérations à l'aide de préparations stimulantes, telles que les pommades mercurielles, ou la solution de sublimé dans l'alcool étendu d'eau, s'il est nécessaire. La teinture d'iode diluée convenablement, l'hypochlorite de soude, sont également

1. Voir, pour l'anatomie pathologique des gommes scrofuleuses, le travail de Brissaud et de Josias (*Revue mensuelle*, 1880). Voir, à titre d'exemples, les pièces du musée de l'hôpital Saint-Louis n°s 664, 558, 279. Plusieurs pièces recueillies par Fournier, montrent que la syphilis acquise cause parfois des lésions tout à fait *scrofuloïdes* (écrouelles, etc.), mais c'est surtout la syphilis héréditaire qui, dans ses manifestations tardives, simule la strume.

très utiles. Enfin le raclage offre encore ici une ressource précieuse dans bien des cas.

DE L'ECTHYMA TÉRÉBRANT INFANTILE.

(Voir, au musée de l'hôpital Saint-Louis, les pièces nº 535, et coll. part. de Fournier les pièces nºs 135-350.)

Nous devons placer ici la description sommaire d'une affection cutanée dont l'appréciation exacte est due à Fournier et à Lailler. Nous voulons parler de l'*ecthyma térébrant infantile*, qui jusqu'à ces auteurs était confondu avec les syphilides ulcéreuses. Cette affection est une poussée suraiguë, ordinairement très grave, de scrofulodermie. Elle débute assez brusquement et parfois attaque les enfants, même d'apparence robuste, au milieu d'une santé satisfaisante. C'est surtout aux membres inférieurs, puis à la face, que sévit l'éruption; d'ailleurs elle peut être généralisée. Elle se présente sous la forme de papules plus ou moins nombreuses, plates, arrondies, du volume d'abord d'une lentille, puis d'un pois, d'un haricot même. D'abord croûteuses et sèches, ces lésions ne tardent pas à devenir humides, suintantes, ulcéreuses. Cette évolution frappe par sa rapidité qui continue la soudaineté de processus particulière à cette éruption dès le moment de son apparition. A peine apparues d'hier, les papules sont aujourd'hui croûteuses; demain elles seront déjà des ulcérations profondes, creusées fortement, entaillées à pic, remarquables par leur fond lisse, leur coloration jaunâtre rappelant celle du chancre simple et par leur aspect aigu.

Pendant que ces lésions s'approfondissent. d'autres apparaissent, de sorte que l'éruption se multiplie et que les cuisses, les fesses, la face, ne tardent pas à être couvertes d'éléments éruptifs de diverses grandeurs et présentant différents degrés de développement. Des régions entières peuvent ainsi être mises à nu et ne former qu'une vaste plaie due à la réunion, à la confluence des ulcérations. Le fond de cette surface ulcérée est irrégulier et rappelle la disposition de ces « tables de foire » dites « jeux de macarons », à cause des points creux, qui sont les traces des éléments primitifs ecthymateux Les enfants ne tardent pas à succomber à la fièvre, à l'épuisement, à l'insomnie, aux souffrances, à la diarrhée, à l'abondance de la suppuration, à l'athrepsie. Huit fois sur dix, c'est la terminaison fatale qui a lieu. Dans les deux autres cas, les poussées deviennent de moins en moins nombreuses, les ulcérations cessent de s'approfondir, les éléments sont moins larges, moins creux, moins vivaces, moins térébrants, et la guérison peut survenir au bout de six à huit semaines. Ce sont les cas dans lesquels les enfants ont conservé leur appétit et leur sommeil. Mais quelques pustules ont pu se produire sur la cornée, et causer soit une perforation, soit une opacité indélébile, ou bien les lèvres, les fosses nasales, les organes génitaux, ont été atteints et sont le siège d'ulcérations plus ou moins douloureuses. Nous avons même observé une plaque gangréneuse du scrotum, consécutive à quelques ulcérations ecthymateuses. En tout cas, la convalescence est lente et difficile, car la maladie a été très grave. La syphilis, soit héréditaire, soit infantile, ne joue aucun rôle dans la production de ces accidents. Le traitement spécifique est inutile, il est même nuisible. Les toniques et localement les émollients, les compresses de guimauve, les bains, la poudre d'iodoforme et la ouate, ont seuls quelque efficacité.

TUBERCULOSE DE LA PEAU.

Pendant longtemps on a agité la question de la réalité des ulcérations tuberculeuses sur la peau, mais récemment Chiari (A) a publié cinq ou six exemples incontestables. Tous siégeaient aux lèvres; dans un cas, l'anus était également atteint. Jarish (B) a aussi publié une observation de tuberculose cutanée dans laquelle

A. *Wien. med.* Jahrg. 1877, Heft III, p. 328, et *Viertelj. für Derm. u. Syph.*, VI Jahrg., 1879, p. 269.
B. *Ib.* p. 265.

l'ulcération occupait l'oreille ; il peut s'en développer sur la muqueuse buccale[1]. Ces ulcérations sont arrondies, ovalaires ou serpigineuses (comme dans le cas de Jarish) ; leurs bords sont irréguliers, déchiquetés, rouge luisant, tuméfiés et légèrement infiltrés, leur fond est granuleux et jaunâtre ; elles sécrètent un liquide séro-purulent, jaunâtre, clair et peu abondant; elles ne saignent pas facilement ; quand elles siègent sur les muqueuses, il y a dans leur voisinage de petites papules jaunâtres grosses comme une tête d'épingle qui sont caractéristiques. On observe toujours ces lésions chez les tuberculeux, elles ont une évolution relativement rapide; elles sont très rares. Chiari, qui a examiné 6000 malades dont 60 pour 100 sont morts tuberculeux, ne les a observées que 5 fois.

Au microscope on voit que les tissus situés autour et au-dessous de l'ulcération sont infiltrés, qu'ils contiennent de nombreuses cellules lymphoïdes et de petits nodules ronds, isolés ou agglomérés, qui sont de véritables *tubercules miliaires*. Quelques-unes de ces granulations sont superficielles et sont situées à la périphérie, à la façon de satellites, sous forme de petits points jaunâtres; la coloration n'est pas vive, ni éclatante. Les nodules sont composés de petites cellules arrondies qui souvent s'ulcèrent à leur centre et subissent la dégénérescence caséeuse[2].

1. Pièces du musée de l'hôpital Saint-Louis, nos 174, 250, 255, 310, 363, 511, 536, 756.

2. Les *ulcérations tuberculeuses* sont en général peu étendues, irrégulières de bords et de surface ; le fond n'est pas lisse, il est plus profond sur certains points que sur certains autres. Les bords sont violacés, turgescents, calleux. Cette affection est remarquable par son indolence. On peut en voir au musée de l'hôpital Saint-Louis de beaux exemples, les uns à la langue, les autres dans le pharynx, ceux-ci à la verge, ceux-là à l'anus, etc. Les cas de *tuberculose locale* se multiplient d'autant plus que l'observation devient plus attentive et plus éclairée. Il est bien peu d'organes où l'on n'en ait signalé : les reins, la vessie, l'iris, les articulations, les gaines synoviales, les os, les glandes et notamment la mamelle, les organes génitaux, les testicules, etc. La peau et les muqueuses y sont sujettes aussi, comme le tube digestif et ses annexes, qui sont très souvent atteints. Ce fait est très remarqué depuis que la doctrine de l'*origine parasitaire de la tuberculose* prend de la consistance. Ce sont en effet les points qui sont le plus exposés aux contacts virulents. La tuberculose locale, la tuberculose des muqueuses est une affection qui est bien connue en France depuis les travaux de Trélat, Gosselin, Julliard et surtout de Millard, Raynaud, Féréol, Bouchut, Bucquoy (*Soc. méd., des Hôpitaux*, 1878, p. 51), sur les ulcérations bucco-pharyngées, ceux de Rigal et de Cornil sur les ulcérations tuberculeuses du vagin et du col utérin (*Soc. méd.*, 1879), de Hillairet (*Soc. méd.*, 1874) sur la tuberculose des orifices naturels, de Spillmann sur la tuberculose du tube digestif (Thèse d'agrégation, 1870), de Barth (thèse de 1880) sur la tuberculose du pharynx (Thèse de Dubar, 1881) sur la tuberculose de la mamelle, etc. Il ne faut pas oublier que c'est Ricord qui, à l'hôpital du Midi, a décrit le premier sous le nom de *phthisie linguale* cette affection toujours rapportée jusqu'à lui à la syphilis.

Fournier a observé récemment deux cas qui seront prochainement publiés et qui sont

FONGUS DES PIEDS.

Il faut mentionner ici une affection connue sous les noms de *Podelcoma*, *Fungus foot of India*, *Madura foot*, *Mycetoma*. Cette maladie détermine un gonflement de la partie atteinte. Elle siège le plus habituellement aux pieds, bien qu'elle puisse occuper les mains ou d'autres régions, puis il se fait de petites nodosités, du volume d'un pois et molles, qui sont parsemées de petits grains noirâtres ressemblant à des œufs de poissons, et qui s'échappent des pertuis creusés dans la partie malade. Cette affection s'observe surtout dans l'Inde, elle a été étudiée par le docteur Vandyke Carter (A) et par les docteurs Lewis et Cunningham (B) ; mais elle existe aussi dans notre pays, comme le prouve l'observation suivante rapportée par le docteur Kemper (C).

Il s'agit d'un jeune homme d'origine américaine, qui six mois auparavant avait eu les pieds rouges, gonflés et douloureux; puis la plante des pieds devint extrêmement sensible, il s'y fit des bulles qui donnèrent lieu à la formation d'orifices desquels s'échappait un liquide glaireux analogue à du blanc d'œuf. Les ulcérations récentes étaient recouvertes d'une substance blanchâtre analogue à de la moisissure, et n'étaient autres que les orifices de trajets fistuleux profonds. Cette affection était si douloureuse qu'on pratiqua l'amputation du pied : on vit alors des portions de muscles désagrégées et remplies de masses analogues à de la moisissure; ces masses examinées au microscope, à un grossissement de 200 diamètres, avaient l'aspect de corps granuleux, de forme irrégulière, jaunâtres et réfringents, que le docteur Kemper regarde comme des spores végétales. Depuis lors, je ne sache pas qu'on ait observé dans notre pays de maladie de ce genre, en tout cas sa nature parasitaire est très contestable. Neumann pense qu'il s'agit là d'une forme d'éléphantiasis des Arabes (Hirsh, Erlangen, 1862-64).

moulés, l'un de tuberculose de la langue (pièce n° 511), l'autre de tuberculose du méat. Ces cas ont guéri, malgré de graves lésions pulmonaires, par l'application de teinture éthérée d'iodoforme. Le traitement chirurgical, l'ablation, a réussi dans d'autres cas.

A. *On Mycetoma*, Londres 1874.

B. *The Fongus Disease of India*, Calcutta, 1875.

C. *Amer. Practitioner*, sept. 1876.

AÏNHUM.

L'*aïnhum* est une affection spéciale à la race africaine qui a été récemment décrite très longuement par le docteur J. F. da Silva Lima, de Bahia, Brésil (A). Elle est caractérisée par une dégénérescence lente, progressive et graisseuse, et généralement par une augmentation de volume des orteils et surtout du petit orteil. Cette maladie affecte presque tous les éléments anatomiques de l'orteil, elle consiste dans la formation d'une sorte de bride dure, fibreuse, étroite, presque linéaire, la constriction est d'autant plus serrée que l'affection est plus ancienne. Au début, cette bride rubanée n'occupe qu'une partie de la circonférence du doigt, mais plus tard elle l'enveloppe tout entière, et siège au niveau du pli digito-palmaire. Cet étranglement, au bout de quatre ou dix ans, se traduit par un sillon circulaire profond qui entraîne l'atrophie des phalanges, l'oblitération des vaisseaux et la chute inévitable de l'orteil[1].

Cette affection est, dit-on, très commune sur la côte occidentale d'Afrique ; on l'observe également dans l'Amérique du Sud, à Rio-Janeiro et à Buenos-Ayres ; ses causes sont inconnues.

MAL PERFORANT.

Je ne veux dire que quelques mots de la maladie connue sous le nom d'*ulcère perforant du pied*, de *mal perforant*, comme on l'appelle sur l'Ancien Continent et surtout en France. Selon Savory et

A. *Arch. de derm.*, octobre 1880.

1. Sur un dessin de Corre (de Brest), nous avons parfaitement pu voir le sillon, déjà très prononcé. Plusieurs orteils étaient atteints ; le petit, bien plus que les autres, était globuleux et ne tenait plus que par *un mince pédicule.*

Cette affection aboutit donc à une *amputation spontanée.* Récemment un phénomène de cet ordre a été observé à Paris. Ce fait est d'autant plus important que c'est un des seuls cas publiés qui ait été observés sur la race blanche. Bien des hypothèses ont été émises sur la nature de cette maladie qui évolue lentement, indolemment et sans symptômes généraux. Les uns en ont fait une affection de cause locale et traumatique. Les autres l'ont identifiée à la lèpre. Ceux-ci, Corre entre autres, la considèrent comme une tropho-névrose ; ceux-là enfin comme une affection parasitaire.

Quoi qu'il en soit, il y a sclérose circulaire graduellement croissante. C'est cette marche lente et progressive qui fait qu'il n'y a jamais gangrène. D'ailleurs la constriction n'est pas le seul facteur. L'atrophie, non pas consécutive, mais concomitante, des diverses parties de l'orteil, contribue puissamment à sa chute qui survient un jour ou l'autre sans perte de sang, le plus souvent par une cause intercurrente, par un accident quelconque.

Il ne faut pas confondre avec l'aïnhum les amputations spontanées qui ont lieu

Butlin (A), qui ont récemment publié un excellent mémoire sur ce sujet, cette affection ne devrait pas être appelée *ulcère ;* ses caractères sont variables, mais elle est habituellement caractérisée par un petit orifice, analogue à l'orifice d'un sinus ou d'une fistule qui est situé au centre d'une masse indurée et qui se continue par un étroit canal jusqu'à l'os malade. Quelquefois il y a des granulations autour de l'orifice ; il n'y a pas d'écoulement ou il est peu abondant, c'est toujours une affection indolore, même quand on la soumet à des pressions. Il y a habituellement de l'anesthésie, du refroidissement et souvent une transpiration abondante de la partie malade[1].

L'ulcère siège généralement au niveau d'une des trois bourses séreuses décrites par Lenoir, c'est-à-dire au niveau des articulations métatarso-phalangiennes, et presque toujours au niveau de la première ou de la cinquième, ou encore au talon[2]. Il peut y en avoir plus d'un au même pied, ou les deux pieds peuvent être malades à la fois. Selon Savory et Butlin, le mal perforant résulte de pressions, de violences, de blessures dans des tissus dont la nutrition se fait mal, ou dont la vitalité est compromise par suite d'altération ou de dégénérescence des nerfs. C'est une maladie très rebelle, qui récidive le plus souvent, malgré les traitements les plus énergiques, caustiques, fer rouge, appareils spéciaux de protection, raclage, incision, rugination, débordement et même amputation de

pendant la vie intra-utérine sous l'influence de constrictions accidentelles des brides anormales, de malformations diverses (voir un travail de Bar sur les amputations congénitales, Paris, 1881, et une observation de Lannelongue, *Ac. de méd.*, 1881).

A. *Med. Chir. Trans.*, vol. LXII, 1879.

1. L'os n'est pas toujours primitivement malade. Il y a en effet un certain nombre de variétés de maux perforants. La lésion n'est que symptomatique. Tantôt c'est une ulcération et une fistule symptomatiques d'une altération osseuse ou fibreuse ou articulaire ; tantôt elles sont les conséquences d'artérite ou de périartérite ou encore de thrombose et en tout cas de troubles circulatoires dans une région donnée ; tantôt enfin, et ce sont maintenant les plus fréquents, probablement parce qu'on les cherche plus ou qu'on les reconnaît mieux, ce sont des troubles trophiques consécutifs à des lésions nerveuses, soit périphériques, soit centrales (scléro-dactylie, tabes dorsalis, etc.). En tous les cas, ce n'est qu'exceptionnellement que le mal perforant est une affection purement locale, cutanée ou sous-cutanée, même à la suite des gelures.

Voir les traités de chirurgie et les traités de maladies nerveuses, ainsi que la thèse d'Arnozan, sur les troubles trophiques, p. 138 (Paris, 1880), et la thèse de Butruille (Paris, 1878) et l'article de Duplay et Morat (*Arch. de Med*,, 1873). La lésion débute par une sorte de durillon qui grandit insidieusement, puis la petite masse cornée se détache et l'on trouve une ulcération creusée comme à l'emporte-pièce.

2. Voir la note 1 de la page suivante.

l'orteil ou d'une portion du pied. Il faut recommander l'usage d'une jambe artificielle, et en tout cas maintenir et soumettre la partie malade à un repos complet et prolongé[1].

LÈPRE[2].

Syn. — Angl. : Lepra; éléphantiasis Græcorum; Lepra arabum; Leontiasis; Satyriasis; Leprosis. L'une des morphées. — All. : Der Aussatz. — Norvège : Spedalskhed, — Ital : il male de fegato. Mal de Saint-Lazaro. Malmorto. Leuke-Alphos.

Définition. — La *lèpre* est une maladie constitutionnelle endémique, chronique et de mauvaise nature, caractérisée par des altérations de la peau, des nerfs, des os, qui entraînent de l'anesthésie, des ulcérations, des nécroses, de l'atrophie générale et des difformités.

Symptômes. — La *lèpre* est une affection constitutionnelle qui attaque profondément l'organisme tout entier; elle se manifeste par des symptômes généraux et par des symptômes locaux. Son début est habituellement lent et insidieux, quelquefois il faut des années avant qu'elle ait des caractères bien définis. Les prodromes consistent en malaises, dépression intellectuelle, langueur, tristesse, perte d'appétit, nausées, frissons, accès de fièvre répétés, débilité générale, dépression nerveuse et douleurs osseuses. Ces prodromes sont très accusés ou légers, ils durent quelquefois des mois ou des années sans qu'aucun autre symptôme apparaisse. Tôt ou tard cependant surviennent des manifestations plus caractéristiques, et parmi elles les lésions cutanées occupent la première place.

Dès le début, les symptômes cutanés ont des aspects variables, ils consistent en lésions bulleuses, maculeuses, pigmentaires ou tuberculeuses. Quelquefois les lésions élémentaires apparaissent isolément et l'une après l'autre, d'autres fois au contraire il est assez fréquent d'en observer plusieurs en même temps sur le même individu. Les manifestations cutanées de la lèpre, comme celles de la syphilis, sont remarquables par leur multiformité; il en est de même de la période à laquelle elles se développent, ainsi quelquefois elles sont la manifestation la plus importante de la lèpre;

1. Voir au musée de l'hôpital Saint-Louis la pièce 579, qui simule un mode perforant, représentant une gomme ulcérée du talon.

2. Voir au musée de l'hôpital Saint-Louis les pièces ....
- N° 52 Lèpre atrophique.
- N° 265 Lèpre anesthésique.
- N° 627 Lèpre maculeuse.
- N° 779 Lèpre tuberculeuse et léontiasique.

d'autres fois, au contraire, elles ne sont qu'accessoires, et subordonnées aux altérations des autres organes. Différents systèmes organiques sont tôt ou tard influencés par la lèpre, et en particulier le système nerveux: aussi faut-il regarder simplement les éruptions comme des phases de cette néoplasie maligne.

On connaît deux formes de lèpre, la lèpre tuberculeuse et la lèpre anesthésique; il n'y a cependant pas de ligne de démarcation précise entre ces deux variétés. Bien que chacune d'elles ait des symptômes spéciaux bien nets, il n'est pas rare de les voir simultanément sur différents points du corps. De plus, l'une quelconque de ces variétés peut se transformer en l'autre. D'après ce que nous venons de dire, il est donc évident que les manifestations de l'une et l'autre de ces variétés sont susceptibles de variations considérables.

Lèpre tuberculeuse. — Comme son nom l'indique, cette variété se caractérise surtout par la formation de masses d'infiltrations de tubercules; cependant, en même temps qu'eux, il y a d'autres lésions qui quelquefois sont aussi développées que les tubercules. Souvent, au début, il y a une éruption de bulles complètement analogues à celles du pemphigus, elles apparaissent d'une façon irrégulière et pendant quelque temps avant d'autres symptômes mieux caractérisés. On dit qu'elles précèdent plus souvent la forme anesthésique que la variété tuberculeuse.

Il se fait également des macules sous forme de plaques érythémateuses distinctes, lisses, brillantes (*Lèpre maculeuse*). Elles sont habituellement bien définies, sous forme d'espaces circonscrits d'infiltration; d'autres fois elles n'ont pas de délimitation nette, mais elles se confondent insensiblement avec les tissus sains. Généralement elles sont de niveau avec la peau environnante, mais quelquefois elles la dépassent. Leur coloration est jaunâtre ou rougeâtre, quand elles vieillissent, elles prennent une teinte jaune sombre ou brunâtre; on les a comparées à une tranche de lard frais. Elles sont le plus souvent entourées d'un fin liséré violacé ou lilas, qu'on reconnaît être formé par un fin plexus de vaisseaux sanguins quand on le regarde avec attention.

La sensibilité est très altérée dès le début; tantôt il y a de l'hyperesthésie, tantôt une anesthésie complète. Au début il y a généralement hyperesthésie, tandis que plus tard l'anesthésie est très prononcée. Ces troubles de la sensibilité s'observent sur tous les points du corps, leur siège le plus habituel est le tronc, et, sur les membres, le côté de l'extension ; il n'est pas rare que les plaques où la sensibilité est altérée s'étendent à de larges surfaces. Leur marche est variable, souvent elles disparaissent, puis réapparaissent de temps à autre ; d'autres fois les troubles de la sensibilité sont permanents et gagnent en étendue.

Tôt ou tard, il se fait des nodules ou des tubercules de forme et de grosseur variables, qui ont des contours nettement définis comme les tubercules, ou qui se développent sous forme de masses proéminentes irrégulières (*Lèpre tubéreuse*). Les tubercules types sont arrondis et gros comme une cerise, une noix ou même davantage. Quelquefois ils sont très proéminents, d'autres fois au contraire ils sont à peine saillants. Ils ont une coloration jaune, brune ou bronzée; ils siègent dans la peau et dans les tissus sous-cutanés; ils sont plus ou moins douloureux à la pression, et ils se développent dans toutes les régions, mais c'est à la face qu'ils sont généralement le plus nombreux. Le front, les sourcils, les joues, le nez, les lèvres, le menton et les oreilles, sont leur localisation favorite. Les autres régions, et surtout le tronc, les fesses, les bras, les jambes, les doigts et les orteils, sont également très souvent envahis.

Ces tubercules et ces masses nodulaires entraînent des difformités étonnantes : à la face, les traits sont horriblement défigurés ; les tissus paraissent plus ou moins infiltrés et tuméfiés, çà et là la peau est épaissie, boursouflée, et prend des formes insolites. Les sillons naturels sont exagérés et donnent à la face une expression pénible. La peau du front et des sourcils est habituellement très épaissie, ridée, et est démesurément saillante, comme on le voit chez le lion (*Léontiasis*). Le nez, les joues, la bouche, sont aussi assez souvent le siège d'infiltrations très accusées. Aux dernières périodes de la maladie, les tubercules se développent sur la muqueuse buccale et, de là, s'étendent au pharynx, à l'épiglotte, au larynx, aux fosses nasales. Quelquefois même les yeux sont affectés.

La marche des tubercules varie, quelquefois ils persistent pendant des années sans subir de grandes modifications, d'autres fois ils se ramollissent et s'ulcèrent, ou bien ils se résorbent. C'est surtout aux doigts et aux orteils qu'on voit survenir les ulcérations qui se recouvrent de croûtes brunâtres très adhérentes.

Lèpre anesthésique. — Cette variété s'observe seule ou en même temps que la lèpre tuberculeuse ; quand il n'y a pas de tubercules, la lèpre anesthésique s'accompagne d'un certain nombre de symptômes ; l'un des premiers que l'on observe consiste dans l'apparition de bulles qui surviennent d'une façon très irrégulière de temps à autre, et auxquelles succède de la pigmentation. Ces bulles peuvent se montrer pendant un temps très long et devenir plus tard le siège de plaques d'anesthésie.

D'autres fois, comme dans la lèpre tuberculeuse, la lèpre anesthésique débute par des macules ; d'autres fois encore elle débute par de l'hyperesthésie, des douleurs, des sensations de brûlure, auxquelles succède de l'anesthésie qui reste limitée à la portion malade ou qui s'étend au delà des lésions primitives. Quelquefois les macules sont insensibles à un tel point qu'on peut les traverser par une épingle sans provoquer la moindre douleur. Plus tard, des portions de peau dépourvues de papules deviennent anesthésiques de la même façon. La peau subit alors la dégénérescence atrophique, elle devient sèche, jaunâtre ou brunâtre, elle est plus ou moins ridée.

Ultérieurement, les tissus sous-cutanés et les muscles s'atrophient, d'où des difformités appréciables surtout aux doigts et aux orteils. Les poils et les ongles subissent des modifications analogues, s'altèrent ou tombent. Les mains et les pieds souffrent particulièrement, ils deviennent le siège de grandes mutilations et les doigts et les orteils se rétractent. Tôt ou tard les os sont atteints et se nécrosent, surtout dans leurs portions articulaires. Au niveau des jointures la peau s'excorie, s'ulcère, les extrémités osseuses se désagrègent, se résorbent ou s'éliminent. Ce travail nécrobiotique ne se limite pas aux doigts et aux orteils, mais il peut atteindre les pieds et les mains, qui se sphacèlent graduellement. Les extrémités des membres sont plus ou moins anesthésiées, très mutilées, et quelquefois réduites à la moitié de leur volume primitif (*Lèpre mutilante*).

Étiologie. — Les causes de la lèpre sont encore très obscures;

malgré toutes les recherches que l'on a faites à ce sujet; cependant on a mis en lumière un grand nombre de faits du plus haut intérêt dont on a tiré un enseignement précieux. La lèpre a existé de tout temps, et on en trouve des descriptions très exactes dans les auteurs anciens. Aujourd'hui on peut la considérer comme une affection endémique, qui se développe exclusivement dans certains pays, mais l'ensemble topographique de ces pays embrasse une étendue considérable de territoire, comme on peut s'en rendre compte par l'énumération suivante[1].

La lèpre existe en Afrique, le long des côtes de la Méditerranée, de l'océan Atlantique et de l'océan Pacifique; mais on l'observe également dans l'intérieur du pays, ainsi qu'en Asie Mineure, en Arabie, en Perse, dans l'Inde, en Chine, au Japon, au Kamschatka, dans les différentes îles de l'océan Pacifique, et en Australie. D'après les relevés faits en 1872, il y avait 99 000 lépreux dans l'Inde (A). En Europe, la lèpre est endémique en Norwège, dans le sud de l'Espagne, en Sicile, en Grèce, et dans le sud de la Russie. Sur le nouveau Continent, on la voit au Mexique, dans l'Amérique centrale, dans les îles des Indes Occidentales, le long des côtes de l'Amérique du sud et surtout au Brésil. Elle fait aussi des ravages assez considérables en Islande. On l'observe également aux États-Unis, elle y a été l'objet de sérieuses recherches, et les docteurs Heyde (B), Grünvold (C), Bendeke (D), Hœgh (E), Rohé (F), Salomon (G) et Jones (H), en ont publié d'importantes observations; le comité de la statistique de l'Association dermatologique américaine a également fourni, à son sujet, une série de remarques très intéressantes (I). Il est bien certain que la lèpre existe à l'état sporadique dans presque tous les districts de notre pays, cependant, dans

1. En France, la lèpre fut jadis endémique, surtout dans certaines régions où les lépreux formaient de petites colonies (voir : *les Lépreux en Lorraine*, par le Pr Hecht). Cette maladie a aujourd'hui totalement disparu de France où l'on n'observe plus que des lépreux venus de l'étranger.

A. *Leprosy in India*, A Report by T. R. Lewis M. B., and D. D. Cunningham, M. B. Calcutta, 1877.

B. *Amer. Pract.*, fév. 1879, et *Chicago Med. Journ. and*, Ex. décembre 1879.

C. *Trans. Amer. Derm. Assoc.*, 1879, et *Arch. of Derm.*, janvier 1879.

D. *Trans. Amer. Derm. Assoc.*, 1879.

E. *Ibidem*.

F. *Maryland, Med. Journ.*, juillet 1878.

G. *Proceedings of the Louisiana State Medic. Assoc.*, 1879.

H. *New-Orléans Med. and Surg. Journ.*, mars 1878.

I. *Trans. New-York*, 1878-1879.

certains d'entre eux, elle est bien plus fréquente que dans d'autres; on l'observe aussi bien chez les indigènes que chez les étrangers (A).

On voit donc que la distribution topographique de la lèpre est très étendue. Elle est beaucoup plus commune dans certaines localités et surtout dans le sud de l'Asie, et dans les archipels de l'océan Pacifique, que dans d'autres. Elle paraît occasionnée par différentes influences spéciales à certains pays : il est donc très difficile d'en déterminer les causes exactes, cependant il y a un certain nombre de points qui sont bien élucidés. Souvent la lèpre est héréditaire, et elle se transmet des parents aux enfants pendant de nombreuses générations. Tous les auteurs n'admettent pas qu'elle soit contagieuse. Lewis et Cunningham (B) ne le croient pas, d'autre part le docteur Enders (C) des îles Sandwich pense qu'elle est à la fois contagieuse et inoculable. Rien ne prouve jusqu'à présent qu'elle soit contagieuse.

Les causes les plus puissantes à faire naître la lèpre paraissent être essentiellement climatologiques, et en rapport direct avec l'état du sol, l'alimentation et les habitudes de la population. Cependant les recherches relatives à la nature du climat des pays où cette affection est endémique ne permettent de déduire aucune conclusion sérieuse à l'égard de ses causes; au point de vue de la distribution géographique, il semble que la lèpre soit plus fréquente dans les climats tropicaux et dans les régions glaciales, telles que l'Islande et la Norwège. Beaucoup d'auteurs attribuent une importance considérable à la nature du sol, et croient que la lèpre se développe primitivement dans des pays marécageux; et en effet, quand on jette un coup d'œil sur la carte, on voit que la plupart des contrées infestées par la lèpre sont basses, marécageuses, ravagées par la malaria, situées sur les bords de la mer ou entourées d'eau.

La plupart des individus qui deviennent lépreux sont des gens misérables, que leur pauvreté et leur dégradation physique exposent

A. A Tarcadie, dans la province de New-Brunswick, il y a eu pendant longtemps une petite colonie de lépreux. En 1864, il y en avait vingt-trois. C'étaient des catholiques français qui, dit-on, appartenaient à la classe la plus pauvre. La lèpre avait été très probablement importée dans ce pays par une famille d'émigrants français venue de Saint-Malo, au commencement de ce siècle.

B. *Leprosy in India*, Calcutta, 1877.

C. *Louisville Med. New.*, 1879. Voir aussi un article sur la lèpre aux îles Sandwich, par le même auteur. *Trans. of the international med. Congress at Philadelphia*. Philad., 1877.

à contracter toute espèce de maladies ; mais les gens qui sont dans d'excellentes conditions hygiéniques ne sont pas épargnés. L'alimentation des individus qui vivent dans les pays de lépreux est généralement de qualité très inférieure, et consiste surtout en poisson, en huile, en riz et en autres comestibles qu'on trouve dans le pays et qui constituent la base presque exclusive de leur alimentation. La lèpre se développe dans les deux sexes, et aussi bien chez les jeunes enfants que chez les vieillards. Ce n'est pas une transformation de la syphilis [1].

Anatomie pathologique [2]. — L'anatomie de la lèpre a été soigneu-

1. On voit combien tout récemment encore la question de l'origine de la lèpre était entourée d'obscurité. La théorie de la trophonévrose eut ensuite son moment de triomphe, triomphe bien court, il est vrai, et d'ailleurs non incontesté. C'est ainsi qu'en 1880 Charcot, montrant à ses élèves un cas de lèpre anesthésique, proclamait qu'il n'avait pas encore d'idée faite au sujet de l'origine médullaire de cette maladie. Tout ce que l'on sait à ce sujet, ajouta-t-il, c'est que, d'après deux observations récentes, il y aurait des méningites partielles (spinales postérieures) capables de comprimer les cordons postérieurs. D'ailleurs ce fait n'est pas constant, il n'est pas non plus bien démontré; et, le fût-il, qu'il ne rendrait pas compte de tous les phénomènes de la maladie, de l'éruption, etc.

Les travaux récents ont montré que toutes les lésions cutanées et autres étaient dues à des amas de microbes spéciaux retrouvables dans le sang et dans l'urine et capables de causer ici des troubles nerveux, là des troubles cutanés par l'inflammation chronique à laquelle donne lieu la présence de ces corps étrangers. On peut donc dire aujourd'hui que la lèpre est une maladie *infectieuse*, *contagieuse*, *inoculable*, et ayant une évolution lente et prolongée *analogue à celle de la syphilis*, pouvant être héréditaire comme celle-ci, mais beaucoup plus grave, puisqu'on connaît le traitement de la syphilis et qu'on ignore encore celui de la lèpre, ainsi d'ailleurs que presque toute sa pathologie.

2. Les lésions anatomiques de la lèpre sont excessivement nombreuses, elles ont pour siège, non seulement la peau et les muqueuses, mais encore les ganglions lymphatiques, les poumons, le foie, les reins, la rate, les testicules, la cornée, la sclérotique, les nerfs et la moelle. — Dans tous ces organes, le tissu conjonctif est infiltré par un grand nombre de cellules embryonnaires qui s'avancent autour de la gaine des nerfs, autour des vaisseaux, de telle sorte que la maladie se caractérise à un moment donné de son évolution par l'atrophie des organes, l'atrophie des nerfs devenus de véritables cordons fibreux, et l'oblitération des vaisseaux. — Ces faits résultent des premiers travaux de W. Bœck, Danielssen et Simon. — Ils sont exposés dans le *Traité des Sciences* de Virchow et aussi dans l'article de Renaut du *Manuel* de Cornil et Ranvier. — Il faut signaler en même temps Stendener, Bergmann, la thèse de Lamblin (Paris, 71) et enfin le travail de Ischiriew (*Arch. Phys.*, 79).

Cermauer Hansen est le premier auteur qui ait indiqué d'une manière précise la cause de la nature véritable de ces lésions. — En 1869 (*a*) l'examen histologique d'un tubercule de lèpre enlevé sur le vivant lui permit de constater, dans toutes les cellules embryonnaires de ce tubercule, la présence d'un grand nombre de bactéries, de plus, l'inoculation suivie de succès des produits du raclage d'un tubercule lépreux sur la cornée d'un individu atteint de lèpre anesthésique lui fit affirmer la contagion de la lèpre. — Cette découverte passa inaperçue au milieu des travaux signalés plus haut. — L'étude des bactéries de la lèpre ne fut reprise que plus tard par Heiberg, Bidenap, Winge, Neiser, Hillairet et Gaucher; ces deux derniers auteurs (*Rev. de Biologie*, 1880) constatèrent la présence de bactéries dans le sang pris dans un tubercule lépreux. — Enfin, Cornil et Suchard (*Annales de Dermatologie*, 1881) démontrèrent que les bactéries

(*a*) C. A. Hansen and De. B. Bull. *Leprous Diseases of the Eye.*

sement étudiée par Danielssen et Bœck (A), Virchow (B), Neumann (C), Kaposi (D), Carter (E), et d'autres qui sont arrivés aux mêmes conclusions. C'est une affection dans laquelle il se fait une néoformation cellulaire analogue à celle qu'on observe dans la syphilis et dans le lupus. On a examiné les plaques et les tubercules à toutes les périodes de leur développement, et on a reconnu que leur composition différait selon qu'on observait des éléments de nouvelle ou d'ancienne formation. Quand on fait la section de tubercules bien développés, on voit que la coupe est ferme, jaunâtre ou rougeâtre et finement granuleuse. Le plus souvent les produits siègent dans le chorion, mais quelquefois ils s'étendent jusque dans le tissu conjonctif sous-cutané. En général, ils sont mal circonscrits, et s'étendent au loin sous forme d'infiltration diffuse. Ces dépôts sont constitués par un fin réseau qui contient des cellules nombreuses, petites, arrondies, non réfringentes et intimement unies ensemble. D'après Kaposi, l'infiltration ne serait pas uniforme dans les tubercules récents, mais elle se ferait sous forme de petits foyers qui se rassembleraient autour des parois des vaisseaux sanguins, des glandes et des follicules pileux. A mesure que les tubercules ou les plaques d'infiltration se développent, les cellules deviennent plus nombreuses, plus compactes et plus uniformément distribuées, et finalement la substance intercellulaire disparaît presque complètement. A mesure que l'affection se développe, l'épiderme, les poils, les glandes sudoripares et sébacées s'atrophient et finissent par s'oblitérer plus ou moins complètement. Plus tard les tubercules se ramollissent et se désagrègent, et donnent lieu à des ulcérations superficielles ou profondes qui évoluent à peu près de la

de la lèpre n'envahissent jamais les cellules du corps muqueux de l'épiderme, ce qui explique la non-contagiosité de la lèpre au toucher, tant que l'épiderme n'est pas ulcéré.

Il est donc établi aujourd'hui que la lèpre est une maladie *parasitaire et contagieuse;* les lésions des tissus ne sont que le résultat de la présence dans les cellules lymphatiques d'une bactérie qui agit sur ces éléments comme un corps étranger d'une nature spéciale; ces cellules ainsi irritées se multiplient, envahissent les organes, les vaisseaux, les gaines des nerfs, et finissent par produire la sclérose et l'atrophie des tissus. Sa période d'inoculation paraît être très longue.

A. *Traité de la Spedalskhed*, avec un atlas de 24 planches coloriées, Paris, 1848.

B. *Loc. cit.*, Bd II, p. 512.

C. *Loc. cit.*, p. 362.

D. *Loc. cit.*, vol. IV, p. 172. — Vol. II, trad. Doyon et Besnier.

E. *Trans. Med. and Phys. Soc. of Bombay*, 1862. New Ser., vol. VIII, et *Trans. Lond. Path. Soc.*, vol. XIII et XIV.

même façon que les gommes syphilitiques, quoique plus lentement.

Les nerfs subissent des modifications particulières qui ont été très bien décrites par Virchow et d'autres (A). Les nerfs un peu longs, comme le cubital et le médian, sont en général atteints d'inflammation chronique, et tuméfiés çà et là sur leur trajet. Leur coloration est altérée, ils deviennent grisâtres ou noir de fumée. Ils sont plus durs qu'à l'état normal (sclérose), leur gaine externe ne subit pas d'altération bien appréciable, le névrilème est toujours plus ou moins altéré et se durcit. Mais les altérations les plus importantes sont situées dans les cloisons internes des faisceaux nerveux et dans la substance nerveuse interstitielle; elles se trouvent entre les fibres nerveuses, et consistent en une matière qui réfracte fortement la lumière et qui est formée par une agglomération compacte de cellules. Cette altération, qui envahit les nerfs, permet d'interpréter certaines modalités cliniques si fréquentes dans la lèpre, telles que l'anesthésie et l'hyperesthésie.

Diagnostic. — Dans les pays où la maladie est endémique les symptômes prémonitoires ont une grande valeur et doivent éveiller l'attention avant que l'apparition des troubles cutanés ne soit venue enlever toute place au doute. Mais il n'en est pas de même dans les régions où la lèpre n'est que sporadique. Toutefois, si l'on a soin de grouper les phénomènes morbides et de les considérer dans leur ensemble, tout ce cortège symptomatique apparaîtra à l'esprit avec un tel caractère de netteté qu'il sera bien difficile de commettre une erreur de diagnostic.

Les macules et les tubercules, dans les formes circinées, peuvent-ils être pris pour des syphilides? Cette confusion ne saurait avoir lieu qu'au début de l'éruption maculeuse et papuleuse (B). Et, même alors, on sera frappé de la plus grande étendue des lésions lépreuses et de la régularité moins parfaite de leurs contours et de leur distribution.

Les plaques érythémateuses de la lèpre atteignent souvent la

A. *Loc. cit.*, Bd II, p. 522-523.

B. J'ai observé un cas de lèpre, ressemblant à la syphilis, développé sur un Cubain, il y a quelques années, à Philadelphie. Le malade fut examiné par un grand nombre de médecins qui le considérèrent comme syphilitique et pensèrent à des lésions tuberculo-ulcéreuses. Pour les détails de ce cas, qui fut photographié, voir *Phot. Rev. of Med. and Surg.*, vol. I, p. 72.

largeur de la main et s'accompagnent d'une infiltration de toute l'épaisseur de la peau ; elles ont une pigmentation et une coloration spéciales, jaunâtres ou brunâtres. De plus, elles ont un aspect lisse et vitreux caractéristique.

Les tubercules de la lèpre affectent des dimensions et des formes variées ; ils sont, dans la plupart des cas, beaucoup plus développés que ceux de la syphilis, puisqu'ils atteignent fréquemment le volume d'une noisette ou même d'une noix. En tout cas, ils ont des dimensions fort diverses ; de petits tubercules sont situés au voisinage d'autres très développés ; et, parmi ces derniers, il en est qui font, à la surface de la peau, des saillies fort inégales. Leur couleur est plus sombre, plus foncée, leur évolution est plus lente que celle des tubercules syphilitiques. L'expression générale de la face (nous parlons de l'aspect *habituel*, de la physionomie dans cette maladie) est particulière, modifiée qu'elle est par une infiltration néoplasique plus ou moins profonde : de là une déformation des traits, qui sont en même temps grossis en certains points, et qui donnent à la face humaine une apparence léonine, qu'on observe rarement dans la syphilis.

A une époque plus avancée de la maladie, les tubercules et les plaques infiltrées s'affaissent ; leur surface devient le siège d'ulcérations d'abord superficielles, ensuite plus profondes, qui se couvrent de croûtes noirâtres et adhérentes, moins épaisses toutefois que celles des syphilides crustacées.

En même temps que les ulcérations, apparaissent les divers symptômes caractéristiques de la maladie, tels que l'anesthésie, la déformation des mains et des pieds, la torsion des doigts et des orteils, les troubles trophiques, la résorption des tissus normaux, des phalanges notamment, l'atrophie des muscles et les divers autres symptômes qui témoignent de la grande souffrance et de la profonde infection de l'organisme.

Les plaques jaunâtres, cerclées, de la lèpre maculeuse, ne sauraient être prises pour du vitiligo dans lequel la santé n'est généralement pas atteinte, et qui consiste uniquement en troubles de la pigmentation cutanée, à savoir, habituellement du moins, en une absence de pigment (achromie) dans certains endroits qui sont limités par des bords où la matière colorante de la peau est au contraire exagérée ; de plus, la peau a conservé sa texture et son aspect physiologiques, sa sensibilité, sa souplesse et sa douceur normales. Les macules de la lèpre, au contraire, sont le résultat de l'infiltration de la peau par une substance d'apparence lardacée, manifestement déposée dans l'épaisseur de la peau, généralement assez dure, et elles sont le siège de troubles de la sensibilité, soit hyperesthésiques, soit anesthésiques.

La lèpre maculeuse doit aussi être distinguée de la *morphée*, qui est une affection de nature toute différente. La morphée[1] ne s'accompagne d'aucun symptôme constitutionnel et ne retentit pas sur la santé générale. D'autre part, les plaques de morphée diffèrent de celles de la lèpre : par la persistance de la sensibilité normale à leur surface, et par leur évolution, puisque, d'ordinaire, la morphée guérit spontanément.

Traitement. — Disons immédiatement que les résultats du traitement sont très loin d'être satisfaisants. Les nombreux remèdes qui ont été à diverses reprises préconisés contre cette maladie seraient énumérés sans utilité ; qu'il nous suffise de dire qu'ils n'ont qu'un pouvoir extrêmement limité. Aucun spécifique n'a encore été découvert. Toutefois les remèdes habituellement employés rendent d'incontestables services en améliorant les conditions générales des lépreux, C'est, en effet, en soutenant les forces et la santé générale que l'on rendra à ces malheureux le plus de services. Le changement de climat et de résidence est le premier point du régime ; il est d'une importance capitale. Il faut choisir, autant que possible, les climats tempérés et salubres. Les malades devront au moins changer de domicile, choisir un logement plus sain, suivre une hygiène irréprochable, prendre un exercice modéré et approprié ainsi que des bains fréquents. L'alimentation sera surveillée avec le soin le plus attentif, ainsi que tout ce qui peut favoriser et stimuler la nutrition ; on aura recours aux toniques, aux diverses préparations de quinquina, au sulfate de quinine même, ainsi qu'aux eaux minérales. Tilbury Fox se loue de l'emploi de la quinine et cite plusieurs cas dans lesquels il a obtenu des résultats favorables en l'employant à hautes doses.

1. Duhring, avec Erasmus Wilson et Tilbury Fox, appelle *morphée* la maladie de peau qu'en France nous connaissons sous le nom de *sclérodermie*. Les Anglais donnent aussi cette dénomination à certaines kéloïdes.

L'iodure de potassium, l'iode, l'arsenic, le mercure, l'huile de foie de morue, ont été prescrits à titre de médicaments altérants. Enfin, il y aura lieu de répondre aux indications des divers symptômes.

Le traitement local a son importance. Les bains simples, les bains médicamenteux, soit iodés, soit sulfureux, ne seront pas inutiles; il en sera de même d'un certain nombre de topiques, palliatifs des lésions cutanées, destinés à favoriser la régression ou la résorption de l'infiltration (A).

Ils sont employés principalement sous la forme d'huiles ou de liniments: l'huile de noix d'acajou, le baume de Gurjun, l'huile de Chaulmoogra, à l'intérieur ou sous forme de frictions, sont très recommandables. Mais c'est surtout comme médicaments externes qu'ils sont utiles. Le premier d'entre eux a été préconisé par le Dr Beauperthuy qui semble en avoir obtenu plusieurs succès. Quant au Gurjun, les jugements portés sur son efficacité sont tellement contradictoires qu'il est impossible de compter sur son efficacité[1]. Toutefois, d'après les rapports officiels sur son emploi dans la léproserie de Mahaica (Guyane anglaise) par M. Hillis (B) on voit, que sur 32 malades soumis à cette médication pendant neuf mois, 25 ont été notablement améliorés. Le Dr Young (C), médecin de l'hôpital de la Mission à Bombay, rapporte six cas détaillés, choisis parmi cinquante ou soixante dans lesquels l'huile de Chaulmoogra fut employée pendant huit mois. Sur ces six malades, cinq ont été notablement amendés. Cette huile doit être, au début, ordonnée à petites doses.

Pronostic. — Il est extrêmement défavorable, car, ce n'est que quand le patient peut consacrer tout son temps, sa fortune, et ses efforts, au traitement de son affreuse maladie, qu'une amélioration quelconque peut être attendue; et même dans nombre de ces cas le résultat est loin d'être satisfaisant. Plus tôt la maladie sera reconnue et soumise au traitement, plus grande pourra être l'espérance de succès. Dès que la maladie a envahi les tissus, le pronostic est extrêmement grave[2].

A. Voir Rapports sur la lèpre (*College of Physicians*, London, 1867).
1. Il en est de même du Hoang-Nan (strychnos Gautheriana).
B. *British medical Journal*, 26 avril 1879.
C. *Practitioner*, nov. 1878.
2. Les toniques, l'hygiène et les soins appropriés peuvent faire qu'un lépreux jouisse

FRAMBŒSIA, YAWS OU PIAN.

La *Frambœsia*, appelée aussi *Yaws*, *Pian*[1] et *verrues endémiques*, est une affection véritablement endémique, caractérisée par des symptômes locaux et généraux. On l'observe dans les *Indes occidentales* (Yaws), particulièrement à la *Jamaïque* et à la *Dominique*, dans diverses contrées de l'*Amérique méridionale*, en *Fiji-Islands*, à *Ceylan* et sur la *côte occidentale de l'Afrique* (Pian). Cette affection a été l'objet d'études attentives de la part des docteurs Milroy et Imray (A), de Dominique; du docteur Bowerbank (B), de Jamaïque; de M. Jonathan Hutchinson (C), et du docteur Ward, du Pérou (D).

Je ne décrirai ici que les symptômes cutanés. L'éruption consiste dans la formation de papules, de tubercules et de tumeurs de volume variable, de coloration rougeâtre, qui n'ont pas tous le même degré de développement. Au début, ce sont de petits points rouges, durs, qui forment une saillie d'abord grosse comme une tête d'épingle, plus tard, comme une lentille, puis comme une moitié de pois, et prennent l'aspect de groseilles rouges ou de petites framboises. En se développant, ils tendent à former, à leur sommet, de petits plateaux qui se garnissent de fines saillies jaunâtres. Ils s'accroissent progressivement et atteignent le volume d'une cerise; ils diminuent alors de consistance, s'affaissent et s'ulcèrent, donnant issue à une matière demi-liquide, jaunâtre, et fétdie, d'ailleurs peu abondante. Ces lésions, quoique ordinairement arrondies et demi-globuleuses, peuvent prendre toutes les formes; parfois, elles se fusionnent et forment des plaques végétantes et fongueuses.

d'une santé relativement satisfaisante et atteigne même la vieillesse, mais ce traitement n'arrive pas à éteindre complètement la maladie, qui finit toujours par emporter le malade.

1. Beaucoup de cas de prétendus pians ne sont pas autre chose que de la syphilis, de la scrofule ou de la *lymphadénie cutanée* (syphilides verruqueuses, végétantes, hypertrophiques, lupus, mycosis fongoïdes). D'une façon générale, ce sont des phlegmasies cutanées, chroniques, accompagnées de productions papillomateuses (hypertrophies circonscrites). Ce groupe comprend même des *cancers de la peau* (pièces du musée n°s 156, 273 et 587). C'est une variété de l'*ulcus elevatum*.

A. *Mémoire* sur la lèpre et l'yaws dans l'ouest des Indes, par Gavin Milroy, M. D. London, 1873.

B. Cité dans l'ouvrage de Tilbury Fox sur les maladies de la peau.

C. Catalogue de la nouvelle Société de Sydenham, *Atlas des maladies de la peau*, part. II, p. 145. Voir aussi planche XLI.

D. Voir les *Rapports du Congrès médical international de Philadelphie* (1877).

L'aspect de l'éruption varie avec la période de la maladie, et, selon que les malades appartiennent à la race blanche ou à la race noire, les papules et les tubercules sont jaunâtres ou rougeâtres.

D'après le Dr Imray, « si on observe les Yaws au moment où ils font leur apparition à la surface de la peau, il faut une certaine attention pour distinguer, chez les individus de race blanche, les points ou les taches blanchâtres ou jaunâtres, qui ne dépassent pas alors la largeur d'une tête d'épingle ; ces taches jaunes se détachent très nettement au contraire sur la peau du nègre ; elles s'élargissent graduellement, puis forment une légère saillie tout en conservant, pour la plupart, leur forme circulaire, et ressemblent assez bien à de petites gouttelettes de pus. » Le même auteur compare les tubercules caractéristiques « à de petites mèches de lampe ayant un demi-centimètre environ de diamètre, imbibées d'un liquide pâle et jaunâtre, qui seraient fixées sur la peau au moyen d'une membrane sèche, croûteuse, brune, plus ou moins épaisse et transparente ; » il ajoute que, si cette comparaison n'est pas aussi élégante que celle de la fraise, elle est, du moins le croit-il, plus exacte. M. Hutchinson a publié l'observation d'un cas de frambœsia observé sur un Anglais et compare les lésions à des fruits de groseilles rouges dont les sommets sont aplatis, dont la couleur est rose éclatant, et dont l'aspect est vitreux et demi-transparent, mais il dit que la consistance est plutôt celle de la framboise que celle de la groseille. Il ajoute que les lésions plus larges ont bien une certaine ressemblance avec de petites cerises. La surface de ces tubercules varie ; elle peut être unie, légèrement squameuse, ou bien ulcérée et recouverte d'un liquide gélatineux et jaunâtre, ou de croûtes.

L'éruption affecte en général la face, les extrémités supérieures et inférieures et les organes génitaux. Elle acquiert son plus grand développement sur les lèvres, les paupières, les doigts et les organes génitaux. Les lésions n'ont d'ailleurs aucune régularité dans leur distribution ; elles sont tout à fait asymétriques, non groupées et jetées au hasard ; elles ne sont ni douloureuses ni prurigineuses.

La marche de l'affection est variable : abandonnée à elle-même, elle peut se prolonger pendant des années ; en tout cas, elle dure plusieurs mois.

Quelques observateurs (A) ont admis que cette maladie, qui ne semble pas héréditaire et qui n'a *aucune relation avec la syphilis*, était contagieuse.

Le traitement, d'après le Dr Imray, est « aussi simple qu'habituellement efficace ; » c'est aussi là l'opinion du Dr Milroy et d'autres. Il consiste dans l'emploi judicieux des toniques, dans l'observation d'une hygiène irréprochable, d'une propreté rigoureuse, dans une alimentation réparatrice et dans l'application locale de solutions phéniquées ou de pommade faible au nitrate de mercure.

Pellagre.

Définition. — La *pellagre*, connue encore sous le nom de *risipola lombarda*, de *mal rosso*, de *mal de la rose*, et de *lèpre de Lombardie*, est une maladie endémique et constitutionnelle, caractérisée par une inflammation chronique de la peau (dermatite), érythémateuse et squameuse, accompagnée ordinairement de troubles digestifs et de phénomènes morbides cerébro-spinaux.

L'éruption est limitée aux régions qui sont communément exposées au soleil, ou au moins à découvert, comme le dos des mains et des pieds, les bras, les jambes, la poitrine et le nez. La peau devient rougeâtre, se pigmente et est le siège de cuissons violentes, de démangeaisons vives qui s'exaspèrent fortement par l'action du soleil. L'inflammation peut être superficielle ou profonde.

Plus tard, l'épiderme commence à desquamer, laissant voir une surface rouge, luisante, et souvent fissurée. D'après Rayer (B), l'inflammation cutanée peut être assez intense pour soulever l'épiderme sous forme de vésicules, de pustules, ou même de bulles irrégulièrement développées, auxquelles succèdent des croûtes. Ces cas sont rares. Les phénomènes locaux, qui caractérisent en général cette affection chronique de la peau, sont la pigmentation, la desquamation et la rougeur sans aucune régularité de forme et de distribution et sans qu'il y ait de produits définis. L'épiderme s'épaissit,

A. Voir à ce sujet le récent mémoire du Dr Nicholls (*Med. Times and Gazette*, vol. I, 1880). On peut également consulter plusieurs autres articles où l'on trouvera, sur cette affection, d'importants renseignements, notamment ceux des Drs Bowerbank et Milroy, qui se trouvent dans le même volume.

B. *Traité des maladies de la peau*, traduction anglaise. Londres, 1835.

se durcit, se dessèche, perd sa souplesse, devient jaunâtre ou brunâtre, bronzé ou violacé, puis se fendille et tombe[1]. Tout ce processus s'est d'ailleurs accompli sans phénomène préalable d'inflammation superficielle de la peau, sans rougeur ni démangeaisons préexistantes.

Ces symptômes arrivent à leur comble pendant l'été et s'apaisent au moment de la saison froide. Mais ils reparaissent l'année suivante, et ordinairement sous une forme plus grave.

Une perturbation profonde de la santé générale coïncide avec les manifestations cutanées. Les malades perdent l'appétit, ont une soif ardente, des nausées, des indigestions, des coliques, des alternatives de diarrhée et de constipation, des crampes et de véritables accidents d'intoxications qui s'accompagnent de fièvre, d'affaiblissement général et d'amaigrissement[2].

A une période plus avancée se montrent les symptômes nerveux caractérisés par des vertiges, de la céphalalgie, des douleurs le long de la colonne vertébrale, du délire, des convulsions, de l'amnésie, de la diminution de la puissance musculaire, surtout dans les membres inférieurs, de la mélancolie, etc.

La marche de l'affection est variable ; elle peut durer plusieurs années ou bien indéfiniment. Elle est en général justiciable du traitement ; comme il consiste surtout dans l'hygiène et la bonne alimentation, c'est principalement dans les classes pauvres que la pellagre fait fréquemment des victimes.

La pellagre est endémique dans les régions septentrionales de l'Italie, en Lombardie et en Toscane. On la rencontre aussi dans l'ouest de la France (les Landes) et en Espagne. Elle est sporadique dans divers autres pays et notamment en Roumanie. Elle se montre principalement parmi les populations misérables et plus spécialement parmi celles qui se livrent aux travaux agricoles. Elle attaque les deux sexes, mais plus communément les femmes, et se manifeste

1. La peau devient rugueuse, écailleuse, analogue à celle qui recouvre *la patte des oies*.

Voir, au musée de l'hôpital Saint-Louis, un cas d'érythème pellagreux (pièce n° 5) et, à côté, des graines de maïs envahies par le verdet.

2. Ce n'est qu'à la suite d'une succession d'empoisonnements que la pellagre finit par se rapprocher de certains états cachectiques. Les intoxications répétées préexistent. En Lombardie, l'alcoolisme est rare et la pellagre commune.

surtout dans la période moyenne de la vie; on l'observe cependant à tous les âges et même chez les adolescents et chez les enfants.

L'étiologie de la pellagre a été l'objet de nombreuses discussions. On s'accorde généralement aujourd'hui à l'attribuer à l'usage, dans l'alimentation, du maïs altéré par l'ergot[1]. Et, en effet, les habitants des contrées pellagreuses consomment de grandes quantités de maïs, qui constitue la base de leur nourriture[2].

D'après Haberland (A), la pellagre serait due à l'huile rance de maïs. Elle a été aussi attribuée à l'impaludisme, au défaut d'hygiène, à l'extrême pauvreté, à la mauvaise qualité des eaux et à des causes analogues qu'on rencontre en effet chez les populations où la pellagre est endémique. Le soleil est une cause occasionnelle manifeste[3].

1. L'altération du maïs est due à la présence d'un parasite fongoïde, appelé *verdet* ou *verderame*, qui apparaît, après la récolte, dans le sillon oblong du grain, sous la forme d'un amas de poussière verdâtre.

2. C'est un médecin français, Théophile Roussel, qui, en 1865, a montré le premier que la véritable pellagre est une intoxication alimentaire. Les noms de Balardini et de Castallat s'attachent aussi à cette question. Un certain nombre d'auteurs, en effet, avaient nié cette étiologie. C'est ainsi que Landouzy père niait l'influence du maïs et invoquait surtout la misère et les privations et que Nobili-Santo (1841) accusait presque exclusivement l'alcool. En 1867, Leudet fit jouer le principal rôle aux troubles intestinaux et aux accidents nerveux et considéra la lésion cutanée comme une dermatite exfoliatrice secondaire. Dans le même temps, Hardy décrivit les *pseudo-pellagres*, qui sont des états morbides complexes, résultant de diverses conditions vicieuses conduisant à la misère physiologique, et qui ont leur cause dans l'alimentation mauvaise ou insuffisante, les habitations malsaines, les insolations chroniques et surtout les excès alcooliques, etc.

A. Cité par Neumann, *loc. cit.*

3. On a pu dire qu'il y avait des pellagres sans pellagre, c'est-à-dire des troubles digestifs et nerveux pellagreux sans érythème pellagreux. Or, c'est à l'absence de l'influence solaire seule que devrait être attribuée cette particularité : « Qui évite le soleil, dit Strambio, évite la pellagre, mais il n'évite pas le mal intérieur. »

Diagnostic. — Le diagnostic de la pellagre doit se faire avec les affections suivantes :

a Avec l'*eczéma squameux* ou professionnel développé chez une personne atteinte de mélanodermie symptomatique et présentant des troubles intestinaux. Mais on apprendra qu'antérieurement un suintement a eu lieu. Ensuite la squame de l'eczéma est plus épaisse et plus large que celle de la pellagre.

b Avec l'*érythème solaire* chez un alcoolique. Mais on pourra constater les autres signes de l'alcoolisme, soit la pituite, soit le tremblement, soit le délire, soit l'obésité, etc. Quant à la lésion cutanée, elle a une forme beaucoup plus vive, plus aiguë, elle est beaucoup plus fugace et ne dépasse guère plus de deux septenaires et cessera par le séjour dans l'appartement. Sa marche pourra donc toujours décider le diagnostic.

c Avec l'*érythème acrodynique* qui, déterminé par l'usage de farine de froment altérée, s'accompagne aussi de troubles digestifs, nerveux et cutanés, et présente également des atténuations au printemps et en hiver. Mais, dans la pellagre, l'érythème occupe la face dorsale des mains et des pieds. Dans l'acrodynie, c'est au contraire sur les faces palmaires et plantaires que se développe la dermatite, qui s'étend même parfois à la totalité du corps.

d Enfin avec l'*ergotisme*, qu'on pourrait presque décrire avec les dermatites médica-

Le traitement découle de l'étiologie même. Il doit être raisonné et consiste uniquement dans la suppression de l'alimentation mauvaise, dans l'établissement d'un régime opposé, dans l'usage des préparations toniques et des inhalations d'oxygène.

SYPHILODERMIE[1].

Syn. : Syphilis cutanée, dermatosyphilis, syphilis de la peau, syphilides.

Sous cette dénomination sont comprises les diverses manifestations de la syphilis sur la peau. Les syphilodermies ou les syphilides, comme on les appelle encore, sont nombreuses et constituent un groupe important de symptômes. Ils consistent dans la variété des formes particulières à ces lésions, dans les lésions proprement dites, et sont fournis aussi par les divers caractères qui sont communs aux dermatoses syphilitiques et aux autres affections cutanées. On observe ces lésions à toutes les périodes de la syphilis; quelquefois elles n'ont aucune conséquence fâcheuse, d'autres fois au contraire elles laissent des cicatrices indélébiles.

Avant de décrire ces lésions en détail, il faut faire connaître certaines de leurs apparences générales qui sont caractéristiques. Bien qu'elles varient beaucoup d'intensité, elles n'en sont pas moins significatives, et ont beaucoup de valeur au point de vue du diagnostic.

Symptômes généraux. — Ils manquent en général; à l'exception de la fièvre syphilitique, qui se manifeste de bonne heure, et sur-

menteuses, puisqu'elle succède à l'abus de l'ergot de seigle. Dans l'ergotisme, les accidents nerveux ouvrent la scène pathologique; dans la pellagre, ce sont les érythèmes cutanés qui débutent. Dans l'ergotisme, les parties qui doivent être frappées de mortification telles, que les mains et les pieds, sont le siège de douleurs vives, profondes, qui, s'exaspèrent par la chaleur et pendant la nuit. Dans certains cas, le malade éprouve une sensation de froid que rien ne peut modérer. Le plus souvent, les parties atteintes prennent une teinte violacée ou rougeâtre qui envahit d'abord les orteils, des phlyctènes se développent en même temps que surgit un gonflement plus ou moins œdémateux. Le pouls s'accélère et se concentre. Bientôt on assiste à une mortification, sèche ou humide, plus ou moins étendue. On ne trouve jamais rien de semblable dans la pellagre. Ces deux intoxications, qui ont une origine presque analogue, ont donc des manifestations toutes différentes.

1. Sur un certain nombre de points, l'école américaine n'envisage pas la question des syphilodermies à la manière de l'école française. Nous ne pouvons ici nous permettre de multiplier outre mesure les notes; nous croyons donc devoir renvoyer le lecteur au leçons magistrales de Fournier (*Syphilis chez la femme*, 2e édition, Paris, 1881).

tout au moment de l'apparition des syphilides cutanées secondaires, la syphilis ne détermine que rarement les troubles généraux. Quelquefois les éruptions syphilitiques disséminées s'accompagnent d'un léger mouvement fébrile, de perte d'appétit, de lassitude, de douleurs rhumatoïdes des muscles, de douleurs osseuses surtout le long des tibias ou des cubitus, de douleur de tête qui est presque toujours unilatérale. Le plus souvent cependant ces symptômes font défaut, et l'éruption apparaît sans déterminer des troubles organiques. Le plus souvent le malade possède tous les attributs d'une excellente santé.

Symptômes concomitants. — Il y a au contraire habituellement d'autres symptômes de la syphilis. A la période des éruptions secondaires on retrouve le chancre ou sa cicatrice, il y a de l'induration des ganglions inguinaux, de l'engorgement des ganglions cervicaux, de l'angine, de l'alopécie, des plaques muqueuses au pourtour de la bouche et des organes génitaux. Il est rare qu'on ne retrouve pas l'un ou l'autre de ces symptômes pendant les deux ou trois premiers mois. Plus tard, à la période des éruptions éloignées qui se manifestent après la première année, il y a souvent des douleurs ostéocopes, des lésions osseuses, de l'alopécie permanente et d'autres symptômes qui doivent faire soupçonner la syphilis.

Siège des lésions. — Il n'a rien de particulier, et elles peuvent affecter toutes les parties du tégument; cependant il est certaines variétés d'éruption qui affectent de préférence des localisations spéciales. Les éruptions secondaires sont toujours plus ou moins généralisées et disséminées sur toute la surface du corps, les lésions tardives au contraire sont moins nombreuses et disposées çà et là par groupes distincts. La syphilodermie érythémateuse est plus prononcée au tronc, les syphilides papuleuses se développent plutôt au pourtour des organes génitaux, au dos et à la nuque; les tubercules se rencontrent le plus souvent à la face et à la nuque; la forme papulo-squameuse s'observe plus souvent à la paume des mains et à la plante des pieds. Dans les premières périodes, mais seulement quand l'éruption est généralisée, elle est symétrique; plus tard les lésions ont généralement une distribution irrégulière.

Multiformité des lésions. — Les éruptions primitives revêtent des aspects très différents; elles sont maculeuses, papuleuses, pustuleuses, tuberculeuses, bulleuses; en même temps les lésions se combinent entre elles de toutes sortes de manières : la plus commune de toutes est cependant la variété maculeuse. Le plus souvent ces lésions multiples se mélangent les unes aux autres, ou bien elles se succèdent; mais la règle est que plusieurs modes éruptifs soient contemporains. Ainsi on voit très fréquemment en même temps des macules et des papules, ou bien des papules et des pustules. Parfois, surtout au début, il y a simultanément plusieurs de ces lésions disséminées sur toute la surface du corps; ce sont des macules, des maculo-papules, des pustules, des vésiculo-pustules, des squames, des croûtes, des fissures, etc. On observe ce *polymorphisme* plutôt à la période secondaire que plus tard, bien qu'il existe quelquefois aussi à la période tertiaire. Ces lésions ont une évolution qui ne suit aucune loi déterminée, une papule, par exemple, reste telle, ou bien elle se transforme et devient pustule. Elles n'ont pas une marche régulière.

Configuration des lésions. — A la période secondaire, elles ont une forme arrondie; à la période tertiaire, elles affectent bien plutôt une disposition circulaire, demi-circulaire ou concentrique. C'est surtout ce que l'on observe au moment des manifestations tardives; quelquefois cependant, quand les lésions éloignées sont uniques, elles conservent une tendance assez prononcée à rester arrondies.

Couleur des lésions. — Elle varie avec la nature des lésions, leur âge, l'époque à laquelle elles se développent et aussi selon que les individus sont bruns ou blonds. Au début elles sont rosées, mais d'un rose pâle et plus terne que celui des autres exanthèmes. A mesure qu'elles pâlissent, ces lésions prennent graduellement une coloration spéciale que l'on a désignée sous le nom de coloration syphilitique. Parfois elles ont dès le début cette couleur jambonnée, cette teinte syphilitique, qu'on ne peut cependant pas regarder comme caractéristique, puisqu'on l'observe dans d'autres maladies, telles que le lupus vulgaire et le psoriasis, et qui est plus prononcée dans les syphilides papuleuses et tuberculeuses. Elle est rouge brun pâle ou sombre, ou bien rouge jaune, ou couleur cuivrée. Cette couleur rouge brun, que l'on a comparée à celle d'une tranche de maigre de jambon, est généralement celle des papules, tandis que la teinte cuivrée est plutôt celle des tubercules.

Marche des lésions. — Les lésions syphilitiques n'évoluent pas en un temps déterminé, mais leur marche est généralement lente; souvent elles se transforment sur place, une papule, par exemple, devient pustule. Elles ont une tendance naturelle à réapparaître de temps en temps, elles ne s'accompagnent d'aucune réaction, elles n'ont pas le caractère inflammatoire; et en cela elles se distinguent des affections aiguës, auxquelles elles ressemblent souvent sous bien des rapports.

Symptômes subjectifs. — Rarement les syphilides occasionnent des démangeaisons ou des sensations de brûlure : en général, il n'y a pas de symptômes subjectifs. Souvent le patient est tout surpris de les voir, ou de sentir qu'au toucher sa peau a quelque chose d'anormal; si toutefois il subit quelque excitation externe, telle qu'une friction ou une autre action irritante, s'il transpire, il peut éprouver des démangeaisons. Les petites papules et les petites pustules syphilitiques échappent quelquefois à la règle, et s'accompagnent de démangeaisons prononcées.

Il est rare que les syphilides cutanées déterminent de la douleur. Cependant les ulcères situés au voisinage des os ou aux extrémités, et surtout aux jambes, provoquent souvent des douleurs violentes et même insupportables.

Syphilodermie érythémateuse[1]. — *Syn. : Syphilide érythémateuse, syphilodermie maculeuse, syphilide cutanée maculeuse, roséole syphilitique*[2]. — Cette variété est constituée par des macules

1. Il y a trois variétés de syphilides érythémateuses : la roséole classique, qui, d'après Besnier, fait parfois défaut et serait alors remplacée par la syphilide granuleuse (?); la syphilide érythémateuse en nappe ou diffuse, avec laquelle la peau apparaît comme *mâchurée* (pièce n° 713), comme barbouillée de couleur rouge; et enfin la roséole tardive ou de retour, qui a une teinte souvent foncée, violacée, sombre, et qui est cerclée, circinée ou annulaire, c'est-à-dire déjà *disciplinée*. En effet, elle se montre vers la fin de la première année de la syphilis. (Collect. part. de Fournier, pièce n° 75.)

2. Le grand signe de la *roséole* précoce syphilitique, *c'est qu'elle ne desquame jamais; ipso facto*, elle se distingue de la *roséole squameuse* de Fournier ou pityriasis rosé de Gibert (voir p. 380). On donne encore le nom de *roséoles* à un certain nombre d'affections, bien différentes les unes des autres et qui n'ont pas d'autre lien que de se présenter sous la forme de *taches érythémateuses* (voir page 145).

Les unes consistent uniquement dans l'éruption, comme les roséoles saisonnières. Les

de grandeur et de forme variables, qui se manifestent sous forme d'éruption disséminée; elles ne dépassent pas le niveau de la peau environnante, ou bien elles sont légèrement surélevées et disparaissent sous la pression du doigt. Elles sont larges seulement comme un pois ou comme une pièce de cinquante centimes; leur forme est arrondie, ovalaire, ou plus rarement circinée. Leurs contours sont le plus souvent mal définis, mais les changements de température et surtout le froid les font ressortir davantage. Il en est toujours dans le nombre qui sont mieux délimitées que les autres. Généralement elles donnent à la peau un aspect mamelonné ou marbré; leur coloration est rose pâle, rose sombre ou rouge, et, du reste, elle varie beaucoup selon leur âge et selon le tempérament du malade. Au début elles sont d'un rose tendre[1], et disparaissent très facilement sous la pression du doigt; plus tard elles deviennent plus foncées et prennent une teinte violacée qui persiste pendant un certain temps. Quand elles se fanent, elles deviennent pâles, jaunâtres, brun grisâtre ou cuivrées. Il y en a toujours un nombre plus ou moins considérable, elles sont disséminées ou, le plus souvent, confluentes, et quelquefois à un tel point qu'elles recouvrent toute la surface du corps. Quand elles sont très confluentes, elles se réunissent les unes aux autres.

En général elles font leur première apparition au voisinage de l'ombilic, puis elles s'étendent au thorax, et de là sur le reste du corps, mais elles sont toujours plus prononcées au tronc et aux plis de flexion des jointures. Elles sont fréquentes à la paume des mains et à la plante des pieds, rares au contraire à la surface dorsale de ces organes : souvent la face reste indemne; elles n'ont aucune tendance à former des plaques, des cercles, ou autre disposition ré-

autres sont symptomatiques d'intoxications diverses, soit organiques ou virulentes (choléra, variole, diphthérie, ictère grave, puerpérisme, typhoïde, rougeole), soit inorganiques ou médicamenteuses (roséole quinique, morphinique, copahique, etc.). Certaines éruptions n'ont des roséoles que le nom et doivent en être retranchées : ce sont les roséoles ou syphilides pigmentaires et les roséoles pudiques, qui ne sont qu'une variété des érythèmes nerveux et qui se présentent sous l'aspect de plaques irrégulières et non sous celui de taches à peu près égales.

1. Au début couleur *fleur de pêcher* (Fournier), elles sont à la fin d'un rose sombre, d'une teinte *triste* (Fournier). Les *taches de la roséole spécifique* ne sont jamais *coalescentes*.

gulière, elles se manifestent au contraire sans aucun ordre (A). Cette éruption ne s'accompagne ni de sensation de chaleur, ni de démangeaisons, excepté quand elle envahit brusquement une large surface, souvent le malade ne la remarque que lorsqu'elle existe déjà depuis plusieurs jours.

L'érythème syphilitique est la syphilodermie qui apparaît la première ; il survient généralement six ou huit semaines après le début de la lésion initiale ou chancre; quelquefois cependant il apparaît beaucoup plus tard, et même seulement au bout de deux ans ; alors il revêt la forme circinée. Son apparition est retardée par le traitement. Il s'accompagne ou non de troubles organiques, souvent il est précédé de malaises et d'un léger mouvement fébrile de peu de durée; c'est ce qu'on a appelé la fièvre syphilitique. Généralement il y a d'autres symptômes de la syphilis en même temps que l'érythème : tels sont le chancre ou sa cicatrice, l'engorgement des ganglions cervicaux, l'érythème ou les plaques muqueuses de la gorge, la courbature générale qui siège surtout au niveau des articulations, l'alopécie, la desquamation superficielle de la paume des mains et parfois même de la plante des pieds.

Cette éruption se développe lentement ; d'habitude elle met de quelques jours à une semaine avant d'atteindre son maximum, bien que chaque macule en particulier arrive vite à son complet développement; d'autres fois au contraire elle se fait soudainement, avec rapidité et violence. Les frottements exagérés ou les excitants cutanés hâtent son éclosion : quelquefois elle apparaît à la suite d'un bain chaud. Sa durée est variable, et elle dépend du degré de l'hypérémie et du traitement ; elle peut durer une ou deux semaines, un mois ou davantage. Elle disparaît graduellement et habituellement sans desquamation, en laissant une légère pigmentation grisâtre ou jaunâtre, qui à son tour disparaît lentement. Pendant la première année il peut se faire des récidives, mais l'éruption est généralement moins abondante.

La syphilodermie érythémateuse ou roséole est la plus fréquente des éruptions syphilitiques ; elle est très commune, et survient très

A. Voir la planche J de l'*Atlas des maladies de la peau* de Duhring, qui représente la forme habituelle de cette efflorescence.

probablement dans presque tous les cas, bien que souvent elle échappe à l'observation. Son intensité est loin d'être toujours la même; quelquefois elle est très bien prononcée; d'autres fois, au contraire, elle est si minime qu'elle échappe à l'examen. Généralement elle disparaît très vite sous l'influence du traitement.

Le diagnostic de l'érythème syphilitique est rarement difficile à faire; cependant on peut le confondre avec la rougeole, la rubéole (rotheln), l'urticaire et les éruptions provoquées par certains médicaments tels que la belladone, les bromures, le copahu, le cubèbe, les iodures, le mercure et la quinine, ainsi qu'avec le pityriasis versicolore et l'érythème simple. L'absence de phénomènes fébriles, d'état catarrhal et la marche serviront à le distinguer de la rougeole; de plus l'éruption de la rougeole est spéciale, elle est disposée en croissants et déchiquetée. La *rotheln* ou rubéole des Allemands est caractérisée par des taches petites, arrondies, souvent confluentes, rosées ou rouges; elle est précédée de symptômes fébriles et s'accompagne d'une légère inflammation des muqueuses comme la rougeole. Cette éruption disparaît en quatre ou cinq jours. La rotheln est une affection épidémique qu'on observe généralement chez les jeunes enfants. L'urticaire se reconnaîtra à la soudaineté avec laquelle apparaît l'éruption, à la présence d'élevures, à leur durée éphémère et aux démangeaisons qui ne manquent jamais. Les efflorescences consécutives à l'absorption du copahu ou du cubèbe consistent en taches ortiées, isolées ou confluentes, rouges, de peu de durée et qui dépendent de l'absorption de médicaments; de plus elles occasionnent généralement des démangeaisons assez prononcées. Le groupement et la localisation des autres éruptions médicamenteuses, le mouvement fébrile qui signale généralement leur apparition et l'histoire du malade rendront le diagnostic facile. Les macules du pityriasis versicolore sont quelquefois rosées, rouges ou brun jaunâtre; elles sont quelquefois petites, disséminées et nombreuses, et peuvent en imposer pour une syphilodermie; mais avec un examen attentif on évitera facilement l'erreur.

Syphilodermie papuleuse. — *Syn. : Syphilide papuleuse, syphilide cutanée papuleuse.* — Cette variété est caractérisée par la formation de papules dont la grosseur, la forme, le nombre et la distribution varient à l'infini. L'aspect de ces papules est différent selon qu'elles sont petites ou grandes, acuminées ou plates, disséminées ou réunies en groupes. Les différentes périodes par lesquelles elles passent, les modifications auxquelles elles sont sujettes, nécessitent qu'on en fasse une description distincte.

Petites papules syphilodermiques. — Syn. : Syphilide papulo-granuleuse, syphilodermie papuleuse miliaire, lichen syphilitique. — Cette variété est caractérisée par la formation de petites papules miliaires[1] disséminées ou groupées et plus ou moins confluentes. Elles sont grosses comme une tête d'épingle ou une graine de millet; elles sont très manifestement saillantes, elles sont fermes, solides, quelque peu dures et rugueuses au toucher. Elles sont arrondies ou acuminées et leur sommet est complètement lisse ou recouvert de fines squames; il n'est pas rare qu'elles aient à leur sommet un petit point pustuleux, surtout quand elles sont traversées par un poil. Quelquefois il y a un plus ou moins grand nombre de pustules miliaires surajoutées à l'éruption papuleuse; du reste il n'est pas rare d'observer dans la syphilis une semblable multiplicité de lésions élémentaires (A). Ces papules sont quelquefois d'un rouge brillant, et quand elles sont confluentes, comme cela se voit au début, alors que l'éruption est généralisée, elles ont une couleur rouge vif, mais plus tard elles deviennent plus foncées ou rouge brun. Cette éruption est souvent très développée et occupe une large surface; dans ce cas, elle est disséminée ou groupée à la façon de petits boutons réunis en plaque continue. On l'observe souvent aux épaules, aux bras, au tronc, aux cuisses.

Ces papules sont des manifestations précoces ou tardives de la syphilis; quelquefois elles apparaissent du troisième au quatrième mois, d'autres fois elles ne surviennent qu'après les autres manifestations. Elles ont une évolution lente et résistent au traitement. Je crois qu'on les observe plus souvent chez les hommes que chez les femmes. Il n'est pas rare qu'elles apparaissent par poussées successives; souvent, en même temps qu'elles il y a, sur d'autres

1. Cutis anserina syphilitique. (Voir, au musée de l'hôpital Saint-Louis, les pièces n°s 309, 474 et la pièce 107, de la coll. part. de Fournier.)

A. Planche L de l'*Atlas des maladies de la peau* de Duhring.

régions du corps, des larges papules plates, condylomes ou syphilides papuleuses érosives. On peut les prendre pour de la kératose pilaire quand elles sont petites, traversées par un poil, disséminées en grand nombre sur le tronc et les extrémités; cette erreur est surtout facile à commettre quand il s'agit d'individus de race colorée. Elles ressemblent aussi étroitement au lichen scrofulosorum et au psoriasis punctata, et quelquefois même à l'eczéma papuleux, mais on les distinguera de ces différentes affections par la présence concomitante d'autres symptômes de syphilis.

Larges papules syphilodermiques. — Syn.: Syphilide papuleuse lenticulaire. — Ici la lésion est constituée par de larges papules plates dont la forme, la grosseur et les caractères généraux diffèrent de ceux de la papule miliaire que nous venons de décrire. Ces papules ont la largeur d'une lentille, d'une pièce de vingt centimes et même d'une pièce de un franc; elles sont généralement rondes ou ovalaires, elles sont situées dans l'épaisseur de la peau et dépassent un peu la peau environnante; elles sont plates. Au toucher, elles sont résistantes et bien délimitées; à leur début elles sont ordinairement lisses et dépourvues de squames épidermiques. Leur couleur est pâle, ou rouge terne; bien que leur teinte varie, elle rappelle généralement celle du jambon fumé; quelquefois elles sont si foncées qu'elles ont l'air de papules hémorrhagiques. Elles sont généralement nombreuses, mais elles le sont rarement autant que les papules miliaires. Elles se développent sur toutes les régions du corps, soit sous forme d'éruption disséminée, soit sous forme d'éruption localisée; parfois elles se groupent pour former des placards. Le front, la région buccale, la nuque, le dos, les plis de flexion, le scrotum, les grandes lèvres, le périnée et la marge de l'anus sont leurs localisations favorites.

Cette éruption est une des plus communes de la syphilis; c'est une de ses manifestations du début, mais on la rencontre aussi à une époque plus ou moins éloignée du chancre; elle peut également survenir à la période tertiaire sous forme de rechute. Généralement son apparition suit de près la roséole, souvent même elle se manifeste en même temps. Les papules se développent en général lentement, dans l'espace de quelques semaines, et elles atteignent différentes grosseurs; d'habitude on en voit à tous les âges de leur développement. Une fois formées, elles persistent pendant des semaines ou des mois; elles sont bien plus faciles à modifier par le traitement que les petites papules miliaires. Pour les distinguer de l'acné et du lichen ruber, il faut rechercher d'autres lésions de la syphilis qui manquent rarement[1].

Les papules larges et plates subissent des transformations qui varient selon leur localisation, en outre il est d'autres influences qui modifient leur aspect général et leur forme. Ces changements sont si profonds qu'il faut en faire une description spéciale; ils sont parfois même si complets qu'ils défigurent complètement la lésion primitive, au point qu'il est difficile de la reconnaître. A mesure qu'elles évoluent, elles conservent leur type primitif et, tôt ou tard, elles disparaissent par résorption, ou bien elles se transforment ainsi qu'il suit. Quelquefois elles se ramollissent, deviennent spongieuses, et finissent par se désagréger; alors elles perdent leur forme première et s'affaissent au-dessous du niveau de la peau environnante. D'autres fois, pour une raison ou pour une autre, elles s'ulcèrent et donnent lieu à la formation de croûtes; toutefois, s'il est rare que les ulcérations soient profondes, il se fait assez souvent des fissures qui peuvent être profondes et douloureuses; on les observe surtout au niveau de l'angle des lèvres, à l'anus, et dans les autres points où la peau est le siège de mouvements répétés. Enfin, la plus fréquente des modifications de la papule est sa transformation en plaque muqueuse.

Plaques muqueuses[2]. — Les plaques muqueuses se développent dans les points de la peau qui sont naturellement en contact les unes avec les autres, comme dans le pli interfessier, au périnée, aux organes génitaux, à l'aine, à l'ombilic, aux aisselles,

1. Dès cette époque, il y a souvent déjà, chez les gens âgés, débilités et surtout chez les alcooliques, des syphilides papuleuses et croûteuses, ou papulo-croûteuses. (Voir, au musée de l'hôpital Saint-Louis, la pièce 711, qui en est un exemple.)

2. Le mot *plaques muqueuses* est une vieille dénomination qui n'a plus de raison d'être et qui ne signifie plus rien. Notre époque exige une nomenclature plus précise. C'est ce qu'a fait Fournier en distinguant les syphilides papuleuses, érosives, papulo-hypertrophiques ou papulo-ulcéreuses, selon que les syphilides sont à peine desquamées, très saillantes, ou bien creuses. Il y a pour chacune de ces variétés de nombreux exemples, soit dans le musée de l'hôpital Saint-Louis, soit dans la collection particulière de Fournier.

et, chez la femme, au-dessous des seins. On les voit aussi fréquemment dans les points où la sécrétion des glandes sudoripares et sébacées est très développée, comme entre les doigts et les orteils.

Les plaques muqueuses diffèrent des papules syphilitiques larges et sèches en ce que leur surface est toujours plus ou moins humide et recouverte d'une sécrétion muqueuse grisâtre et épaisse qui n'est autre que de l'épiderme macéré. Elles sont aussi plus aplaties que les papules et n'ont généralement pas de contours bien délimités. Elles ont une consistance variable, qui le plus souvent est molle et spongieuse. Il n'est pas rare qu'elles se réunissent pour former une large plaque; c'est ce qu'on observe souvent aux organes génitaux.

Au lieu de s'affaisser, il arrive parfois qu'elles prennent un développement considérable et qu'elles donnent lieu à des néoformations hypertrophiques, verruqueuses, papillaires; alors on dit que ce sont des papules hypertrophiées, des végétations. C'est ce que l'on appelle la *syphilodermie végétante* ou la *syphilide cutanée végétante*. Alors les lésions affectent le caractère de verrues saillantes, plus ou moins bien circonscrites, qui ressemblent à des grappes de raisin ou à des choux-fleurs. Entre ces néoformations papillaires, il peut se faire de petites ulcérations qui sécrètent un liquide irritant qui sèche et se transforme en croûtes jaunâtres ou brunâtres. C'est ce que l'on voit quelquefois à la face, au cuir chevelu, entre les épaules et autour des organes génitaux; il ne faut pas les confondre avec les végétations non syphilitiques.

Le produit de sécrétion des plaques muqueuses est contagieux, bien qu'il ne soit pas auto-inoculable; c'est cependant grâce à la présence de cette sécrétion irritante qu'elles pullulent si abondamment dans les régions favorables à leur développement. Elles sont remarquables par la rapidité avec laquelle elles augmentent de volume; elles sont un type de prolifération néoplasique. La chaleur, l'humidité, les frottements, la malpropreté contribuent à leur accroissement. Il est très facile de les modifier par le traitement, et une médication locale appropriée en a vite raison.

A leur retour à l'état de papules sèches, soit dès le début, soit après qu'elles ont subi un développement considérable, les plaques muqueuses subissent de nouveaux changements, elles desquament; alors elles deviennent des papules squameuses. C'est une transformation très commune de la papule.

Syphilodermie papulo-squameuse. — Syn.: Syphilodermie squameuse, syphilis cutanée squameuse, psoriasis syphilitique[1]. — Cette syphilide revêt différentes formes, selon qu'elle siège dans une région ou dans une autre et selon la disposition des lésions. Les papules squameuses sont isolées, groupées ou confluentes au point de former une plaque solide. Elles sont généralement aplaties, recouvertes d'une squame grisâtre, sèche et adhérente. Ces squames sont minces et rares, ou au contraire elles sont relativement abondantes, bien qu'elles ne le soient jamais autant que dans le psoriasis. Si on les enlève, on voit qu'elles recouvrent des papules saillantes ou aplaties, pâles ou rouge-sombre et plus ou moins bien délimitées. L'éruption papulo-squameuse est rarement très étendue, elle s'observe dans toutes les régions; cependant elle affecte une préférence pour la paume des mains et la plante des pieds; elle a une ténacité remarquable.

Grâce à la structure spéciale de la peau de la paume des mains et de la plante des pieds, les papulo-squames y ont un aspect différent de celui qu'elles possèdent dans les autres régions. On les désigne sous le nom de *Syphilodermie palmaire, Syphilodermie plantaire*, et il est nécessaire d'en faire une description spéciale. Souvent les syphilides ont bien plutôt les caractères de la macule que ceux de la papule, bien que les caractères soient tels qu'on ne puisse douter de leur origine papuleuse. Elles sont généralement un peu surélevées et mal délimitées. Elles sont larges comme une lentille ou comme une pièce de cinquante centimes. Leur forme est irrégulière, et comme elles ont une certaine tendance à se réunir, elles forment des plaques arrondies, serpigineuses ou en croissant. Elles sont recouvertes de lamelles épidermiques sèches, peu nombreuses, à demi détachées et grisâtres; les squames sont adhérentes à la plaque par un de leurs côtés, elles sont plus nombreuses sur les bords, où elles sont déchiquetées et où elles ont un

1. Syphilis papuleuse, syphilide papulo-circinée, syphilide *psoriasiforme*, syphilide papuleuse en nappe ou bien *en rosace*.

aspect recroquevillé et desséché. Quand on les enlève, on voit que la surface qu'elles recouvrent est habituellement rouge sombre; quelquefois l'exfoliation épidermique est assez abondante pour donner aux papules un aspect franchement squameux. Ces écailles tombent ou restent en place : alors les plaques sont recouvertes d'une écaille dure et cornée. Parfois les couches les plus superficielles de l'épiderme palmaire, plus rarement celles de l'épiderme plantaire, deviennent le siège de petites concrétions épidermiques ponctuées, dont on peut extraire de petites masses cornées, ou bien elles sont percées de petits trous avec des bords très nets et comme taillés à l'emporte-pièce. C'est ce que les auteurs français désignent sous le nom de *syphilide cornée*. D'autres fois la desquamation est rare ou nulle, et la plaque a une apparence plus ou moins érythémateuse. Ces syphilides sont dures ou douces au toucher, selon qu'elles sont recouvertes de squames ou non; mieux la papule est circonscrite, plus elle a de squames et plus grande est sa résistance. En outre, il y a quelquefois des fissures qui s'étendent profondément dans le derme.

Cette variété de syphilide est généralement symétrique, elle se manifeste au centre de la paume des mains et de la plante des pieds, à la face palmaire du pouce ou à l'extrémité libre des doigts. Il est rare de la voir sur le dos des mains ou des pieds; elle ne s'étend pas très loin et n'atteint pas souvent le poignet, par exemple. Cependant, quand il se fait une large plaque dans le creux de la main ou sous la voûte du pied, elle peut s'étendre par ses bords qui sont surélevés d'une façon très évidente; à mesure qu'elle gagne les tissus sains, les parties primitivement atteintes restent légèrement enflammées et plus ou moins squameuses. C'est ainsi que la paume des mains ou la plante des pieds tout entière et les espaces interdigitaux peuvent être affectés en même temps. Quelquefois les lésions progressent ainsi et s'étendent au pied tout entier, et jusqu'à la cheville, ou bien elles gagnent le bord radial et le bord cubital de la main en respectant toutefois sa partie dorsale; rarement elles dépassent le poignet. L'éruption n'est quelquefois pas plus large qu'une pièce de vingt centimes, d'autres fois elle s'étend sur une large surface. Généralement elle ne s'accompagne ni de chaleur, ni de démangeaisons; sa marche est essentiellement chronique et peut durer des mois et même des années. Elle est rebelle au traitement, et elle est une manifestation relativement rapprochée du début, ou elle se développe tardivement Quand elle est unilatérale, c'est que l'époque de la lésion initiale est ancienne et remonte souvent à plusieurs années.

On peut confondre la syphilodermie papulo-squameuse avec l'eczéma, le psoriasis, et même avec les callosités. On la distinguera de l'eczéma par l'absence de chaleur, de démangeaisons et de suintement, symptômes qui manquent rarement dans l'eczéma. La marche de l'éruption, les antécédents du malade viendront aussi en aide au diagnostic.

Souvent elle ressemble d'une façon frappante au psoriasis, qu'elle survienne au tronc, aux membres, à la paume des mains ou à la plante des pieds. Le diagnostic différentiel se fera en tenant compte des considérations suivantes : la syphilodermie est une affection presque spéciale aux adultes et elle est la conséquence d'une syphilis acquise ; le psoriasis se manifeste souvent de bonne heure et généralement vers vingt ans. Dans la syphilodermie on retrouve souvent la trace de la lésion primitive; et, d'autre part, il est habituellement facile de reconstituer l'histoire d'un psoriasis.

Les plaques de syphilodermie n'ont aucune tendance à prendre une configuration déterminée; bien qu'elles se ressemblent entre elles, leurs formes varient selon les endroits où elles se trouvent. Souvent cependant elles sont circulaires ou semi-circulaires, surtout quand l'éruption est peu étendue. Le psoriasis au contraire a presque toujours une forme déterminée. Les syphilides cutanées ont généralement des bords saillants et des contours bien délimités qui s'arrêtent brusquement au niveau de la peau saine. Il est facile de délimiter une syphilodermie en passant le doigt à sa surface, et cette ligne de démarcation est constituée par le néoplasme syphilitique. A la paume des mains et à la plante des pieds cette limite est moins nette qu'ailleurs; dans ces cas, les bords sont peu saillants et se recouvrent de squames minces, lamelleuses, et recroquevillées. La saillie marginale des plaques de psoriasis tient aux squames; quand on les détache complètement, on voit que la surface sous-jacente rouge et brillante dépasse très peu, si toutefois elle le dépasse, le niveau de la peau environnante. Les syphilides cutanées ne sont habituellement pas symétriques, excepté quand elles se manifestent aux pieds et aux mains, et encore, dans ces cas, il y a de nombreuses exceptions. Le psoriasis au contraire est généralement symétrique. La syphilodermie se limite ordinairement à une partie du corps, et l'ensemble des lésions est généralement peu étendu; quelquefois, cependant, elle occupe une large surface. Elle n'affecte pas spécialement les genoux et les coudes. Le psoriasis au contraire se développe en même temps sur des régions éloignées l'une de l'autre, et il affecte presque toujours les genoux et les coudes.

On observe la syphilodermie et le psoriasis à la paume des mains et à la plante des pieds; quelquefois, ni l'un ni l'autre ne s'étend au delà, et le reste du corps est complètement exempt d'éruption. Cependant le psoriasis palmaire ou plantaire coïncide généralement avec du psoriasis sur d'autres régions, tandis que, quand la syphilo dermie siège aux mêmes régions, il est rare d'en observer ailleurs.

Quelquefois les syphilides cutanées provoquent de légères démangeaisons, surtout quand elles occupent le tronc, mais elles sont rarement assez intenses pour occasionner du grattage. Le psoriasis au contraire donne toujours lieu à des démangeaisons plus ou moins violentes qui sont parfois insupportables. Les syphilides cutanées ont d'habitude une marche lente; le processus psoriasique est toujours plus ou moins actif et quelquefois très rapide.

La syphilodermie est le résultat de dépôts néoplasiques dans la peau; dans le psoriasis il n'y a pas nouvelle formation, mais simplement hyperplasie des cellules du réseau muqueux, avec quelques symptômes inflammatoires. Cette différence dans la structure anatomique des lésions est généralement appréciable même à l'œil nu, et elle a une très grande valeur au point de vue du diagnostic des deux affections. Ordinairement dans le psoriasis il y a une grande quantité de squames et peu d'épaississement de la peau; dans la syphilis il y a infiltration de toute la peau. Mais il faut toujours se méfier et avoir soin de ne pas confondre l'épaississement dû au gonflement inflammatoire du psoriasis avec celui qui est déterminé par la néoplasie syphilitique.

Dans la syphilis les lésions sont le plus souvent multiples, et consistent en papules, fissures, ulcères et squames; dans le psoriasis toutes les lésions ont le même caractère anatomique et consistent en plaques plus ou moins enflammées et recouvertes de squames. La couleur des syphilides est généralement moins vive que celle du psoriasis, souvent elle est terne, jambonnée, brunâtre.

Les squames de la syphilodermie ont toujours une apparence grisâtre ou jaunâtre, quelquefois même elles sont très foncées, elles paraissent sèches et recroquevillées. Celles du psoriasis sont d'habitude blanchâtres, et paraissent de formation récente. Dans la syphilis elles se développent lentement et sont rares; dans le psoriasis elles se forment rapidement et sont ordinairement très abondantes. De plus, les squames de la syphilis sont adhérentes; celles du psoriasis ne le sont pas ou peu, et sont faciles à détacher. Habituellement on peut enlever les squames d'une syphilide sans la faire saigner, tandis que les plaques de psoriasis saignent facilement quand on les frotte.

Les papules de la syphilis peuvent se ramollir, suinter et même s'ulcérer superficiellement; celles du psoriasis sont sèches pendant toute leur durée. Enfin, dans les cas douteux, le diagnostic se fera par le traitement. Les syphilides cutanées, alors même qu'elles sont tenaces, une fois guéries ne reparaissent pas; le psoriasis, au contraire, réapparaît de temps à autre.

Syphilodermie vésiculeuse. — *Syn.* : *Syphilodermie vésiculaire, syphilide vésiculeuse, syphilis vésiculeuse*[1]. — C'est une forme rare de la syphilis. La plupart de ces soi-disant syphilis vésiculeuses sont bien plutôt des syphilides pustuleuses incomplètement développées; quelquefois cependant les lésions ont un caractère tel pendant toute leur évolution qu'elles justifient le titre de vésiculeuses. Le peu d'exemples de cette variété que j'ai vus appartenaient à des femmes soignées à l'hôpital. Cette forme de la syphilis a été décrite il y a longtemps déjà par Bassereau (A) et Hardy (B).

1. Syphilides acnéiformes. (Voir, au musée de l'hôpital Saint-Louis, pièce n° 717, collection particulière de Fournier, pièce n° 323).

A. *Traité des affections de la peau symptomatiques de la syphilis.* Paris, 1852.

B. *Leçons sur la scrofule et les scrofulides, et sur la syphilis et les syphilides.* Paris, 1864.

Les vésicules ont un volume, une forme et une distribution variables. Elles sont petites, du volume d'une tête d'épingle, plus ou moins acuminées, disséminées ou groupées, ou bien elles ont la grosseur d'un pois, sont aplaties ou demi-globulaires, avec ou sans ombilication. Les vésicules miliaires sont réunies en groupes irréguliers ou disséminées, elles siègent habituellement au niveau des follicules pileux et donnent lieu à la formation de petites croûtes jaunâtres et granuleuses. Il n'est pas rare qu'elles se transforment en pustules miliaires. Les grosses vésicules sont généralement disséminées et ressemblent aux vésicules de la varicelle, d'où le terme de syphilides varicelliformes; elles ont le plus souvent la grosseur d'une lentille, elles sont légèrement ombiliquées, contiennent un liquide clair ou louche, elles sont entourées d'une aréole rosée plus ou moins prononcée, et, malgré leur caractère vésiculaire, elles sont remarquables par leur persistance et durent quelquefois plusieurs jours sans subir de modifications appréciables. Elles sont discrètes ou confluentes, parfois elles sont disposées en croissants irréguliers.

Cette éruption se manifeste surtout dans les endroits où la peau est mince, comme à la face et aux organes génitaux; elle est rarement disséminée, et les vésicules ne sont jamais nombreuses. La marche de cette syphilide est habituellement rapide, et les vésicules disparaissent par résorption ou en donnant lieu à la formation de croûtes. Il est rare que les vésicules ne soient pas accompagnées de grosses ou de petites papules, disséminées çà et là sur les différents points du corps, et d'autres symptômes de syphilis. Comme l'a justement fait remarquer Bassereau, c'est une manifestation du début de la syphilis qu'il est rare d'observer après la première année et qui survient généralement vers le sixième mois.

Syphilodermie pigmentaire. Cette variété que les auteurs français décrivent sous le nom de *syphilide pigmentaire*, a été étudiée d'abord par deux observateurs très éminents, Hardy (A) et Fournier (B), et plus récemment dans notre pays par G. H. Fox (C) et

A. *Loc. cit.*, p. 175.
B. *Leçons sur la syphilis, étudiée particulièrement chez la femme.* Paris. 1873, p. 422, 2e édition, Paris 1880.
C. *Amer. Journ. of the Med. Sc.*, avril 1878.

I. E. Atkinson (A). Elle consiste en une pigmentation plus ou moins étendue de la peau sous la forme de macules rondes, ovales ou irrégulières, larges comme une lentille ou comme une pièce de cinquante centimes, et discrètes ou confluentes. Elles sont de niveau avec la peau environnante, lisses, et ne sont, en fait, pas autre chose que de simples dépôts de pigment.

Ces dépôts pigmentaires ne sont précédés d'aucune hypérémie et ne sont remplacés *in situ* par aucun autre produit syphilitique, point qui a été parfaitement mis en relief par Atkinson. Ils ont une couleur gris pâle, jaune brun ou café au lait, et la peau qui les entoure est quelquefois plus blanche ou plus pâle qu'à l'état normal, ce qui les fait ressortir davantage encore. Quelquefois leur coloration est si pâle que c'est à peine si on peut les reconnaître; ils ressemblent souvent plutôt à un dépôt de poussière ou à une tache de malpropreté qu'à une affection cutanée. Ces macules ont généralement des limites mal définies, elles se réunissent entre elles de façon à former une tache plus ou moins déchiquetée et décolorée dans les endroits où la peau est restée saine.

La syphilide pigmentaire ne s'accompagne d'aucun phénomène subjectif, on la voit surtout sur les côtés du cou; vingt-neuf fois sur trente, selon Fournier, c'est là qu'elle siégerait. Quelquefois cependant on l'observe au thorax, à l'abdomen et au nombril[1]. Chose remarquable, elle est presque spéciale à la femme, et il n'y a guère que les hommes qui ont la peau fine et délicate qui y soient sujets. C'est un accident rare, qu'on observe du sixième au dix-huitième mois; il est beaucoup plus commun en France que partout ailleurs.

La marche des syphilides pigmentaires est lente et peut durer de deux ou trois mois à un ou deux ans. Cette éruption n'est modifiée par aucun traitement antisyphilitique; le mercure et l'iodure de potassium n'ont aucune influence sur son évolution. Néanmoins elle est incontestablement, selon Hardy et Fournier, due à la sy-

A. *Chicago, Med. Journ. and Exam.*, octobre 1878.

1. Voir Coll. part. de Fournier, les pièces n°s 16, 251 de syphilis pigmentaire généralisée. Ces cas sont très rares. Dernièrement encore, nous en avons constaté un magnifique exemple. La syphilide pigmentaire formait comme des dentelles autour du cou, entre les seins et sous chaque aisselle. Chez une autre malade, les flancs en étaient couverts.

philis. Fox lui reconnaît une origine syphilitique, mais il ne croit pas qu'elle soit une manifestation directe de la syphilis, et il en conclut qu'on ne peut pas la ranger parmi les accidents de la syphilis.

Anatomiquement, cette éruption est due à une prolifération pigmentaire[1], tout comme le chloasma ; on peut la confondre avec le chloasma des femmes enceintes, le vitiligo et le pityriasis versicolore. Elle se distingue de cette dernière affection en ce que sa surface est lisse et non desquamative.

Syphilodermie pustuleuse. — Syn. — Syphilide pustuleuse, syphilis cutanée pustuleuse. La syphilodermie pustuleuse constitue un groupe important parmi les manifestations cutanées de la syphilis. Bien qu'elle ne soit pas aussi commune que les variétés érythémateuse ou papuleuse, elle n'en est pas moins très fréquente. Elle revêt une grande variété d'aspects, et les pustules varient beaucoup de forme, d'étendue, de nombre, de disposition et quant aux autres particularités. Avant de décrire ces lésions en détail, je vais dire quelques mots de leurs caractères généraux.

Les pustules syphilitiques ont une grosseur très variable. Quelquefois elles ne sont pas plus grosses qu'une graine de millet, d'autres fois au contraire elles sont grosses comme un pois ou une noisette.

Leur forme est variable, quelquefois elles sont rondes, d'autres fois elles sont ovales ou ont des contours irréguliers. Elles sont arrondies ou acuminées comme dans l'acné et la variole, ou bien elles sont plates comme dans l'ecthyma. Elles reposent sur une base papuleuse et manifestement indurée, ou bien elles sont entourées d'une aréole très étendue, dans ces cas elles ne dépassent que très peu le niveau de la peau environnante. Elles sont peu nombreuses, ou il y en a une grande quantité. Elles sont disséminées ou disposées en groupes ; généralement elles sont dispersées sur toute la surface du corps sans aucune disposition régulière.

1. C'est précisément un des points en litige. Les syphilides pigmentaires ne sont pas des macules, des amas pigmentaires, ce sont plutôt des troubles dans la distribution du pigment. Les globules sanguins, lésés par l'intoxication, laissent çà et là, dans les mailles de la peau, une partie de leur matière colorante qui n'a plus son adhérence normale.

Voir, par opposition, des amas ou taches pigmentaires, succédant à une éruption spécifique, qui sont assez nombreux, assez petits, assez réguliers et assez prononcés pour simuler un lentigo (pièce du musée, n° 540).

Elles ont le caractère pustuleux dès l'origine, ou bien elles commencent par être des papules, des vésicules ou des vésico-pustules, qui tôt ou tard se transforment en pustules, qui elles-mêmes après une durée variable donnent lieu à la formation de croûtes. Cette tendance naturelle qu'ont les grosses pustules à se transformer de bonne heure en croûtes a donné naissance à l'expression de lésions *pustulo-crustacées*. Habituellement la formation des croûtes suit de très près le développement des pustules, quelquefois même elles se développent en même temps. En général, plus une pustule est volumineuse, plus tôt elle subit la transformation croûteuse.

Les croûtes ont le même volume et la même forme que les pustules qui les ont précédées, ou bien elles se rétractent et sont plus petites que la lésion originelle. Elles sont pointues ou étendues en surface, saillantes et massives ou plates et superficielles ; leur consistance est quelquefois molle, mais le plus souvent elle est ferme ou dure. Les croûtes les plus larges et les plus épaisses ont une structure stratifiée, qui ressemble à la face externe d'une *écaille d'huître*. Leur coloration varie du jaune au brun et même au noir, et quand elles ont une certaine étendue et une certaine épaisseur, elles deviennent vert olive. Au-dessous des croûtes de formation récente, il y a toujours une ulcération superficielle ou profonde, selon les caractères généraux de la lésion primitive. Les croûtes ont habituellement des bords très nets, taillés à pic; leur base sécrète un liquide abondant, puriforme, jaune verdâtre ou grisâtre. Les lésions pustuleuses laissent après elles une pigmentation et souvent des cicatrices indélébiles; on les observe à toutes les périodes de la syphilis, ce sont des accidents bénins ou malins.

On peut les ranger dans l'une des variétés suivantes :

Syphilodermie pustuleuse miliaire. — Syn. — Petites pustules de syphilis acuminées, syphilide herpétiforme des Français. Les pustules sont grosses comme un grain de millet ; elles sont saillantes, et reposent sur une petite élévation papuleuse rosée. Elles sont pointues et contiennent une très petite quantité de liquide plus ou moins purulent qui, avec le temps se dessèche et se transforme en croûte jaune. Après la chute des croûtes, il se fait une petite exfoliation ou desquamation qui, habituellement, ressemble à une mince bordure, à une frange d'épiderme qui entoure la base de la pustule et l'enveloppe d'un cercle ou collier que les Français désignent sous le nom de *collerette*[1]. Les follicules pileux sont généralement atteints par le processus syphilitique et on voit les poils traverser le centre des pustules.

Les pustules sont presque toujours très nombreuses, elles sont discrètes ou confluentes, irrégulièrement disséminées ou réunies en groupes. Parfois elles ont la disposition de cercles ou de demi-cercles plus ou moins réguliers. Généralement elles se développent sur la plus grande partie du corps, quelquefois cependant elles se localisent, c'est surtout ce que l'on observe à la période tertiaire. Les membres, et surtout les bras et les cuisses, la poitrine et le dos, sont leurs sièges de prédilection. En même temps que ces pustules, on voit généralement des papulo-pustules miliaires et des papules, qui parfois sont très nombreuses et qui marquent tous les degrés de l'évolution de la papule se transformant en pustule. On observe aussi en même temps des vésicules miliaires et de larges papules plates.

La syphilodermie pustuleuse miliaire se manifeste de bonne heure, souvent dans les six semaines qui suivent le chancre, et alors elle s'accompagne de fièvre et d'autres symptômes généraux; d'autres fois elle est une manifestation secondaire plus tardive. Elle peut réapparaître à différentes époques; elle disparaît en laissant un dépôt pigmentaire profond de couleur violacée ou brunâtre. Après la disparition des pustules, il reste une petite dépression cicatricielle grosse comme la tête ou la pointe d'une épingle qui s'efface ordinairement avec le temps. Le diagnostic n'offre aucune difficulté car il y a généralement en même temps d'autres signes de syphilis.

Syphilodermie pustuleuse acnéique. — Syn. — Grosses pustules pointues de syphilodermie, acné syphilitique, syphilodermie varioliforme. Cette éruption est caractérisée par la formation de pustules petites comme un grain de mil, ou grosses comme un pois, plus ou moins pointues, qui ressemblent dans leur ensemble à celles de l'acné simple ou de la variole. Les croûtes qui leur

1. Cette fameuse *collerette* épidermique dite *de Biett*, n'a plus aucune valeur depuis qu'une observation plus attentive a montré qu'elle n'était pas l'apanage des syphilides et qu'elle ne pouvait plus par conséquent servir à les distinguer.

succèdent tôt ou tard, sont jaunes ou d'un brun-jaune, elles sont petites, minces ou épaisses et elles recouvrent des ulcérations superficielles. Elles ont un développement rapide et provoquent de la fièvre, ou elles se développent lentement. Dans le premier cas, il se fait de petits points rouges qui deviennent rapidement papuleux puis pustuleux, et au bout de vingt-quatre ou quarante-huit heures les pustules ont atteint leur complet développement. Dans les formes subaiguës, les lésions restent pendant plusieurs jours à l'état de papules, puis, à leur sommet, il se fait une petite quantité de pus. Dans les formes aiguës, il se développe généralement un grand nombre de pustules disséminées çà et là sur la surface du corps. Dans les formes subaiguës le nombre des pustules est variable, elles sont mieux localisées, mieux groupées que dans les formes aiguës. On les observe au cuir chevelu, à la face (A) et au tronc, plus rarement aux membres. Elles existent en même temps que d'autres manifestations de la syphilis telles que les papules.

C'est une des modalités les plus précoces de la syphilodermie pustuleuse, elle a généralement une marche rapide et sans gravité. C'est une lésion rare, je l'ai observée plus souvent chez les individus de race colorée que chez ceux de race blanche, et plus souvent à l'hôpital que dans ma clientèle privée. Il faut distinguer cette syphilide de l'acné, de l'éruption iodée, et surtout de la variole avec laquelle on la confond souvent, particulièrement chez les individus de race colorée. Le diagnostic est quelquefois difficile: dans les cas douteux il est même bon d'attendre quelques jours avant de formuler une opinion.

Petite pustule plate de Syphilodermie. — Syn. — Syphilodermie à forme impétigineuse, impétigo syphilitique, syphilodermie à forme eczémateuse, syphilide papulo-croûteuse (Fournier). Dans cette forme, les pustules sont généralement petites, plates et groupées en plaques irrégulières. Elles se recouvrent presque immédiatement de croûtes, de sorte que les lésions ont une apparence pustulo-crustacée. Ces croûtes sont plus ou moins adhérentes, épaisses, solides, bosselées et irrégulièrement dispo-

A. Planche V de l'*Atlas des maladies de la peau*, de Duhring.

sées. Elles sont sèches, deviennent facilement granuleuses et s'effritent. Leur couleur est jaunâtre, gris-jaune ou jaune brun, et ressemble un peu à celle des croûtes de l'eczéma pustuleux, surtout quand les pustules se réunissent et que les croûtes forment une plaque continue. L'ulcération qu'elles recouvrent est superficielle ou profonde.

On observe cette éruption principalement à la face, autour du nez et de la bouche, dans la barbe, au cuir chevelu et au voisinage des organes génitaux.

Elle est généralement bénigne, mais elle peut devenir assez sévère; alors l'ulcération s'étend en surface et en profondeur, et revêt une marche serpigineuse. Cette variété de syphilide cutanée ressemble à l'eczéma avec lequel on peut la confondre, surtout quand elle siège au cuir chevelu et qu'on ne recherche pas avec soin les caractères de l'ulcération. Le caractère des croûtes n'est pas suffisant pour établir le diagnostic.

Large pustule plate de syphilodermie. — Syn. — Syphilodermie ecthymateuse, ecthima syphilitique[1]. Dans ces cas la pustule est large, grosse comme une noisette, plate, et repose sur une base rouge sombre et indurée. La lésion reste rarement longtemps à l'état de pustule, mais elle subit rapidement la transformation croûteuse. Il y a deux variétés de syphilodermie ecthymateuse, l'une superficielle, l'autre profonde. Dans la première les croûtes sont plates, arrondies ou ovalaires, adhérentes, d'un brun jaune ou noires; elles reposent sur des ulcérations superficielles, ou plutôt des érosions qui sécrètent un liquide abondant et jaune verdâtre. Les lésions sont généralement nombreuses, elles apparaissent sur tous les points du corps, mais surtout au dos, aux épaules et aux membres (A). C'est une des manifestations pustuleuses les plus communes qu'on observe généralement dans la seconde moitié de la première année.

Dans la variété profonde, les croûtes sont plus saillantes, plus épaisses, elles tendent à prendre une forme conique, elles sont plus dures, de couleur plus foncée, et, quand elles sont volumineuses,

1. Syphilide papulo-croûteuse, syphilide pustulo-croûteuse. Ecthyma superficiel syphilitique (Fournier).

A. Planche D de l'*Atlas des maladies de la peau*, de Duhring.

elles sont stratifiées comme des écailles d'huître et constituent ce que l'on désigne sous le nom de *rupia*. Cette espèce de croûte s'observe aussi dans la syphilodermie bulleuse. Le rupia est donc le résultat d'une éruption pustuleuse ou bulleuse. Au-dessous de la croûte, on voit une ulcération profonde à bords nettement définis et comme taillés à l'emporte-pièce, le fond de cette ulcération est recouvert d'une sécrétion puriforme, de mauvaise nature et grisâtre. C'est une forme maligne et tardive; je ne l'ai guère rencontrée en dehors de ma pratique hospitalière.

Syphilodermie tuberculeuse. — Syn. — Syphilide tuberculeuse, syphilis cutanée tuberculeuse. Ici l'éruption est formée par une ou plusieurs élévations solides de la peau ; leur grosseur varie de celle d'un pois à celle d'une noisette. Elles sont bien circonscrites, arrondies, acuminées ou semi-globulaires, et elles ont une surface lisse et quelquefois luisante. Elles sont fermes au toucher, et siègent dans la peau et dans le tissu conjonctif sous-cutané. Elles sont rouge-sombre ou brunâtres, ou bien jaune-sombre ou cuivrées. Quelquefois elles ont une coloration rouge-feu qu'on ne rencontre dans aucune autre affection de la peau.

Parfois il n'y a qu'un tubercule, mais habituellement il y en a plusieurs, bien qu'ils soient rarement très nombreux. Plus ils sont petits, plus ils sont nombreux. Ils sont rarement disséminés sur tout le corps, mais ils se localisent dans certaines régions. Ils sont isolés ou groupés ; quand ils sont nombreux et confluents, ils forment une plaque tuberculeuse plus ou moins dense. Ils sont disposés sans ordre ou bien ils forment des segments de cercle ; alors il n'est pas rare que plusieurs segments se réunissent pour dessiner une ligne plus ou moins sinueuse : c'est ce que l'on appelle la syphilide tuberculeuse serpigineuse. Les tubercules syphilitiques siègent généralement à la face et au dos, plus rarement aux extrémités.

En général, ils ne provoquent ni douleur, ni chaleur, ni démangéaisons. Leur développement est lent et se continue habituellement pendant des mois entiers. Le plus souvent, c'est une manifestation tardive qu'on observe, rarement avant la seconde année et souvent plus tard. Il n'est pas rare de l'observer quatre, dix et même vingt ans après le chancre. Presque toujours, elle a été précédée d'autres manifestations.

Les tubercules disparaissent de deux façons différentes. Ils finissent par donner lieu à des ulcérations superficielles ou profondes, mais plus souvent profondes. L'ulcération commence à leur sommet, ou bien il se fait d'abord un travail nécrobiotique interne qui aboutit à la destruction plus ou moins complète du tubercule. L'ulcère qui lui succède est généralement profond, cratériforme et a des bords irréguliers; il a la forme d'un fer à cheval ou d'un croissant et il est recouvert d'une matière filante et verdâtre, ou de croûtes brunâtres. Le travail ulcératif envahit également les plaques tuberculeuses, et il en résulte une ulcération profonde qui s'étend quelquefois à toute la peau malade. Ce travail ulcératif suit parfois une marche serpigineuse, irrégulière qui ressemble à celle de la syphilodermie tuberculeuse serpigineuse. Ce processus destructif guérit en donnant lieu à la formation de cicatrices souvent vicieuses. Cette variété se voit souvent au dos, et elle est généralement très tenace.

Quelquefois, sur les tubercules ulcérés il se fait des productions papillaires qui ont la forme de verrues, de choux-fleurs et qui sécrètent une matière purulente d'odeur infecte; c'est ce que l'on désigne sous le nom de *syphilodermie papillomateuse*. Quelquefois ces productions s'étendent à la surface tout entière du cuir chevelu et il est probable qu'un certain nombre des cas, que les anciens auteurs ont décoré du nom de *frambœsia*, n'étaient autre chose que des syphilides papillomateuses graves. Les ulcérations consécutives aux gommes donnent lieu à ces mêmes excroissances.

Il ne faut pas confondre la syphilodermie tuberculeuse avec le lupus vulgaire, la lèpre, le carcinome de la peau. C'est surtout avec le lupus que la confusion est possible. Les tubercules syphilitiques sont plus fermes, plus profondément situés, ils ont un développement plus rapide que les tubercules du lupus. De plus, le lupus fait généralement sa première apparition dans l'enfance, tandis que la syphilide tuberculeuse est rare avant l'âge adulte.

Syphilodermie gommeuse. — *Syn.* — *Syphilide gommeuse*,

syphilide cutanée gommeuse. Les gommes sont des tumeurs plus ou moins bien circonscrites et situées dans le tissu sous-cutané. Elles se traduisent à l'extérieur sous forme de tumeurs légèrement saillantes ou aplaties, et de forme variable. Elles ont une consistance élastique, et, abandonnées à elles-mêmes, elles finissent par s'ouvrir. C'est ce que l'on appelle la *gomme*, la *tumeur gommeuse* ou le *syphilôme de la peau.* Généralement au début, elles sont de la grosseur d'un pois, molles, mal définies, douloureuses et situées au-dessous de la peau, qui quelquefois a conservé sa couleur normale, et il est impossible de délimiter exactement la tumeur. Elle augmente lentement de volume et elle atteint progressivement, c'est-à-dire dans l'espace de quelques semaines ou de quelques mois, son volume et sa consistance normaux; alors elle a l'aspect d'une tumeur plus ou moins arrondie et enkystée dans le tissu cellulaire sous-cutané. La peau qui la recouvre devient rosée ou rouge, la tumeur atteint le volume d'une noisette, d'une noix ou davantage, elle est légèrement saillante, demi-globulaire ou aplatie, uniforme; au toucher elle est molle et quelque peu élastique.

Les gommes sont rarement nombreuses, il y en a généralement une ou deux, rarement davantage, cependant quelquefois il y en a un plus grand nombre. Dans les cas exceptionnels, quand elles se développent à une époque assez rapprochée du début de la syphilis, elles sont nombreuses et symétriques et donnent lieu à des symptômes locaux et généraux très accusés. On les observe dans toutes les régions, mais surtout dans les endroits où la peau est lâche et molle, comme aux points de flexion des articulations, à l'abdomen, sur les côtés de la poitrine. Rarement elles se développent à la paume des mains et à la plante des pieds[1].

Les gommes ont une tendance naturelle à se rompre, à s'ulcérer et à détruire les éléments au milieu desquels elles siègent. L'ulcération qui leur succède a l'aspect d'une excavation bien circonscrite, profonde, arrondie, avec des bords abruptes et perpendiculaires; sa largeur varie de celle d'une pièce de un franc à celle de la paume de la main. Le fond est généralement irrégulier et

1. Voir la pièce 579 du musée.

recouvert d'un dépôt gommeux gris-rougeâtre. Quelquefois la peau est complètement détruite dans une grande étendue ainsi que le tissu conjonctif sous-cutané, et même les organes plus profondément situés[1]. Ce travail destructif marche avec rapidité ou lenteur, bien que la perte de substance soit souvent considérable; la cicatrice qui la remplace est relativement peu étendue. Au lieu de s'ulcérer, la gomme peut disparaître par résorption[2].

Il ne faut confondre les gommes ni avec les furoncles ni avec les abcès, ni avec les engorgements de ganglions lymphatiques, ni avec les carcinomes, les fibromes et les tumeurs graisseuses. L'ulcération qui en résulte diffère des ulcères non syphilitiques par son mode de développement, par ses bords qui sont taillés à pic comme avec un emporte-pièce, par le caractère du liquide qu'elle sécrète, par l'absence de douleur et souvent aussi par la présence d'autres lésions syphilitiques.

Syphilodermie bulleuse. — Syn. — Syphilide bulleuse, syphilis cutanée bulleuse, pemphigus syphilitique[3]. Dans cette variété, l'éruption est caractérisée par la formation de bulles qui contiennent un liquide clair, aqueux, qui devient rapidement louche et épais. Quelquefois la lésion ressemble plus à une pustule qu'à une bulle; les bulles sont grosses comme un pois ou comme une noix : elles sont discrètes, disséminées, rondes ou ovalaires et sont entourées d'une légère aréole, elles sont incomplètement ou complètement distendues, mais au bout d'un certain temps, elles se rompent, et leur contenu se concrète en donnant lieu à la formation d'une croûte jaune, brune ou gris noir.

Les croûtes varient considérablement de forme; quelquefois elles sont larges, épaisses et saillantes; d'autres fois elles sont coniques,

1. Au musée, voir à titre d'exemples, une gomme du nez, pièce n° 803, et une syphilide gommeuse de la verge, n° 802.

2. Voir dans la collection particulière de Fournier de magnifiques cas de *gommes* (variété dite *gangréneuse*) : n°s 85, 86, 107, 169, 203, 270, 367, 400 et la pièce du musée, n° 600.

3. Nous avons vu que les auteurs français n'admettent pas de pemphigus syphilitique, voir p. 276.

Dans la collection particulière de Fournier, la pièce 401 représente un splendide cas de syphilide bulleuse ou plutôt phlycténoïde.

écailleuses à leur surface et ressemblent à la face externe d'une *coquille d'huître*, c'est ce que l'on appelle le *rupia* ; d'autres fois elles sont plus petites, plus plates, moins épaisses. Au-dessous des croûtes, qui sont généralement peu adhérentes, il y a des érosions ou des ulcérations dont les bords sont nettement délimités et qui sécrètent un liquide jaune verdâtre. Ces ulcérations laissent après elles des cicatrices plus ou moins pigmentées. La marche de l'éruption est variable et elle dépend beaucoup de l'état général de la santé.

La syphilide bulleuse est une manifestation tardive qui coïncide généralement avec d'autres manifestations de la vérole. Elle est rare et s'observe surtout chez les individus cachectiques et débilités. On la voit également chez les nouveau-nés, alors elle est la conséquence de la syphilis héréditaire et, dans ces cas, il est facile de la confondre avec le pemphigus vulgaire (voir Syphilis héréditaire). Cependant les bulles et les croûtes qui leur succèdent ne ressemblent pas à celles du pemphigus, et, de plus, il y a toujours en même temps d'autres signes de syphilis.

Syphilis héréditaire infantile[1] Les manifestations de la syphilis héréditaire chez l'enfant ont un aspect qui n'est pas le même que celles de la syphilis infantile acquise, aussi est-il nécessaire d'en faire une description spéciale.

La syphilis des nouveau-nés est héréditaire, c'est-à-dire que les enfants ont été infectés dans l'utérus par la mère ou par le père, ou par les deux à la fois, ou bien elle est acquise, c'est-à-dire qu'ils ont contracté la vérole à un moment quelconque après qu'ils ont quitté la cavité utérine, soit pendant la délivrance, soit après la naissance.

Quand la syphilis des nouveau-nés est acquise, elle suit exactement la même marche que chez l'adulte, et les termes de syphilis congénitale, syphilis infantile servent à désigner l'existence de la vérole chez l'enfant, mais ne spécifient pas si elle est héréditaire ou si elle est acquise. Cependant il faut établir une

1. Voir au musée de l'hôpital Saint-Louis, dans la collection particulière de Fournier les pièces n°s 197, 213, 236, 252, 316, 349.

distinction entre les deux modes de contagion quand c'est possible.

Un enfant atteint de syphilis héréditaire peut paraître absolument sain au moment de la naissance, ou bien il porte déjà des traces de syphilis. Cependant le plus grand nombre des enfants syphilitiques ont en naissant toutes les apparences d'une bonne santé, ce n'est que plus tard que la vérole se manifeste, et généralement dans les trois premiers mois qui suivent la naissance. Selon Diday (A), qui a réuni 158 observations de syphilis héréditaire infantile, la maladie s'est déclarée 86 fois avant la fin du premier mois, 45 fois dans le courant du second mois et seulement 15 fois dans le courant du troisième. Il résulte de cette statistique que généralement la maladie se déclare avant la fin du second mois et, qu'après le quatrième, il y a de grandes chances pour que les enfants aient échappé à la contagion. D'autre part les enfants peuvent déjà, en venant au monde, porter sur le corps les stigmates de la vérole sous forme d'éruption maculo-papuleuse ou bulleuse, en même temps qu'ils ont tous les signes de la cachexie syphilitique; il est rare dans ces cas qu'ils ne meurent pas dans le courant de la première semaine.

Quand, au moment de la naissance, la peau est intacte et saine en apparence, il est rare qu'on observe des traces de syphilis avant la seconde ou la troisième semaine[1], et il n'est pas rare qu'elles surviennent seulement du 2e au 3e mois. Pendant cette période les enfants sont robustes et bien portants ou bien déjà ils présentent des signes de débilité et sont maigres, chétifs et délicats. Généralement, au bout de deux ou trois semaines, ils présentent des signes irréfutables de mauvaise santé; ils dépérissent, sont grognons, poussent des cris plaintifs et changent rapidement d'apparence; d'enfants bien portants qu'ils étaient, ils deviennent maigres et cachectiques. Leur peau devient terne, jaunâtre, terreuse, le pannicule graisseux sous-cutané disparaît, les os font saillie, la peau est dure, sèche, mince, plus ou moins ridée, surtout à la

A. Traité de syphilis des enfants nouveau-nés et des enfants à la mamelle.

1. Il faut bien savoir que la *syphilis héréditaire* peut n'avoir que des *manifestations tardives* et se révéler, de 15 à 20 ans par exemple, par des névroses ou des ulcérations ou par d'autres lésions *scrofuloïdes* qui, jusque dans ces derniers temps, étaient invariablement considérées à tort comme de nature strumeuse.

face[1]. A la suite de ces modifications le petit malade paraît chétif et ratatiné et ressemble à un petit vieillard.

Un des premiers signes, qui fait rarement défaut à cette période, est le *coryza;* au début l'écoulement nasal est clair et aqueux, mais bientôt il s'épaissit, devient visqueux et s'accumule dans les fosses nasales; il se forme au niveau de leur orifice antérieur une croûte qui les obstrue. La respiration est gênée et s'accompagne d'un ronflement nasal qui est caractéristique. Quelquefois les narines sont si complètement obstruées que la respiration par la bouche seule est possible, alors les petits malades éprouvent les plus grandes difficultés à téter. Plus tard l'écoulement nasal devient plus ou moins sanieux, il a une odeur pénétrante et fétide et il se forme des syphilides papulo-érosives autour du nez et de la bouche. Si la syphilis continue à se développer, les os du nez deviennent malades, se carient, et finissent par s'éliminer et entraîner une déformation. En même temps que le coryza il y a toujours plus ou moins d'enrouement, quelquefois même de l'aphonie complète qui est en rapport avec des syphilides à la gorge. A cette période, l'enfant pousse des cris plaintifs particuliers.

Les éruptions précèdent, accompagnent ou suivent le coryza; généralement cependant elles apparaissent en même temps, bien qu'il ne soit pas rare que les lésions cutanées soient les premières manifestations de la syphilis infantile. L'éruption est caractérisée par la formation d'érythèmes, de maculo-papules, de papules ou de bulles, ou bien par un mélange de ces différentes lésions élémentaires. Le plus souvent, il y a à la fois des macules et des plaques. Il n'est pas rare que les premiers symptômes qu'on observe du côté de la peau soient des taches érythémateuses larges comme une pièce de cinquante centimes ou comme la paume de la main, elles se développent aux cuisses, aux fesses ou aux organes génitaux. Ces plaques ont une forme irrégulière, elles ont des contours plus ou moins nettement limités, elles sont jaunâtres, rouge-brun ou cuivrées, elles sont légèrement luisantes ou recouvertes d'un épiderme mince et ridé. Elles sont sèches et squameuses ou hu-

1. La peau est *trop large;* elle a perdu toute élasticité, se laisse plisser et reste ridée, comme figée. Les enfants ont l'air de petits vieillards et la face simienne.

mides et excoriées. Quelquefois elles sont très-étendues, toute l'extrémité inférieure du tronc et les cuisses sont recouvertes d'une large plaque érythémateuse. Dans ces cas, la coloration est souvent d'un jaune rouge-foncé. Au début cette éruption ressemble parfois si étonnamment à l'érythème intertrigo qu'on peut faire une erreur de diagnostic; mais au bout de peu de temps la nature des lésions s'accentue, les plaques s'épaississent, il se développe çà et là sur la surface du corps des taches isolées qui restent à l'état de lésions érythémateuses ou se transforment en papules. D'autres fois la paume des mains et la plante des pieds sont les premières atteintes d'érythème, puis l'épiderme s'exfolie et se détache en lambeaux minces, secs, déchiquetés. Enfin il faut remarquer que la syphilodermie héréditaire érythémateuse a un aspect complètement différent de celui de la syphilis acquise.

Généralement, au bout de quelques semaines, les plaques érythémateuses deviennent le siège de grosses papules plates, larges comme une lentille ou comme une pièce de cinquante centimes, de sorte qu'au lieu d'être simplement rouge, l'éruption devient érythémato-papuleuse; c'est là la plus commune des syphilodermies infantiles. Les papules sont sèches ou humides; cependant ce sont ces dernières qu'on observe plus fréquemment, surtout aux organes génitaux et dans les endroits où la peau fait des plis; elles sont généralement grandes et ressemblent souvent à des plaques d'infiltration légèrement saillantes; elles sont lisses et vernissées, ou recouvertes d'une fine pellicule ou squame. Les papules humides, isolées ou agminées, c'est-à-dire les syphilides papulo-érosives sont une des premières et une des plus fréquentes manifestations de la syphilis héréditaire. Elles apparaissent d'abord au nez, à la bouche, à l'anus et aux organes génitaux; souvent aussi elles se développent entre les doigts du pied et de la main, à l'ombilic, sous les bras, derrière les oreilles et dans les autres points de la peau où il y a des plis naturels, et surtout dans les endroits exposés aux frottements, à la chaleur et à l'humidité. En même temps que les plaques muqueuses, il se fait des fissures qui sécrètent un liquide visqueux ou sanieux, puis ce liquide se transforme en croûtes qui cachent la lésion élémentaire. De plus, il n'est pas rare de voir les papules s'excorier, se dissocier et s'ulcérer superficiellement.

On confond quelquefois les syphilides papulo-érosives de la bouche avec les aphthes ou le muguet; mais les aphthes reposent sur une base enflammée, elles ont une forme ovale ou circulaire, elles ont des bords bien nets et sont entourées d'une aréole très rouge, elles se développent généralement par poussées successives et en groupes, et elles s'accompagnent de troubles gastriques. Le muguet est occasionné par un parasite végétal, l'*oïdium albicans*, qu'il sera toujours facile de reconnaître au microscope dans les cas douteux. (*Voir la note sur les parasites végétaux.*)

La syphilodermie bulleuse, chez les enfants, se manifeste habituellement dès la naissance, mais elle fait quelquefois sa première apparition plus tard. Elle consiste en bulles de grosseur variable, plates ou semi-globulaires, rondes, ovales ou irrégulières, disséminées et partiellement distendues de liquide. Elles affectent un siège de prédilection tout particulier pour les extrémités, car c'est à la paume des mains, à la plante des pieds, aux doigts, aux orteils et aux jambes qu'on les voit presque exclusivement. Elles n'affectent aucune forme régulière et il y en a généralement chez le même enfant à toutes les périodes de leur développement. Leur contenu est clair, louche, purulent ou sanguinolent, elles se développent sur une peau rougeâtre, d'aspect maladif, et sont quelquefois entourées d'une légère aréole. Ces bulles sont nombreuses ou rares; tôt ou tard elles se rompent spontanément, ou sous l'influence d'agents extérieurs, et on voit alors qu'elles recouvrent une surface rougeâtre excoriée ou ulcérée et dont le travail de réparation ne se fait qu'avec lenteur. Quelquefois les bulles se transforment en ulcères, surtout quand elles siègent aux jointures, aux doigts et aux orteils.

La marche de cette éruption bulleuse dépend de la santé générale du petit malade ; au fur et à mesure que les anciennes bulles se transforment en pustules, se rompent, s'ulcèrent et donnent lieu à des plaies de mauvaise nature, il s'en fait de nouvelles. Le plus souvent, en même temps que des bulles, il y a d'autres altérations cutanées telles que des papules et des plaques muqueuses dans les différentes régions, des plaques muqueuses de la bouche, des fissures, de la pigmentation de la peau, etc. ; quelquefois cependant les bulles sont la seule manifestation cutanée. La syphilodermie bulleuse chez les enfants est très grave, et il est rare qu'ils survivent.

Anatomie pathologique. — L'anatomie pathologique des syphilodermies a été étudiée avec beaucoup de soin par Auspitz (A), Neumann (B), Biesiadecki (C) et Kaposi (D)[1]. C'est dans la papule et dans le tubercule qu'on trouve les produits syphilitiques à l'état le plus parfait; ce sont des néoformations dues à une infiltration de cellules arrondies qui ressemblent à celles du lupus vulgaire. Au début, à la période érythémateuse, la syphilodermie est caractérisée par la prolifération de cellules embryonnaires; à cette période, l'infiltration cellulaire n'a rien de spécifique, ce n'est que plus tard, à la période papuleuse, qu'elle a quelque chose de caractéristique. Les capillaires sont intéressés dès le début et des cellules néoformatrices se déposent le long de leurs parois.

A la période papuleuse, les néoformations syphilitiques sont déjà caractéristiques; dans la papule plate, elles ont leur siège dans la couche muqueuse de l'épiderme, dans la couche papillaire du derme et dans sa couche profonde. L'étendue et la profondeur de l'infiltration cellulaire dépendent du volume de la papule. Cette infiltration est circonscrite et nettement délimitée dans tous les sens. Elle est formée de masses plus ou moins compactes de cellules disséminées, nombreuses, petites, rondes, dont la forme et les autres caractères varient beaucoup; elles n'ont aucune disposition régulière, mais le plus souvent elles sont intimement unies les unes aux autres, et sont disposées çà et là entre les mailles du tissu conjonctif. Dans quelques cas, elles sont si nombreuses, qu'il est impossible de reconnaître la texture de la peau normale. Quand la papule doit disparaître, les masses de néoformation syphilitique se résorbent d'abord par la partie centrale, alors la papule prend un peu la forme d'une coupe ou d'une cuvette.

Selon Kaposi, dans la plaque muqueuse ou dans le condylome

A. *Mediz. Jahrb.* Bd. II, 1864, Wien. « Ueber die Zelleninfiltration der Lederhaut bei Lupus, Syphilis und Scrofulose. »

B. *Lehrbuch der Hautkrankheiten*, p. 448. Wien, 1873.

C. *Beiträge zur physiol. u. pathol. Anat. der Haut. Sitzb. d. mathem.-naturw. Cl.* Bd. LVI, Abth II Wien. 1867.

D. *Die Syphilis der Haut und der angrenzenden Schleimhaüte.* Wien 1874-1875.

1. Et surtout par Cornil, dont actuellement encore les descriptions sont les seules au courant de la science.

plat, l'infiltration néoplasique est la même, son siège est le même, et quelquefois elle s'étend jusque dans les tissus sous-cutanés ; elle est généralement très bien délimitée. Mais, dans ces cas, les papilles sont très manifestement élargies, gonflées, allongées, elles ont des prolongations en forme de doigts de gant et sont quelquefois terminées par deux ou trois prolongements en forme de massue; alors la couche muqueuse est très épaissie.

De même que la papule, la pustule est nettement délimitée dans ces cas, le dépôt néoplasique occupe le derme et quelquefois le tissu conjonctif sous-cutané. Les caractères fondamentaux de la pustule consistent, comme l'a démontré Kaposi, dans la présence de cellules nucléées mal délimitées, très granuleuses, louches ; mais dans les couches les plus superficielles du derme, dans la couche papillaire, dans le réseau de Malpighi, ces cellules ne contiennent pas de noyaux et elles reposent sur un tissu à larges mailles rempli d'éléments liquides et saturé de sérum; quelquefois même on y distingue des espaces lacunaires.

Le tubercule et la gomme sont formés des mêmes éléments que la papule, mais l'infiltration s'étend plus en largeur qu'en profondeur dans les tissus sous-cutanés. L'étendue et la profondeur de l'infiltration dépendent toujours de la grosseur et de la forme de la lésion cutanée. Finalement ce dépôt syphilitique disparaît par résorption ou bien s'élimine en donnant lieu à une ulcération [1].

Traitement. — Le traitement des syphilodermies est le même que celui de la syphilis, car les manifestations qui se font du côté de la peau ne forment qu'un groupe des nombreux symptômes qu'on observe dans l'évolution de cette affection. Le lecteur qui désire avoir un exposé complet du traitement de cette maladie ne

1. L'*anatomie pathologique des syphilides* est fort simple à résumer. Partout, et quelle que soit la manifestation, il s'agit toujours d'amas de cellules embryonnaires proliférées, soit dans l'épaisseur des tissus, soit *surtout autour des vaisseaux*. Ces cellules de nouvelle formation sont parfois si serrées qu'elles ne peuvent plus recevoir de matériaux de nutrition; elles entrent alors en dégénérescence et se ramollissent. C'est le *bourbillon gommeux*. Comme les vaisseaux sont quelquefois intéressés aussi et qu'il y a de l'artérite et de la périartérite et des oblitérations consécutives, il peut y avoir des troubles de nutrition très prononcés et même de la mortification. C'est ce qui arrive dans le cas de *gommes gangréneuses* (voir, Collect. part. de Fournier, les pièces indiquées à la note 5 de la page 635). Les gommes sont volumineuses ou miliaires.

D'autres fois, au lieu de subir le ramollissement, les néoplasies subissent la transformation conjonctive et aboutissent à la sclérose. Gomme et sclérose, telles sont toujours les deux seules voies par lesquelles procède histologiquement la vérole.

peut mieux faire que de consulter les travaux de Fournier (A) et de Bumstead et Taylor (B).

Traitement constitutionnel. — Quand un syphilitique vient réclamer des soins, le médecin doit toujours mettre en relief à ses yeux les points suivants : l'importance d'une médication régulière, la nécessité de continuer le traitement pendant longtemps pour qu'il porte des fruits, la nature toute spéciale de la syphilis, les rechutes fréquentes auxquelles elle expose, et enfin les avantages d'un traitement longtemps prolongé.

D'abord il est de la plus haute importance que le malade soit placé dans les conditions hygiéniques les plus favorables, et, pendant toute la durée du traitement, il faut veiller avec soin au bon état de la santé générale. Il faut persuader au malade qu'il a tout intérêt à mener une vie régulière et le rassurer afin que son moral ne se laisse pas impressionner. Si c'est un homme, il faut lui interdire l'usage du tabac et des boissons alcooliques, ou du moins lui conseiller de demander toujours auparavant l'avis de son médecin.

Le grand air, l'exercice, l'éloignement du tracas des affaires, les amusements salutaires de la campagne, sont autant de choses que l'on doit conseiller. Il ne faut pas négliger les soins de propreté ; les bains, les douches froides, les douches de vapeur sont d'utiles adjuvants du traitement, il faut y avoir recours quand ils sont nécessaires ; cependant il ne faut pas abuser des bains de vapeur, qui sont quelquefois nuisibles. Le médecin doit indiquer au malade le régime qu'il doit suivre et qu'il fera consister en aliments substantiels, tels que la viande, les œufs, le lait, le vin, la bière, et qu'on variera selon les besoins de l'individu. Il faut veiller à l'état des intestins ; s'il y a de la constipation, la combattre à l'aide d'eaux purgatives naturelles ou avec de petites doses d'aloès. En un mot, il faut mettre en action tous les moyens capables d'aider la nature à *dompter la maladie*.

Les deux spécifiques de la vérole sont le mercure et l'iodure de potassium ; ce sont les deux seuls médicaments qui aient une action

A. *Leçons sur la syphilis étudiée spécialement chez la femme.* 1re édition, Paris, 1873, 2e édition, Paris, 1881.

B. *The Pathology and Treatment of venereal Diseases.* Philadelphie, 1879.

directe sur la syphilis, et leur valeur est inappréciable. Le mercure a encore plus de valeur que l'iodure de potassium ; on les emploie isolément ou associés l'un à l'autre. Les indications qui régissent l'emploi de l'un ou de l'autre ou des deux à la fois dépendent de l'âge de la maladie, de la nature de l'éruption et de l'état général du malade. Je tiens à affirmer ici que le mercure est un médicament très précieux, et que, lorsqu'on l'administre avec discernement, il n'a aucun inconvénient sérieux; on peut l'ordonner à petites doses pendant un, deux, trois ans, sans qu'il ait aucun retentissement sur la santé générale. Mais, quand on en continue ainsi l'usage pendant longtemps, il est indispensable de le donner à petites doses afin d'éviter la salivation.

On peut le faire pénétrer dans l'organisme par différents moyens; celui qui est le plus fréquemment employé, et, sans contredit le meilleur dans la majorité des cas, est de le donner par la bouche. Les malades préfèrent de beaucoup cette méthode, et ils ont raison, car c'est le moyen le plus pratique.

On emploie un grand nombre de préparations mercurielles différentes, telles que les pilules bleues, le calomel, le sublimé, le mercure à la craie, le protoiodure, le biiodure, etc., qui jouissent d'un certain renom ; mais les plus efficaces sont le calomel et le protoiodure. Le calomel est plus rapidement absorbé par l'organisme qu'aucune autre préparation, il a donc son indication toutes les fois qu'on veut agir vite, comme, par exemple, quand il y a de l'iritis grave ou une angine intense ; il faut le donner par doses de cinq à quinze centigrammes, auxquels on ajoute un à deux centigrammes d'opium et que l'on fait prendre trois ou quatre fois par jour. On obtiendra un effet plus rapide encore en donnant des doses plus petites et plus souvent répétées, par exemple de un demi à un centigramme toutes les heures. Généralement au bout d'un ou deux jours de cette médication, on arrive à la saturation.

Aujourd'hui le protoiodure est peut-être la préparation la plus généralement employée, on le donne à la dose d'un centigramme et demi, deux ou trois centigrammes que l'on répète trois fois par jour ; on l'associe d'habitude avec de l'extrait de lactucarium, de jusquiame ou de gentiane et on lui donne la forme pilulaire comme dans la formule suivante :

Protoiodure de mercure.	0 gr. 60
Extrait de gentiane.	q. s.

Faire trente pilules.

Donner une pilule trois fois par jour après les repas.

Le protoiodure est un médicament actif, quelquefois irritant ; il n'est pas rare, quand on en fait usage depuis quelque temps qu'il détermine des troubles gastriques, des coliques, de la diarrhée. Mais on arrive très-bien à combattre ces inconvénients en associant le protoiodure à l'opium ou à la jusquiame de la façon suivante :

Protoiodure de mercure.	0 gr. 60
Poudre d'opium	0 gr. 40

Faire trente pilules et en prendre une trois fois par jour, après les repas.

La masse pilulaire bleue (pilules mercurielles simples du Codex) et le mercure préparé à la craie (hydrargyrum cum creta) qui sont des préparations plus douces et plus lentes dans leurs effets, n'en sont pas moins très recommandables. Ce sont des préparations mercurielles, peu irritantes, surtout le mercure à la craie qui convient parfaitement aux enfants. Bumstead et Taylor préconisent les pilules mercurielles simples associées au fer et à l'opium contre les syphilodermies précoces ; ils l'emploient de la façon suivante :

Masse de pilules mercurielles simples. . .	2 gr.
Sulfate de fer desséché.	1 gr.
Extrait d'opium	0 gr. 30

Faire trente pilules et en prendre une trois fois par jour après les repas.

On peut aussi associer avec avantage le quinquina à une dose de 0gr,06 à 0gr,18 de mercure à la craie pris en trois fois dans la journée ; pour les enfants la dose est de 0gr,03 et même moins, que l'on donne en deux fois dans la journée.

Le sublimé agit lentement et, généralement il est bien supporté parce qu'il détermine comparativement peu de salivation ; c'est peut-être la moins active de toutes les préparations. Il n'est pas très efficace contre les accidents rebelles ; quand on en continue l'usage pendant quelque temps, il provoque de la gastralgie et de l'entéralgie. On l'emploie rarement contre les manifestations précoces de la syphilis, et il a bien plutôt son indication lorsqu'il s'agit d'accidents tardifs. Quand les préparations ferrugineuses paraissent indiquées, on peut le combiner avec avantage à la teinture de chlorure de fer. On peut l'ordonner en solution dans l'eau (sous forme de liqueur de Wan Swieten), dans un mélange alcoolique, dans des teintures alcooliques, en sirop ou bien en pilule, comme dans la formule suivante :

Sublimé corrosif.	0 gr. 065
Savon médicinal	q. s.

Faire seize pilules et en donner une trois fois par jour après les repas.

La dose est d'environ quatre milligrammes par pilule. On peut aussi l'associer à l'huile de foie de morue après l'avoir préalablement fait dissoudre dans quelques gouttes d'éther sulfurique, comme dans la prescription suivante :

Sublimé corrosif.	0 gr. 065
Éther sulfurique.	3 gr. 50

Dissoudre et ajouter :

Huile de morue	220 gr.

Une cuillerée à bouche contient environ un demi-centigramme de sublimé. Quand la bouteille est hermétiquement fermée, cette solution se conserve pendant un temps indéfini, mais si on la laisse exposée à l'air, le sublimé se précipite, et il est impossible de le redissoudre par l'addition d'une nouvelle quantité d'éther (A).

Le bicyanure de mercure à la dose de quatre à cinq milligrammes associé à la gentiane, au quinquina ou à l'opium, et administré en pilules, est très recommandé par Tilbury Fox (B), qui le préfère aux autres préparations.

On peut aussi faire pénétrer le mercure dans l'organisme à l'aide de frictions ; c'est un excellent moyen de le faire absorber, et on l'emploiera souvent avec beaucoup d'avantages. Sigmund (C), de 1842

A. Bumstead et Taylor, *loc. cit.*, p. 794.
B. *Loc. cit.*, p. 306.
C. *Die Einreibungscur bei Syphilisformen.* Wien 1878.

à 1855, a fait des frictions mercurielles chez 9379 syphilitiques à différentes périodes qu'il a soignés à l'hôpital de Vienne, et il regarde ce procédé comme le plus simple et le plus efficace. Sous cette forme le mercure agit rapidement, et, à haute dose, on arrive très vite à la saturation. C'est donc un excellent moyen quand on veut obtenir un effet rapide, dans les syphilis anciennes, et quand le mercure est mal supporté par l'estomac. C'est la meilleure manière de traiter la syphilis infantile. Les deux meilleures préparations mercurielles que l'on emploie en frictions sont l'onguent mercuriel et l'oléate de mercure préconisé par Berkeley Hill.

La principale objection qu'on puisse faire aux frictions mercurielles, c'est qu'elles tachent le linge; on peut y parer facilement en employant l'oléate de mercure fait dans la proportion de 4 à 20 d'oxyde jaune de mercure pour 100. Bumstead et Taylor préfèrent la préparation faite avec 20 pour 100 qu'ils mélangent avec un poids égal de cérat simple; on obtient ainsi une pommade consistante de couleur jaune, qui n'a pas l'inconvénient de salir le linge. L'oléate de mercure irrite plus facilement la peau que l'onguent mercuriel, il faut donc en user avec les plus grandes précautions. Selon Keyes (A), son absorption serait plus facile, par conséquent ses effets plus rapides. Il faut éviter de faire des frictions dans les endroits où la peau est délicate, ou bien dans ceux qui sont exposés aux mouvements, ou recouverts de poils.

Pour éviter que la peau ne s'enflamme à la suite des frictions, il faut changer fréquemment de régions et les faire alternativement aux bras, aux aisselles, aux cuisses, au ventre, à la poitrine et au dos, qui sont les régions que l'on choisit généralement. Il faut frictionner lentement, avec la main, pendant quinze à trente minutes, de façon à ce que la quantité de pommade employée soit complètement absorbée. Généralement on fait une friction par jour, et on laisse la pommade au contact de la peau pendant un ou deux jours avant de la laver pour faire une autre friction. Il ne faut jamais que la peau soit irritée; s'il en était ainsi, il faudrait faire les frictions dans une autre région, employer une pommade moins concentrée, ou suspendre cette méthode de traitement. A chaque

A. *The venereal Diseases*. New-York, 1880.

friction, on emploie de 2 à 4 grammes d'onguent mercuriel officinal, ou 3 grammes de pommade à 10 ou 15 pour 100 d'oléate de mercure. Chez les enfants, il faut adoucir l'onguent mercuriel en y ajoutant une ou deux parties d'axonge, ou même davantage.

Il faut prendre garde à la salivation, veiller à ce que la bouche et les dents soient dans un état de propreté parfaite, faire usage de lotions astringentes, et surveiller le bon état des fonctions intestinales. S'il survient de la salivation, il faut suspendre les frictions et laver la peau à l'eau savonneuse.

Pour éviter de salir tout le corps avec des matières grasses, et par conséquent pour éviter la malpropreté, Sturgis (A) conseille de faire prendre tous les soirs au malade un bain de pied chaud, puis de faire sous la plante du pied droit une friction énergique avec 2 grammes de pommade à l'oléate de mercure à 20 pour 100; le soir suivant, on répète la même opération sur le pied gauche, et on alterne ainsi tous les soirs les frictions à droite et à gauche avec 2 à 4 grammes de pommade; puis on fait conserver au malade les mêmes bas, qui doivent être épais, pendant une semaine jour et nuit. Ensuite on lave soigneusement les pieds avec de l'eau chaude et du savon, puis on laisse un intervalle de trois ou quatre jours avant de recommencer la même opération pendant le même temps. On peut administrer simultanément de l'iodure de potassium par la bouche. Un des avantages de cette méthode est que la marche aide encore à l'absorption du médicament.

On peut aussi faire prendre le mercure en injections sous-cutanées, à l'aide d'une seringue hypodermique et d'une solution morphinée de sublimé. Lewin (B) emploie pour chaque injection un liquide composé de 3gr,50 de sublimé dissous dans 0gr,75 d'eau et 0gr,006 d'acétate de morphine. Il fait généralement l'injection au dos, et il la répète de une à trois fois par jour. Bumstead et Taylor recommandent ce moyen quand il s'agit de syphilides malignes précoces avec ulcérations profondes; il suffit généralement de 15 à 20 injections pour faire disparaître les accidents. Il vaut mieux

A. *The Student's Manual of venereal Diseases*. New-York, 1880.

B. *Die Behandlung der Syphilis mit subcutanen sublimat Injection*, Berlin, 1869. Pour plus de renseignements, voir l'intéressant article de Wigglesworth, *Boston Med. and Surg. Journ.*, 26 août 1869, et celui de Taylor, *New-York Med. Gaz.*, 13 mai 1871.

faire les injections au voisinage des lésions syphilitiques, car alors elles ont un effet local. On peut administrer en même temps de l'iodure de potassium par l'estomac. Bien que l'expérience ait démontré que cette méthode donne, dans certains cas, de bons résultats, elle a cependant beaucoup d'inconvénients ; elle réclame beaucoup de temps au médecin et au malade, elle est douloureuse, et détermine assez souvent des abcès sous-cutanés et de la salivation. Le malade refuse souvent de se laisser traiter de cette façon[1].

Il est un autre moyen très efficace de faire absorber le mercure, c'est de donner des bains de vapeurs mercurielles; il suffit d'un gramme et demi à deux grammes de calomel ou deux à quatre grammes d'oxyde noir pour une fumigation d'une demi-heure environ. Pour prendre cette fumigation, le malade se déshabille complètement, revêt une longue chemise de flanelle sans manches qui s'étend du cou jusqu'aux pieds et qu'on recouvre d'une grande couverture en toile de caoutchouc, puis il s'assied sur un tabouret au-dessus duquel on place un appareil vaporisateur. Cet appareil consiste en un plateau dont la circonférence porte une gouttière dans laquelle on met un peu d'eau, et le centre un godet dans lequel on met le sel de mercure. Au-dessous de ce plateau est disposée une lampe à alcool, qui, lorsqu'on l'allume, commence par transformer l'eau en vapeur ; cette vapeur d'eau provoque une transpiration profuse, puis le mercure s'échauffant finit par se volatiliser et est ainsi rapidement absorbé par la peau. Le malade reste dans la situation que nous avons indiquée jusqu'à ce qu'il se refroidisse, puis il retourne au lit enveloppé de sa chemise de flanelle. Ce traitement est très facile à exécuter. Bumstead et Taylor, Keyes, Sturgis sont très chauds partisans de cette méthode, et, pour plus de détails, je renvoie le lecteur à leurs ouvrages.

Les bains de sublimé réussissent très bien chez les enfants ; on les prépare avec $0^{gr},65$ à $1^{gr},50$ de sublimé pour une baignoire d'enfant, et on y laisse le petit malade pendant vingt minutes environ.

1. Martineau a rendu cette médication efficace, praticable et fort supportable grâce à l'emploi des peptones mercuriques et ammoniques. (Voir Société méd. des hôpitaux, 1882.)

Le choix de l'une ou l'autre des méthodes que nous avons indiquées pour faire absorber le mercure dépend du cas particulier auquel on a affaire, et d'autres circonstances. D'abord, il faut prendre l'âge des malades en considération ; chez les nouveau-nés et les enfants, par exemple, c'est avec les frictions mercurielles et les bains qu'on obtient les meilleurs résultats. Il faut toujours savoir si le malade est fort ou faible et débilité, comment fonctionne son tube digestif, quelle est sa profession.

Le choix de la méthode de traitement à employer dépendra de la rapidité avec laquelle on désirera que les médicaments agissent sur l'organisme, de la possibilité ou de l'impossibilité dans laquelle on sera de tenir le malade en observation. Pendant la durée du traitement, il est de la plus haute importance que le malade soit en bonne santé, aussi est-il le plus souvent nécessaire de faire appel aux préparations toniques, au fer, à l'arsenic à petites doses, au quinquina, à la gentiane, et à d'autres médicaments analogues, qui sont d'excellents adjuvants du traitement.

C'est le cas de mentionner ici l'utilité des infusions, des décoctions et des extraits de salsepareille, de mézéréon, de gaïac, de douce-amère, etc., qui agissent comme diaphorétiques, comme cathartiques et comme toniques. Il y a longtemps qu'on a reconnu leur légitime valeur dans les syphilis graves et rebelles, chez les sujets affaiblis et débilités par l'abus des préparations mercurielles et par d'autres causes. Il n'est pas rare que l'état général se relève sous leur influence ; ce sont à la fois des alternants et des toniques ; on peut les administrer seuls ou en même temps que l'iodure de potassium ou le mercure. La plus efficace de ces préparations est la tisane de Zittmann et le sirop de salsepareille composé.

Maintenant il me reste à parler de l'action thérapeutique de l'opium. Quelquefois on retirera de grands bénéfices de son emploi ; il est surtout indiqué dans les formes ulcéreuses, et il n'est pas rare que l'opium arrête la marche envahissante des ulcérations, alors que les autres moyens ont échoué. Je me suis souvent bien trouvé de l'avoir prescrit, et je le donne à la dose de $0^{gr},03$ à $0^{gr},15$ en trois fois dans la journée ; quand on emploie l'extrait d'opium, il faut le prescrire à une dose moitié moindre ; généralement, il est très bien supporté, même à hautes doses. A la période tertiaire, on peut encore donner avec avantage les acides minéraux et notamment l'acide nitrique.

Le temps pendant lequel il faut continuer l'usage du mercure varie selon les cas; et on ne peut pas tracer de règle absolue à cet égard. Je ferai cependant remarquer que dans la grande majorité des cas, on le prend pendant beaucoup trop peu de temps. Si on en continuait l'usage pendant longtemps, fût-ce à des doses moindres que celles auxquelles on a l'habitude de le prescrire, il est probable qu'on n'aurait pas à redouter les accidents qui surviennent à des époques plus ou moins éloignées.

A moins de contre-indications formelles, on aura toujours intérêt à le prescrire d'une façon continue, non seulement jusqu'à ce que tout symptôme de syphilis ait disparu, mais même longtemps après. Il faut toujours avoir l'œil attentif aux accidents qui quelquefois résultent de l'absorption du mercure, tels que le ptyalisme, la gastro-entérite, et dès que ces complications surviennent, il faut diminuer la dose de mercure ou même en supprimer complètement l'emploi pendant quelque temps. L'époque à laquelle ces accidents apparaissent varie beaucoup : quelques individus, particulièrement impressionnés par le mercure, sont rapidement saturés; d'autres au contraire résistent pendant très longtemps.

Je crois que, dans la syphilis secondaire, il faut prescrire le mercure à petites doses, en continuer l'emploi pendant longtemps, et en suspendre l'usage de temps en temps. En le prescrivant de la façon suivante, dont Fournier (A) a démontré d'une manière très nette les avantages, on obtient d'excellents résultats. Il faut d'abord faire prendre du mercure pendant tout le temps que durent les accidents, et même en continuer l'emploi pendant quelques semaines après, c'est-à-dire qu'il faut le donner en moyenne pendant deux mois consécutifs, puis le suspendre pendant un mois. On soumet alors le malade de nouveau à l'usage du mercure pendant deux mois, suivis d'un repos de même durée; puis on en rend pendant six semaines ou deux mois comme auparavant, pour le supprimer de nouveau pendant deux mois. La durée entière du traitement doit être de deux ans; mais pendant la seconde année, on a le plus souvent avantage à le combiner à l'iodure de potassium. D'excellents

A. *Loc. cit* p. 1080.

syphiliographes ont proposé d'autres méthodes. Keyes (A) préconise l'emploi du mercure d'une façon continue et à dose suffisamment faible pour qu'il ne retentisse en rien sur l'organisme pendant une période d'au moins deux années, en l'associant à l'iodure de potassium quand cela est nécessaire. C'est ce qu'il appelle *le traitement tonique*. Il est parfaitement supporté quand on se sert du même composé mercuriel, et celui qu'il préfère est le protoiodure. Il commence par en donner un centigramme à chaque fois, et il en fait prendre trois doses dans les vingt-quatre heures, puis il augmente la dose de deux centigrammes tous les trois jours jusqu'à ce qu'il obtienne une légère salivation. C'est ainsi qu'il arrive à déterminer *la dose quotidienne maximum* dont il continue l'emploi pendant toute la durée des accidents; alors il lui substitue la *dose tonique*, c'est-à-dire environ le tiers de la *dose maximum*, et il la fait prendre d'une façon continue. Il faut que toute manifestation locale de la syphilis ait disparu depuis six mois, ou mieux depuis un an avant de suspendre cette dose tonique. Quand le protoiodure de mercure est mal supporté, il le remplace par les pilules bleues, données à la dose de trois centigrammes, qu'il fait prendre seules ou associées avec parties égales de sulfate de fer desséché (B).

Il y a encore une autre méthode qui consiste à administrer le mercure à doses massives et répétées jusqu'à ce qu'on obtienne une légère salivation, puis d'en suspendre l'emploi pendant un certain temps; on répète ensuite la même opération aussi longtemps qu'il est nécessaire. Cette méthode est chaudement préconisée par Hutchinson (C) de Londres.

Il faut toujours veiller à ce que le mercure ne produise pas d'effets nuisibles; ces effets comprennent le ptyalisme, la sensibilité des gencives, la fétidité de l'haleine, la saveur métallique, la stomatite, la diarrhée, les coliques et aussi parfois la dépression morale, la perte d'appétit, la lassitude générale. Quand on voit apparaître l'un

A. *Amer. Journ. of the Med. Sc.*, janvier 1876.

B. Pour plus de renseignements, voir l'ouvrage de Keyes, dont j'ai déjà parlé. Voir également l'influence du mercure donné à doses toniques sur l'augmentation des globules rouges du sang dans les deux publications suivantes de Keyes : 1° Effets du mercure à petites doses, etc. (*Amer. Journ. of the Med. Sc.*, janvier 1876), et 2° Traitement de la syphilis, etc., lu au Congrès médical international de Philadelphie, 1876. Section de Dermatologie.

C. *On Syphilitic Eruptions, etc., with special reference to the use and abuse of Mercury*. London, 1854.

de ces accidents, il faut diminuer les doses, ou supprimer momentanément, d'une façon complète, le traitement.

Aujourd'hui qu'on ne donne plus que très exceptionnellement le mercure à hautes doses, la salivation mercurielle est rare, excepté chez les individus qui sont particulièrement impressionnables; du reste, quand elle est légère, il suffit de supprimer l'usage du mercure pendant quelques jours pour la voir disparaître. On évitera facilement les accidents occasionnés par le mercure en administrant en même temps des médicaments convenables. Il faut entretenir la liberté du ventre; faire prendre des bains chauds pour stimuler l'activité des fonctions cutanées; si les gencives sont très enflammées, on prescrira une alimentation liquide; on fera prendre le soir des bains de pieds chauds avec de la farine de moutarde en même temps qu'on ordonnera l'opium, sous forme de poudre de Dover, par exemple, pour favoriser le sommeil; on donnera de 15 à 30 grammes d'hypochlorite de soude pour un demi-litre d'eau en gargarisme. Il n'y a pas de médicament qui combatte avec plus d'efficacité les accidents mercuriels que le chlorate de potasse, qu'on fait prendre à l'intérieur à la dose de 3 à 6 grammes par jour et que l'on peut employer en solution saturée comme gargarisme. Piffard (A) et autres recommandent beaucoup le soufre à petites doses.

Il me reste maintenant à parler de l'*iodure de potassium*. C'est surtout dans les manifestations tardives, c'est-à-dire dans celles qui surviennent pendant la deuxième, la troisième année et même plus tard, qu'il trouve son indication. Plus les accidents apparaissent tard, mieux ce médicament réussit; on l'administre seul, ou combiné avec le mercure. On peut le donner en solution, l'associer au vin ferrique, ou le mettre dans un sirop agréable au goût, tel que le sirop d'écorce d'oranges, le sirop de gingembre ou le sirop de salsepareille largement étendus d'eau; on peut également l'incorporer dans des pilules, mais il vaut mieux le donner sous forme liquide, car les pilules de 30 centigrammes environ peuvent déterminer de la gastralgie. Selon Bumstead et d'autres auteurs, l'iodure de potassium agit avec plus de force quand on l'associe à parties égales de chlorhydrate d'ammoniaque.

On prétend également que le carbonate d'ammoniaque augmente

A. *Diseases of Skin*, New-York, 1876.

l'action de l'iodure de potassium en même temps qu'il le rend plus agréable au goût. L'iodure de potassium se donne à la dose de 30 centigrammes à 2 gr. ou $2^{gr},50$ que l'on fait prendre en trois fois dans la journée, c'est-à-dire qu'à chaque fois on en donne 60 centigr. en moyenne. Au début, il vaut mieux commencer par de petites doses de 10 à 30 centigr. et augmenter progressivement les doses. Il faut le faire prendre environ une heure après les repas.

Le traitement mixte, c'est-à-dire celui dans lequel on combine l'iodure de potassium et le mercure, est excellent surtout dans la seconde année et les années suivantes. On associe généralement les deux médicaments dans la même prescription, bien qu'on puisse les donner séparément ou alternativement à différentes heures de la journée. On peut aussi donner l'iodure de potassium à l'intérieur en même temps qu'on fait faire des frictions mercurielles; cette méthode est très avantageuse quand on a affaire à des sujets débilités, dans les syphilides invétérées, et chez les individus chez lesquels l'usage interne du mercure provoque des troubles de l'estomac. Le sublimé et le biiodure de mercure sont les deux composés mercuriels que l'on associe généralement à l'iodure de potassium. On les prescrit à la dose de 2 à 8 milligrammes associés à 15, 30 centigr. ou même davantage d'iodure de potassium par dose, comme par exemple dans la forme suivante :

Iodure de mercure rouge (biodure).......	0 gr. 13
Iodure de potassium...............	8 gr. 70
Sirop de gingembre...............	90 gr.
Eau......................	30 gr.

à prendre par cuillerées à thé, trois fois par jour, dans un verre d'eau.

Il faut augmenter ou diminuer les doses de mercure et d'iodure de potassium, selon les cas; la durée pendant laquelle il faut prendre l'iodure de potassium seul ou combiné au mercure varie également; cependant, en règle générale, il faut en continuer l'emploi pendant plusieurs mois après la disparition de toute espèce d'accident.

L'iodure de potassium, à la longue, peut déterminer de l'iodisme, de l'irritation des muqueuses, de la salivation, et une éruption spéciale.

L'iodisme est caractérisé par de la lourdeur de tête, de la céphalalgie, des bourdonnements d'oreilles et de la faiblesse générale; il est du reste assez rare. L'irritation des muqueuses se traduit par un coryza léger ou intense, du gonflement des paupières, du larmoiement, de la rougeur des conjonctives, et parfois de la douleur au niveau des sinus frontaux; c'est un accident beaucoup plus fréquent que l'iodisme. Quelquefois la sécrétion salivaire est plus abondante qu'à l'état normal, mais elle est rarement très prononcée. L'iode provoque parfois des éruptions de nature papuleuse, pustuleuse, bulleuse ou même furonculeuse. (Voir à l'article *Dermatites médicamenteuses*, page 44.)

L'iode, l'iodure de sodium, l'iodure d'ammonium sont quelquefois utilisés avec avantage; leur action est cependant inférieure à celle de l'iodure de potassium.

Traitement local. — Le traitement local des syphilodermies consiste dans l'emploi raisonné de bains, de lotions, d'applications topiques sous forme de liquides, de poudres ou de pommades.

Dans la grande majorité des cas, les syphilodermies érythémateuses ne réclament aucun traitement local; cependant, dans les cas où les lésions sont persistantes, surtout à la face, on peut se servir d'une pommade à l'*ammoniated mercury* dans la proportion de 1^gr^,50 à 2 gr. pour 30 grammes d'axonge. Les fumigations mercurielles trouvent leur indication toutes les fois que la syphilodermie érythémateuse est généralisée et persistante. Les syphilides papuleuses sont également améliorées par les fumigations mercurielles, ou les bains au sublimé dans la proportion de 4 à 15 gr. pour 140 litres d'eau. Les bains sulfureux ou alcalins ont quelquefois aussi leurs avantages. Les différentes pommades mercurielles rendent de véritables services et sont très fréquemment employées quand on a affaire à des syphilides papuleuses de la face ou du cou. La pommade à l'ammoniated mercury (3^gr^,75 pour 30 gr.), la pommade au nitrate de mercure (4 à 15 gr. pour 30 gr.), sont très utiles; l'oléate de mercure en pommade et dans la proportion de 5 à 20 pour 100 est encore plus utile et donne de bons résultats.

Les plaques muqueuses réclament toujours une grande attention; d'abord il faut avoir de grands soins de propreté et laver les parties malades plusieurs fois par jour à l'eau savonneuse, en ayant soin de laver soigneusement les surfaces cutanées qui sont au contact les unes des autres; puis il faut les baigner avec une solution d'hypochlorite de soude, ou une solution faible de sublimé ou d'acide phénique, après quoi on les saupoudre d'amidon, d'oxyde de zinc ou de calomel réduits en poudre impalpable. On peut également les toucher avec un crayon de nitrate d'argent.

On traite les lésions papulo-squameuses à l'aide de fumigations mercurielles qu'on renouvelle deux fois par semaine. Quand les lésions sont localisées, à la plante des pieds ou à la paume des mains par exemple, on peut leur opposer des pommades au goudron ou une quelconque des pommades mercurielles. Les syphilides papulo-squameuses palmaires et plantaires réclament généralement des pommades fortes, et les différentes préparations dont nous avons parlé à propos du psoriasis leur sont applicables. Quelquefois on se trouvera très bien d'une pommade faite avec 7 gr. d'ammoniated mercury pour 30 gr. de vaseline blanche.

Dans les formes ulcéreuses, il faut enlever les croûtes à l'aide de cataplasmes ou autrement, faire des lotions au sublimé, puis panser les plaies à l'aide d'une des pommades mercurielles dont nous avons déjà parlé, ou avec de l'emplâtre de Vigo *cum mercurio*. Les tubercules syphilitiques réclament le même traitement local que la variété papuleuse[1].

CARCINOME DE LA PEAU.

Nous comprendrons sous cette dénomination les diverses variétés de *cancers* dont les manifestations sont en rapport avec le tégument, que les lésions soient primitives ou qu'elles soient secondaires.

Parmi les *cancers primitifs de la peau*, la forme, de beaucoup la plus fréquente, est celle qui a reçu le nom de *cancer épithélial*.

1. Dans un travail récent (*France médicale*, 1882, avril), intitulé *Syphilis et alcool*, Barthélemy a montré l'influence considérable de l'alcoolisme chronique sur la syphilodermie. Tous les accidents cutanés sont considérablement exaspérés, dans leur nombre, leur intensité, leur profondeur, leur durée et leur résistance au traitement, alors même que la santé générale ne souffre nullement de l'infection spécifique. Cette influence est manifeste, non pas seulement pour les accidents tertiaires ulcéreux, mais dès l'apparition du chancre ou des premières syphilides, de telle façon qu'en voyant une éruption anormalement abondante ou profonde on peut dire immédiatement qu'elle évolue sur un terrain alcoolique. Il en résulte que le médecin doit recommander à ses malades syphilitiques une hygiène sévère et les mettre en garde, pour ne pas exaspérer la vérole, contre tout abus alcoolique.

C'est elle par conséquent qui intéresse le plus directement le dermatologiste.

Les sarcomes, les tumeurs dures et fibreuses attaquent rarement la peau primitivement ; il est assez commun au contraire d'y rencontrer comme première manifestation la forme mélanique du cancer.

Les formes *lenticulaires* et *tubéreuses*, ainsi que les variétés *mélaniques* peuvent être brièvement décrites comme il suit :

Le *carcinome lenticulaire*, ainsi nommé par Schuh, connu encore sous les noms de *cancer squirrheux*, de *cancer dur*, de *cancer fibreux* et de *cancer formé de tissu fibreux et connectif*, est caractérisé par des papules, des tubercules ou des nodules, de la grosseur d'un pois, d'un haricot ou d'une noisette, d'une consistance ferme et même dure, lisses, luisants, d'une coloration rouge-rose, couleur d'œillet, ou bien d'un rouge-brun, enfin aplatis ou saillants.

Ces nodules sont d'abord disséminés, se montrent le plus souvent à la poitrine ; d'abord discrets, ils tendent au bout d'un certain temps à se fusionner et forment alors des masses tuberculeuses, végétantes, champignonneuses, de volume varié, ou, dans quelques cas, des *tumeurs fongueuses*. Ces noyaux cancéreux cutanés apparaissent presque toujours à titre de modifications secondaires, et, le plus souvent, se développent plus ou moins longtemps après l'extirpation de la tumeur primitive, du sein par exemple.

Ils s'accompagnent d'un degré plus ou moins prononcé d'hypérémie, qui donne à la peau environnante une coloration rose, ou d'un rouge violacé, ou encore de nuances plus sombres, et la peau est dure, fibreuse ou lisse et brillante.

L'infiltration cancéreuse peut s'étendre au loin et dans diverses directions. Dans quelques cas la lésion prend un développement considérable, et les parois sont en quelque sorte enfermées et immobilisées comme dans un cercle de fer ; cette forme constitue le « cancer en *cuirasse* » de Velpeau. Au fur et à mesure que l'affection poursuit son évolution, on voit les ganglions lymphatiques correspondants participer à l'infection, se tuméfier, se ramollir et ulcérer la peau comme sur les points primitifs. Tous ces phénomènes ne s'accomplissent pas sans de grandes souffrances, qui contribuent encore à augmenter la cachexie et à hâter la terminaison fatale. Cette affection récidive après les opérations les mieux faites, alors même qu'elles ont été pratiquées de bonne heure; le pronostic est donc des plus défavorables.

Le *carcinome tubéreux* (carcinoma tuberosum) est aussi constitué par des nodules. Cette forme apparaît d'ordinaire à l'âge moyen de la vie, mais elle peut se montrer plus tôt, à titre de manifestation primitive ou secondaire, sous forme de groupes de nodules ou d'îlots de tubercules bien circonscrits, plats ou saillants, ronds ou ovales. Ils sont résistants, durs, profondément enchâssés dans la peau et dans le tissu cellulaire sous-cutané; leur couleur est rose foncé, rouge-brun, livide ou violacée. Leur grosseur est variable, elle est celle d'un pois ou celle d'une noix. Ils sont nombreux, généralement disséminés ou irrégulièrement groupés et se développent ordinairement sur toute la surface de la peau. Tôt ou tard ces nodules se tuméfient, se ramollissent, s'ulcèrent, et la maladie ne tarde pas à entraîner la mort au bout de quelques mois, et en tout cas, de fort peu d'années. C'est d'ailleurs une forme rare de cancer.

La *variété mélanique*, qui comprend les carcinomes mélanodes ou pigmentaires (carcinoma melanodes *or* pigmentodes) débute généralement aussi sous la forme de papules, de tubercules, ou de nodules. Ces produits néoplasiques sont multiples, ronds ou ovales, en général assez petits, de la grosseur d'une tête d'épingle, d'un pois ou d'un haricot; ils sont mollasses ou résistants, mais toujours beaucoup moins durs que les précédents; ils sont remarquables surtout par leur coloration, qui varie du gris de fer au bleu-noir ou au noir. Ils sont disséminés, et à l'origine ils sont peu nombreux; mais à mesure que leur nombre augmente, ils se réunissent pour former des masses de grosseur variable, à contours irréguliers, plates ou saillantes. Il se forme ainsi de larges tumeurs qui tôt ou tard se ramollissent et s'ulcèrent. Il peut aussi se former des tumeurs fongoïdes qui s'ulcèrent également et laissent voir une surface molle, gangréneuse, pultacée, rouge-noire, ichoreuse ou sanguinolente. Cette affection peut se manifester sur tous les points de la peau, mais c'est généralement aux mains et aux pieds qu'elle fait sa première apparition; souvent au sommet de la tumeur ou à son voisinage, il y a une petite masse ou une verrue pigmentaire. La peau et l'œil sont les deux organes où se manifeste primitivement le cancer mélanique; les organes internes ne sont généralement envahis que secondairement. C'est habituellement chez les adultes et à l'âge moyen de la vie qu'on l'observe. Il a *une marche* rapide et maligne.

ÉPITHÉLIOMA.

Syn. — Cancroïde ; angl. : epithelioma, cancer epithelial, cancroïde, carcinome epithelial; all. : epithelialkrebs.

Symptômes. — L'épithélioma de la peau a trois modalités cliniques différentes que l'on a désignées avec beaucoup de raison sous les noms de variété superficielle, profonde et papillaire.

Epithélioma superficiel. — Cette variété, connue aussi sous le nom d'*épithélioma plat*, se manifeste sous la forme d'une ou plusieurs papules ou d'élévations groupées ensemble, petites, jaunes ou rougeâtres et qui ont leur siège anatomique dans les couches les plus superficielles de la peau. L'épithélioma se développe aux dépens d'une glande sébacée, d'une verrue, ou d'une autre excroissance, ou bien il se présente d'emblée sous la forme d'une plaque infiltrée et aplatie. Tôt ou tard, généralement au bout de quelques années, le tubercule, la verrue ou la portion de peau infiltrée se fendille, s'ulcère et se recouvre d'une mince couche brunâtre ou jaunâtre, au-dessous de laquelle il se fait une légère sécrétion liquide ou visqueuse. La marche de l'épithélioma est habituellement lente; il n'est pas rare qu'il mette plusieurs années à se développer. A un moment donné cependant, le dépôt néoplasique augmente, prolifère, et finalement donne lieu à une ulcération superficielle. Parfois l'ulcère n'est pas plus large qu'un petit pois au début, mais il augmente progressivement, et peut devenir aussi grand qu'une pièce de monnaie ou que la paume de la main. Il a généralement une forme arrondie, mais ses contours sont quelquefois irréguliers ; ses bords sont obliques ou taillés à pic. Ils sont plats ou surélevés, mais généralement ils ne sont ni rouges, ni infiltrés, bien que souvent ils soient indurés. Le fond de l'ulcération est rougeâtre, il sécrète un liquide jaunâtre peu abondant et visqueux; il saigne facilement et il a une surface inégale qui quelquefois est indurée. La douleur occasionnée par l'épithélioma est très variable, elle est rarement intense tant que l'ulcération n'a pas une étendue considérable.

Les changements ultérieurs que subit l'épithélioma varient; quelquefois l'ulcère, après avoir acquis une certaine étendue, reste stationnaire; d'autres fois il continue à s'étendre et il envahit les tissus profonds; l'épithélioma superficiel se transforme alors en épithélioma profond. Pendant de longues années il peut rester une affection locale qui n'a aucun retentissement sur la santé générale du malade. Les ganglions lymphatiques ne sont pas tuméfiés.

L'affection qu'on a longtemps désignée sous le nom d'*ulcère rongeant* (*ulcus rodens*) et différenciée de l'épithélioma, est une variété de cette forme de cancroïde, ainsi que l'a montré Warren (A), dont les idées ont été confirmées par Hutchinson (B) et d'autres auteurs contemporains.

C'est aux paupières, au nez[1] et aux parties voisines que siège le plus fréquemment cette affection. Quand elle a atteint son complet développement, elle consiste en une excavation plus ou moins profonde, bien circonscrite, nettement limitée, avec un fond mamelonné, rouge brun ou pourpre, sec ou peu suintant; les bords de l'ulcération sont souvent renversés. Cette variété diffère de l'épithélioma ordinaire en ce que sa marche est excessivement lente, et en ce qu'elle envahit et transforme tous les tissus qu'elle attaque, en y comprenant les muscles et les os. Si l'on n'y prend garde, elle peut donner lieu à de grandes pertes de substance et même entraîner la mort par hémorrhagie. C'est une affection de la moitié supérieure de la face et de la tête; une ligne passant par les ailes du nez et le lobule de l'oreille indique sa limite inférieure[2].

Epithélioma profond. — Cette variété, connue sous le nom de *cancer infiltré* ou de *cancer en nappe*, commence par être un tubercule gros comme un pois, arrondi, souvent conique, qui a son

A. The anatomy and developement of rodent ulcer, *A Boylston medical prize Essay*, by J. Collins, Warren, M. D., Boston 1872.

B. *Illustrations of Clinical Surgery*, vol. I, p. 14, London 1875.

1. Voir entre autres, au musée de l'hôpital Saint-Louis, la pièce n° 449, et, dans la col. part. de Péan, la pièce n° 120, de beaux exemples de cette variété de cancroïde.

2. Voir, dans la collection particulière de Péan, un des plus affreux exemples qu'on puisse voir de ces mutilations de la face. Les fosses nasales et la cavité orbitaire sont mises à nu (n° 448).

siège dans la peau et les tissus sous-cutanés : comme dans la variété superficielle, il peut débuter sous l'apparence d'une verrue. Ce produit de nouvelle formation est généralement saillant et profondément situé dans les tissus; il est rougeâtre et violacé, arrondi et entouré d'une aréole. Il est ferme ou dur au toucher; l'infiltration des tissus s'étend en superficie et en profondeur. En même temps qu'il devient saillant, il s'étend dans toutes les directions sous forme de dépôt plat et légèrement saillant au-dessus de la peau.

Au bout d'un temps plus ou moins long, généralement au bout de quelques mois, selon la malignité des cas, il se fait un travail ulcératif qui commence ou bien par la surface, ou bien par l'intérieur du néoplasme. Finalement la tumeur se désagrège, et il en résulte une ulcération dont la forme, les caractères généraux, l'étendue varient. Alors il se fait une excavation profonde, rougeâtre, irrégulière, dont le fond est inégal, rouge ou violacé, avec des parois taillées obliquement ; cet ulcère sécrète un liquide infect, jaune pâle, visqueux; il saigne au moindre contact, et il est limité par des bords durs, saillants, renversés, boursouflés.

L'infiltration s'étend au delà de l'ulcération, comme le montrent la rougeur et l'induration des tissus. Le processus destructif est rapide et finalement il se fait une ulcération large comme une pièce de monnaie ou même davantage. Alors surviennent des douleurs lancinantes, parfois atroces, qui existaient presque toujours au début avec des caractères plus ou moins intenses. Les ganglions lymphatiques se tuméfient, et quelquefois même s'ulcèrent[1]. Le malade est en proie à des souffrances atroces et finit par succomber dans le marasme ou épuisé.

Cette variété d'épithélioma n'a pas toujours la même marche : quelquefois elle est lente, d'autres fois elle est extrêmement rapide. Je me rappelle l'observation d'un individu de soixante-cinq ans, chez lequel l'épithélioma se termina fatalement en moins d'une année.

Epithélioma papillaire. — Au lieu de se manifester sous la forme d'une infiltration comme celle que nous venons de décrire,

1. Voir la pièce n° 92, à titre d'exemple.

l'épithélioma peut se développer sous forme d'une néo-formation papillaire; dans ces cas, sa configuration, son étendue et ses contours affectent des dispositions variables. Il commence par avoir l'apparence d'une verrue grosse comme un pois ou une cerise, puis il acquiert l'étendue d'une pièce de monnaie ou de la main; il est surélevé, lobulé, manifestement papillomateux[1]. Son aspect n'est pas le même à toutes ses périodes; sa surface est sèche ou humide; parfois il est recouvert d'une mince couche cornée, constituée par de l'épiderme desséché et squameux; d'autres fois l'épiderme qui le recouvre est macéré. Quelquefois ces tumeurs sécrètent un liquide visqueux et épais, mélangé de sang et de matière caséeuse ou sébacée. Les granulations papillaires sont exubérantes, inégales et carnifiées, ou bien elles sont atrophiées, molles et tendent à se développer en superficie plutôt qu'en épaisseur. Il y a souvent des fissures qui sécrètent un produit demi-liquide, d'odeur pénétrante, formé de matière sébacée et de débris épithéliaux et qui, mélangé au sang, se transforme en une croûte épaisse et adhérente. A une certaine époque de son développement, la tumeur se désagrège en totalité ou en partie seulement, et il en résulte une ulcération de forme irrégulière plus ou moins granuleuse, qui suit ensuite la même marche que les autres ulcérations cancéreuses. Cette variété débute comme une excroissance papillaire ou bien par la formation d'une plaque infiltrée superficielle ou profonde.

L'épithélioma a ses sièges de prédilection; il est fréquent à la face, aux lèvres, et surtout à la lèvre supérieure, où il revêt la variété superficielle ou profonde. Il est également commun à la muqueuse labiale, sur la langue et à la muqueuse buccale. Le nez est aussi souvent atteint : l'affection y débute généralement par l'une des ailes; les joues, les tempes, le front, les paupières sont autant de ses sièges favoris.

A la face, l'épithélioma est plus souvent superficiel que profond.

Le pénis et le scrotum chez l'homme, les grandes et les petites lèvres chez la femme, sont aussi fréquemment atteints d'épithélioma; sur le gland, on observe la variété papillaire; au scrotum

1. Un fort bel exemple est fourni par la pièce du musée n° 785.

c'est la variété superficielle qu'on rencontre le plus souvent; aux grandes lèvres on voit aussi bien l'épithélioma superficiel que l'épithélioma profond.

D'autres régions peuvent également être affectées d'épithélioma. Il est généralement unique.

Étiologie. — Les causes de l'épithélioma sont souvent obscures; il peut être provoqué par des excitations locales, telles que les excoriations, ou, aux lèvres, par l'usage de la pipe. C'est généralement sur les productions verruqueuses de quelque nature qu'elles soient qu'il commence. Il se développe quelquefois aussi sur les nævi pigmentaires ou vasculaires, sur les placards de dermatose ancienne (eczéma, tylose, etc.), sur les tatouages, etc. C'est une affection beaucoup plus commune chez l'homme que chez la femme. Sur 102 cas rassemblés par Thiersch, il exista 80 fois chez l'homme, 22 fois chez la femme (A). La statistique de Paget est analogue : sur 105 cas, 86 appartenaient à des hommes et 19 à des femmes (B).

On l'observe rarement avant l'âge moyen; il n'est pas commun avant 40 ou 50 ans. Il peut se manifester cependant beaucoup plus tôt, et on en a cité des cas chez les enfants.

Anatomie pathologique. — L'anatomie de l'épithélioma varie quelque peu suivant les formes et la période. Selon que la néo-formation est superficielle, papillaire ou profonde, les lésions anatomo-pathologiques différeront.

Je prendrai l'épithélioma des lèvres comme exemple. Quand on incise la tumeur avec un scalpel, et qu'on examine la surface à l'œil nu, on voit qu'elle est grisâtre, jaunâtre ou rouge pâle. Çà et là, et surtout au voisinage des parties superficielles, il y a de nombreux petits points grisâtres ou jaunâtres et des bandes ou des lignes irrégulières qui, habituellement, constituent une grande partie de la tumeur. Ces néo-formations sont des produits de l'épithélioma; nous allons les décrire. Quand on presse la surface de section, il s'en écoule une petite quantité de liquide jaune clair ou visqueux, et de petites granulations de matière blanche ou jaune, ferme ou molle, et caséeuse. Cette substance est facile à extraire de la tumeur quand elle est petite, arrondie.

A. *Der Epithelialkrebs namentlich der Haut.*, p. 305, Leipzig, 1865.
B. *Lectures on Surgical Pathology*, 3e édition, p. 733.

Les caractères de la surface de section varient selon la forme, le siège, l'âge de l'épithélioma. Elle peut être sèche, friable, dure, molle, demi-liquide. La vascularisation y est plus ou moins grande.

Kaposi (A) décrit de la façon suivante les résultats donnés par l'examen microscopique : « L'épithélioma est un état inflammatoire des couches de la peau qui sont infiltrées de cellules lymphoïdes et de nouvelle formation, et qui contiennent une grande quantité de vaisseaux sanguins dilatés, avec épanchement de lymphe entre les mailles du tissu conjonctif. Les couches de la peau sont envahies par un réseau à larges mailles contenant des cellules épithéliales, des nids ou globes et des cylindres épidermiques développés aux dépens du réseau muqueux qui pénètrent les parties profondes sous forme de prolongements en doigts de gant. Ces prolongements se ramifient et s'anastomosent entre eux de façon à former une trame épithéliale. » Les cellules appartiennent à la variété squameuse ou pavimenteuse, elles diffèrent peu de l'épithélium normal de la peau ou de la muqueuse buccale. Elles ne sont nullement caractéristiques de l'épithélioma. Elles forment des masses polyédriques, cylindriques ou coniques, ou bien arrondies, ou bien des globes (qu'on désigne sous les noms de « globes concentriques », « capsules fibreuses », « capsules laminées », « réseau épithélial », « globules perlés », « perles épithéliales », « globes épithéliaux »).

Ces masses épidermiques naissent de la couche muqueuse de l'épiderme, et s'enfoncent dans le tissu conjonctif sous forme d'excroissances allongées en forme de doigts de gant. Les cellules sont quelquefois tellement pressées les unes contre les autres qu'elles constituent des masses solides ou bouchons d'épithélium. Parfois elles sont si volumineuses que, sur une section, on les voit à l'œil nu ; elles ont la forme de traînées, de lignes irrégulières qui vont de la surface au centre de la tumeur. Il n'est pas rare que ces productions épithéliales aient un développement tel qu'elles fassent complètement disparaître les papilles. Dans l'épithélioma très développé, elles pénètrent dans toutes les directions, s'étendent profondément dans le tissu conjonctif, compriment les tissus voisins et

A. *Path. u. Ther. der Hautkr.* Wien, 1880.

finalement englobent d'une façon plus ou moins complète toute la peau. En dernier lieu, elles subissent la transformation graisseuse, cornée ou colloïde. Elles disparaissent par résorption, ou bien il se fait une ulcération et elles se désagrègent à la surface.

Les globes épithéliaux résultent de l'arrangement concentrique des cellules disposées comme les feuilles d'un bulbe d'oignon. Leur consistance est dure ou molle. Les cellules qui composent ces masses ne sont pas toutes les mêmes ; celles du centre sont habituellement petites, arrondies, comprimées, tandis que celles de la périphérie sont allongées, sèches, cornées. La grosseur de ces globes varie : il n'est pas rare qu'ils soient assez gros pour être vus à l'œil nu ; ils sont arrondis ou ovalaires ; on les trouve dans les prolongements cylindriques et dans les autres parties de l'épithélioma. Cependant ils ne sont pas caractéristiques du cancer épithélial ; on les rencontre partout où il y a prolifération et rétention de l'épithélium, comme dans le milium et les kystes sébacés.

La trame du cancer épithélial est rarement très dense, elle existe surtout dans les formes papillaires et profondes.

L'anatomie pathologique du prétendu *ulcère rongeant*, dont on s'est tant occupé dans ces temps derniers, mérite une description spéciale. Elle a été très bien étudiée par Warren (A), Butlin (B), Thin (C), Tilbury et T. C. Fox (D), et d'autres. Selon Warren, l'épithélium et les papilles sont normaux dans les premières périodes. Au début, il y a de petits amas lobulés de cellules épithéliales qui se forment immédiatement au-dessous des papilles. Le plus souvent les papilles sont intimement unies ensemble et envoient des prolongements en forme de doigts de gant qui s'anastomosent plus ou moins fréquemment entre eux. L'épithélium est mince et délicat comme celui du réseau muqueux au niveau des papilles ; d'autres fois cependant, en certains endroits, l'épithélium est plus épais et forme la partie centrale d'une série de cellules disposées concentriquement, comme dans la forme la plus pure du cancer. Parfois il y a des alvéoles oblongs, circulaires ou tourmentés qui sont

A. *The Anat. and Developement of Rodent Ulcer*, Boston, 1872, et *Med. Times and Gaz.*, vol. I, 1880, p. 499.
B. *Id.*, p. 23.
C. *Id.*, p. 23.
D. *London Path. Soc. Trans.*, 1879.

remplies de ces cellules, au centre desquelles il y a quelquefois un globe épidermique. Les masses cellulaires du cancer sont en certains points contiguës à l'épithélium interpapillaire. Warren n'a jamais pu découvrir aucune relation entre les éléments épithéliomateux et les glandes sébacées ou sudoripares. D'après les recherches de T. et de C. T. Fox, l'ulcus rodens commencerait par les gaines radiculaires des follicules pileux.

L'histogénèse, c'est-à-dire le développement et la formation du cancer épithélial, se fait, sans nul doute, aux dépens de l'épiderme de la peau, des membranes muqueuses ou surtout de l'épithélium des glandes. Cependant il résulte de différentes recherches, qu'outre les cellules épithéliales et endothéliales, tous les autres éléments constituants de la peau tels que le tissu conjonctif, les éléments des parois vasculaires, les cellules musculaires et lymphatiques peuvent subir la dégénérescence épithéliomateuse. Relativement aux autres variétés de carcinome, l'épithélioma est moins grave, il se localise davantage[1].

Diagnostic. — On peut confondre l'épithélioma avec des tubercules et des ulcérations syphilitiques, avec des verrues acuminées, avec le lupus et avec une affection rare, le rhinosclérome. Dans les régions génitales, la papule et l'ulcère de l'épithélioma peuvent en imposer pour un chancre; mais l'histoire de la maladie, la durée, et d'autres symptômes importants serviront à lever les doutes. L'évolution des accidents tardifs de la syphilis est toujours plus rapide que celle de l'épithélioma; ce n'est que rarement, et seulement dans les cas très graves, que l'épithélioma évolue avec rapidité. Du reste, les caractères de l'ulcération sont très différents; dans la syphilide tuberculeuse il y a toujours un plus ou moins grand nombre de tubercules capables de s'ulcérer; le tubercule carcinomateux est généralement unique. Dans la syphilis, la sécrétion est abondante, crémeuse, jaunâtre; dans le cancer, elle

1. Il y a une chose bien certaine, c'est que les épithéliomas cutanés sont loin de ne prendre naissance que dans les épithéliums glandulaires, soit sudoripares, soit sébacés. Un grand nombre se développent aux dépens des cellules malpighiennes interpapillaires. Remak et His ont démontré que les tissus physiologiques dérivent tous des trois feuillets du blastoderme. Dans une note (Kaposi, t. II, p. 319), Renaut dit que les épithéliomes et les carcinomes seraient dus à des altérations formatives particulières à l'ectoderme et à l'entoderme, tandis que les sarcomes et les lymphadénomes seraient des néoplasmes nés du feuillet moyen ou mésoderme.

est rare, mélangée de sang, visqueuse, épaisse. Les tissus voisins de l'ulcère ont aussi des caractères différents. Dans la variété d'épithélioma infiltré, il y a toujours, autour du néoplasme, plus ou moins d'induration; dans la syphilis, il n'y en a pas, la lésion est toujours nettement délimitée. Le carcinome s'accompagne assez souvent de douleurs lancinantes, les ulcérations syphilitiques sont généralement indolentes.

Comme beaucoup de cancers épithéliaux commencent sous forme de verrues ou de papillomes, il est souvent difficile de prévoir tout d'abord si l'on a affaire à une simple verrue ou à une affection de nature cancéreuse [1]. Mais le développement et la marche de l'affection décideront de sa nature. Quelquefois il suffit de tenir le malade en observation pendant quelque temps pour faire cesser tous les doutes.

L'épithélioma se distinguera du lupus vulgaris en ce qu'il se développe chez des adultes ou des vieillards, tandis que le lupus est plus commun chez les jeunes gens et les adolescents. L'épithélioma est presque toujours unique; les dépôts lupiques sont le plus habituellement multiples. Le lupus peut se développer sur plusieurs régions en même temps, à la face et aux mains par exemple. Quand le lupus devient ulcéreux, ou quand il revêt la forme hypertrophique, le diagnostic est plus difficile, et les deux affections se ressemblent souvent beaucoup; mais les dépôts lupiques sont papuleux et maculeux, ils se réunissent sous forme de plaque et siègent généralement autour d'une ulcération, chose qu'on ne rencontre pas dans le cancroïde. La sécrétion des ulcères épithéliomateux est pâle, rare, visqueuse, tandis que celle des ulcérations lupiques est jaunâtre et puriforme. Dans l'épithélioma, le pus répand une odeur infecte, il n'en est pas de même dans le lupus.

1. Il y a encore une bonne raison à ce fait: c'est que tous les points de la peau ou des muqueuses qui sont le siège d'une irritation répétée ou prolongée peuvent devenir aussi le siège d'un épithéliome. Les faits abondent aussi bien pour un lupus ou une syphilide que pour un eczéma ou même un psoriasis. Une lésion d'abord simplement irritative, et étant restée telle pendant un temps plus ou moins long, pourra aboutir un jour ou l'autre à la transformation cancroïdale sans pourtant avoir été dès le début un épithéliome. Ce fait est manifeste pour la langue par exemple, où la stomatite épithéliale chronique, le prétendu psoriasis lingual (voir la page 371 de cet ouvrage) peut s'immobiliser pour toujours à condition de supprimer toutes les causes d'irritation, alors que l'hygiène contraire le conduit presque inévitablement au développement ultérieur du cancroïde par pénétration des proliférations épithéliales dans l'intérieur du parenchyme. (Voir *Verrues séborrhéiques des vieillards.*)

Traitement. — Une fois le diagnostic établi, plus tôt on instituera le traitement mieux cela vaudra. La médication interne n'est ici d'aucune utilité. Il faut enlever les tumeurs au bistouri, avec les caustiques, avec le cautère actuel, ou au galvano-cautère; en même temps il faut enlever une certaine quantité des tissus environnants. La méthode opératoire que l'on devra préférer dépendra de la variété de cancroïde à laquelle on a affaire, et de l'étendue dans laquelle les tissus environnants sont malades. En vue d'éviter les récidives, il importe peu qu'on emploie tel procédé plutôt que tel autre, elles se font à peu près dans la même proportion, quel que soit le manuel opératoire employé.

L'épithélioma superficiel sera le plus souvent enlevé à l'aide de caustiques. Parmi eux, la potasse caustique, employée sous forme de crayon ou de solution, occupe le premier rang. Elle provoque beaucoup moins de douleur que les autres caustiques violents. Cependant il ne faut pas qu'elle continue ses effets après la cautérisation, et il faut alors les tempérer à l'aide de solutions acides. Il faut cautériser soigneusement la tumeur dans toute son étendue, en prenant bien garde de n'en omettre aucune parcelle. (Ceci s'applique aussi bien aux autres méthodes qu'à la cautérisation.) Dans tous les cas, il faut que la cautérisation aille jusqu'aux tissus sains.

Une fois l'opération décidée, l'opérateur doit déterminer les limites du mal et la quantité de tissus sur lesquels il doit agir. La rapidité avec laquelle les parties malades se détruisent et la résistance qu'offrent les tissus sains aux caustiques indiquent au chirurgien les limites du mal. Il n'y a habituellement pas d'hémorrhagie. Après l'opération, on lave les parties avec de l'acide acétique dilué et on les panse ensuite avec une pommade au diachylon ou avec de l'huile d'olive. Il faut changer le pansement deux fois par jour et laver la plaie avec de l'eau et du savon. Au bout de huit à dix jours, l'eschare se détache d'elle-même, au-dessous il y a une plaie granuleuse qui, dans les cas favorables, se cicatrise complètement, ne laissant qu'une mince cicatrice. Quand au contraire on a affaire à une variété maligne, la plaie se comporte habituellement comme une plaie de bonne nature pendant les premières semaines, puis le travail de réparation s'arrête, et l'ulcère redevient ce qu'il était avant l'opération. C'est souvent ce qui a lieu dans la variété profonde. La potasse à la chaux sous forme de crayon ou de poudre qu'on transforme en pâte, est aussi un caustique recommandable; il est quelquefois préférable à la potasse pure.

On a, pour atteindre le même but, employé d'autres caustiques, parmi lesquels il faut citer les préparations arsenicales (pâte de Rousselot, du frère Côme, etc.). Le chlorure de zinc, sous forme de pâte, de poudre ou de crayon, jouit d'une certaine réputation contre la variété superficielle. Il est efficace, mais très douloureux, et la douleur intolérable qu'il provoque dure quelquefois plusieurs jours; j'ai vu des cas dans lesquels la douleur était si intense et si persistante que les malades tombaient dans un état de prostration complet. Je doute qu'il ait sur les autres caustiques qu'on a préconisés quelque avantage. L'arsenic et la poudre d'arnica à parties égales et transformés en pâte réussissent très bien dans la variété superficielle. L'acide pyrogallique en pommade, à la dose de $3^{gr},75$ à 7 grammes pour 30 grammes, a été conseillé par Kaposi, et je m'en suis bien trouvé. Il faut l'étendre sur un morceau de mousseline, et en continuer l'usage pendant deux à six jours; il est surtout utile quand les autres moyens provoquent de la douleur.

Le nitrate d'argent s'emploie pour détruire l'épithélioma récent ainsi que les excroissances qui se font autour de l'ulcération.

Quel que soit le remède que l'on emploie, il faut l'appliquer avec soin; plus l'opération aura été complète, moins les récidives seront à craindre.

D'autres fois il vaut mieux employer le bistouri que les caustiques; quand on a affaire à un épithélioma étendu et profondément situé, ce qu'il y a de mieux à faire c'est de le traiter par la méthode de Tagliacozzian. On commence par exciser la tumeur complètement, puis on fait une autoplastie avec un morceau de peau pris dans le voisinage, au front, à la main par exemple, qui adhère au reste du tégument par un de ses côtés. Mon ami le docteur J. E. Garreston, de Philadelphie, vante beaucoup ce mode d'opération (A), qui donne de nombreux succès. Il est surtout indi-

A. *Syst. of oral Surg.*, 1873, et *Philad. Med. Times*, 25 septembre 1880.

qué dans les cas de récidive, quand l'affection est étendue, ou que l'emploi des caustiques a échoué.

Le galvano-cautère a aussi été employé avec avantage (A) ; il est surtout indiqué quand la région sur laquelle il faut agir est inaccessible aux caustiques ou au bistouri, comme dans les tumeurs de l'orbite. Hébra, Kaposi, Auspitz et d'autres se sont bien trouvés du raclage avec une curette dans les formes superficielles ; ils l'emploient de la façon que nous avons indiquée en parlant du lupus. Je crois que cette manière de faire a besoin d'être complétée pas l'application de caustiques [1].

Pronostic. — Il est toujours plus ou moins défavorable, cependant il varie beaucoup selon les cas. L'âge du malade, la durée de la maladie, sa marche, sa localisation doivent être pris en considération. Il faut aussi tenir compte du nombre des tumeurs épithéliales, de leur profondeur, de leur siège, de l'infiltration environnante, de la présence ou de l'absence d'engorgements glandulaires.

La variété superficielle met quelquefois plusieurs années à se développer sans occasionner de troubles sérieux ; c'est ce qui arrive dans le prétendu *ulcus rodens.* D'autre part, elle peut avoir une marche rapide, donner lieu à une ulcération, ou envahir les tissus profonds; alors le pronostic devient plus sérieux.

La variété profonde est toujours grave, sa marche cependant est très irrégulière ; parfois elle progresse très vite et entraîne la mort dans l'espace de deux ou trois ans, d'autres fois elle dure beaucoup plus longtemps.

L'une et l'autre de ces variétés peuvent récidiver, et il faut en avertir le malade. Quelques cas de guérison spontanée, mais très lente, ont aussi été signalés [2].

SARCOME DE LA PEAU.

Les sarcomes de la peau sont des tumeurs ou tubercules gros

A. Voir un article de Bryant, *Lancet*, 4 avril 1874.

1. Contre certaines formes de ces terribles « noli me tangere » et notamment contre les acnés partielles, les *raclages répétés*, suivis d'une application d'un caustique quelconque, celui de Filhos, par exemple, constituent, avec un pansement externe et une potion au chlorate de potasse, un *des plus sûrs procédés* de traitement. Dernièrement encore, nous avons vu une malade traitée ainsi par nous l'année dernière et dont la cicatrice était aussi belle, aussi souple que dans les premiers mois.

2. Voir au musée de l'hôpital Saint-Louis des exemples de cancroïdes : pièces nos 20, 449, 464, 585, 704, etc., et notamment le n° 485, qui a été moulé au début d'une récidive du cancer de la paupière.

comme un grain de plomb, un pois ou une noisette, de forme variable, discrets, pigmentés ou non (A). Les tumeurs non pigmentées sont peut-être la variété la plus commune ; il y a un seul tubercule, ou bien il y en a plusieurs disséminés dans les différentes régions. Ils sont lisses, fermes, élastiques et peu douloureux à la pression ; leur coloration est rosée, violacée ou brunâtre ; il y en a le plus souvent plus d'un ; ils se développent sur tous les points du corps, et ils sont généralement pigmentés en brun, en blanc ou en noir. Ils n'ont aucune disposition régulière ; le sarcome pigmenté multiple, dont Kaposi cite cinq observations (B), se manifeste toujours primitivement sur le dos ou à la plante des pieds ; plus tard il apparaît aux mains, et il s'accompagne toujours d'un épaississement diffus de la peau (*sarcome cutané mélanique*).

On peut confondre cette affection avec une syphilide pigmentaire papuleuse, avec une gomme, un lupus ou la lèpre. Elle apparaît à l'âge moyen de la vie ; c'est toujours une affection maligne qui entraîne la mort dans l'espace de quelques années.

Ces tumeurs sont composées de cellules de sarcome grandes ou petites, arrondies ou fusiformes. Dans les cas observés par Kaposi, les tumeurs consistaient en amas de petites cellules rondes situées dans le derme, en petites hémorrhagies dans le chorion et dans la couche papillaire, et en nombreuses cellules de pigment. Dans les cas observés par Wigglesworth, les tumeurs siégeaient plutôt dans la peau, et consistaient en larges cellules rondes avec un seul noyau granuleux, d'une grosseur relativement uniforme, et beaucoup plus grosses que les globules blancs du sang. Le tout était enveloppé d'un stroma fibreux délicat et réticulé et, dans chacune des mailles de ce stroma, il n'y avait généralement qu'une cellule.

Néoplasie inflammatoire fongoïde. — La maladie rare, décrite par Geber (C) et moi-même (D) sous le nom de *néoplasie inflammatoire fongoïde*, doit être décrite ici. Hébra le premier observa cette

A. L'auteur s'est servi pour rédiger cet article des publications de Wigglesworth (*Arch. of Derm.*, vol. II, n° 2), Kaposi (*Diseases of Skin*, vol. IV) et Köbner (*Arch. für Derm. und Syph.*, Heft 3, 1869).

B. Dans son dernier ouvrage (*Path. et Thérap. des maladies de la peau*, 1880), Kaposi dit avoir observé cinq nouveaux cas de sarcome de la peau, tous appartenant à des hommes.

C. *Deutsches Arch. für klin. Med.* Bd. XXI, Heft 2 et 3 mars 1878. Leipsig.

D. *Arch. of Derm.*, janvier 1879 et janvier 1880. (*With two Portraits.*)

affection en 1872, et il en donne une description abrégée dans les Comptes rendus annuels (1873) de l'Hôpital général de Vienne. Hans Hébra publia cette observation en 1873, et plus récemment Geber en fit le sujet d'un mémoire. En 1874, Hébra observa un second cas, puis le docteur Piffard en présenta un troisième à la Société de dermatologie de New-York, dont l'observation ne fut pas publiée (A). C'est une affection très rare.

Les manifestations cutanées de cette maladie sont de plusieurs espèces ; la plus importante consiste en plaques aplaties ou légèrement saillantes ou en tumeurs fongoïdes. Les taches aplaties sont larges comme une pièce de monnaie ou comme la paume de la main, elles sont arrondies ou ovalaires, elles dépassent ou non le niveau de la peau environnante. Elles sont superficielles ou profondément situées, lisses, squameuses ou croûteuses, rose pâle ou rouge sombre. A mesure qu'elles se développent leur coloration devient marbrée en violet, en jaune ou couleur saumon.

Les tumeurs sont rondes ou ovalaires, tuberculeuses ou fongoïdes, elles sont grosses comme un pois ou comme un œuf, rouge pâle, rouge-framboise ou pourpres. Elles sont molles, fermes ou dures, et quand elles ont atteint leur entier développement, elles sont plus ou moins distinctement sillonnées, lobulées, et déprimées à leur centre. Leur surface est lisse et luisante, ou bien elles sont excoriées et laissent écouler une petite quantité de liquide sanguinolent, séreux ou puriforme qui se transforme en croûtes.

Ces lésions font leur apparition rapidement, en quelques heures ou en un jour, ou bien leur marche est plus lente et se continue pendant des semaines ou des mois. Quand elles ont atteint une certaine grosseur, elles se ramollissent, diminuent et disparaissent spontanément ou s'ulcèrent. Les sensations subjectives sont variables, et consistent en démangeaisons et en sensations de brûlure. Ces tumeurs sont susceptibles d'envahir toutes les régions sans symétrie ; leur marche est variable, mais tôt ou tard elles entraînent la mort. Chaque lésion en particulier a une marche capricieuse, et souvent elles se développent et rétrogradent en même temps sur le même malade.

A. *Trans. Amer. Derm. Assoc.*, 1878.

Au microscope on voit que cette affection consiste en une infiltration de nombreuses cellules, intimement unies ensemble, petites et arrondies. Elles sont petites, mais leur grosseur et leur forme sont variables, elles sont denses, luisantes, finement ou grossièrement granulées; les plus grosses sont nucléées, leur arrangement n'a rien de régulier, elles sont disposées en masses volumineuses, en lignes ou en colonnes, et, dans ce dernier cas, elles suivent la direction des faisceaux fibreux. Elles occupent toute l'épaisseur du chorion et des tissus sous-cutanés. Heitzmann (A) et Kaposi (B) en font du sarcome.

Dans le cas que j'ai rapporté, il y eut au début (pendant la première année) des symptômes inflammatoires très prononcés, ce qui m'a fait lui donner la dénomination de *néoplasme fongoïde inflammatoire*, dénomination qui rappelle ses principaux caractères. A la même époque, Geber lui assigna le même nom. Plus tard cependant le microscope montra qu'on avait affaire à du sarcome plutôt qu'à du fibro-sarcome.

Il ne faut pas confondre cette affection avec la forme fongoïde du lymphadénome, avec le cancer, la syphilis, le lupus vulgaire, la lèpre et la frambœsia.

Le cas que le docteur Van Harlingen (C) a décrit sous le nom de *scrofulide ulcérative*, et que j'ai observé, me paraît bien plutôt appartenir à une variété de sarcome de la peau, car dans ses dernières périodes, il avait toutes les apparences du néoplasme fongoïde inflammatoire décrit par moi, et il se termina par la mort.

La prétendue *maladie fongoïde* de la peau, dont on a publié un certain nombre d'observations, est constituée le plus souvent par des variétés de cancer ou d'autres affections déjà décrites; quelquefois cependant leur nature mal définie ne permet de les rattacher à aucun groupe de maladies connues. Köbner (D) a réuni cinq observations de cette espèce qu'il a recueillies à l'hôpital Saint-Louis de Paris, et qu'il désigne provisoirement sous le nom de *tu-*

A. *Arch. of Derm.*, janvier 1879.

B. *Path. u. Ther. der Hautkr.*, Wien, 1880.

C. *Arch. of Derm.*, avril 1879.

D. *Klinische und Experimentelle Mittheilungen aus der Derm. u. Syph.*, p. 57. Erlangen, 1864.

meurs papillomateuses, fongoïdes, multiples de la peau. Deux de ces malades ont été observés dans le service de Hardy, deux autres dans celui de Bazin. Ce dernier rapporte un de ces cas, dans son traité des maladies de la peau, sous le nom de *mycosis fongoïde*[1]. Le cinquième cas avait été antérieurement publié par Alibert.

Plusieurs de ces observations, sinon toutes, ressemblent à ce que Geber et moi avons décrit sous le nom de *néoplasme fongoïde inflammatoire*, et peuvent être considérées comme étant de même nature. Tilbury Fox (A) a également décrit une forme rare de maladie fongoïde de la peau sous le nom de *fibrome fongoïde*, qui diffère du fibrome ordinaire par sa vascularisation, son développement rapide et sa tendance à s'ulcérer; c'est sans doute une affection analogue à celle que nous venons de décrire.

Il nous reste maintenant à signaler l'affection désignée sous le nom de *lymphadénie cutanée* ou *mycosis fongoïde*, par Gillot (B) et Demange (C), dont la nature est obscure, et qui présente beaucoup d'analogie avec celle que nous venons d'étudier[2].

1. Et c'est en effet le nom qui convient à cette affection que, depuis longtemps déjà, Alibert avait su reconnaître. (Voir plus loin la note relative à la lymphadénie cutanée.)

A. *Skin Diseases.*

B. Étude sur une affection de la peau décrite sous le nom de mycosis fongoïde (lymphadénie cutanée), Paris, 1869.

C. Du mycosis fongoïde ou lymphadénie cutanée, *Annales de Derm. et de Syph.*, n° 2, 1873-1874.

2. *De la lymphadénie cutanée ou du mycosis fongoïde.* Voir au musée de l'hôpital Saint-Louis les pièces n°s 98, 99, 100 (tronc, membrans supérieurs, face), 418, 419 (face, bras), 461 (bras), — 720 (épaule).

Historique. — Le mot de *mycosis* a été créé par Alibert pour désigner un groupe de dermatoses alors mal déterminées mais déjà nettement distinctes de la syphilis. C'est également Alibert qui a le premier décrit le type morbide qu'il a appelé *mycosis fongoïde* (1835). Cette affection a été cliniquement étudiée par Bazin, Hardy, Hillairet, Gillot, et histologiquement par Ranvier, Debove, Landouzy, Malassez. Depuis la thèse de Demange (1874), cette affection, conformément aux recherches de Ranvier et de Malassez, est définitivement considérée comme une *lymphadénie cutanée*, ou bien un *dermato-lymphadénome*, comme dit Besnier, qui résume ainsi ses principaux caractères: « C'est une affection relativement rare; sa durée est longue (plusieurs années); sa marche progressive; sa terminaison presque toujours (non toujours) fatale (T. II, p. 144). » Un bon exposé de l'état actuel de nos connaissances sur cette maladie a été publié dans les *Annales de Dermatologie* (mars 1882) par Galliard, qui cite les observations récentes de: Biesiadecki (tumeurs leucémiques de la peau), Engelstedt (néoplasmes lymphatiques de la peau), Tanturini, Brachet, Duhring (néoplasme fongoïde inflammatoire), Fabre, Hillairet.

Symptomatologie. — A propos de ce dernier cas, cet observateur signale les modes si variés de début du mycosis, tantôt par une sorte d'urticaire, tantôt par une sorte de psoriasis, tantôt autrement encore, par exemple par des taches congestives, quelquefois hémorrhagiques, presque toujours prurigineuses. L'affection reste à cette première pé-

Il faut enfin mentionner une forme rare de dermatite rapportée

riode, qui ne peut souvent être reconnue que par un œil exercé, pendant douze, quinze, vingt mois. Puis la peau s'épaissit au niveau des premières lésions, mais lentement, progressivement, avec des périodes d'arrêt et même de régression presque complète. Enfin, les tumeurs fongoïdes apparaissent sur les points primitivement atteints, mais parfois aussi sur des points qui avaient d'abord été respectés. Dans les premières périodes d'hypérémie et d'hypertrophie, la santé générale souffre peu. Ce n'est qu'au début de la période des tumeurs que se montrent des troubles digestifs et de l'anémie. Cependant les ganglions lymphatiques, les amygdales, la rate n'augmentent pas de volume; ce n'est que plus tard que se forme pour les éléments lymphatiques un *reticulum lymphatique vrai*, du tissu adénoïde. On le met alors en évidence en chassant au pinceau les globules blancs.

On trouve encore de gros amas leucocythiques autour des vaisseaux, dans les différents viscères, reins, foie, sous le péricarde, dans les alvéoles pulmonaires, dans la charpente conjonctive des testicules et, comme l'a montré Galliard, dans des points sains en apparence.

Ce qu'il faut bien savoir, ce que la clinique et le microscope démontrent, c'est que c'est la peau et la peau seule qui contient le lymphadénome (nodules adénoïdes intradermiques). Celui-ci se trouve immédiatement au-dessous du corps de Malpighi. Ses papilles sont tuméfiées; le derme a pris une épaisseur considérable, le néoplasme entoure les glandes sébacées et sudoripares, les vaisseaux. Plus tard, les papilles et même l'épiderme sont détruits (période ulcéreuse); on ne trouve donc nulle part la dilatation des lymphatiques.

Diagnostic. — Ce fait permet de distinguer immédiatement le *dermatolymphadénome* du *lymphangiome tubéreux multiple* de Kaposi. On ne confondra pas non plus une affection aussi spéciale que le mycosis avec les *syphilides*, qui, à aucune période, ne présenteront les phénomènes précédents, ni avec les *tumeurs malignes de la peau*, qui ont une durée beaucoup plus courte. Enfin, il n'y a aucun signe de leucocythémie.

Marche. — Après une lenteur remarquable de *développement*, après des rétrocessions passagères, apparaissent des manifestations lymphadéniques dans les viscères, puis des ulcérations sécrétant abondamment du pus. Dès lors la cachexie s'établit et le malade succombe sans avoir eu de fièvre.

Il n'y a pas d'hyperleucocythémie. Il n'y a ni sucre ni albumine dans les urines, et pas la moindre douleur.

Les tumeurs peuvent se montrer à la face, au cuir chevelu, mais elles sont surtout nombreuses au cou, au tronc et aux membres supérieurs. Ce sont d'abord des *nodules*, plus ou moins isolables, entourés de peau saine, légèrement saillants, durs, résistants, mobiles avec la peau sur les régions sous-cutanées, mais occupant bien toute l'épaisseur du derme (Galliard). Ces nodules sont disséminés, cuivrés sans desquamation comme certaines syphilides papuleuses, et varient du volume d'un pois à celui d'une noisette. En même temps que ces tumeurs vraies de la peau, et quelquefois même dès le début, on observe une sorte d'infiltration diffuse sur toute l'étendue de la peau. Ce dermatome diffus peut occuper par exemple toute la face (pièce n° 118), dont la peau prend une couleur pâle avec reflets cuivrés, ou bien rouge vineux, violacé et un aspect léonin caractéristique. Elle est transformée en une sorte de masque épais, rigide, impossible à plisser, rendant les paupières peu mobiles, exagérant les rides du front, confondant le nez et les joues et déterminant un épaississement des lèvres, qui donnent la sensation de bandes cartilagineuses.

Telle est la *période d'état* du mycosis fongoïde. Plus tard, les tumeurs grossissent encore, prennent une forme ovalaire, plus bombée au centre que sur les bords, rougissent, se recouvrent de desquamation épidermique et même de croûtes qui peuvent encore faire songer à la syphilis; puis elles se ramollissent et enfin s'ulcèrent (pièce n° 98). On arrive alors à la *période de cachexie* et de terminaison. Jusque-là, toute l'évolution de cette maladie s'était faite exclusivement dans l'épaisseur même de la peau. A la période ulcéreuse, les parties profondes peuvent être envahies. Les tumeurs peuvent s développer promptement ou par poussées.

Anatomie pathologique. — Au microscope, on trouve des amas de cellules lymphatiques occupant spécialement leur réservoir naturel, les travées et les mailles du tissu conjonctif, ainsi que les interstices cellulo-adipeux. Ce sont ces amas de leucocytes

par le docteur Hardaway (A) de Saint-Louis, qui consiste en tumeurs multiples de la peau s'accompagnant d'un prurit intense, et dont la nature n'est pas élucidée.

Il s'agissait d'une dame de l'âge moyen, jouissant d'une bonne santé générale, dont les mains et les pieds, les avant-bras, les bras, les jambes étaient le siège de nombreux tubercules, ou tumeurs, disposés symétriquement, gros comme un pois ou une noisette, recouverts d'un épiderme épais, squameux et dur comme de la corne.

Par place, ces tubercules se réunissaient pour former des plaques mamelonnées; ailleurs, ces plaques étaient lisses et occupaient toute l'épaisseur de la peau. Les démangeaisons étaient insupportables.

Cette affection dura vingt ans, débuta par la formation de bulles bientôt suivies de tubercules et de tumeurs. Parfois les tumeurs s'ulcéraient, puis elles guérissaient; quand on les excisait, elles reparaissaient avec leur forme primitive. Le docteur Heitzmann en fit l'examen histologique et montra qu'elles étaient le résultat d'un processus inflammatoire chronique siégeant dans les couches les plus superficielles du derme.

NÆVUS VASCULAIRE

Syn. — Angl. : Nævus vasculosus, nævus vascularis, nævus sanguineus; all. : gefässmal.

Définition. — Les *nævi* sont des affections congénitales constituées presque exclusivement de vaisseaux sanguins et qui siègent dans la peau et les tissus sous-cutanés. Leurs caractères cliniques sont variables; tantôt ils sont proéminents, turgescents, érectiles et même pulsatiles; ils ont toute l'apparence des tumeurs bien développées avec une surface habituellement inégale et rugueuse; c'est l'*angiome caverneux*, le *nævus tuberosus*. D'autres fois ils sont plats, non saillants, bien ou mal délimités, lisses, très-apparents ou à peine visibles; c'est l'*angiome simple*, le *nævus simplex*, le

qui forment d'abord les nodules. Beaucoup sont privés de tissu adénoïde et ne méritent par conséquent pas le nom de lymphomes ou de tumeurs lymphoïdes proposé par Virchow. Ce sont seulement des diapédèses, des hyperplasies de globules blancs ou encore des leucorrhagies (Ollivier, Ranvier).

A. *Arch. of Derm.*, avril 1880.

nævus flammeus. Cette dernière forme est aussi connue sous le nom de « *port wine mark* » (marque de vin de Porto) ou de « *claret stain* » (tache de vin de Bordeaux); les Allemands l'appellent « *feuermal* », les Français « *tache de vin* » ou « *tache de feu* ». La forme des nævi est arrondie ou irrégulière, leur couleur présente des teintes très variables; ils sont rouge clair, rouge sombre, violacés, bleuâtres ou noirâtres; ils ont la grosseur d'un pois ou d'un haricot, ou bien ils sont beaucoup plus vastes; parfois ils sont assez étendus pour recouvrir la largeur d'une main. Il y en a rarement plusieurs à la fois. On les observe sur toutes les parties du corps, mais surtout à la tête et à la face. Les lèvres sont leur siège favori. Leur marche est très-variable; souvent, après avoir atteint un certain développement dans les premiers mois de la vie, ils restent stationnaires, parfois ils diminuent, d'autres fois au contraire, et surtout dans les cas de tumeurs érectiles volumineuses, ils augmentent. Plus leur vascularisation est grande, plus ils ont de tendance à s'étendre. Habituellement ce sont des difformités permanentes; quelquefois, quand ils appartiennent à la variété plane, ils disparaissent entièrement dans les premiers âges de la vie. Les nævi pâlissent sous la pression du doigt; ceux qui sont volumineux sont remarquablement compressibles.

Anatomie pathologique. — La cause des nævi est inconnue. Leur structure est simple ou complexe; ils sont constitués de vaisseaux sanguins artériels et veineux ainsi que de capillaires dilatés et hypertrophiés, et qui siègent dans le chorion et dans le tissu cellulaire sous-cutané. Ce sont des vaisseaux de nouvelle formation, ils sont plus nombreux, plus gros, et ont une distribution particulière. L'*angiome simple* ou *nævus vascularis planus* est formé de vaisseaux nouveaux, et surtout de capillaires disséminés dans le chorion et surtout dans les couches superficielles. Dans la variété désignée sous le nom d'*angiome lobulé*, qu'on observe surtout à la face et aux lèvres, les vaisseaux sanguins sont disposés en spirale, et séparés par une plus ou moins grande quantité de tissu conjonctif. Dans la *variété caverneuse*, il y a aussi une certaine quantité de tissu conjonctif. Les autres éléments constituants de la peau, tels que les poils et les glandes, y existent habituellement. Quelquefois les nævi siègent dans les tissus sous-cutanés et surtout dans la couche adipeuse, où ils forment l'*angiome lipomateux*. Parfois ils ont le caractère verruqueux, et sont fortement pigmentés[1].

Traitement. — Quand un malade demande qu'on le débarrasse d'un nævus, il faut employer une méthode de traitement qui variera selon la région envahie, la forme, les caractères généraux de la tumeur en question. On a préconisé différents moyens; ceux qui ont donné les meilleurs résultats sont les suivants. Si les nævi ne dépassent pas le volume d'une tête d'épingle, on peut les piquer avec une aiguille portée au rouge blanc, chargée d'acide nitrique, ou bien avec une aiguille en rapport avec une pile de quatre à huit éléments, comme dans la télangiectasie. Quand le néoplasme vasculaire a la grosseur d'un pois et qu'il est bien circonscrit, on peut le traiter par les applications de caustiques. L'éthylate de sodium, dont nous devons la connaissance au docteur B. W. Richardson (A), est un caustique suffisant dans les formes les plus superficielles. On obtient ce corps en ajoutant le métal sodium à l'alcool absolu, et on l'applique sur la tumeur au moyen d'une baguette de verre. Bien que la douleur qu'il détermine soit généralement peu intense, on peut encore l'amoindrir par l'addition d'une solution alcoolique d'opium. La potasse caustique, dissoute dans des proportions variables selon la région que l'on veut traiter, donne aussi de bons résultats; plus les nævi sont petits, plus la solution que l'on emploie peut être concentrée. On peut se servir d'une solution dont la concentration varie de 1/8 à 1/2, et généralement une ou deux applications suffisent. Dans la variété plane, l'acide nitrique employé en badigeonnage détermine une cautérisation superficielle. Quand le nævus a une certaine étendue, il faut en traiter seulement une partie à la fois. Neumann recommande une pommade composée de 3gr,50 d'emplâtre adhésif et de 0,60 centigr. d'émétique, dans les cas de nævi petits, saillants ou plats et bien circonscrits, surtout quand ils siègent au cuir chevelu. Cette

1. Il semble absolument inutile de faire le diagnostic de ces lésions congénitales. Cependant on peut voir combien, sauf la coloration et la durée, certains nævi ont l'aspect de ce que l'on appelle acné hypertrophique (pièce du musée, n° 387 du nez).

D'autre part, les cancers mélaniques arrivent parfois à avoir avec les nævi une notable ressemblance. Voir les pièces du musée, n° 103 et surtout 357.

A. Voir un article de Richardson, *Lancet*, vol. II, p. 654, 1878.

pommade détermine la formation de pustules suivies d'une légère suppuration, et donne lieu à une cicatrice plate, mince et molle : son application est un peu douloureuse. Le sublimé corrosif, uni au collodion dans la proportion de 0,50 centigr. pour 3gr,50, réussit parfois très-bien. Les injections au perchlorure de fer, à la teinture de cantharides et autres substances, qu'on a recommandées autrefois, ne sont pas fameuses à cause du caillot volumineux et parfois aussi de l'hémorrhagie qu'elles déterminent.

Les scarifications linéaires ont été préconisées par M. Balmanno-Squire (A) contre les taches vineuses. Elles consistent à faire des incisions nombreuses, superficielles, parallèles dans une direction perpendiculaire à la surface du nævus, distantes de 1 millim. l'une de l'autre. Après avoir fait des incisions dans un sens, on en fait d'autres perpendiculaires aux premières, de façon à sectionner verticalement et horizontalement les vaisseaux sanguins. On commence par anesthésier la plaque avec un jet d'éther, puis on exerce une compression pendant 10 ou 15 minutes[1]. M. Squire affirme que par ce procédé il n'y a ni douleur, ni hémorrhagie, et qu'il ne laisse pas de cicatrice. M. Malcolm-Morris et le docteur Mac-Call Anderson, cependant, assurent qu'après maints essais, ce procédé ne leur a donné aucun succès (B). Le docteur Sherwell (C), dans la même variété, préconise la scarification ponctuée, faite à l'aide d'aiguilles disposées les unes à côté des autres à la distance de moins de 1 millimètre. Au moyen d'un ressort détendu brusquement on fait pénétrer dans une partie déterminée du nævus ces aiguilles qu'on peut imbiber préalablement d'une solution saturée ou à 50 pour 100 d'acide phénique, ou d'une solution d'acide chromique à 25 ou 40 pour 100. On arrête l'hémorrhagie par la compression, puis on lave les parties avec de l'alcool, et on les recouvre de 3 ou 4 couches successives de collodion. De même que la méthode de M. Squire, ce procédé n'a réussi qu'entre les mains de son inventeur.

La vaccination pratiquée sur les nævi donne parfois de bons ré-

A. *Brit. Med. Journ.*, vol. II, 1879.

1. Colson (*Thèse de Paris*, 1878) a fait connaître en France ce moyen de combattre les nævi materni et rapporte un certain nombre de succès dus à cette méthode.

B. *Arch. of Derm.*, octobre 1879.

C. *Id.*, vol. V, 1879, p. 354.

sultats, surtout quand ils sont peu étendus. Ragaine (A) rapporte sept observations de tumeurs érectiles guéries par ce moyen; il fait les piqûres à la circonférence de la tumeur ou à sa surface, et il insiste pour qu'on fasse les piqûres à moins de 1 centimètre l'une de l'autre. Le meilleur instrument pour faire cette opération est une épingle à insecte, car avec la lancette on détermine une hémorrhagie qui peut entraîner le vaccin en dehors; pour prévenir cet accident, il faut maintenir l'épingle dans la peau pendant quelques instants. D'après Ragaine, la forme de la tumeur n'est jamais une contre-indication à l'emploi de cette méthode.

Le traitement par les courants d'induction ou par l'électrolyse est peut-être le meilleur; on cite de nombreux exemples dans lesquels il a réussi (B). Voici en peu de mots les avantages de cette méthode sur les autres: bénignité de l'opération; absence d'hémorrhagie; cessation de la douleur immédiatement après l'opération; absence de cicatrice quand le nævus est petit; et enfin simplicité, rapidité et réussite de l'opération. Six à douze éléments sont généralement suffisants; on met, selon l'étendue du nævus, une ou plusieurs aiguilles de platine au pôle négatif, et une aiguille, ou, quand le nævus est volumineux, un cylindre de charbon au pôle positif. Peu de temps après que les aiguilles ont été enfoncées dans la tumeur, la décomposition commence : il se dégage des gaz sur les côtés des aiguilles, il se fait un caillot, et la tumeur devient bleu pâle. Avec un peu d'attention on évite que la tumeur se désagrège, et même qu'elle suppure.

Le galvano-cautère est aussi un excellent moyen, qui est chaudement préconisé par les docteurs Dawson et Allen (C). On se sert d'une aiguille, d'un couteau ou d'une lame de platine. Quand le nævus est superficiel, il faut une quantité de chaleur suffisante pour qu'elle s'irradie en profondeur; quand il est profond, il faut que le couteau soit porté au rouge blanc, afin qu'il ait encore une température suffisante en arrivant dans les couches profondes. Selon Dawson, le galvano-cautère détermine la formation d'un caillot qui

A. *Jahresbericht der gesammt. Med.* 1874.

B. Voir les articles de Carter, *Lancet*, janvier 1873; Penhall, *Lancet*, avril 1874, Beard, *Philad. Med. Times*, septembre 1874; Knott, *Lancet*, mars 1875; Duncan, *Edinb. Med. Journ.*, 1876.

C. *New-York Med. Record*, vol. XI, p. 11 et 12.

s'organise rapidement, et qui rétracte d'une façon permanente le calibre des vaisseaux sans qu'il y ait destruction des tissus. Il paraît que dans les nævi superficiels une seule opération suffit; quand ils sont étendus, il ne faut en attaquer qu'une partie à la fois[1].

Quand les tumeurs érectiles sont saillantes ou pédiculées, on peut en faire la ligature, bien qu'il en résulte quelquefois une cicatrice permanente. On peut aussi tenter la compression, et, en dernier ressort, l'extirpation.

TÉLANGIECTASIE.

Définition. — Les *télangiectasies* sont des taches hypérémiques sur lesquelles les vaisseaux sont visibles à l'œil nu; elles apparaissent dans le courant de l'existence et constituent des affections acquises, contrairement aux nævi qui sont congénitaux. Les télangiectasies sont plus ou moins circonscrites, ou linéaires; à l'œil nu, on voit qu'elles sont constituées par un réseau de capillaires dilatés.

Quand la télangiectasie est circonscrite, elle est grosse comme une tête d'épingle ou comme un pois; elle est de niveau avec la peau environnante, ou elle fait saillie; sa forme est ronde, ovale ou irrégulière; sa coloration varie du rouge brillant ou noir au violet. Il n'y a qu'une tache, ou il y en a plusieurs qui se développent sur

1. En France, c'est maintenant presque toujours du thermo-cautère que l'on se sert depuis que Paquelin, par son admirable procédé, en a rendu l'usage si facile et si commode. Les résultats que l'on obtient par les cautérisations ponctuées ou par les cautérisations interstitielles sont très satisfaisants, si on les renouvelle assez fréquemment. Ces nævi peuvent aussi occuper les muqueuses.

Les *tumeurs érectiles* sont ainsi appelées parce qu'elles augmentent manifestement de volume, de consistance et de couleur sous l'influence de certaines circonstances (menstruation, émotions vives, etc.), elles sont ordinairement sans influence sur la santé générale. Quelquefois elles subissent la transformation cancéreuse, certaines même dégénèrent en cancer mélanique, et on sait combien cette variété est grave et marche rapidement. Chez les enfants, on peut employer contre les tumeurs érectiles artérielles les injections interstitielles au moyen de la seringue de Pravaz. Les injections sont faites une à une à 8 jours d'intervalle. Chaque fois l'injection caustique produit une petite eschare et l'opération n'est terminée que lorsque toute la surface de la tumeur a été transformée en eschare. On n'injecte chaque fois qu'une goutte de la liqueur, dite de Piazza :

Bichlorure de fer	25	grammes.
Chlorure de sodium. . .	15	—
Eau distillée	60	—

toutes les régions, mais surtout à la face et au thorax. La télangiectasie se présente sous l'aspect d'une plaque mal délimitée, ou d'une collection de capillaires distendus sans délimitation franche et qui se ramifient en serpentant à la surface de la peau.

Il est rare que la télangiectasie fasse son apparition avant l'âge mûr ; elle ne s'accompagne d'aucun symptôme subjectif; son développement est lent, elle s'étend habituellement pendant des années sans jamais avoir une étendue considérable; ensuite elle persiste toute la vie, bien qu'elle puisse quelquefois disparaître spontanément.

Rosacée. — Par cette dénomination nous entendons une variété de *télangiectasie* caractérisée par une dilatation plus ou moins généralisée des capillaires de la peau, et surtout de ceux de la face. Le calibre des vaisseaux est agrandi, la peau est sillonnée de lignes généralement irrégulières et tortueuses. Cet état est habituellement localisé, au nez par exemple, ou il s'étend à la plus grande partie de la face. Son siège le plus commun est le nez, mais il existe aussi souvent aux joues, au menton. Le front, soit isolément, soit en même temps que d'autres régions, est aussi parfois atteint d'ectasie vasculaire.

La T. rosacée est souvent une complication de l'acné : c'est alors ce que l'on appelle l'*acné rosacée;* mais elle est quelquefois isolée, sans aucun rapport avec les désordres des glandes sébacées. Quelquefois elle accompagne la séborrhée chez les individus chlorotiques ou anémiques. Quand la T. rosacée est simple, la peau est généralement lisse, mais quelquefois les vaisseaux superficiels sont tellement distendus qu'elle est inégale. Quand il y a de la séborrhée, la peau est brillante, plus ou moins graisseuse. La rougeur disparaît momentanément sous la pression pour reparaître immédiatement après. La peau a souvent une température plus élevée; sa coloration, rouge brillant ou violacée, dépend de l'âge du malade, de la durée de l'affection, de sa cause. Quand la T. rosacée accompagne l'acné, le nez s'élargit, toute la peau s'hypertrophie. (Voir *Acné rosacée* et la note 1 de la page 315).

Le traitement des télangiectasies est le même que celui des nævi, mais j'appelle tout particulièrement l'attention sur l'électrolyse préconisée par Hardaway (A); on la pratique de la façon que j'ai indiquée pour enlever les poils inutiles[1].

LYMPHANGIOME DE LA PEAU.

Cette affection rare a été décrite pour la première fois, par Hébra et Kaposi (B), sous le nom de *lymphangiome tubéreux multiple.* Pospelow (C) a publié dernièrement une observation analogue dans ses principaux traits à celle de Kaposi. Cette affection est caractérisée par la formation de tubercules nombreux, disséminés, gros comme un pois ou un haricot, ovalaires ou arrondis, rouge brun, luisants, quelque peu transparents, lisses, plats, légèrement saillants, et qui se développent le plus souvent sur le tronc. Ils pâlissent sous la pression du doigt, sont fermes et élastiques au toucher; ils sont enchâssés dans le derme, et mal délimités. Pospelow considère comme caractéristique la transparence de ces tubercules, ainsi que leur situation immédiate au-dessous de l'épiderme. Ils sont un peu douloureux à la pression, et ont l'apparence des larges papules plates de la syphilis.

Au microscope on voit que la totalité du chorion est perforée de canaux de différente grosseur dont la lumière est arrondie ou ovalaire, et qui ne sont autres que les vaisseaux et les espaces lymphatiques très développés. Les tubercules sont presque exclusivement constitués de tissu lymphatique et n'occupent que les couches supérieures du derme. Dans les deux cas connus, cette affection débuta dans l'enfance ou fut congénitale. La santé générale n'était pas altérée. Cette affection a une marche excessivement lente, et elle ne revêt pas le caractère malin.

NÉVROMES DE LA PEAU.

Sous le nom de *névromes de la peau,* je vais décrire une affection caractérisée par la présence de tumeurs nerveuses de grosseur et de

A. *Arch. of Derm.*, 1879.

1. Voir notre article sur le traitement chirurgical des affections cutanées. Ici encore les scarifications multiples et les pointes de feu punctiformes et serrées sont fort utiles.

B. *Loc. cit.* Dans l'atlas d'Hébra, il y a le dessin du cas publié par Kaposi, *Lieferung X, Tafel* 6. Voir aussi Biesiadecki, *Untersuchungen aus der pathologisch-anatomischen Institute in Krakau*, p. 11, Wien, 1872.

C. *Viertelj. für Derm. und Syph.*, Heft 4, 1879.

forme variables, et qui ont leur siège primitif dans la peau. Cette affection est extrêmement rare; à ma connaissance, deux cas seulement ont été publiés : le premier par moi (A), le second quelque temps après par Kosinski (B) ; je vais en résumer les observations.

Observation I. — Cette observation est celle d'un homme âgé de soixante-dix ans, que j'ai suivi pendant six ans (C). Son affection débuta à l'âge de soixante ans, par la formation de tubercules petits, arrondis, situés au niveau de l'épaule; ils étaient indolores, mais occasionnaient de vives démangeaisons. Pendant quatre ans leur nombre s'accrut, de telle sorte qu'au bout de ce temps le bras et l'épaule en étaient couverts. Pendant les quatre années qui suivirent, leur production se ralentit et l'on ne constatait plus que de temps en temps l'apparition de quelques-unes de ces petites tumeurs. Quant à celles qui existaient déjà, elles augmentaient à peine de volume.

L'affection était caractérisée par un grand nombre de petits tubercules du volume d'un pois, durs, aplatis, qui siégeaient sur l'épaule droite et qui s'étendaient sur le bras jusqu'au coude. Ils étaient pressés les uns contre les autres à un tel point qu'ils formaient une masse de saillies tubéreuses. Leur disposition était irrégulière et suivait le trajet des filets nerveux. Ils n'étaient pas mobiles, mais très adhérents à la peau, et s'étendaient jusque dans les tissus sous-cutanés. A la région scapulaire et au coude, ils étaient plus discrets et plus disséminés. La peau qui les séparait était normale. Leur coloration était rosée ou légèrement violacée, mais au moment de leur apparition ils étaient roses ou avaient la couleur de la peau. Du reste, la coloration variait avec la situation du membre et la présence ou l'absence de douleur. La peau était plus chaude que du côté sain, et pendant un accès douloureux elle devenait chaude et violacée. Les tumeurs étaient recouvertes de quelques rares écailles qui donnaient à la peau une apparence rugueuse et squameuse. Habituellement sèche, la peau était parfois le siège de sueurs locales abondantes lors des accès douloureux. En effet, il y avait des douleurs paroxystiques, qui ne se manifestèrent qu'au bout de

A. Observation de névrome douloureux de la peau, *Amer. Journ. of the Sc. Méd.*, octobre 1873.

B. Névromes multiples, *Centralblatt für Chirurgie*, n° 16, 1874.

C. Cette observation est celle du malade avant l'opération, octobre 1874.

trois ans. Elles étaient extrêmement violentes, et s'étendaient du côté du bras jusqu'à la main, du côté du tronc jusqu'au cou et à la tête; ces douleurs paroxystiques duraient une heure, et davantage. Elles étaient occasionnées par les mouvements des parties malades, le froid, les inquiétudes et les excitations morales. Les changements de temps avaient de l'influence sur la douleur. Cette affection était beaucoup moins douloureuse en été qu'en hiver ou à la saison des pluies et des neiges. Il n'y avait pas d'atrophie du bras; la santé générale était excellente, et on ne pouvait attribuer cette affection à aucune cause.

L'examen microscopique, fait sur des tubercules excisés, montra qu'ils consistaient en tissu fibreux et en faisceaux de tubes nerveux privés de myéline et venant de la couche papillaire du chorion (A) (névromes amyéliniques de Virchow).

Aucun mode de traitement n'amena de soulagement; alors le Dr F. F. Maury pratiqua la résection des nerfs du plexus brachial dans l'étendue d'un pouce. Cette opération eut pour conséquence l'atrophie du membre, mais la douleur diminua ainsi que le volume des tubercules (B).

Observation II. — L'observation de Kosinski appartient à un homme de trente ans. L'affection débuta à seize ans; primitivement les tubercules étaient petits et indolores, mais plus tard ils augmentèrent et devinrent douloureux; les lésions étaient localisées à la partie postérieure et sur les côtés de la cuisse, et s'étendaient jusqu'au tiers inférieur et du côté des fesses. Elles étaient caractérisées par la formation d'environ cent tubercules plus ou moins bien délimités, arrondis ou ovalaires, gros comme un pois ou comme une noisette. Ils siégeaient dans le chorion et s'étendaient en profondeur. Ils étaient durs, élastiques, douloureux au toucher; les plus volumineux étaient transparents. La peau était sèche, inégale, couverte d'une mince desquamation. La douleur était le symptôme dominant, elle s'exaspérait par la pression, surtout

A. Dans un premier examen, il me fut impossible de démontrer la présence d'une quantité anormale de substance nerveuse. Plus tard, cependant, je pus constater que les tubercules avaient la structure que je viens d'indiquer.

B. Pour avoir l'observation de l'opération et son résultat, voir *Amer. Journ. of Med. Sc.*, juillet, 1874.

quand les tubercules étaient volumineux, et la douleur s'irradiait dans toutes les directions.

A l'examen microscopique, on reconnut que ces tumeurs étaient formées de fibres nerveuses sans myéline et de tissu conjonctif. Elles suivaient les branches cutanées du nerf sciatique. Toute espèce de traitement ayant échoué, une portion du petit sciatique fut comprise entre deux ligatures et excisée; immédiatement la douleur diminua, et au bout de quatre mois elle avait presque complètement disparu ainsi que les tumeurs.

La dénomination que j'ai donnée aux deux observations que je viens d'analyser est, je pense, justifiée. Cette affection ressemble évidemment, au point de vue clinique et au point de vue anatomique, à la maladie désignée par Virchow et par Labbé sous le nom de *tubercule sous-cutané douloureux;* elle en diffère cependant en ce que l'affection décrite pour la première fois par Wood (A) siégeait primitivement dans le tissu cellulaire sous-cutané, et non dans la peau. Comme son nom l'indique, le tubercule douloureux sous-cutané siège au-dessous de la peau, et est à peine perceptible à l'œil. Il est toujours mobile au-dessous de la peau, et ne lui adhère jamais; de plus il est presque toujours isolé[1].

DERMATOMYOMES OU MYOMES DE LA PEAU.

Les *myômes de la peau* sont des tumeurs de la peau (dermatomes) composées de *fibres musculaires lisses;* on les désigne aussi sous le nom de *lyomomes de la peau* (de λεῖος, lisse); ils ont été étudiés par Virchow (B), Verneuil (C), Forster (D), et plus récemment par

A. *Edinburgh Med. and Surg. Journ.*, 1812, et *Trans. of the Med. Chir. Soc. of Edinburgh*, 1829.

1. Puisqu'il est question ici de névrome, qu'il nous soit permis de mentionner le cas de *névrome cylindrique plexiforme* (Verneuil, Christot) dont nous avons observé récemment un cas remarquable à la consultation de l'hôpital Saint-Louis. Cette tumeur, sous-cutanée, siégeait à la nuque et au cou, et était disposée d'une façon symétrique. Ces tumeurs ressemblent assez à un fibrolipome étalé. Ces singulières productions sont formées de tubes ou de cordons nerveux enroulés et hypertrophiés avec production de tissu fibreux entre les néoplasies nerveuses. Selon la prédominance de l'un ou l'autre de ces éléments, on les classe dans les névromes ou dans les fibromes (Cornil et Ranvier). Virchow les attribue à une sorte d'éléphantiasis congénital.

B. Ueber Cavernose Geschwülste und Telangiectasien (*Arch. für Path., Anat. u. Phys.*, p. 553, 554. Bd. VI, 1854).

C. *Bull. de la Soc. Anat.*, 2e série, XXXIIIe année, août 1858, p. 373.

D. Ueber die weichen Warzen und molluskenartigen Geschwülste der Haut (*Wiener Med. Wochenschr.*, n° 9, 1858).

Besnier (A), de Paris, qui en a donné une excellente description. Cette affection donne lieu à la formation d'une ou plusieurs tumeurs localisées dans une région spéciale, telle que le scrotum ou les grandes lèvres, comme dans les cas rapportés par Forster, Virchow et Challand (B); plus rarement elles sont disséminées sur le tronc et les membres comme dans les cas de Verneuil et de Besnier.

L'observation de Besnier est un exemple de véritable myôme de la peau; mais peut-être n'est-elle qu'une simple variété de cette affection. Il s'agit d'une femme de soixante ans, chez laquelle les lésions étaient disséminées sur le tronc et sur les membres supérieurs, et consistaient en macules rose pâle, rondes ou ovales, légèrement saillantes et larges comme un haricot; en même temps, il y avait des tumeurs grosses comme un pois ou un haricot, de couleur rose ou rouge sombre, fermes et lisses. Elles ne s'accompagnaient ni de douleurs ni de démangeaisons, excepté pour les grosses tumeurs qui étaient douloureuses à la pression. La maladie datait de trois mois. A l'examen microscopique on reconnut que ces tumeurs étaient presque exclusivement constituées par des fibres musculaires lisses plus ou moins épaisses et disposées en réseau.

Une autre variété plus commune consiste en tumeurs le plus habituellement uniques, quelquefois nombreuses et localisées dans une région, telle que la mamelle, le scrotum, le pénis, les grandes lèvres; ces tumeurs sont sessiles ou pédiculées, grosses comme une noix ou une orange, mais le plus souvent de la grosseur d'une amande. Elles sont contractiles, plus ou moins vasculaires; elles se développent lentement, et sont généralement indolores. Dans le cas rapporté par Virchow cependant, la douleur était remarquablement intense. Les myômes de la peau sont dus à la néoformation de fibres lisses; cependant leur quantité est très variable; parfois il s'y ajoute beaucoup de tissu conjonctif, d'où le *fibromyôme;* d'autres fois il y a prédominance des vaisseaux sanguins, qui peuvent atteindre un calibre énorme et donnent à la tumeur un aspect caverneux et érectile qui leur a fait donner par Virchow le

A. *Annales de Derm. et de Syph.*, 2e série, t. I, 1880. Voir au musée de l'hôpital Saint-Louis la pièce no 578.

B. *Bull. de la Soc. Anat.*, 5e série, XLVIe année, juillet 1871.

nom de *myôme télangiectasique*. C'est une affection bénigne, rare, qu'on peut confondre avec les autres tumeurs bénignes de la peau, telles que le molluscum fibreux [1].

CLASSE VIII. — NÉVROSES CUTANÉES.

Dans ce chapitre ont été classées les affections caractérisées par des *troubles de la sensibilité cutanée* sans modifications de structure de la peau. Ce sont à proprement parler des troubles fonctionnels liés à une altération du système nerveux. Les symptômes auxquels donnent lieu les névroses sont donc purement subjectifs; comme lésions secondaires, il y a du grattage ou une hypérémie artificielle qu'on doit considérer comme la conséquence du trouble primitif. Cette classe comprend deux groupes d'affections, les *hyperesthésies*, et les *anesthésies*.

HYPERESTHÉSIES.

Les *hyperesthésies cutanées* sont des états pathologiques de la peau donnant lieu à une exagération de la sensibibilité générale. Elles sont *idiopathiques* ou plus souvent *symptomatiques ;* ce sont alors des manifestations secondaires qui sont sous la dépendance de lésions plus sérieuses. Quand la sensibilité naturelle est simplement augmentée, ou que l'hyperesthésie est simple, elle est locale ou générale, circonscrite ou diffuse. Elle est simple, très localisée ou symétrique et bilatérale; la température reste habituellement normale. L'hyperesthésie a des causes nombreuses : elle résulte d'un trouble fonctionnel du système nerveux, ou de quelque lésion organique en rapport avec le système nerveux central ou périphérique. L'hystérie et les autres névroses analogues, les affections du cer-

1. Enfin, on a encore décrit, comme pouvant atteindre les téguments, certaines productions morbides dites *myxomateuses*, c'est-à-dire formées par du tissu muqueux (Virchow), et décrites sous les noms de *tumeurs colloïdes*, *sarcomes gélatineux et hyalins*, etc. Ce sont des tumeurs molles, plus ou moins volumineuses, d'aspect gélatineux, vasculaires, simulant à s'y méprendre la fluctuation et ne se généralisant qu'exceptionnellement. Cornil et Ranvier nous apprennent que le myxome de la peau présenterait souvent la forme papillaire, et que les myxomes pédiculés se rencontrent souvent aux seins et aux grandes lèvres.

veau, de la moelle et notamment le tabès dorsalis ainsi que les lésions des nerfs périphériques, donnent souvent lieu à de l'hyperesthésie qui, sous forme de *plaques hyperesthésiques*, constitue un important élément de diagnostic. Chez les hyperesthésiques, les sensations sont beaucoup plus vives, et le malade souffre du contact de l'air, des vêtements ou d'autres objets. La peau est souvent extrêmement sensible à toutes les impressions. L'hyperesthésie est temporaire ou permanente, selon qu'elle est due à une cause ou à une autre.

DERMATALGIE.

Syn. — Angl. : Dermatalgia, dermalgia, neuralgia of the skin, rheumatism of the skin; all. : Nervenschmerz der Haut.

Définition. — La *dermatalgie* est caractérisée par une douleur ayant son siège exclusif dans la peau; elle est généralement le résultat d'un état morbide de la sensibilité cutanée, et elle ne s'accompagne d'aucune modification de structure.

Symptômes. — Piorry (A), Beau (B), Axenfeld (C) ont appelé tout particulièrement l'attention sur la dermatalgie. Ses symptômes sont exclusivement subjectifs, et la peau ne présente absolument rien d'anormal; elle n'est le siège d'aucune éruption, elle n'est ni épaissie, ni changée de couleur; sa température n'est pas modifiée. C'est une affection générale ou locale ordinairement limitée à une petite surface. Toutes les parties du corps peuvent être le siège de dermatalgie, mais on l'observe surtout là où il y a des poils; c'est une affection de l'âge adulte, elle est plus fréquente chez les femmes que chez les hommes. Les malades qui en sont atteints se plaignent d'une sensibilité extraordinaire et de sensations vraiment douloureuses dans les couches les plus superficielles de la peau. Il y a souvent des accès subits. La peau est remarquablement sensible à toutes les impressions extérieures telles que le contact, l'influence de l'air; en outre, il y a de la douleur spontanée qui est permanente ou intermittente. Cette douleur est légère ou intense, et dans les cas que j'ai observés, les malades la comparaient à des sensations de

A. Mémoire sur la nature et le traitement de plusieurs névroses, Paris, 1835.
B. *Arch. gén. de Méd.*, t. XII. Paris, 1841.
C. Des névroses. Paris, 1864 (2e édition, augmentée de 700 pages par Huchard. Paris, Germer-Baillière, 1882).

brûlure, de picotements, d'élancements; parfois ils la comparent à une série de secousses électriques; on a aussi dit qu'elle ressemblait à la douleur qu'on éprouve quand les papilles de la peau, dépouillées de leur épiderme, sont au contact de l'air. Le toucher, les mouvements, le frottement des vêtements, le simple contact du doigt l'augmentent toujours. Souvent un léger frôlement détermine une douleur plus violente qu'une pression énergique, qui parfois au contraire la soulage. Elle est généralement plus intense la nuit, où elle suffit quelquefois pour empêcher le sommeil. La marche de cette affection est illimitée; quelquefois il y a des récidives.

Il y a deux variétés de dermatalgie, celle qui est idiopathique et celle qui est symptomatique. Dans la première, les manifestations paraissent primitives; dans la seconde, au contraire, elles sont secondaires et dépendent d'autres lésions organiques telles que l'ataxie locomotrice. — La variété idiopathique est très rare, la dermatalgie symptomatique est au contraire assez commune.

Etiologie. — Les causes de la dermatalgie idiopathique sont généralement obscures; dans quelques-uns des cas mentionnés par Beau, elle était en rapport avec le rhumatisme. Cet auteur la regarde même comme d'origine rhumatismale, et le fait est que dans la plupart des observations qu'on a citées, il y avait eu récemment ou anciennement du rhumatisme; mais on l'observe aussi chez des individus qui jouissent d'une excellente santé. Elle n'appartient pas seulement aux gens d'un tempérament nerveux; elle est quelquefois le résultat de l'impression du froid. La dermatalgie symptomatique est la conséquence d'un grand nombre d'affections organiques, et notamment des maladies du cerveau et de la moelle; l'hystérie est une de ses causes les plus habituelles; on l'a observée aussi chez les personnes chlorotiques (A).

Anatomie pathologique. — La dermatalgie idiopathique a son siège dans les couches les plus superficielles de la peau; elle est très superficielle, et ne paraît pas s'étendre en profondeur. Comme le fait remarquer Axenfeld, la localisation de la douleur, ses exacerbations sous l'influence du moindre attouchement, sont une preuve évidente que la dermatalgie a son siège dans la peau et

A. Voir Mordret, *Prager Viertelj.*, vol. LXXIII, p. 87, et Briquet, *Traité clinique et thérapeutique de l'hystérie*. Paris, 1859.

qu'elle n'est pas la conséquence d'altérations du système nerveux central.

Diagnostic. — On peut confondre la dermatalgie avec l'hyperesthésie simple, mais cette dernière s'étend souvent à une large surface et n'est pas douloureuse. Elle se distingue du prurit parce qu'elle occupe un espace limité, et qu'elle provoque de la douleur et non des démangeaisons. Il ne faut pas non plus la confondre avec la névralgie, avec les douleurs des troncs nerveux, qui sont toujours profondes, ni avec les douleurs musculaires.

Traitement. — Il dépendra de la forme idiopathique ou symptomatique de la dermatalgie, et surtout de sa cause. Il faut toujours penser au rhumatisme, et, dans les cas réfractaires, aux lésions centrales.

La forme idiopathique peut disparaître sans traitement dans l'intervalle de quelques semaines. D'autres fois il faut faire des applications locales pour soulager la douleur; Beau recommande d'appliquer un vésicatoire sur la partie malade. L'électrisation, les applications de teinture de belladone, de racine d'aconit, d'iode, méritent d'être essayées. Quand l'affection est généralisée, on peut faire usage de bains de vapeur et recourir dans l'intervalle aux injections *hypodermiques calmantes*.

HYPERESTHÉSIE CUTANÉE OU PRURIT IDIOPATHIQUE.

Définition. — Le *prurit* essentiel est un trouble fonctionnel de la peau qui consiste uniquement en sensations de démangeaison, sans altération dans sa structure.

Symptômes. — Il est un certain nombre d'affections de la peau, dont l'éruption provoque des démangeaisons, qu'il ne faut pas confondre avec le prurit dont nous allons parler. Nous nous sommes occupés de ce symptôme démangeaison à propos de chacune de ces maladies en particulier. Le *prurit* est une affection distincte, comme nous l'avons dit ; *le seul symptôme primitif par lequel il s'accuse est la démangeaison.* Il n'y a primitivement aucune modification de la peau; plus tard il se fait des lésions secondaires qui sont dues au grattage; quelquefois même il n'y en a pas.

La sensation que donne le prurit est différemment décrite, selon qu'il est dû à une cause ou à une autre, et aussi selon la région malade. Quelquefois on dit qu'il y a simplement une irritation de la peau, analogue à celle que provoquerait une substance irritante en contact avec elle, telle qu'un gilet de flanelle. D'autres fois c'est une sensation de fourmillements que le malade éprouve et qu'il compare à des milliers d'insectes qui lui courraient sur le corps. Ailleurs, c'est une sensation de picotement avec désir immodéré de se gratter. Les sensations subjectives qu'occasionne le prurit varient à l'infini; il peut survenir à tout âge, mais il est plus fréquent à l'époque moyenne de la vie et dans la vieillesse: alors on le désigne sous le nom de « *prurit sénile* ».

Un des signes caractéristiques du prurit, c'est qu'il provoque un besoin irrésistible de se gratter; tous les malades se grattent ou se frottent avec plus ou moins d'énergie, quand bien même ils auraient pris la ferme résolution de ne pas le faire. En général la peau est légèrement rougie, hypérémiée, plus ou moins excoriée, et la trace des ongles se voit sous forme de raies ou d'égratignures superficielles. D'autres fois, malgré le grattage, il n'y a que peu d'excoriation, de sorte que si l'on n'avait pas le témoignage du malade, on méconnaîtrait la maladie. Le grattage est intermittent ou constant; le plus souvent il est intermittent : il y a des paroxysmes, surtout pendant la nuit.

Le prurit est général ou local; rarement cependant il occupe la surface tout entière du corps en même temps, bien que toutes les régions soient atteintes tour à tour. Le plus souvent il se localise dans certains points où il persiste jusqu'à ce qu'il disparaisse spontanément ou par le traitement. A la tête, il se localise au cuir chevelu ou à la face; quand il siège à la face, il se limite surtout au nez et à la bouche. Chez les personnes âgées on le voit souvent au tronc; mais c'est surtout aux parties génitales et à l'anus qu'on l'observe.

Chez la femme il donne lieu au *prurit vulvaire*, qu'il ne faut pas confondre avec d'autres affections présentant les mêmes caractères et qu'on peut rencontrer dans cette région. La démangeaison occupe les lèvres, le vagin, le clitoris et elle est une cause de gêne incessante. On l'observe à tout âge, mais surtout pendant l'âge moyen et pendant la vieillesse. Chez les enfants il indique souvent la présence de vers intestinaux.

Chez l'homme, il donne lieu au *prurit scrotal*, d'où il s'étend fréquemment à l'anus, au périnée, à l'orifice de l'urèthre. Il occasionne des sensations très ennuyeuses, et force le malade à se gratter avec violence. Il est plus pénible pendant la nuit, et il est aggravé par la chaleur[1].

L'anus est aussi fréquemment le siège de cette affection (*prurit anal*); on l'observe chez l'homme comme chez la femme, chez les enfants comme chez les adultes. La démangeaison siège au pourtour de l'orifice anal, et s'étend jusqu'au rectum. Chez les gens d'un certain âge, il coïncide souvent avec les hémorrhoïdes. Il est plus insupportable dans cette région que partout ailleurs; il est permanent, ou bien il va et vient avec exacerbations nocturnes.

Etiologie. — Les causes du prurit sont nombreuses; il peut être lié à des phénomènes physiologiques comme par exemple le prurit de la gestation; ou bien il est en rapport avec de la dysménorrhée, des troubles de la menstruation chez les jeunes femmes. Parfois il est lié à l'hystérie, à la leucorrhée, aux maladies organiques de l'utérus et des ovaires.

On l'observe également dans le cours de certaines affections telles que les néphrites, et surtout les hépatites, et dans l'albuminurie, le mal de Bright[2], le diabète. Il faut toujours faire l'examen des urines; le prurit invétéré est souvent causé par le diabète, il n'est pas rare non plus dans l'ictère. Frericks l'a noté dans le cinquième des cas, et Wicklam Legg (A) l'a observé soixante-huit fois sur cent. Il est généralement plus intense la nuit. Parfois il précède l'ictère et

1. Vidal a fait contre cette terrible infirmité une brillante et victorieuse application de la méthode des scarifications linéaires et quadrillées. Dès la première séance, les malades sont soulagés. Il n'a fallu à Vidal que quelques mois pour guérir deux malades atteints de prurit scrotal depuis déjà plusieurs années.

2. Dieulafoy (Soc. méd. des Hôp., 12 mai 1882) distingue chez les brightiques trois variétés de démangeaisons: 1° le *prurit simple*, sans éruption, sans rougeur, sans anesthésie ni hyperesthésie, qu'on a attribué tour à tour à l'urémie, à l'élimination de l'urée par la peau; ce sont des explications d'ailleurs contestables; 2° les *sensations de fourmillement* que les malades comparent à la sensation que produirait la présence d'un cheveu sur la peau; 3° les *sensations de chatouillement*, simulant celles qu'on éprouve quand un insecte grimpe sur la jambe. Dans le mal de Bright on a encore été frappé de la fréquence du phénomène du *doigt mort* qui, dans un cas de Debove, s'est terminé par la gangrène. Ces faits sont importants pour le diagnostic du mal de Bright, quand il n'y a encore ni œdème, ni albuminurie.

A. Sur la bile, la jaunisse et les maladies biliaires, New-York, 1880.

quelquefois de plusieurs semaines ou de plusieurs mois, comme dans les cas cités par Graves (A), Flint (B) et Legg (C). En général, selon Legg, il est plus intense au début de l'ictère, et disparaît quand il dure depuis quelques jours; d'autres fois il est très tenace, très pénible. Sa cause est inconnue; selon Murchison, il ne serait pas dû à la pénétration du pigment biliaire dans le sang.

Le prurit s'observe aussi dans différentes affections du système nerveux[1]. Souvent il est dû à des dérangements gastro-intestinaux, à de la constipation, à des affections des organes génito-urinaires, à des hémorrhoïdes, à des vers, et enfin à l'ingestion de certains médicaments tels que l'opium.

Il est inutile de rappeler que le prurit dont nous parlons n'est jamais de cause parasitaire; quand, dans le prurit il y a des pediculi, ils sont accidentels, et ne sont jamais la cause de la maladie[2].

Anatomie pathologique. — Le prurit est un trouble fonctionnel, dû à une cause nerveuse réflexe. C'est un trouble nerveux sans modification de structure; il est la conséquence de désordres analogues à ceux que déterminent certaines affections organiques de la peau telles que l'urticaire, mais ses effets sont différents. C'est une affection purement subjective.

Diagnostic. — Cette affection n'est pas difficile à reconnaître:

A. *Clin. Lect. on the pract. of Med.*, Dublin, 1864.

B. *Philad. Med. Times*, 1878, vol. VIII.

C. *Loc. cit.*

1. Certaines hyperesthésies générales, sans altérations cutanées préexistantes, sont sous l'influence du nervosisme et sont en rapport avec des troubles de l'innervation cutanée et des perturbations vasomotrices. Ce phénomène constitue à proprement parler de l'*hystérie cutanée*. Il coïncide avec un état nerveux prononcé : caractère bizarre, capricieux, violent, emporté; palpitations, compressions spasmodiques gutturales, phénomènes des doigts morts, sensations de cuisson, de fourmillement dans les extrémités, névralgies diverses, troubles digestifs. Bref, constitution à la fois nerveuse et arthritique. Il se rencontre plus fréquemment chez les femmes que chez les hommes; il coexiste assez fréquemment avec de véritables attaques de nerfs qui confirment le diagnostic d'hystérie cutanée (hystérodermie).

La peau de ces malades est exposée, de par l'hyperesthésie, à des grattages féroces et prolongés. Or chacune des impressions faites à la peau reste marquée, soit par une simple raie rouge, analogue à *la raie méningitique* à laquelle on attribuait autrefois une grande valeur, soit même par une élevure ortiée, rouge à la périphérie, blanche au centre, plus ou moins saillante, dure et pouvant durer d'une demi-heure à sept ou huit heures (voir p. 164, *Urticaire artificielle*, et p. 695, la note sur les *sujets dermographiques*). On pourrait qualifier cette propriété que prend la peau d'être marquée par un objet quelconque et surtout de garder plus ou moins longtemps la trace des impressions, par le nom de *stigmatodermie polychrone*, ou plus brièvement sous celui de *stigmasie* (στίγμα, stigmate, marque *persistante*).

2. Voir gale et pédiculose.

c'est une maladie de la peau sans altération de structure, à moins qu'il n'y ait des lésions secondaires. Le diagnostic ne peut s'établir qu'à l'aide des symptômes subjectifs accusés par le malade. Parfois cependant le prurit occasionne de violentes démangeaisons que l'on cherche à calmer par l'usage de caustiques qui déterminent une dermatite plus ou moins intense. Aussi observe-t-on comme lésions secondaires des marques de grattage, de l'excoriation des follicules, des croûtes de sang, des déchirures épidermiques, des papules résultant de congestions folliculaires, et autres lésions semblables. Si j'en crois mon observation cependant, les complications sont rares. L'excoriation des papilles donne lieu au symptôme prurigo.

Le *Prurigo*, nom sous lequel on désignait jusqu'à ces derniers temps plusieurs maladies distinctes, est maintenant une affection parfaitement déterminée (A). C'est une affection papuleuse qu'on ne confondra jamais avec le prurit, qui a des symptômes et une marche parfaitement déterminés. Le prurigo et le prurit sont deux affections essentiellement distinctes; ils n'ont qu'un symptôme commun, que l'on rencontre du reste dans bien des maladies cutanées, la démangeaison. (*Voir p. 289 prurigo d'Hébra et p. 294 lichen strophulus*).

Il ne faut pas non plus confondre le prurit avec la pédiculose. Les symptômes secondaires de ces deux affections sont les mêmes; dans toutes deux il y a des démangeaisons, du grattage, mais dans les affections pédiculaires ces symptômes sont toujours beaucoup plus prononcés. Les traces de grattage dans le prurit sont rarement très étendues; dans les affections pédiculaires elles sont toujours beaucoup plus prononcées et elles ont une distribution caractéristique. Il faut toujours examiner toute la surface du corps, inspecter les vêtements, et soupçonner la présence de parasites dans les soi-disant cas de prurit[1].

A. On a souvent confondu le prurit, le prurigo, la gale et la pédiculose; mais, comme on peut le remarquer par la description que nous venons de faire, ces affections n'ont ni les mêmes causes, ni la même symptomatologie.

1. Pour faire le diagnostic de l'*hystérie cutanée*, il suffit de tracer sur un point quelconque du corps, mais surtout sur le dos du malade, un trait soit avec un morceau de bois, soit avec le bout du doigt. On voit alors dans les points exactement correspondants se former une trace blanche, peu durable, bientôt remplacée par une raie rouge, d'abord simplement érythémateuse, puis peu à peu saillante, résistante, ortiée. Le phénomène de l'*urticaire nerveuse*, de l'*urticaire provoquée*, est réalisé : au bout de quelques minutes, le dessin ou le mot qui a été gravé apparaît en caractères fort remarquables et

Traitement. — Il doit varier selon la cause, mais avant de formuler une méthode de traitement, il faut examiner le malade avec soin, car le succès de la thérapeutique dépend le plus souvent de la connaissance de la cause. Il faut à la fois faire un traitement général et un traitement local.

Les remèdes internes auxquels il faut s'adresser sont ceux qui sont capables de supprimer la cause du prurit, quelle que soit sa nature. Il faut régulariser les garde-robes quand il y a de la constipation, et pour cela les purgatifs salins sont les meilleurs. S'il y a de la flatulence, de la dyspepsie, il faut interdire les aliments indigestes ou excitants; il faut recommander l'exercice, dont on retirera les plus grands avantages. Il faut parer aux troubles de la menstruation par l'emploi judicieux du fer, de l'huile de foie de morue, des amers et de l'exercice en plein air. Le quinquina, la strychnine, la belladone sont parfois utiles.

Quand le prurit est la conséquence d'affections du foie ou des reins, il faut guérir ces organes, et on ne doit espérer d'amélioration que quand la maladie première aura disparu. Murchison (A) vante l'usage du bicarbonate de potasse dans le prurit qui accompagne l'ictère.

Les remarques que nous venons de faire s'adressent également aux affections du système nerveux et des organes génito-urinaires; dans ces cas le prurit est simplement symptomatique. Tant qu'il y a des causes organiques qui entretiennent le prurit, il n'y a aucun espoir de le voir disparaître.

Dans le plus grand nombre des cas, il est rare que le traitement

fort accentués. Fournier en a fait photographier plusieurs cette année; tout récemment encore, il y avait dans le service un *homme* atteint de ce *spasme vasomoteur* depuis quatre ans. Il a le corps sillonné de stries sinueuses, traces du grattage. Son hyperesthésie n'est pas continuelle, mais le *pouvoir érectile de la peau excitée* est de tous les instants. Nous écrivons sur lui le mot « Satan », autrefois considéré comme cabalistique. Si le mot restait ainsi apparent sur la peau, le sujet était considéré comme *possédé du démon* et livré au pilori et même au bûcher. Le nom de Jésus persiste d'ailleurs aussi facilement et aussi longtemps que la trace infernale et le *cachet satanique.* Cette susceptibilité exquise de la peau est aujourd'hui traitée par le sulfate de quinine, par l'atropine, par l'ergot de seigle, puis par les courants continus, les aimants, la métallothérapie, la noix vomique, et enfin par les douches froides. Nous dirons donc encore comme à l'occasion de l'hématidrose, dont l'hyperexcitabilité vasomotrice de la peau est l'analogue : Autrefois le feu, aujourd hui l'eau ! Dans le service de Besnier il y a aussi un malade atteint de cette affection; il est *âgé de 63 ans.* D'une façon générale, on les désigne sous le nom de sujets *dermographiques.*

A. *Loc. cit.*

local amène la guérison, mais il apporte du soulagement et on doit toujours le prescrire. L'eau sous forme de douches froides ou chaudes, ou alternativement froides et chaudes, et alors aussi chaudes que la peau peut les supporter; les bains de vapeur, les bains médicamenteux diminuent souvent le prurit. Les bains alcalins, faits avec 90 ou 160 grammes de bicarbonate de soude ou 60 à 120 grammes de carbonate de potasse ou de borax pour 140 litres d'eau; le sulfure de potassium à dose de 30 à 120 grammes par bain, les bains de vapeurs sulfureuses sont aussi très utiles. Après le bain, on fera avec avantage des frictions d'huile douce, telles que l'huile d'amandes douces, l'huile d'olive ou encore des pommades faites avec parties égales de vaseline et d'axonge ou de glycérine.

Les lotions sont surtout avantageuses dans les cas de prurit localisé. L'expérience m'a prouvé que le meilleur remède contre le prurit était l'acide phénique à la dose de 0,20 centigrammes à 1 gramme pour 30 grammes d'eau à laquelle on ajoute 1gr,50 ou davantage de glycérine. On peut aussi l'associer à la potasse comme dans la formule suivante :

Acide phénique.	3 gr. 75
Potasse	1 gr. 80
Eau.	320 gr.

Le thymol m'a également réussi ; il en est de même de l'alcool, qui est un excellent véhicule pour administrer d'autres médicaments. Le sublimé en lotions, à la dose de 0,12 à 0,18 centigrammes pour 30 grammes d'eau et d'alcool, est un excellent moyen ; la *lotio nigra* associée à l'eau de chaux est également très utile. Folsom dit avoir obtenu d'excellents résultats avec l'essence de menthe poivrée alors que les autres moyens avaient échoué; Taylor l'emploie en badigeonnages, mélangée avec parties égales de glycérine.

La morphine à dose de 0,05 à 0,15 centigrammes pour 30, l'acétate de plomb à dose de 0,60 à 1gr,20 pour 30, le cyanure de potassium à dose de 1 gramme à 2 grammes pour 500 grammes, le sulfure de sodium dans la proportion de 3gr,75 pour 30, l'acide cyanhydrique dilué à dose de 3gr,75 à 15 grammes pour 500 grammes; le chloroforme et l'alcool dans la proportion de 3gr,75 pour

500 grammes ; l'eau blanche, l'eau additionnée d'ammoniaque, d'acide nitrique, d'acide acétique, sont autant de moyens qui ont leurs avantages.

Le camphre, le chloral, le borax mélangés à l'eau ou à l'alcool, ou sous d'autres formes, rendent des services. Voici une formule que l'on pourra prescrire :

Borax.	7 grammes.
Glycérine	30 —
Alcool camphré	15 —
Eau de roses.	220 —

On peut la remplacer par une lotion au chloral dans la proportion de 0,65 centigrammes à 2 grammes pour 30. On peut aussi combiner avantageusement le borax à la morphine, comme dans la formule suivante, qui est très efficace contre le prurit vulvaire :

Borax.	15 gr.
Sulfate de morphine.	0 gr. 50
Glycérine.	15 gr.
Eau.	220 gr.

Avant de lotionner les parties, il faut les laver à l'eau savonneuse et les essuyer convenablement.

Les infusions ou les décoctions de tabac, d'ellébore blanc, de belladone, d'aconit, sont très utiles. Le Dr R. W. Taylor (A) de New-York recommande la prescription suivante :

Feuilles de belladone.	7 gr.
Feuilles de jusquiame.	7 gr.
Feuilles d'aconit.	1 gr. 80
Acide acétique.	30 gr.

Qu'on étend ensuite d'eau dans la proportion de 3gr,50 pour 30 grammes d'eau.

On peut aussi associer cette préparation avec quantités égales de glycérine, puis faire des badigeonnages, ou l'incorporer dans une pommade à dose de 3gr,50 ou davantage pour 30 grammes. Le Dr Satterlee vante les badigeonnages à l'extrait de ciguë. Le goudron combiné avec un alcali, comme dans la liqueur de goudron alcaline, réussit quelquefois très bien, dans la proportion de 3gr,75 à 7 grammes par demi-litre; il en est de même de la solution

A. Des différentes variétés de prurit cutané et de leur traitement (*Arch. of Clin. Surg.*, août 1877). (Voir aussi un article du *Practitionner* (1882), sur le prurit cutané.)

alcoolique de goudron de houille comme dans la *liquor carbonis detergens*.

Quelquefois les pommades réussissent mieux que les lotions, surtout quand le prurit est localisé. On peut les préparer de différentes manières, mais on se sert surtout des substances que nous avons indiquées. L'acide phénique à dose de 0,65 centigrammes à 1 gramme pour 30 grammes de vaseline; le cyanure de potassium à la dose de 0,30 à 60 centigrammes pour 30 grammes ; le calomel, de 1gr,80 à 3gr,50 pour 30 ; le chloroforme dans la proportion de 1gr,80 ou davantage pour 30, s'adressent surtout au prurit de l'anus et des parties génitales.

Contre le prurit de la vulve on peut faire usage de la formule suivante :

Pommade au blanc de baleine. . . .	30 gr.
Calomel.	1 gr. 80
Extrait de belladone.	3 gr. 75

Le docteur Bulkley, de New-York, a vulgarisé une pommade au chloral et au camphre dont voici la composition :

Camphre . . . . }	ââ 3 gr. 50
Hydrate de chloral. . . . . . }	
Pommade à l'eau de roses. .	30 gr.

Le camphre et le chloral sont pulvérisés et dissous ensemble dans un mortier, puis on ajoute la pommade. On peut remplacer la pommade à l'eau de roses par de la vaseline ou de la cosmoline (sorte de paraffine molle), ou par un mélange de glycérine et d'eau.

Dans le prurit des organes génitaux de la femme, les préparations liquides sont plus commodes : on peut s'en servir pour faire des injections vaginales, ou on peut les introduire à l'aide de tampons. Quelquefois l'eau chaude réussit. Atthill et Goodell se sont beaucoup loués dans ces cas d'une décoction de tabac faite avec 7 grammes de feuilles pour 1/2 litre d'eau.

Bazin recommande la préparation suivante :

Eau de chaux. . . . . }	ââ 30 gr.
Glycérine. . . . . }	
Huile d'amandes douces. . .	60 gr.
Essence de romarin	V gouttes.

Gill préconise le nitrate d'alumine à la dose de 30 à 60 centigrammes pour 30 grammes d'eau. L'acide sulfureux, la solution de chlorate de potasse ont aussi leur valeur. On peut aussi employer l'alun à dose de 1 gramme à 1gr,50 pour un demi-litre de décoction d'orge.

Il en est de même des badigeonnages faits avec :

Sulfate de soude.	3 gr. 75
Eau.	15 gr.
Glycérine.	30 gr.

Le traitement du prurit anal n'offre rien de spécial ; les pommades cependant sont plus utiles. Bulkley recommande une pommade faite avec parties égales d'onguent mercuriel et d'extrait de belladone qu'on étale sur un bourdonnet de charpie. Quand il y a des fissures, il faut les badigeonner avec une solution de nitrate d'argent. Les compresses d'eau aussi chaude qu'on peut la supporter sont quelquefois préférables aux autres moyens. Cette remarque s'applique également au prurit vulvaire. Dans le prurit du scrotum Bulkley s'est très bien trouvé de la formule qui suit :

Sous-nitrate de bismuth	7 grammes.
Acide hydrocyanique dilué. . . .	7 —
Emulsion simple.	120 —

Le Dr Legg dit avoir obtenu dans le prurit de l'ictère de meilleurs résultats avec les pommades mercurielles et surtout avec celles au calomel ou au précipité blanc qu'avec les autres moyens. Enfin M. Murchison a préconisé dans ces cas les lotions faites avec chloroforme 1 partie, glycérine 5 parties, celles faites avec 5gr,75 de cyanure de potassium pour 1/2 litre d'eau, et les bains ou les lotions faites avec 1/4 de litre d'acide pour 15 litres d'eau[1].

Pronostic. — Le prurit est une affection parfois très tenace. Le

1. Les stations thermales d'Aix et de Luchon seront recommandables.

En France, l'atropine, l'arséniate et le salicylate de soude, le sulfate de quinine associé au datura (5 cent. pour 30), les lotions de solutions étendues, de sublimé, d'alcool camphré, de chlorhydrate d'ammoniaque :

Eau de laurier-cerise.	300 gr.
Sublimé. }	0gr,30
Chlorhydrate d'ammoniaque. . . . . }	
Alcool camphré.	30 gr.
Teinture de benjoin	10 gr.

Les bains acidulés, un à deux litres de vinaigre par bain, ou acide nitrique 15 à 20 gr., ou les bains gélatineux chauds, l'enveloppement de caoutchouc, les poudres de camphre, de bismuth et d'oxyde de zinc, et un régime sévère et léger, constituent avec quelques laxatifs salins et les alcalins la base du *traitement* du *prurigo ferox*.

pronostic dépend exclusivement de la nature de la cause, et du pouvoir qu'on a de la supprimer. Il faut toujours engager le malade à suivre avec persévérance un traitement. Parfois le prurit amène la mélancolie et la dépression morale ; c'est une maladie gênante qui réclame toute l'attention du médecin[1].

Prurit hiemalis[2]. — Sous cette dénomination, j'ai décrit le premier (A) un état particulier de la peau caractérisé par de l'irritabilité, de la dureté, des démangeaisons, des cuissons, des chatouillements et des sensations de brûlure, sans modifications anatomiques de la peau ; cette affection est sous la dépendance des influences atmosphériques, elle est plus fréquente par les temps froids ; c'est généralement en automne, habituellement en octobre, qu'elle fait son apparition, elle augmente avec le froid, et persiste jusqu'en automne. Elle apparaît graduellement ou subitement.

L'irritation est plus ou moins intense et parfois très pénible ; elle est plus violente pendant la nuit, au moment où le malade va se coucher, et elle atteint son plus haut degré d'intensité peu de temps après que le malade est dans son lit. Alors il est en proie à un besoin irrésistible de se gratter, et il se gratte jusqu'à ce qu'il obtienne quelque soulagement, ou jusqu'à ce qu'il succombe au sommeil. Le lendemain matin au réveil, la démangeaison reparaît quelquefois, mais elle est le plus souvent insignifiante, et le malade n'y pense plus jusqu'au soir, où il éprouve exactement les mêmes symptômes que la veille. Quand le temps s'adoucit ou devient chaud, ces symptômes diminuent et finissent par disparaître d'une façon lente au bout de quelques mois.

Le malade est alors débarrassé de tout ennui jusqu'au prochain automne, où, selon toute probabilité, son affection reparaîtra pour suivre la marche que nous venons de décrire ; elle peut revenir ainsi d'année en année, ou bien elle disparaît pour toujours après une seule attaque.

Dans cette affection, il n'y a pas de lésion primitive, ni au début, ni à un moment quelconque de son évolution. Si on examine la peau,

1. Le prurit nerveux, hystérique, a une durée indéfinie.
2. Besnier fait jouer un certain rôle dans la production de ce prurit à la diathèse arthritique. Il en admet d'ailleurs la réalité et propose de l'appeler *prurigo de Duhring*. (Trad. de Kaposi, t. II, p. 381.)
A. *Philad. Med. Times*, janvier 1874.

au début, rien n'indique qu'elle soit malade; elle paraît saine, quelque peu sèche, bien que la sécrétion glandulaire ne paraisse pas sensiblement modifiée. L'épiderme est normal, il n'y a pas de desquamation, il n'y a ni hypérémie, ni chaleur de la peau, les follicules pileux ne sont ni enflammés, ni oblitérés; il n'y a aucun dépôt à leur orifice, et ils ne sont pas proéminents. En un mot, il n'y a que les sensations que le malade accuse qui peuvent donner une idée de la maladie.

Si cependant on examine la peau après que le malade s'est gratté pendant quelque temps, on voit qu'elle a un autre aspect que celui que nous venons de décrire; elle est le siège de lésions secondaires; elle est rude et dure, ou légèrement crevassée, elle est douloureuse, rouge, beaucoup de follicules pileux sont enflammés, d'où la formation de petites papules. Les poils sont brisés ou arrachés; çà et là, et souvent sur une grande étendue, la peau paraît irritée et enflammée. Toutes les lésions sont la conséquence du grattage; par places on voit la trace des ongles, qui forment des lignes excoriées et recouvertes de croûtes sanguinolentes. Dans les formes intenses de la maladie, il se fait une dermatite généralisée des cuisses et des jambes, et les follicules s'enflamment; dans ces cas les symtômes subjectifs sont très prononcés.

Le prurit *hiemalis* peut attaquer toutes les régions du corps, mais certaines d'entre elles le sont plus fréquemment que les autres. Il se limite souvent aux extrémités inférieures et surtout au bas des cuisses, autour des genoux, au creux poplité, au mollet, aux chevilles. Il siège bien plutôt sur le côté des membres qui est dépourvu de poils que là où il y en a. Il ne se localise pas et peut changer de place. Sa durée est variable; quelquefois il ne dure que quelques jours ou quelques semaines, tandis que dans d'autres circonstances, il persiste jusqu'à l'époque des chaleurs. Souvent il diminue d'intensité après quelques semaines de durée.

Quand la température, de froide qu'elle était, devient chaude, le malade éprouve beaucoup de soulagement. C'est une affection qu'on rencontre sous toutes les latitudes, à toutes les époques de la vie, et dans les deux sexes.

Au point de vue étiologique, on sait que cette affection est intimement liée aux influences atmosphériques; elle apparaît avec le froid, et disparaît d'elle-même à l'époque des chaleurs. Cependant quelquefois je l'ai vue persister même en été. Elle est plus commune dans les contrées septentrionales et diminue de fréquence à mesure qu'on avance vers le sud. La santé générale n'est jamais ébranlée, et cette maladie affecte souvent les gens très bien portants, et dont les fonctions s'accomplissent régulièrement, elle est aussi fréquente chez les gens riches que chez les pauvres. Jamais elle n'est provoquée par la malpropreté; elle est aussi fréquente chez les gens qui ont soin de leur personne que chez ceux qui ne se lavent jamais. La nature des vêtements n'a aucune influence sur elle, bien que ceux qui sont rudes et grossiers contribuent à l'aggraver. Quand on s'est gratté pendant quelque temps, on peut confondre cette affection avec d'autres, telles que la kératose pilaire, le prurigo, les affections pédiculaires.

Bien que certains médicaments diminuent les sensations pénibles qu'éprouvent les malades, ils n'ont aucune action contre la maladie elle-même. Les meilleurs adoucissants sont la glycérine, la vaseline, la cosmoline, les différentes pommades émollientes, les préparations à l'acide phénique et au goudron. Il en est de même des bains alcalins à la dose de 60 à 180 grammes de bicarbonate de soude par bain.

Il faut conseiller au malade des vêtements doux. La médication interne n'est d'aucune utilité, excepté dans les cas où il y a des désordres fonctionnels[1].

ANESTHÉSIE.

L'*anesthésie cutanée* est caractérisée par une diminution ou une abolition complète de la sensibilité, elle est plus ou moins prononcée ; elle est locale ou générale, diffuse ou circonscrite. Le plus souvent elle est localisée. Elle est uni ou bilatérale. Elle se manifeste par l'absence bien plutôt que par la présence de signes. La peau est engourdie, ou ne sent absolument rien. Il y a ou non en même temps diminution de température, arrêt de la nutrition, ou d'autres signes de désordres nerveux. Une des formes particulières de

1. Tout prurigineux doit soigneusement éviter l'usage du café, du thé, et surtout des boissons alcooliques. Il en est de même des aliments épicés de haut goût, les truffes, les fraises, le melon, les glaces aux fruits, la marée, les huîtres, la charcuterie, les fromages salés.

l'anesthésie est l'analgésie qui consiste en une perte de la sensibilité à la douleur ; elle est partielle ou complète. Quand elle est complète, on peut enfoncer une épingle dans la peau sans provoquer la moindre douleur. L'analgésie peut exister sans qu'il y ait anesthésie, en ce sens que la sensibilité tactile est conservée, ou bien elle existe en même temps que l'anesthésie, et alors il y a perte de la sensibilité en même temps qu'absence de douleur.

L'*anesthésie cutanée* est idiopathique ou symptomatique. Ses causes sont nombreuses et de nature très diverse; on peut les distinguer de celles qui sont de cause centrale, et de celles qui ont une origine périphérique; à cette dernière classe appartiennent les anesthésies locales causées par le froid, le chloroforme, l'éther, les caustiques, l'aconit, l'acide phénique, les mélanges réfrigérants, le bromure d'éthyle ou de potassium, et autres substances possédant des propriétés analogues. L'anesthésie peut-être le résultat de traumatismes, de blessures, de contusions nerveuses qui s'accompagnent d'une diminution plus ou moins grande de la sensibilité.

Certaines affections qui englobent les nerfs dans leur intérieur déterminent aussi de l'anesthésie ; telles sont la lèpre et la syphilis; il en est de même des tumeurs, quelle que soit leur nature, quand elles compriment des troncs nerveux. Les affections du système nerveux fonctionnel et organique, telles que l'hystérie, les affections cérébro-spinales, le choléra à la période ultime, l'ictère grave, etc., déterminent également de l'anesthésie. Enfin il est des substances, telles que le chloroforme, l'éther, l'opium, le plomb, le mercure, l'alcool, l'oxyde de carbone, qui produisent des effets toxiques donnant lieu à une perte de la sensibilité.

Il est certaines formes de l'anesthésie que Romberg a désignées sous le nom d'*anesthésies douloureuses*, dans lesquelles le malade éprouve de la douleur, bien qu'il y ait une perte de la sensibilité tactile. Cette variété affecte généralement la zone innervée par le trijumeau, et est probablement toujours symptomatique d'affections des centres nerveux (voir *Zona*)[1].

1. Ainsi se termine la description des affections cutanées d'origine nerveuse. Nous avons vu, au cours soit de cet ouvrage, soit des notes ajoutées, que grâce aux étonnants progrès faits dans ces dernières années par les études dermatologiques, cette classe des dermopathies nerveuses devrait être totalement remaniée et considérablement augmentée. C'est ainsi qu'il faudra y faire dorénavant rentrer tous les *troubles trophiques*, le zona,

CLASSE IX. — DERMATOSES PARASITAIRES.

Cette division repose exclusivement sur l'étiologie ; elle constitue un groupe naturel et très bien déterminé de maladies. Les parasites de la peau appartiennent au *règne végétal* ou au *règne animal*. Ils vivent aux dépens de nos tissus et se développent dans *l'intérieur de la peau*, comme dans les affections dues à certains parasites végétaux ou comme dans la gale (*dermatozoaires*), ou bien ils séjournent à la *surface même de la peau*, comme les pediculi (*épizoaires*). Les dermatophyties ou dermatomycoses, c'est-à-dire les affections causées par les *parasites végétaux* ou champignons, sont désignées sous le terme générique de *teignes ;* elles comprennent le *favus, la trichophytie de la peau*, celle de la tête ou *teigne trichophytique*, celle de la barbe ou *sycosis parasitaire* et le *pityriasis versicolor*. Les deux principales affections causées par des *parasites animaux* sont la *gale* et la *pédiculose*.

Les maladies parasitaires de la peau occupent une place importante en dermatologie. Elles se développent sous tous les climats, cependant elles sont plus fréquentes dans certaines contrées que dans d'autres, dans les grandes villes qu'à la campagne. Ce sont des maladies locales, qui par conséquent guérissent par le traitement externe. Elles sont toutes contagieuses, mais pas au même degré ; quelques-unes le sont au premier chef, tandis que d'autres ne le sont que dans des circonstances déterminées. Elles ont une marche chronique et peuvent durer indéfiniment, mais elles sont toutes curables, et réclament l'emploi d'une classe de remèdes que l'on nomme *parasiticides*.

A. PARASITES VÉGÉTAUX DE LA PEAU OU DERMATOMYCOSES.

TEIGNE FAVEUSE OU FAVUS.

Syn. — Angl. : Favus; Tinea favosa; porrigo favosa ; krusted ringworm; honey comblingworm. All. : Erbgrind.

Définition. — Le *favus* est une affection *de la peau*, contagieuse, due à la germination d'un parasite végétal connu sous le nom

certains cas de pemphigus, d'ecthyma, de mal perforant, d'ulcérations et de gangrène cutanées, de dyschromie, de vitiligo ou de taches pigmentaires, d'ichthyose, d'asphyxie

d'*achorion Schönleinii*, caractérisée par la formation d'incrustations cutanées du volume d'un gros pois circulaires, déprimées en cupule, jaune pâle et friables; ces pseudo-croûtes sont habituellement traversées par des poils et occasionnent des démangeaisons et des ulcérations.

Symptômes. — La teigne faveuse attaque les poils et les follicules (*favus pilaire*), l'épiderme (*favus épidermique*), ou les ongles (*favus unguéal*); quelquefois tous ces organes sont atteints à la fois. Le favus siège habituellement au cuir chevelu, cependant les autres régions du corps, qu'elles soient pourvues de poils ou qu'elles en soient dépourvues, peuvent être atteintes; tels sont, par exemple, les épaules, les bras, la verge, le scrotum, les cuisses la face, etc. (*favus généralisé*).

Au début, il est caractérisé par une simple rougeur, très étendue et diffuse, ou circonscrite et disposée en forme de plaques qui sont légèrement squameuses; puis il se forme une ou plusieurs incrustations du volume d'une tête d'épingle, de couleur jaune pâle, qui se localisent au niveau des follicules [1].

des extrémités, de sclérodermie et de sclérodactylie, d'atrophie lumineuse de la face, voire de sclérémie, toutes affections dépendant de lésions préexistantes des nerfs sensitifs et peut-être des nerfs sympathiques, soit périphériques, soit centraux, ainsi qu'un grand nombre d'autres, nées sous l'influence des *perturbations vasomotrices* (telles que les érythèmes, les urticaires et les purpuras nerveux).

1. Le début du favus est insidieux; aussi, dans les conditions ordinaires de contagion, a-t-il échappé à l'attention des parents. Les seuls cas dans lesquels le favus ait pu être surpris à ses débuts sont des cas d'inoculation. Bazin a pu, sur la jambe d'un enfant chez lequel il avait, par inoculation, déposé des spores, voir, au point même où la lancette avait introduit le parasite, apparaître une tache rouge qui prit rapidement la forme d'un cercle; bientôt la lésion présenta une certaine tendance à s'éteindre au centre, mais augmenta à la périphérie. Un peu plus tard, au niveau même du point piqué, on vit se produire une élevure épidermique, qui s'accusa à la périphérie, tandis qu'elle se déprimait au centre à la façon d'un godet. Il fallut 40 jours pour que le godet arrivât à présenter les caractères de forme, de volume et de coloration typique du favus.

Dans les cas de récidive on voit l'éruption se faire sur le cuir chevelu suivant un mode particulier. Après huit ou dix jours d'épilation, il se forme çà et là, à l'orifice des follicules pileux, une pustule miliaire contenant un liquide jaunâtre, purulent, qu'à l'examen microscopique on voit être constitué par des leucocytes.

Ces pustules se sèchent sans se rompre, et six ou huit jours après leur éclosion, elles prennent la forme d'un godet par élévation de leur circonférence et par affaissement de leur centre. Ce début constant des récidives par une pustule justifiait jusqu'à un certain point l'opinion de Cazenave, qui, il y a vingt ans, écrivait que le favus est une affection pustuleuse.

Ces godets, une fois constitués, se déforment, les incrustations se fusionnent, se mêlent et se confondent pour ainsi dire, la dépression centrale s'efface, de sorte que la croûte revêt un aspect tel que dans certains cas le diagnostic est douteux, et nécessite l'examen microscopique. — Lailler, Leçons cliniques sur les teignes. Paris, 1878.

Pendant quinze jours ces incrustations se développent, prennent successivement la grosseur d'un grain de millet, d'une lentille, d'un pois, d'une semence de lupin et, comme cette dernière, se dépriment en forme de *cupule* ou de *godet*. Elles présentent les caractères suivants : elles sont sèches, bien délimitées, circulaires, saillantes de plusieurs millimètres au-dessus du niveau de la peau. D'abord elles se continuent avec la peau par une couche épidermique qui les entoure et les recouvre ; plus tard, quand les croûtes ont atteint leur complet développement, le revêtement épidermique tombe par squames et les croûtes apparaissent avec des bords très nets et saillants au-dessus et au dehors de la peau. Elles ont une forme de godets très prononcée, et sont traversées par un ou plusieurs poils. Ces croûtes sont formées de plusieurs couches disposées concentriquement ; elles sont résistantes, et conservent leurs formes à moins qu'elles ne soient soumises à des violences extérieures. Serrées entre les doigts, elles sont plus ou moins friables, et souvent elles s'effritent comme du mortier desséché. Comme elles sont formées de couches concentriques, leur surface doit être lisse ; mais comme souvent elles sont divisées et brisées par des agents extérieurs, alors elles paraissent inégales.

Elles ont la couleur du soufre; quand elles sont déjà anciennes, il s'y dépose des matières étrangères qui altèrent leur coloration primitive ; elles deviennent alors brunâtres comme les croûtes qui succèdent à l'ecthyma ou grisâtres comme les plâtras d'un vieux mur. Elles sont superficielles, et on peut les enlever sans difficulté ; au-dessous d'elles, la peau est déprimée, lisse, luisante, saignante, à moins qu'elle ne soit atrophiée ; elle est le plus souvent encore recouverte d'une mince couche épidermique, mais quelquefois elle est hypérémiée ou enflammée, et peut même suppurer. C'est surtout quand le favus est très ancien et que la peau a été longtemps très irritée qu'on voit se produire et des pustules et de la suppuration sur les bords des godets.

L'intensité du favus, le nombre des godets est variable ; le plus souvent les lésions sont discrètes ; quelquefois cependant il y en a deux ou trois qui se réunissent pour former une plaque irrégulière, ressemblant à un *rayon de miel*. La grosseur des godets dépend de leur âge, ils sont habituellement gros comme des pois, à moins qu'ils ne soient confluents. L'éruption se compose de dix à cent ou mille godets.

Comme nous l'avons déjà dit, bien que le favus puisse siéger sur tous les points du corps, il affecte plus particulièrement le cuir chevelu. Parfois il se complique de pediculi ; alors les glandes du cou s'engorgent, et il se fait de petits abcès du cuir chevelu. Le favus siège parfois sur d'autres régions, et peut envahir la presque totalité du corps, en même temps que le cuir chevelu ou alors même qu'il ferait défaut en ce point. C'est ainsi que le front, les paupières, les joues, le tronc, les membres et même le gland (deux cas de Bazin) peuvent être attaqués ; il en est de même du tissu unguéal, qui devient jaune, opaque, épais et cassant. Il existe le plus souvent en même temps au cuir chevelu, d'où le malade a entraîné, par le grattage, des parasites qui se développent ensuite au-dessous, puis dans l'épaisseur de l'ongle.

Le favus a une odeur particulière, qui, lorsque la maladie est assez étendue, est caractéristique ; c'est celle de la souris ou des moisissures. Parfois elle est très appréciable, et d'autres fois au contraire elle est faible. Cette maladie donne lieu à un prurit plus ou moins vif, qui constitue souvent le premier symptôme saisi par les malades ; il arrive quelquefois à un degré pénible.

Les poils subissent en général dans le favus des changements considérables ; ils perdent leur brillant, deviennent ternes, secs, cassants ; quelquefois ils se fendent longitudinalement. Quand la maladie dure depuis quelque temps, les poils se laissent infiltrer par les spores et sont amincis et très altérés, puis tombent ou se laissent facilement arracher, d'où la formation de plaques d'alopécie avec plus ou moins d'atrophie des follicules et des glandes sébacées. La calvitie est parfois générale et définitive. Le favus a une évolution et une marche éminemment chroniques ; quand on l'abandonne à lui-même, il persiste des années et même toute la vie en s'étendant et en se propageant d'une façon indéterminée. Il résiste même quand on lui oppose des moyens énergiques, et il exige l'usage prolongé des parasiticides, et l'épilation. Il est essentiellement sujet aux récidives[1].

1. Le favus ne se présente pas toujours sous le même aspect ; ces différences d'aspect correspondent aux divers degrés de son évolution. Bazin en admet trois variétés. 1° La

Etiologie. — Le favus est dû toujours à la présence et au développement du parasite végétal de l'achorion, qui a été découvert par Schönlein de Berlin en 1839 ; de là la dénomination que lui a donnée Remak et qu'il porte encore aujourd'hui. C'est une affection éminemment contagieuse ; elle affecte souvent plusieurs membres d'une même famille. Je me souviens d'avoir vu à Londres treize faviques appartenant à une même famille (frères et sœurs) qui en furent malades pendant plusieurs années. Dans un autre cas, la mère et deux enfants furent atteints en même temps. De semblables exemples ne sont pas rares. Le favus n'attaque cependant pas tous les individus avec la même rapidité ; il en est qui y sont plus sujets que d'autres, soit parce que leur santé est dans des conditions spéciales, soit pour d'autres raisons. Il est plus commun chez les enfants que chez les adultes ; il se développe d'abord chez les enfants soit spontanément, soit par contagion directe, puis il se transmet par leur intermédiaire aux adultes.

Le favus est une maladie du pauvre, presque exclusive aux classes misérables ; il est rare chez les individus de la classe élevée, propres et bien nourris. Il est rare aux États-Unis. White (A), de Boston, sur 5000 cas de maladie de la peau qu'il a observés à son dispensaire, l'a rencontré dix-sept fois ; et dans plus de la moitié des cas, deux ou

variété urcéolaire ou en godets, c'est la forme du favus discret qu'on observe presque exclusivement sur les membres ; 2° la *variété scutiforme*, caractérisée sur la confluence de quelques godets ; 3° le *favus squarreux*, montagneux ou en galette qu'on observe chez les sujets infectés depuis longtemps déjà.

La tête des faviques présente après la chute des croûtes un aspect caractéristique qui permet de formuler un diagnostic rétrospectif. Le derme est rouge lisse, les orifices pileux sont plus nets que sur le cuir chevelu sain. Quand un malade se présente avec une peau glabre, constituée par une réunion de surfaces cicatricielles, on peut presque en toute sûreté dire qu'il s'agit d'un favus invétéré qui a fini faute d'aliments et qui s'est terminé avec une alopécie généralisée et irrémédiable.

Même après l'épilation, le plus souvent on peut reconnaître le favus ; le cuir chevelu du favique récemment épilé, est rouge luisant, vernissé, les contours des surfaces malades sont absolument nets, chose qu'on n'observe pas chez les autres teigneux.

Chez les faviques épilés, les cheveux repoussent lentement, surtout si on compare les malades atteints de favus à ceux qui sont atteints de teigne tondante ; cela s'explique, car dans le favus la lésion n'intéresse pas seulement la tige du cheveu, mais aussi la racine, qui doit se produire avant que le poil puisse émerger de l'épiderme. Dans la tondante, au contraire, la racine reste par suite de la cassure de la tige.

Les cheveux, dans le favus, ne repoussent pas d'emblée avec leurs caractères normaux ; ils sont clair-semés, minces, mais ils repoussent indemnes de tout parasite. Ce n'est qu'au bout de mois, même d'années, que les cheveux reprennent leur densité, leur couleur et leur volume d'autrefois. Souvent même les cheveux ne repoussent qu'onduleux et lanugineux. Quelquefois on voit par transparence ramper sous l'épiderme quelques rares cheveux qui ne trouvent plus d'issue au dehors. (Lailler, *loc. cit.*)

A, *Boston, Med. and Surg.. Journ.* Mai 1876.

trois membres d'une même famille en étaient atteints à la fois. A Philadelphie il est encore plus rare. Les tables de la statistique de l'Association dermatologique américaine nous montrent que sur

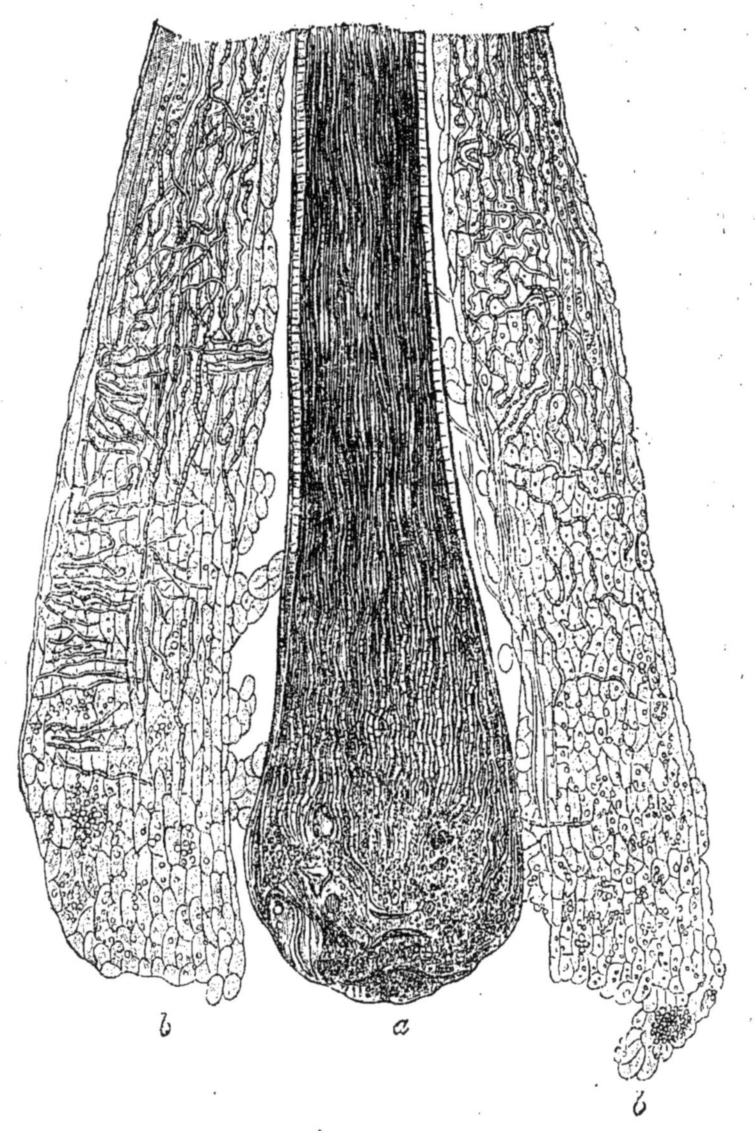

Fig. 31. — Favus.

a, bulbe pileux et cheveu. — *b*, gaines de la racine du cheveu traversées dans toute leur étendue par du mycélium et des gonidies.

16 863 cas de maladies de la peau il y avait 32 cas de favus. En Écosse, cette maladie est assez fréquente ; Anderson (A), de Glascow, l'a observée 156 fois sur 10 000. Elle n'est pas rare dans certaines

A. *Lancet*. 11 nov. 1871.

espèces animales telles que la souris, le rat, le chat, qui la communiquent souvent à l'homme[1].

Anatomie pathologique. — Le favus a son siège dans les poils, dans les follicules et à la surface de la peau; le follicule et le poil sont habituellement malades[2]. Le favus est une maladie locale due à la présence et au développement d'un parasite. Les croûtes sont constituées presque exclusivement de champignons; quand on les coupe, on voit à l'œil nu qu'elles sont formées de masses poreuses de godets confluents (Voir plus loin la note sur les dermatophyties) et qu'elles ont la couleur jaune de soufre. Si l'on porte sous le champ du microscope une petite parcelle de godet écrasée, on voit que toute la masse est composée de *mycelium* et de *spores* (Voir plus loin les figures relatives au favus) en grande quantité et à toutes les périodes de leur développement. Le mycélium est constitué par des tubes étroits qui paraissent aplatis et qui se ramifient dans toutes les directions sans ordre régulier. Leur diamètre varie de $0^{mm},023$ à $0^{mm},030$, leur longueur est très variable. Ils sont droits, recourbés ou brisés, et se divisent à la façon des branches d'une fourche. Ils sont incolores ou légèrement gris ou verdâtres. Les caractères du mycélium ne sont pas les mêmes à toutes les périodes de son développement. Ce sont des filaments vides et de structure simple, ou bien ils sont en état de fructification et contiennent des spores : alors on les appelle *récep-*

1. Le favus n'atteint pas indistinctement tous les sujets; il s'attaque aux sujets lymphatiques et misérables, et surtout aux sujets jeunes; le véritable âge du favus est l'enfance. Si on rencontre par-ci par-là du favus en ville ou dans les hôpitaux chez les adolescents ou les adultes, ce ne sont pas des cas d'éclosion récente. Il s'agit toujours de favus datant de l'enfance qu'on a cru guéri, qui l'a peut-être été, mais qui reparaît. Personne n'est prédisposé au favus comme un ancien favique.

Tous les favus qu'on observe en ville ou dans les hôpitaux viennent de la campagne; ce fait que presque tous les faviques sont ruraux autorise singulièrement à penser que les enfants, vivant à la campagne, dans une promiscuité presque constante avec les animaux, gagnent de ceux-ci la teigne. Gigard, dans sa thèse, relate de nombreux cas de favus observés sur les souris, les chats, les chiens, et même sur les lapins; de pareils faits ont été signalés par Anderson, et à en croire Muller et Gerlach, les rongeurs et les carnassiers domestiques ne seraient pas les seuls animaux dont on devrait craindre le favus, puisque ces auteurs auraient trouvé des godets faviques sur le coq et sur les poulets. Très vraisemblablement c'est dans la contagion de l'animal à l'homme qu'il faut chercher la raison de l'extrême fréquence du favus à la campagne, et sa rareté à la ville; mais, ce fait admis, il s'en faut que toutes les difficultés soient résolues; elles sont simplement reculées, car il reste à trouver comment les animaux contaminés prennent le favus. (Lailler, *Leçons cliniques sur les teignes*, Paris, 1878).

2. Lire l'instructif article de Balzer sur le favus et la trichophytie : *Archives générales de médecine*, octobre 1881.

tacles, sporophores, sporotubes. Ces tubes diffèrent des tubes de mycélium vides en ce qu'ils sont irrégulièrement unis et qu'ils sont divisés en un très grand nombre de petits espaces qui contiennent des granulations et des spores jeunes. Leurs contours varient selon l'époque de leur développement. Souvent ils sont divisés et brisés de telle façon qu'ils ressemblent aux chaînons d'une chaîne; parfois ceux-ci se détachent soit isolément, soit en plus ou moins grand nombre, et ils se mélangent aux spores. Le mycélium est habituellement abondant.

Les spores ou sporules, appelées aussi *gonidies*, sont de petits corps de forme et de grosseur irrégulières. Elles ont de $0^{mm},023$ à $0^{mm},052$ de diamètre; elles sont rondes, arrondies ou ovalaires; souvent elles sont allongées et présentent un étranglement à leur milieu ou sont piriformes. Elles ont une coloration nacrée, gris verdâtre, et sont très réfringentes. Elles ne se groupent pas ensemble, bien que souvent elles soient agglomérées. Elles sont très nombreuses, et existent aussi bien entre les tubes de mycélium que dans les autres endroits. Il y a toujours des éléments parasitaires intermédiaires aux tubes de mycélium et aux spores qui indiquent son mode de développement. Il y a toujours de la matière granuleuse.

L'achorion se reconnaît sans difficulté au microscope, à toutes les périodes de son développement; c'est le plus riche et le plus puissant des parasites végétaux.

Quand le favus siège sur les régions pileuses, les poils sont toujours plus ou moins envahis; le bulbe et la racine souffrent particulièrement de la présence du parasite, qui s'y développe en grande abondance; de là il gagne la portion libre du poil, qui est plus ou moins altérée, mais à un degré beaucoup moins prononcé que dans la teigne tondante[1].

1. L'altération des cheveux n'est pas appréciable au début à un examen macroscopique; à la période d'état cette altération est assez intense pour entraîner une décoloration complète qui leur donne une teinte *gris-souris* caractéristique. Cette teinte s'étend au fur et à mesure que l'affection parasitaire gagne du terrain. Examinés au microscope, les cheveux sont atrophiés, amincis, à surface inégale, usés par place, et comme érodés par un acide. Cette atrophie du cheveu explique sa fragilité; mais il est encore une autre cause de fragilité, c'est l'infiltration du cheveu par les spores, infiltration parfois assez pénétrante pour dissocier les éléments constitutifs du cheveu. Cette infiltration est moins grande cependant que dans la tondante, d'où fragilité plus grande et cassure plus facile des cheveux dans cette dernière affection. La racine est également altérée,

Quand le favus attaque les ongles, il a les mêmes allures cliniques que quand il envahit les régions pileuses, avec cette différence toutefois que l'affection est rarement aussi prononcée, et que les spores s'y développent avec moins de rapidité; c'est surtout du mycélium à toutes ses périodes de développement qu'on observe dans le favus des ongles.

L'achorion Schönleinii est une variété distincte de champignon qui ne peut donner lieu qu'à une seule affection, la teigne faveuse[1].

Diagnostic. — Le plus souvent, il n'offre aucune difficulté : les croûtes parasitaires, petites, circulaires, jaune soufre, friables, urcéolaires, déprimées en cupule ou en godet, et siégeant sur une base légèrement enflammée, ne peuvent être confondues avec les croûtes appartenant à d'autres affections. Parfois cependant les incrustations sont détruites ou mélangées à des matières étrangères qui les font ressembler à des croûtes d'eczéma pustuleux. Mais il n'y a pas de pustules; quelquefois pourtant, à la base des croûtes faviques le derme est enflammé au point que des pustules et de la suppuration se produisent.

Mais alors, quand l'affection a un développement assez considérable, elle répand une odeur *sui generis*, odeur de *couvée de souris*, odeur champignonneuse, de moisissure, qui attire l'attention et qui est pathognomonique. La contagion sera souvent aussi un élément confirmatif du diagnostic. L'herpès circiné ou la tondante existent quelquefois en même temps que le favus, ce fait

le bouton du cheveu est plus mince ; au lieu de se trouver dans l'axe du cheveu, il forme avec cet axe un angle obtus, ce qui figure assez exactement une petite crosse. Les cheveux qu'on arrache sur une plaque de favus, portent avec eux leur gaine épidermique qui leur forme une enveloppe transparente, comme gélatineuse. (Lailler, *loc. cit.*)

1. L'origine première de l'achorion est fort incertaine, et cependant il y aurait un intérêt considérable à savoir d'où vient ce parasite, quelles métamorphoses il subit, et aux dépens de quels éléments il se développe avant de revêtir la forme qu'il a dans la teigne faveuse. Suivant Hallier, d'Iéna, l'achorion Schönleinii dériverait du Penicilium glaucum, qui n'est autre que le champignon des moisissures. Nyström dit avoir par la culture ramené l'achorion à sa prétendue forme primitive c'est-à-dire à la forme de Penicilium glaucum. Les essais de culture tentés par Gailleton de Lyon échouèrent. (Lailler, *loc. cit.*). (Mais ce sont là des erreurs. Le favus se cultive très facilement dans les milieux peu acides maintenus à une température égale. Si on n'a pas soin de mettre son liquide de culture à l'abri de l'air, on ne cultive que des champignons de moisissures qui empêchent le développement du favus ; de là la confusion de Nyström). Le développement du favus se fait primitivement et surtout aux dépens des follicules pileux et des poils, pour se localiser de là entre la couche cornée et la couche profonde de l'épiderme. Mais il pousse des prolongements dans le derme lui-même, et Malassez a montré des tubes de mycélium s'infiltrant au milieu des faisceaux conjonctifs du derme.

est rare cependant; le microscope lèvera alors tous les doutes, et il suffira de placer sur une plaque de verre un fragment de croûte additionné d'une goutte de solution de potasse pour juger immédiatement de la nature du parasite. Il faut pour cela se servir d'un grossissement de 250 à 500 diamètres[1].

Traitement. — Le traitement du favus variera avec son siège, son étendue, son âge. Au cuir chevelu, qui est sa localisation de prédilection, c'est une affection rebelle qui réclame beaucoup de soins. Il y a deux moyens d'agir contre le favus, par les parasiticides et par l'épilation.

Quelque soit le parasiticide employé, il le faut énergique et tel qu'il assure la destruction du parasite aussi bien à la surface que dans l'intérieur des follicules. Il faut d'abord couper les cheveux aussi court que possible, enlever les croûtes à l'aide de cataplasmes, d'huile d'olive, de lotions savonneuses, comme lorsqu'on a affaire à un eczéma pustuleux du cuir chevelu. Après cette opération on verra que le cuir chevelu est déprimé, atrophié çà et là, plus ou moins glabre, que quelquefois il y a des ulcérations superficielles et de la suppuration, qui peut en imposer pour une ulcération syphilitique.

Ensuite on pratique l'épilation à l'aide d'une pince spéciale; c'est le meilleur mode de traitement, sans lequel il est le plus souvent impossible de guérir un favus du cuir chevelu[2]. Avant de pratiquer

1. Le favus se complique presque toujours de *phthiriase*, et par conséquent d'*eczéma* et d'*impétigo*. Le crâne prend alors un aspect horrible; mais les croûtes de l'eczéma son humides, irrégulières, elles n'ont jamais l'aspect de godets, et lorsqu'on aura fait tomber les croûtes, on retrouvera les caractères de l'éruption eczémateuse : rougeur, suintement, squames lamelleuses. Le diagnostic est plus difficile à faire avec l'*impétigo;* car les croûtes qui sont mellitagriques et saillantes, sont jaunes aussi et assez accumulées pour faire croire à une agglomération de godets faviques. Mais les croûtes de l'impétigo sont graisseuses et ne se pulvérisent pas; celles du favus sont sèches, s'émiettent facilement et sont plus adhérentes; dans l'impétigo, après la chute des croûtes il n'y a pas de rougeur nettement délimitée comme dans le favus, qui a une odeur caractéristique, altère, brise et décolore les cheveux. Quand le doute subsiste, le seul moyen d'avoir une certitude est de chercher les éléments qui ressemblent à des godets faviques et de les examiner au microscope.

A la période cicatricielle, le favus peut en imposer pour la syphilis; mais les cicatrices syphilitiques sont déprimées, arrondies, pigmentées; celles du favus sont étendues, non déprimées, irrégulières; de plus, chez un favique, à côté des plaques cicatricielles, il y a des cheveux lanugineux, frisés, roux; dans la syphilis les cheveux sont normaux. Pour ce qui est des cicatrices de lupus, les commémoratifs et la marche de la maladie feront éviter l'erreur. (Voir à l'article Teigne tondante le diagnostic différentiel entre cette affection et le favus.)

2. Ce fait s'explique aisément, puisque les spores de l'achorion infiltrent les cheveux et

l'épilation il faut avoir soin d'enduire les parties malades d'huile d'olive; puis se servir d'une pince à mors plats, afin de saisir les poils de telle façon qu'ils ne se brisent pas, ce qui arrive quelquefois quand les poils son minces. Il faut saisir peu de cheveux à la fois, et les arracher parallèlement à leur axe. Cette opération n'est pas douloureuse, mais il ne faut opérer que sur une petite surface chaque jour.

Aussitôt après l'épilation, il faut faire une friction avec une pommade ou une lotion parasiticide qu'on fait pénétrer jusque dans l'intérieur des follicules. Le sublimé à la dose de 15 à 20 centig. pour 30 gr. est excellent pour cet office; on peut le remplacer par des lotions au sulfure de sodium à dose de 3gr,75 pour 30, ou d'acide sulfurique très dilué, ou par une pommade sulfureuse faite avec 3gr,75 ou davantage de soufre sublimé pour 30 gr., ou encore par une pommade avec sulfate de mercure faite avec 1gr,80 ou davantage pour 30 gr. Les préparations au goudron employées seules, ou combinées aux mercuriaux ou autres substances, sont utiles quand il y a beaucoup de démangeaisons.

Le temps pendant lequel il est nécessaire de traiter un favus dépend de son étendue et d'autres circonstances; cependant on peut dire qu'en général il faut le soigner pendant deux à quatre mois. Il faut épiler chaque jour jusqu'à ce que les cheveux repoussent bien portants. Il faut les examiner de temps à autre au microscope. Dans la teigne faveuse de l'épiderme, il faut enlever les croûtes, puis se servir d'une des préparations que nous venons d'indiquer. Dans le favus des ongles, il faut faire pénétrer la pommade sous le bord de l'ongle, qu'on doit couper fréquemment. (Pommade au turbith minéral, au vingtième.)

En outre des moyens que nous venons d'indiquer, il faut prendre

que ceux-ci sont pour ainsi dire des réserves d'où le parasite peut sans cesse s'échapper. Il faut que les épilations soient partielles et soient pratiquées par parcelles, par départements du cuir chevelu; il faut enfin qu'elles soient répétées parfois jusqu'à trois ou quatre fois. Car, comme les follicules eux-mêmes sont envahis, les parasites peuvent survivre à l'ablation des poils.

Ce n'est que lorsque le cuir chevelu ne présentera plus de rougeur, et sera blanc, que l'on pourra compter sur la guérison. Tant que l'on verra des points rouges, on devra craindre la persistance du favus et recommencer les épilations. Il faut que la totalité du cuir chevelu ait été épilée dans l'espace de six semaines au plus.

Enfin, avant de renvoyer le malade au milieu de personnes qui pourraient être contagionnées, il faut le tenir en observation pendant un ou deux mois, et s'assurer *par le microscope* que tout dermatophyte a disparu.

certaines précautions. Les lavages répétés savonneux ou alcooliques sont indispensables; une exquise propreté est nécessaire. Souvent il faut prescrire une bonne nourriture, l'exercice en plein air, les toniques, et en particulier l'arsenic à petites doses. Enfin il faut toujours se rappeler que le favus est contagieux.

Pronostic. — Il dépend de la durée et de l'étendue de la maladie aussi bien que du bon état de la santé générale[1]. Les individus qui sont mal portants et mal nourris guérissent moins facilement. Plus l'affection traîne en longueur, plus il y a de chances pour qu'elle entraîne la calvitie, l'atrophie de la peau du crâne, qui ne contient plus ni glandes, ni follicules, et qu'elle donne lieu à la formation de cicatrices. Le favus des portions non velues du corps est rarement très tenace.

TRICHOPHYTIE[2].

Sous cette dénomination sont classées trois formes cliniques d'une même maladie, produites par un seul et même champignon, le *trichophyton* : ce sont *l'herpès circiné*, la *teigne tondante* et le *sycosis parasitaire*. Quand ce parasite s'attaque aux parties glabres du corps, il donne lieu à l'herpès circiné ; au cuir chevelu, il détermine la teigne tondante; enfin, quand il envahit les poils et les follicules de la barbe, il constitue le sycosis parasitaire[3]. Quoique ces trois modalités cliniques soient dues à une seule et même cause, elles se traduisent à l'observateur par un ensemble de symptômes tellement différents les uns des autres qu'il faut faire une description spéciale de chacune d'elles. Leur traitement même n'est pas semblable.

1. Le favus ne retentit jamais sur la santé générale, excepté quand les démangeaisons deviennent assez vives pour empêcher le sommeil. Si le favus est abandonné à lui-même, il dure indéfiniment car il a toujours tendance à se propager d'une façon indéfinie.

Une maladie aiguë grave (érysipèle, pneumonie, fièvre typhoïde, variole), peut suspendre le développement du favus comme celui de la gale et des autres affections parasitaires ou non, les syphilides, par exemple; comme toutes ces dermatoses, le favus reprend après la guérison toute son intensité.

Pour le favus de l'ongle, il faut l'enlever, faire de fréquents lavages avec une solution alcoolique de sublimé (10 centigr. pour 100 gr.), appliquer de la pommade au turbith ou de l'emplâtre de vigo, et enfin, couper ou arracher l'ongle malade.

2. Voir plus loin la note additionnelle sur les dermatophyties aiguës ».

3. On a souvent proposé de réserver le nom de *sycosis* aux seules affections *parasitaires* de la barbe et de donner à la mentagre simple le nom de *folliculites* ou encore, avec Hardy, celui d'*adénotrichie*.

Trichophytie cutanée; trichophytie circinée[1].

Syn. : Trichophyton tonsurans de Gruby et de Malmsten ; Syn. : herpès circiné, herpès tonsurant. *Angl.* : Tinea circinata, herpes circinatus ; ringworm of the body.

Définition. — La *trichophytie cutanée* est une affection contagieuse, toujours provoquée par un parasite végétal, le *trichophyton*; elle est caractérisée par une ou plusieurs taches circonscrites, circulaires, d'étendue variable, enflammées, squameuses. Elle se manifeste sur les parties glabres du corps, où elle provoque des démangeaisons et de la rougeur.

Symptômes. — Cette affection a une étendue extrêmement variable; quelquefois elle est anodine, comme cela se voit souvent à la face chez les enfants, ou bien elle est très étendue et très rebelle aux traitements, comme, par exemple, à la région génito-crurale chez l'adulte.

On peut décrire de la façon suivante ses formes habituelles : Au début, c'est un petit point rouge squameux, arrondi ou de forme irrégulière : il est bien délimité, ou bien ses contours sont mal définis. A mesure que l'affection se développe, et généralement au bout de quelques jours, la peau s'enflamme davantage, la tache devient plus manifestement circulaire, elle se recouvre de squames analogues à du son, ou bien il se fait à sa circonférence de fines papules, vésico-papules ou vésicules. Ces phénomènes inflammatoires se montrent surtout quand les pommades, la malpropreté ou les grattages ont irrité la peau.

Quand elle est complètement développée, cette tache est circulaire, légèrement saillante, surtout sur ses bords; elle prend une forme manifestement annulaire, d'où la dénomination de *ringworm* (anneau-ver) qu'on lui a donnée; cette *disposition en anneau* ré-

1. Hardy (*Leçons sur les maladies de la peau*, p. 161) propose le nom de *tricophytie* pour remplacer celui d'*herpès* qui doit être réservé à l'herpès labialis ou zoster. Les vésicules, en effet, ne sont qu'accidentelles ici et sont symptomatiques d'une dermite non constante. D'autre part, comme le fait remarquer Besnier, le véritable herpès peut être cerclé. Si donc la tricophytie présente une disposition annulaire et des vésicules à la périphérie, il suffira de l'indiquer par les mots de *tricophytie circinée, vésiculeuse;* elle sera simplement *érythémateuse*, quand il n'y aura qu'une tâche rouge et squameuse.

A propos du mot *tonsurant*, Besnier montre qu'il est tout à fait impropre pour qualifier la tricophytie des régions glabres. Bien que les follets soient atteints par le champignon, on chercherait en vain les traces d'une tonsure. Le mot de tricophytie est donc préférable à tous égards.

sulte de la disparition partielle ou totale des lésions au centre à mesure qu'elles s'étendent à la périphérie[1].

Les plaques trichophytiques ont une largeur qui varie de l'étendue d'une pièce de vingt centimes à celle de la paume de la main : habituellement elles sont larges comme une pièce de un ou de deux francs. Il n'y a qu'une plaque de trichophytie cutanée, ou bien il y en a plusieurs ; dans le dernier cas, elles peuvent se réunir de façon à former une tache irrégulière, arrondie ou ovalaire, ou festonnée et constituée par une série de demi-cercles ou de fragments de cercle. Toutefois la règle est qu'il n'y ait que deux ou trois de ces plaques disséminées sur les différentes parties du corps. Elles ont une coloration rouge brillant ou rouge sombre, et le plus souvent elles sont recouvertes de minces écailles adhérentes, grisâtres, qui ressemblent à du son ou à de la sciure de bois, et qui sont plus abondantes sur les bords. Au centre la plaque est généralement d'un rouge pâle. La desquamation est habituellement rare.

Quand la peau est irritée à un degré plus considérable, il se développe des vésicules, des vésico-papules ou même des papules qui sont disposées également en cercle à la périphérie et qui sont grosses comme la pointe ou la tête d'une épingle. Leur durée est presque toujours éphémère, et, par conséqent, elles échappent souvent à l'observation.

La trichophytie cutanée est une maladie superficielle, épidermique ; quelquefois cependant le derme est envahi secondairement, et dans certaines circonstances même il est le siège d'une inflammation considérable. Cette maladie n'a aucune tendance à la symétrie, quoique dans certains cas deux parties correspondantes et en contact l'une avec l'autre puissent se contagionner, comme aux cuisses par exemple. Le dos des mains, qui sert fréquemment aux malades pour se gratter, est un siège où la contagion est particulièrement facile. Tous les points de la surface cutanée peuvent être

1. L'extension des plaques trichophytiques se fait bien en effet d'une façon centrifuge. Mais ce mode de développement excentrique n'est pas propre au trichophyton, pas plus que la disposition en godet n'est particulière à l'achorion. Cette circularité de forme est le fait qui caractérise un grand nombre de parasites végétaux, comme on peut le remarquer en examinant les amas de spores des moisissures ou même les cercles verts où poussent les champignons des prairies.

attaqués ; cependant les plaques trichophytiques se montrent de préférence sur certaines régions telles que la face, le cou, le dos des mains. L'aisselle, le haut des cuisses, l'aine, la région inter-mamillaire sont autant de régions qui, chez l'adulte, sont assez souvent le siège de la trichophytie ; quand elle s'attaque à ces derniers points, elle peut s'étendre considérablement et être très rebelle au traitement[1].

L'affection à laquelle Hébra a donné le nom d'*eczéma marginé*[2], qu'on observe chez les cavaliers, mais qui peut exister également chez les autres individus des deux sexes, et qui siège le plus souvent à la jonction des cuisses, aux fesses, à l'aine, à l'aisselle, peut être considérée comme une forme grave de la trichophytie cutanée. Quand elle existe aux cuisses, qui sont son siège de prédilection, on la désigne sous le nom *d'érythème trichophytique crural*. Elle se complique quelquefois d'eczéma vrai, mais elle est habituellement secondaire. Il y a dans ces cas une inflammation prononcée de la peau, comme le dénotent la rougeur, la desquamation ou le suintement, puis la pigmentation et l'épaississement de la peau. Les plaques sont généralement très étendues, larges comme la paume de la main, ou même davantage : elles sont irrégulières, enflammées, très nettement délimitées par un bord plus ou moins saillant. Ces plaques se réunissent et envahissent souvent les cuisses tout entières, les fesses, l'aine et le pubis, le scrotum et notamment le côté gauche, qui est en rapport avec la face interne de la cuisse gauche où la lésion est ordinairement plus développée. Cette affection a généralement une évolution beaucoup moins chronique que le favus, elle s'étend rapidement ou lentement, et s'accompagne de démangeaisons qui quelquefois sont très violentes. Cette forme de la trichophytie cutanée semble avoir un développement différent selon les pays. Aux Etats-Unis elle est relativement moins grave que dans d'autres pays ; je l'ai observée assez souvent, mais bien rarement elle a duré longtemps ou a résisté aux traitements. Le Dr Bulkley (A) a exprimé une opinion ana-

1. Voir au musée de l'hôpital Saint-Louis les pièces nos 444, 621, 623.

2. Voir plus loin une note sur l'eczéma marginé, à l'article « des Dermatophyties aiguës.

A. *Chicago med. Journ. and Exam.*, nov. 1877.

logue à la mienne, Tilbury Fox (A) de Londres a rarement observé des formes invétérées de la trichophytie cutanée. C'est surtout dans les pays du sud de l'Europe, en Autriche, et dans les pays tropicaux qu'elle paraît être le plus grave, quoique même dans ces pays la forme légère s'observe très souvent (B).

La marche de l'érythème trichophytique est variable : elle dépend de la région où il siège, de l'âge et des conditions générales du malade, du climat, et d'autres conditions ; quelquefois il dure seulement une ou deux semaines ; d'autres fois au contraire il persiste pendant des mois et des années. Parfois il est très tenace, récidive dans les mêmes points, ou attaque d'autres régions. Dans le plus grand nombre des cas de cette espèce que j'ai observés, dont quelques-uns ont duré des années, les lésions étaient superficielles, petites et disséminées ; elles paraissaient et disparaissaient d'une façon tout à fait irrégulière. Chez les enfants, cette affection guérit très facilement ; quelquefois même, après une durée variable, elle guérit spontanément. Dans les pays chauds, elle est plus rebelle aux traitements. C'est une affection qui coincïde souvent, mais non toujours, même chez l'enfant, avec la teigne tondante (C).

La trichophytie siège parfois aux ongles ; cette variété d'*onychomycose* a reçu la dénomination de *trichophytie unguéale*[1]. L'ongle devient opaque, blanc, il s'épaissit, s'écaille sur le bord libre. Le diagnostic dans ces cas est facile à faire au microscope, mais c'est une maladie chronique et difficile à guérir (D).

Etiologie. — La trichophytie cutanée est causée exclusivement par la présence d'un parasite végétal, le *trichophyton*, dont nous devons la connaissance à Bazin (1854) (E)[2].

A. *Arch. of Derm.*, oct. 1878.

B. Voir : « On certain Endemic skin and other Diseases of India and hot climates generally », par T. Fox et T. Farquhar, Londres 1876.

C. Voir la planche EE de l'*Atlas des maladies de la peau*, de Duhring.

1. Kaposi, t. II, p. 441.

D. Voir un article de Duhring dans le *Med. and Surg. Rep.*, août 1878.

E. Considérations sur la mentagre et les teignes de la face. Paris, 1854.

2. Le trichophyton paraît avoir été étudié pour la première par Gruby (Comptes rendus de l'Académie des sciences de Paris, t. XXVII, 1845), mais Gruby fit de ce parasite une description très incomplète et confondit la teigne tondante avec la pelade, Malmsten (Stockholm, 1850), le premier, donna des notions précises sur le trichophyton. En 1853, la question s'éclaircit définitivement, grâce aux recherches de Bazin (recherches sur la nature et le traitement des teignes). Cet auteur affirme d'une façon irréfutable la nature parasitaire des teignes, la contagion de la tondante de l'animal à l'homme, et il prés-

C'est à cet auteur et à Köbner qui, sans connaître les travaux de Bazin, fit ultérieurement les mêmes recherches, que l'on doit de savoir que le parasite de la trichophytie cutanée est le même que

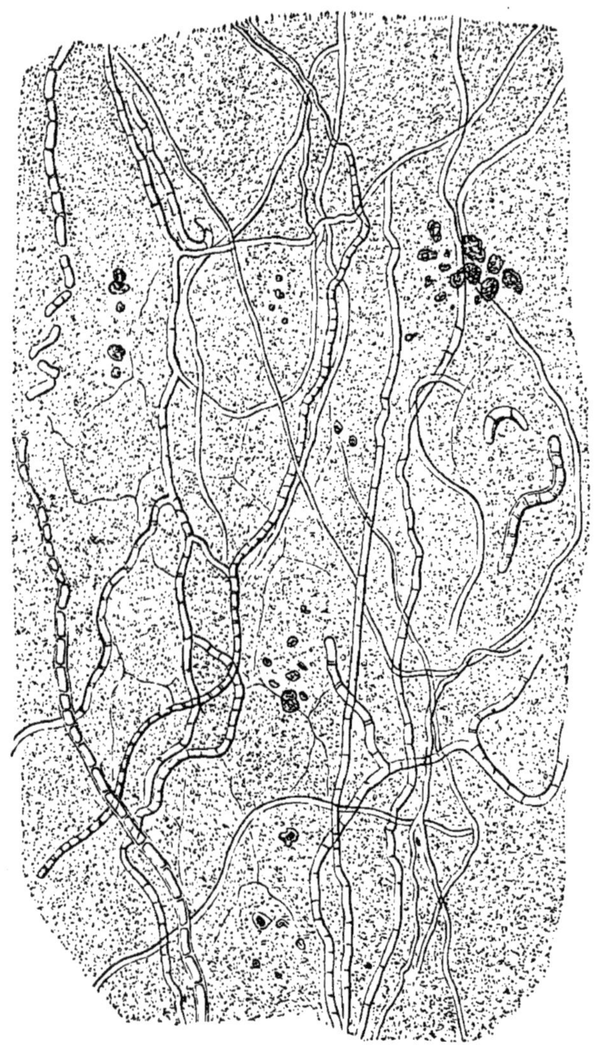

Fig. 32. — Onychomycose trichophytique. — Réseau abondant de mycélium entre les lamelles de l'ongle dont les contours cellulaires étaient encore visibles dans la préparation (après le traitement par la potasse).

celui de la teigne tondante et que celui du sycosis parasitaire. Cependant dans la trichophytie cutanée, le développement du parasite est incomplet, il atteint rarement le développement qu'il a

sent l'identité de nature de l'herpès circiné et de la tondante, sans l'affirmer cependant comme il le fit plus tard.

dans les affections que je viens d'indiquer. C'est une affection contagieuse au premier chef, elle atteint très fréquemment plusieurs membres d'une même famille. La variété chronique, celle qu'on a désignée sous le nom de trichophytie fémoro-scrotale, est moins contagieuse. Tilbury Fox (A) cite l'observation de sept individus adultes et habitant une même maison qui se communiquèrent l'érythème trichophytique. On peut être contagionné par le bœuf, la vache, le cheval, sur lesquels le trichophyton se développe ; alors l'affection est généralement plus grave que quand elle vient de l'homme. La trichophytie cutanée est beaucoup plus commune chez l'enfant que chez l'adulte, quelquefois elle survient quelques jours après la naissance. Lynch (B) cite une observation où la trichophytie cutanée apparut six heures après la naissance. Elle est plus fréquente dans certains pays que dans d'autres. Anderson (C) de Glascow l'a observée seulement 54 fois sur 10 000 cas d'affections de la peau qui se sont présentés à son dispensaire ; d'autre part, White (D) de Boston, en cite 100 cas sur 5000 malades atteints d'affections de la peau à Massachusetts General Hospital. Selon moi, tous les individus ne sont point doués de la même réceptivité à l'égard du trichophyton, mais on ne sait quelle est la raison de cette sélection du parasite de l'érythème trichophytique ; quelquefois cependant, et surtout chez l'adulte, il est en rapport avec un certain état de dépression organique, tel que la phthisie et les troubles fonctionnels passagers. Je suis complètement de l'avis de Tilbury Fox, qui dit que, chez l'adulte, il faut quelque chose de plus que le contact pour assurer la contagion. La trichophytie cutanée s'observe aussi bien dans les classes riches que chez les gens du peuple[1].

Anatomie pathologique. — Le champignon, déposé à la surface de la peau, se fraie un chemin dans l'épiderme qu'il pénètre dans

A. *Arch. of Derm.*, oct. 1878.
B. *Med. Press. and Circ.*, 22 mars 1876.
C. *Lancet*, 11 nov. 1871.
D. *Boston Med. and Surg. Journ.*, 18 mai 1876.

1. La trichophytie cutanée ne se rencontre pas chez le vieillard. Elle est fréquente chez l'enfant et chez l'adolescent. A partir de vingt ans, elle n'attaque plus les poils du cuir chevelu et ne peut plus se développer que sur la peau ou bien à la barbe. On peut dire que, de même que le favus est la maladie des campagnes, la trichophytie est l'affection des villes, cette dernière étant beaucoup plus difficile à guérir que le favus.

toutes les directions. D'abord il se fait une légère hypérémie avec ou sans papules et vésicules, et une légère desquamation. Le parasite siège dans l'épiderme, et uniquement dans cette membrane ; quelquefois cependant l'irritation s'étend jusqu'au derme, qui s'enflamme à un degré assez considérable. Comme je viens de le dire, il y a ou non vésiculation, mais il y a toujours une desquamation plus ou moins prononcée, qui est surtout évidente au pourtour de la tache ; généralement elle n'est pas abondante ; les squames sont minces et furfuracées[1].

Au microscope, on voit que le champignon siège entre les cellules épidermiques, surtout sous forme de tubes de mycélium ; les spores sont peu nombreuses. Le mycélium consiste en tubes longs, minces, contournés en forme de rubans gris pâle et qui contiennent des spores et des granules. Ils présentent des nœuds à des intervalles irréguliers et sont remarquables par leur longueur ; il n'est pas rare qu'un seul de ces tubes parcoure le champ du microscope tout entier, envoyant çà et là des ramifications dans toutes les directions. Ils ont de $0^{mm},018$ à $0^{mm},026$ de diamètre ; ils sont rectilignes, ou recourbés, et de plus ils sont habituellement bifurqués. Là où les champignons sont très développés, les tubes se croisent et s'entrecroisent de façon à former un réseau irrégulier.

Les spores sont petites, rondes ou arrondies ; elles sont très réfringentes et paraissent grises ou vert pâle ; elles n'affectent pas les nombreuses variétés de l'*Achorion Schönleinii* ou du *Microsporon furfur*, et mesurent $0^{mm},021$ à $0^{mm},035$. Elles sont isolées les unes des autres, ou bien elles se réunissent à deux, trois, ou davantage pour former une chaîne. Elles sont isolées ou unies au mycélium. Généralement le champignon trichophytique qu'on observe dans notre pays n'est pas très abondant, il est au contraire rare,

1. Balzer (*loc. cit.*, p. 20) dit que c'est dans cette forme que sont le plus développés les éléments du trichophyton. Nulle part on ne trouve les tubes aussi longs, aussi nettement quoique rarement ramifiés, ni les spores aussi volumineuses. Le volume de ces spores est tel que Balzer ajoute : « ou bien il s'agit d'une variété spéciale de trichophyton à grosses spores, ou bien il s'agit d'un trichophyton dont la végétation a pris accidentellement un développement extraordinaire en vertu du siège qu'elle occupe. » C'est d'ailleurs cette dernière supposition qui paraît, à Balzer et à nous, la plus vraisemblable. En effet, chez le même individu, on trouve simultanément du trichophyton à grosses et à petites spores.

mais se retrouve cependant avec facilité au début. Quand l'affection dure depuis longtemps, ou qu'elle se complique d'une inflammation chronique appréciable, il est souvent très difficile de le retrouver. Dans les pays intertropicaux, au contraire, il est très abondant.

Les relations botaniques du trichophyton ont été étudiées avec beaucoup de soin par Atkinson de Baltimore (A); d'après ses recherches, *ce fungus* appartiendrait à la famille des *mucors* et serait probablement un *mucor mucedo*[1].

Diagnostic. — Le diagnostic de l'herpès circiné se fait soit à l'aide de ses modalités cliniques, soit à l'aide du microscope. Quand les champignons existent en grande quantité, il n'y a pas de difficulté à faire le diagnostic avec le microscope.

La meilleure manière de faire cet examen est de procéder de la façon suivante : On gratte à l'aide de l'extrémité d'un bistouri ou d'une curette quelques écailles d'une plaque suspecte, et on les place sous le champ du microscope avec quelques gouttes d'une solution de potasse à 40 pour 100. Il faut avoir soin de recouvrir le tout avec une mince lamelle de verre que l'on presse soigneusement afin d'avoir une préparation aussi mince que possible. Après avoir laissé reposer la préparation pendant quelques minutes, on l'examine avec un grossissement de 200 à 500 diamètres. Çà et là on voit le parasite, qui au premier abord paraît avoir des contours mal définis, mais qui deviennent de plus en plus distincts au fur et à mesure qu'on examine davantage. Il est à peine besoin d'ajouter qu'il est de la plus haute importance que les lames de verre sur lesquelles on dépose la préparation soient d'une propreté parfaite, et débarrassées de toute matière étrangère. On peut con-

A. *New-York Med. Journ.*, déc. 1878.

1. Il résulte des expériences que Bouchard a faites sur lui-même (Études expérimentales sur l'identité de l'herpès circiné et de l'herpès tonsurant, Lyon 1860), qu'il suffit d'une dizaine de jours pour qu'une éruption érythémateuse apparaisse à l'endroit où on a inoculé le champignon. Quand on veut le retrouver sur des plaques déjà anciennes, il faut le rechercher dans les squames de la circonférence et dans les poils follets qui les traversent; la recherche du trichophyton de l'herpès tonsurant est toujours beaucoup plus laborieuse que celle du trichophyton de la tondante ou du sycosis parasitaire. Mais, en revanche, la démonstration en est plus nette; c'est dans ces cas qu'on voit des tubes de mycélium les uns vides, les autres renfermant des spores (tubes fertiles de Balzer), se ramifier à la surface du poil follet ou au milieu des lamelles épidermiques.

fondre le mycélium avec des fibrilles de laine ou de coton, qui sont quelquefois englobées dans la préparation, et surtout avec les cellules épidermiques saines, qui se recroquevillent parfois de façon à ressembler à des tubes de mycélium courts. Les contours des tubes de mycélium sont cependant toujours bien définis, leurs parois se présentent sous l'aspect de lignes parallèles; les tubes occupent toujours une grande étendue du champ du microscope, et sont remplis de spores et de matière granuleuse. Il faut aussi distinguer les spores des particules graisseuses étrangères, telles que celles qui viennent des pommades qui ont servi au traitement; il ne faut pas les confondre avec la matière sébacée, les globules dus à la dégénérescence graisseuse des cellules, comme dans la séborrhée, et les autres matières étrangères. Quand il y a beaucoup de matières grasses, on peut les dissoudre à l'aide de quelques gouttes d'éther.

On peut confondre l'érythème trichophytique, soit simple, soit squameux ou papuleux, avec l'*eczéma*, car il ressemble souvent aux variétés érythémateuse, papuleuse, vésiculeuse ou squameuse, mais surtout à cette dernière. Mais sa forme circulaire ou annulaire, sa limitation nettement tranchée, sa desquamation mince et farineuse, sa marche, son siège, son extension centrifuge, etc., rendront le diagnostic facile. Dans les formes plus sérieuses, telles que celles qu'on observe aux cuisses et aux régions voisines, il ressemble plus étroitement encore à l'eczéma, qui, à vrai dire, le complique souvent. Cependant le caractère marginé des taches est fort en faveur d'une affection parasitaire. Afin d'éviter une erreur dans les cas douteux, il faut faire l'examen microscopique.

L'érythème trichophytique ressemble beaucoup aussi à la *séborrhée de la poitrine et du dos*. Souvent dans ces régions la séborrhée affecte une disposition circulaire ou annulaire, et elle donne lieu à une desquamation tout à fait semblable à celle de la trichophytie cutanée. Cette dernière affection cependant se reconnaîtra à ses caractères inflammatoires, à sa marche, à l'absence de dilatation des orifices folliculaires et d'enduit gras, concret et grisâtre à la surface de la peau.

On peut également le confondre avec le *psoriasis*, à cause de sa forme circinée. Mais le psoriasis est plus saillant, plus squameux plus accentué et presque toujours disséminé sur différentes régions; mais, en cas de doute, le microscope éclairera le diagnostic.

Dans ses formes ordinaires, l'érythème trichophytique ne ressemble pas aux manifestations de la *syphilis*, mais quand il dure depuis longtemps, que le derme est enflammé chroniquement, il peut en imposer pour une *syphilide tuberculeuse serpigineuse*. Mais les antécédents, les symptômes propres à la syphilis et le microscope lèveront bien vite les doutes. Il se distinguera du *favus épidermique* à l'absence des croûtes jaune soufre; de plus, les plaques faviques sont plus petites et moins exactement circinées que celles de l'herpès. Enfin, à l'aide du microscope, il sera facile de distinguer la nature du parasite [1].

Traitement. — Habituellement il n'y a qu'un traitement local à faire. Dans certains cas cependant, et surtout chez les adultes où la maladie résiste à l'action des parasiticides, il faut avoir recours à une médication tonique. Le fer, l'arsenic à petites doses, la quinine, l'huile de foie de morue, les acides minéraux, feront très bien dans les cas rebelles. Le plus souvent cependant, dans notre pays, le champignon est peu adhérent à la peau, et il est facilement détruit par les parasiticides.

Le médecin doit, quand il veut faire choix d'un médicament, avoir égard à l'âge du malade, à l'étendue et au siège de la maladie, à sa localisation ou à sa diffusion, et au degré d'inflamma-

1. L'*herpès circiné vrai*, c'est-à-dire non parasitaire et vésiculeux, est très rare; il n'est pas symétrique, il est beaucoup plus douloureux, souvent névralgique et en tout cas, bien plus facile à irriter que la trichophytie cutanée circinée. Celle-ci n'entraîne jamais d'adénopathie.

L'*érythème multiforme cerclé* apparaît beaucoup plus rapidement, siège sur les deux mains, sur les avant-bras, les jambes, les genoux, etc., avec une notable symétrie; il a une coloration plus rouge, souvent bleuâtre, parfois purpurique. Enfin, s'il est vésiculeux, c'est à son centre et non à la périphérie.

Le *pityriasis rosé de Gibert* (voir p. 380) ressemble parfois à s'y méprendre à la trichophytie cutanée. Mais la marche en est plus aiguë, plus régulière, plus cyclique; dans l'érythème parasitaire, les éléments éruptifs sont beaucoup plus inégaux de volume les uns des autres, et d'autre part, plus localisés et plus irréguliers dans leur extension; de plus, leur coloration est plutôt rouge que rosée; en outre, leur centre n'a pas la pigmentation bistrée.

Enfin la dermatophytie érythémateuse ne se confondra pas avec la *roséole spécifique*, qui ne desquame pas, ni avec les *syphilides papulo-squameuses*, qui sont surtout des *papules*.

C'est Kaposi (en 1878) et ensuite Besnier qui ont le plus contribué à faire distinguer, en France, l'érythème parasitaire de tous les pseudo-exanthèmes annulaires, érythémateux, papuleux, etc. Voir plus loin, la note sur les dermatophyties aiguës.

tion, d'épaississement ou d'irritabilité de la peau. Chez les enfants, les préparations simples suffisent généralement. Il suffit de laver les plaques avec de l'eau savonneuse, puis d'appliquer une pommade mercurielle, telle que la pommade au nitrate de mercure dans la proportion de 3gr,50 à 7 gr. pour 30, ou le sulfate jaune de mercure à dose de 75 centigr. à 1 gr. pour 30. Le sublimé en lotion à dose de 5 à 15 centigr. pour 30 gr. d'eau et d'alcool remplit également très bien l'indication.

On peut également badigeonner les plaques avec de l'acide acétique, de l'acide borique, de la teinture d'iode, du collodion cantharidé, ou faire des lotions avec du sulfite et de l'hyposulfite de soude dans la proportion de 3gr,25 pour 30 gr. Un parasiticide très efficace, mais dont il faut toujours user avec modération, est la poudre de Goa en pommade à dose de 50 à 75 centigr. pour 30. Ce moyen est très apprécié en Europe. On peut aussi se servir de l'acide chrysophanique ou de l'acide pyrogallique dans la proportion de 25 centigr. à 1 gr. pour 30.

Quand les plaques sont irritées, il ne faut pas avoir recours aux parasiticides trop énergiques; on peut se servir alors d'une pommade au goudron, faite avec 1gr,75 à 3gr,50 pour 30; on emploie l'acide phénique en pommade ou en lotion à la dose de 50 centigr. pour 30. Dans l'érythème trichophytique fémoro-crural invétéré, Tilbury Fox préconise la pommade suivante :

Créosote.	1 gr.
Huile de dade.	10 gr.
Soufre sublimé.	10 gr.
Bicarbonate de potasse.	3 gr. 50
Axonge.	30 gr.

La pommade de Wilkinson modifiée par Hébra est aussi un excellent moyen dans ces cas, ainsi que la pommade à la poudre de Goa. Les bains sulfureux, les bains de vapeurs cinabrées ont aussi leurs avantages.

Quel que soit le moyen employé, il faut veiller à ce que la peau ne s'enflamme pas trop; et il faut toujours se rappeler que l'herpès circiné est une affection superficielle qui guérit facilement. Il faut faire des frictions avec les pommades deux ou trois fois par jour, et avoir soin de frictionner particulièrement les bords de la plaque.

Quand on fait des lotions, elles doivent être de dix à quinze minutes de durée.

Pronostic. — Il est difficile de dire quelle sera la marche d'un érythème trichophytique; souvent il cède rapidement au traitement, quelquefois cependant, surtout chez les adultes, il résiste pendant longtemps et récidive souvent. Chez les enfants, il faut se hâter de l'arrêter avant qu'il atteigne les cheveux ou les sourcils. Ce sera d'autant plus facile qu'il guérit quelquefois spontanément, ou qu'il cède à la médication la plus simple. La trichophytie cutanée des cuisses et des régions voisines, ainsi que celle des aisselles, sont les variétés les plus tenaces. En tout cas, sa durée n'est pas indéfinie comme celle du favus, puisque la guérison spontanée n'est pas absolument rare.

TEIGNE IMBRIQUÉE.

Sous cette dénomination le docteur Manson (A), de Amoy (Chine), décrit une affection qu'il considère comme essentiellement distincte de l'herpès circiné.

On l'observe surtout sur les côtes du détroit de Malacca et dans les îles de l'archipel Malayan. La dénomination d'*imbriquée* caractérise la forme spéciale de la desquamation. L'épiderme se soulève au point où s'est faite la desquamation, devient flottant, et finalement se détache sous forme de grands lambeaux qui ont de 3 à 25 millimètres de large. Le bord libre du lambeau est dirigé vers le centre au point d'inoculation; par sa convexité, cette lame épidermique est très adhérente à la peau.

Si l'on passe la main sur la surface, en allant de la circonférence au centre de la plaque, c'est-à-dire dans le sens de l'arrangement des squames, cette plaque paraît lisse; si au contraire on passe la main en sens inverse, ces squames se relèvent, deviennent très saillantes, et on distingue très nettement les contours onduleux des cercles.

La formation des cercles concentriques est la suivante : dès qu'un cercle a atteint le diamètre de $1^{mm},50$, il se fait une nouvelle plaque brunâtre à son centre. Puis les jeunes cellules épider-

A. *Medical Reports of the Imperial Chinese Maritime Customs*, 16 th. issue. Shanghaï, 1879.

miques se craquèlent à leur tour et donnent lieu à la formation d'un second cercle, concentrique au premier, qui s'étend en même temps que lui. Le même processus continue, jusqu'à ce que la surface du corps tout entière soit couverte de ces cercles. — C'est là une des différences les plus importantes qui séparent la teigne imbriquée des lésions trichophytiques. Un autre signe distinctif est l'énorme développement des champignons de la teigne imbriquée; il est relativement beaucoup moindre dans la teigne circinée. Les spores de la teigne imbriquée sont plus ovales que celles de la trichophytie; dans les tubes de mycélium, il n'y a ni renflements, ni rétrécissement, ni les autres irrégularités de contours qui sont si remarquables au contraire dans le trichophyton. Le docteur Manson regarde cette affection comme analogue au « *Tokclau ringworm* » décrit par les docteurs Fox et Farquhar (A). A l'aide d'auto-inoculations, Manson a démontré que la teigne imbriquée reproduit toujours la teigne imbriquée, et que de son côté le trichophyton est resté toujours identique à lui-même dans des inoculations répétées, sans jamais donner lieu à la teigne imbriquée.

TEIGNE TONDANTE.

(*Trichophytie du cuir chevelu.*)

Syn. — Herpès tonsurant, teigne tonsurante. Angl. : Tinea tonsurans, herpes tonsurans, trichonosis furfuracea, ringworm of the scalp, porrigo furfurans, tinea tondans; all. : Scherende flechte.

Définition. — La *teigne tondante* est une affection contagieuse du cuir chevelu due à un parasite végétal, le trichophyton, et qui est caractérisée par la formation de plaques généralement plus ou moins arrondies, de grandeur variable, squameuses, qui déterminent une calvitie plus ou moins complète, et dans laquelle les cheveux sont altérés, ternes, irrégulièrement cassés et brisés au ras de la peau. Cette affection est prurigineuse.

Symptômes. — La teigne tondante débute généralement par la formation de petites plaques arrondies, d'abord érythémateuses, qui bientôt se recouvrent, à la périphérie du moins, d'une rangée de vésicules ou de pustules mal définies, du volume d'une tête

A. Sur certaines affections épidémiques de la peau et autres dans les Indes et dans les climats tropicaux, p. 55 et 246. Londres, 1876.

d'épingle qui ont une durée éphémère, se dessèchent et se terminent par desquamation ; d'autres fois dès le début il se forme des squames furfuracées. — Cette plaque s'étend rapidement, et en peu de temps elle revêt une forme caractéristique ; alors elle est plus ou moins circulaire, bien limitée, grande comme une pièce de vingt centimes ou comme une pièce de cinq francs en argent, sa coloration est érythémateuse, grisâtre, ardoisée ou bleuâtre, elle est recouverte de fines squames et les cheveux qui la garnissent sont brisés au niveau de la peau. La coloration de la plaque varie légèrement selon la constitution des individus; c'est surtout chez les sujets qui ont les cheveux noirs qu'elle est d'un gris bleuâtre, plombé et ardoisé. Il y a un gonflement, une saillie plus ou moins considérables du cuir chevelu; les follicules sont généralement saillants, la surface de la plaque est hérissée comme dans le phénomène connu sous le nom « de *chair de poule* » et ressemble à la peau d'une volaille mal plumée; ce symptôme est pathognomonique, et il est surtout très appréciable quand les cheveux sont tombés. — Les cheveux sont courts, ils ont rarement plus de 2 à 5 millimètres, ils sont épaissis, divisés ou brisés; leur extrémité libre est inégale, on dirait qu'elle a été mâchée, elle ressemble à un balai, et a l'air d'avoir été brisée ou coupée avec des ciseaux ébréchés. — Ils ont perdu leur brillant normal, ils sont ternes, sans vie, opaques; quand on les arrache on voit qu'ils sont secs, durs, cassants[1]. Ils sont peu adhérents à leurs follicules, mais quand on veut les arracher, ils se brisent à peu de distance du cuir chevelu. — A mesure que la teigne fait des progrès, ils se rompent avec plus de facilité, parce qu'ils sont complètement infiltrés de parasites, et même ils tombent spontanément. — Comme conséquence, il en résulte une calvitie plus ou moins complète, qui le plus souvent n'est que temporaire. — En même temps il y a des squames pulvérulentes, adhérentes et grisâtres.

Tels sont les symptômes de la teigne tondante dans ses formes

1. La friabilité des cheveux est devenue telle qu'ils se cassent entre les doigts ou sous la pression du verre à microscope. L'infiltration trichophytique est telle qu'elle augmente le volume du cheveu tout en en diminuant la consistance et que c'est elle encore qui rend saillant le follicule pileux. Comme le fait remarquer Besnier (Kaposi, t. II, p. 423), les vésicules sont le fait de la violence de l'inflammation qui donne lieu à une *dermite vésiculeuse;* mais elles sont rares et accidentelles.

les plus habituelles; quelquefois, quand elle est superficielle et disséminée, la trichophytie du cuir chevelu ressemble soit à l'eczéma, soit à la séborrhée (A). — En certains points les cheveux ne tombent pas, et paraissent sains, tandis qu'en d'autres endroits ils sont courts et brisés irrégulièrement. Quand on veut arracher les cheveux longs, on trouve qu'ils sont peu adhérents; d'autres fois, au contraire, qu'ils le sont beaucoup. J'ai observé la teigne tondante chez les individus faibles et mal nourris; c'est alors surtout qu'elle suit une marche lente et chronique.

Les plaques sont rarement plus larges qu'une pièce de cinq francs en argent; il y en a souvent plusieurs les unes à côté des autres. Quand l'affection est superficielle, plusieurs de ces plaques peuvent se réunir et occuper un décimètre carré, et même plus, d'étendue. Généralement elles se développent avec rapidité, attaquent tous les points du cuir chevelu, mais surtout le vertex et les régions pariétales. — Elles déterminent des démangeaisons plus ou moins intenses; c'est là le premier symptôme qu'on observe, et quelquefois il cause beaucoup d'ennuis et dure autant que la maladie. La teigne tondante peut s'étendre à la face, où elle se présente avec tous les caractères qui font reconnaître la trichophytie cutanée (B). Les deux modalités de la trichophytie existent souvent en même temps, ou bien elles se succèdent. Quand on n'agit pas contre la tondante, elle persiste indéfiniment, comme du reste toutes les affections parasitaires; cependant il est des cas dans lesquels elle guérit spontanément.

Étiologie. — La teigne tondante est due au même parasite végétal que l'herpès circiné, au trichophyton. C'est une des affections parasitaires les plus communes; elle est spéciale à l'enfance, elle est très rare chez l'adulte, et rare même après l'âge de la puberté; on ne l'observe que très exceptionnellement chez les très jeunes enfants. Elle est contagieuse au premier chef, elle se transmet avec la plus grande facilité d'un enfant à un autre, par l'intermédiaire des vêtements, des coiffures, des peignes, des brosses, des serviettes, des draps de lit, etc. Il n'est pas rare de l'observer dans

A. *Med. and Surg. Rep.*, 3 août 1878. Note de Duhring.
B. *Atlas des maladies de la peau*, de Duhring, pl. EE.

les écoles et dans les asiles, où un grand nombre d'enfants peuvent être atteints à la fois. Elle affecte le riche aussi bien que le pauvre, mais de préférence les enfants mal nourris, chétifs ou malades. Quelquefois les enfants prennent la tondante de leur mère ou de quelqu'un de leur entourage atteint d'herpès circiné[1]. Comme la trichophytie de la peau, la trichophytie du cuir chevelu peut donner lieu à une sorte d'épidémie.

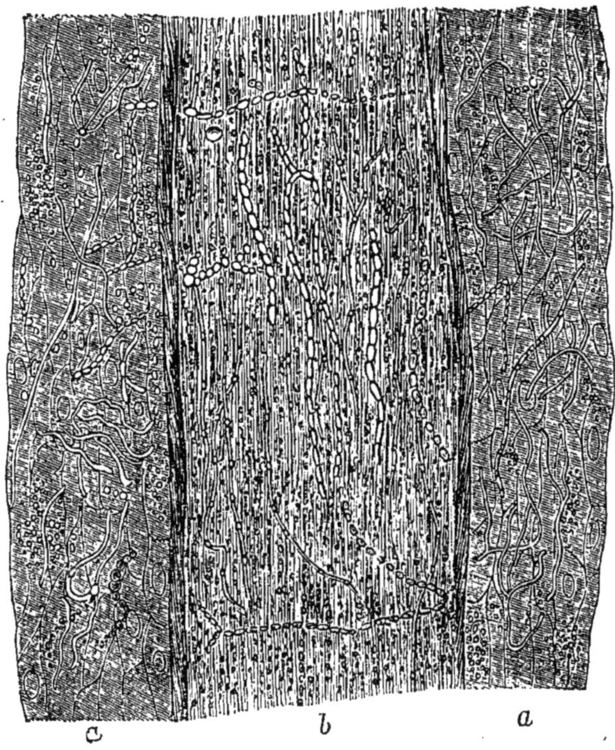

Fig. 53 — *b*, cheveu. — *aa*, gaines de la racine du poil dans la trichophytie du cuir chevelu, traversées de nombreux myceliums et gonidies de trichophyton tonsurans de Malmsten.

Anatomie pathologique. — Dans ce chapitre il faut étudier les

1. La teigne tondante est la forme la plus fréquente de la trichophytie chez les enfants. Hardy ne l'a jamais observée chez les adultes. Lailler ne l'a jamais vue chez des individus de vingt ans. Il la proclame la plus rebelle de toutes les teignes ; elle sévit principalement dans les villes, mais les campagnes n'en sont pas exemptes ; du reste il est probable qu'elle est d'importation rurale, car on sait que les affections parasitaires se transmettent des animaux à l'homme. Besnier dit, au contraire, que sa guérison spontanée est *constante* et qu'abandonnée à elle-même elle n'a pas de durée indéfinie comme le favus. Si la tondante est très tenace, du moins elle guérit sans alopécie, contrairement à ce qu'on observe dans le favus et dans quelques cas de pelade.

Les garçons seraient plus souvent affectés de tondante que les filles. Ce fait tient moins à la nature de la maladie qu'aux habitudes des jeunes malades.

changements qui surviennent dans les cheveux, les follicules et l'épiderme ainsi que les particularités du champignon. Ce mycoderme fut découvert par *Gruby* en 1844, puis bien étudié par *Malmsten* en 1846, qui lui donna le nom de *trichophyton tonsurans*. Il attaque les cheveux, leurs follicules et l'épiderme. Les cheveux cependant sont plus particulièrement atteints ; en peu de temps ils se remplissent de spores, à un tel point qu'ils sont désagrégés et détruits. Le follicule est également malade, il se distend et devient saillant.

Le champignon est le même que celui de l'herpès circiné; nous l'avons étudié à propos de cette affection; cependant il n'est pas développé au même degré. Dans l'herpès circiné, c'est dans l'épiderme qu'on retrouve surtout le trichophyton: dans la tondante, c'est surtout dans les cheveux qu'on l'observe. Il y est très développé; les spores sont très abondantes. Au microscope on voit que les cheveux sont brisés et remplis dans toute leur longueur et dans une portion de leur épaisseur de spores et de mycélium, avec prédominance des premières. Il n'y a que peu de mycélium, quelquefois même on n'en découvre pas. Les spores, au contraire, sont très abondantes; on les retrouve autour de la racine et du bulbe et dans les gaines; elles sont disposées en chapelets parallèles à la direction du cheveu, ou bien elles ont l'aspect de masses irrégulières. Le bulbe et la racine sont généralement littéralement criblés de spores, qui paraissent former une masse à la fois molle et solide, analogue à une laitance de poisson. Le cheveu est distendu et aminci çà et là le long de sa tige, et les fibrilles qui font saillie en ces endroits, lui donnent un aspect inégal ou déchiré. Il est quelquefois fendu longitudinalement, et les parties qui le composent sont faiblement unies ensemble. Quelquefois le trichophyton est si abondant qu'il désagrège complètement le cheveu ; son extrémité libre, qui correspond au point où il été brisé au niveau du cuir chevelu, est dentelée, pointue, en forme de balai; elle est constituée par des filaments brisés entre lesquels on retrouve des spores. Les squames furfuracées qui recouvrent la plaque de tondante contiennent égalcment des parasites, mais en beaucoup moins grande quantité que les poils.

La peau est plus ou moins enflammée; le plus souvent elle l'est peu; il y a seulement formation de squames ou de quelques vésicules éphémères; d'autres fois il y a de l'œdème et des phénomènes inflammatoires avec exsudation, comme on l'observe dans la variété désignée sous le nom de *teigne Kérion*[1].

Frédéric Taylor (AB) a examiné au microscope la peau affectée de tondante; il dit que les parasites s'enfoncent dans le poil jusqu'au bulbe, mais qu'ils n'y pénètrent jamais, et qu'ils n'attaquent jamais ni la papille des poils, ni les gaînes radiculaires. Ces observations confirment celles de Thin, qui avait étudié la tondante sur les chevaux[2].

1. Parfois, en effet, l'infiltration parasitaire est telle qu'elle détermine une violente inflammation du cuir chevelu. De même la végétation du champignon peut être assez active pour causer une véritable dermite aiguë. Les cheveux sont envahis par *touffes disséminées*, de sorte que l'inflammation de ces petites plaques donne lieu à la formation de *tumeurs noueuses* plus ou moins nombreuses, formées par des folliculites et des périfolliculites trichophytiques, et pouvant causer une suppuration abondante et prolongée. Les tumeurs varient du volume d'un pois à celui d'une noix. C'est cette affection que Wilson a désignée sous le nom de *kérion Celsi*. Il paraît en effet que Celse, le premier, a tenté la description de cette affection. Voir plus loin l'article *Teigne kérion*.

A. *Lancet*, 16 nov. 1878.

B. *Id*. 30 mars 1878.

2. D'après Robin (*Histoire naturelle des animaux parasites*, etc., Paris, 1853), le trichophyton tonsurant est un champignon de la division des arthrospermées, tribu des torulacées; *il serait uniquement formé de spores rondes ou ovales*, qui donnent naissance à des filaments articulés en forme de chapelet, qui rampent dans l'épaisseur du cheveu, et accessoirement, quand celui-ci est détaché, dans les croûtes épidermiques du cuir chevelu. Robin nie donc la présence du mycélium; Bazin, après l'avoir admise (*Recherches sur la nature et le traitement des teignes*, 1853), revient sur sa première idée : il doute et se demande si au milieu des spores il n'y aurait pas quelques tubes de mycélium (*Leçons théoriques et cliniques sur les affections cutanées parasitaires*, Paris, 1862). Mahaux, au contraire (*Th. agrég. Université de Bruxelles*, 1869) donne au mycélium un rôle prépondérant.

On peut dire, avec Lailler (*Leçons cliniques sur les teignes*, Paris, 1878), que la vérité en ce qui touche le mycélium paraît être intermédiaire entre l'opinion de Bazin et celle de Mahaux.

« Les fibres longitudinales du cheveu sont dissociées; dans les intervalles qui les séparent il y a une grande quantité de spores juxtaposées tantôt en séries linéaires, tantôt en groupes. — Ces spores n'occupent pas seulement la surface du cheveu, mais encore son épaisseur. — On voit ces spores jusque dans le bouton du cheveu quand on peut l'arracher en entier. — Çà et là, sous le champ du microscope, on voit de petites ramifications transparentes, ayant l'apparence de tubes à parois parallèles, habituellement vides, renfermant quelquefois des spores, qui au lieu de la forme arrondie prennent la forme ovale ou carrée. — *Ce sont là de véritables tubes de mycélium*. Ces tubes sont faciles à distinguer au milieu des cellules de spores de la gaine épidermique : il n'en est pas de même dans la continuité des cheveux; on y voit bien des spores disposées en séries linéaires, mais on ne voit pas de parois qui les enferment. » (Lailler, *Leçons sur la teigne*, Paris, 1878.) Hébra a avancé à tort que le trichophyton était un dérivé de l'achorion Schönleinii. Köbner a victorieusement combattu cette erreur. D'un autre côté, Hallier, d'Iéna, le considère comme une variété du Penicilium. C'est le résultat auquel l'auraient conduit ses essais de culture des parasites! Neumann avait accepté cette opinion, qu'aujourd'hui personne n'admet plus.

Diagnostic. — Le plus souvent le diagnostic est facile à faire; toutes les fois qu'on voit un certain nombre de follicules dépourvus de cheveux, il faut songer à la tondante ; l'existence de cheveux cassés, de plaques bleuâtres ou grisâtres, de follicules munis de cheveux brisés disséminés, çà et là, sur une surface partiellement glabre, doit toujours mettre en éveil l'attention du médecin. Le soupçon se changera en certitude si l'on trouve les débris de cheveux entourés d'une gaîne épidermique (Bazin). Cependant on peut confondre la tondante avec différentes affections. Souvent l'*eczéma squameux* siège au cuir chevelu, et il a la forme de plaques qui peuvent ressembler à la tondante. Mais le mode de développement de ces deux affections est essentiellement différent, et il suffit généralement à lui seul pour les faire distinguer.

Dans l'eczéma, il n'y a jamais de contagion; au contraire, elle est presque toujours facile à démontrer dans la tondante. L'eczéma squameux est le plus souvent une maladie chronique; la tondante a généralement, au contraire, une évolution rapide et s'étend brusquement à de larges surfaces. Les plaques d'eczéma ne sont pas nettement délimitées; le plus souvent elles ne sont pas circulaires. Au niveau et autour de ces plaques, les cheveux sont toujours solidement implantés dans le derme; dans la tondante, les cheveux tombent ou se laissent arracher avec la plus grande facilité; de plus, dans l'eczéma, les cheveux ne sont ni épaissis, ni divisés, ni brisés; la plaque n'a pas de coloration spéciale et n'est pas recouverte de squames furfuracées comme dans la tondante. Dans les cas douteux, l'examen microscopique révèlera toujours la présence de parasites. Dans l'eczéma, les démangeaisons sont plus violentes que dans la tondante. Quelquefois l'eczéma vient se greffer sur une plaque de tondante et compliquer le diagnostic; mais ce fait est rare.

La teigne tonsurante, surtout quand elle est disséminée, peut en imposer pour de la *séborrhée* du cuir chevelu; mais dans la séborrhée il n'y a pas de contagion, les plaques sont rarement circulaires, et ne sont pas dépourvues de cheveux. La marche des deux affections en question est différente.

Il en est de même du *psoriasis*, dont les apparences sont quelquefois celles de la tondante; mais, dans ces cas, il n'y a pas de contagion, les cheveux sont sains, les squames sont abondantes, nacrées, et enfin, le psoriasis est une affection chronique[1].

Le *favus au début*, avant la formation des incrustations peut être pris pour une tondante; mais l'erreur ne sera pas de longue durée, car les incrustations jaunes et cupuliformes (godets) caractéristiques du favus ne tarderont pas à apparaître[2].

Il n'est pas rare qu'on prenne une *pelade* pour une tondante, et réciproquement. Dans les formes types de pelade, il n'y a pas un cheveu sur la plaque, qui est blanche, lisse, polie; mais quelquefois ces caractères font défaut, et il faut recourir à l'examen microscopique. Dans la tondante, il y a généralement des parasites en quantité; dans la pelade il n'y en a pas[3].

L'examen des cheveux atteints de tondante n'offre aucune difficulté, et le parasite est facile à reconnaître. Il faut placer un ou deux cheveux courts et brisés sous l'objectif du microscope, avec quelques gouttes de potasse. Après avoir laissé reposer pendant quelques minutes, on examine avec un grossissement de 250 diamètres, et il est facile de reconnaître le parasite et les altérations des cheveux. Selon Duckworth (A), on aurait dans le chloroforme un moyen facile de reconnaître une plaque de tondante. Quand on verse sur une plaque de tondante quelques gouttes de chloroforme,

1. Le médecin n'a pas toujours à observer des teignes au début de l'affection, alors qu'elle a encore tous ses symptômes caractéristiques. Étant donnée une teigne déjà ancienne, on remarquera que le favus laisse des cheveux rares, énormes, déformés, lanugineux; de plus, il y aura des *cicatrices*, ces cicatrices existeront également dans le lupus, même érythémateux. Donc, si l'on trouve une surface rouge, squameuse, à cheveux rares et cassés, sans cicatrice, sans croûte préalable comme dans l'impétigo, on peut être presque certain de la teigne tondante.

2. *Avant le traitement*, il est toujours facile de distinguer le favus de la tondante, car outre l'existence des godets, on sait que les cheveux du favus ne cassent pas, que le derme a une rougeur assez intense qu'on ne retrouve pas dans la trichophytie. Une fois qu'on a épilé les malades, les cheveux ne fournissent plus d'éléments de diagnostic; l'épilation rougit temporairement le derme des tonsurants aussi bien que celui des faveux. Cependant après l'épilation, lorsqu'elle a été complète, le derme est vernissé, lisse; dans la tondante, au contraire, l'épilation est incomplète, la plupart des cheveux ont été cassés et non arrachés; il en résulte que la plaque a une teinte gris-bleuâtre, ardoisée, qui est d'autant plus apparente qu'elle est circonscrite par une zone blanche qui correspond aux parties saines où l'intégrité des cheveux a permis leur épilation complète.

3. Toutefois, comme l'apprend Besnier, après Bazin et Lailler, il faut bien se tenir en garde contre la variété de pelade qui est décrite avec raison sous le nom de *pelade à cheveux fragiles*, et dans laquelle il y a des cheveux irrégulièrement cassés, mais non engainés et non développés sur une surface *rouge* et *squameuse*. On sait en effet que toute surface peladique est lisse, et ressemble suivant la comparaison classique à une « peau d'anguille ».

A. *Brit. Med. Journ.*, nov. 1875.

et qu'on les laisse s'évaporer, les cheveux malades et les orifices de leurs follicules deviennent jaune-paille et restent tels, de sorte qu'elle paraît avoir été poudrée avec de la fleur de soufre. Le chloroforme n'a aucun effet sur les cheveux sains. On a observé des modifications analogues dans l'herpès circiné, le pityriasis versicolore, le favus de l'épiderme; dans ces cas, les plaques deviennent blanches et ont l'aspect poudré (A).

Traitement. — Dans la teigne tondante, le parasite est le même que dans la trichophytie cutanée; bien qu'il y soit plus développé, on peut le traiter par les mêmes moyens. Pour détruire le parasite qui siège dans le tissu des cheveux et dans ses follicules, il faut avoir recours à l'épilation et aux parasiticides. Le plus souvent, la médication externe suffit à détruire les champignons; quelquefois cependant l'affection est rebelle aux traitements locaux et il faut recourir à la médication générale reconstituante et donner du fer, de l'arsenic, de l'huile de foie de morue. Il est toujours très important, dans tous les cas, de prendre beaucoup de soins de propreté afin de hâter la guérison et d'éviter la contagion. Il faut que le malade fasse usage de linge de toilette, de draps de lit, de brosses, de peignes qui lui soient exclusivement réservés.

Tout d'abord, on devra nettoyer aussi complètement que possible la plaque avec de l'eau savonneuse; puis il faudra *épiler* les cheveux sains qui sont à la périphérie de la tache, et les cheveux cassés qui recouvrent sa surface; pour cela on aura recours à une pince courte et à mors plats; il faut ne saisir que quelques cheveux malades à la fois; mais tous les jours il faut en enlever une petite quantité, jusqu'à ce que la plaque soit complètement dénudée. Après chaque épilation, il sera bon d'appliquer un parasiticide, incorporé dans une pommade, une huile ou une lotion. Le sublimé à la dose de 0,10 à 0,30 centigrammes pour 30 grammes de pommade, ou de 0,05 à 0,10 centigrammes pour 30 grammes d'eau et d'alcool, répond bien aux indications; le médicament est blanc, n'a pas d'odeur désagréable, et ne décolore pas la peau. L'ammoniated mercury et l'oxyde rouge de mercure à la dose de 0,60 centigrammes à 2 grammes pour 30 suffisent souvent, dans les cas ordinaires.

A. *Saint-Barthol. Hosp. Reports*, vol. IX.

Quand la tondante est disséminée et superficielle, on peut se servir de 3gr,50 d'acide phénique pour 30 grammes de glycérine, soit seul, soit en même temps que d'autres moyens. Dans les formes chroniques, l'oléate de mercure à 5 ou 10 pour 100, ou un mélange d'acide phénique et de glycérine à moitié ou au tiers, remplissent bien les indications. On peut aussi se servir de teinture d'iode.

La préparation qui est le plus en usage à Londres est la suivante; elle est connue sous le nom de pâte de Coster :

Iode.	7 gr.
Pommade de goudron.	30

Faire dissoudre. Il faut ajouter l'iode à la pommade graduellement, et mélanger lentement.

On frictionne les plaques avec une petite quantité de cette pommade et on la laisse en place jusqu'à ce que la croûte tombe, c'est-à-dire de quatre à six jours, puis on fait une nouvelle application. Il suffit généralement de quelques applications.

On peut aussi se servir d'une pommade faite avec parties égales de pommade au goudron et de pommade sulfureuse. M. Startin vante la composition suivante :

Soufre sublimé.	1 gr. 75 centigr.
Hydrargyre ammoniacal	65
Sulfure noir de mercure.	65

Mélanger et ajouter :

Huile d'olive.	7 gr.
Créosote.	0,20 centigr.
Axonge.	15 gr.

F. sa pommade.

Dans les cas récents, qui occupent une grande surface, Alder Smith (A) recommande :

Acide phénique.	āā QS
Onguent citrin	
Pommade sulfureuse.	

Dans la grande majorité des cas, il vaut mieux mettre moins d'acide phénique.

A. *Lancet*, vol. I, 1880.

On peut aussi se servir de badigeonnages à l'acide acétique ou au collodion cantharidé, qu'on renouvelle une ou deux fois par semaine, en même temps qu'on fait usage de parasiticides plus doux.

Quand la tondante se limite à une petite plaque rebelle, comme dans la *teigne kérion*, on peut faire des applications d'huile de croton ou de glycérine iodée; on en fait des applications quotidiennes jusqu'à ce qu'il y ait inflammation, puis on applique des cataplasmes et on épile.

On peut se servir de parasiticides moins énergiques, tels que l'acide sulfureux, le sulfure de potassium, à dose de 2 grammes pour 30; l'hyposulfite de soude, à dose de $3^{gr},50$ à 7 grammes pour 30; le sulfure de sodium, à dose de $3^{gr},50$ ou davantage pour 30.

Quand on fait usage de parasiticides doux, il faut les employer largement, faire des lotions de dix à quinze minutes de durée ou frictionner énergiquement avec la pommade sur la plaque et sur ses bords.

On peut également employer les préparations qui ont été indiquées contre la teigne faveuse et contre la trichophytie cutanée.

Pronostic. — Il dépend du temps depuis lequel dure la tondante, du nombre des plaques et de l'état de la santé générale. Quelquefois cette affection guérit rapidement; d'autres fois elle est très rebelle et nécessite un traitement de plusieurs mois. Elle est généralement plus rebelle chez les enfants mal nourris que chez ceux qui sont vigoureux. Elle est plus tenace dans les asiles que quand on a affaire à des cas isolés. La guérison spontanée est possible, mais le plus souvent la tondante, abandonnée à elle-même, dure indéfiniment [1].

Teigne kérion. — Sous cette dénomination on a décrit une *variété assez rare de teigne tricophytique*. Elle a été décrite pour la

1. Comme le fait remarquer Besnier (t. II, p. 436), « la durée du traitement d'une affection parasitaire est proportionnelle à la durée nécessaire à l'avulsion du parasite ». L'élimination des couches épidermiques mycosiques s'obtient rapidement au moyen du savon mou de potasse. L'élimination des cheveux malades est d'autant plus difficile et moins complète que le poil sera plus altéré et se rompra plus facilement sans que sa racine soit extraite. Et en effet, dans la trichophytie, l'épilation ne peut se faire que dans les premiers temps. Dans le favus, au contraire, l'épilation peut presque toujours être pratiquée avec succès.

première fois par Celse, et plus récemment par Wilson, Tilbury Fox et d'autres. C'est une variété inflammatoire et suppurante de la tondante, caractérisée par de l'œdème, de l'inflammation et une exsudation visqueuse, gluante, jaunâtre qui s'écoule des follicules pileux[1]. C'est un état qu'on observe souvent dans le sycosis parasitaire; il s'observe seul ou en même temps que la tondante. Au début, c'est une tondante ordinaire, puis survient de la tuméfaction et une inflammation subaiguë profonde. Quand le kérion est complètement développé, il est jaunâtre, rougeâtre ou violacé; il est plus ou moins saillant, œdémateux et visqueux. Sa surface est négale, analogue à un *rayon de miel*, d'où sa dénomination de *kérion;* il sécrète plus ou moins, selon le degré de l'inflammation. Les plaques sont généralement plus ou moins douloureuses ; elles occasionnent des démangeaisons et des sensations de brûlure. C'est une affection chronique, qui dure indéfiniment, à moins qu'on ne la réprime à l'aide d'un traitement émollient, puis parasiticide, et ensuite par les épilations et même par les scarifications. Dans les cas graves et anciens, les follicules sont détruits définitivement et il en résulte de la calvitie. Les causes qui occasionnent cette affection, au lieu de la tondante simple, sont inconnues; on l'observe aussi bien chez les riches que chez les pauvres, bien qu'elle soit plus commune chez ces derniers. Elle est rare à Philadelphie, moins cependant qu'à New-York. Il faut la distinguer des abcès sous-cutanés, auxquels elle ressemble, ainsi que des dermites impétigineuses ou pédiculaires. Le traitement est le même que celui de la tondante; je me suis très bien trouvé de l'emploi de l'acide sulfureux.

1. Cette matière puriforme se compose de deux éléments : de matière sébacée, vermicellée, mêlée à une petite quantité de pus, indice de la *folliculite*, et de pus pur dû à la *périfolliculite*. L'inflammation peut être développée dans un seul follicule (*folliculite isolée*) ou dans plusieurs follicules voisins réunis en groupes (*folliculite agminée*); dans ce cas, la pression fait sourdre de la plaque enflammée des gouttelettes purulentes qui s'échappent comme d'une *pomme d'arrosoir;* le nom de *kérion* est réservé aux cas où les folliculites, soit isolées, soit agminées, sont de cause parasitaire. (Voir, pour les folliculites non parasitaires, la page 301, note, et la page 325, note 1.) Nous observons actuellement, dans le service de M. Fournier, un malade qui depuis huit mois est sujet à des poussées successives de petites tumeurs lenticulaires non-cutanées, médiocrement douloureuses. Après une évolution qui dure trois semaines environ, elles intéressent la peau et y produisent une petite pustulette acnéiforme. Si on les incise, on trouve au début une petite masse globuleuse, paraissant enkystée, et plus tard une simple gouttelette de pus. Les recherches microscopiques négatives doivent faire rejeter toute origine parasitaire et faire ranger cette éruption parmi les dermatoses encore inconnues. L'observation d'ailleurs sera publiée plus tard.

SYCOSIS PARASITAIRE.

Syn. — Mentagre trichophytique, trichophytie sycosique ; angl. : tinea sycosis, sycosis parasitica ; sycosis parasitaria, sycosis contagiosa ; parasitic sycosis; parasitic mentagra, barber's itch. All. : parasitäre bartfinne.

Définition. — Le *sycosis* est une affection parasitaire, contagieuse, due aussi au trichophyton, qui se localise aux portions velues de la face et du cou chez l'homme, qui entraîne une altération des poils et des follicules en même temps qu'une inflammation de la peau et du tissu conjonctif sous-cutané, et qui aboutit à la formation de *pustules* ou de *tubercules*.

Symptômes. — Au début, il se fait une ou plusieurs petites taches rougeâtres, légèrement squameuses, larges comme une pièce de 20 centimes, comme dans l'érythème tricophytique. Après quelques jours, la rougeur et la desquamation sont plus prononcées; il se fait de la tuméfaction et de l'induration. Les poils deviennent malades; ils sont secs, divisés, cassants, il en est même qui sont déjà tombés. Ce processus s'accentue, et, en peu de temps, la peau présente un aspect noduleux et granuleux, avec des points pustuleux au niveau des follicules ; elle a une couleur rouge sombre, analogue à celle que déterminerait une congestion passive, et elle est parsemée de tubercules et de pustules plus ou moins confluentes et d'un volume variable. Les tissus sous-cutanés prennent également part à l'inflammation, d'où la formation de masses indurées saillantes, épaisses et dures.

Les *tubercules* sont les lésions élémentaires de la peau caractéristiques du sycosis; leur forme et leur volume sont variables; cependant, le plus souvent, ils sont plus ou moins arrondis et gros comme un pois ou comme la moitié d'une cerise. Habituellement, ils se réunissent pour former une large plaque inégale et granuleuse qui occupe généralement une étendue considérable. Rarement les lésions sont discrètes et bien circonscrites. La suppuration est plus ou moins abondante, selon que l'inflammation est plus ou moins vive ; quelquefois, elle se manifeste de bonne heure et marche activement ; il se fait des *pustules* au niveau de tous les follicules. Parfois les pustules se rompent et donnent lieu à la formation de croûtes épaisses, analogues à celles de l'eczéma pustuleux ou impétigineux; quelquefois elles sont assez abondantes pour cacher la nature des lésions. Au-dessous d'elles, la peau est rouge, inégale, humide et excoriée; elle est parsemée de points jaunâtres qui laissent écouler un pus glaireux et visqueux. Elle ressemble à la *surface d'une figue* (σῦκον, figue) que l'on aurait coupée par son milieu, d'où son nom de *sycosis*. D'autres fois, il y a peu de pustules, le processus est surtout tuberculeux.

Les poils sont toujours malades; ils sont secs, bifides et souvent cassés au niveau du follicule ou à quelques millimètres au-dessus. On peut les arracher sans peine; ils semblent plantés dans du beurre ou de l'axonge. Plus tard, les poils tombent spontanément, entraînés par la suppuration ou détruits par le trichophyton, et la région malade est plus ou moins dépourvue de poils. D'autres fois, les follicules et les poils sont atteints à un degré moindre, ils sont seulement envahis par places, et l'affection paraît tenir le milieu entre le sycosis et l'herpès circiné ou trichophytie cutanée.

Le menton, le cou, la région maxillaire sont les endroits favoris du sycosis; les parties supérieures des joues et la lèvre supérieure sont plus rarement atteintes. Quelquefois, un côté seulement de la face est malade, mais le plus souvent les deux le sont. Il n'est pas rare que toute la région maxillaire inférieure soit malade en même temps. Les sensations de douleur, de démangeaison et de brûlure varient : quelquefois très légères, d'autres fois elles sont très pénibles, mais elles sont rarement en rapport avec l'intensité et la rapidité de formation des lésions cutanées et exceptionnellement aussi prononcées que dans le sycosis non parasitaire. (Voir page 325.)

Le sycosis parasitaire a habituellement une marche chronique; en quelques semaines il prend un aspect caractéristique, puis il continue à s'étendre ou reste stationnaire selon les circonstances. Abandonné à lui-même, il dure pendant des mois ou des années. Il succède souvent à l'érythème trichophytique développé sur des régions glabres qui se propage de là aux diverses régions velues, ou bien il coïncide d'emblée avec lui[1].

1. La trichophytie de la barbe ne revêt pas toujours la forme sycosique, quelquefois elle s'y manifeste sous forme d'érythème et d'herpès circiné qui n'ont qu'une durée éphémère, passent inaperçus, mais qui sont remplacés par une desquamation épidermique plus abondante que dans les autres régions. La peau est saupoudrée d'une pous-

Étiologie. — Le sycosis parasitaire est dû à la présence du trichophyton dans les poils et dans leurs follicules; c'est le même parasite que celui de la teigne tondante et de la trichophytie cutanée[1], et dont la nature a été déterminée par Gruby en 1842; c'est donc la trichophytie de la barbe. Le sycosis est une affection éminemment contagieuse, et l'agent de transmission le plus commun est le rasoir du barbier. Tous les individus ne sont pas doués de la même réceptivité pour le parasite.

Sur un certain nombre de personnes qui se sont exposées à la contagion, il y en a qui resteront indemnes. Comme les autres parasites végétaux, le trichophyton semble se mieux développer sur certains terrains dont les qualités trichophytiques nous échappent.

Le sycosis parasitaire est une affection rare. Sa fréquence varie d'une contrée à une autre, et même d'un point à un autre d'une même contrée. A Boston et dans les environs, il est presque aussi fréquent que la tondante; sur 5000 cas de maladies de la peau que White a observés à son dispensaire, il relate 58 cas de sycosis parasitaire et 42 cas de tondante (A). Wigglesworth (B) en a noté 18 cas sur 1339. A New-York, il y en a beaucoup moins: Bulkley (C) en a observé 2 cas sur 1617 malades; à Philadelphie, la proportion est encore moindre : sur 1267 malades observés au dispensaire des maladies de la peau, il n'y avait pas un sycosis parasitaire; cependant il n'y est pas aussi rare que la statistique semble l'indiquer, car dans ma clientèle privée, j'en observe assez souvent des exemples. A Glascow, Anderson (D) l'a noté 18 fois sur 10 000 à son dispensaire et 6 fois sur 1000 dans sa pratique privée. En France, le sycosis parasitaire est plus fréquent qu'en aucun autre pays, aussi les exemples n'en sont-ils pas rares à l'hôpital Saint-Louis de Paris. A Vienne il est très rare. Il atteint les hommes de

sière blanche, d'où le nom de *pityriasis alba*. Le pityriasis siège surtout à l'émergence des poils; la peau a l'apparence chagrinée, les champignons entourent les poils d'une gaine dont ils semblent émerger. Comme dans la tondante et dans le sycosis, les cheveux sont cassés et entourés d'un manchon grisâtre de spores de trichophyton et de squames épidermiques. Les poils ont le même aspect que dans le sycosis, qui, en définitive, n'est qu'une période plus avancée que la période érythémateuse ou pityriasique. (Lailler, *loc. cit.*)

1. Ainsi que l'a démontré d'abord Bazin en France, puis Köbner à l'étranger.

A. *Boston Med. and Surg. Journ.*, 18 mai 1876.

B. *Annual Reports of the dispensary for skin Diseases*. Boston 1873-1874.

C. *American Practitioner*, mai 1875, avril et mai 1876.

D. *Lancet*, nov. 1871.

tout âge, bien qu'il soit plus commun de vingt à quarante ans. On l'observe aussi bien chez les individus débiles que chez ceux qui sont robustes, et il n'a aucune espèce de rapport avec l'état de la santé générale.

Anatomie pathologique. — Le champignon pénètre dans l'intérieur des follicules pileux, comme dans le favus, et produit des dégâts surtout au niveau de la racine. Les follicules et les poils

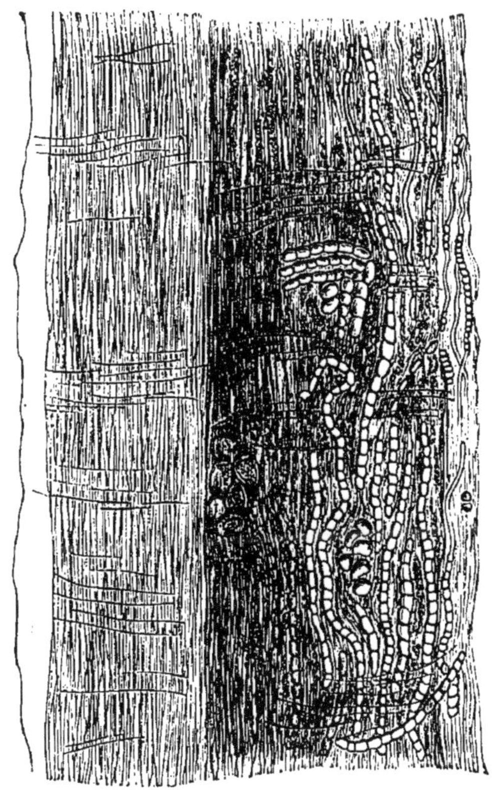

Fig. 34. — Poil provenant d'une nodosité de sycosis parasitaire (seulement la moitié) traversé de mycéliums ramifiés, à gros troncs (Kaposi, trad. franç.),

sont malades au point de déterminer l'inflammation et la suppuration des follicules en même temps que l'induration des tissus voisins (folliculite péripilaire et périfolliculite). Il se forme des tubercules qui sont durs, presque indolores, et qui n'ont que peu de tendance à se modifier ; ils restent tels tant qu'il y a des champignons et disparaissent sans laisser de cicatrice. Souvent on est surpris de voir la forme tuberculeuse du sycosis disparaître plus facilement que la forme pustuleuse.

Au microscope, on voit que les poils malades sont gonflés, quelquefois fendus, et dissociés à la racine. Leur bulbe est souvent oblitéré. Le parasite leur *forme une gaine* surtout au niveau de la racine (poil engainé de Bazin), et il pénètre dans leur intérieur. Il est composé de mycélium et surtout de spores comme dans la teigne tondante, bien qu'elles y soient moins abondantes. (Voir la description du champignon aux chapitres Trichophytie cutanée et Teigne tondante)[1]. On voit des tubes de mycélium se ramifier dans la racine, et jusqu'à la gaine radiculaire des poils qui n'ont pas été détruits; cette gaine est quelquefois entraînée avec la racine et le bulbe quand on en pratique l'extraction. Quelquefois les parasites sont rares, et leur quantité varie d'un poil à un autre. Les poils de la barbe se cassent sous la lamelle de verre comme ceux du cuir chevelu; comme eux ils présentent à leur racine une *gaine* trichophytique caractéristique.

Diagnostic. — Il est souvent difficile de distinguer le *sycosis non parasitaire* du *sycosis parasitaire*. D'autres fois, au contraire, ces deux affections sont si dissemblables que le doute ne peut venir à l'esprit. Dans le sycosis parasitaire, la peau et le tissu conjonctif sous-cutané sont envahis *secondairement ;* ils sont le siège d'indurations indépendantes les unes des autres et le siège de tubercules. Dans le sycosis non parasitaire, le processus inflammatoire se localise aux follicules pileux ; la peau voisine et les tissus sous-cutanés sont pris à un degré beaucoup moindre. Dans le sycosis non parasitaire, le processus est franchement inflammatoire, et aboutit rapidement à une suppuration franche ; dans la trichophytie de la barbe, l'inflammation est moins intense, moins rapide[2], plus profonde, et il y a moins de suppuration. Habituellement, dans le sycosis parasitaire, il y a peu de douleur, peu de démangeaisons qui du reste ne sont jamais en rapport avec l'intensité de la maladie; dans le sycosis non parasitaire, au contraire, la douleur et les sensations de

1. Voir aussi la note sur les dermatophyties aiguës.

2. Toutefois, les parasites sont rapidement envahissants et produisent bientôt dans la peau des désordres graves : on peut dire qu'une mentagre qui garde longtemps le même aspect n'est pas parasitaire.

brûlure sont quelquefois très pénibles, principalement dans les formes *phlegmoneuses*, localisées ou généralisées. La lèvre supérieure est rarement malade dans la *teigne sycosis*, elle l'est très fréquemment dans le sycosis non parasitaire[1]. Les poils, dans le sycosis parasitaire, sont ternes, secs, gonflés, souvent divisés et cassés; dans le sycosis non parasitaire ils paraissent sains. Dans la dermatophytie ils tombent et se laissent arracher par pincées sans douleur; dans le sycosis non parasitaire, ils sont généralement très solides[2]. Enfin, au microscope on trouve dans le sycosis parasitaire des spores et du mycélium qui établissent le diagnostic d'une façon irréfutable. (Voir Trichophytie cutanée et Teigne tondante.)

Le sycosis parasitaire ressemble parfois à l'*eczéma pustuleux*, mais l'histoire et la marche de ces deux affections sont si différentes qu'il est difficile de les confondre. L'eczéma pustuleux a généralement un développement rapide; il occasionne des démangeaisons, des sensations de brûlure, et il donne lieu à un suintement et à des croûtes; de plus, dans l'eczéma il n'y a jamais formation de pustules, de tubercules ni d'induration et alopécie.

Le sycosis ressemble aussi quelquefois aux *syphilides végétantes* de la face, quand elles revêtent la forme hypertrophique, qu'elles sont superficiellement ulcérées, humides et croûteuses. Mais dans le sycosis il n'y a pas d'ulcération; et en tout cas l'examen au microscope lèvera les doutes.

Le sycosis chronique circonscrit, limité en un point, peut en imposer pour un *épithélioma;* mais en faisant attention au développement, à la marche et aux modalités cliniques de l'affection, on évitera l'erreur.

On peut aussi le confondre avec l'*acné indurata*, mais il ne se voit jamais aux parties glabres de la face, telles que les joues et le front, qui sont les endroits de prédilection de l'acné. Quand il y a doute, il faut recourir à l'examen au microscope.

Enfin l'observateur fera bien de ne pas rejeter complètement de

1. Duhring fait allusion ici à l'*eczéma sycosiforme* ou eczéma récidivant de l'aile du nez et de la lèvre supérieure (voir p. 228).

2. De plus, il n'est pas rare de trouver çà et là des anneaux trichophytiques érythémateux ou squameux disposés sur la peau voisine des régions sycosiques. Leur évolution excentrique est rapide et ils atteignent promptement les poils. Mais les anneaux érythémateux peuvent persister plus ou moins longtemps sans qu'il y ait nécessairement de lésions des poils (t. II, Besnier, p. 422).

son esprit l'idée d'un *lupus*, car souvent le sycosis ancien, négligé, ressemble beaucoup à cette lésion.

Traitement. — Il faut avoir recours tout à la fois à l'épilation et aux parasiticides. Quand il y a des croûtes, il faut faire des onctions avec de l'huile d'amandes douces ou d'olives, puis des lotions savonneuses avant de raser. Il est très important de raser la barbe tous les deux jours seulement, afin que dans l'intervalle les poils repoussent suffisamment pour qu'on puisse épiler. Au commencement cette opération est douloureuse ; mais elle l'est moins dans la suite ; du reste elle l'est beaucoup moins qu'on ne le suppose habituellement. Ensuite il faut employer un parasiticide.

Le jour de l'épilation, il faut se conformer aux règles que nous avons indiquées à propos de la tondante.

L'état des poils varie ; quelquefois ils sont malades dans toute l'étendue du sycosis, et alors ils sont très faciles à enlever ; d'autres fois, au contraire, ils ne le sont que par places. Leur état varie selon que les parasites ont envahi superficiellement ou profondément les poils et les follicules.

Il faut raser et épiler de deux jours l'un, jusqu'à ce que les poils repoussent sains.

Pour faire choix du parasiticide, il faut tenir compte de l'âge de la maladie, de son étendue, de l'état de la peau. Quand c'est nécessaire, il faut recourir à des remèdes énergiques ; toutefois, au début, il est mieux de ne pas employer de substances trop irritantes ; 0gr,065 à 0gr,13 de sublimé pour 30 grammes d'alcool et d'eau forment une excellente lotion qui convient à toutes les périodes.

Le sulfate jaune de mercure, en pommade, à la dose de 2 grammes pour 30, donne aussi de bons résultats. Parmi les moyens plus doux, on peut avoir recours à l'hyposulfite de soude en pommade ou en lotion à la dose de 3gr,50 pour 30 grammes. On peut se servir de n'importe quel parasiticide, et, quel que soit le remède qu'on ait choisi, il faut en répéter les applications deux ou trois fois par jour, de façon à ce qu'il pénètre dans les follicules.

Pronostic. — Le sycosis parasitaire est quelquefois rebelle, il nécessite un traitement d'un ou deux mois ; si l'on cesse le traitement trop tôt, on peut avoir des récidives. Il faut engager le malade à continuer à faire usage du rasoir longtemps après la guérison.

PITYRIASIS VERSICOLORE
« *Crasse parasitaire* ».

Syn. — Angl. : tinea versicolor, pityriasis d'Eischtedt; chloasma (Wilson), mycosis microsporina ; all. : kleienflechte.

Définition. — Le *pityriasis versicolore* est une maladie causée par un parasite végétal, le *microsporon furfur ;* il est caractérisé par des macules d'étendue variable, irrégulières, sèches, furfuracées et jaunâtres : il se manifeste le plus souvent au tronc chez les adultes.

Symptôme. — Le pityriasis versicolore débute par la formation de petits points de l'étendue d'une tête d'épingle ou d'un pois, jaunâtres, disséminés çà et là sur la région envahie[1]. Ils augmentent d'étendue pendant des semaines ou pendant des mois, subissent différentes modifications, et l'affection finit par présenter les caractères suivants : le plus souvent l'étendue des lésions est très variable ; quelquefois larges comme un pois ou une pièce de cinquante centimes, elles occupent dans d'autres circonstances une étendue infiniment plus considérable. Il n'est pas rare que ces plaques se réunissent pour occuper une très large superficie, telle que toute la région pectorale, par exemple. Primitivement ces plaques sont circulaires, mais après leur réunion elles affectent une forme plus ou moins irrégulière. Que les macules soient peu étendues, ou qu'elles soient très larges, leurs contours sont nettement limités, et tranchent d'une façon très apparente sur la peau saine, surtout aux points où le pityriasis a une marche envahissante. Le nombre des plaques de pityriasis est variable ; il n'y en a que deux ou trois, ou, et c'est plus habituel, il y en a un grand nombre. Leur coloration est jaune pâle, basanée ou brunâtre ; quelquefois elles sont légèrement hypérémiées et rougeâtres. Chez les gens vigoureux

1. Un malade du service de Fournier présentait un *pityriasis versicolore* très abondant mais *miliaire*. Cette épidermatophytie très développée et très étendue occupait le thorax en totalité, les épaules et le tiers supérieur des bras. Presque au même niveau, sur cet homme très blond et travaillant les bras nus exposés au soleil, on voyait une très grande quantité d'éphélides flavescentes, qu'il fallait examiner avec beaucoup de soin pour ne pas les confondre avec le pointillé versicolore qu'on pouvait reconnaître aux lambeaux qu'on enlevait avec l'ongle et par l'examen microscopique.

Un autre malade, dont le moulage est au musée, présentait un pityriasis d'une coloration café-au-lait très prononcée, disposé en larges placards, festonné sur les bords bien qu'au centre de la plaque le parasite fût toujours en pleine activité (pityriasis versicolore circiné).

Voir au musée de l'hôpital Saint-Louis les moulages n°s 434, 782, 807.

et qui transpirent abondamment, il n'est pas rare qu'elles aient une teinte rosée, surtout en été. Chez les individus qui ont la peau sensible, les plaques sont souvent le siège d'une irritation considérable et d'hypérémie, d'un aspect multicolore et quelquefois même un peu saillant; habituellement elles dépassent si peu le niveau de la peau saine qu'il est à peine possible de s'en apercevoir.

Ces taches sont le siège d'une desquamation furfuracée plus ou moins abondante, qui dépend du degré de la transpiration, de la quantité de lotions que l'on fait, et aussi du grattage. Quelquefois elles paraissent lisses à la vue et au toucher, mais il est toujours facile, en grattant ou en frottant leur surface, de voir quelques squames qui sont minces et farineuses. Les plaques sont entièrement composées de ces squames qui sont plus ou moins adhérentes, mais que l'on peut toujours détacher en les grattant avec l'ongle; quand la surface sur laquelle elles siègent est humide, elles macèrent et se détachent sous forme de petites masses ou de petits rouleaux mous et caséeux.

Le pityriasis versicolore est une affection locale; son siège particulier est la poitrine, l'abdomen, l'aine, l'aisselle, le bras; on le voit quelquefois aux cuisses, au cou et même à la région maxillaire chez les hommes velus et qui ne prennent pas de soins de propreté, mais il n'existe jamais au milieu de la face, aux mains, ni aux pieds. C'est une affection qui siège le plus souvent au tronc, et qui n'a aucune tendance à envahir les parties exposées à l'air et à la lumière. Quelquefois, quand il dure depuis longtemps, tout le tronc, depuis le cou jusqu'aux aines, le dos aussi bien que la poitrine sont atteints de pityriasis versicolore qui forme une plaque continue. Les lésions n'ont rien de symétrique: elles ont une distribution très irrégulière, et quand elles sont assez étendues, elles ont l'aspect de cartes géographiques.

La démangeaison existe souvent, quoique à des degrés très variables; quelquefois elle est très prononcée; généralement elle est plus vive chez les gens gras que chez ceux qui sont maigres; d'autres fois il n'y a pas de démangeaison du tout. Le pityriasis versicolore a une marche variable: quelquefois il s'étend avec rapidité, le plus souvent il a un développement lent[1]. Généralement c'est une affection

1. Besnier (t. II, p. 454) fait à ce propos une remarque bien clinique en insistant

tenace, qui dure indéfiniment. Quand on ne la traite pas, il n'est pas rare qu'elle dure pendant ou depuis de nombreuses années ; il y a souvent des rechutes, même quand le traitement a été convenablement dirigé.

Etiologie. — Le pityriasis versicolore est dû à la présence d'un parasite végétal, le *microsporon furfur*, à la surface de la peau. Il a été découvert par Eichstedt, de Greifswald, en 1846[1] (A). C'est une maladie contagieuse, à un faible degré il est vrai, et seulement dans des conditions spéciales. Quelquefois elle se transmet du mari à la femme, et vice versa ; ou de sœur à sœur, de frère à frère et surtout entre individus qui couchent dans le même lit. Cependant ces exemples sont rares. Sa puissance contagieuse est donc faible, et elle diffère sous ce rapport des autres maladies parasitaires. On l'observe surtout chez des gens de vingt à trente ans ; elle est rare, si toutefois on l'observe jamais, avant la puberté, et après soixante ans. Je ne l'ai jamais observée chez les enfants. — Elle est aussi fréquente chez les hommes que chez les femmes et attaque les gens bien portants, mais surtout les gens atteints d'affections consomptives et principalement les phthisiques. Les riches et les pauvres, les gens qui prennent fréquemment des bains comme ceux qui n'en prennent jamais, y sont exposés[2].

Le pityriasis versicolore est une affection qu'on observe dans toutes les parties du globe, quoique avec une fréquence variable selon les pays. Wilson (B), de Londres, en a compté 131 cas sur 10 000

d'une part, sur la végétation si active du champignon, et, d'autre part, sur le peu de gravité des accidents qu'il cause. Il a beau exister depuis vingt ans, il ne dépasse pas l'irritation érythémateuse et ne pénètre pas au delà des couches cornées de l'épiderme.

1. Ce champignon a été baptisé par Robin. Ce nom autrefois pouvait être juste ; mais aujourd'hui on sait qu'il existe des spores beaucoup plus petites, et, d'autre part, que le pityriasis versicolore ne desquame qu'exceptionnellement. Cette dénomination ne saurait donc plus guère être conservée. Ne vaudrait-il pas mieux donner à l'affection un nom qui rappelât soit sa nature, soit la disposition du parasite ? Or, on sait précisément que la disposition en *grappes* ou en *graines de raisin* est caractéristique du microsporon furfur. Il y a donc lieu de chercher pour cet acinomycose une dénomination plus admissible. (Voir plus loin la note sur les dermatophyties aiguës.)

A. *Froriep's Neue Notizen aus dem Gebiete der Natur und Heilkunde*, Bd XXXIX, p. 270.

2. Il est manifeste cependant que les soins assidus de toilette doivent être comptés parmi les conditions les plus défavorables à l'implantation, à l'acclimatement et au développement de cette mycodermie. A plus forte raison, si l'on prend des bains fréquents sulfureux ou alcooliques, et si l'on se frictionne d'huile parfumée ou de préparations alcooliques ou aromatiques.

B. *Journ. of cutan. Medicine*, vol. III, n° 11.

maladies de la peau qu'il a observées dans sa clientèle privée; Anderson (A), de Glascow, en a observé seulement 106 sur 10 000 à son dispensaire. Aux Etats-Unis, White (B) de Boston en a observé 13 sur 1000 dans sa clientèle privée, et 14 sur 1000 à son dispensaire. Bulkley (C), à New-York, a une statistique à peu près analogue, 14 cas sur 1617 à son dispensaire. A Philadelphie cette affection paraît plus fréquente que dans les villes que je viens de citer; à mon dispensaire des maladies de la peau, j'en ai observé 33 cas sur 1267, et à ma clinique des maladies de la peau à Hospital of the University of Pennsylvania, 21 cas sur 1025 malades. — La statistique dermatologique américaine donne une proportion de 177 sur 16 863 cas. Dans l'Inde et dans les pays de l'Est le pityriasis versicolore est très commun.

Anatomie pathologique[1]. — Le *microsporon furfur* est composé de mycélium et de spores. Le mycélium est fait de tubes minces, de grandeur différente, mais le plus souvent courts, qui s'entrecroisent dans toutes les directions en formant un réseau irrégulier. La forme de ces tubes est très variable; ils sont droits ou courbes, cylindriques, noueux ou angulaires, fendus ou troués, divisés à la manière d'une fourche, recourbés ou serpentants. — Ils sont simples, vides et stériles ou ramifiés, pleins, féconds et garnis çà et là de spores et de granulations; les spores intratubulaires, souvent très grosses, sont visibles surtout au niveau des points de jonction des tubes de mycélium. Le diamètre de ces tubes varie de $0^{mm},015$ à $0^{mm},038$.

Les spores libres sont petites; elles n'ont pas une grosseur uniforme (comme l'achorion Schönleinii); elles sont arrondies, ovalaires ou irrégulièrement rondes; elles sont très réfringentes, grises ou vert pâle, avec ou sans nucléole, et elles ont une disposition toute particulière à se réunir çà et là, sous forme de groupes. — Elles ont un arrangement spécial, et elles ne ressemblent en rien à celles des autres parasites végétaux. — Dans les masses il y a généralement un très grand nombre de spores étroitement unies ensemble, de

A. *Lancet*, 11 nov. 1871.
B. *Third Annual Report of the state Board of Health of Massachusetts*. Boston, 1872.
C. *Amer. Pract.*, mai 1875, et avril et mai 1876.
1. Voir la note des traducteurs sur les dermatophyties.

façon à former au milieu des tubes des îlots, des groupes, des grappes de cellules. En outre, çà et là on observe des spores isolées. — Leur grosseur est très variable; elles mesurent de 0^{mm},023 à 0^{mm},084 de diamètre. On peut voir le microsporon furfur à toutes ses périodes de développement, depuis le mycélium jusqu'à la spore, et quand on l'étudie avec un grossissement suffisant (500 diamètres), on voit qu'il a des formes encore plus variées que l'achorion Schönleinii.

Le microsporon furfur est très abondant, on le trouve toujours avec la plus grande facilité. Il siège dans la couche cornée de l'épiderme, qu'il occupe en totalité. — Son siège est plus superficiel que celui d'aucun autre parasite végétal; il n'attaque jamais ni les poils ni les ongles, et ne détermine habituellement aucune hypérémie, ni aucune inflammation. Parfois il se développe avec une grande vigueur, d'autres fois c'est à peine s'il prolifère. — Généralement il n'est pas tenace, et se laisse détruire avec la plus grande facilité par l'un quelconque des parasiticides végétaux, mais il récidive très fréquemment.

Diagnostic. — Il est rarement difficile à faire; parfois cependant la forme, l'étendue, la coloration et la localisation des plaques sont telles qu'on peut méconnaître la véritable nature de la maladie. Cependant, quand on soupçonne la nature parasitaire de l'affection, il est facile de lever les doutes à l'aide du microscope. — L'examen est très facile à faire; il suffit de racler quelques squames avec un canif ou avec l'ongle, de les placer sur une plaque de verre avec une goutte de solution de potasse et de les écraser sous la mince lamelle de verre. — On examine ensuite cette préparation au microscope avec un grossissement de 250 à 500 diamètres (un grossissement plus faible suffit souvent), et on retrouve le microsporon furfur avec la plus grande facilité.

Le pityriasis versicolore siége presque invariablement au tronc, et surtout à la poitrine, sur les parties latérales, ainsi qu'au ventre; il a une coloration jaunâtre ou brunâtre qu'il ne faut jamais oublier. — Quand on gratte une plaque de pityriasis avec un bistouri ou avec l'ongle, on fait tomber de fines squames en forme de poussière; quand l'épiderme est humide, ces squames se détachent sous forme de petits rouleaux; au-dessous d'elles, la peau est rosée ou rouge.

Il ne faut pas confondre le pityriasis versicolore avec le vitiligo, qui est d'une nature absolument différente, mais dont les apparences sont souvent analogues. Le *vitiligo* est dû à un trouble dans la distribution du pigment, il siège dans la couche muqueuse de l'épiderme; le pityriasis versicolore, au contraire, siège dans la couche cornée. Quand on racle une plaque de vitiligo, il ne s'en détache rien. Le *chloasma* est une autre affection du système pigmentaire qu'il ne faut pas confondre avec le pityriasis versicolore; ici, comme dans le vitiligo, il y a augmentation de la quantité de pigment; par conséquent c'est la couche muqueuse qui est intéressée; de plus, le chloasma n'occupe généralement pas les mêmes régions que le pityriasis versicolore : c'est surtout à la face qu'on l'observe, et presque jamais on n'y voit le pityriasis versicolore.

Les *syphilides érythémateuses* à leur période de déclin ont quelquefois de l'analogie avec le pityriasis versicolore, mais quand on songe aux particularités cliniques des affections parasitaires, il est difficile de commettre une erreur de ce genre; et cependant dans la pratique on confond souvent ces deux affections. Les taches du pityriasis versicolore sont jaunâtres ; elles ont une étendue et un aspect variables, leur surface est squameuse; elles ont une marche et un siège spécial; celles de la syphilis ont des contours définis, elles sont rarement plus larges qu'une pièce de un franc, elles ont une apparence mamelonnée, sont pigmentées, ne sont pas squameuses, n'occasionnent pas de démangeaisons, et elles siègent aussi bien à la face, aux membres, aux mains, aux pieds, qu'au tronc. — En outre il sera facile de lever les doutes à l'aide du microscope: les syphilides que l'on a appelées pigmentaires ou les dyschromies développées à l'occasion ou sous l'influence de la syphilis ont quelque chose de si particulier et en même temps sont si rares, qu'il n'est guère possible de les confondre avec le pityriasis versicolore. Enfin, il faut bien se souvenir que l'affection parasitaire dont nous nous occupons se développe aussi bien chez les syphilitiques que chez ceux qui ne le sont pas, et le fait qu'un individu est syphilitique n'exclut nullement la possibilité d'un pityriasis versicolore. — Je dois aussi rappeler que quelquefois on a pris des taches de pityriasis versicolore pour des manifestations maculeuses de la lèpre; une erreur aussi grossière ne mérite pas qu'on s'y arrête, et ne peut être commise que par des individus qui n'ont aucune idée des affections cutanées.

Traitement. — Le traitement du pityriasis versicolore est très simple, et réussit toujours ; il suffit d'appliquer avec soin un parasiticide quelconque sur une tache pour la faire disparaître. Il faut en choisir un d'une force convenable que le malade puisse employer lui-même, et recommander les plus grands soins de propreté. Souvent, dans les cas bénins, il suffit de faire des lotions avec du savon vert, ou bien on prescrit des lotions ou des frictions sulfureuses. On peut ordonner des bains alcalins faits avec 60 à 90 gr. de carbonate de potasse et autant de carbonate de soude, pour 140 litres d'eau, ou des bains sulfureux faits avec 60 grammes de sulfure de potassium par bain. Puis il faut répéter les frictions au savon vert de la façon suivante : matin et soir on fait une friction avec gros comme une noix de savon, que l'on fait pénétrer dans la peau ; on répète cette opération pendant cinq ou six jours, de façon à superposer les couches de savon. Pendant ce temps, on ne permet pas au malade de prendre de bains, puis au bout de quatre ou cinq jours on ordonne un bain. Il n'est pas rare qu'après ce temps l'affection ait complètement disparu. S'il reste encore des points malades, on répète la même opération, ou bien on prescrit des frictions au savon noir en même temps qu'on fait prendre des bains de Barèges ou de sublimé.

On obtient également de bons résultats avec les pommades sulfureuses (vaseline, 30 gr. ; soufre sublimé, 2 gr., ou turbith, 1 gramme), et avec les lotions à l'hyposulfite de soude dans la proportion de 3^{gr},50 pour 30 grammes d'eau. L'acide sulfureux en solution, l'iode en teinture sont aussi des substances très recommandables. Mais, avant de se servir de ces préparations, il faut nettoyer soigneusement la peau au savon noir. Le sublimé, à la dose de 0,12 à 0,20 cent. pour 30 en lotions, est recommandé par Anderson, qui se sert de la préparation suivante :

Sublimé.	1 gr.
Savon vert.	60 gr.
Alcool.	120 gr.
Huile de lavande.	2 gr.

avec laquelle on frictionne énergiquement la peau matin et soir.

La teinture de vératre vert est aussi très efficace, ainsi que l'acide borique en solution saturée, l'acide acétique dilué. Quel que soit le médicament employé, il faut le continuer pendant plusieurs semaines après la disparition de tout symptôme, afin de se mettre en garde contre les récidives. Quand le malade a une mauvaise santé générale et que l'affection résiste au traitement, il faut avoir recours à la médication interne.

Pronostic. — Il est toujours favorable; dans les cas ordinaires, il suffit de deux ou trois semaines pour obtenir une guérison, elle dépend beaucoup de la façon dont seront appliqués les remèdes employés. Il faut toujours mettre le malade en garde contre la possibilité des récidives.

DES DERMATOMYCOSES OU DES DERMATOPHYTIES AIGUËS.

On désigne sous ce nom un certain nombre d'affections cutanées dont l'existence prouvée par de nombreuses observations est d'ailleurs indiscutée, et dont la nature parasitaire n'est plus douteuse, mais dont les symptômes ne sont pas encore bien nettement définis, de telle façon que ces affections sont souvent méconnues ou bien confondues les unes avec les autres.

Dermatoses pseudo-exanthématiques. — Toutefois il est des affections avec lesquelles elles ne doivent plus être confondues dorénavant, ce sont les *affections pseudo-exanthématiques* (pityriasis rosé, érythème multiforme, etc.). Celles-ci sont caractérisées par leur marche aiguë et symétrique ou par leur généralisation, par l'absence de prurit, par l'absence de lésion concomitante du système pilaire et par leur terminaison spontanée. Dans certains cas, dans le pityriasis rosé par exemple, la teinte centrale bistrée, bordée par une zone érythémateuse et squameuse périphérique, est un assez bon signe, mais qui est quelquefois trompeur, comme il peut arriver pour tous les autres signes objectifs. C'est donc à la physionomie générale, à l'ensemble symptomatologique qu'il conviendra surtout de s'adresser.

Dans les affections parasitaires, les placards éruptifs sont plus irréguliers dans leur étendue, dans leur forme, dans leur saillie même, qui est papuleuse par endroits. Au lieu d'être symétriquement et régulièrement disposés, comme certaines éruptions érythémateuses simples ou saisonnières, les groupes dermatophytiques sont proportionnels au développement des champignons; or ceux-ci croissent, disposés *au hasard*, ici en petits îlots éloignés et isolés les uns des autres, là en placards larges dus à l'extension graduelle ou à la confluence d'îlots voisins. D'autre part, la couleur des taches parasitaires est peut-être moins rosée, plus rouge.

De plus, les affections exanthématiques restent indifférentes pour les poils et les cheveux, ceux qui se trouvent compris dans les plaques éruptives ne sont ni cassés, ni ternis; enfin, il est facile de recueillir des preuves multiples de non-contagiosité. Mais ces signes ne sont pas toujours concluants et l'examen microscopique reste presque toujours indispensable. Il arrive souvent que l'on démontre ainsi la nature parasitaire de certaines affections prises d'abord pour un *pityriasis circiné*, pour un *érythème annulaire* ou pour un *eczéma cerclé*, ou inversement.

Dermatoses parasitaires. — Cependant beaucoup plus de maladies de peau qu'on ne le croit généralement sont parasitaires; es sécrétions primitivement altérées, ou bien, ainsi qu'il arrive chez les gens malpropres, les sueurs et les autres sécrétions cutanées, longtemps retenues sur les téguments et exposées à l'air et à tous les germes de l'atmosphère, peuvent favoriser le développement de fermentations qui réalisent, pour les parasites dont nous sommes tous et toujours enveloppés, des milieux favorables à leur multiplication à la surface de la peau; enfin les raisons pour lesquelles ces germes parasitaires rencontrent, en certains moments, sur certaines peaux, les conditions propres à leur germination, sont très nombreuses, et il en résulte qu'un grand nombre de dermatoses ne sont que des *moisissures*.

La membrane tégumentaire *moisit* à sa manière, mais elle moisit aussi bien qu'une vieille croûte oubliée dans un coin humide. De là un certain nombre de dermatoses. Un des caractères principaux et qui est commun à presque toutes les dermatoses de cette classe consiste dans la *circination* des éléments éruptifs. Cette disposition n'est pas particulière aux champignons de la peau, pas plus d'ailleurs que le godet ne l'est au favus. Ne voit-on pas les moisissures vulgaires développées à la surface d'un liquide peu acide prendre toujours la forme arrondie et cupuliforme. C'est ainsi que le pénicillium et l'aspergillus produisent de véritables *cercles et même des godets bleuâtres*. D'une manière générale, on sait que les champignons ne croissent dans les prairies que sur des taches rondes cerclées ou hémicerclées. *Cette tendance à la circularité est donc générale pour les champignons*. Cette disposition est telle qu'il serait presque permis de dire de la *syphilis*, à cause de sa fidélité au type circulaire ou hémicirculaire, qu'elle est due à *un parasite et à un parasite végétal*, bacillus ou autre.

Ces moisissures ont diverses expressions et comprennent un certain nombre de variétés de champignons : le pityriasis versicolore, le favus et surtout le trichophyton sont les trois principales. Mais n'y a-t-il que ces trois dermatophyties? Le contraire est probable.

Parasite de Malassez. — Déjà un certain nombre de tentatives, répondant à cette manière de voir, ont été faites pour établir et pour faire admettre l'existence d'autres espèces fixes de parasites végétaux cutanés : telle est celle de Malassez (*Arch. de Physiologie*, 1874). Cet auteur a fait des recherches sur les pellicules épidermiques du cuir chevelu dans le *pityriasis capitis* et a décrit un nouveau microspore ayant la forme spéciale d'une *gourde* ou d'un *sablier*.

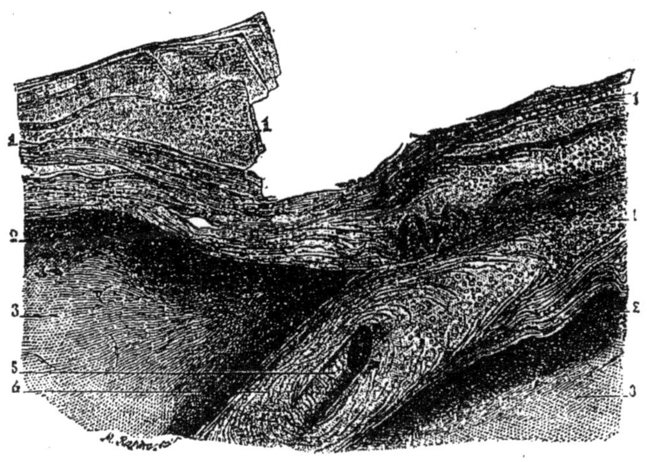

Fig. 35.

Coupe perpendiculaire de la peau affectée de pityriasis simple (250 diam.) — 1. Couche cornée de l'épiderme se dissociant en lamelles et infiltrées de spores; 2, corps muqueux; 3, derme; 4, partie supérieure d'un follicule pileux dilaté par des squames pityriasiques; 5, cheveu atrophié. (D'après Cornil et Ranvier.)

Ce parasite siège dans la couche cornée de l'épiderme, entre les cellules et même dans les lamelles dont quelques-unes sont infiltrées de spores. On le voit également dans la partie superficielle des cavités folliculaires, ne dépassant jamais l'orifice des glandes sébacées annexes. Ce parasite est en rapport direct avec la production des lamelles pityriasiques et serait, d'après Malassez, la cause de certaines alopécies, des alopécies pityrodes. Il a été prouvé depuis que ce parasite, uniquement composé de spores, n'est qu'un *parasite banal* et qu'il n'est pas l'agent, mais seulement le compagnon du pityriasis. Il se développe par bourgeonnements et la disposition en gourde n'est qu'une des périodes de son développement. On le trouve sur les peaux les plus saines.

Parasite de Burkchardt. — Citons également les recherches de Bærensprung, qui signalait dès 1862 un parasite différent du trichophyton, parasite qu'à cause de sa ténuité extrême Burkchardt a appelé *microsporon minutissimum;* ce parasite donne lieu à l'*érythrasma*.

Cette affection passe au début le plus souvent inaperçue; et ce n'est que lorsqu'elle est développée déjà depuis un certain temps et sur une assez grande étendue que le médecin ou le malade la remarquent : elle se caractérise *alors* par une assez vive démangeaison, par une grande ténacité (puisque certains cas se prolongent pendant quinze et vingt ans), par une grande résistance au traitement, ou du moins par une tendance remarquable à la récidive, par une contagiosité extrêmement peu active, par sa forme en cercles ou arcs de cercles, généralement d'un rayon assez étendu, et enfin par leur siège, sinon exclusif, du moins très préféré pour les régions scrotales, inguinales, pour les faces internes des cuisses, le pubis, les aisselles, le sternum et même la nuque. Quelquefois cependant on a rencontré un ou plusieurs de ces arcs de cercle sur le tronc et sur les membres.

Parasite de Vidal. — Mentionnons enfin le mémoire tout récent de Vidal (*Annales de Dermatologie,* 1882), qui attribue certaines formes de pityriasis circiné et marginé à un mycoderme qu'il appelle *microsporon anomœon* ou *microsporon dispar* (*Soc. de Biol.*, 1879). Vidal fait remarquer sa disposition en cercles autour des cellules épithéliales. « On voit, dit-il, des groupes, des amas de spores inégalement répartis sur des cellules ou entre des cellules qu'ils semblent écarter ou refouler en détruisant leur coalescence. » Il insiste sur la présence de chapelets ou de chaînettes, sur l'extrême petitesse des spores et sur leur irrégularité de volume ; de là le qualificatif de *dispar ;* sur l'absence ou tout au moins sur la rareté extrême d'un mycélium, enfin sur la présence du parasite dans la couche superficielle ou moyenne de l'épiderme, qui est soulevé et exfolié, de là une desquamation furfuracée.

Toutes ces espèces morbides ne sont pas encore admises par tous les dermatologistes ; c'est ainsi, par exemple, que le parasite de Vidal a été identifié avec celui de Burkchardt et que les autres ont été considérés comme des spores banales, c'est-à-dire comme pouvant se rencontrer dans toutes les exfoliations épidermiques, dans les croûtes ainsi que dans la desquamation normale et comme ne donnant jamais lieu à un produit *spécifique* (voir au musée la pièce n° 634).

Il y a lieu pour l'instant de dire que ce sont là des questions toutes d'actualité et que beaucoup d'auteurs ne diffèrent de manière de voir que parce que l'observation ne leur a pas permis de se faire encore sur ce sujet une idée définitive. En tout cas, il y a une chose bien certaine, c'est que le trichophyton ne peut être toujours accusé et que le sens clinique proteste contre cette tendance à vouloir le voir partout, et à ne voir que lui. Il est impossible, en effet, qu'une seule et même cause puisse avoir si fréquemment des manifestations aussi différentes les unes des autres.

Parasite de Besnier. — Parmi les *affections parasitaires encore insuffisamment étudiées et non classées* on peut ranger encore celle dont Besnier fait l'objet d'une note (Kaposi, p. 446, t. II). Il s'agit d'une éruption composée de vastes plaques pigmentées très légèrement desquamatives, à contours géographiques, occupant essentiellement et symétriquement les aisselles et les régions inguinales ; cette affection était très ancienne, assez notablement prurigineuse, nullement inflammatoire, et se différenciait : 1° des dyschromies simples par le prurit et par la légère desquamation furfuracée; 2° des plaques trichophytiques par son uniformité absolue, son égalité de teinte au centre et à la périphérie ainsi que par l'intensité de la pigmentation ; 3° du pityriasis versicolore par cette desquamation même, en même temps que par l'absence complète de lambeaux pouvant être enlevés par le coup d'ongle. Cette coloration anormale des plaques est due , non seulement à l'abondance extrême d'un parasite qui infiltre la couche cornée, mais encore à la présence de granulations pigmentaires mêlées aux sporules et développées sous l'influence de lésions irritatives prolongées (prurit, grattage, etc.). Les éléments cryptogamiques qui siègent dans la couche cornée de l'épiderme sont d'une *extrême ténuité* et, par la minceur et la finesse des tubes et des spores, se différencient complètement du *microsporon furfur*.

Dans cette *revue des parasites végétaux de la peau* nous ne devons pas omettre ce dernier mycoderme, qui se présente bien plus souvent qu'on ne le croit sous une *forme aiguë* et qui donne lieu à une éruption généralisée de petites taches rosées qu'on a probablement souvent attribuée à l'*herpès tonsurans maculosus* des Allemands. Besnier et Balzer ont étudié minutieusement plusieurs cas démonstratifs.

Eczéma marginé. — Enfin il nous faut parler de l'*eczéma marginé*, qui réclame une description un peu plus longue et un peu plus détaillée. En effet, cette affection doit être bien distinguée de l'eczéma simple développé sur la peau de personnes dont l'épiderme a été macéré par une transpiration locale, habituelle et abondante et irrité par la malpropreté.

En France on donne ce nom à une dermatose que les cliniciens connaissent bien et savent bien guérir, mais que les nosologistes et les micrographes ne sont pas encore arrivés à classer définitivement. Cette lésion occupe toujours le thorax, soit en avant et en arrière, soit en avant seulement ; en tout cas, elle est presque toujours plus développée en avant qu'en arrière et elle débute par la région antérieure. En avant, les zones épigastriques et présternales et surtout la région qui se trouve à la hauteur des deux mamelons constituent ses sièges de prédilection. En arrière, la région constamment occupée est celle qui se trouve exactement opposée à l'antérieure, c'est-à-dire la région interscapulaire à peu près à la hauteur des angles des omoplates. De ces deux sièges, où l'on est toujours certain de trouver l'affection quand elle existe, l'eczéma marginé s'étend plus ou moins loin sur les régions environnantes, suivant qu'il est plus ou moins développé et plus ou moins ancien ; c'est ainsi qu'on peut l'observer sur presque toute la région antérieure de la poitrine d'un sein à l'autre, depuis la fourchette sternale jusqu'à l'appendice xiphoïde et dans le dos sur les omoplates, et depuis la nuque jusque vers les reins en suivant le long de la gouttière vertébrale.

Outre les sièges précédents, l'eczéma marginé peut encore occuper le front et notamment la lisière des cheveux, mais les placards sont moins étendus et moins nets et les éléments moins développés que sur le tronc. C'est sur l'aspect que la lésion revêt en ce point que s'appuient surtout les observateurs qui considèrent l'eczéma marginé comme une variété d'*eczéma* sec d'emblée, distinct seulement par sa forme *circinée*. Pour d'autres auteurs, au contraire, non seulement la lésion est parasitaire, mais elle est rapportée au même parasite qui produit de larges placards éruptifs au milieu des bouquets de poils qui garnissent les aisselles, ainsi que les placards rouges que l'on trouve parfois au milieu des poils du pubis et à la partie interne des cuisses, où ils sont à peu près symétriquement disposés. Dans cette dernière région, la lésion est d'ordinaire plus squameuse, plus épaisse et moins lisse; de plus, elle s'étend souvent au scrotum et surtout du côté gauche du scrotum.

Par suite du contact plus intime des surfaces cutanées, l'affection est ordinairement plus développée à la cuisse gauche, où le plus souvent les poils disparaissent : ces divers caractères ne tiendraient, pour ces auteurs, qu'à ce que la peau des cuisses, étant plus fine et plus chaude, constitue un terrain plus favorable au développement du microspore. Le parasite serait le même, mais plus vivace.

Nous pensons que l'on n'est pas encore en droit de soutenir cette théorie généralisatrice et qu'il y a lieu jusqu'à plus ample informé d'admettre l'*érythrasma* pour les cas parasitaires et l'*eczéma sec circiné* pour les cas où le microscope ne découvre pas de spores et de mycélium.

Quoi qu'il en soit, on est encore loin d'être d'accord sur la nature de l'*eczéma marginé*, dont le diagnostic est cependant assuré et précis. Bazin l'a appelé longtemps *pityriasis rubra circiné* ou *pityriasis subaigu marginé*. Hardy, pour qui tout est eczéma, a voulu faire de cette lésion érythémateuse une simple variété d'eczéma qu'il a qualifiée du nom d'*eczéma marginé;* c'est sous ce nom que furent ensuite publiées les observations de Köbner, Pick et Hébra; mais ces auteurs admettent la nature parasitaire de l'affection.

Certes, la dénomination d'eczéma marginé est bonne et c'est elle qui rallie le plus de suffrages, toutefois la lésion qu'elle désigne nous semble bien différente de l'eczéma simple. L'eczéma marginé n'est ni homogène, ni continu, mais formé d'une quantité plus ou moins considérable de placards de dimensions variées, soit isolés, soit confluents. Les placards sont d'une couleur rose jaunâtre ; par un examen attentif on remarque que la coloration peut se décomposer en plusieurs teintes. Ainsi, le centre apparaît comme un fond légèrement déprimé qui est pigmenté et brunâtre avec des reflets jaunâtres ou verdâtres ; vient ensuite, plus en dehors, la zone rose, un peu jaunâtre, qui, étant la plus large, donne à l'ensemble sa couleur caractéristique. On observe enfin, tout à fait à la périphérie, un liséré très net d'une couleur rouge-feu ou rouge foncé qui sépare le placard éruptif de la peau saine. La limite est brusquement arrêtée comme par un violent coup d'ongle ou *finement incisée* comme par une fente circonférencielle faite au canif (Besnier), ou, pour les petits placards arrondis, par un emporte-pièce qui n'aurait pas enlevé toute la substance. Çà et là cependant, la limite, au lieu d'être formée par une fente ou par une croûtelle, est marquée par de petites papules très rouges, isolées, mais voisines les unes des autres et disposées en cercle.

Le développement de l'eczéma marginé se fait, soit par extension centrifuge, soit par confluence de plusieurs placards voisins. De là une grande irrégularité des bords de la lésion qui affectent des contours *géographiques*, c'est-à-dire très déchiquetés. Cette disposition est telle qu'on pourrait presque imaginer qu'elle simule une carte de la Grèce, avec des languettes et des dépressions aussi nombreuses que les golfes étroits et les longs promontoires qu'on y trouve. De même, les placards isolés que l'on voit autour des placards principaux peuvent rappeler à l'esprit l'idée des îles de l'Archipel.

L'eczéma simple aime les plis articulaires et les plis cutanés (aisselles, cou, oreilles, etc...). L'eczéma marginé ne se rencontre jamais dans ces régions, mais au contraire il en occupe d'autres que n'affectionne pas particulièrement l'eczéma vulgaire. On sait que c'est un des caractères de cette dernière forme de n'avoir pas de contours nettement définis, au point que parfois on ne saurait dire où s'arrête exactement le placard eczémateux. Ici, au contraire, les contours sont nets, absolus, tranchés presque brutalement : la peau saine et la fente limitante sont en contact immédiat. D'autre part, l'eczéma se montre simultanément ou successivement sur plusieurs points du corps, c'est une lésion extensive, sinon vagabonde ; en tout cas, elle ne reste pas à l'état aigu sans modifications d'étendue pendant des mois entiers. L'eczéma marginé, au contraire, garde pendant trois, cinq, huit mois la même coloration, le même aspect, les mêmes allures, à peu près la même étendue, le même prurit peu prononcé, la même absence de squames. Ce dernier fait est d'autant plus remarquable que la lésion n'a été suintante à aucun instant. Or, une lésion qui n'est pas squameuse et qui n'a jamais été suintante ne saurait être rapportée à l'eczéma.

L'eczéma marginé se guérit très facilement et relativement assez vite, par exemple dans l'espace d'une quinzaine de jours. N'en est-il pas tout à fait autrement de l'eczéma ordinaire? Le traitement de l'eczéma marginé consiste dans les soins de propreté; la négligence, en effet, est une des circonstances qui favorisent le mieux son développement; aussi est-il plus fréquent chez l'homme que chez la femme, chez l'homme qui porte un gilet de flanelle, ainsi que l'a fait remarquer Lailler, et surtout un gilet de flanelle gardé trop longtemps. En effet, ce vêtement, s'il n'est pas changé assez souvent, laisse la peau en contact avec la sueur, avec la poussière ou avec la crasse, c'est-à-dire dans les meilleures conditions possibles pour qu'une fermentation ou une végétation se développent *in situ*, et en effet, *l'eczéma marginé doit être d'origine parasitaire*. La physionomie clinique de l'eczéma marginé est opposée à celle de l'eczéma vulgaire, comme dit Fournier, bien que l'on rencontre souvent cette lésion chez les arthritiques ou même chez des sujets atteints d'eczéma ordinaire en d'autres points. Cette dernière considération paraît péremptoire à Besnier, qui n'hésite plus à considérer l'eczéma circiné comme une variété spéciale d'eczéma non parasitaire, réservant, avec Kaposi, le nom d'*eczéma marginé à une variété de trichophytie*.

Cet auteur s'appuie aussi sur ce fait que si l'on trouve constamment des spores dans les squames de l'eczéma marginé gratté, on n'y découvre jamais ni mycélium ni tubes. Cela ne serait peut-être pas une raison absolue, comme l'enseigne Besnier lui-même, puisque les spores peuvent se multiplier par scissiparité. D'ailleurs, quelques observateurs y auraient constaté la présence de filaments de mycélium et des spores assez analogues à celles du tricophyton, mais plus petites (*Thèse de Catois*, Paris, 1882, p. 60).

Quoi qu'il en soit, nous nous rangeons absolument à l'avis de Fournier, et, bien que l'on n'ait pas encore trouvé le parasite de l'eczéma sec circiné ou marginé, nous croyons que l'ensemble clinique présenté par cette affection est celui des dermatoses d'origine parasitaire.

Le *traitement* qui réussit le mieux, et presque à coup sûr, est d'ailleurs le même que celui des lésions parasitaires. Il consiste en lotions savonneuses faites avec soin matin et soir, en bains sulfureux, en applications de poudres (bismuth, oxyde de zinc, acide salicylique ou acide borique) et en frictions soit avec le savon noir, soit avec une pommade légèrement excitante (pommade au turbith minéral ou pommade soufrée 2^{gr},30) ;

ce traitement irritant ne tarde pas à triompher de l'eczéma marginé; qu'on l'applique à un eczéma ordinaire, on provoquera presque à coup sûr une exaspération violente. (Voir au musée de l'hôpital Saint-Louis la pièce n° 695 représentant un érythème papulo-circiné parasitaire, et les pièces n°s 109, 432, 504, figurant un eczéma marginé ou *eczéma sec circiné*, ainsi que l'appellent Fournier et Besnier, qui ont surtout bien fait connaître cette affection.)

Cette dermatose a des caractères tellement tranchés, qu'elle ne peut guère être confondue avec aucune autre. Récemment Fournier a fait mouler une poitrine portant sur sa région antérieure des syphilides papuleuses, circinées ou semi-lunaires qui simulaient assez bien l'eczéma circiné; mais les papules limitantes étaient plus volumineuses et plus saillantes et le centre infiniment plus pigmenté. D'ailleurs, sur d'autres points, les syphilides se présentaient avec des caractères tels qu'aucun doute n'était plus possible. (Voir collect. part. de Fournier, pièce n° 389.)

L'*eczéma marginé*, comme disent les partisans de l'origine parasitaire, ou l'*eczéma sec circiné*, comme disent les autres, a donc une histoire encore très obscure; c'est pourquoi nous citerons les principales publications qui ont été faites à son sujet ou au sujet d'affections confondues avec lui.

— Érythème marginé (*Rapports de cette affection avec le rhumatisme*), par Sevestre, Hayem, *Rev. des sc. méd.*, t. III, p. 668. *Gaz. Hôp.*, 1874, p. 64 (voir Érythèmes arthritiques).
— Érythème marginé rhumatismal de tout le corps et devenant bulleux (voir Érythème multiforme), par Martin (Hayem, *Rev. des sc. méd.*, t. VIII, p. 810); (*Arch. of Dermat.*, 1877, p. 151).
— Some remarks on the eczema marginatum of Hebra, par Thin (*Archiv. of Dermat.*, 1877, p. 267).
— Erythème circiné, par Lailler (*Progrès méd.*, 1877, p. 163).
— Eczéma circiné de la face, de nature arthritique, par Seguin-Lagrange (*Ann. de Dermat.*, 1877, 1878, p. 292).
— On eczema marginatum, par M. Call Anderson (*Bristih med. chir. Review*, 1868, t. XLII, p. 540).
— Review of Pick and Hebra's discussion : Eczema marginatum, par Keyes (*Journal de Henry*, 1870, t. I, p. 40).
— Deux cas d'eczéma marginé par Hébra (*Archiv. of Dermat.*, 1878, p. 171).
— On a combination of eczema marginatum with onychomycosis and on parasitic sycosis, par Neumann (*Archiv. of Dermat.*, 1874, p. 340).
— Eczema marginatum, par Hazlehurst (*Arch. of Dermat.*, janvier 1879, p. 77).
— So called eczema marginatum, par E. Fox (*Arch. of Dermat.*, 1878, p. 291). (*Braitwaite's retrospect of med.*, 1870, t. LXI, p. 211). (*Rev. des sc.méd.*, Hayem, 1879, t. XIII, p. 624).
— De l'eczéma marginé d'Hébra, tinea circinata cruris, par Bulkley (*Rev. des sc med.*, Hayem, t. XII, p. 363) (*Arch. of Dermat.*, 1878, p. 169 et p. 57).
— Eczéma marginé, par Vidal (*Gaz. Hôp.*, 1879, p. 37).
— Eczéma marginé, par Besnier (*Journ. de méd. et de chir. pratiques*, 1879, p. 353).
— Kaposi (t. II, p. 449).

I. — PARASITES DE LA PEAU OU DERMATOPHYTES.

L'état actuel de nos connaissances sur les *dermatophytes* a été bien résumé par Balzer (*Archiv. de méd.*, 1881). On peut dire avec lui que les *parasites végétaux cutanés* peuvent être divisés *en deux classes :*

La *première* comprend les parasites spéciaux, caractéristiques, jouant un rôle *fondamental* et toujours identique dans l'affection cutanée uniquement déterminée par eux achorion Schönleinii (favus), trichophyton tonsurans de Gruby et Malmsten (tricophytie cutanée, sycosis, teigne tondante), microsporon furfur d'Eichtedt et de Robin (pityriasis versicolore).

La *seconde* renferme les parasites qui jouent un rôle *secondaire* ou *peu connu* dans les affections cutanées qu'ils accompagnent, c'est-à-dire le parasite de la pelade, les spores de Malassez, le microsporon minutissimum, le microsporon dispar, les microbes de la peau, les parasites correspondant à ces affections mal déterminées désignées sous les noms d'herpès tonsurans maculosus, d'eczéma marginé, de pityriasis rubra circinata, ceux du psoriasis, des ulcères cutanés, du furoncle, de l'acné varioliforme, etc.

Les trois espèces de champignons de la première classe sont seules aujourd'hui considérées comme complètes, c'est-à-dire comme constituées par des *éléments de végétation (filaments ou tubes de mycélium)* et par des *éléments de reproduction* (spores). En effet, dans cette végétation, tout dérive de la spore; en s'allongeant et en se développant, elle forme le *tube sporifère* ou *filament de mycélium.* Dans l'intérieur du tube fertile la substance centrale se segmente et cette segmentation donne lieu à de nouvelles spores destinées à la même évolution. Cette transformation sporulaire ne se fait qu'à l'extrémité des tubes, qui seule arrive à l'état de fructification.

Ces données simples (Balzer, *loc. cit.*) sont utiles à retenir, car elles expliquent les variations que nous observons dans les manifestations cliniques des parasites. En effet, les dermatophytes peuvent se comporter de trois façons différentes : 1° ils peuvent évoluer indéfiniment, tant qu'ils trouvent les conditions nécessaires à leur développement; 2° après avoir envahi un certain département de la peau, ils peuvent rester stationnaires, inertes; 3° ils peuvent disparaître spontanément après avoir subi leur évolution complète.

Le mucor, l'*oïdium albicans du muguet* se rapprochent aussi d'une manière évidente des autres types de champignons complets. On peut même dire que les parasites cutanés sont loin de présenter la même régularité dans leur végétation.

Méthode d'examen. — Les *méthodes d'examen* applicables à l'étude des parasites végétaux de la peau sont des plus simples : « Les parasites étant presque constamment mélangés d'impuretés diverses et surtout de graisse, il est nécessaire de faire subir un ou plusieurs *bains d'éther ou d'alcool* absolu aux fragments d'épiderme ou de masse parasitaire que l'on désire étudier. Ensuite on les dissocie et on les examine dans une solution de soude ou plutôt de potasse (de 10 à 40 pour 100). Ces liquides ont la double propriété de dissocier les cellules épithéliales, d'éclaircir la préparation et de mettre par conséquent le parasite en évidence » (Balzer).

Procédé rapide de coloration et de conservation des parasites végétaux de la peau. — Dans ses récentes recherches, Balzer a enfin trouvé (*Gaz. méd.*, mai 1882) un procédé sûr de *coloration permanente des spores* qui permet de conserver indéfiniment une préparation de microphytes. Ce procédé consiste dans les opérations suivantes : 1° Dégraissage des parties à examiner dans l'éther ou l'alcool ; 2° coloration dans la solution alcoolique d'*éosine* saturée ; 3° lavage à l'eau distillée ou mieux dans la solution de potasse à 40 pour 100 ; 4° montage et conservation dans la solution de potasse à 40 pour 100. Lorsque la préparation est suffisamment nette, on pourra substituer la solution saturée d'acétate de potasse à la solution de potasse. Le réactif se fixe sur le noyau des spores tandis qu'il respecte leur enveloppe. Le même procédé peut servir à colorer les microbes dans les tissus ou dans les liquides. Ce procédé est réellement excellent; grâce à lui, on met en lumière, avec une netteté merveilleuse, tous les caractères histologiques des mycodermes. Nous allons maintenant les résumer brièvement.

Achorion. — Les *éléments* du godet favique se composent : 1° de *spores* de forme très variable, dans lesquelles le travail de segmentation est souvent décelé avec la plus grande netteté par les étranglements que présente leur noyau; 2° de *tubes* de mycélium d'une forme irrégulière et ramifiés à courts intervalles. Ils sont constitués par une série d'articles placés bout à bout; leur paroi est amorphe et homogène. Leur contour est formé par une substance semblable à celle du noyau des spores, le plus souvent en voie de segmentation ou déjà segmentée (tubes sporifères).

Les éléments de l'achorion peuvent germer par simple bourgeonnement du noyau des spores ou segmentation consécutive, ou bien encore la spore, en se développant, fournit un ou plusieurs prolongements qui se transforment en tubes de mycélium. A ceux-ci succèdent les tubes sporifères, puis enfin les chaînes des spores terminales.

Végétant d'abord dans les couches superficielles de l'épiderme, le champignon s'enfonce dans le goulot du follicule pileux, dans l'épaisseur de la gaine épithéliale interne. Il dilate l'infundibulum pilaire et se moule sur sa paroi, de manière à former la masse conique jaune-soufre à laquelle on donne le nom de *godet favique.*

Le poil engainé par ce godet en occupe le centre ; respecté d'abord par le parasite il ne tarde pas à être envahi. L'achorion traverse *directement* la cuticule et l'envahit

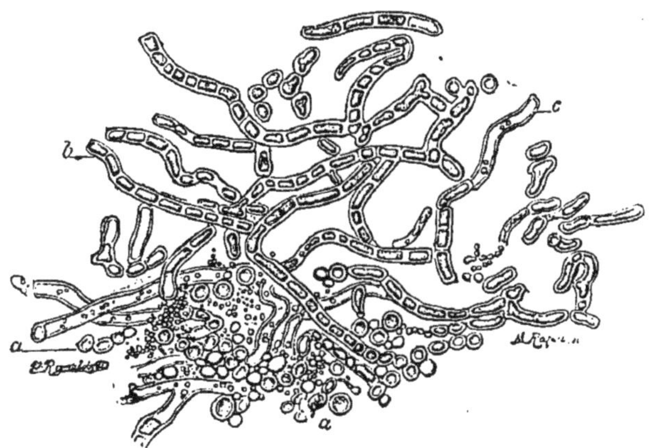

Fig. 36.

Achorion schonleinii, préparé par dissociation après l'action de la potasse à 40 pour 100: a, spores; b, chaînes de spores terminant les filaments du thallus qui sont alors composés d'articles courts; c, véritables filaments du thallus composés d'articles allongés et clairs, grossissement 400 diamètres. (D'après Cornil et Ranvier.)

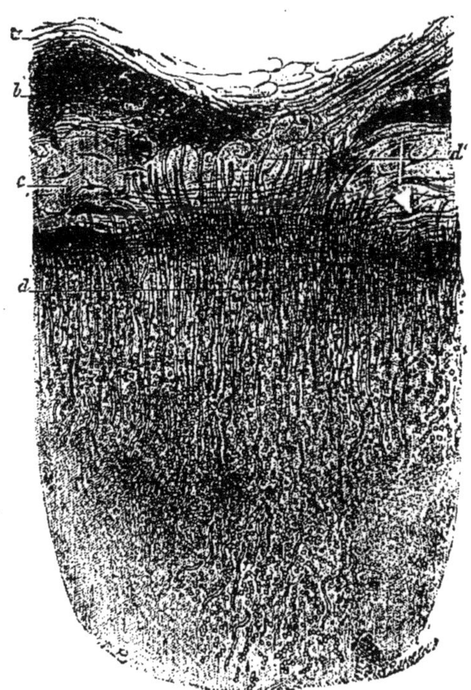

Fig. 37

Coupe transversale de la peau au niveau d'un godet favique : a, épiderme; b, couche superficielle du derme irrité; c, couche profonde du derme; d, d, filaments du mycélium s'enfonçant dans le derme et terminés par des chaînes de spores.

(D'après Cornil et Ranvier.)

d'emblée (Unna); plus souvent peut-être, il ne l'envahit qu'après avoir pénétré dans l'infundibulum jusqu'à la limite inférieure de la cuticule, au-dessous de laquelle il passe pour germer ensuite dans l'épaisseur du poil (théorie de détour). Pendant longtemps, ainsi que l'a vu Unna, le parasite s'arrête devant les cellules du bulbe pileux *comme devant un mur;* mais il finit par détruire cette barrière. Il franchit la gaine épithéliale externe du poil; à son contact, le derme ne tarde pas à s'ulcérer, et c'est à ces ulcérations que sont dues les cicatrices que l'on observe après la guérison du favus. La destruction des papilles des poils et l'alopécie cicatricielle mettent fin à l'évolution de l'achorion.

Tricophyton. — Les *tubes* du tricophyton se voient surtout dans les squames; ils sont peu nombreux, très allongés, peu ramifiés, habituellement grêles et peu flexueux. Leurs cloisons représentent les extrémités d'éléments placés bout à bout. Leur contenu

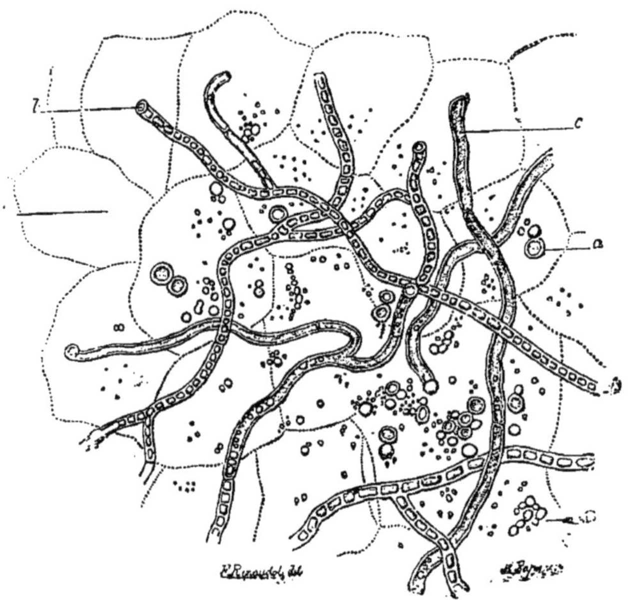

Fig. 38.

Tricophyton tonsurans, dissociation des lamelles épidermiques provenant d'une plaque d'herpès circiné: a, a, spores; b, b, filaments du *mycélium* composés d'articles courts; c, c, filaments du mycélium composés d'articles longs et clairs; d, cellules épidermiques, grossissement 400 diamètres. (D'après Cornil et Ranvier.)

est constitué par des spores ou par une matière grenue en voie de segmentation. Les *spores* sont souvent disposées en séries régulières; leur volume est très variable; elles sont elliptiques ou ovalaires.

Les poils constituent évidemment le siège de prédilection de la végétation tricophytique; c'est là que le champignon prend aussi tout son développement. Il l'envahit d'abord par la base, comme l'achorion; les spores et les tubes, respectant le bulbe du poil, s'élèvent vers son extrémité libre, occupant d'abord le voisinage de la cuticule; la substance médullaire reste indemme pendant longtemps, mais plus tard le poil entier est envahi par le parasite qui fait éclater la cuticule et dissout complètement les diverses couches du cheveu.

Parmi les diverses formes de tricophytie, il en est une fort remarquable; plusieurs exemples ont été observés dans ces derniers temps dans les services de Fournier et Besnier; elle offre à considérer des éléments très volumineux, dont il est facile par cela même de suivre la germination. Ce *tricophyton à grosses spores* se voit principalement, dans les régions couvertes et chaudes, notamment dans la région inguino-scrotale, où il donne lieu à un érythème intense avec démangeaisons vives. Il faut signaler comme un caractère important de ce tricophyton son peu de tendance à envahir les poils. Dans le dernier cas examiné dans le service de M. Fournier, ils étaient parfaitement sains.

MICROSPORON FURFUR[1]. — Ce microphyte se présente sous l'aspect suivant :

Des amas de spores, disposées en îlots, ou plutôt en *grappes*. Chaque grappe se compose de 10 à 50 spores. Ces grappes sont séparées les unes des autres par des espaces plus ou moins grands qui sont occupés par des tubes. De la périphérie des grappes, partent des filaments de mycélium qui le plus souvent sont ramifiés en éventail ou bien en forme de rayons.

Plus loin, ils sont irrégulièrement disséminés, soit isolés, soit fasciculés; dans ce dernier cas, les faisceaux, en s'interposant entre les cellules superficielles de l'épiderme (couche cornée), déterminent la desquamation. Très rarement la desquamation est formée par le parasite seul.

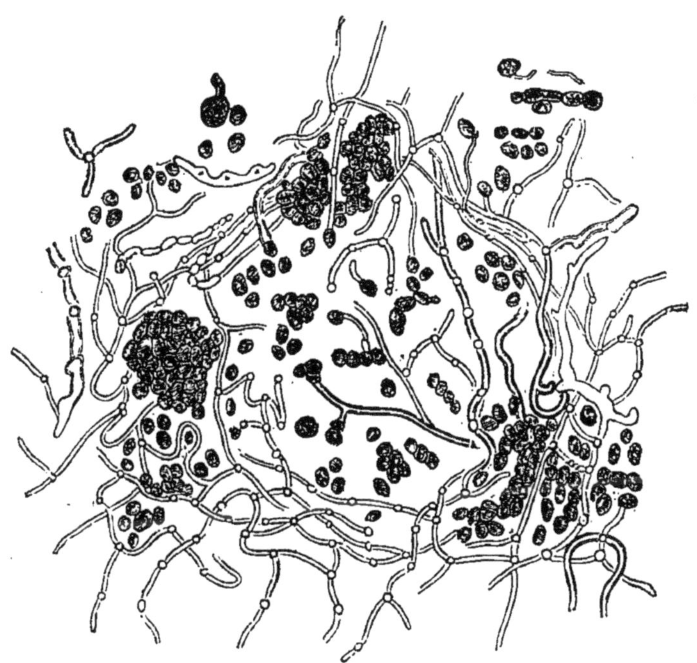

Fig. 39.

Microsporon furfur, champignon du pityriasis versicolore. Grossissement d'environ 700 diam. (dans le dessin on n'a pas représenté les cellules épidermiques dissoutes). (D'après Kaposi, trad. franç.)

1. Cette dénomination est détestable : d'une part, toutes les spores sont petites; d'autre part, celles du pityriasis versicolore ne sont pas les plus petites que l'on connaisse. Enfin le mot *furfur* indique mal que le parasite donne lieu à une légère desquamation ; il semblerait signifier que c'est le parasite lui-même qui desquame; en tout cas le furfur est loin d'être caractéristique de la lésion. Ne vaudrait-il pas mieux choisir pour dénommer ce champignon une de ses dispositions les plus frappantes et les plus constantes, par exemple, sa disposition en *grappes de raisin*, et l'appeler par conséquent *Botrudion*, du mot grec Βοτρυδίον, qui signifie : *petite grappe*, et ajouter, si l'on veut, la qualification *épidermiton*, pour rappeler que ce parasite affectionne et ne dépasse jamais les couches les plus superficielles de l'épiderme? Depuis que ces notes sont faites (mai 1882), Besnier a publié deux articles dans la *Gazette hebdomadaire*, où le pityriasis versicolore est bien étudié d'après les données les plus récentes.

Les *spores* ont d'ailleurs un volume variable; elles sont pour la plupart arrondies, mais présentent un léger aplatissement central. Elles se colorent plus rapidement que celles des autres dermatophytes; aussi la préparation devient-elle très promptement fort nette et distincte; toutefois, au bout d'un, de deux et même de trois jours, les spores se sont encore mieux imprégnées de matière colorante et elles apparaissent bien plus brillantes.

Les *tubes* sont courts, par conséquent peu ramifiés, les uns droits, les autres recourbés; en général, ils sont isolés les uns des autres, et peuvent se placer bout à bout. Comme les spores, ils ont une membrane d'enveloppe transparente et un contenu, de telle façon qu'on y constate un double contour. Le contenu, ici comme pour les autres champignons, se segmente pour former des spores; dans certains tubes, on peut saisir la segmentation sporadaire; dans d'autres, on n'aperçoit qu'un contenu compact et homogène. Ce contenu apparaît merveilleusement quand il est coloré par la méthode de Balzer. Sa gaine protoplasmique ne se colore pas et on ne voit pas de segmentation. Il est facile de cultiver cette mucédinée qui germe même dans la glycérine neutre.

La *crasse parasitaire* que Köbner inocula avec succès en 1864 sur la peau de l'homme, mais dont la contagion avait été démontrée bien auparavant par les médecins de l'hôpital Saint-Louis (Cornil et Ranvier, p. 1222), a, en *règle générale*, un développement extrêmement lent. Comme nous l'avons déjà dit, elle végète entre les lamelles de l'épithélium corné; elle peut occuper l'épaisseur tout entière de la couche cornée, mais ne pénètre pas dans le corps muqueux. Toutefois, *dans certains cas*, le développement est soudain, rapidement généralisé, l'éruption affecte une forme aiguë, donne lieu à des taches rouges, et, dans ce cas, le corps muqueux est légèrement intéressé. La couche cornée est comme gonflée par le parasite, tant elle est infiltrée, et elle peut même paraître saillante et papuliforme. Mais, quelle que soit l'abondance de sa végétation, le parasite ne pénètre jamais les poils, même lorsqu'ils sont restés longtemps en contact avec le champignon; et pourtant, comme le fait remarquer Besnier, l'épiderme de l'infundibulum pilaire et de l'orifice des glandes est infiltré de microphytes. Il ne faut pas chercher ailleurs la cause des récidives si fréquentes et si tenaces de la végétation épidermophytique; en effet, il est exceptionnel d'arriver à vider complètement et simultanément tous les pores de la peau de toutes les cellules épidermiques malades.

Nous terminons en rappelant que l'on a pu observer sur un même point du tégument l'existence simultanée de plusieurs microphytes.

II. — PARASITES DES MUQUEUSES.

Après l'étude des parasites végétaux de la peau il y a lieu de dire quelques mots des *parasites des muqueuses*. En effet, les affections des téguments internes ne sont pas moins intéressantes que celles du tégument externe, et nous avons vu que les lésions de la muqueuse linguale, par exemple (voir pages 347 note et 370), étaient encore loin d'être bien connues, même par les spécialistes.

DU MUGUET. — *Syn.* : Stomatite crémeuse ou pultacée.

Définition. — C'est une affection de la muqueuse buccale, deutéropathique, non inflammatoire, non épidémique, mais contagieuse, caractérisée essentiellement par la production de plaques blanchâtres formées de cellules épithéliales et d'éléments parasitaires.

Siège. — Le muguet a pour siège de prédilection la langue et la bouche. Il y existe davantage quand il existe ailleurs, et souvent il ne se montre que là. Il s'étend ensuite au pharynx, à l'œsophage, à l'estomac, à l'intestin, c'est-à-dire à toute l'étendue du tube digestif, voire à l'anus. Billard, Valleix, Lelut, Parrot ont démontré l'existence du *muguet gastrique*.

Contrairement à ce qui existe pour la bouche, les plaques parasitaires sont adhérentes à la muqueuse et forment des saillies mamelonnées ou amas de spores qui remplissent les glandes gastriques et pénètrent jusque dans le tissu sous-muqueux. Parrot n'a observé le *muguet intestinal* que dans le cæcum dont le contenu remplit la condition nécessaire au développement de la mucédinée en constituant un milieu acide. Parrot doute de son existence à l'anus, trop fréquemment essuyé ou lotionné ou même traversé par des selles, pour que le végétal ait le temps de s'y développer. « Peut-être les plaques cryptogamiques que l'on a recueillies à l'anus venaient-elles de plus haut. » La *mu-*

queuse respiratoire a pu être aussi envahie par le champignon. Damaschino a observé des plaques flottant au niveau des replis arythéno-épiglottiques. Lelut en a vu au niveau des cordes vocales inférieures dans cette région où l'épithélium vibratile est remplacé par un épithélium pavimenteux. Parrot a démontré par l'examen microscopique l'existence du *muguet du poumon*.

Symptômes. — Quel que soit le siège, les plaques ont deux caractères fondamentaux : 1° une teinte spéciale d'un blanc laiteux; 2° une adhérence nulle ou très faible. Au début, quand l'enduit est peu étendu, il est *relativement* adhérent; il faut, pour le séparer de la muqueuse, un certain frottement. C'est sur le dos de la langue qu'il paraît tout d'abord; les papilles, en effet, y sont plus développées; la muqueuse, qui n'est pas humide ni lisse comme à la face interne des joues, peut mieux recevoir et retenir les spores.

L'apparition du muguet est précédée par une rougeur foncée, sombre, de la muqueuse buccale qui prend une teinte violacée. Il y a en même temps une assez grande sécheresse de la bouche, un état spécial comme vernissé de la muqueuse, tenant à la desquamation partielle de l'épithélium dont les couches superficielles se détachent (langue de chat). Enfin il y a un notable degré d'irritation. Cette phase initiale est constante (Damaschino). Sur cette muqueuse rouge apparaît bientôt un *semis de petits points blanchâtres*. Réguliers, arrondis, légèrement mamelonnés ou coniques, lisses, ils s'étalent peu à peu, deviennent des plaques et forment même parfois des couches membraniformes assez étendues pour ressembler à de fausses membranes ayant un millimètre et plus d'épaisseur. C'est surtout dans l'espace intermaxillaire des joues, c'est-à-dire dans un point peu exposé au frottement, qu'on les trouve. Ces plaques rappellent aussi par leur teinte blanchâtre et par leur consistance crémeuse l'aspect du lait coagulé. Toute la bouche est envahie : face interne des joues et des lèvres, face dorsale, bord et frein de la langue, voûte palatine, voile du palais, cavité pharyngienne où le végétal affecte surtout la disposition dite en *grains de semoule*. La bouche est fortement acide; depuis les travaux de Gubler on sait que l'acidité du milieu est nécessaire pour le développement du parasite, mais il n'y a pas de muguet toutes les fois que la bouche est acide (Parrot). Il y a en même temps quelques troubles fonctionnels qui consistent dans de l'inappétence, de la gêne de la déglutition, de la gêne pour prendre le sein; à cause de la douleur due à l'irritation de la bouche, l'enfant peut même s'éloigner du sein en criant.

On observe aussi la diarrhée. Elle existe dès le début, au point que Valleix a cru que le muguet était, dès le début, une affection intestinale. Elle est verte, acide, fétide; parfois elle est cholériforme et prémonitoire des accidents les plus graves : amaigrissement rapide, cyanose, algidité, affaiblissement du cri, extinction de la voix et enfin mort.

Dans les cas moins graves, ou du moins dont l'évolution est moins rapide, on voit succéder bientôt à la diarrhée acide qui s'établit définitivement, un érythème de la région fessière suivi par une éruption de vésicules qui peuvent s'ulcérer et s'étendre. Cet érythème consécutif au flux intestinal irritant se produit de la même façon que les érosions des narines, à la suite d'un flux nasal abondant et persistant (Damaschino). La cachexie peut s'accentuer, les ulcérations cutanées se forment aux points où existent des saillies osseuses; ces ulcérations peuvent même, au dire de Trousseau et de Delpech, se recouvrir aussi de plaques de muguet. Le plus souvent, il y a du sclérème ou endurcissement du tissu cellulaire qui est la conséquence des pertes liquides abondantes subies par un organisme gravement atteint. Ce n'est en général que par suite de l'athrepsie que le muguet fait des progrès et s'étend de la bouche aux régions plus profondes. Pendant toute la durée de l'affection parasitaire il n'y a pas de fièvre. La température est normale (Roger) ou abaissée (Parrot).

L'athrepsie est le fait du trouble de la nutrition générale, elle n'est pas la conséquence de l'affection buccale, elle en est plutôt la cause. En effet, le muguet n'apparaît jamais que sur un organisme déjà souffrant; en aucun cas il ne constitue la maladie tout entière (Parrot); par conséquent il faut se garder de lui attribuer les troubles qui l'accompagnent.

Marche. — Elle est en rapport avec l'état général; si celui-ci est mauvais, le muguet peut se développer avec une rapidité surprenante. Si l'enfant est placé dans de bonnes conditions hygiéniques et soumis à un traitement approprié, la guérison sera obtenue, bien que les plaques enlevées se reproduisent assez vite et plusieurs fois de suite.

Anatomie pathologique. — Si on enlève une des plaques ou des fausses membranes du muguet, on voit que la muqueuse sous-jacente n'est pas ulcérée et qu'elle ne saigne même pas. La plaque est composée d'épithélium qui en constitue la trame ou le canevas. Les lamelles sont formées de cellules jeunes et vieilles réunies par du mucus, granuleuses ou granulo-graisseuses. L'élément le plus important de ces productions consiste dans un *cryptogame* de la *famille des champignons*, du *genre oïdium*. Déjà entrevu en 1840 par Berg, de Stockholm, il fut étudié par Gruby, sous le nom d'*aphthophyta*, et par Robin, sous celui d'*oïdium albicans*, puis par Gubler, Laboulbène et Quinquaud. C'est un *champignon complet*, composé par conséquent de mycélium, de tubes et de spores, tantôt libres, tantôt en chaînettes. Les filaments tubuleux sont cloisonnés de distance en distance et offrent souvent au niveau de leur cloisonnement des étranglements, indice certain de la formation des tubes. Ce sont, en effet, les spores qui, allongées et développées, leur donnent naissance en se segmentant.

Les tubes sont souvent ramifiés et se terminent par des spores (fleurs et fruits) ovoïdes, brillantes, à bords nets et réfringents, très souvent accolées aux cellules épithéliales sur lesquelles elles se réunissent *par groupes*. On voit que cette disposition et cette évolution ne diffèrent pas de celles des autres parasites. Il ne faudrait pas croire que l'oïdium ne détermine jamais des altérations dépassant l'épithélium des muqueuses. Parrot a vu affecter le derme et même le tissu sous-muqueux ; il a trouvé des tubes dans la couche muqueuse et même dans la tunique musculeuse de l'œsophage et de l'estomac et jusque dans les glandes stomachales. Damaschino en a vu dans les lacunes ou cryptes des amygdales et jusque dans le conduit excréteur des glandes en grappes du voile palatin. L'oïdium diffère d'ailleurs, au point de vue histologique, du *leptothrix buccalis*, qui est

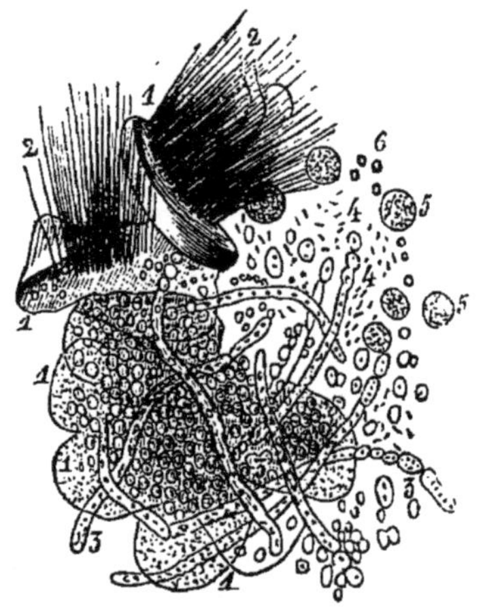

Fig. 40

1, 2, filaments du *Leptothrix buccalis* sur leur gangue. — 3, spores et filaments réceptaculaires de l'*Oïdium ablicans*. — 4, vibrioniens. — 5, globules de pus. — 6, granulations graisseuses. (D'après Beauregard et Galippe.)

constitué par une algue consistant essentiellement en *filaments très minces disposés par touffes* et que l'on rencontre sur la muqueuse de la bouche, notamment sur les papilles linguales, en dehors de tout état pathologique, mais souvent aussi associé au muguet, comme dans la figure 40.

L'oïdium albicans n'est pas tout dans le muguet, il ne peut se développer que sous certaines conditions, il lui faut un *terrain spécial*, une *atmosphère humide et chaude* et surtout un *milieu acide* (Gubler). Vainement les spores pourront être accumulées en foule autour d'un individu malade; si la muqueuse buccale n'est pas acide et altérée, le parasite ne pourra pas se développer.

Delafond a fait des expériences intéressantes sur le muguet si contagieux des agneaux (*Gaz. hebd.*, 1858, p. 909). Prenez, dit-il, un agneau bien nourri, bien portant, dont la bouche est intacte et la salive alcaline, il sera impossible de lui communiquer le muguet;

mais si vous affaiblissez le même animal par une abstinence prononcée ou si vous en choisissez un dont la santé soit altérée, le muguet végètera. L'agneau malade le transmettra ensite aux mamelles qu'il tette où un autre agneau pourra à son tour le contracter.

En effet, si le muguet n'est pas épidémique, il est nettement contagieux. La transmission peut se faire d'une façon immédiate ou bien médiate au moyen de l'air qui est le véhicule le plus habituel des spores; mais ici, comme partout, domine la réceptivité morbide.

Cette genèse (champignon spécial, terrain favorable) est la même ici que pour la plupart des maladies cutanées parasitaires.

C'est ainsi que le microsporon furfur affectionne tout particulièrement les peaux de gens cachectiques ou peu adonnés aux soins de propreté; il n'en est pas autrement pour toutes les autres maladies de même nature. Si le muguet frappe avec une fréquence beaucoup plus grande les nouveau-nés, c'est qu'ils sont particulièrement sujets à l'état morbide du tube digestif sans lequel il ne peut exister. Si on l'observe surtout dans les hospices d'enfants, dans les maternités, dans les crèches, c'est que l'athrepsie sévit d'une manière endémique dans ces établissements (Parrot). C'est donc bien une affection deutéropathique par excellence, et, quoi qu'en ait dit Trousseau, Parrot n'admet pas de forme exclusivement locale du muguet. Pour que le sein d'une nourrice soit le siège d'une végétation d'oïdium, il faut aussi qu'il présente au végétal un milieu acide, sans quoi le parasite ne se développera pas. Seux a montré que le mamelon pouvait transmettre le muguet d'un nourrisson à un autre sans être lui-même contagionné.

Le muguet coïncidant avec les maladies puerpérales doit se rattacher à l'alimentation vicieuse des enfants allaités par une nourrice dont la maladie altère la sécrétion lactée.

Le muguet se montre pendant toute la durée de l'allaitement, mais il est plus fréquent pendant les 5 ou 6 premiers mois.

Quoique chez les nouveau-nés l'hygiène défectueuse et l'alimentation vicieuse planent toujours au-dessus du muguet, il est ordinaire de voir cette affection disparaître dès que les enfants sont bien soignés. Au contraire, chez l'adulte et chez le vieillard, le muguet est toujours une affection consécutive à un état général grave compromettant l'existence. Il apparaît alors comme l'expression ultime d'une maladie aiguë ou chronique, soit que la cachexie ait été le fait de cette maladie, soit que la débilité ait préexisté. On rencontre le muguet à la dernière période du cancer, de la tuberculose, de la fièvre typhoïde, de la pneumonie et surtout de la pneumonie typhoïde, du rhumatisme et surtout du rhumatisme viscéral grave, de la fièvre puerpérale, des affections des voies urinaires, cystites, pyélo-néphrites, etc....

La *durée* du muguet est très variable. Elle varie chez l'enfant, de 15 jours à trois mois; elle est courte chez l'adulte, car c'est l'indice à peu près certain d'une terminaison fatale et prochaine. Lorsque les malades guérissent, l'acidité buccale s'atténue et finit par disparaître, la rougeur de la muqueuse s'éteint aussi graduellement, puis a lieu la régénération épithéliale.

Pronostic. — Même chez les tout jeunes sujets où il est toutefois moins grave, le muguet est une affection sérieuse, non par lui-même, mais parce qu'il est symptomatique de troubles profonds de l'organisme. Toutefois, il peut très bien guérir.

Diagnostic. — D'abord il faut ne pas laisser passer les plaques inaperçues, et pour cela il faut ne pas omettre l'examen de la bouche. On devra le pratiquer quotidiennement, dès qu'un nouveau-né refusera le sein, ou, chez un adulte cachectique, dès qu'il se plaindra de sécheresse de la bouche, de picotements, de chaleur insolite.

Les plaques du muguet une fois constatées ne seront pas confondues avec l'*accumulation de cellules épithéliales;* celle-ci forme parfois une sorte d'enduit blanchâtre, mais elle n'a lieu que dans les points qui sont à l'abri du frottement et du contact des aliments, elle est rare chez le nouveau-né, elle donne lieu habituellement à des amas épithéliaux sur les gencives, à la voûte palatine ou à l'anus, c'est-à-dire dans des régions où le végétal se rencontre rarement.

Le *lait caillé* ou coagulé en grumeaux forme des filaments ou des masses plus nettement circonscrites et plus saillantes que les plaques parasitaires. De plus, les grumeaux ne sont pas adhérents et la muqueuse sous-jacente est sans rougeur.

Les *aphthes* diffèrent du muguet par leur siège, leur marche, leur disposition primitivement vésiculeuse, puis par la circularité et la dépression des ulcérations qui leur font suite.

Le muguet ne présente jamais ni vésicules, ni ulcérations, il disparaît par le râclage.

Les *stomatites couenneuses* ou *herpétiques* sont très rares chez les nouveau-nés. La *stomatite diphtérique* ne produit pas d'exsudats disposés par grains isolés, petits et saillants, mais bien des plaques blanchâtres ou d'un blanc grisâtre, adhérentes, consistantes et s'étalant en couche épaisse sur la muqueuse. L'existence de l'albuminurie et de l'adénopathie sous-maxillaire dans la diphtérie lèvera tous les doutes.

Parrot croit que souvent on a pris pour du muguet *les kystes épidermiques* décrits par Guyon et Thierry. Sur 407 enfants ces auteurs ont observé 343 fois ces petites saillies d'un blanc laiteux, isolées ou confluentes, dont les plus grosses atteignent à peine le volume d'un grain de millet, qui se réunissent parfois en plaques ou en traînées. Mais loin d'être disséminés dans la bouche, les kystes épidermiques ont un siège très circonscrit, constant, le raphé médian de la voûte palatine ; autour d'eux la muqueuse n'est nullement altérée, nullement rouge; ils résistent aux lavages et aux frictions légères.

Enfin le *microscope* montrera l'existence des spores et des tubes de l'oïdium et fera faire le diagnostic. C'est ainsi que le *muguet préputial* admis par Trousseau et par Delpech, rejeté par Parrot, peut être admis, puisque Hutinel a pu trouver le végétal sur les plaques de smegma dans la balanite d'un diabétique.

Traitement. — Le traitement local consistera dans l'ablation des plaques de muguet avec un linge sec, dans l'usage de gargarismes et de boissons alcalines et dans l'application, au moyen d'un pinceau rude, d'un collutoire composé de parties égales de borate de soude ou de chlorate de potasse et de miel rosat. Le traitement général consistera dans l'emploi des toniques (café, vin, lait, etc.), dans l'observation scrupuleuse de l'hygiène, dans la propreté exquise de la bouche et du corps des enfants ainsi que des seins des nourrices, dans l'aération des salles où l'on évitera l'encombrement et la contagion soit médiate soit immédiate. De l'étiologie du muguet découle la prophylaxie.

B. — PARASITES ANIMAUX DE LA PEAU.

GALE.

Syn. — Angl. : scabies, itch ; all. : krätze.

Définition. — La *gale* est une affection contagieuse, causée par un parasite du règne animal, l'*acarus scabiei*, caractérisée par la formation de sillons, de papules, de vésicules et de pustules, avec des excoriations, des croûtes, une inflammation générale de la peau et des démangeaisons.

Symptômes. — Comme la gale a des aspects très différents selon qu'on l'observe à son début ou à un âge avancé, il est nécessaire de commencer sa description dès l'origine, c'est-à-dire à partir du moment où s'effectue la contagion. L'acare est à peine déposé sur la peau qu'il commence à la creuser[1]. Il faut dire sans plus tarder que ce sont les femelles seulement qui pénètrent sous l'épiderme. Une fois sous l'épiderme, l'acare s'y creuse un sillon, y dépose une

1. Aussi, le premier symptôme de la gale est le *prurit, avec exacerbations nocturnes*. Ce prurit est variable selon les sujets : très intense chez les gens nerveux, il peut être faible chez les analgésiques (hystérie, alcoolisme). On l'a employé parfois pour tenter de sortir de leur apathique indifférence les aliénés mélancoliques. Au début, il n'y a que des éruptions mal déterminées et des traînées érythémateuses; la peau n'est intéressée que dans la mesure nécessaire à l'alimentation des sarcoptes, dont la vie est toute superficielle (mâles, larves, nymphes).

grande quantité d'œufs, et il y habite pendant toute sa vie. On dit que l'acare mâle ne pénètre jamais dans la peau, mais qu'il vit à sa surface. Selon la profondeur à laquelle le parasite a pénétré, selon la susceptibilité de la peau, la nature des lésions ultérieures varie. Quelque temps après le moment de la contagion, un certain nombre d'œufs sont éclos, et chacun des jeunes sarcoptes commence à se frayer un sillon pour lui-même. Ainsi au début de la gale, il y a des causes d'irritation en différents points qui sont caractérisées par la formation de papules et de vésicules plus ou moins enflammées. Si à ce moment on fait un examen minutieux de la peau, on voit souvent le commencement de petits sillons, bien qu'à cette époque ils soient encore peu prononcés. Les lésions se localisent à une petite région, ou bien elles se généralisent ; on les retrouve seulement aux mains qui sont généralement malades les premières, ou bien on en voit dans d'autres régions. Elles se développent rapidement et dans l'espace de deux semaines la gale s'est généralisée. Alors les lésions consistent en sillons parfaitement reconnaissables, en nombreuses petites papules, en vésicules pleines de liquide, en pustules de différentes grosseurs ; il y a des excoriations, des traces de grattage, des fissures, des vésicules et des pustules rompues et recouvertes de croûtes sanguinolentes qui toutes reposent sur des portions de peau plus ou moins enflammées. Il faut bien savoir que, lorsque la gale est confirmée, elle ne se compose pas d'une ou deux lésions, mais d'un grand nombre. C'est un de ses caractères bien connus, que la « *gale est une affection à lésions multiples et polymorphes* ».

La gale s'étend de jour en jour, et, dans l'espace d'un mois ou de six semaines, elle occupe toute la surface du corps ; certaines régions sont toujours plus affectées que d'autres, et quelquefois même elles sont le siège d'une violente inflammation. Plus la gale est ancienne, plus les troubles cutanés sont violents ; toutefois elle n'est pas plus facile à reconnaître pour cela, car au bout d'un certain temps les excoriations et les croûtes la rendent méconnaissable.

Tels sont les *caractères généraux* de la gale ; je dois indiquer maintenant les lésions en particulier.

Le *sillon* est tracé par l'acare qui pénètre dans la peau et qui se fraye un chemin immédiatement au-dessus de la couche cornée de l'épiderme soulevé par le parasite comme la terre l'est par la taupe. Il se présente sous l'aspect d'une petite élevure linéaire de l'épiderme qui a de un à huit ou dix millimètres de long, et en moyenne deux à quatre millimètres; il est généralement irrégulier, tortueux; sa couleur est jaunâtre ou blanchâtre, quelquefois il est coloré ou noirâtre, grâce à la profession du malade, ou aux poussières étrangères qui se collectent à sa surface. Il se termine généralement d'une façon abrupte, par un point noir qui est plus saillant et plus brillant, ce qui indique le point qu'habite le parasite dans la couche cornée.

Tels sont les sillons qu'on observe généralement entre les doigts; sur les autres points du corps, ils sont ouverts et déchirés par le grattage avant qu'il n'aient atteint leur entier développement.

Les papules, les vésicules et les pustules ont des caractères spéciaux, leur marche diffère de celles qu'on observe dans les autres affections. Toutes ces lésions s'observent généralement en même temps et à des périodes diverses de leur développement. Les papules sont généralement nombreuses, toujours petites, et souvent elles sont les premières lésions dans l'ordre d'apparition. Souvent la gale reste à l'état papuleux. Les vésicules sont petites ou grosses, leur forme, comme leur volume, est variable, elles reposent habituellement sur une base enflammée et suintent abondamment. Souvent on voit à leur sommet un petit sillon, au-dessous duquel on retrouve l'acare quand les lésions sont récentes. C'est là un des caractères pathognomoniques de la gale vésiculeuse; on l'observe également dans la gale pustuleuse. Les vésicules restent à l'état de vésicules ou se transforment en pustules, qui, si on ne les arrache pas, deviennent grosses comme un pois ou même davantage. Quand elles sont volumineuses, elles ont des contours plus ou moins irréguliers; elles n'ont pas une distribution régulière.

Par le grattage, le malade détermine des *lésions secondaires* qui jouent un rôle important dans la pathologie de la gale. Ce grattage donne lieu à des excoriations de différentes sortes; il cause la rupture des vésicules, des papules et des pustules, il déchire l'épiderme et le chorion et il lèse les follicules pileux; il en résulte un écoulement de sang, de sérum et de pus, et la formation de croûtes qui sont généralement nombreuses. Les désordres de cette espèce dépendent de l'âge de la gale, de la susceptibilité individuelle de la peau et aussi de la violence plus ou moins grande du grattage. Plus tard, il se fait une inflammation générale de la peau, une dermatite, avec infiltration, épaississement et pigmentation. En général, toutes les lésions que je viens d'énumérer existent en même temps, et elles indiquent qu'il y a nécessairement une grande altération des tissus. Comme je l'ai fait remarquer, cependant, les lésions dépendent de la sensibilité de la peau, de l'état général et de la santé des individus, des irritations mécaniques, des traitements mauvais, du grattage et d'autres causes.

Les régions atteintes sont caractéristiques; c'est généralement aux mains et surtout aux doigts et aux espaces interdigitaux, que la gale fait ses premières apparitions; puis elle envahit les poignets et surtout le bord cubital, la verge, les seins, puis l'éruption gagne les parties du tronc où la peau est la plus fine. Chez l'homme, la verge est presque toujours malade, parce que les besoins de la miction font qu'on est obligé d'y mettre les mains. Chez la femme, les seins et la région pubienne sont rarement épargnés. L'ombilic, les aisselles, les fesses sont le plus souvent atteints dans les deux sexes. Les membres inférieurs sont rarement malades à un degré prononcé, excepté quand la gale est ancienne; les orteils cependant, surtout chez les enfants, sont souvent affectés.

Jusqu'à présent je ne me suis occupé que des symptômes objectifs, il nous reste maintenant à parler des phénomènes *subjectifs;* ils sont caractérisés surtout par la *démangeaison*, qui ne manque jamais, mais qui est plus ou moins prononcée, selon les cas. Elle commence dès qu'il y a eu contagion, elle augmente graduellement d'intensité et devient très violente; elle varie beaucoup avec la susceptibilité de la peau et le tempérament des individus. Elle est constante, mais toujours *plus intense pendant la nuit.*

Chez les malades prédisposés à l'eczéma, outre la dermatite simple, il peut se développer, sous l'influence de la gale, un eczéma analogue à celui qui succède aux applications irritantes. Dans les pays où la gale est commune, il n'est pas rare de la voir combinée à l'eczéma. C'est toujours une complication fâcheuse qui embarrasse le diagnostic et gêne le traitement. Quand le malade n'a pas de disposition à contracter l'eczéma, la gale ne détermine qu'une simple dermatite qui guérit plus ou moins rapidement après qu'on a détruit le parasite. Quelquefois la gale dure des mois et même des années avant qu'elle ne soit reconnue ou traitée, alors les symptômes que nous venons de décrire sont très exagérés (A).

Étiologie. — Il n'y a pas d'autre cause de la gale que la présence sous l'épiderme du sarcopte; personne n'y échappe; elle se développe sur tous les individus chez lesquels le parasite s'est tracé un chemin au-dessous de l'épiderme; elle est due à la contagion et rien qu'à la contagion; cette contagion est directe ou indirecte; dans le premier cas, l'acare est transmis directement d'une personne à une autre, par une poignée de main, par exemple[1]; dans le second, elle est transmise par l'intermédiaire des vêtements ou des draps de lit dans lesquels se trouve incidemment un acare. Secondairement, le malade s'auto-contagionne par le grattage.

On observe la gale chez des gens de tout âge, chez les enfants et chez les vieillards, aussi bien qu'à toutes les autres époques de la vie; la malpropreté, les vêtements déguenillés des indigents, la vie ou au moins le lit en commun, en un mot, les causes de contagion plus nombreuses chez eux, expliquent la fréquence beaucoup plus considérable de la gale dans les classes misérables. La gale est un peu plus commune chez l'homme que chez la femme, ce qui tient à ce que les hommes usent plus souvent que les femmes de l'hospitalité de nuit. Elle est plus fréquente dans certaines contrées que dans d'autres; en Europe c'est la plus commune des maladies de peau.

Anderson (B) de Glascow, l'a notée 2527 fois sur 10 000 à son dispensaire et 44 fois sur 1000 dans sa clientèle privée. A Londres, Wilson (C) l'a observée 308 fois sur 10 000 cas de maladies de la peau dans sa pratique privée. A Paris et à Vienne la gale est très répandue et plus encore à Paris qu'à Vienne[2].

Aujourd'hui, aux États-Unis, elle est presque rare, mais elle n'est

A. On peut citer comme exemple de gale chronique ce que l'on a désigné sous le nom de *gale de Norvège*. Dans ces cas, la gale est souvent aussi vieille que le malade, et tout le tégument est le siège d'une inflammation chronique avec pustules et croûtes.

1. Ce mode de contagion est très rare, si tant est qu'il soit réel, ce que nous ne croyons pas. Il faut pour contracter la gale un contact intime, mais prolongé. C'est ainsi qu'à l'hôpital Saint-Louis, où l'on soigne plus de 10 000 galeux par an, il n'est pas un seul exemple soit chez les maîtres, soit chez les élèves, de gale gagnée en examinant, touchant ou palpant un malade.

B. *Lancet*, nov. 1871.

C. *Journ. of cutan. Medicine*, vol. III, n° 11.

2. Le nombre des galeux traités pendant l'année 1880 à l'hôpital Saint-Louis a été de 10 149 (*Revue d'hygiène*, Vidal, 1881).

pas également fréquente dans toutes les grandes villes. La statistique de l'Association dermatologique américaine donne une proportion de 148 cas sur 16 865 cas de maladies de peau. Elle est plus fréquente dans les ports de mer qu'à l'intérieur des terres. White (A) de Boston en cite 159 cas sur 5000 cas de maladie de la peau qu'il a observés à la consultation de l'hôpital général du Massachussetts. A New-York, elle est plus fréquente, Bulkley (B) en a observé 62 cas sur 1617 à son dispensaire. A mon dispensaire des maladies de la peau à Philadelphie, je n'en ai vu que 9 exemples sur 1205. Pendant la dernière guerre civile, elle était beaucoup plus commune dans notre pays. La prétendue « *gale des armées* » n'offre aucune particularité spéciale à étudier, c'est une gale simple et commune.

Anatomie pathologique. — Je dois décrire ici le parasite, ses mœurs et ses habitudes ainsi que les désordres qu'il cause.

Le *Sarcopte de la gale* (autrefois désigné sous le nom de « *Sarcopte de l'homme* » par Raspail, et d'« *Acarus scabiei* » par De Geer) est un petit insecte à peine visible à l'œil nu, qui a l'aspect d'un petit corps arrondi, blanc-jaunâtre. Il appartient à la classe des Arachnides (Lamarck), ordre des Acariens (Latreille, Walknaer), famille des Acarides[1]. C'est la femelle qu'on observe généralement; le mâle, qui n'a aucune part démontrée dans les désordres cutanés, se voit plus rarement, probablement parce qu'il habite à la surface de la peau et que seule la femelle ovigère creuse des terriers ou des nids. La femelle adulte examinée au microscope a l'aspect d'un petit corps arrondi, convexe du côté du dos, aplati du côté du ventre, sur chaque côté il y a deux petites dentelures, et, sur la surface ventrale, il y a de nombreuses lignes transversales et ondu-

A. *Boston med. and surg. Journ.*, 27 janvier 1876.

B. *Amer. Practit.*, mai 1875, avril et mai 1876.

1. Voir le travail si complet de Mégnin : *Les parasites et les maladies parasitaires* (Paris, 1880), p. 105, 212 et seq.

Les acares sont ovipares. Quand toutes les conditions les plus favorables à l'inoculation des œufs sont réunies, Mégnin estime que vingt-quatre à quarante-huit heures suffisent pour amener l'éclosion. D'autre part, la durée la plus longue de l'incubation est de dix jours.

Le petit animal qui est sorti de l'œuf a déjà toutes les formes générales de l'espèce acarienne ; il n'en diffère que par l'absence de la quatrième paire de pattes. Avant d'acquérir cette quatrième paire de pattes, c'est-à-dire de passer au deuxième âge, les *larves* subissent deux ou trois mues. Il en résulte des formes acariennes munies de toutes les paires de pattes, mais ne portant encore aucune trace des organes sexuels : ce sont les *nymphes*, qui, comme les larves, habitent toujours à la surface de la peau. On les trouve, ainsi que les mâles, dans les exfoliations cutanées, sèches ou humides, que détermine leur présence.

lées. Sur le dos, il y a des rangées de proéminences coniques, en forme de dents ou d'épines, avec une série de spicules hérissés plus ou moins résistants et en forme d'épine à la partie postérieure du corps. La tête est petite, ovalaire, sa structure est complexe et composée de mandibules, et elle est surmontée de six petits poils. Il n'y a pas d'yeux; les pattes sont très visibles et au nombre de huit, il y en a quatre tout près de la tête, et quatre à la partie postérieure. Les quatre pattes antérieures sont courtes, fortes, coniques, en forme de téton, elles sont articulées, pourvues de suçoirs en aplatis, terminées en cupule et garnies de poils. Les pattes postérieures naissent de la partie médiane du corps et, au niveau de la moitié postérieure, elles sont moins massives que les pattes antérieures et sont armées à leur extrémité de longues soies recourbées; on voit également deux de ces soies de chaque côté et quatre postérieurement. La femelle est plus grosse que le mâle, elle est presque le double, elle a de $0^{mm},3022$ à $0^{mm},4232$ de long sur $0^{mm},2645$ à $0^{mm},3526$ de large. L'anatomie du mâle diffère peu de celle de la femelle, cependant la dernière paire de pattes postérieures est pourvue de suçoirs au lieu de soies[1]. Les organes génitaux sont très apparents. Les jeunes acares et les larves se distinguent des acares adultes en ce qu'ils n'ont qu'une paire de pattes postérieures (A)[2].

1. Les mâles des sarcoptes sont rares, relativement aux femelles (1 pour 10). Ils se reconnaissent *à priori* à la présence des appendices des extrémités postérieures; ce ne sont pas des suçoirs, mais des *ventouses copulatrices* qui servent au mâle à se fixer dans l'accouplement. La faculté génératrice se développe, selon Gerlach, à l'âge de quinze jours. On peut attribuer à chaque femelle un produit moyen de cinq mâles et de dix femelles. Cela fait un million de femelles et cinq cent mille mâles au bout de quatre-vingt-dix jours! Et pourtant la femelle ovigère ne s'accouple plus. L'accouplement ne peut jamais avoir lieu dans un sillon. Le rôle du mâle consiste à féconder les jeunes femelles pubères, et à se nourrir, dit-on, de sérosité qu'il ferait sourdre en déchirant l'épiderme sur des points très limités; ce qui donne naissance à des pustules de gale qui n'ont aucune relation avec les sillons caractéristiques de cette maladie. La femelle fécondée subit encore une mue, c'est-à-dire une de plus que le mâle; c'est alors que se forme le conduit d'accouchement qui n'est pas le même que celui de la copulation (Mégnin).

A. Voir la superbe monographie de M. H. F. Furstensberg, intitulée « Die Krätzmilben der Menschen und Thiere, mit 15 lithographirten, Taflen 10 umrissfiguren und 3 Holzschnitten » qui traite complètement de l'anatomie du Sarcopte scabiei. Leipzig, 1861.

2. La femelle est le sarcopte fouisseur par excellence; *c'est la taupe de la peau.* Pour creuser le sillon où elle va pondre ses œufs, la femelle élève son abdomen au moyen des longues soies de ses pattes postérieures et donne à sa tête une inclinaison de 45°, de manière à mettre l'extrémité de son ventre en contact direct avec la surface de la peau. On voit alors le petit animal déchirer l'épiderme, creuser une logette qu'il agrandit par des mouvements alternatifs à droite et à gauche, et bientôt disparaître entièrement dans le trou. (Bourguignon). Les mandibules sont les seuls organes actifs dans ce travail. Une fois sous l'épiderme, les épines et tubercules du dos aident puissamment

La femelle se fraye une galerie en traversant la couche cornée de

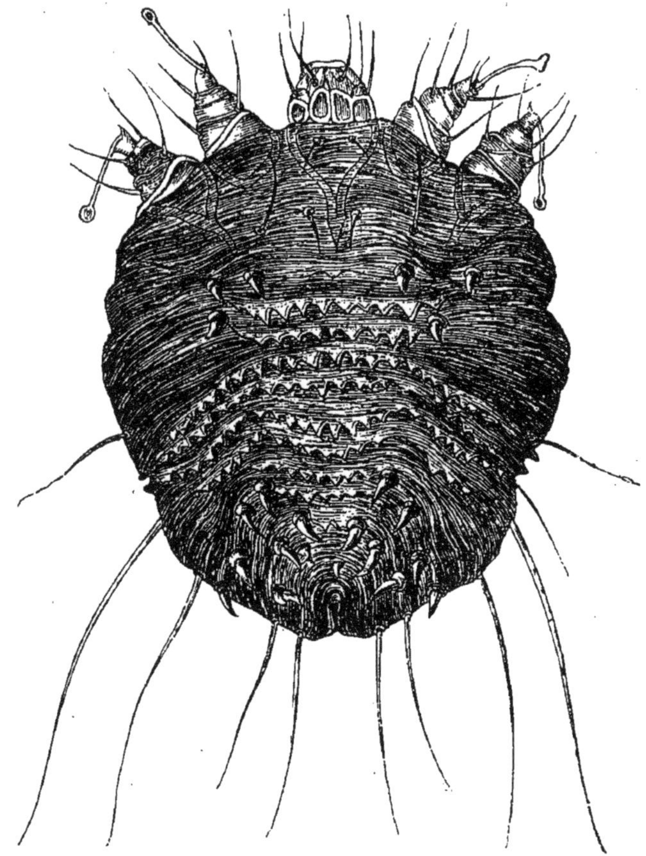

Fig. 41. — Insecte de la gale, femelle pubère, 0,35 millim. de long. sur 0,50 millim. de larg. Face dorsale : une paire d'épines cervicales, derrière lesquelles on trouve l'organe en lunettes, les soies et les (33) cônes de l'épaule, les rangées transverses des squames et des petits ongles, tout à fait en arrière, les 14 épines disposées en 4 séries longitudinales (grossis. de 300 diamètres). (D'après Kaposi, trad. franç.)

l'épiderme perpendiculairement à la surface; une fois qu'elle a pénétré au-dessous de cette couche, elle y dépose ses œufs en même

l'animal à progresser en avant et même l'empêchent tout à fait de reculer. Aussi la femelle ovigère ne sort-elle plus de son sillon une fois qu'elle y est entrée, à moins qu'elle ne soit mise en liberté par des grattages qui auraient détruit son gîte, auquel cas elle s'empresse de s'en creuser un autre.

On voit des sillons ayant depuis un millimètre jusqu'à deux centimètres avec les formes les plus diverses, rectilignes, curvilignes; Hébra en a vu un de dix centimètres de long. Le sillon est percé de petits trous qui sont les points de sortie des larves récemment écloses. La femelle y meurt environ au bout de deux mois et s'y dessèche (Mégnin).

Le sillon siège dans l'épiderme, au niveau du corps de Malpighi, c'est-à-dire dans les couches de cellules jeunes, molles, succulentes, etc.

Les mâles ne soulèvent l'épiderme que pour se loger ; ce logis apparaît comme un petit point brunâtre, situé dans le voisinage des sillons. Ils sont nomades et se tapissent

temps qu'elle se trace un *sillon*. Elle dépose ainsi environ une douzaine d'œufs, puis elle meurt. Ces œufs sont ovalaires et mesurent environ 0^{mm},1763 de long. Si on excise un sillon avec un bistouri ou des ciseaux, et si on le place ensuite sous le champ du

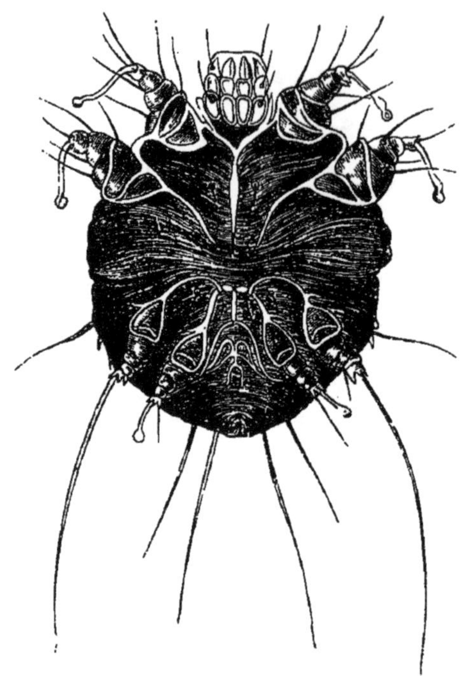

Fig. 42. — Acare mâle, face abdominale. (D'après Kaposi, trad. franç.)

microscope, on voit qu'il contient l'acare avec 10 à 15 œufs, disposés en ligne, des coquilles d'œufs brisées, et de petites taches arrondies et noirâtres qui sont des excréments. Les œufs éclosen

sans cesse sous un nouveau soulèvement épidermique. Dès qu'on a reconnu leur siège, on les extrait aussi facilement que les femelles; mais leur agilité leur permet de se sauver très vite et de dérouter le chasseur. Mégnin en a perdu ainsi un grand nombre qui s'enfuirent rapidement. La vitesse de leur démarche s'élève, d'après cet auteur, à deux centimètres par minute. On voit donc qu'ils peuvent, en une heure à peu près, parcourir toute la longueur du corps humain. Ce sont les mâles, les nymphes et les larves qui sont, dans l'immense majorité des cas, les seuls agents de transmission de la gale. Les acares sont plus vivaces la nuit que le jour; ils sont essentiellement noctambules (Aubé) non pas au sens de *promeneurs* de nuit, mais au sens d'*ouvriers* de nuit. De là les exaspérations nocturnes du prurit.

Dès la plus haute antiquité la gale fut connue. Déjà, au onzième siècle, on la dénonçait comme une maladie parasitaire (voir Mégnin, p. 270). L'animalcule de la gale était très bien connu en Italie, où dès 1623 les matrones avaient coutume de pratiquer l'extraction de l'acare à l'aide d'une aiguille. Mais l'existence du sarcopte ne fut admise définitivement que lorsqu'un étudiant corse, Renucci, en eut fait la démonstration à Paris, devant Alibert (1834). Ce n'est que vers 1850 que Eichstedt en Allemagne et Lanquetin en France virent pour la première fois un acare mâle.

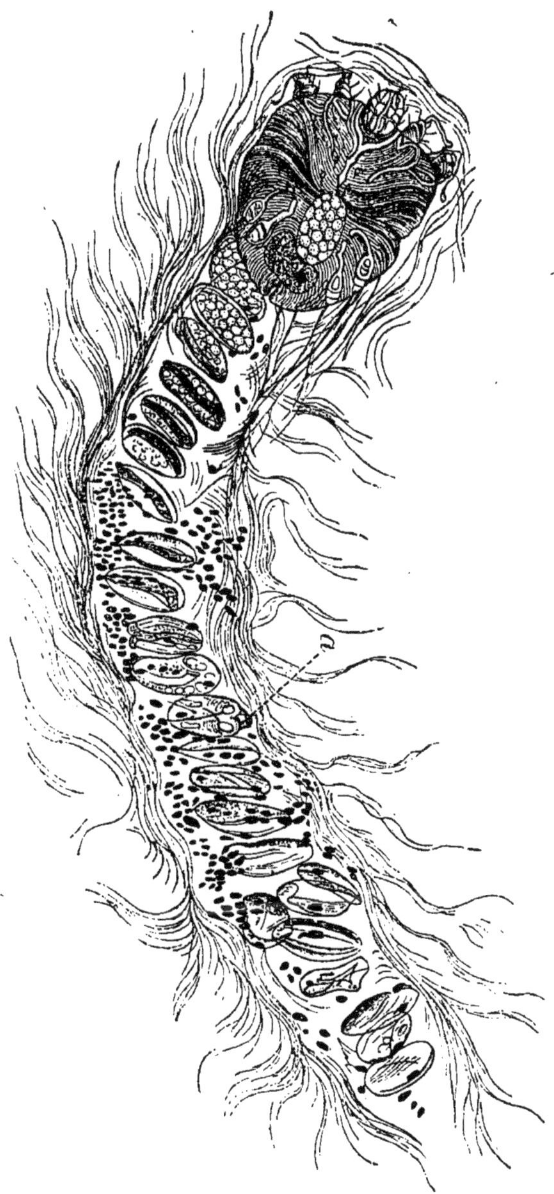

Fig. 43. — Sillon acarien pris sur la région lombaire, et vu au microscope à un faible grossissement. (D'après Kaposi, trad. franç. de Besnier et Doyon.)

A l'extrémité caudale de ce sillon on voit l'acare femelle par sa face abdominale et un œuf, arrivé à maturité dans son intérieur. Derrière elle, douze œufs et douze enveloppes. Il paraît que cet acare a pondu deux œufs dans la journée, car c'est seulement dans le troisième que se trouve la première trace de l'embryon, et ce n'est que dans le douzième qu'on observe une larve mûre, pourvue d'une paire distincte de pattes antérieures (détail qui n'est pas bien représenté dans ce dessin), ce qui, dans d'autres sillons, se voit déjà dans le sixième et le septième œuf. Entre les œufs et leurs enveloppes on trouve des petits corpuscules noirs (fèces).

en huit ou dix jours. On peut saisir la femelle en ponctionnant l'extrémité ouverte d'un des sillons avec une épingle, et, à l'extrémité du sillon, on trouve toujours le parasite qui a l'aspect d'un point plus ou moins sombre. Avec un peu d'habitude il est très facile d'arriver à prendre ainsi les acares, mais, pour réussir, il faut bien s'assurer du siège exact de l'éminence acarienne (Rayer). L'acare peut sans mourir rester 10 jours dans l'eau chaude, ou froide, et 2 à 4 dans le savon noir.

Il faut considérer la gale comme une dermatite artificielle; elle est due aux ravages causés par le sarcopte et par le grattage. A l'exception des sillons, les lésions primitives et secondaires de la gale sont semblables, au point de vue anatomique, à celles qu'on observe dans certaines variétés d'eczéma. L'intensité des désordres cutanés varie; généralement elle est considérable, dépend de la durée de l'affection et surtout de l'état de sensibilité de la peau. Selon que la peau est ou n'est pas sensible, la gale sera grave ou légère; quand il y a prédisposition à l'eczéma, il peut en être la conséquence et il complique sérieusement l'affection première. Cette complication n'est pas rare dans les pays où la gale est fréquente (A).

Diagnostic. — La gale clinique commence 5 ou 10 jours après la contagion par des démangeaisons locales, circonscrites, qui se multiplient peu à peu et augmentent surtout dans certains sièges de prédilection. Il ne faut jamais perdre de vue qu'on peut observer la gale à toutes les périodes de son évolution, depuis le moment de la contagion jusqu'au moment où elle a atteint un développement considérable; aussi les symptômes par lesquels elle se manifeste à l'observateur varient considérablement selon son ancienneté et selon les influences auxquelles a été soumis le malade, et aussi suivant d'autres circonstances.

La présence d'un sillon suffit pour affirmer le diagnostic; aussi faut-il toujours les rechercher avec soin quand on soupçonne la maladie, mais il n'est pas toujours possible d'en découvrir. Au début, les sillons types n'existent pas, il faut un certain temps au

A. Dans notre pays l'eczéma consécutif à la gale est rare, c'est une maladie qui disparaît généralement très vite après un traitement convenable; il n'en serait pas de même si elle se compliquait d'eczéma.

parasite pour le creuser; d'autre part, quand la gale dure depuis assez longtemps pour qu'ils existent, ils sont le plus souvent déchirés par le grattage des malades. Il est donc difficile de les découvrir; cependant, même dans une gale ancienne, il est possible, avec une attention minutieuse et suffisamment prolongée, d'en retrouver des débris. Généralement on peut extraire l'acare lui-même d'une vésicule ou d'un sillon récents, mais sa recherche est de peu d'utilité pour le diagnostic, car il faut de bons yeux et une certaine habitude pour arriver à saisir l'acare, même quand il est très visible. Ce que l'on suppose être des sillons ne sont souvent que des lignes d'épiderme abrasé par le grattage, et plus ou moins remplies de corps étrangers. Ils ne sont pas toujours visibles et quelquefois ils sont masqués chez les malades qui ont des professions manuelles. Ils sont plus nombreux et plus prononcés là où la peau est mince et à l'abri des influences de l'air. Leurs sièges de prédilection sont les mains, les espaces interdigitaux, les faces latérales des doigts, le bord cubital des poignets, le pénis, le sein chez la femme, les aisselles, les plis des coudes, les fesses, les régions malléolaires.

Pour le diagnostic, les foyers éruptifs développés dans ces sièges ont la plus haute valeur. Il faut donc interroger avec soin les mains, les poignets, les avant-bras, la verge chez l'homme ou les seins et les grandes lèvres chez la femme, les fesses, les faces internes des cuisses, et, en un mot, le tronc depuis les seins jusqu'aux genoux; il faut noter que les lombes sont toujours plus ou moins épargnées. La face et le cuir chevelu sont toujours indemnes, excepté chez les tout jeunes enfants. Quand l'éruption est bien développée, elle est toujours polymorphe, il y a de l'inflammation cutanée, des papules de divers volumes, des vésicules, des pustules, et même de l'ecthyma, des lésions de grattage, des excoriations à sommet noir et desséché, des croûtes sanguinolentes et purulentes. Quand on observe une dermite accompagnée de toutes ces lésions à la fois, et surtout dans les régions que nous avons indiquées, il faut toujours penser à la gale, car c'est une affection que l'on reconnaît à l'aspect général des lésions qu'elle détermine; quelquefois il est possible de remonter à l'origine, c'est-à-dire à la contagion.

Il y a cependant quelques maladies avec lesquelles on peut confondre la gale, et tout d'abord avec les variétés *vésiculeuse et pustuleuse de l'eczéma*. Comme je l'ai déjà dit, l'*eczéma* peut compliquer la gale, mais le fait est rare. — Cependant on distinguera la gale aux sillons, aux vésicules et aux pustules qui sont toujours discrètes, et qui ont des points ou des lignes irrégulièrement ponctuées à leur sommet; on la reconnaîtra également grâce aux localisations de l'éruption, à la marche progressivement croissante des symptômes, au prurit nocturne, et enfin on trouvera son origine dans la contagion[1]. On distinguera la gale de la *phthiriase* aux caractères des lésions anatomiques, ainsi qu'aux sièges des éruptions. Les mains, les fesses, les pieds et les coudes peuvent être couverts de lésions ecthymateuses. Enfin il ne faut pas oublier que la gale peut se greffer sur d'autres maladies de peau.

Traitement. — Une fois reconnue, la gale se guérit le plus ordinairement très vite. La médication externe est la seule à laquelle on doive avoir recours. — Cependant avant d'instituer cette médication, il est un certain nombre de points dont il faut tenir compte. Il importe de savoir l'âge du malade, s'il est enfant ou adulte, avant de faire le choix d'un moyen. Il faut explorer la sensibilité normale de la peau, savoir si elle est rude et épaisse. Il faut chercher depuis combien de temps la gale dure, s'il y a des excoriations, des croûtes ou de l'infiltration.

Le traitement a un double but; d'abord, de détruire le parasite, ensuite de remédier à l'inflammation cutanée. Ordinairement l'inflammation artificielle provoquée par les acares disparaît rapidement

1. Il n'y a que trois observations de gale de la face (menton, front) : règle absolue, elle ne dépasse pas le cou. L'eczéma affectionne au contraire la face, le front, les oreilles. Dans la gale, tout le corps est pris, hors la face; de là une physionomie spéciale qui sert beaucoup au diagnostic.

L'éruption est discrète sur certains points et confluente sur les sièges affectionnés. Les hanches, les bras et les mollets sont relativement épargnés. L'éruption psorique se caractérise encore par des *vésicules perlées*. Celles-ci sont herpétiformes, discrètes, (1, 2, 3 à un doigt et pas plus) et isolées les unes des autres. Or l'herpès est rare aux extrémités, de plus il est groupé et disposé en bouquet. Quant à l'eczéma, il donne lieu à des vésicules infiniment plus petites et plus nombreuses. Il n'y a que la gale qui réalise cette *vésiculation discrète* de la face interne des doigts.

Enfin le diagnostic se fait le plus souvent par les manifestations papuleuses de la gale sur la verge. Les papules psoriques génitales sont un des plus précieux signes, grâce à leur netteté et à leur constance; leur valeur diagnostique est importante, surtout dans les *gales de ville*. (Fournier.)

Elles sont causées par des sillons faciles à distinguer *à la loupe*. Donc, dès qu'il y a un soupçon de gale, il faut immédiatement examiner la verge.

quand on les a détruits, de sorte qu'il est inutile de la traiter d'une façon spéciale. Si cependant il y a de l'eczéma concomitant, ou si la gale dure depuis longtemps, il peut s'écouler des semaines entières avant que la guérison soit complète.

C'est au soufre, sous une forme ou sous une autre, qu'il faut avoir recours ; il est préférable de s'en servir sous forme de pommade. Il faut en varier la proportion suivant les cas, car à trop fortes doses il agit comme irritant de la peau ; 4gr50 à 7gr de soufre pour 30gr de pommade suffisent dans la majorité des cas.

Avant de faire des applications de pommade sulfureuse, il faut frotter le malade avec du savon noir, et lui faire prendre un bain chaud.

Ensuite il faut frictionner avec force et lenteur tous les points du corps (excepté à la tête chez les adultes) et spécialement les mains, les doigts et les régions d'élection de la gale Il faut user environ 30gr de pommade pour chaque friction ; et il faut en faire une tous les soirs pendant trois jours de suite, après quoi on fait prendre un bain savonneux au malade. Après la première friction, la démangeaison diminue généralement beaucoup, bien qu'elle ne cesse complètement que quelques jours après la destruction des parasites. Il ne faut donc pas continuer les frictions parce que les démangeaisons persistent, mais il faut les suspendre au bout de trois jours, et ne les reprendre que quand on est certain qu'il reste encore des parasites.

Le baume du Pérou qui est lui-même un parasiticide peut se combiner avantageusement au soufre ; pour les enfants c'est une excellente préparation ; on peut se servir de la formule suivante :

Soufre sublimé.	1 gr. 75
Baume du Pérou	1 gr. 75
Axonge.	30 gr.

Faire une pommade.

L'onguent styrax associé au baume du Pérou est également très bon. Anderson (A) en parle avec éloge ; il le préfère même souvent au soufre et il emploie la formule suivante :

A. *Treat. of Diseas. of Skin.* Londres, 1872.

Styrax liquide.	30 gr.
Axonge.	60 gr.

faire fondre et filtrer.

Cette préparation a l'avantage d'avoir une odeur agréable, d'être incolore, et de ne pas irriter la peau. Le goudron, l'huile de cade, le savon vert, le carbonate de potasse, la chaux, le pétrole, les huiles essentielles, le staphisaigre, combinés ou non au soufre, ont été aussi employés avec succès. Ces substances entrent dans la composition de beaucoup de préparations bien connues, dont quelques-unes jouissent d'une grande réputation. Je vais en citer quelques-unes.

Carbonate de potasse.	5 gr.
Soufre sublimé.	10 gr.
Axonge.	60 gr.

faire une pommade.

Cette préparation est la pommade d'Helmérich modifiée par Hardy ; c'est d'elle qu'on se sert à l'hôpital Saint-Louis de Paris. On frotte d'abord le malade au savon vert pendant une demi-heure, puis on le met dans un bain chaud pendant une nouvelle demi-heure, après quoi on le frotte énergiquement avec la pommade, puis tout est fini. Ce mode de traitement est très rapide, il réussit généralement, mais il irrite quelquefois la peau ; il fut institué pour la première fois par Hardy, et aujourd'hui on l'emploie sur une très large échelle[1].

La pommade de Wilkinson modifiée par Hébra est très en vogue à l'Hôpital général de Vienne ; la formule d'Hébra est la suivante :

Soufre sublimé.	7 gr.
Huile de cade.	7 gr.
Craie préparée.	8 gr. 85
Savon vert.	28 gr.
Axonge.	28 gr.

faire une pommade.

On frotte les malades matin et soir pendant deux jours avec cette pommade, ensuite on les laisse tranquilles pendant huit jours ; puis

1. A l'hôpital Saint-Louis de Paris, le nombre des galeux est très considérable ; quelquefois il y en a jusqu'à 50 qu'on traite par jour. On ne les reçoit pas à l'hôpital, mais on les soigne dans un bâtiment spécial, réservé à cet usage. C'est là que se pratique la *frotte mutuelle*, avec la pommade *au verre pilé*, selon la dénomination expressive habituelle aux gens du peuple pour caractériser les cuissons ressenties.

on donne un bain, et le traitement est fini. Cette préparation est efficace, mais elle est loin d'être élégante, et convient mieux à l'hôpital que dans la clientèle privée.

Il faut toujours garantir les malades contre une nouvelle contagion ; on leur laisse porter leurs vêtements pendant le traitement, puis on les passe à l'étuve. Il faut avoir soin de traiter *en même temps* tous les malades qui cohabitent.

Pronostic. — Il est toujours favorable, généralement il suffit d'une semaine pour obtenir la guérison quand la gale n'est pas invétérée. Quand il y a des lésions secondaires, la guérison est plus lente. Quand le traitement a été incomplet, il peut y avoir des rechutes[1].

Dans la pratique, on ne saurait croire combien d'*erreurs de diagnostic* sont commises à l'occasion de la *gale*. Celle-ci reste alors méconnue et le malade est traité pendant un temps plus ou moins long pour un eczéma, un lichen ou pour une autre dermatose, et on est tout surpris de la résistance qu'elle oppose au traitement. Pour assurer le diagnostic, il faut très bien rechercher les *vésicules perlées* et examiner les lésions *à la loupe ;* en effet, il n'est pas rare de prendre à l'œil nu pour un sillon une strie malpropre, une égratignure, une éraillure épidermique quelconque.

Les *sillons* sont surtout difficiles à découvrir dans les cas de *gale de ville*. Fournier appelle ainsi ceux qui surviennent chez les gens habitués aux soins de toilette, où les acares ne peuvent prospérer et où les *sillons* sont *rares et blancs*. Il faut alors rechercher une *éminence acarienne*, ouvrir le sillon et le racler avec la pointe d'une épingle; on verra s'agiter à l'extrémité un petit point blanc à peine visible à l'œil nu; s'il reste quelque doute, on le porte sous le champ du microscope où l'acare apparaît avec des caractères impossibles à méconnaître.

Hardy résume ainsi les autres signes qui distinguent la gale de la *phthiriase*, du *strofulus pruriginosus* et de l'*hyperesthésie cutanée*.

Dans la gale, le prurigo siège ordinairement à la partie antérieure du cou, au ventre et aux cuisses, tandis que dans la phthiriase il affecte de préférence la région cervicale postérieure, les épaules et le dos. Les papules de la gale sont moins grosses que celles de la phthiriase; celles-ci donnent souvent lieu à de l'urticaire qui revient par moment et ne se montre jamais dans la gale.

Le lichen strofulosorum, lichen strofulus de Hardy, scrofulide boutonneuse de Bazin (voir p. 295), se montre chez les enfants, surtout chez les filles qui ont une certaine prédisposition à la scrofule, peut-être à l'occasion d'un emmaillotement trop prolongé. Comme la gale, cette affection donne lieu à des démangeaisons extrêmement vives, mais sans exaspération nocturne ; d'autre part, on trouve sur la figure des malades, et particulièrement sur les faces latérales des joues et à l'angle des mâchoires, une abondante éruption de papules prurigineuses.

1. La gale dure ce qu'on veut bien la laisser durer. Il est de misérables pays où la gale est endémique. Les enfants prennent la gale en venant au monde et la gardent jusque dans la vieillesse. Une seule influence s'exerce évidemment sur la gale, c'est celle de *toute maladie aiguë* (pneumonie, typhoïde, variole) qui *suspend la gale, mais ne la guérit pas*. Le retour des démangeaisons est un signe de convalescence. Abandonnée à elle-même, la gale prend sans cesse une extension graduelle et affecte une marche indéfiniment extensive. La guérison brusque d'une gale ancienne ne présente pour la santé aucun inconvénient.

Enfin on voit quelquefois survenir chez certains individus, notamment chez les femmes qui sont douées d'un tempérament très excitable, comme les hystériques, ou bien chez

Comme *complications de la gale*, il faut citer l'ecthyma, le furoncle, l'abcès dermique, les lymphangites et même les adénites suppurées.

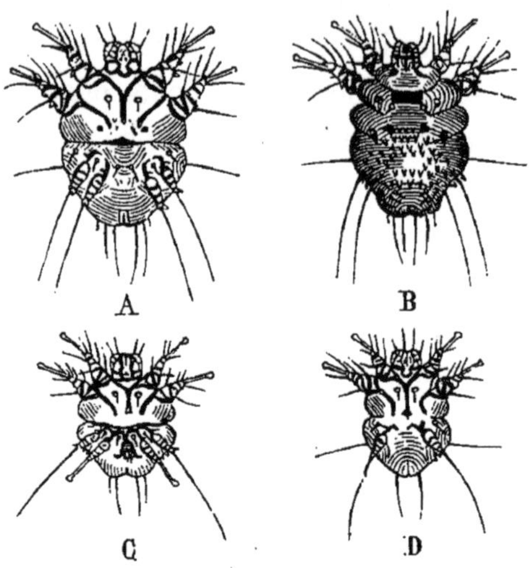

Fig. 44. — Acare du cheval.

Sarcoptes scabiei, var. *equi*. — A. Femelle ovigère (face ventrale). — B. Femelle ovigère (face dorsale). — C. Mâle (face ventrale). — D. Larve (face ventrale) (Mégnin).

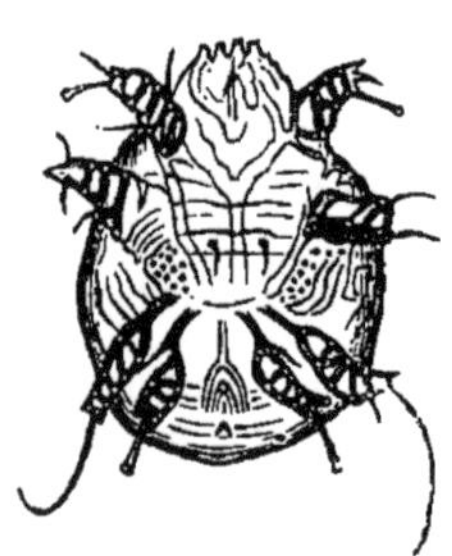

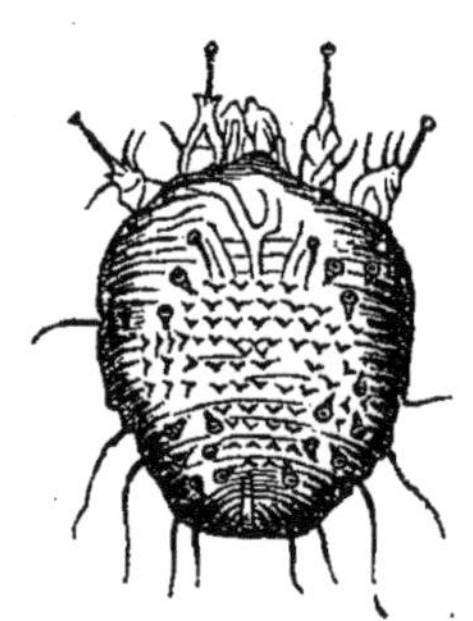

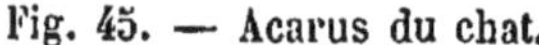

Fig. 45. — Acarus du chat. Fig. 46. — Acarus du chien.
(D'après Beauregard et Galippe.)

Parmi les si *nombreuses variétés de gale*, autrefois admises par les auteurs, il n'en est que quatre qu'il faille conserver : ce sont : la *gale discrète*, une des variétés de la gale de ville ; la *gale partielle*, la *gale pustuleuse* et la *gale norvégienne*. Dans la *gale pustuleuse* on trouve surtout autour des malléoles, entre les doigts et aux poignets, des pustulettes, des pustules suppurées, presque semblables à celles de la variole, et plus tard des pustules d'ecthyma et des placards croûteux aux coudes, aux fesses et autres lieux d'élection. Cette forme est surtout remarquable par la rareté, sinon par l'absence

les vieillards, une maladie d'un ordre purement nerveux. Elle consiste dans une excitation spéciale de la peau qui se traduit par des démangeaisons atroces, incessantes, survenant particulièrement la nuit, empêchant le sommeil et troublant les fonctions digestives. Cette *hypéresthésie cutanée* (voir p. 691 et 694 note 1) est d'autant plus grave que, se développant surtout chez des individus âgés, elle les épuise très rapidement. Dans ces cas, le diagnostic se fera, au début du moins, d'après l'absence de toute lésion; ce n'est, en effet, que plus tard que l'on voit survenir jusque sur les mains des excoriations résultant du grattage incessant auquel se livrent les malades.

des sillons; tout au moins sont-ils impossibles à trouver, noyés qu'ils sont dans le pus ou enfouis sous les croûtes. Cette variété tient exclusivement à des différences de terrain, à l'alcoolisme du sujet par exemple, ou bien à l'ancienneté de la gale. Certaines professions tuent ou éloignent l'acare. Le sillon fera défaut sur les mains des maçons, des chapeliers, des teinturiers, baigneurs et blanchisseuses, qui ont constamment les mains dans des liquides irritants ou dans l'eau.

La gale est souvent l'occasion de dermatoses : « La gale appelle la dartre », disait Bazin. Hardy a montré que la gale était, avec la grossesse et l'allaitement, la cause presque exclusive de l'*eczéma du sein*. Le sein de la femme est parfois le siège de la *gale partielle*. On appelle ainsi toute gale, qui pendant un temps plus ou moins long, est restreinte à un département limité de la peau. Le plus souvent ce sont des gales gênées ou arrêtées dans leur développement, grâce à l'hygiène ou à la propreté habituelle des sujets. La gale partielle est, comme la gale discrète, une des variétés de la gale de ville si différente des formes généralisées, suppurées, croûteuses, adénogènes qui caractérisent la *gale d'hôpital*, c'est-à-dire celle des classes pauvres ou négligentes.

Fournier rapportait dernièrement un intéressant exemple de gale discrète : Au bout de trois mois de démangeaisons, une jeune femme ne présentait sur tout le corps que deux sillons. Elle fut complètement et rapidement guérie par l'extraction de deux acares femelles et par l'emploi de deux bains sulfureux.

La gale est une affection exclusivement cutanée qui n'intéresse jamais la santé générale; toutefois, chez les sujets nerveux elle a pu causer un prurit, une insomnie, un état d'agacement et d'énervement tels qu'on a pu observer la débilitation et la dénutrition.

Hardy a vu la gale déterminer la mort aux deux extrémités de la vie : chez deux vieillards et chez un enfant à la mamelle. Fournier a vu également un petit enfant succomber à des convulsions éclamptiques survenues à l'occasion d'une gale. C'est aussi le danger qu'il faut éviter en traitant les galeux de cet âge; de là la nécessité des frictions partielles, des lotions émollientes et l'indication du plus grand ménagement.

La *gale norvégienne* est une gale invétérée qui constitue une dermatose horrible, monstrueuse et caractérisée par des incrustations épidermiques assez épaisses pour se laisser couper comme une feuille de liège. On croit que cette lésion n'arrive à un aussi effroyable développement que parce que les malades vivent dans une incurie complète et aussi parce que l'acare qui cause la dermatose appartient, non plus à la variété des *sarcoptes hominis*, mais à celle du loup, *sarcoptes lupi*. Ce parasite semble, en effet, s'acclimater fort bien sur nous et y prospérer aussi bien que celui qui nous est propre, contrairement à ce que l'on observe dans les diverses variétés de gales apparues à l'occasion de la transmission à l'homme d'un sarcopte d'animal.

Le cheval, le loup, le porc, le chameau et le mouton déterminent sur l'homme des gales persistantes, bien que leur acare diffère de l'acare de l'homme (taille plus grande, détails anatomiques plus accentués, etc.) *Ces gales animales* présentent tous les caractères objectifs de la gale ordinaire, mais sont beaucoup moins tenaces, guérissent le plus souvent spontanément, et, dans tous les cas, cèdent facilement à un léger traitement local antipsorique. Au contraire, la gale de certains autres animaux ne peut se transmettre à l'homme. Leurs acares ne se plaisent pas sur nous, ils y végètent sans migration et sans pullulation, puis meurent plus ou moins rapidement sans avoir fait ni sillons, ni pontes. Ce sont les *pseudo-gales* caractérisées seulement par une éruption irrégulièrement disposée, vésiculeuse, papuleuse, prurigineuse; telles sont les gales qui sont transmises à l'homme par le *chien* ou par le *chat*. *Ces cas sont beaucoup plus fréquents qu'on ne le croit généralement.* Il faut rapporter à cette cause un grand nombre de faits dont le diagnostic est incertain et qu'on attribue habituellement par exclusion et comme à regret soit à la phthiriase ou à une autre affection parasitaire, soit à une poussée d'eczéma papuleux ou de lichen aigu, soit à toute autre dermatose (prurigo, syphilide papulo-granuleuse, etc.). Dernièrement encore nous en avons observé un cas dans le service de Fournier. Un petit chien était galeux et l'on trouvait dans les débris épidermiques de nombreux acares. Le propriétaire et sa femme étaient couverts d'une éruption prurigineuse, mais il fut impossible de trouver sur eux un sillon ou un acare. La pseudo-gale qui nous vient des chats est plus fréquente encore, et peut-être plus tenace (*sarcoptes notoœdres cati*). Tous ces cas de gale guérissent facilement par des soins de propreté, par des bains sulfureux et par l'éloignement de l'animal malade.

Ce sont des *pseudo-gales* (Mégnin) comme les affections produites par les dermanysses, les rougets, etc....

Les anciens attribuaient à la *gale rentrée* les affections les plus graves; aujourd'hui on sait d'une façon absolument certaine que la guérison de la gale est un bienfait qui ne fait courir à la santé aucun danger. Contre la gale il n'y a pas d'immunité; il n'y a pas de prédisposition. La constitution, le sexe, l'âge, la race, sont sans importance pour l'apparition de cette maladie. *Tout le monde est égal devant la gale;* la contagion est la seule cause de la gale qui vient de la transmission de l'acare et qui ne peut pas naître de l'action sur la peau des produits secondaires (injections sous-cutanées et inoculations d'acares broyés, de bouillie de gale, des liquides contenus dans les vésicules, sérosité ou pus).

Le *traitement* se réduit à deux indications : détruire le parasite, combattre les éruptions symptomatiques.

On a pu guérir les gales par le seul procédé de l'extraction (Wals, Hertwig, Köhler). Ce résultat a pu être obtenu par la variole (voir *Thèse de Barthélemy*, article *Variole salutaire*).

Le frère de Renucci fit extraire par une jeune Corse très habile tous les acares du corps d'un enfant qui fut ainsi tout à fait guéri. Mais ce n'est pas là un moyen rapide ni pratique ; on eut recours ensuite au *frottement mécanique* (poudre de brique, talc, sable, pierre ponce, etc.), puis *aux frictions générales par les acaricides* (soufre, carbonate, mercure, huile de cade, styrax, goudron, térébenthine, pétrole, staphisaigre, tabac, clématite, etc.); mais il fallait toujours plusieurs semaines pour guérir un galeux et l'on était alors obligé de le recevoir dans les salles d'hôpital.

L'école française fit subir au traitement de la gale une véritable révolution. En 1850, Bazin, en remplaçant les frictions partielles de Hébra, de Rayer et de Cazenave par les frictions générales destinées, non pas, comme celles de Helmerich et de Burdin, à rendre plus complète et plus rapide l'absorption d'une pommade, mais à mettre le terrier de l'acare à découvert, eut le mérite de réduire le traitement de la gale à quatre jours, puis à deux jours. En 1852, Hardy institua une cure plus rapide encore, en une heure et demie. Son procédé est connu sous le nom de *traitement de l'hôpital Saint-Louis* ou, selon l'expression populaire, traitement par *la frotte*. Il se résume en ceci : friction énergique avec le savon noir, bain sulfureux, friction à la pommade sulfo-alcaline et, une heure après, bain alcalin. Pendant ce temps les vêtements et le linge des malades sont purifiés à la vapeur dans les étuves appropriées. La frotte ainsi faite donne d'excellents résultats; parfois les frictions rudes, avec une pommade irritante (pommade au *verre pilé* comme disent les malades), causent une dermite consécutive; aussi peut-on recommander quelques adoucissements. Au lieu de savon noir on emploiera le savon ordinaire ou la poudre de savon parfumée. La pommade contiendra, pour 100 gr. de vaseline, 16 gr. de soufre au lieu de 25 et 8 gr. de carbonate de potasse au lieu de 12 (Hardy) ou bien : glycérine 200 gr., fleur de soufre 100 gr., sel de potasse 50 gr., alcool de menthe ou de lavande q. s. (Bourguignon). Enfin, quelques bains émollients, pris chaque jour, feront rapidement disparaître l'irritation cutanée. Ce traitement rapide rend les plus grands services en ce qu'il n'oblige pas les soutiens de famille à rester à l'hôpital pendant cinq à sept jours. Il est absolument indiqué dans tous les cas de gale récente, discrète ou de moyenne intensité.

Dans les gales violentes ou très enflammées il faudra faire précéder les frictions générales, pendant quelques jours, d'applications émollientes. Chez les tout jeunes enfants on préférera les frottes moins rudes (glycérine, trois parties, sulfure de calcium une partie), partielles et successives. Vidal recommande un mélange de styrax et d'huile douce (une partie pour deux). Le prurit post-scabieux avec ou sans eczéma ne réclame que l'emploi des émollients; au contraire, dans les cas de contagion itérative, une nouvelle frotte sera nécessaire. Une fois sur soixante-dix le traitement semble échouer, une seconde frotte guérit. Ce fait est dû, moins à l'insuffisance du traitement qu'à l'insuffisance de l'épuration des vêtements et du linge, ou qu'à une nouvelle contagion passée inaperçue.

PRURIGO DU ROUGET[1].

Syn. Angl., *Leptus*.

On connaît deux espèces de *leptus* qui s'attaquent à l'homme et qui ont été décrites par le professeur Riley (A) de Saint-Louis. Ces deux variétés s'observent aux États-Unis et sont même assez communes dans les contrées du sud-ouest.

Leptus Americanus ou Charançon Américain des moissons. — C'est un petit animal vivace, rouge brique, piriforme, muni de six longues pattes, à peine visible à l'œil nu. Il attaque le cuir chevelu, l'aisselle et les autres parties du corps, et on l'observe plus souvent chez les enfants que chez les grandes personnes. Il ne pénètre pas tout entier dans la peau, mais il y enfonce seulement son extrémité antérieure, le corps reste en dehors sous forme d'un petit point rouge et détermine une légère inflammation papuleuse et un prurit violent. Les papules sont grandes relativement à la taille des parasites, on trouve au centre un point qui est la trace de la piqûre.

Leptus irritans ou *Charançon irritant des moissons* (B). — C'est la mieux connue des deux variétés, elle diffère de la première en ce que le corps du parasite est ovalaire ou arrondi. Il provoque de violentes démangeaisons, il s'enfonce dans la peau, détermine de l'inflammation (érythème automnal de Gruby) et de l'irritation ; il donne même lieu à la formation de papules, de vésicules et de pustules (Moser). Il attaque surtout les chevilles et les jambes, la face interne des cuisses, et se fixe autour des jarretières ou de la ceinture. On le trouve en été et en automne dans les champs de blé, dans les jachères, dans les buissons peu élevés, dans les herbes et les roseaux qui bordent les rivières, dans les endroits marécageux. On dit qu'il y en a beaucoup sur les rives du Missisipi. Le petit insecte

1. Cet animalcule est aussi un acarien. Cette larve du trombidion (voir Mégnin, p. 314) est connue sous le nom de *rouget* ou encore d'*aoûtat*, *aoûti*, ou de *vendangeur*, à cause de l'époque de l'année où elle se rencontre. Quand on se dépouille sans précaution d'une partie de ses vêtements, dans les bois ou les jardins, ou quand on se couche négligemment sur l'herbe, on est assailli par eux. Ils cheminent assez vite et montent en peu de temps des jambes à la tête. C'est à la base des cheveux et des follets que les rougets aiment à planter leurs rostres.

A. *American naturalist*, vol. VII, p. 16.

B. Cette variété ressemble beaucoup à ce que l'on a décrit en Europe sous le nom de *leptus* ou *acarus automnalis*. On l'appelle aussi *punaise des moissons*, *puce des faucheurs*. En France on la désigne sous e nom de *rouget*.

rouge qu'on voit dans les marais et les terres basses de Pensylvanie, du New-Jersey, de Delaware et surtout autour des buissons de groseilles de cassis est probablement de même nature[1].

Les parasiticides légers, tels que les pommades légèrement sulfureuses. réussissent très bien à détruire les insectes.

PULEX PENETRANS, RHYNCHOPRION PENETRANS OU PUCE DES SABLES.

La *puce des sables*, aussi appelée *chique; chigoe, chigger, jigger,*

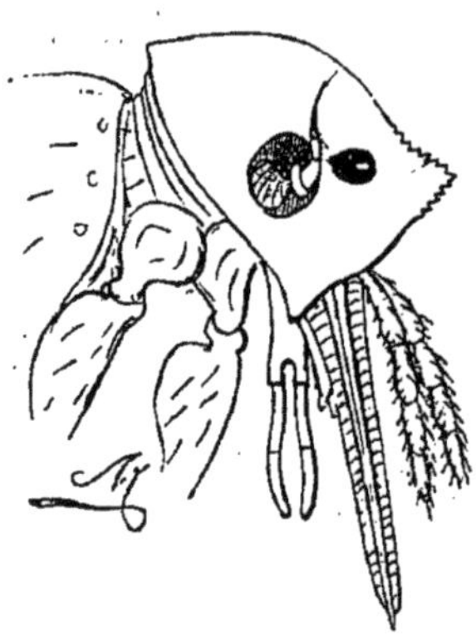

Fig. 47. — Puce pénétrante (tête) (d'après Mégnin).

est petite, presque microscopique ; elle ressemble beaucoup à la puce commune ; mais elle a un proboscide aussi long que tout son corps ; elle pénètre dans la peau et y creuse des sillons ; la douleur immédiate est peu vive, mais au bout de deux à cinq jours la piqûre détermine une inflammation douloureuse avec gonflement, formation de vésicules et de pustules larges, et quelquefois même des lymphangites, des abcès et des ulcérations étendues. La femelle fécondée seule pénètre sous la peau et cause les désordres que nous

1. Mégnin pense qu'il faut également rapporter au *prurigo du rouget* l'affection nommée *fièvre de foin*, *fièvre de grain*, et que le prétendu *acarus tritici* n'est autre qu le rouget ou la larve de trombidion soyeux. Il suffit de se reposer contre les tas de foin ou de s'abriter sous les meules de blé pour voir bientôt apparaître le prurit et l'éruption. Cet accident est d'ailleurs sans gravité et disparaît par les bains vinaigrés tièdes prolongés : en tout cas, une friction de benzine tue rapidement les parasites. Ces hexapodes se fixent par l'implantation de leurs mandibules dans les téguments.

Quand le rouget est fixé à des parties délicates, aux paupières par exemple, il faute l'extraire avec la pointe d'une aiguille.

Les chiens sont très sujets aux attaques des rougets. Il ne faut pas les confondre avec le *gamase des coléoptères ou des foins*, qui pullulent dans les ordures de toutes sortes, le fumier, le vieux foin, les vieilles étoupes, la charpie, le linge sale, etc.

venons d'indiquer ; c'est surtout aux pieds, et plus particulièrement aux malléoles, aux orteils et sous le bord libre des ongles qu'elle dépose ses œufs. La gangrène ou le tétanos ont été constatés chez les nègres à la suite de ces piqûres.

On l'observe seulement dans les régions tropicales, elle n'est pas rare dans les Indes Occidentales, dans l'Amérique Centrale et dans l'Amérique du Sud. On dit qu'elle existe également dans la Floride (A). Le traitement consiste dans l'extraction du parasite qui, une fois sorti, a l'air d'un sac de la grosseur d'un petit pois et dont l'abdomen est énormément distendu par des œufs. Comme moyen préventif on peut s'enduire les pieds d'huiles essentielles de différente nature[1].

FILAIRE DE MÉDINE.

Ce parasite appartient à la classe des Helminthes nématoïdes; comme son nom l'indique il a la longueur et la forme d'un fil. Il a

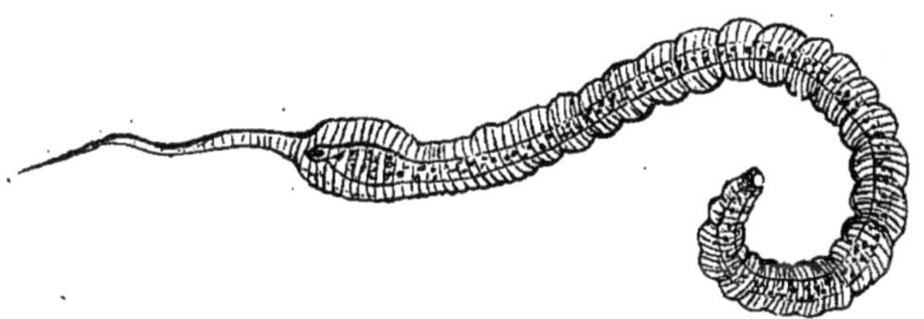

Fig. 48. — Filaria medinensis jeune (d'après Cobbold).

reçu encore les dénominations de *ver de Guinée ou de dragonneau* et se voit principalement dans les régions tropicales et plus particulièrement le long des côtes occidentales de l'Afrique, au Sénégal, en Guinée, et aussi en Égypte, en Perse et dans l'Inde[2]. Il donne

A. Dans les États-Unis du Sud, il y a un petit insecte que les habitants du pays appelent *jigger* qu'il ne faut pas confondre avec la puce des sables ; il est rouge et appartient probablement à la variété de leptus irritants précédemment décrite.

1. Kaposi rapporte que les indigènes détruisent l'animal au moyen d'une aiguille incandescente et cautérisent la plaie avec du tabac. L'extraction réussit mieux au début de la tuméfaction inflammatoire qu'aussitôt après l'introduction de l'animal. A ce moment les mandibules cassent et restent dans la plaie.

2. Vagabond au début de la vie, le dragonneau de Médine passe librement son jeune âge dans l'eau, son second âge dans le corps d'un crustacé, et son âge adulte et complet sous la peau de l'homme. A l'état adulte, ce ver n'est qu'une *gaine à œufs*. La *dracunculose* est l'affection qui paraît cinq ou six semaines après l'introduction du ver dans l'économie (Van Beneden).

lieu à une inflammation prononcée de la peau et à la formation de furoncles ou de tumeurs douloureuses qui livrent passage aux œufs. Quand le ver de Médine a atteint son complet développement il a de un à deux millimètres d'épaisseur et sa longueur varie de cinquante centimètres à deux mètres. Il a la forme d'un cylindre aplati et se termine en pointe à ses deux extrémités, il est blanc-laiteux.

Lorsque ce ver est petit, il se fraie un passage à travers les téguments érodés, pénètre profondément dans les tissus et y établit son domicile[1]. Il reste dans l'intérieur de ces tissus, et il y séjourne pendant une très longue période, généralement pendant plusieurs mois, sans déterminer de symptôme réactionnel; pendant tout ce temps, il se développe et atteint les dimensions que j'ai précédemment indiquées. Tôt ou tard il se fait une inflammation locale et une tuméfaction en forme de pointe, qui s'accompagne de plus ou moins de gonflement et de douleur, puis qui se rompt en donnant issue au ver. Il n'y a qu'un ver dans chaque tumeur, bien qu'il puisse y avoir plusieurs tumeurs en même temps chez le même individu. Les extrémités inférieures, et surtout les pieds, sont les parties qui sont le plus souvent atteintes. Cette affection se contracte surtout dans les terres basses et dans les pays marécageux. Le traitement consiste à extraire le ver dès qu'il émerge à la surface du corps; on le retire avec précaution en l'enroulant autour d'une baguette. Cette opération dure 12 ou 15 heures à cause des précautions qu'il faut prendre pour ne pas rompre le ver[2].

Tilbury Fox, dans un cas, donna à l'intérieur, comme Horton l'avait proposé, une assez forte dose d'assa-fœtida en même temps qu'il mit des cataplasmes sur la tumeur; le cinquième jour le ver

1. Est-ce par la peau? Est-ce par la bouche que le dragonneau pénètre dans notre organisme? Aujourd'hui la question est élucidée : les jeunes filaires pénètrent dans le corps de petits crustacés microscopiques, connus sous le nom de *cyclopes* (Van Beneden) et qui sont partout communs dans l'eau douce. C'est en buvant cette eau que les habitants de certaines contrées s'infectent.

2. Les recherches récentes ont montré que le ver, à partir de la terminaison de la tête, consiste en une enveloppe sarcodiforme qui contient des milliers de petits vers lesquels, une fois sortis, ont des mouvements vifs (Kaposi, t. II, p. 497). Kaposi ne croit pas que la filaire pénètre dans le tégument des individus qui marchent pieds nus dans le sable ou qui se baignent. Il est beaucoup plus probable, dit-il, que les vers devenus libres se développent et qu'ils s'introduisent d'une manière accidentelle dans l'intestin, selon toute probabilité par l'eau en boisson! Il faut donc filtrer les eaux ou les soumettre à l'ébullition. (Voir plus loin *la filaire du sang.*)

sortit de lui-même et le jour suivant on le trouva tout entier à la surface du cataplasme. Il mesurait près de 60 centimètres. (A) Si la filaire se rompt, tous les jeunes vers qu'elle contient se répandent dans les tissus.

CYSTICERQUES DU TISSU CELLULAIRE[1].

Syn. — Ladrerie sous-cutanée, ladrerie humaine (Fr.).

Lewin (B), Guttmann (C) et Schiff (D) ont cité des cas *de cysticerques de la peau et du tissu cellulaire sous-cutané*[2]. Dans ces

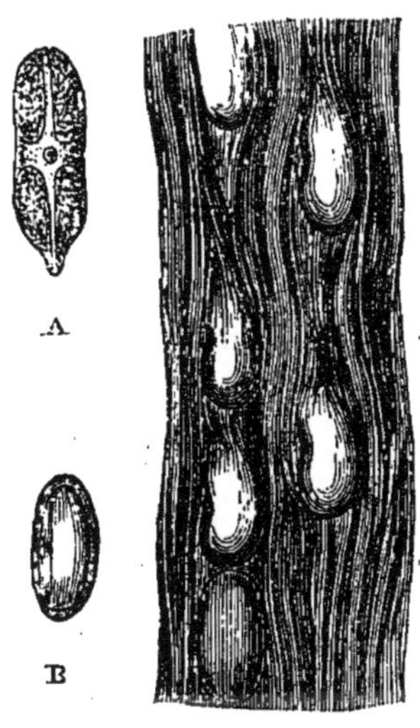

Fig. 49. — Fibres musculaires (C) renfermant les vésicules du cysticerque, ou *Cysticercus cellulosæ*. — A, B, vésicules oblongues ou isolées du kyste adventif; elles sont pourvues d'une ouverture par où l'animal porte au dehors la tête et le cou (d'après Laboulbène).

cas il y a formation de tumeurs plus ou moins nombreuses, grosses comme un pois ou une noisette, et situées plutôt au-dessous

A. *Lancet*, mars 1879.

1. Voir Delpech, de la ladrerie du porc au point de vue de l'hygiène privée et publique, Paris 1864 — et Guardia, Ladrerie du porc dans l'antiquité (*Ann. d'hygiène*, 1865, t. XXIII, p. 420).

B. *Charité Annalen*, 1877, p. 609, et *Viertelj. für Derm. u. Syph. Jahrg.*, IV, Heft 4.

C. *Berlin Klin. Wochenschr.*, n° 26, 1877.

D. *Viertelj. für Derm. u. Syph. Jahrg.*, VI, 1879, p. 275.

2. Nous avons vu en 1879, à l'hôpital Saint-Antoine, un cas de *ladrerie humaine* dans le service de Duguet. Le malade était un jeune homme d'une vingtaine d'années. Son corps, les membres inférieurs et supérieurs, et notamment la région pectorale, étaient criblés de petites tumeurs sous-cutanées et musculaires. Davaine, Lancereaux, Boyron (*Thèse*, 1876), Féréol, Rathery (*Soc. méd. des Hôpit.*, 1879-1880) en ont cité d'autres exemples. On peut pratiquer des ponctions et retrouver les cysticerques dans le contenu

de la peau que dans son épaisseur. Elles sont rondes ou ovalaires, lisses, élastiques, fermes et même dures. Généralement, il se fait de nouvelles tumeurs de temps en temps; elles ne sont pas douloureuses à la pression, mais elles le sont quelquefois spontanément. Quand elles ont acquis un certain volume, elles restent des années entières sans subir de modifications. On peut les confondre avec des lipomes, des carcinomes, des sarcomes et aussi avec le

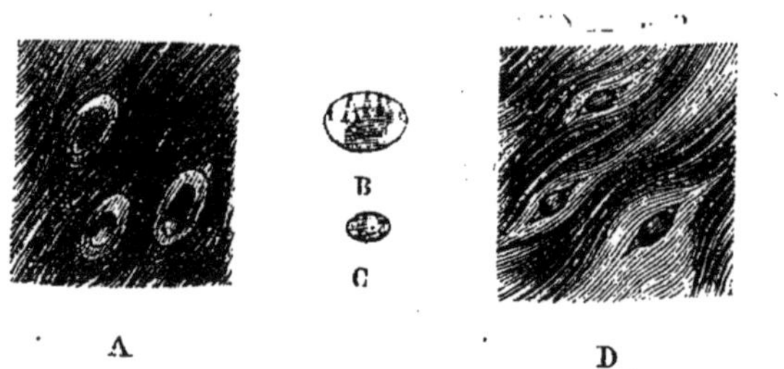

Fig. 50. — A, morceau de viande fraiche de porc farci de cysticerques ladriques. — B, cysticerques ladriques frais isolés. — D, morceau de viande salée et séchée (porc) farci de cysticerques ladriques. — C, un de ces cysticerques isolé (d'après Laboulbène).

des kystes ladriques; c'est même un bon moyen de traiter les tumeurs sous-cutanées, mais le danger vient de celles qui sont développées dans les viscères, le foie, le cerveau, etc. *Comment l'homme peut-il devenir ladrique?* Les vers vésiculaires sont des *larves* de tœnia. Ils n'arriveront à l'état parfait, à la forme rubannaire que s'ils sont placés dans l'intestin d'un omnivore ou d'un carnassier. Si l'homme ingère des vers vésiculaires, il aura donc le tœnia et non la ladrerie. Pour devenir ladre, il faudra qu'il avale des *œufs* de tœnia, en buvant l'eau d'une mare par exemple, ou bien il faut admettre la présence d'un anneau ou cucurbitain remonté dans l'estomac, puis digéré et absorbé ; on peut encore penser que des œufs de tœnia fenêtré sont devenus libres dans l'intestin, s'y sont développés en donnant naissance à des embryons et que ces embryons, après avoir perforé les parois intestinales, sont parvenus, soit par les voies circulatoires, soit autrement, jusque dans les organes, les muscles et le tissu cellulaire sous-cutané. Les œufs ont de trois et demi à sept centièmes de millimètre. La prophylaxie consiste donc à se garder de boire de l'eau des mares où vont les bestiaux, et à exiger que l'inspection des viandes soit faite d'une façon sérieuse.

Le *Cysticerque ladrique* représente *l'état cystique* du tœnia solium. Il se trouve ordinairement dans la viande de porc, mais peut accidentellement se rencontrer chez l'homme. On sait qu'il est constitué par une vésicule ovalaire, à enveloppe double. L'enveloppe extérieure est le kyste adventif formé autour de l'animal. L'enveloppe interne appartient à l'animal lui-même qui affecte l'*état vésiculaire* et qui peut sortir ou rentrer en lui-même un appendice composé d'un col et d'une tête. Les enveloppes, en effet, présentent une ouverture par où l'animal peut projeter ou retirer sa tête qui ressemble à celle du tœnia parfait. On n'est pourtant en présence que du scolex du cestoïde. Pour l'examen microscopique, le scolex (Galippe, p. 121) doit être extrait avec soin, débarrassé des débris de la vésicule, examiné d'abord dans le liquide cystique, si celui-ci est en quantité suffisante, puis dans du sérum. On n'exercera d'abord qu'une légère compression, puis on pourra placer le cysticerque dans la glycérine et le traiter par l'acide acétique qui attaquera les corpuscules calcaires déjà nombreux à cette période de développement. Il est quelquefois enveloppé de points pigmentaires qui lui donnent un aspect noirâtre et peuvent masquer les crochets; ou bien sa vésicule a subi un épaississement plus ou moins considérable des parois. Un examen attentif, l'emploi de solutions acides, la recherche des crochets permettront de reconnaître la nature de ces productions. Le siège de prédilection des kystes de cysticerques est le dessous de la langue chez l'homme.

molluscum sébacé, le kyste sébacé et surtout avec les tumeurs ou gommes syphilitiques (ou les bosses rhumatismales, *V.* page 155, note 3). L'examen microscopique du contenu de la tumeur révèle la présence des cysticerques, reconnaissables à la tête allongée, munie d'une double couronne de crochets et de quatre ventouses symétriquement disposées.

ŒSTRES.

Syn. — *Œstrus, taon, breeze, gad, bot fly.*

Ce parasite n'est pas rare dans l'Amérique du Sud et dans l'Amérique centrale. On l'observe aussi ailleurs. Le parasite dépose ses

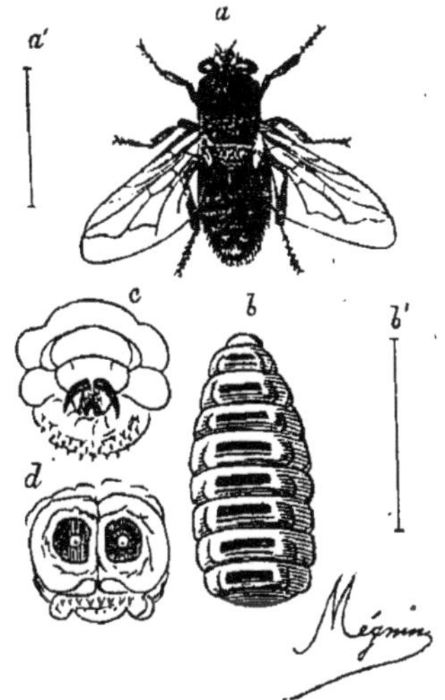

Fig. 51. — *Œstrus ovis.*
a, femelle. — *b*, larve. — *d*, sa tête. — *c*, stigmates.
a' b', grandeur naturelle.

œufs dans l'intérieur de la peau, il se fait un produit inflammatoire qui a la forme d'un furoncle et présente une dépression ou un orifice central par où s'écoule un liquide sanieux. Le gonflement a quelquefois une forme linéaire ou tortueuse et serpigineuse. Au bout d'un certain temps il se forme un ver qu'on peut énucléer ou extraire. Cette affection peut siéger sur tous les points du corps, mais c'est surtout au dos, au cou et aux extrémités qu'on l'observe. Walker (A) cite l'observation d'une femme chez laquelle la partie inférieure du dos était atteinte, et chez laquelle l'affection revêtait

A. *Brit. Med. Journ.*, 12 février 1870.

l'aspect d'une ligne rougeâtre ou violacée et tortueuse, ressemblant à un vaisseau lymphatique enflammé. D'une des extrémités de cette ligne sortait le ver ou « warble » au milieu de la suppuration. Selon le docteur Walker cette affection n'est pas rare en Suède où elle s'observe exclusivement sur les femmes. M. Calman (A) cite un cas analogue duquel il a pu extraire une larve de diptère. A Philadelphie j'ai observé un cas semblable à celui de M. Calman. Souvent la mouche dépose ses œufs à l'insu des individus. Il y a plusieurs espèces d'œstres qui attaquent l'homme; le taon de bœuf est le plus commun; il n'y a probablement pas de taon spécial à l'homme.

DEMODEX FOLLICULORUM.

Cet animalcule parasite est de la famille des acariens. On le désigne encore sous les noms de *Sarcopte des follicules*, de *Steatozoon*, *entozoon*, *Simonea folliculorum*. Il habite les follicules sébacés de la peau saine, et par conséquent il ne donne lieu à aucun symptôme. Selon Mégnin, le demodex folliculorum serait seulement un genre de la famille des démodicides. Une seule des espèces de cette famille s'attaque à l'homme; celles qu'on voit sur le chien, le chat, le mouton, etc, sont différentes et ne sont pas transmissibles à l'homme. Cet acarien est un parasite microscopique, long de $0^{mm},1763$ à $0^{mm},3526$; il est allongé, arrondi, vermiforme et possède une tête, un thorax et un abdomen; on en trouve aussi de plus petits. Du thorax émanent quatre paires de pattes, courtes, fortes, coniques, et toutes de même grandeur. L'abdomen est généralement deux ou trois fois plus grand que le thorax et se termine par un point arrondi.

Il ne porte ni poils, ni spatules; on trouve ce parasite dans les glandes sébacées de la peau, chez l'homme aussi bien que chez la femme, et surtout à la face, au nez, aux oreilles, au dos, à la poitrine; il se nourrit de la matière sébacée. On dit qu'il n'existe pas chez les jeunes enfants. Il est complètement inoffensif; on l'observe aussi souvent chez les individus dont la peau est normale que chez ceux dont le système glandulaire est malade, par exemple

A. *Brit. Med. Journ.*, 19 juillet 1879.

chez ceux qui sont atteints de comédons ou d'acné[1]. Tous les

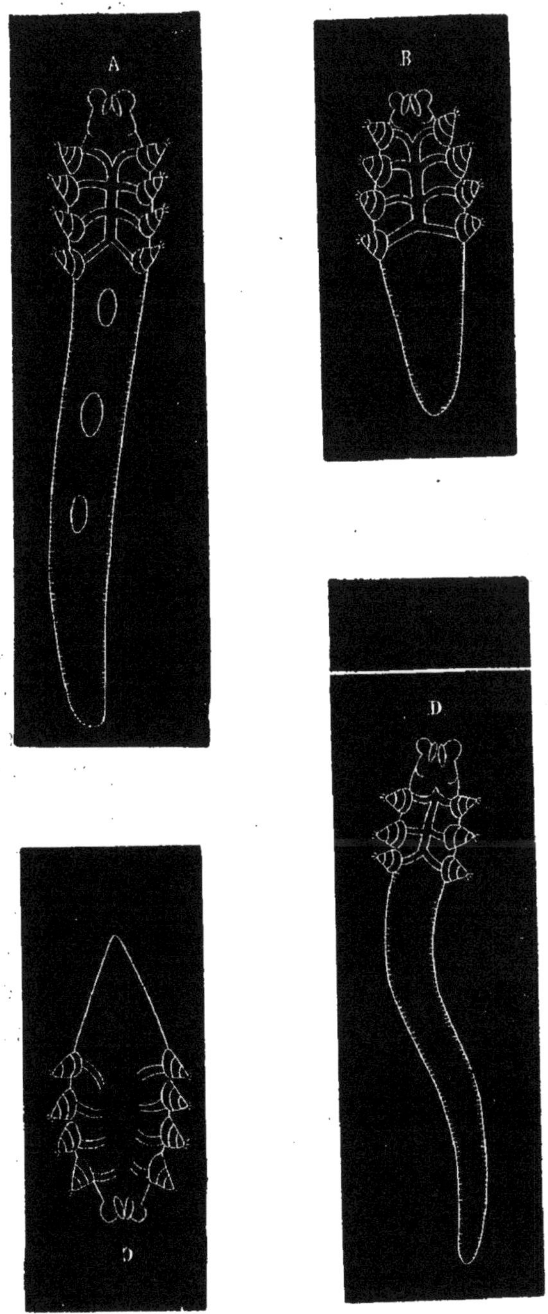

Fig. 52. — Demodex folliculorum (d'après Mégnin).

1. Balzer croit même qu'il ne se plaît que dans les glandes saines où il trouve en abondance une nourriture succulente. Le fait est qu'il disparaît dans les lésions anciennes des glandes sébacées (voir p. 120, note 2, et 301, note 1). Il ne semble déterminer chez l'homme aucune réaction morbide. Gruby assure que sur soixante personnes, quarante

individus cependant ne paraissent pas atteints de demodex; on les observe plus souvent chez ceux qui ont la peau épaisse et graisseuse que chez ceux qui ont une peau mince et sèche; deux ou trois individus sur dix en sont atteints. Dans chaque follicule il y a deux ou trois demodex, ils sont enveloppés de matière sébacée, ont une direction parallèle à l'axe du follicule et le rostre toujours dirigé vers le fond. Rien n'est plus facile que de les découvrir, il suffit de placer sous le microscope le produit qu'on extrait par la pression d'une papule ou d'un comédon du nez ou du front, et de l'examiner à un grossissement de 300 diamètres. On pourra très promptement reconnaître la présence d'un ou de plusieurs de ces parasites. Le demodex a été découvert par Henle en 1841, et, à peu près à la même époque, par Gustave Simon de Berlin (A). On l'observa dans les glandes de Meibomius.

IXODES, TIQUES, POUX DE BOIS.

Ces animalcules sont aussi des acariens. Packard (B) décrit la tique comme un cousin gigantesque, ayant un corps doué de la consistance du cuir. Les mandibules de la Tique ressemblent à une scie et sont munis, à leur extrémité, de dentelures et de trois ou quatre crochets récurrents terminaux. C'est ce rostre que les poux de bois enfoncent dans les téguments chez les chasseurs ou chez ceux qui se sont couchés sous des buissons. Dans les forêts d'Amérique on trouve plusieurs espèces de tiques qui attaquent l'homme. Packard décrit un *Ixodes unipunctatus* qu'il a observé en Pensylvanie et dans le Massachussets; dans l'Ouest, on voit la tique commune ou tique de chien et la tique de bœuf. Selon le même auteur on trouve dans l'Amérique centrale et en Europe l'*ixodes ricinus*, ainsi appelé parce qu'il prend la forme, les dimensions et même la couleur ardoisée d'une graine de ricin. Tous ces acariens enfoncent profondément leur proboscide et leur tête dans

lui en ont présenté. Quand ils ne sont que deux ou trois dans un follicule, rien ne trahit leur présence. Ce n'est que lorsque les follicules dilatés donnent lieu à une petite élevure qu'on les trouve en nombre considérable. Les lavages fréquents au savon les font disparaître. *Chez les chiens*, une espèce voisine cause la gale folliculaire, dermatose terrible souvent mortelle. La pullulation des demodex de la variété *caninus* est beaucoup plus active que celle de la variété *hominis*. La gale folliculaire n'est pas transmissible du chien à l'homme.

A. Voir Simon, *loc. cit.*, p. 312.

B. *Guide to the study of Insects*, New-York, 1878.

les tissus, et sucent le sang jusqu'à ce qu'ils soient gonflés démesurément. Ils ressemblent alors à de petites tumeurs étroitement pédiculées qui deviennent douloureuses si on les tiraille. Il ne faut pas chercher à extraire ces parasites avec violence, mais il faut les faire lâcher prise à l'aide de quelque substance huileuse telle que l'huile d'olive ou une huile essentielle, ou encore au moyen d'une goutte de benzine ou d'essence de térébenthine. La tique retire alors son rostre *spontanément et tombe.*

Mégnin rapporte que Dassier a gardé plus d'un an au bras gauche un bouton douloureux produit par un *garapatte* (c'est le nom des Ixodes en Amérique) mal extirpé. Les accidents symptomatiques contrastent fortement avec l'absence de douleur au moment de l'introduction du rostre des Ixodes. C'est ce qui fait supposer qu'indépendamment du dard, *il faut tenir compte d'une salive irritante sécrétée par les ixodes comme d'ailleurs par tous les acariens psoriques et autres.*

DERMATOZOONOSES DIVERSES

On trouve encore *dans l'ordre des acariens* d'autres parasites de l'homme : tels sont deux espèces d'*argas :* l'*argas chinche* qui a été signalé en Colombie et l'*argas de*

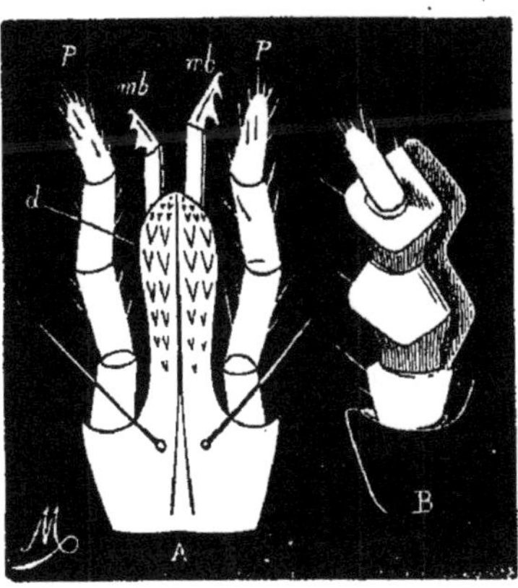

Fig. 53. — A. Rostre d'Argas ; *d*, dard maxillo-labial; *pp*, palpes maxillaires; *mb*, mandibules. — B. Un palpe maxillaire de l'Ixode de Dugès pour établir la comparaison (d'après Mégnin).

Perse ou *punaise de Miana.* Ces grands acariens, dit Mégnin, habitent les vieilles maisons et surtout les masures, à la façon des punaises et se jettent sur les hommes endormis. Au dire de Fischer (acad. de Moscou, 1823), les piqûres de l'argas de Perse produisent une vive douleur et, si elles sont très nombreuses, peuvent entraîner la consomption et la mort.

Citons encore l'espèce acarienne de la famille des *Gamasidés* et du *genre dermanysse.* Le *dermanyssus gallinæ* pullule dans les poulaillers et dans les pigeonniers, et attaque tous ceux, hommes et bêtes, qui pénètrent dans l'écurie. Il cause des démangeaisons assez vives, mais sans gravité, puisque les dermanysses ne s'acclimatent pas sur l'homme. Dans certaines années, ces acares sont si nombreux qu'il est impossible d'approcher d'une basse-cour sans en revenir les pieds et les jambes couverts de parasites. Avant qu'ils n'aient été bien observés, les démangeaisons et les éruptions auxquelles ils donnent lieu avaient été considérées comme des affections épidémiques (voir Mégnin, p. 114 et 318). Aujourd'hui le *prurigo* ou *gale dermanyssique* est bien connu.

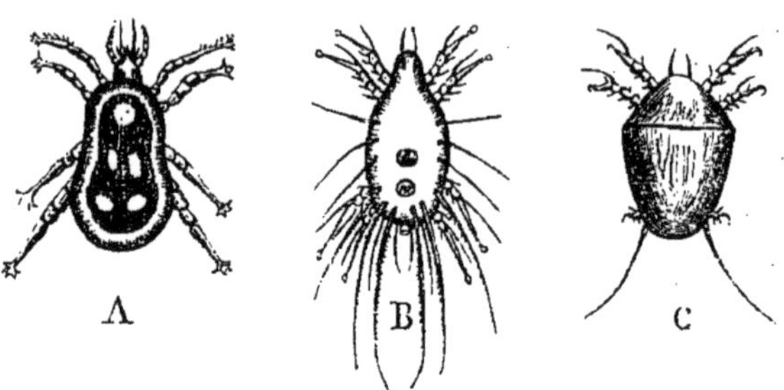

Fig. 54. — Fausses gales acariennes. — Pseudo-gales.

A. Dermanysse, $\frac{30}{1}$. — B. Glyciphagus Cursor, $\frac{25}{1}$. *Parasites des pièces anatomiques*

C. Hypope, $\frac{50}{1}$. *Parasites des farines et fromages* (d'après Beauregard et Galippe).

Dans ce chapitre où nous étudions les *dermatozoaires*, c'est-à-dire les parasites qui vivent *sous* ou *dans* la peau, doit être placée la description de la *papulose filarienne*, récemment présentée à l'Académie de médecine de Paris par Nielly. Il s'agit d'un jeune mousse qui, avant son engagement, était berger, couchait dans les étables et buvait l'eau des mares et des ruisseaux. Depuis quelques mois, il était porteur d'une éruption

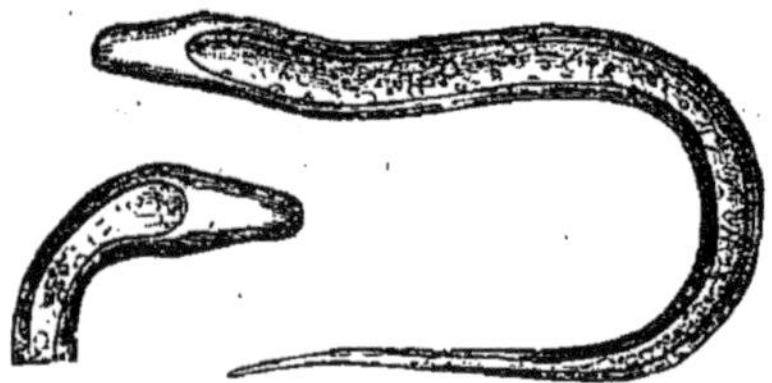

Fig. 55. — Filaria sanguinis hominis (d'après Beauregard et Galippe).

prurigineuse de taches rouges, bientôt surmontées de papules, qui se transformaient rapidement en vésicules, puis en pustules et enfin en croûtes. Les bras, le dos, les cuisses, les fesses et enfin les mains furent successivement envahis. L'éruption par elle-même ne ressemblait à aucun type de dermatose connue; on pouvait la rapprocher d'un lichen arthritique, d'un prurigo, d'une gale ou d'une phthiriase sans toutefois pouvoir ainsi porter un diagnostic satisfaisant. En piquant une vésico-pustule et en examinant la sérosité purulente qui s'en écoula, Nielly constata la présence d'animalcules effilés, d'une longueur d'un tiers de millimètre, d'une largeur de 13 millièmes de millimètre. Ces *filaires* se mouvaient lentement, mais parfois se recourbaient brusquement. L'absence de parasites dans le sang et dans les déjections fit penser que les altérations de la peau étaient la dernière phase de la migration des filaires.

Celles-ci auraient pu pénétrer dans l'estomac, grâce à l'ingestion d'eaux impures, être ensuite transportées par l'absorption dans le torrent circulatoire, arriver ainsi jusqu'au réseau périphérique et provoquer enfin une dermatose destinée à leur élimination. Nielly alla faire des recherches dans le village même de l'enfant, mais nulle part il n'a trouvé les embryons des filaires. Il n'en est pas moins vrai qu'il a observé une affection cutanée d'origine incontestablement parasitaire. La guérison de l'enfant a été prompte et facile avec des bains alternativement gélatineux et savonneux et des frictions avec le glycérolé de tannin (1 pour 100); cette maladie fut donc bénigne, elle ne paraît d'ailleurs pas pouvoir être transmissible, car les nématoïdes mouraient dès qu'ils étaient extraits du liquide qui les contenait. Il est probable que ce fait dermatologique n'est pas unique dans son genre et que, maintenant que l'attention est éveillée sur ce point, d'autres exemples semblables ne tarderont pas à être signalés, ce qui d'ailleurs ne surprendra aucun dermatologiste, car on sait combien il existe encore d'affections papuleuses, vésiculeuses et pustuleuses, mal définies, bien qu'on ait tenté d'en ranger un certain nombre parmi les *folliculites*.

Il importe donc de préciser le *diagnostic de la papulose filarienne*. Cette affection, dit Nielly, a dû être souvent confondue avec la gale vulgaire; elle en offre les caractères microscopiques, mais elle en diffère par le siège, par l'absence de papules ou de vésicules sur l'abdomen, à la naissance des aisselles, aux plis du coude, sur la face antérieure des avant-bras, dans les espaces interdigitaux et enfin par l'absence de toute espèce de sillon. Les papules filariennes, forme primitive de l'éruption, siégeaient à la face externe des avant-bras, sur le quart interne des téguments du dos de la main, sur toute la surface des fesses, sur tout le pourtour des cuisses, mais spécialement à leur région externe. L'examen microscopique est ensuite un moyen sûr et rapide d'éloigner les doutes.

Toute la technique consiste à piquer une vésicule, à en exprimer le contenu qu'on recueille et qu'on examine sans autre préparation. Avec le microscope de Wérich n° 5, dit de laboratoire, on voit parfaitement le parasite; à 60 diamètres, on s'assure de son existence; à 570, on dessine aisément les contours et assez nettement les viscères. Si l'examen microscopique du sang y avait montré l'existence d'embryons de filaires, il eût été rationnel, au lieu de se borner au traitement externe, d'employer à l'intérieur les préparations antiseptiques telles que l'acide phénique, la créosote, les salicylates, les borates et les parasiticides, composés mercuriels et autres.

Quoique l'on n'ait pas pu déterminer les voies qu'avaient suivies les filaires pour arriver sous la peau, il est probable que les causes de cette affection relèvent de l'hygiène rurale, c'est-à-dire d'influences communes à des régions qui occupent la plus grande surface de la France (*Journal de la Thérapeut. contemporaine*, mai 1882). Rochard a fait remarquer la ressemblance de la dermatose de cet enfant avec le *craw-craw* de la côte occidentale d'Afrique (Guinée), affection décrite en 1875 par O'Neid. Si l'identité de cette affection avec le craw-craw était démontrée, une question importante de géographie médicale serait résolue.

Enfin on peut encore mentionner, parmi les dermatozoaires, le *dermatobia noxialis* (Brauer, Goudot). La larve de ce diptère a la forme d'une poire. Elle vit en grand nombre sous la peau des bestiaux, des chiens et même dans le tissu cellulaire sous-cutané de l'homme. A Bahia et dans la Nouvelle-Grenade, elle est connue sous le nom de *ver macaque* et sous celui de *ver moyoquil* dans l'Amérique centrale.

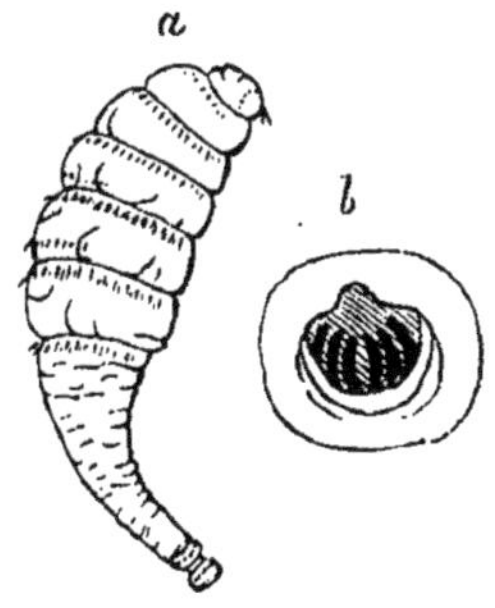

Fig. 56. — Dermatobia noxialis; *a*, larve; *b*, ses stigmates (Mégnin).

II. — ÉPIZOAIRES

PHTHIRIASE OU PÉDICULOSE.

Syn. — Maladie pédiculaire; angl. : pediculosis, morbus phthirius ou pedicularis, phtheiriasis, phthiriasis, pedicularia, malus pediculi, lousiness ; all. : Läusesucht.

Définition. — La *phthiriase ou pédiculose* est une affection parasitaire, contagieuse et due à la présence des *pediculi*. Ces petits animalcules déterminent des lésions spéciales qui entraînent des démangeaisons, du grattage et des excoriations.

Symptômes. — La phthiriase revêt *trois formes différentes* selon la variété de poux à laquelle on a affaire. Ces parasites appartiennent à la classe des insectes[1], ordre des hémiptères, famille des pédiculides, on les désigne sous les noms de *pediculi capitis*, *pediculi corporis*, *pediculi pubis*, selon le siège qu'ils occupent. Les désordres qu'ils causent sont souvent très étendus, ils occasionnent toujours plus ou moins d'inquiétude, et souvent de l'effroi et du dégoût. Les symptômes qu'ils provoquent sont quelque peu différents ; d'où la nécessité de donner une description spéciale de chacune de ces dermatoses pédiculaires.

Pédiculose du cuir chevelu. — Elle est due à la présence sur le cuir chevelu de *pediculi capitis ou poux de tête.* Généralement ce parasite siège uniquement sur le cuir chevelu, quelquefois cependant il envahit la barbe et le reste du corps, surtout chez les vieillards ou chez les individus qui gardent le lit depuis longtemps (pediculus tabescentium, qui n'existe pas à titre de variété spéciale).

Le pou de tête a une forme allongée et ovalaire et possède une tête remarquable par une bouche en suçoir, un thorax large et un abdomen sur les côtés duquel il y a sept petites dépressions profondes, bien limitées et circonscrites par une ligne noirâtre. Du thorax émanent six pattes semblables entre elles, solidement attachées et armées de forts crochets et de poils. La tête est arrondie

1. Ces insectes sont connus de tout le monde sous le nom de *poux*. Ils appartiennent à l'*ordre des épizoaires*, qui comprend tous les *insectes hexapodes aptères* qui vivent en parasites *sur* l'homme et *sur* les animaux et qui *ne présentent pas de métamorphoses complètes* (Mégnin). Les premières études sur les poux sont dues à François Redi (Naples, 1741). Ils forment la *famille des pédiculides*.

Le pediculus diffère du phthirius en ce qu'il a un abdomen à sept segments au lieu de huit et toutes les pattes *grimpeuses* au lieu d'avoir les premières *ambulatoires*.

comme un gland, elle est pourvue de deux antennes à quatre articulations et de deux yeux grands, noirs et saillants. Cet animal est gris cendré, il mesure en longueur de $1^{mm},410$ à $3^{mm},174$. La femelle est plus grande que le mâle. Sur le dos du mâle, on voit une saillie conique très apparente et très saillante, c'est le pénis. Les œufs, communément appelés lentes, sont très gros (1/2 millim. environ) piriformes ou ovalaires, blanchâtres; ils sont fortement accolés au cheveu, qui quelquefois en a deux, trois et même davantage sur sa longueur. Selon Kuchenmeister (A) lès œufs éclosent au bout de six jours.

Les poux sont rares ou très nombreux selon le temps depuis lequel ils durent; on les trouve dans tous les points du cuir chevelu, mais surtout à la région occipitale. Ils siègent sur le cuir chevelu lui-même, ou sur les cheveux à une distance plus ou moins grande de la racine. Les œufs se voient le long de la gaine du poil.

C'est surtout chez les enfants qu'on observe le pou de tête, cependant on le voit aussi chez l'adulte et surtout chez la femme. Mais les enfants de la classe pauvre et surtout ceux qui vont dans les écoles en sont plus souvent affectés. Il attaque le cuir chevelu et donne lieu à une grande irritation, des démangeaisons, du grattage qui, quelquefois est si violent que le cuir chevelu est écorché et laisse écouler un liquide séro-purulent mélangé de sang, qui agglutine les cheveux et forme des croûtes.

Quelquefois la santé générale a une influence sur le développement des poux; généralement ces parasites causent plus de désordres chez les individus qui ont une mauvaise hygiène, qui sont mal soignés et mal nourris. Chez les gens prédisposés à l'eczéma, les poux le font naître, ils ont une grande part dans le développement des eczémas artificiels de la tête qu'on observe chez les enfants de la classe pauvre.

En même temps que les pédiculi, on trouve des œufs ou larves, dont le plus grand nombre sont adhérents aux cheveux, et à distance ils ressemblent à de fines particules de matière sébacée desséchée. Plusieurs lentes sont parfois appendues au même cheveu les unes au-dessous des autres. Quelquefois elles sont très nombreuses bien

A. *The animal and vegetable parasites of the Human Body*, vol. II, *Syd. Soc. Trans.* London, 1857.

que les poux soient rares; quand les pediculi durent depuis longtemps, la tête a généralement une apparence hideuse et une odeur infecte (Plique[1]). Au fur et à mesure que les poux se développent, la démangeaison devient intolérable, et le malade est incapable de résister au besoin de se gratter, le sommeil est fréquemment interrompu, et la santé générale plus ou moins troublée (Teigne granulée).

Pédiculose du corps.—Elle est occasionnée par les *poux de corps*,

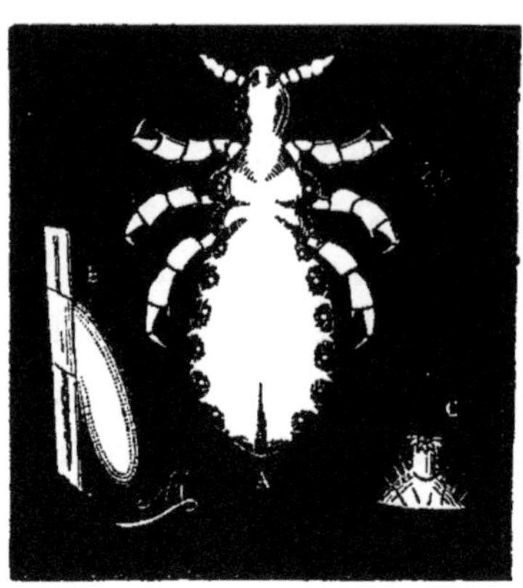

Fig. 57. — Pou de tête.

B, un œuf ou *lente*, collé à un cheveu; C, son rostre protractile (d'après Mégnin).

pediculi corporis appelés aussi, avec plus de raison, *pediculi vestimentorum*, *poux des vêtements*. Au point de vue anatomique, ces parasites ressemblent aux pediculi capitis, bien que beaucoup plus gros, leur longueur varie de $1^{mm},157$ à $4^{mm},232$. La femelle est plus grosse que le mâle. Le pou de corps a une forme allongée, ovalaire, avec sept échancrures bien délimitées de chaque côté de l'abdomen, ces échancrures sont plus ou moins angulaires, mais plus arrondies que celles des pediculi capitis. L'abdomen de la femelle est plus volumineux que celui du mâle, il est plus profondément échancré sur les côtés et possède une dépression triangulaire à son extrémité. Le pénis du mâle est très large, conique, situé sur le dos et émerge de la partie postérieure et médiane de l'abdomen. De chaque côté du thorax émanent trois pattes qui sont

1. Voir *Plique polonaise* (page 223, note); outre ces insectes, on sait que Heseling (Schmidt's Jahrb. 1852) a trouvé dans la plique des acariens (V. Forster, trad. Kaula, Paris 1853) qui ne sont pour Mégnin (page 147) que des nymphes hypopiales ou trichodactyliennes, c'est-à-dire des parasites complètement inoffensifs.

longues, articulées et pourvues de griffes solides et de nombreux petits poils. La tête est proéminente, elle est arrondie en forme de gland, armée de deux antennes poilues à cinq articulations et d'yeux saillants. Quand le pou de corps est vide de sang, il a une couleur gris pâle, cendrée, avec une ligne plus noire qui entoure l'abdomen. Le pou de corps habite les vêtements qui sont immédiatement en contact avec la peau, car il vit dans les habits, et ne séjourne sur la peau que pendant le temps qui lui est nécessaire pour subvenir à ses besoins. Il dépose ses œufs dans les vêtements, et généralement au niveau des coutures.

Ces œufs éclosent au bout de cinq ou six jours, et ils peuvent

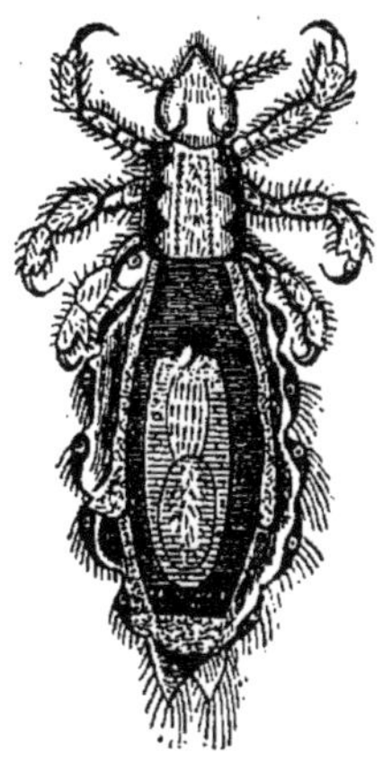

Fig. 58. — Pou du corps (d'après Kaposi, trad. Besnier et Doyon).

reproduire après dix-huit jours. Loeuwenhœk, qui a étudié avec soin les habitudes de ces parasites, a calculé que deux femelles peuvent devenir grand-mères de 10 000 poux en deux mois.

Alors même qu'il y aurait beaucoup de ces parasites sur un individu, on n'en trouve que très peu sur le corps, occupés à gratter ou à sucer le sang ; la plus grande quantité se trouve dans les vêtements, surtout au niveau des plis et des coutures. Quand ils viennent sur la peau, ils occasionnent des démangeaisons insupportables. Le malade se gratte sans pouvoir se soulager, et comme les parasites continuent à se développer, les démangeaisons deviennent de plus en plus intolérables. Le grattage est généralement très intense, d'où des traces de grattage, des excoriations, des croûtes sanguinolentes, de la pigmentation, de l'épaississement de la peau et des pustules plus ou moins croûteuses qui reposent sur une base inflammatoire.

Ces lésions sont caractéristiques ; elles sont surtout remarquables par leur *polymorphisme ;* ici les traces de grattage sont longues et linéaires, là, elles sont courtes et déchiquetées ; les excoriations et les croûtes sont de toute grandeur, ici elles sont grosses comme une tête d'épingle, là comme un pois ou davantage, les pustules et les lésions ecthymateuses ont des contours irréguliers. Toutes ces lésions sont plus ou moins intenses selon que l'affection dure depuis plus ou moins longtemps, ou que la santé générale du malade est plus ou moins bonne.

Quand on fait un examen attentif, on voit qu'outre les traces de grattage et autres symptômes secondaires il y a des lésions primitives qui sont constituées par un petit point rouge entouré d'une légère aréole ; ce point indique l'endroit où le parasite a perforé la peau pour en extraire le sang.

Le siège principal des lésions de la phthiriase du corps est le dos, la région scapulaire, la poitrine, l'abdomen, les hanches et les cuisses. Quand la maladie dure depuis des mois ou des années, ce qui arrive quelquefois, il y a une pigmentation brunâtre des endroits qui ont été malades, elle est le résultat d'une irritation et d'un grattage longtemps prolongés. C'est surtout dans l'âge moyen et chez les vieillards qu'on observe la phthiriase du corps, bien que personne cependant n'en soit complètement à l'abri. Les enfants sont rarement atteints. Elle affecte surtout la classe pauvre ; elle est de tous les pays, bien qu'on l'observe moins souvent chez nous qu'à l'étranger. A Philadelphie elle est relativement rare. Les mauvaises conditions hygiéniques, un mauvais état général, l'alcoolisme favorisent la multiplication rapide des poux et la production de complications.

Phthiriase du pubis. — Elle est due à la présence de *pediculi pubis* ou *poux du pubis* (Phthirius inguinalis, *Phthirius pubis*, *P. p.*) que l'on appelle communément *morpions*. Bien qu'ils habitent le plus généralement la région pubienne, on peut les observer sous l'aisselle, à la région sternale, à la ligne médiane de l'abdomen, et chez l'homme, dans la barbe, dans les sourcils et les cils. Le morpion est plus petit que le pou de tête et que le pou de corps, il est court, large, plat, arrondi, il a la forme d'un bouclier ; il a une tête large en forme de violon, et surmontée de deux fortes antennes à cinq articulations avec deux petits yeux presque invisibles. Le thorax est court et se confond insensiblement avec l'abdomen; des côtés du thorax partent six pattes articulées, pileuses, et pourvues de puissants crochets; la première paire est mince, la seconde et la troisième sont épaisses et solides. Les côtés de l'abdomen sont légèrement déchiquetés et armés de huit pieds forts, coniques, en forme de mamelle, et chacun d'eux possède de quatre à dix poils.

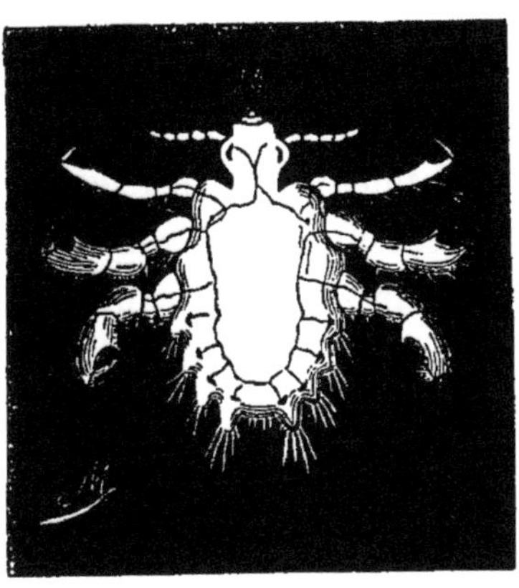

Fig. 59. — Phthirius inguinalis (d'après Mégnin).

Cet animal est gris jaunâtre et plus ou moins transparent. La femelle est plus grosse que le mâle, sa partie abdominale se termine par une ancoche triangulaire.

Les morpions grimpent après les poils, ou bien ils adhèrent intimement à la peau à laquelle ils s'attachent avec une force remarquable à l'aide de leurs pattes et de leurs prolongements pileux. Les œufs sont petits, blanc-jaunâtres, ils sont adhérents aux poils comme les lentes de la tête. Çà et là on voit sur la peau, et surtout autour de la racine des poils de petites particules rougeâtres qui sont constituées par les excréments de ces parasites.

On observe le morpion surtout chez l'adulte, il donne lieu à des symptômes analogues à ceux que nous avons décrits pour les autres variétés de poux. C'est généralement pendant les rapprochements sexuels qu'on les attrape, quelquefois cependant il est impossible de les rapporter à cette cause, et, chose singulière, on ne retrouve aucune trace de contagion.

Le degré d'irritation qu'ils déterminent est quelquefois très intense, d'autres fois il est presque nul.

Étiologie. — La maladie pédiculaire est toujours due à la présence de parasites. Tous les individus, qu'ils soient robustes ou qu'ils soient faibles y sont également sujets. Comme pour la gale. la contagion est directe ou indirecte; elle constitue d'ailleurs la seule façon qui existe pour contracter la phthiriase (A). Maintenant il nous faut décrire brièvement les lésions primitives et les lésions secondaires que détermine le parasite.

Landois (B) et Schiödte (C), ont étudié avec une minutieuse attention l'anatomie délicate de la tête du pédiculi corporis. Le dernier de ces observateurs, dont les études sont plus récentes, est arrivé à cette conclusion que les pédiculi sont pourvus d'un appareil de succion ou proboscide, comme l'a primitivement démontré Swammerdam, et qu'ils n'ont ni bouche, ni mandibules, comme on le suppose généralement. Telle étant la structure anatomique des poux, il devient évident qu'ils ne mordent pas, mais qu'ils enfoncent leur proboscide dans un follicule et tirent le sang par succion en déterminant une lésion, qu'on doit considérer comme une petite hémorrhagie. Cette façon d'interpréter les faits est admise par Tilbury Fox (D) et d'autres, et elle est sans doute exacte.

Les lésions secondaires sont généralement très visibles et sont les résultats du grattage. Plus l'affection est ancienne, plus les pédiculi sont nombreux et plus ces lésions sont développées. Les blessures des parasites, surtout quand il s'agit de poux de tête ou de poux des vêtements déterminent un état particulier d'irritabilité de la peau qui provoque un besoin irrésistible de se gratter. Comme conséquence, il en résulte que d'abord l'irritation est légère, puis plus tard elle devient insupportable; de sorte qu'au bout de quelques semaines la surface de la peau sur laquelle siègent les pédiculi est tout entière déchirée ou excoriée. Chez certains individus, outre les excoriations, il se fait des pustules

A. De temps à autre, on a émis l'opinion que les poux pouvaient se développer par génération spontanée et qu'ils pouvaient venir de l'intérieur de la peau ou d'autres organes; mais de telles assertions sont sans fondement et ne méritent pas discussion.

B. *Zeitschrist für Wiesscnschaftliche Zoologie*, Bd XIV et XV.

C. *Naturhistorisck Tidsskrift. ser*, 3 vol. III, Copenhague, 1864-1865.

D. *Loc. cit.*, p. 413.

d'ecthyma, des furoncles, même sur le cuir chevelu, des placards croûteux parfois considérables, qui servent de terriers aux poux et de protecteurs aux lentes. Le prurigo à grosses papules que l'on observe sur le corps se transforme sur le cuir chevelu en pustules et en croûtes impétigineuses qui sont parfois irritées, très douloureuses et accompagnées d'adénopathie et même d'adénites ou d'autres symptômes réactionnels. A la longue, comme dans toute dermatite prurigineuse prolongée, il se produit un épaississement parfois considérable de la peau et une pigmentation accentuée surtout sur le cou et sur le dos, à la ceinture, autour du col, des poignets, des jointures, etc.; mais, si prononcée qu'elle soit, la pigmentation n'est pas uniforme, elle est très prononcée dans certains points, et nulle dans des points très voisins; enfin elle est constellée de cicatrices blanches. Elle varie d'ailleurs selon que l'affection est plus ou moins ancienne, et dépend aussi d'autres circonstances et surtout du degré d'anémie et de débilitation.

Diagnostic. — On trouvera toujours les parasites[1] si on se donne la peine de les chercher. Souvent ils sont peu nombreux, d'où la nécessité de les rechercher avec grande attention.

Quand il y a de violentes démangeaisons sans éruptions caractéristiques, il est toujours indispensable de constater leur présence.

Pédiculose de la tête. — Il est plus difficile de la méconnaître qu'ailleurs. Les œufs ou larves qu'on trouve même à une assez grande distance de la peau aident au diagnostic. La région occipitale est toujours plus ou moins atteinte, et en écartant les cheveux, il est toujours facile de constater la présence des poux. Souvent il y a des traces de grattage, un suintement séreux ou sanguinolent, de l'accolement des cheveux et des croûtes.

On confond souvent la phthiriase de la tête avec l'eczéma vésiculeux ou pustuleux; mais il ne faut jamais oublier que la seconde de ces affections complique souvent la première et réciproquement, et qu'un cuir chevelu eczémateux est un terrain favorable au développement des pédiculi; le plus souvent cependant la phthiriase est primitive. Quel que soit le cas cependant, il est toujours bon de rechercher quelle a été l'affection primitive.

1. Voir dans les *An. de Dermatol.* (1882) la belle observation de *mélanodermie parasitaire*, prise dans le service de Fournier et publiée par Portalier.

Pédiculose des vêtements. — Les poux de corps échappent souvent à l'observation par la raison qu'on n'en soupçonne pas la présence.

Comme je l'ai déjà dit, c'est dans les vêtements qu'ils habitent, c'est donc là qu'il faut les chercher; il faut surtout examiner les plis et les coutures des chemises et des caleçons. Quand il y a des excoriations étendues et des croûtes sanguinolentes sur le dos et sur les épaules, ainsi que des traces de grattage sur les autres parties du corps, il faut soupçonner la présence de pédiculi ; car quand ces lésions sont très prononcées elles sont caractéristiques. De petits points rouges et hémorrhagiques indiquent les piqûres et les points où les parasites ont puisé le sang; il faut les rechercher avec soin. Longtemps on a confondu la phthiriase du corps avec des affections entièrement différentes, le prurigo et le prurit (Voir ces mots). Si on a présente à l'esprit la possibilité d'une phthiriase, il est impossible de la méconnaître. Les symptômes de la gale sont entièrement différents. On se rappellera que l'acare est une maladie à foyers, qu'elle a des sièges de prédilection et de haine. On trouvera en tout autres points les suffusions rosées, les élevures ortiées engendrées par le prurit pédiculaire et surtout par le grattage. On trouvera nettement l'aspect mélanodermique de la peau grattée, sur lequel Hébra et Hardy ont tant insisté, au bord antérieur des aisselles pour la gale et en forme de collerette pour la pédiculose. Il est inutile d'insister davantage sur ce diagnostic.

Phthiriase du pubis. — Toutes les fois que la région pubienne, chez l'homme aussi bien que chez la femme, est le siège de démangeaisons, il faut la soumettre à un examen minutieux. Toujours, dans ces cas, on aura affaire à l'eczéma, à l'hypéresthésie cutanée ou prurit, ou à des morpions. Les poux du pubis sont quelquefois difficiles à trouver à cause de leur transparence et de leur mollesse, de plus, ils adhèrent intimement à la racine des poils et à la peau, et il ressemblent à de petites taches de rousseur ou de poussière. Çà et là on voit autour de la racine des poils et sur la peau, les excréments du morpion qui sont constitués par de petites particules rougeâtres, et il est facile de voir les œufs qui ressemblent à de petits corps blanchâtres ou jaunâtres, appendus et très adhérents aux poils. Enfin, il ne faut pas oublier que le morpion siège quelquefois à l'aisselle. Quelle que soit la région où ils siègent, ils donnent toujours plus ou moins d'ennui, surtout pendant la nuit, quelquefois cependant c'est à peine s'ils inquiètent les malades. Cette analgésie est souvent sous la dépendance de la misère, de l'hystérie ou de l'alcoolisme [1].

Traitement. — Il est très simple, car il suffit de détruire les parasites et leurs œufs. Il est rare qu'il faille s'inquiéter des lésions secondaires, car, d'habitude, elles disparaissent sans traitement spécial. On se sert généralement pour détruire les parasites, de préparations mercurielles, de poudre de staphisaigre, de pyrèthre, de soufre, de sévadille, de tabac, d'acide phénique et de pétrole ou d'essence de térébenthine. On emploie ces substances sous forme de pommade, de poudre, de décoction ou de lotion, selon les cas. Il est inutile d'ajouter qu'il faut nettoyer et peigner avec soin le malade, changer et lessiver son linge, et passer ses vêtements aux étuves à désinfection. Il sera utile parfois d'employer les fumigations cinabres, les bains sulfureux, puis les pommades au goudron, ou bien le glycérolé cadique.

Poux de la tête. — On peut se servir d'un des moyens que nous venons d'indiquer. On peut, par exemple, saturer la tête de pétrole, comme si on lui avait fait prendre un bain, puis on la recouvre d'un bandage que l'on fixe à l'aide d'un bonnet pour la nuit.

Le lendemain on lave soigneusement la tête avec de l'eau chaude et du savon noir. Si les parasites n'ont pas été complètement détruits, on fait de la même manière une application de pétrole, mitigé par moitié au moyen d'huile d'olive et de baume du Pérou.

1. Il y a lieu de signaler ici le résultat des recherches de Duguet (*Soc. de Biol.*, 1880) sur les *taches bleues* de la peau.

On les croyait jadis en rapport avec les états bilieux et avec les fièvres infectieuses (typhoïdes, etc.). En 1878, Moursaud a montré que si ces taches se rencontraient dans un grand nombre d'états pathologiques divers, elles coïncidaient du moins toujours avec la présence des poux du pubis. Ces taches siègent en général sur les flancs, sur une ligne allant de l'aine à l'aisselle. Duguet dit qu'elles sont dues à une sorte de venin que l'animal dépose sous le derme. Duguet a pilé vingt-cinq de ces parasites, y a ajouté un peu d'eau jusqu'à consistance de pâte. Il a ensuite introduit sous la peau une petite quantité de cette pâte au moyen d'une lancette, et vingt-quatre heures après, il y avait autant de taches bleues que de piqûres. Ces taches duraient huit à dix jours. Cela ne veut d'ailleurs nullement dire qu'il y aura des taches bleues *toutes les fois* qu'il y aura des morpions.

Généralement il suffit de faire une ou deux applications de pétrole; mais il faut avoir bien soin que cette substance ne coule pas sur le cou et qu'elle soit éloignée du feu. Quand la peau n'est pas excoriée, on peut faire des lotions au sublimé corrosif, dissous dans la proportion de trois à douze centigrammes pour 30 grammes d'eau ou d'alcool, ou d'une huile essentielle; c'est là un mode de traitement très propre, rapide et efficace, surtout si l'on ne s'expose pas, par des doses excessives, à des cautérisations ou à la stomatite hydrargyrique.

Les pommades ne sont pas aussi avantageuses que les lotions, parce qu'elles agglutinent les cheveux; cependant, quand les excoriations sont étendues, quand il y a de l'eczéma, on peut les employer avec succès. C'est alors le cas de se servir d'une pommade au précipité blanc dans la proportion de un à cinq grammes pour 30 grammes d'axonge. On peut aussi employer une pommade à la staphisaigre ou à la sévadille. Squire recommande l'huile de staphisaigre. On traitera les lentes par des lotions répétées, alcalines ou sulfureuses, ou avec la décoction de bois de Panama ou de liqueur de savon, ou bien par les solutions acidulées. Les lotions à la soude ou au borax, le savon vert, le vinaigre, l'acide acétique dilué, l'alcool, rendent de grands services quand on veut se débarrasser des lentes. Jamais, ou rarement du moins, il n'est nécessaire de couper les cheveux, excepté chez les enfants, chez lesquels il n'y a peut-être pas de raison pour ne pas le faire, mais c'est imposer aux femmes qui ont de longs cheveux un sacrifice pénible et qui n'est nullement nécessaire. Avec de la patience et du temps on vient toujours à bout de faire disparaître les poux et leurs œufs. Les douches de vapeur, les calottes de caoutchouc, puis le traitement parasiticide rendront de grands services.

Poux des vêtements. — Dans cette variété, la première chose à faire, et c'est la plus importante, c'est de porter son attention sur les vêtements qui contiennent toujours des parasites et des larves; c'est bien plutôt contre les vêtements que contre la peau qu'il faut diriger le traitement. Tant qu'on ne les aura pas changés ou débarrassés de leurs habitants, on n'obtiendra aucun résultat. Il faut les mettre dans une étuve que l'on chauffe à une température suffisante pour détruire les poux. Quand le malade est dans l'impossibilité de se procurer immédiatement de nouveaux habits, il faut l'enduire d'une pommade faite avec de la poudre de staphisaigre dans la proportion de 7 grammes de poudre pour 30. Cette pratique a pour résultat de faire fuir les poux et d'apporter un soulagement instantané. Pour obtenir cette pommade, il faut se servir de staphisaigre fraîche, la réduire en poudre et la faire digérer dans de la graisse chaude que l'on agite constamment.

Les bains savonneux chauds ou les bains alcalins faits avec 120 à 160 grammes de carbonate de soude pour un bain, ont l'avantage de soulager les démangeaisons et de guérir les excoriations qui persistent quelquefois même longtemps après la destruction des parasites. — Les lotions faites avec 3gr, 50 ou 7 grammes d'acide phénique dissous dans 500 grammes d'eau additionnée de 15 grammes de glycérine diminuent très bien l'irritabilité de la peau.

Mais, je le répète, c'est aux vêtements qu'on doit prêter la principale attention. Toujours, dans les premiers jours, il faut changer fréquemment les vêtements et les passer à l'étuve. — Il faut les examiner avec soin de temps en temps, et si on y trouve un seul insecte, il faut les soumettre de nouveau à l'action de la chaleur, sans ces précautions minutieuses, les parasites peuvent parfaitement reparaître. — Les prétendus cas de phthiriase chronique tiennent uniquemeut à ce que les recherches ont été insuffisantes et les moyens d'action incomplets, mal appliqués ou pendant trop peu de temps. Il faut toujours prévenir les malades de la nature de leur affection, et leur promettre que s'ils veulent suivre un traitement sérieux, ils en seront rapidement débarrassés. — Il y a presque toujours lieu de faire bénéficier ces malades des ressources de la médication tonique.

Poux du pubis. — On peut employer une des lotions ou des pommades dont nous avons déjà parlé. Le sublimé corrosif en solution est un moyen très propre qui est très efficace. — L'infusion de tabac répond également bien à l'indication. Il faut laver les parties malades deux fois par jour avec du savon noir, et continuer l'emploi des remèdes plusieurs jours après la destruction complète des morpions, afin d'être certain que les œufs auront été détruits. Il faut aussi mentionner les bons résultats que donne la pommade au précipité blanc et l'onguent mercuriel, à condition de bien surveiller les gencives. Ensuite c'est à l'hygiène et aux soins assidus de toilette qu'on aura recours.

Pronostic. — On voit, d'après ce qui précède, que la phthiriase guérit toujours, pourvu que le malade exécute régulièrement et complètement les instructions qu'il a reçues du médecin. La seule difficulté que l'on rencontre quelquefois, c'est quand, pour une raison ou pour une autre, on ne peut instituer de traitement. Alors la vermine n'a pas de raison pour disparaître.

LA PUNAISE DU LIT

Cimex lectularius, acanthia lectularia.

Ce parasite cause souvent beaucoup d'inquiétude et toujours du dégoût ; on le trouve dans les lits, au niveau des points de jonction des bois de lit et dans les fentes, ainsi qu'au niveau des plis et des contours des couchages et des draps. Il se retire également dans les

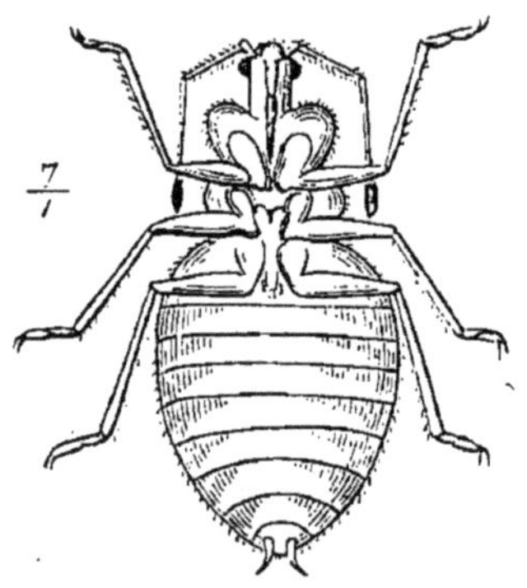

Fig. 60. — La *Punaise des lits*, grossie de 7 diamètres (d'après Mégnin).

fissures des vieux planchers et des vieux meubles, dans les papiers de tenture, dans les ciels de lits et autres objets analogues. Il se nourrit de sang humain ; il est très vivace et résiste, dit-on, pendant très longtemps à l'absence complète de nourriture. — La punaise a une odeur forte et pénétrante analogue à celle de la cannelle qui se développe surtout d'une façon marquée quand on les écrase. Elle est de tous les pays, cependant Küchenmeister dit qu'elle n'existe pas dans l'Amérique du Sud, en Australie ni dans les îles de la Polynésie.

La punaise détermine des lésions cutanées analogues aux élevures d'urticaire; c'est une petite tache érythémateuse circonscrite, légèrement saillante, grosse comme un pois, avec un point blanchâtre au centre et qui quelquefois s'accompagne d'un œdème et d'une tuméfaction considérables. Il y a formation d'une petite hémorrhagie[1], qui persiste sous la forme d'une pointe rougeâtre après que l'élevure a disparu. — La sensation qu'on éprouve, quand la punaise suce le sang, est celle d'une légère piqûre qui, au bout de quelques minutes, s'accompagne de démangeaisons et de sensations de brûlure presque aussi considérables que celles de l'urticaire, — alors le malade se gratte, d'où des excoriations et des croûtes sanguinolentes. — Les peaux fines des enfants et des femmes sont surtout lésées par ces piqûres. Certains individus en souffrent aussi davantage soit à cause de leur excitabilité nerveuse (douleur, urticaire, etc.) soit parce qu'ils sont chloro-anémiques (véritable éruption purpurique).

Cet hôte fâcheux peuple très souvent les logements où s'entassent les classes pauvres et les vieilles maisons, quelquefois il cause des souffrances violentes, surtout chez les enfants. Il n'est pas toujours facile de distinguer cet état de diverses hypéresthésies cutanées, de l'urticaire chronique, du prurigo invétéré et du lichen strophulus au début. Hébra fait remarquer que l'éruption est plus marquée le matin au sortir du lit habité et fréquenté par les punaises et qu'elle s'amende pendant le jour.

D'après le professeur Riley, l'éminent entomologiste américain, on observerait dans la partie sud de l'Illinois et de l'Ohio un autre insecte, plus gros que la punaise de lit; c'est la *blatte* (cockroach) qui fait la guerre aux punaises. Celles-ci auraient encore un autre ennemi dans le *corsaire à deux taches* (pirates biguttatus, two-spotted corsair), que Riley a découvert dans les lits infestés de punaises de la Louisiane, du Texas, de la Californie et de Mexico.

D'après le même auteur on trouve encore, dans les lits du Sud-Illinois et de l'Ohio, le « Blood-sucking cone-nose ou Big-Bedbug » (conorhinus-sanguisuga); mais il est probable qu'il ne remonte pas plus au nord. — Cette variété détermine des lésions qui s'accompagnent d'une inflammation souvent intense et parfois grave.

1. Ecchymose choriciale (κοριξ, κορισεως, punaise). Tous ces phénomènes varient selon les sujets.

On soulage les piqûres de punaise avec des lotions alcoolisées, phéniquées, vinaigrées, d'acide acétique dilué, de sublimé corrosif, d'eau sédative, d'eau de chaux, d'eau ammoniacale, glycérinée, boratée, éthérée et autres substances analogues. — Le meilleur moyen préventif contre les punaises est de mettre dans les lits et autres repaires des parasites du sublimé corrosif ou de la poudre de pyrèthre et de staphisaigre. Les bains d'amidon, les lotions avec le vinaigre de toilette ou l'eau de Cologne, puis l'application de poudre d'amidon sont un excellent traitement des piqûres[1].

PUCE COMMUNE, PULEX IRRITANS.

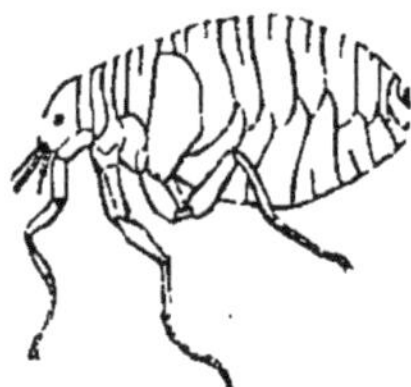

Fig. 61. — *Puce.*

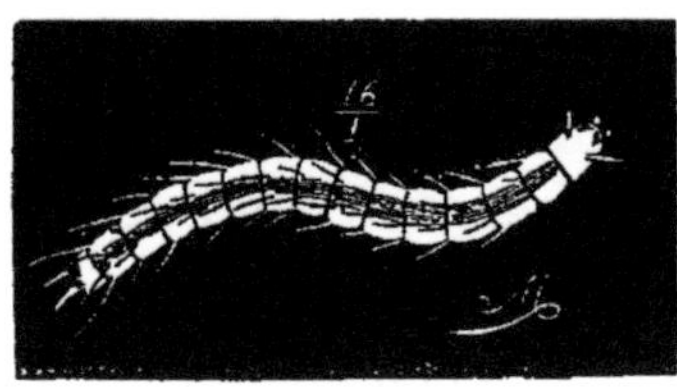

Fig. 62. — Larve de *Puce.*
(D'après Mégnin.)

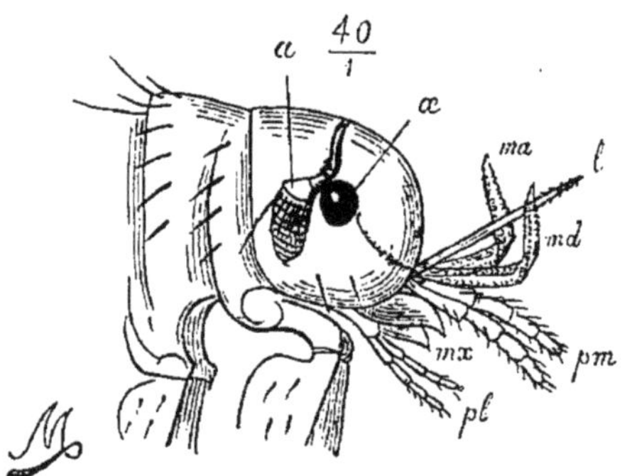

Fig. 63. — *Puce de l'homme.* — Tête.
a, antennes ; *œ*, œil ; *md*, mandibules ; *mx*, maxilles ; *l*, languette ; *pm*, palpes maxillaires ; *pl*, palpes labiaux (d'après Mégnin).

C'est un *insecte* qu'on trouve partout, mais surtout dans les climats chauds[2].

1. Le *Passe-Rage* (Lepidium Rurale) passe depuis longtemps dans le vulgaire pour avoir la propriété de tuer ou tout au moins d'éloigner les punaises (comme les feuilles de noyer pour les puces). Un expérimentateur (Mégnin, p. 56) vient de constater que le passe-rage, déposé dans un lit infesté de punaises, ne tarde pas à se couvrir de ces insectes immondes qui s'enivrent de ses sucs ou de son essence (comme les chats font de la valériane) et qu'il est alors facile de les tuer en jetant les plantes, ainsi chargées de parasites, dans le feu ou dans l'eau bouillante.

2. Mégnin considère les puces comme des *diptères sauteurs et parasites* et les range

Bien qu'il ne donne lieu à aucun trouble cutané sérieux, il est néanmoins une cause d'ennuis dans certaines parties du monde et surtout sous les tropiques. — La puce détermine au niveau de la piqûre une petite hémorrhagie qui siège au centre d'un petit cercle érythémateux (*ecchymose puliciale*) et qui peut s'entourer chez certains sujets nerveux, dont la peau est fine et irritable d'une élevure ortiée et s'accompagner de prurit intense et persistant. Les piqûres de puces peuvent en imposer pour du purpura simplex ou miliaire ou pour des érythèmes ortiés, mais la piqûre centrale entourée d'une zone érythémateuse, la disposition irrégulière des lésions et la présence fréquente de *taches excrémentielles* mettront vite sur la piste des puces.

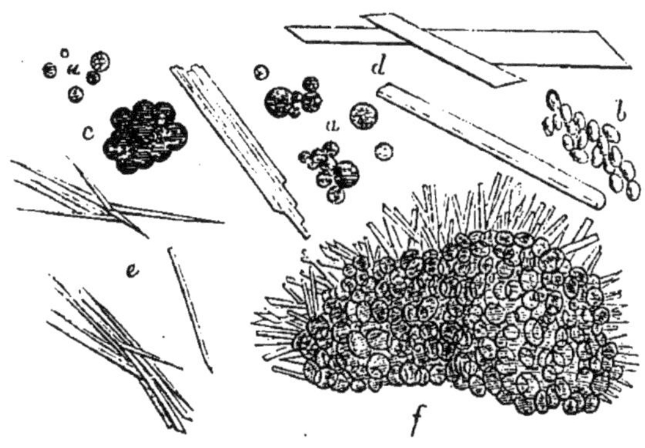

Fig. 64. — Excréments de punaise.

a, *a*, gouttes sèches ou globules souvent creux d'un brun jaunâtre, agglomérés ou isolés, variant en diamètre depuis 0,001 jusqu'à 0,010; — *b*, amas dans lequel les gouttes sèches ou globules brisés ressemblent sur le bord à un demi cercle ouvert; — *c*, amas plus foncé noirâtre; — *d*, lamelles cristallisées losangiques; — *e*, aiguilles de volume variable, isolées ou groupées; — *f*, lamelles et aiguilles partant de la périphérie d'un amas volumineux, disposition fréquente (d'après Ch. Robin).

MOUSTIQUES. CULEX. GNOT[1].

Selon Packard, l'espèce type du genre Culex, auquel le moustiqu appartient est le *Culex Pipiens* ou *cousin commun*. On a décrit en Amérique au moins trente espèces de culex. — Le moustique se

dans la tribu des *pulicides*. Quant aux *punaises*, elles appartiennent à l'ordre des *hémiptères* et à la famille des géocorises (punaises de terre).

1. Cet *insecte* a des métamorphoses complètes ; il appartient à l'ordre des *diptères*, à la famille des tipulaires, à la tribu des culicides (Mégnin). Les culex comprennent les *cousins communs* et les *moustiques* des pays chauds. On a vu à l'article *éléphantiasis*

rencontre dans presque toutes les provinces des États-Unis, quelquefois il provoque une irritation considérable de la peau qui varie du reste avec la sensibilité cutanée individuelle. — La démangeaison

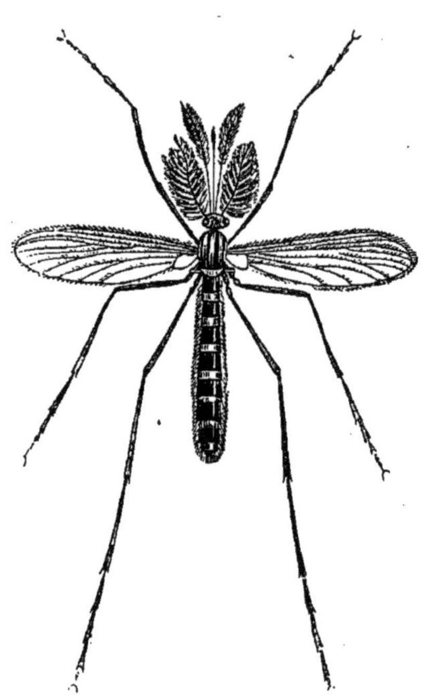

Fig. 65. — *Cousin commun,* grossi de 8 diam.

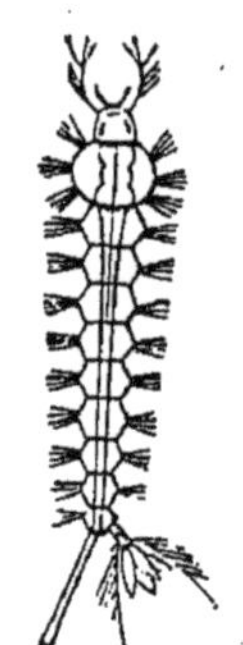

Fig. 66. — *Larve de Cousin,* grossie de 8 diam.

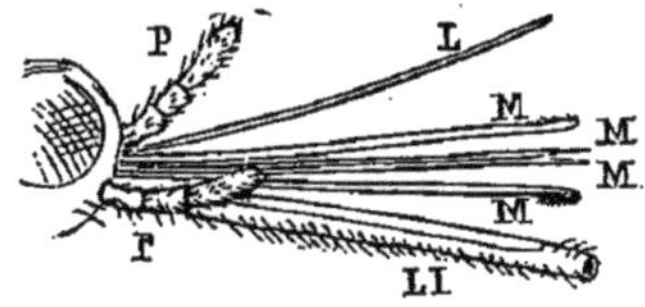

Fig. 67. — Anatomie du bec du cousin (Mégnin).

M, M (du milieu), mandibules; M, M, maxilles; — L, labre; LI, lèvre inférieure formant la gaine; — P, P, palpes maxillaires.

qu'il détermine est bien soulagée par l'eau de chaux et par l'ammoniaque. — Le tabac, la térébenthine et le pétrole les éloignent.

(voir p. 488 note, p. 804), quelles graves conséquences pouvait avoir dans certains cas la piqûre du moustique. Rappelons que c'est Wucherer, Lewis et Manson qui nous ont appris à connaître les effets de la *filaria sanguinis*. Son embryon est puisé dans le sang de l'homme par la piqûre du moustique dans l'estomac duquel il se développe. Après quoi, il est mis en liberté dans l'eau, après la mort de son hôte, et il est avalé avec cette eau par l'homme dont le système lymphatique va lui offrir un milieu favorable à son développement définitif et parfait. De là la *filariose* et l'éléphantiasis, l'hématochylurie, etc. Il ne faut pas oublier un point fort important pour la recherche de ces hématozoaires : *Les embryons ne se montrent dans le sang que pendant la nuit;* ils sont absents ou introuvables pendant le jour. (*On Hematochyluria*, par Stephen Mackenzie (Soc. path. de Londres, 18 oct. 1881). — (Observations relatives à la filaire du sang, par Myers; — *Chinese Custom's medical reports*, n° 21, 1801). On changea (Barth, *Ann. de Dermat.*, avril 1882) les heures des repas des malades sans que cette périodicité fût modifiée; mais en obligeant le malade à dormir le jour et à rester levé toute la nuit, on a renversé les habitudes des filaires qui ont commencé à se montrer en grand nombre pendant le jour et à devenir presque introuvables pendant la nuit. Myers pense que cette disparition des embryons n'est pas due à leur retraite dans un organe profond, mais à leur mort définitive.

Le *cousin* et la *puce noire* du nord des États-Unis et du Canada (deux espèces du genre *simulium* de Latreille) donnent également lieu à beaucoup d'ennuis pendant les premiers mois de l'été, et occasionnent des lésions analogues à celles des moustiques.

APPENDICE.

1. **Structure des cheveux** (se reporter aux pages 33-40, 498, 537, du livre.) — Cette figure montre que les cheveux sont composés de cellules épidermiques à peine

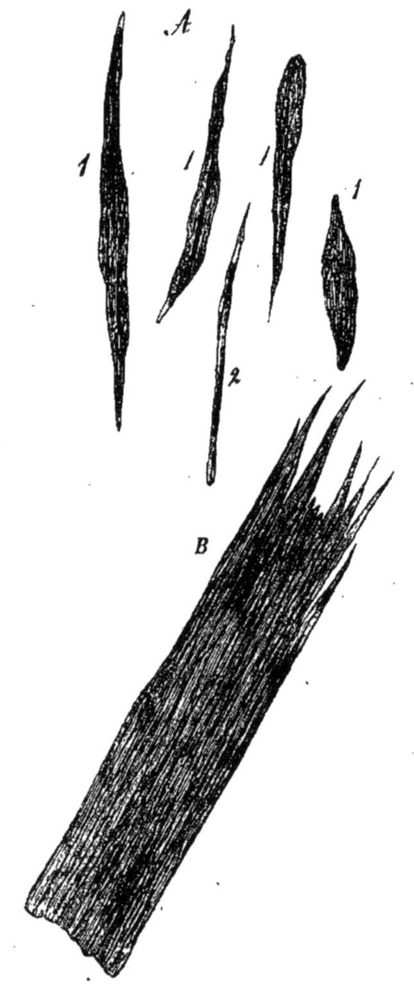

Fig. 68. — Cheveux.

Lamelles ou fibres-cellules de la substance corticale d'un poil traité par l'acide sulfurique — Grossissement de 350 D. — A, 1. Lamelles isolées vues de faces (trois sont isolées et deux sont unies entre elles); 2. Vues de profil. — B. Couche composée d'un grand nombre de lamelles semblables aux précédentes (Kölliker).

transformées, allongées et agglutinées, et explique comment ils prennent part à tous les troubles de nutrition de l'épiderme.

2. **Vaccination et eczéma**(p. 186). — A moins d'urgence absolue, il ne faut

pas vacciner un enfant atteint d'eczéma, car on s'expose à la pullulation vaccinale (Guéniot, Acad. de médecine, 1882).

3. **Appareil élastique de la peau** (voir pages 1-42 du livre, Anatomie de la peau.) En faisant agir successivement l'éosine à l'alcool et la potasse à 40 p. 100, Balzer est arrivé à démontrer dans la peau l'existence de systèmes élastiques régulièrement disposés. Ces systèmes qui se retrouvent partout plus ou moins nets, sont accentués surtout dans les régions riches en fibres élastiques, au scrotum, par exemple. Au-dessus des réseaux épais du derme, on distingue des réseaux papillaires plus délicats, destinés à former la charpente, le squelette élastique des papilles. Tantôt ces réseaux forment une véritable cage solide à la papille, tantôt ils la cloisonnent dans divers sens, plus habituellement néanmoins dans le sens de sa longueur. Dans ce cas, les extrémités libres des fibres élastiques sont d'une grande finesse, elles dépassent parfois la membrane basale et pénètrent entre les cellules des premières rangées du corps muqueux. Les fibres élastiques se retrouvent d'ailleurs partout dans la peau, elles forment des paniers autour des glandes sébacées et des follicules pileux, ainsi que l'a vu Stirling, elles accompagnent les muscles lisses. Mais elles forment surtout un appareil remarquable dans les glandes sudoripares : le glomérule est le plus ordinairement enveloppé d'une capsule élastique d'épaisseur variable d'où partent des faisceaux intertubulaires. Ces faisceaux fournissent eux-mêmes le système élastique tubulaire qui constitue la charpente élastique du tube dans toute son étendue. Ce système, formé de fibres très fines, offre l'aspect d'une cage tubulaire. Ces fibres circulaires sont fréquemment anastomosées, et reliées par quelques fibres longitudinales d'où elles partent et qui limitent leur écartement. Les fibres longitudinales sont parfois plus nombreuses le long du tube excréteur. Cet appareil élastique si remarquable est évidemment destiné à favoriser l'excrétion de la sueur, à suppléer aux fibres musculaires lisses des glandes, dans les régions où elles font défaut. (V. vergeture, peau trop large des enfants syphilitiques.)

4. **Sang charbonneux** (voir page 400). — Davaine (Ac. de médecine, juillet 1881) annonce que l'iode ioduré est encore le meilleur agent curatif des maladies charbon-

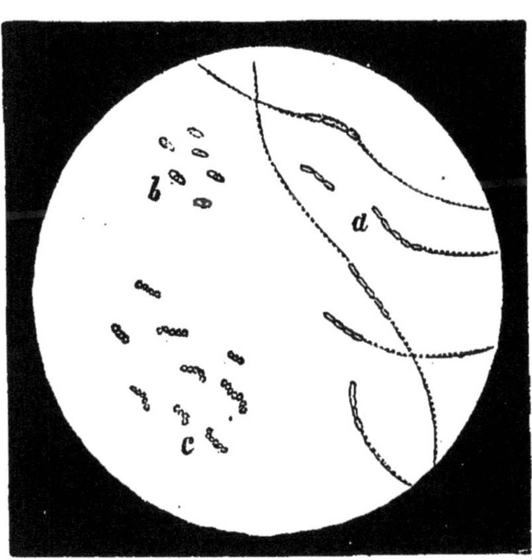

Fig. 69. — Bactéries et vibrions (d'après Beauregard et Galippe).

a. Vibrio rugula. — *b. Bacterium putredinis.* — Les lignes ponctuées indiquent le chemin parcouru par les Vibrions (800 D.-P.).

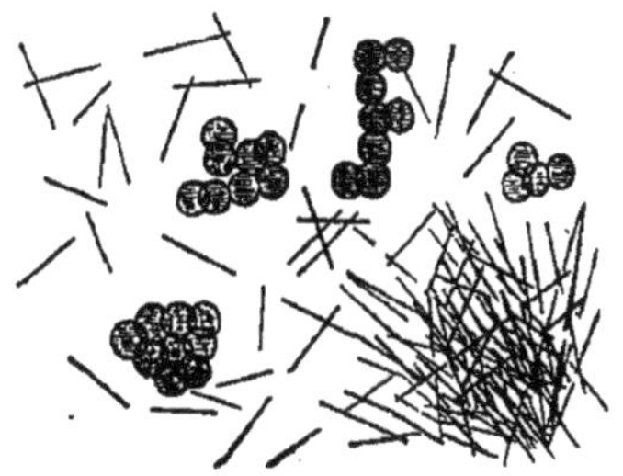

Fig. 70. — Sang charbonneux (Beauregard et Galippe).

neuses de l'homme, Il l'emploie en injection hypodermique à la dose d'un quart ou d'un demi-millième. En même temps, il l'administre à l'intérieur. Dans certaines régions, on a recours aussi à l'application sur la pustule de poudre de sublimé pur.

5. **Des piqûres d'argas.** — Dans les séances du 20 juillet et du 5 août 1882, à la Société de Biologie, Mégnin a présenté un mémoire de Tholozan, médecin du Shah, sur les argas de Perse. Contrairement à l'opinion de Mégnin et de Laboulbène, Tholozan admet le danger des piqûres de ces acariens et apporte à l'appui de son opinion la relation de divers accidents : phlébite, fièvre, délire, anorexie, auxquels ont été sujettes des personnes atteintes de piqûres par les argas, en Perse. Mégnin, en son nom et en celui de Laboulbène, fait les plus expresses réserves sur la nocuité de la piqûre des argas, qui d'après ces auteurs ne détermine guère plus d'accidents que nos ixodes indigènes dont ils sont très voisins.

6. **Classification des érythèmes** (Voir pages 143-172). — Pour nous, les *érythèmes* constituent une grande famille de dermatoses d'origine arthritique. Ce sont des éruptions qui ne diffèrent entre elles que par des degrés et non par la nature du processus morbide. C'est pour cela que la dénomination d'*érythème polymorphe ou multiforme* convient si parfaitement pour caractériser cette classe d'affections cutanées. Au degré le plus simple, on a une simple congestion, un *érythème lisse, en taches, en plaques ou en anneaux* (*roséole, érythème en placards, érythème annulaire ou marginé, ou circiné non parasitaire*); l'*érythème en cocarde*; à un degré plus avancé, la congestion plus prononcée donne lieu à l'*érythème papuleux, papulo-circiné*, à l'*érythème ortié*, à l'*érythème purpurique*, quand par l'effort congestif le sang a rompu quelques-uns de ses vaisseaux; — enfin, à l'*érythème noueux*, où la congestion devient de l'exsudation et même de l'inflammation. Si cette exsudation a lieu dans le tissu cellulaire sous-cutané, elle détermine les *nodosités gommoïdes, syphiloïdes, éphémères, rhumatismales.*

L'exsudation peut avoir lieu sous l'épiderme, au centre de la plaque congestive, comme dans *l'érythème vésiculeux* ou *l'herpès iris*. Au lieu d'une vésicule, le liquide peut sourdre en assez grande quantité pour donner lieu à une bulle; dès lors, c'est *l'érythème bulleux hydroïque*, c'est *l'hydroa de Bazin*. Enfin la bulle peut occuper, non plus seulement le centre, mais la totalité de la plaque congestive; c'est *l'érythème à grosses bulles* ou *pemphigoïde*, circiné ou non.

ERRATA.

P. 155 (18e ligne), Féréol, Troisier et *Brocq* (et non pas *Onou*).

P. 596, note 1 (2e ligne) : les lépreux en Lorraine par le *professeur* et non pas le *père* Hecht.

P. 710-721-732, ces trois figures représentant le favus, le tricophyton de l'ongle et celui de l'épiderme sont empruntées au livre de Kaposi (trad. de Besnier et Doyon).

P. 603, note 1 (strychnos *Gaultheriana* et non pas *Gautheriana*).

P. 816, taches excrémentitielles et non pas excrémentielles.

INDEX THÉRAPEUTIQUE

Nous avons rangé ici, par ordre alphabétique, les différents médicaments indiqués dans le traité de Duhring qui n'existent pas dans la pharmacopée française.

Acide chlorhydrique dilué, n'est pas employé en France.

Acide chlorhydrique du commerce.	1 partie.
Eau.	2 parties.

Acide cyanhydrique dilué. L'acide cyanhydrique dilué employé en Angleterre et aux États-Unis est une solution à 2 pour 100 d'àcide prussique anhydre. Notre acide prussique médicinal est une solution à 10 pour 100 qui par conséquent est cinq fois plus forte que la solution anglaise.

Acide nitrique dilué. Contient 15 pour 100 d'acide nitrique anhydre.

Acide phosphorique dilué. Contient 10 pour 100 d'acide phosphorique. En France la limonade phosphorique du Codex contient 2 grammes d'acide phosphorique anhydre pour 1000

Acide sulfurique dilué. — Contient 11, 14 d'acide anhydre pour 100; notre acide sulfurique dilué contient : acide sulfurique 1 gramme, eau distillée 9 grammes.

Ammoniated mercury. Hydrargyrum ammoniatum, mercure ammoniacal. N'est pas usité en France, c'est une poudre blanc opaque, soluble dans l'acide chlorhydrique, insoluble dans l'eau, dans l'alcool et dans l'éther. Traité par la potasse caustique il laisse échapper de l'ammoniaque, et, porté à une haute température, il se volatilise complètement.

On ne l'administre jamais à l'intérieur; il sert uniquement à faire des pommades stimulantes qu'on emploie contre les affections chroniques de la peau. C'est un parasiticide excellent.

La pommade à *l'ammoniated mercury* est faite dans la proportion de 4 grammes pour 30 grammes d'axonge.

L'*ammoniated mercury* peut s'entendre aussi du sublimé traité par l'ammoniaque de façon à produire le chlorure ammoniaco-mercurique, connu encore sous le nom de ammoniaco-chlorure de mercure.

Blanc de baleine (pommade au) unguentum cetacei.

Blanc de baleine.	5	parties.
Cire blanche.	2	»
Huile d'olive.	20	» ou QS.

Chauffer pour dissoudre et agiter jusqu'à refroidissement.

Blue pills, Pilules bleues ou pilules mercurielles simples du Codex.

La masse pilulaire se compose de :

Mercure	2	gr.
Conserves de roses.	3	»
Poudre de réglisse.	1	»

F. s. a. des pilules de 15 centigrammes.

Calamine. Sulfate de zinc impur dont on se sert en lotions.

Capsicum (teinture de) Tinctura capsici. — C'est une macération du fruit du capsicum annum broyé dans l'alcool rectifié. Elle contient 1 de capsicum pour 27 d'alcool. Cette préparation n'existe pas en France.

Chlorure de fer (teinture de). Tinctura ferri chloridi. Cette préparation est analogue au perchlorure de fer du Codex, seulement elle est beaucoup moins forte et mesure 11° à 12° à l'aréomètre de Beaumé au lieu de 30°.

Chlorure d'arsenic (liqueur au). Liquor arsenici hydrochloricus.

Acide arsénieux.	5 gr.	40.
Acide chlorhydrique	7 »	

Faire dissoudre à chaud dans l'eau distillée, jusqu'à ce qu'on obtienne 540 grammes de solution, 100 parties de la solution représentent une partie d'acide arsénieux. Se donne à dose de 2 à 8 gouttes.

Citron (huile de). Olei Limoni. S'obtient par la distillation de l'écorce de citron fraîche. Cette préparation n'existe pas en France ; elle sert à aromatiser les potions, et, en usage externe, c'est un stimulant et un rubéfiant.

Cosmoline. Sorte de paraffine molle qui a l'avantage de ne pas rancir.

Donovan (solution de) ; peu usitée en France, cette solution est assez fréquemment employée en Angleterre et aux États-Unis. En voici la formule :

Arsenic pur sublimé et pulvérisé. .	0 gr.	08 c.
Mercure.	14 »	82 »
Iode sublimé.	47 »	
Eau distillée.	226 »	
Alcool.	QS.	

En France on la remplace par la solution de Donovan modifiée par Soubeyran :

Iodure d'arsenic.	1	gr.
Iodure de mercure.	1	»
Eau	98	»

Éthylate de sodium. S'obtient en mélangeant le métal sodium avec de l'acool absolu.

Ferrique (vin). Vinum ferri.

Fil de fer fin.	1 partie.
Xérès.	20 parties.

Laisser macérer pendant 30 jours en agitant fréquemment. Il faut boucher la bouteille, mais il ne faut pas que le fil de fer immerge complètement.

Goudron alcalin (liqueur de).

Goudron végétal	7 gr.
Potasse caustique.	5 »
Eau distillée.	17 » 50 c.

On dissout la potasse dans l'eau et on ajoute graduellement le goudron en pilant dans un mortier.

Goudron de houille (liqueur alcoolique de). Liquor carbonis detergens. Solution alcoolique saturée de goudron de houille.

Goudron végétal (pommade au). Unguentum picis.

Goudron de bois.	5 parties.
Cire jaune.	2 »

Mêler et agiter jusqu'à refroidissement.

Grindelia robusta. Plante de la famille des Ombellifères avec laquelle on prépare une teinture et un extrait que l'on étend ensuite d'eau dans des proportions variables et avec laquelle on fait des lotions.

Hydrargyrum cum creta. Grey Powder, mercure à la craie. Peu employé en France, se compose de : mercure, 1 partie; craie préparée, 2 parties. Aux États-Unis il est fait dans la proportion de 3 de mercure pour 5 de craie.

Lotio nigra ; Blackwash.

Calomel.	0 gr. 21 c.
Eau de chaux.	28 »

Cette formule peut se remplacer par l'eau phagédénique ou l'eau phagédénique noire du Codex.

Oléate de mercure. Oleate of mercury.

Oxyde jaune de mercure fraîchement précipité.	1 gr.
Huile d'olive.	10 »

Agiter jusqu'à ce que l'oxyde de mercure soit complètement dissous.

Oléate de zinc.

Oxyde de zinc.	1 partie
Acide oléique.	8 parties.

Agiter pendant 2 heures et chauffer jusqu'à dissolution.

Par le refroidissement on obtient une masse dure, blanche, qu'on peut incorporer de différentes façons dans une pommade.

Potasse (liqueur ou solution de). Liquor potassiæ.

Carbonate de potasse.	2 gr.	
Chaux éteinte.	0 »	50 c.
Eau distillée	20 »	

On dissout le carbonate de potasse dans l'eau bouillante, puis on ajoute graduellement la chaux en continuant à faire bouillir pendant 10 minutes et en agitant constamment. On décante ensuite le liquide clair.

Se donne à dose de 15 à 60 gouttes par jour.

Rhubarbe (pommade à la). Rumex ointment.

Racine de rhubarbe.	9 parties.
Axonge.	6 »
Cire vierge.	1 »
Eau	QS

Laver et écraser les racines, faire bouillir pendant 2 heures et filtrer. Évaporer à 4 parties, puis ajouter peu à peu la cire et l'axonge préalablement mélangés. Conserver à l'abri de la chaleur.

Rochelle (sel de). Tartrate de soude et de potasse soluble dans l'eau dans la proportion de 1 à 2. C'est notre sel de seignette.

Saponis viridis cum pice (Tinctura...) teinture composée de parties égales de goudron, de savon vert et d'alcool (Anderson).

Spiritus saponatus Kalinus (Hébra).

Alcool	1 partie.
Savon vert.	2 parties.

Faire dissoudre, filtrer, laisser déposer la solution qu'on parfume avec de la teinture de lavande ou toute autre essence aromatique.

Sulfureuse (pommade). Unguentum sulfuris.

Soufre sublimé	1 partie.
Axonge benzoïné	4 parties.

Wilkinson (pommade de..... modifiée par Hébra).

Soufre sublimé, Huile de cade } ââ.	15 gr.
Savon vert, Axonge } ââ	30 »
Craie préparée.	10 »

Vleminckx (solution de).

Chaux vive.	1 partie.
Soufre citrin.	2 parties.
Eau.	20 »

Faire bouillir jusqu'à réduction à moitié, laisser refroidir et filtrer.

FIN.

TABLE DES FIGURES

FIN DE LA TABLE DES FIGURES.

TABLE ALPHABÉTIQUE DES MATIÈRES

A

B

C

D

E

F

G

I

K

L

M

Q

R

S

T

U

V

X

Y

Z

www.ingramcontent.com/pod-product-compliance
Ingram Content Group UK Ltd.
Pitfield, Milton Keynes, MK11 3LW, UK
UKHW020146250726
13967UKWH00002B/894